Doenças Otorrinolaringológicas Relacionadas ao Trabalho

E suas Repercussões Éticas e Jurídicas

Thieme Revinter

Mara Edwirges Rocha Gândara

Médica Especialista em Otorrinolaringologia e Medicina do Trabalho, Área de Atuação em Perícias Médicas pela Associação Médica Brasileira (AMB)
Coordenadora do Departamento de Doenças Otorrinolaringológicas Relacionadas ao Trabalho da Associação Brasileira de Otorrinolaringologia e Cirurgia Cérvico-Facial (ABORL-CCF)
Médica Assistente da Divisão de Otorrinolaringologia do Hospital das Clínicas da Faculdade de Medicina da Universidade de São Paulo (HCFMUSP)
Coordenadora do Programa Reouvir do Ambulatório de Reabilitação Auditiva do HCFMUSP

Josemar dos Santos Soares

Otorrinolaringologista pelo Núcleo de Otorrinolaringologia e Cirurgia Cérvico de São Paulo (NOSP)
Título de Especialista em Otorrinolaringologia pela Associação Brasileira de Otorrinolaringologia e Cirurgia Cérvico-Facial (ABORL-CCF)
Membro do Departamento de Doenças Otorrinolaringológicas Relacionadas ao Trabalho da ABORL-CCF
Título de Especialista em Medicina do Trabalho pela Associação Nacional de Medicina do Trabalho (ANAMT)
Mestrado em Neurociência Cognitiva e Comportamento pela Universidade Federal da Paraíba (UFPB)
Perito da Justiça do Trabalho de João Pessoa, PB

Isabelle Pereira Soares Mariz

Graduação em Medicina pela Universidade Federal do Rio Grande do Norte (UFRN)
Residência Médica em Otorrinolaringologia pelo Hospital das Clínicas da Faculdade de Medicina de São Paulo (HCFMUSP)
Título de Especialista em Medicina Legal e Perícia Médica pela Associação Brasileira de Medicina Legal e Perícias Médicas e Associação Médica Brasileira
Título de Especialista em Otorrinolaringologia pela Associação Brasileira de Otorrinolaringologia e Cirurgia Cérvico-Facial (ABORL-CCF)
Título de Especialista em Medicina do Trabalho pela Associação Nacional de Médicos do Trabalho (ANAMT)
Médica do Corpo de Peritos do TRT-RN, 21ª Região Membro da Junta Médico-Pericial do Governo do Estado do RN
Membro do Departamento de Doenças Otorrinolaringológicas Relacionadas ao Trabalho da ABORL-CCF

Gustavo Polacow Korn

Mestre, Doutor e Pós-Doutor pela Universidade Federal de São Paulo (Unifesp)
Professor Afiliado da Unifesp
Coordenador do Ambulatório de Voz Professional da Unifesp
Ex-Presidente da Academia Brasileira de Laringologia e Voz – Gestão: 2018-2019
Membro da *American Laryngological Association*
Membro da *American Broncho-Esophagological Association*

Doenças Otorrinolaringológicas Relacionadas ao Trabalho

E suas Repercussões Éticas e Jurídicas

Organizadores
Mara Edwirges Rocha Gândara
Josemar dos Santos Soares
Isabelle Pereira Soares Mariz
Gustavo Polacow Korn

Thieme
Rio de Janeiro • Stuttgart • New York • Delhi

Dados Internacionais de Catalogação na Publicação (CIP) (eDOC BRASIL, Belo Horizonte/MG)

D651

Doenças otorrinolaringológicas relacionadas ao trabalho e suas repercussões éticas e jurídicas/Organizadores Mara Edwirges Rocha Gândara... [et al.]. – Rio de Janeiro, RJ: Thieme Revinter, 2023.
16 x 23 cm.
Inclui bibliografia
ISBN 978-85-5572-184-3
eISBN 978-65-5572-185-0

1. Otorrinolaringologia. 2. Medicina do trabalho. I. Gândara, Mara Edwirges Rocha. II. Soares, Josemar dos Santos. III. Mariz, Isabelle Pereira Soares. IV. Korn, Gustavo Polacow.

CDD 617.51

Elaborado por
Maurício Amormino Júnior – CRB6/2422

Thieme Revinter Publicações Ltda.
Rua do Matoso, 170, Tijuca
20270-135, Rio de Janeiro – RJ, Brasil
http://www.ThiemeRevinter.com.br

Thieme Medical Publishers
http://www.thieme.com

Capa: Thieme Revinter Publicações Ltda.
Ilustração da capa: render illustration of female face © breakermaximus/shutterstock

Impresso no Brasil por Hawaii Gráfica e Editora Ltda.
5 4 3 2 1
ISBN 978-85-5572-184-3

Também disponível como eBook:
eISBN 978-65-5572-185-0

Nota: O conhecimento médico está em constante evolução. À medida que a pesquisa e a experiência clínica ampliam o nosso saber, pode ser necessário alterar os métodos de tratamento e medicação. Os autores e editores deste material consultaram fontes tidas como confiáveis, a fim de fornecer informações completas e de acordo com os padrões aceitos no momento da publicação. No entanto, em vista da possibilidade de erro humano por parte dos autores, dos editores ou da casa editorial que traz à luz este trabalho, ou ainda de alterações no conhecimento médico, durante o processo de produção deste livro, nem os autores, nem os editores, nem a casa editorial, nem qualquer outra parte que se tenha envolvido na elaboração deste material garantem que as informações aqui contidas sejam totalmente precisas ou completas; tampouco se responsabilizam por quaisquer erros ou omissões ou pelos resultados obtidos em consequência do uso de tais informações. É aconselhável que os leitores confirmem em outras fontes as informações aqui contidas. Sugere-se, por exemplo, que verifiquem a bula de cada medicamento que pretendam administrar, a fim de certificar-se de que as informações contidas nesta publicação são precisas e de que não houve mudanças na dose recomendada ou nas contraindicações. Esta recomendação é especialmente importante no caso de medicamentos novos ou pouco utilizados. Alguns dos nomes de produtos, patentes e design a que nos referimos neste livro são, na verdade, marcas registradas ou nomes protegidos pela legislação referente à propriedade intelectual, ainda que nem sempre o texto faça menção específica a esse fato. Portanto, a ocorrência de um nome sem a designação de sua propriedade não deve ser interpretada como uma indicação, por parte da editora, de que ele se encontra em domínio público.

ERRATA

Página iv.
Onde se lê: ISBN 978-**8**5-5572-184-3
Leia-se: ISBN 978-**6**5-5572-184-3

DEDICATÓRIA

Dedico este livro aos mestres Dr. Everardo Andrade da Costa, meu professor da pós-graduação na área da otorrinolaringologia ocupacional e Dr. José Seligman que escreveu neste livro e não está mais entre nós, ambos participaram da organização dos 2 volumes da PAIR - Perda Auditiva Induzida pelo Ruído, inspiraram gerações de médicos a trabalharem nessa área, publicaram e ensinaram muito do que sabemos hoje.

Mara Gândara

AGRADECIMENTOS

Agradeço a todos os autores e revisores pelo empenho de colocar seus profundos conhecimentos na produção deste material inédito que ora preenche esta lacuna na literatura médica.

Agradeço, em especial, Isabelle Pereira Soares Mariz, minha primeira aluna do curso de otorrino ocupacional que desde então atua brilhantemente nessa área na cidade de Natal, Josemar dos Santos Soares, próximo coordenador do Departamento das Doenças Otorrinolaringológicas Relacionadas ao Trabalho da ABORL-CCF e Gustavo Polacow Korn que contribuíram muito na finalização deste livro.

Nossa gratidão à ABORL-CCF que permitiu a realização deste livro e, em especial, ao nosso diretor administrativo Carlos Roberto da Silva.

Agradecimento a todos os colaboradores, autores e revisores.

Mara Gândara
Organizadora

AGRADECIMENTO

Deixar registrada a nossa trajetória e gratidão especial ao Professor Everardo Andrade da Costa.

O professor Everardo plantou a semente da ORL Ocupacional, dedicou parte da sua vida aprendendo e ensinando a relação do ouvido com o trabalho, sendo ele e o Dr. José Seligman os nossos maiores incentivadores.

Desde 1997, um grupo de otorrinolaringologistas brasileiros, seguindo os caminhos trilhados por esses colegas pioneiros, e amigos otorrinos, José Seligman e Prof. Everardo Costa, Alberto Nudelman e Raul Ibanez organizaram o livro PAIR, volume I e, em 2001, o volume II, participando dos Boletins da PAIR, do Manual da PAIR do Ministério da Saúde e criaram seguidores: Mara Gândara, Tatiana Della Giustina, Osni de Mello Martins, juntamente com o médico do Trabalho João Alberto Maeso Montes, presidente do Comitê do Ruído, e começaram uma interessante pesquisa em diversos artigos científicos, fazendo a ligação entre a especialidade de Otorrinolaringologia, a Medicina do Trabalho e a perícia médica judiciária, relacionando as doenças otorrinolaringológicas e a atividade laboral. Em 1999 surge a primeira publicação, em um dos Cadernos de Debates da Revista Brasileira de Otorrinolaringologia, sobre um Guia das Doenças Ocupacionais na Otorrinolaringologia. A partir daí novo horizonte se descortinou aos otorrinos, e a pergunta básica da anamnese sobre a atividade laboral trouxe diferentes percepções sobre as doenças encontradas, muitas delas evitáveis.

Em 2004 criamos o Departamento das Doenças do Ouvido, Nariz e Garganta relacionadas com o trabalho, dentro da Associação Brasileira de Otorrinolaringologia e Cirurgia Cérvico-Facial, cujos membros sempre se fazem presentes nas mesas dos congressos e nos cursos de pós-graduação na Medicina do Trabalho e Perícias Médicas.

Dra. Tatiana Della Giustina

Médica Otorrinolaringologista e Perita Judiciária

APRESENTAÇÃO

Essa obra é um sonho que se torna realidade. É uma contribuição de otorrinolaringologistas que atuam nas três áreas: otologia, rinologia e laringologia, em parceria com médicos do trabalho, peritos, advogados, juízes, engenheiros e fonoaudiólogos, com vasto conteúdo atualizado.

Reitero a relevância da otorrinolaringologia pois abrange os órgãos dos sentidos: audição, olfato, gustação e tato, onde qualquer distúrbio funcional, de origem central ou periférica, pode afetar seriamente a integridade do indivíduo.

Saúde física, mental e qualidade de vida são os pilares que proporcionam ao trabalhador uma vida laboral segura e produtiva.

As limitações decorrentes de doença ou deficiência, restrições por cirurgia ou sequelas, devem ser consideradas pelo otorrinolaringologista, anotadas detalhadamente em prontuário do médico assistente e informadas para o conhecimento do Médico do Trabalho, que possui a prerrogativa de definir a aptidão. Este profissional conhece o ambiente em que o trabalhador vai exercer suas atividades laborativas, portanto relatórios com informações claras e objetivas possibilitarão os devidos encaminhamentos e registros no prontuário médico da empresa.

Vemos que a falha na comunicação entre equipes multidisciplinares tem repercussões negativas, aumenta o ônus, pode resultar em danos e prejudica a todos: empregados, empregadores, profissionais da saúde e previdência social. O descontentamento e supostos prejuízos têm motivado diversas ações judiciais.

Por outro lado, a boa integração traz um direcionamento mais eficiente nas avaliações e tomadas de decisões. A otorrinolaringologia trata a doença (do ponto de vista clínico ou cirúrgico), a Medicina do Trabalho visa promoção à saúde, prevenção do desencadeamento e agravamento de doenças, além da inserção dos deficientes no mercado de trabalho.

A perícia médica judiciária, por sua vez, vem lidar com as demandas consequentes de doenças ou acidentes: os processos trabalhistas, previdenciários, criminais ou cíveis, necessitando de embasado conhecimento técnico e científico para avaliar tais casos, fundamentando suas justificativas e conclusões nos laudos periciais.

Desejo que aproveitem a leitura de cada capítulo, e que este livro seja uma fonte de fácil consulta na sua prática profissional.

Mara Gândara

PREFÁCIO

É com muita felicidade e satisfação que apresentamos em nome da Associação Brasileira de Otorrinolaringologia e Cirurgia Cérvico-Facial (ABORL-CCF) à comunidade científica esta importante obra coordenada pela Dra. Mara E. Rocha Gandara. Este livro teve seu inicio planejado na gestão do Dr. Márcio Abrahão a frente da ABORL-CCF em 2018. Com muito esmero, capricho e dedicação de inúmeros autores médicos consagrados no cenário nacional, temos em mãos uma obra que marca o conhecimento atual das *Doenças Otorrinolaringológicas Relacionadas ao Trabalho e Suas Repercussões Éticas e Jurídicas*. A abordagem é completa em aspectos particulares da laringe, do ouvido, do nariz, dos distúrbios do sono, das doenças da cabeça e pescoço, da otorrinolaringologia aeroespacial, além de temas importantes relacionados ao mergulho, documentos médicos e responsabilidade civil e ética, noções gerais de perícia médica entre outros.

Esta obra reúne a doença, sua relação com o trabalho, as possibilidades de controle, e muito importante, como devem ser conduzidas do ponto de vista ético e legal.

A gestão 2022 da ABORL-CCF tem como espinha dorsal o lema: "Meu Otorrino é 10!" Aí esta mais uma questão importante que entra muito bem em baixo deste "guarda chuva": Meu Otorrino é 10!: ele cuida da saúde do trabalhador.

Temos certeza que a comunidade otorrinolaringológica e todos os envolvidos com a preservação da melhor saúde dos trabalhadores será muito beneficiada com a leitura deste livro.

Saudamos os editores e colaboradores deste livro. Parabéns !

Tenham todos uma ótima leitura.

Renato Roithmann e Márcio Abrahão
Diretores-Presidentes – Gestão: 2018 e 2022
ABORL-CCF

PREFÁCIO

Recebi com satisfação a incumbência de expressar-me nesta obra e poder compartilhar minha experiência profissional de 50 anos na medicina, sendo 40 destes anos atuando em indústria alimentícia com índices elevados de ruído.

Vivi a implantação da NR-7 com a criação do PCMSO (Programa de Controle Médico de Saúde Ocupacional) e do Programa de Conservação Auditiva (PCA). Ao longo dos anos participei da criação do Comitê Nacional de Ruído e Conservação Auditiva como representante dos médicos do trabalho (ANAMT), o que modificou meu modo de entender as patologias auditivas, pois o relacionamento com mentes cientificamente elevadas, como Aziz Larmar, Ieda Chaves Russo, Thais Morata, Everardo Andrade da Costa, Sandra Irene Cubas de Almeida, entre outros, engrandeceram meu conhecimento.

Identificar uma perda auditiva, transmitir ao trabalhador seu tipo de limitação e orientá-lo para o futuro, gratifica o profissional.

Devemos seguir e aplaudir o exemplo profissional e científico da otorrinolaringologia com esta obra, que divulga as doenças de ouvido, nariz e garganta relacionadas com o trabalho, discutidas com colegas experientes e atuantes nas mesas dos congressos, onde reúne milhares de profissionais de todo o país anualmente, aqui ampliada e atualizada para que um universo maior possa aprimorar seus conhecimentos nas três áreas: otorrino, medicina do trabalho e perícia médica.

João Alberto Maeso Montes

Especialista em Medicina do Trabalho

Especialista em Medicina Legal e Perícias Médicas

Especialista em Cirurgia Geral

Membro do Comitê Nacional de Ruído e Conservação Auditiva

COLABORADORES

ADRIANA HACHIYA
Médica Assistente do Grupo de Bucofaringolaringologia do Hospital das Clínicas da Faculdade de Medicina da Universidade de São Paulo (HCFMUSP)
Doutora em Ciências pela FMUSP
Diretora Vice-Presidente da Academia Brasileira de Laringologia e Voz (ABLV)

ALBERTO ALENCAR NUDELMANN
Mestre em Educação pela Pontifícia Universidade Católica do Rio Grande Do Sul (PUCRS)
Professor da Escola Superior de Magistratura (AJURIS)
Membro da Câmara Técnica da Otorrinolaringologia do Conselho Regional de Medicina do Rio Grande Do Sul

ALICE PENNA DE AZEVEDO BERNARDI
Fonoaudióloga
Especialista em Audiologia pelo Conselho Federal de Fonoaudiologia (CFFa)
Mestre e Doutora em Saúde Pública pela Faculdade de Saúde Pública da Universidade de São Paulo (FSP-USP)
Coordenadora e Docente dos Cursos de Especialização em Audiologia do CEFAC Saúde e Educação
Consultora para a Implantação e Gestão do Programa de Conservação Auditiva (PCA)
Diretora da Visor Consultoria Técnica e Treinamento LTDA

ANA ELISA MOREIRA FERREIRA
Fonoaudióloga pela Pontifícia Universidade de São Paulo (PUC SP)
Mestre em Fonoaudiologia pela PUC-SP
Especialista em Voz e Motricidade Orofacial pelo Conselho Regional de Fonoaudiologia (CRFa)
Aprimoramento em Promoção da Saúde pela Faculdade de Medicina da Universidade de São Paulo (FMUSP)
Pós-Graduação em Dinâmica dos Grupos pela Sociedade Brasileira de Dinâmica dos Grupos (SBDG)
Diretora da Univoz – Fonoaudiologia Ocupacional e Organizacional

ANTONIO AUGUSTO DE LIMA PONTES
Médico pela Universidade Estadual de Campinas (Unicamp)
Otorrinolaringologista Membro da Associação Brasileira de Otorrinolaringologista e Cirurgia Cérvico-Facial (ABORL-CCF)
Mestre e Doutor pela Universidade Federal de São Paulo (Unifesp)

ANTONIO AUGUSTO JUNQUEIRA
Médico Otorrinolaringologista do Hospital Central da Aeronáutica, RJ
Mestre em Neurociências na Área de Sono pela Universidade Federal do Estado do Rio de Janeiro (Unirio)
Medicina Aeroespacial pela Universidade da Força Aérea (UNIFA)

AUGUSTO CESAR DA CRUZ
Médico Otorrinolaringologista
Médico Perito do INSS

AUGUSTO RIEDEL ABRAHÃO
Doutorando em Otorrinolaringologia pela Faculdade de Medicina da Universidade de São Paulo (FMUSP)
Cirurgião de Cabeça e Pescoço pela Escola Paulista de Medicina da Universidade Federal de São Paulo (EPM-Unifesp)
Otorrinolaringologista pelo Hospital das Clínicas da FMUSP
Docente da Faculdade de Medicina São Camilo

CAIO JOSÉ DE ARAUJO SIMAS
Médico Especialista em Otorrinolaringologia e Foniatria
Otorrinolaringologista do Hospital Universitário Gaffrée e Guinle da Universidade Federal do Estado do Rio de Janeiro (Unirio)
Membro da Associação Brasileira de Otorrinolaringologia e Cirurgia Cérvico-Facial (ABORL)
Mestre em Medicina pela Unirio

CAMILLUS MAGALHÃES CARNEIRO DOS SANTOS
Médico Otorrinolaringologista

CARMEN SILVIA MOLLEIS GALEGO MIZIARA
Professora Assistente da Disciplina de Medicina Legal, Bioética e Perícia Médica da Faculdade de Medicina do ABC, SP
Doutora em Neurologia pela Faculdade de Medicina da Universidade de São Paulo (FMUSP)
Especialista em Medicina Legal e Perícia Médica e Especialista em Neurologia pela Associação Médica Brasileira (AMB)

CAROLINE PERIN
Graduação em Medicina pela Universidade do Vale do Itajaí, SC
Residência Médica em Otorrinolarigologia pelo Hospital das Clínicas da Faculdade de Medicina de Ribeirão Preto (USP)
Curso de Medicina Aeroespacial pelo Centro de Instrução Especializada da Aeronáutica
Preceptora da Residência Médica em Otorrinolaringologia da Santa Casa de Misericórdia de Ribeirão Preto, SP
Médica Assistente do Curso de Medicina, Disciplina de Otorrinolaringologia, do Centro Universitário Barão de Mauá

CHRISTIANE SPITZ
Mestre em Saúde Pública pela Escola Nacional de Saúde Pública da Fundação Oswaldo Cruz (ENSP/Fiocruz)
Especialista em Otorrinolaringologia pela Associação Brasileira de Otorrinolaringologia e Cirurgia Cérvico-Facial (ABORL)
Especialista em Saúde do Trabalhador pela ENSP/Fiocruz
Coordenadora Acadêmica Adjunta do Curso de Pós-Graduação em Medicina do Trabalho da Universidade Estácio de Sá, RJ
Responsável pelo Programa de Saúde do Trabalhador da Divisão de Vigilância em Saúde da Coordenação de Área Programática 2.1 (DVS – CAP 2.1) da Prefeitura do Rio de Janeiro

CLAYSON ALAN DOS SANTOS
Doutorando em Otorrinolaringologia pela Faculdade de Medicina da Universidade de São Paulo (FMUSP)
Fellowship em Bucofaringolaringologia pelo Hospital das Clínicas da FMUSP
Residência Médica em Otorrinolaringologia pelo Hospital das Clínicas da FMUSP
Graduação em Medicina pela FMUSP

DANIELA BORTMAN
Primeira Mulher tetraplégica a se Graduar em Medicina
Especialista em Medicina do Trabalho
Head de Saúde Ocupacional da Bayer
Consultora de Inclusão e Diversidade no Mercado de Trabalho
Palestrante e Coautora de dois livros que são referências sobre o tema

DANIELLE YUKA KOBAYASHI
Otorrinolaringologista
Fellowship em Medicina do Sono e Cirurgia Craniomaxilofacial pela Faculdade de Medicina da Universidade de São Paulo (FMUSP)
Especialista em Otorrinolaringologia pela Associação Brasileira de Otorrinolaringologia e Cirurgia Cérvico-Facial (ABORL)
Certificação de Área de Atuação em Medicina do Sono e Cirurgia Craniomaxilofacial pela Associação Médica Brasileira (AMB)

DEBORAH LORENTZ
Fonoaudióloga
Especialista em Audiologia e Fonoaudiologia do Trabalho
Consultora para Implantação do Programa de Conservação Auditiva
Professora dos Cursos de Pós-graduação em Audiologia da Pontifícia Universidade de Minas Gerais (PUC Minas) e de Medicina do Trabalho da Faculdade de Ciências Médicas de Minas Gerias

DIEGO TONIOLO DO PRADO
Médico pela Faculdade de Medicina de Jundiaí, SP
Otorrinolaringologista e Médico do Trabalho com Residências Médicas no Hospital das Clínicas da Faculdade de Medicina da Universidade de São Paulo (HCFMUSP)

EDUARDO COSTA SÁ
Médico, Doutor e Mestre em Ciências pela Faculdade de Saúde Pública da Universidade de São Paulo (FSP-USP)
Professor Adjunto da Escola Paulista de Medicina da Universidade Federal de São Paulo (EPM/Unifesp)
Professor Auxiliar da Faculdade de Medicina do ABC –Centro Universitário Saúde ABC
Título de Especialista em Medicina Legal e Perícia Médica, em Medicina do Trabalho e em Medicina do Tráfego pela Associação Médica Brasileira (AMB)
Perito Médico Federal (PMF)

ELOISA SANTIAGO GEBRIM
Médica Radiologista e Coordenadora do Grupo de Diagnóstico por Imagem em Cabeça e Pescoço do Instituto de Radiologia da Faculdade de Medicina da Universidade de São Paulo (InRad HCFMUSP)
Diretora do Serviço de Tomografia Computadorizada do InRad-HCFMUSP
Médica Radiologista e Coordenadora do Grupo de Diagnóstico por Imagem em Cabeça e Pescoço do Hospital Sírio-Libanês

EVERARDO ANDRADE DA COSTA
Médico Otorrinolaringologista pela Associação Brasileira de Otorrinolaringologia e Cirurgia Cérvico-Facial (ABORL-CCF)
Mestre em Distúrbios da Comunicação pela Pontifícia Universidade de São Paulo (PUC-SP)
Doutor em Saúde Coletiva pela Universidade Estadual de Campinas (Unicamp)
Membro do Grupo de Trabalho Tripartite que redigiu a Portaria no 19, de 9 de abril de 1998

FERNANDA ZUCKI
Professora Adjunta do Departamento de Fonoaudiologia da Universidade Federal de Santa Catarina (UFSC)
Pós Doutora pelo Programa de Fonoaudiologia da Faculdade de Odontologia de Bauru, Universidade de São Paulo (FOB/USP)
Doutora em Ciências pela FOB/USP

GUILHERME KASPERBAUER
MSc, MD
Mestre em Ciências Cirúrgicas pela Universidade Federal do Rio Grande do Sul (UFRGS)
Professor do Curso de Medicina da Universidade do Oeste de Santa Catarina (UNOESC)

GUILHERME WEBSTER
Médico Formado pela Universidade Federal de Santa Catarina (UFSC)
Residência em Otorrinolaringologia pelo Hospital do Servidor Público Municipal de São Paulo
Curso de Medicina Aeroespacial pela Universidade da Força Aérea
Coordenador do Departamento de Medicina Aeroespacial da Associação Brasileira de Otorrinolaringologia e Cirurgia Cérvico-Facial (ABORL-CCF)

GUSTAVO POLACOW KORN
Mestre, Doutor e Pós-Doutor pela Universidade Federal de São Paulo (Unifesp)
Professor Afiliado da Unifesp
Coordenador do Ambulatório de Voz Professional da Unifesp
Ex-Presidente da Academia Brasileira de Laringologia e Voz – Gestão: 2018-2019
Membro da *American Laryngological Association*
Membro da *American Broncho-Esophagological Association*
Membro do do Departamento de Doenças Otorrinolaringológicas Relacionadas ao Trabalho da ABORL-CCF

HUGO VALTER LISBOA RAMOS
Otorrinolaringologista, Mestre e Doutor (Otorrinolaringologia) pela Universidade Federal de São Paulo (Unifesp)
Presidente da Academia Brasileira de Laringologia e Voz
Supervisor da Residência Médica em Otorrinolaringologia do Hospital CRER-GO
Preceptor da residência do Serviço de Otorrinolaringologia do Hospital das Clínicas da Universidade Federal de Goiás (UFG)

ILEANA NEIVA MOUSINHO
Subprocuradora-Geral do Trabalho
Professora Colaboradora da Escola Superior do Ministério Público da União (ESMPU)
Mestre em Direito e Desenvolvimento – UFCE
Membro da Câmara de Coordenação e Revisão do Ministério Público do Trabalho

IRLON DE ÂNGELO DA CUNHA
Engenheiro Elétrico e de Segurança do Trabalho
Higienista Ocupacional Certificado
Mestre e Doutor em Engenharia

ISABELA TAVARES RIBEIRO
Otorrinolaringologista pela Universidade Santo Amaro (UNISA)
Fellowship em Laringe e Voz pela Universidade Federal de São Paulo (Unifesp)

ISABELLE PEREIRA SOARES MARIZ
Graduação em Medicina pela Universidade Federal do Rio Grande do Norte (UFRN)
Residência Médica em Otorrinolaringologia pelo Hospital das Clínicas da Faculdade de Medicina de São Paulo (HCFMUSP)
Título de Especialista em Medicina Legal e Perícia Médica pela Associação Brasileira de Medicina Legal e Perícias Médicas e Associação Médica Brasileira
Título de Especialista em Otorrinolaringologia pela Associação Brasileira de Otorrinolaringologia e Cirurgia Cérvico-Facial (ABORL-CCF)
Título de Especialista em Medicina do Trabalho pela Associação Nacional de Médicos do Trabalho (ANAMT)
Médica do Corpo de Peritos do TRT-RN, 21ª Região
Membro da Junta Médico-Pericial do Governo do Estado do RN

IVAN DIEB MIZIARA
Professor Titular de Medicina Legal, Bioética e Perícia Médica da Faculdade de Medicina do ABC, SP
Professor Associado, Livre-Docente, do Departamento de Medicina Legal, Ética Médica e Medicina Social e do Trabalho da Faculdade de Medicina da Universidade de São Paulo (FMUSP)
Professor Adjunto e Coordenador da Disciplina de Medicina Legal e Bioética da Faculdade de Ciências Médicas da Santa Casa de São Paulo
Especialista em Medicina Legal e Perícia Médica e Especialista em Otorrinolaringologia pela Associação Médica Brasileira (AMB)

JOÃO ALBERTO MAESO MONTES
Especialista em Medicina do Trabalho
Especialista em Perícias Médicas e Medicina Legal

JOÃO FERREIRA DE MELLO JUNIOR
Professor Livre-Docente da Faculdade de Medicina da Universidade de São Paulo (FMUSP)
Chefe do Grupo de Alergia em Otorrinolaringologia do Hospital das Clínicas da FMUSP

JOEL LAVINSKY
MD, MSc, PhD
Professor Adjunto da Universidade Federal do Rio Grande do Sul (UFRGS) e do Programa de Pós-Graduação em Ciências Cirúrgicas da Faculdade de Medicina
Professor Livre Docente de Otorrinolaringologia da Faculdade de Medicina da Universidade de São Paulo (FMUPS)
Mestre e Doutor em Ciências Cirúrgicas pela UFRGS
Pós-Doutor na University of Southern Califórnia
Preceptor de Otologia e Cirurgia da Base do Crânio da Santa Casa de Porto Alegre
Coordenador do Departamento de Cirurgia da Base do Crânio da Associação Brasileira de Otorrinolaringologia e Cirurgia Cérvico-Facial (ABORL-CCF)

JOSE JARJURA JORGE JUNIOR
Mestre pela Pontifícia Univer*sidade Católica de São* Paulo (PUC-SP)
Doutor pela Universidade de São Paulo (USP)
Professor Titular da Faculdade de Ciências Médicas e da Saúde da PUC-SP

JOSEMAR DOS SANTOS SOARES
Otorrinolaringologista pelo Núcleo de Otorrinolaringologia e Cirurgia Cérvico de São Paulo (NOSP)
Título de Especialista em Otorrinolaringologia pela Associação Brasileira de Otorrinolaringologia e Cirurgia Cérvico-Facial (ABORL-CCF)
Membro do Departamento de Doenças Otorrinolaringológicas Relacionadas ao Trabalho da ABORL-CCF
Título de Especialista em Medicina do Trabalho pela Associação Nacional de Medicina do Trabalho (ANAMT)
Mestrado em Neurociência Cognitiva e Comportamento pela Universidade Federal da Paraíba (UFPB)
Perito na Justiça do Trabalho de João Pessoa, PB

JOSE MARCELO PENTEADO
Especialista em Medicina do Trabalho
Especialista em Perícia Médica

JOSÉ CELSO SOUZA
Especialista em Otorrinolaringologia pela Associação Brasileira de Otorrinolaringologia e Cirurgia Cérvico-Facial (ABORL)
Doutor em Medicina pelo Departamento ORL da Faculdade de Medicina da Universidade de São Paulo (FMUSP)
Médico Assistente do Departamento ORL do HCFMUSP

JOSÉ SELIGMAN
Médico Otorrinolaringologista pela Associação Brasileira de Otorrinolaringologia e Cirurgia Cérvico-Facial (ABORL-CCF)

JULIANA CALDEIRA
Doutorado em Ciências pela USP
Título de Especialista em Otorrinolaringologia e Cirurgia Cervico- Facial e em Medicina Legal e Perícias Médicas
Chefe da Seção de Otorrinolaringologia e da Seção Técnico Pericial do Centro de Inspeções de Saúde do Hospital de Força Aérea de São Paulo,
Curso de Medicina Aeroespacial pela Universidade da Força Aérea, fundadora e Ex-Coordenadora do Departamento de Medicina Aeroespacial da ABORL- CCF e Perita Judicial do Juizado Especial Federal de São Paulo

JULIANA MARIA ARAÚJO CALDEIRA
Doutora em Ciências pela Universidade de São Paulo (USP)
Título de Especialista em Otorrinolaringologia e Cirurgia Cervico-Facial e em Medicina Legal e Perícias Médicas
Chefe da Seção de Otorrinolaringologia e da Seção Técnico Pericial do Centro de Inspeções de Saúde do Hospital de Força Aérea de São Paulo
Curso de Medicina Aeroespacial pela Universidade da Força AéreaFundadora e Ex-Coordenadora do Departamento de Medicina Aeroespacial da Associação Brasileira de Otorrinolaringologia e Cirurgia Cérvico-Facial (ABORL-CCF)
Perita Judicial do Juizado Especial Federal de São Paulo

JULIANA WOLP DINIZ
Mestre em Saúde da Família pela Universidade Estácio de Sá, RJ
Especialista em Otorrinolaringologia pela Associação Brasileira de Otorrinolaringologia e Cirurgia Cérvico-Facial (ABORL-CCF)
Professora do Departamento de Otorrinolaringologia da Universidade Estácio de Sá, RJ

KLEBER FALCÃO REBÊLO
Tenente-Coronel Médico R1- Coordenador Técnico-Científico da Clínica de Otorrinolaringologia e Auxiliar da coordenação da Residência Médica do Hospital Central da Aeronáutica
Sócio-Diretor da Clínica SEPTO, RJ
Preceptor da Pós-Graduação em Otorrinolaringologia da Clínica Septo/PUC

LESLIE PICCOLOTTO FERREIRA
Fonoaudióloga
Doutora em Distúrbios da Comunicação Humana pela Escola Paulista de Medicina da Universidade Federal de São Paulo (EPM-Unifesp)
Professora Titular do Departamento de Teorias e Práticas em Fonoaudiologia e Fisioterapia da Pontifícia Universidade Católica de São Paulo (PUC-SP)

LUIS GUSTAVO CATTAI ZAMBONI
Médico Otorrinolaringologista
Fellowship em Otoneurologia da Disciplina de Clínica Otorrinolaringológica do Hospital das Clínicas da Faculdade de Medicina da Universidade de São Paulo (HCFMUSP)

MARA EDWIRGES ROCHA GÂNDARA
Médica Especialista em Otorrinolaringologia e Medicina do Trabalho, Área de Atuação em Perícias Médicas pela Associação Médica Brasileira (AMB)
Coordenadora do Departamento de Doenças Otorrinolaringológicas Relacionadas ao Trabalho da Associação Brasileira de Otorrinolaringologia e Cirurgia Cérvico-Facial (ABORL-CCF)
Médica Assistente da Divisão de Otorrinolaringologia do Hospital das Clínicas da Faculdade de Medicina da Universidade de São Paulo (HCFMUSP)
Coordenadora do Programa Reouvir do Ambulatório de Reabilitação Auditiva do HCFMUSP

MARCELLO CANIELLO
Médico Otorrinolaringologista e Médico do Trabalho
Graduação e Residência Médica em Otorrinolaringologia no Hospital das Clínicas da Faculdade de Medicina da Universidade de São Paulo (HCFMUSP)
Fellow em cirurgia endoscópica Endonasal no HCFMUSP
Pós-Graduação em Medicina do Trabalho na FMUSP

MARCELO PUSTIGLIONE
Médico do Trabalho da Divisão de Vigilância Sanitária do Trabalho (DVST) – Centro de Referência em Saúde do Trabalhador (Cerest-Estadual) da Secretaria de Estado da Saúde de São Paulo
Preceptor do Programa de Residência em Medicina do Trabalho da Faculdade de Medicina da Universidade de São Paulo (FMUSP)
Docente do Curso de Especialização em Medicina do Trabalho da Disciplina de Medicina do Trabalho do Instituto Oscar Freire da FMUSP

MARCOS ANDRÉ DE SARVAT
Médico Especialista em Otorrinolaringologia, Cirurgia de Cabeça e Pescoço e Cancerologia – T.E. AMB-CFM
Professor Adjunto da Disciplina de Otorrinolaringologia e Cirurgia Cérvico-Facial da Escola de Medicina e Cirurgia da Universidade Federal do Estado do Rio de Janeiro (Unirio)
Chefe do Serviço de Otorrinolaringologia, Cirurgia de Cabeça e Pescoço, Foniatria e Medicina do Sono do Hospital Universitário Gaffrée e Guinle da Unirio
Mestre em Otorrinolaringologia pela Universidade Federal de Rio de Janeiro (UFRJ)
Doutor em Otorrinolaringologia e Cirurgia de Cabeça e Pescoço pela Universidade Federal de São Paulo (Unifesp)
Coordenador do Consenso Nacional sobre Voz Profissional Associação Brasileira de Otorrinolaringologia e Cirurgia Cévico-Facial (ABORL-CCF) – Gestão: 2022-2004
Ex-Presidente da Sociedade Brasileira de Laringologia e Voz – Gestão: 1993-1995

MARCUS VINICIUS FREITAS FERREIRA
Médico do Trabalho pela Universidade Gama Filho, RJ
Médico Hiperbárico e Otorrinolaringologista pela Marinha do Brasil
Médico Perito em Atividades Especiais e Instrutor de Mergulho Profissional pela Marinha do Brasil e Mergulho Recreacional pela PADI

MAÍRA OLIVEIRA SARPI
Médica Radiologista Assistente do Grupo de Diagnóstico por Imagem em Cabeça e Pescoço do Instituto de Radiologia da Faculdade de Medicina da Universidade de São Paulo (InRad-HCFMUSP)
Médica Radiologista do Grupo de Diagnóstico por Imagem em Cabeça e Pescoço do Grupo DASA – Diagnósticos da América AS

MICHEL BURIHAN CAHALI
Doutorado em Otorrinolaringologia pela Faculdade de Medicina da Universidade de São Paulo (FMUSP)
Docente do Programa de Pós-Graduação em Otorrinolaringologia da FMUSP
Responsável pelo Setor de Medicina do Sono de: Clínica de Otorrinolaringologia do Hospital das Clínicas da FMUSP
Serviço de Otorrinolaringologia do Hospital do Servidor Público Estadual de São Paulo

MÁRCIO ABRAHÃO
Professor Titular – Livre-Docente do Departamento de ORL-CCP da Escola Paulista de Medicina da Universidade Federal de São Paulo (EPM-Unifesp)

MÁRIO EDVIN GRETERS
Otorrinolaringologista
Doutor em Ciências pela Faculdade de Medicina da Universidade de São Paulo (FMUSP)
Professor Pesquisador da Faculdade de Medicina da Pontifícia Universidade Católica de Campinas (PUC-Campinas)

NATHÁLIA MANHÃES TÁVORA
Médica Otorrinolaringologista
Fellowship em Otologia e Neurotologia no Hospital das Clínicas da Faculdade de Medicina da Universidade de São Paulo (FMUSP)

NATHÁLIA MANHÃES TÁVORA
Otorrinolaringologista pela Universidade Federal do Estado do Rio de Janeiro (Unirio)
Fellowship em Otologia e Neurotologia pelo Hospital das Clínicas da Faculdade de Medicina da Universidade de *São Paulo* (HCFMUSP)

NATÁLIA CÂNDIDO DE SOUSA
Médica pela Universidade Federal do Ceará (UFC)
Residência em Otorrinolaringologia e Especialização em Otologia, Neurotologia e Cirurgia de Base de Crânio pelo Hospital das Clínicas da Faculdade de Medicina da Universidade de São Paulo (HCFMUSP)
Doutora pela Faculdade de Medicina da Universidade de São Paulo (FMUSP)

ODILON MACHADO DE SALDANHA JUNIOR
Fonoaudiólogo
Especialista em Audiologia e em Fonoaudiologia do Trabalho
Mestre em Administração
Consultor para implantação do Programa de Conservação Auditiva (PCA) em diversas empresas no Brasil
Professor de Audiologia Ocupacional em Cursos de Pós-Graduação em Audiologia em diversas Universidades no Brasil e do curso de Especialização em Medicina do Trabalho na Faculdade de Ciências Médicas de MG
Diretor da OFÍCIO – Qualidade de Vida no Trabalho

PAULO PONTES
Médico Otorrinolaringologista e Cirurgião de Cabeça e Pescoço
Professor Livre-Docente pela Universidade Federal de São Paulo (Unifesp)
Professor Titular pela Unifesp (aposentado)

PAULO REBELO
Graduado em Medicina pela Universidade Federal do Estado do Rio de Janeiro (Unirio)
Membro Titular da Academia Brasileira de Medicina de Reabilitação (ABMR)
Especialista em Medicina do Trabalho pela AMB/ANAMT – RQE 21026
Membro do Comitê Executivo da *International Occupational Medicine Society Collaborative* – IOMSC
Autor de vários livros, capítulos de livro e artigos científicos sobre pessoas com deficiência

RENATA AZEVEDO
Professora Adjunto do Departamento de Fonoaudiologia da Universidade Federal de São Paulo (Unifesp)

RENATO GOETTEN
Advogado, inscrito na OAB/SP
Membro do Departamento Jurídico da Associação Brasileira de Otorrinolaringologia e Cirurgia Cérvico-Facial (ABORL-CCF)

RICARDO FERREIRA BENTO
Professor Titular da Disciplina de Otorrinolaringologia da Faculdade de Medicina da Universidade de São Paulo (FMUSP)
Chefe do Departamento de Oftalmologia e Otorrinolaringologia da FMUSP

ROBERTO AUGUSTO DE CARVALHO CAMPOS
Mestre e Doutor em Medicina pela Escola Paulista de Medicina da Universidade Federal de São Paulo (EPM-Unifesp)
Professor da Disciplina de Direito Médico do Departamento de Otorrinolaringologia e Cirurgia de Cabeça e Pescoço da EPM-Unifesp
Professor Doutor do departamento de Direito Penal, Medicina Forense e Criminologia da Faculdade de Direito da Universidade de São Paulo (USP)
Membro da International Academy of Legal Medicine

ROBERTO MIQUELINO DE OLIVEIRA BECK
Doutor em Medicina pela Faculdade de Medicina da Universidade de São Paulo (FMUSP)
Médico Assistente da Divisão de Clínica Otorrinolaringológica do Hospital das Clínicas da FMUSP

ROGERIO BORGHI BÜHLER
Médico Otorrinolaringologista e Cirurgião de Cabeça e Pescoço
Doutor pela Faculdade de Medicina da Universidade de São Paulo (HCFMUSP)
MBA pela Fundação Getúlio Vargas (FGV)
Médico Coordenador de Equipe do Instituto do Câncer do Estado de São Paulo (ICESP – HCFMUSP)

ROSELI SARAIVA MOREIRA BITTAR
Doutora do Setor de Otoneurologia da Disciplina de Clínica Otorrinolaringológica do Hospital das Clínicas da Faculdade de Medicina da Universidade de São Paulo (HCFMUSP)

SIGNE SCHUSTER GRASEL
Doutora em Medicina pela Universidade de Bonn, Alemanha
Doutora em Medicina pela Faculdade de Medicina da Universidade de São Paulo (FMUSP)
Médico Assistente da Divisão de Clínica Otorrinolaringológica do HC-FMUSP

SIMONE MARIOTTI ROGGIA
Professora Associada do Departamento de Fonoaudiologia da Universidade Federal de Santa Catarina (UFSC)
Pós-Doutor na Universidade de Cincinnati – USA e no National Institute for Occupational Safety and Health (NIOSH), USA
Doutor no Programa de Ciências – Fisiopatologia Experimental Universidade de São Paulo (USP)

SUSANA PIMENTEL PINTO GIANNINI
Fonoaudióloga
Doutora em Epidemiologia pela Faculdade de Saúde Pública da Universidade de São Paulo (USP)
Pós Doutora em Fonoaudiologia pela Pontifícia Universidade Católica de São Paulo (PUC-SP)

TATIANA BRAGANÇA DE AZEVEDO DELLA GIUSTINA
Médica Especialista em ORL
Especialista em Medicina do Trabalho
Mestre em Distúrbios da Comunicação Humana pela Universidade Federal de Santa Maria (UFSM)
Doutora em Saúde Pública pela UCES – Buenos Aires , Argentina
Perita Judiciária Concursada (e aposentada) pelo TJRS
Ex-Coordenadora da Unidade Médico-Pericial do DMJ do TJRS
Ex-Presidente da ASSOGOT, Secretária de Defesa Profissional da ASSOGOT e Secretária da Atual Gestão da ABMLPM-RS
Membro Colaboradora da Defesa Profissional da Associação Brasileira de Otorrinolaringologia e Cirurgia Cérvico-Facial (ABORL -CCF)
Conselheira Federal Efetiva do CFM

THAIS CATALANI MORATA
Audiologista de Pesquisa
Pós-Doutora no National Institute for Occupational Safety and Health (NIOSH), EUA
Doutora no Departmento de Ciências e Distúrbios da Comunicação da Universidade de Cincinnati, EUA

VANIA ROSA MORAES
Advogada, Inscrita na OAB/SP
Especialista em Direito Médico, Odontológico e Hospitalar pela Escola Paulista de Direito
Advogada Responsável pelo Departamento Jurídico da ABORL-CCF – Associação Brasileira de Otorrinolaringologia e Cirurgia Cérvico-Facial (ABORL-CCF)
Advogada de Sociedade de Especialidades Médicas e Profissionais da Área da Saúde
Idealizadora e responsável pelo *blog* Direito Médico e Associativo – www.direitomedicoeassociativo.blogspot.com ; Palestrantes em eventos de direito médico e à saúde

XISTO TIAGO DE MEDEIROS NETO
Procurador Regional do Ministério Público do Trabalho
Professor Adjunto da Universidade Federal do Rio Grande do Norte (UFRN)
Doutorando pelo Universidade Federal do Paraná (UFPR)
Mestre em Direito Público e Especialista em Direito do Trabalho e em Direito Constitucional, Coordenador da Revista jurídica *In Verbis* do curso de direito da UFRN

SUMÁRIO

PARTE III – NARIZ

PARTE IV – DISTÚRBIOS DO SONO

PARTE V – DOENÇAS DE CABEÇA E PESCOÇO

PARTE VI – OTORRINOLARINGOLOGIA AEROESPACIAL

Doenças Otorrinolaringológicas Relacionadas ao Trabalho

E suas Repercussões Éticas e Jurídicas

Thieme Revinter

NOÇÕES GERAIS DE PERÍCIA MÉDICA PARA O OTORRINOLARINGOLOGISTA – COMO FUNCIONAM AS PERÍCIAS PREVIDENCIÁRIA, TRABALHISTA E CÍVEL

CAPÍTULO 1

Ivan Dieb Miziara
Carmen Silvia Molleis Galego Miziara

INTRODUÇÃO

Perícia médica é definida como todo procedimento ou exame realizado por médico, com a finalidade de fornecer os elementos probantes com embasamento técnico-científico esclarecedor de fatos médicos à Justiça, ou a autoridades policiais e administrativas, acerca de questões sobre as quais estas autoridades estão obrigadas a formar seus juízos particulares.

Na prática, o ato pericial é um conjunto de procedimentos técnicos, cuja finalidade é emitir um documento médico-legal, denominado laudo pericial, tendo por objeto questões médicas, por meio de exame clínico, análise de exames complementares, vistoria de local de trabalho entre outros.

A Resolução CREMESP nº. 126/05,[1] estabeleceu que a perícia médica é o **ato médico** que exige do perito **conhecimento técnico pleno e integrado da profissão**, da mesma forma que a classifica como **atividade médico-legal responsável pela produção da prova técnica em procedimentos administrativos e ou em processos judiciais e que deve ser realizada por médico regularmente habilitado**.

Em outras palavras, os fatos que fogem à alçada do conhecimento técnico do julgador, requerem a prova pericial, ou seja, a **perícia**.[2] Se este fato for de ordem médica, será necessária a atuação do perito médico que fornecerá a prova técnico-científica de natureza médica.

DOCUMENTO MÉDICO-PERICIAL

O resultado final de uma avaliação pericial, quando redigido pelo médico, é denominado de laudo médico-pericial, o qual deverá ser fundamentado em dados coletados em anamnese, exame físico e análise, quando pertinente, de exames complementares, assim como de embasamento científico obtido por levantamento de literatura médica. A obtenção de outras informações, especialmente as direcionadas por médicos assistentes, também são importantes para subsidiar o laudo. Portanto, trata-se de um documento médico de alta importância legal, que deve ser elaborado de maneira isenta, justa, clara e objetiva, respondendo apenas o que é matéria a ser analisada.

A formatação do laudo varia de acordo com a área de atuação pericial, mas que deve conter em seu bojo algumas peculiaridades comuns; dentre elas: identificação do periciado; identificação do perito; motivo da perícia; história clínica; anamnese ocupacional, se relacionado; exames geral e especial; exames complementares; discussão; e conclusão. Obviamente, dependendo da perícia, esta sequência pode ser alterada ou alguns tópicos podem ser omitidos.

Na área da Otorrinolaringologia a obtenção de história clínica, a realização de exames médicos geral e especial detalhados, e, eventualmente, a análise de exames complementares são fundamentais. São atributos do médico perito sólida formação dentro dos princípios da especialidade, que é o objeto de sua perícia, e comportamento ético. Entretanto, isto não implica que somente o médico especialista na área em questão possa realizar a perícia solicitada, podendo o especialista em medicina legal e perícia médica (MLPM) atuar, desde que tenha *expertise* suficiente para realizar perícias cujo substrato seja a Otorrinolaringologia ou qualquer outro campo da ciência médica. Porém, sempre é bom lembrar, conhecimentos sólidos da especialidade em demanda são de grande valia nos casos mais complexos.[3]

Ademais, o especialista em MLPM possui atributos que o especialista da área assistencial, em geral, não possui, quais sejam: conhecimento da semiotécnica pericial, conhecimento da legislação a ser aplicada em cada caso em particular, saber interpretar os achados do exame pericial à luz da legislação requerida, realizando o nexo de causalidade apropriado, e, também, conhecer a técnica de elaboração de laudos e pareceres, que antes de tudo se configuram a nosso ver em uma espécie de arte para bem cumprir sua finalidade de esclarecer adequadamente ao juízo.

PECULIARIDADES EM PERÍCIA MÉDICA

Em perícia médica não se aplica o termo paciente, pois não se trata de atividade assistencial. A relação estabelecida entre o médico perito e o periciado não se estabelece em plena relação de confiança, diverso do que ocorre, em grande parte, na medicina assistencial, mas isto não significa que deva haver enfrentamento entre perito e periciado. Cabe, pois, ao médico perito manter o equilíbrio e a serenidade para concluir seu trabalho de modo imparcial.

Em perícia médica a relação médico perito e periciado é sustentada em base de informações que nem sempre são totalmente condizentes com a verdade, podendo existir exageros ou mesmo inverdades. Entretanto, o médico perito deve ter a destreza de identificar excessos ou simulações, sem fazer julgamento de valores, identificar a real natureza do quadro e emitir seu parecer de maneira mais justa possível.

Em perícia médica não se busca a realização do diagnóstico e não se faz investigação clínica nem indicação terapêutica. Ao médico perito é solicitado analisar as manifestações clínicas (lesões, sequelas, sinais e sintomas etc.) e correlacioná-las com o objeto da perícia.

Em perícia médica administrativa/previdenciária o principal eixo é a análise das manifestações clínicas e as atribuições exercidas pelo periciado. A simples presença de doença não torna a pessoa incapaz para o trabalho. Como exemplo, podemos citar a disfonia. Dependendo da atividade laboral exercida pelo requerente, a capacidade laborativa pode ou não estar comprometida. Um professor, certamente, não terá condição laboral para exercer suas funções a contento, de forma semelhante ocorre com a telefonista. Entretanto, para um trabalhador administrativo ou braçal a utilização da voz pode não ser essencial para suas atividades laborais e, portanto, a capacidade estará preservada.

Desta forma, o médico perito deve conceder o que é justo e negar o que é indevido, tendo como fundamento o fato de que a manutenção do trabalhador em atividade não deve causar sofrimento nem agravamento do quadro clínico.

A dissociação entre doença e doente é necessária, porém, nem sempre é compreendida pelo periciado ou mesmo pelo médico assistente, gerando, por vezes, conflitos.

O sigilo médico é outro aspecto a ser discutido. As informações prestadas pelo periciado não poderão ser mantidas sob sigilo, pois se trata de obrigação legal do médico perito em elaborar o laudo constando dados relativos às condições clínicas do periciado. Isto não significa que possa ser violada a privacidade da pessoa examinada.

Por fim, vale ressaltar que o objetivo maior da perícia é estabelecer o nexo de causalidade, ou seja a relação de causa e efeito – em diversas situações. Dentre essas, podemos ressaltar a comprovação de nexo entre o estado de saúde atual do periciado e sua capacidade para assumir ou manter as atividades em determinado encargo público (nas perícias administrativas em órgãos públicos); a relação de causa e efeito entre doença ou lesão e a morte (definição da *causa mortis* no âmbito criminal ou civil); a comprovação da relação causal entre doença ou sequela de acidente e a posterior incapacidade ou invalidez física e/ou mental (no âmbito previdenciário, ou securitário); o acidente e a lesão; ou ainda a existência de doença ou acidente relacionados com o exercício da atividade laboral; doença ou acidente e sequela temporária ou permanente; desempenho de atividade e riscos para si e para terceiros (tanto na esfera trabalhista, quanto na previdenciária e na securitária). Como se vê, não é tarefa fácil, ao contrário, no mais das vezes, é por si só complicada a exigir todo um aparato de conhecimento que o ensino da especialidade médica assistencial (como a Otorinolaringologia, no caso em tela) por si só não fornece.

TIPOS DE PERÍCIAS

Para melhor compreender as diferentes áreas de atuação pericial, podemos dividir, de forma bastante simplificada, as perícias em dois grandes grupos: as judiciais; e as extrajudiciais. Nas primeiras, temos as periciais criminais (basicamente realizadas por peritos oficiais dos Institutos Médicos Legais) e as cíveis (médico perito designado pelo juiz). Dentre as extrajudiciais temos uma gama de possibilidades: administrativas previdenciárias federais, estaduais e municipais; trabalhistas; securitária; desportiva etc. Vamos dissertar brevemente sobre as mais frequentes.

Perícia Médica Administrativa

São aquelas perícias "realizadas nos serviços públicos nas esferas municipal, estadual ou federal" com atividades ligadas à saúde ocupacional dos funcionários públicos. As principais atribuições da perícia administrativa são: licença médica para tratamento de saúde; licença gestante; licença para acompanhar pessoa da família doente; readaptação funcional; aposentadoria por invalidez; isenção de imposto de renda; isenção de contribuição previdenciária; e reversão de aposentadoria.

Também pode fazer parte da perícia administrativa, em algumas áreas, exames médicos admissionais e perícias para caracterização de situações de insalubridade e periculosidade e nexo acidentário.[4]

Perícia Securitária

Aquela realizada nos casos de ressarcimento de danos corporais por companhias seguradoras. Podemos citar como exemplo as perícias para a análise de concessões de seguro social por Danos Pessoais Causados por Veículos Automotores de Vias Terrestres (DPVAT).

Perícia Previdenciária

Aquela realizada quando são requeridos benefícios junto ao Instituto Nacional do Seguro Social (INSS). Aqui também podemos incluir as perícias para avaliação de concessão de Benefício de Prestação Continuada (BPC) da Lei Orgânica da Assistência Social (LOAS).

Perícia Médico-Legal Criminal

Aquela realizada para determinação de lesões corporais e sua gravidade; determinação de causa de morte por causas externas, verificação de estupro, abortamento, embriaguez e demais situações previstas nos Código Penal Brasileiro e Código de Processo Penal Brasileiro.

Perícia Judicial Civil

Aquela realizada na esfera do Direito Civil, tais como obtenção de indenização por dano corporal; situações de interdição, nexo de causalidade entre a ação médica (se culposa ou não) e o dano corporal, interdição, curatela etc.

Perícia Trabalhista

Aquela realizada na esfera da Justiça do Trabalho, em situações de acidentes de trabalho, readaptações/habilitações/limitações ou restrições e uma grande gama de tópicos relacionados com saúde ocupacional.

PAPEL DO MÉDICO ASSISTENTE PARA A PERÍCIA MÉDICA

O primeiro aspecto que deve ser abordado é o papel do médico assistente em fornecer elementos médicos detalhados sobre as condições clínicas do paciente. Em perícias criminais e cíveis muitas vezes a base da avaliação médico-pericial se fundamenta em prontuário médico. Em perícia administrativa/previdenciária é de fundamental importância a apresentação de atestados/declaração ou relatórios que contenham elementos suficientes para que o médico perito possa realizar uma avaliação e, consequentemente, elaborar o laudo de forma justa. Não é infrequente que em perícia seja apresentado atestado/declaração contendo apenas a CID (classificação internacional de doença) e dias de afastamento, o que é insuficiente para o objetivo da perícia.

Complementando este tema, salientamos que não é atribuição do médico assistente determinar tempo de afastamento ao trabalho nem indicar aposentadoria/readaptação funcional, devendo apenas informar o tempo necessário para a recuperação do paciente, conforme determinado na Resolução CFM nº 1.851/2008:[5]

> *Art. 3º* ***Parágrafo único****. Quando o atestado for solicitado pelo paciente ou seu representante legal para fins de perícia médica deverá observar: I – o diagnóstico; II – os resultados dos exames complementares; III – a conduta terapêutica; IV – o prognóstico; V – as consequências à saúde do paciente;* ***VI – o provável tempo de repouso estimado necessário para a sua recuperação, que complementará o parecer fundamentado do médico perito, a quem cabe legalmente a decisão do benefício previdenciário, tais como: aposentadoria, invalidez definitiva, readaptação*** *(grifo nosso);VII – registrar os dados de maneira legível; VIII – identificar-se como emissor, mediante assinatura e carimbo ou número de registro no Conselho Regional de Medicina.*

MEDICINA LEGAL E PERÍCIA MÉDICA: INTERFACE ENTRE A MEDICINA E O DIREITO

Outra qualidade necessária do perito médico é o conhecimento das legislações pertinente às várias áreas do Direito em que sua atuação seja requisitada. Vamos a alguns exemplos que serão discutidos mais profundamente em capítulos posteriores dessa obra.

Nas perícias administrativas/previdenciárias, por exemplo, deverá o perito conhecer a legislação do Regime Jurídico do Servidor Público que é normatizada pela Lei nº 8.112/90[6] e nas perícias previdenciárias do Regime Geral da Previdência Social (RGPS) é a Lei nº. 8.213/91[7] e leis correlatas; salientamos a importância do Decreto nº 3.048/1999[8] que regulamenta a Previdência Social. Nas perícias administrativas do estado de São Paulo a Lei nº 10.261/1968.[9]

A legislação também norteia a questão de deficiência, e, no caso de interesse deste capítulo, a auditiva. O Decreto nº. 5.296/2004,[10] estabelece que é pessoa com deficiência auditiva aquele com **perda bilateral, parcial ou total, de quarenta e um decibéis (dB) ou mais, aferida por audiograma nas frequências de 500 Hz, 1.000 Hz, 2.000 Hz e 3.000 Hz**. Outra norma legal a ser conhecida pelo médico otorrinolaringologista é a Lei nº. 13.146/2015[11] (Estatuto da Pessoa com Deficiência).

Nas perícias trabalhistas, à guisa de ilustração, o perito na área de otorrinolaringologia deve conhecer fundamentalmente o Anexo I da Norma Regulamentadora 7 (NR7)[12] que estabelece diretrizes e parâmetros mínimos para avaliação e acompanhamento da audição em trabalhadores expostos a níveis de pressão sonora elevados, com a respectiva redação dada pela Portaria nº 19, de 09 de abril de 1998.

A NR 7 que trata da elaboração e implementação do programa de controle médico de saúde ocupacional (PCMSO) traz no anexo I, quadro II, **as diretrizes e parâmetros mínimos para a avaliação e o acompanhamento da audição em trabalhadores expostos a níveis de pressão sonora elevados**.[12]

A NR9[13] estabelece a obrigatoriedade do Programa de Prevenção de Riscos Ambientais (PPRA) que visa a **antecipação, reconhecimento, avaliação e consequente controle da ocorrência de riscos ambientais existentes ou que venham a existir no ambiente de trabalho**.

A NR 15[14] e seus anexos expõem as atividades e operações insalubres e estabelece os limites de tolerância para ruído contínuo ou intermitente e para ruídos de impacto.

As NRs são elementos fundamentais em perícias trabalhistas quando estas envolvam questões relativas à perda auditiva induzida pelo ruído (PAIR), por exemplo. O perito, seja otorrinolaringologista ou não, deverá estar familiarizado com os aspectos legais que balizam a atividade em ambientes potencialmente danosos à saúde auditiva do trabalhador, a fim de desempenhar seu mister com o máximo de embasamento técnico desejado.

Do mesmo modo, em situações que envolvam outras doenças ou riscos ocupacionais de origem otorrinolaringológica, como as disfonias funcionais e as rinites alérgicas, por exemplo, deverá o perito estar familiarizado com os dispositivos legais que norteiem sua conduta e avaliação de cada caso.

Quanto à área criminal, o médico perito deverá conhecer o Código Penal Brasileiro,[15] principalmente o artigo 129, que trata das lesões corporais. A confirmação da presença de lesão e a gravidade da lesão são estabelecidas em exame médico pericial. Quanto à lesão corporal de caráter otorrinolaringológica deve ser esclarecido se foi capaz de inabilitar a vítima para suas ocupações habituais por mais de 30 dias, ou originou uma debilidade permanente de sentido (como, por exemplo, o sentido da audição) etc.[16]

Na área do Direito Civil, o otorrinolaringologista poderá vir a ser chamado a opinar, seja como perito oficial nomeado (louvado) pelo juízo, seja como assistente técnico de uma das partes envolvidas na lide, segundo o que dispõe nos artigos 212 e 232 do Código Civil.[17]

Os artigos 91, 95, 158, 464 a 480 e 809 do Código de Processo Cível[18] abordam a perícia médica em casos de pedidos de indenização como reparação ao dano corporal (ou moral) sofrido pelo requerente.

Como qualquer especialista, o perito médico está adstrito ao Código de Ética Médica.[19] Especificamente à perícia médica, constam as normas éticas no capítulo XI – auditoria e perícia médica – correspondendo os artigos 92 ao 98, mas isto não invalida a obrigatoriedade de obediência às normas deontológicas restantes.

É considerada infração ética a realização de exame de **corpo de delito em seres humanos no interior de prédios ou de dependências de delegacias de polícia, unidades militares, casas de detenção e presídios.**

Um aspecto a ser destacado foi a nova redação dada ao parágrafo 1° do artigo nº. 89 da Resolução CFM nº. 2.217/2018 (Código de Ética Médica) referente ao encaminhamento do prontuário médico ao juízo requisitante.[19] No Código anterior (Resolução CFM nº. 1.831/2009)[20] somente era permitida a concessão da cópia de prontuário médico ao médico assistente designado pelo juiz. Portanto a nova determinação do CFM dispensa este pré-requisito, podendo ser entregue diretamente ao juízo.

> *Art. 89. Liberar cópias do prontuário sob sua guarda exceto para atender a ordem judicial ou para sua própria defesa, assim como quando autorizado por escrito pelo paciente. § 1° Quando requisitado judicialmente, o prontuário será encaminhado ao juízo requisitante.*

Concluindo, o exame médico pericial não aborda unicamente a doença, mas sim as manifestações clínicas decorrentes da doença; o médico deve aplicar os conhecimentos técnico-científicos na elaboração dos laudos; o conhecimento das normas legais relativas ao ato pericial executado é fundamental. A perícia médica por parte do otorrinolaringologista, nas diferentes áreas do Direito brasileiro, exige além dos conhecimentos específicos de sua especialidade, todos os outros conhecimentos técnicos que pertencem à especialidade em Medicina Legal e Perícia Médica. Para seu desempenho correto – o qual não consiste apenas do exame pericial e da elaboração do laudo subsequente–, é necessário conhecimento técnico e capacidade de interpretar seus achados periciais à luz das particularidades do Direito pátrio.

REFERÊNCIAS BIBLIOGRÁFICAS

1. Conselho Regional de Medicina do Estado de São Paulo (Brasil). Resolução CREMESP nº.126 de 17 de outubro de 2005. Dispõe sobre a realização de PERÍCIA MÉDICA e dá outras providências. Diário Oficial do Estado 19 novembro 2005; Seção1.
2. Rispoli DZ, Przysiezny PE. Atuação do otorrinolaringologista na justiça do trabalho como assistente técnico. In: Nudelmann AA, Seligman J. Aspectos legais e éticos em otorrinolaringologia. AGE, Porto Alegre RS. 2008.
3. Santos IC. Perícia em otorrinolaringologia. In: Rodrigues Filho S, Braga BE, Santos IC, Nakano SMS. Perícia médica. Conselho Federal de Medicina, Conselho Regional de Medicina do Estado de Goiás, Brasília DF. 2012.
4. Marques CTV. Perícias administrativas, in Perícias Médicas – Teoria e Prática. Rio de Janeiro: Guanabara Koogan. 2009:203.

5. Conselho Federal de Medicina (Brasil). Resolução nº 1.851 de 14 de agosto de 2008. Altera o art. 3º da Resolução CFM nº 1.658, de 13 de fevereiro de 2002, que normatiza a emissão de atestados médicos e dá outras providências. Diário Oficial da União 18 agosto 2008;Seção1.
6. Brasil. Lei nº 8.112 de 11 de dezembro de 1990. Dispõe sobre o regime jurídico dos servidores públicos civis da União, das autarquias e das fundações públicas federais. Diário Oficial da União 19 abril de 1991.
7. Brasil. Lei nº 8.213 de 2 de julho de 1991. Dispõe sobre os Planos de Benefícios da Previdência Social e dá outras providências. Diário Oficial da União 25 setembro 1991.
8. Brasil. Decreto nº 3.048 de 6 de maio de 1999. Aprova o Regulamento da Previdência Social, e dá outras providências. Diário Oficial da União 7 maio 1999.
9. Brasil. Lei nº 10.261, de 28 de outubro de 1968. Estatuto dos funcionários públicos civis do estado. São Paulo Diário Oficial da União 29 de outubro de 1968.
10. Brasil. Decreto nº 5.296, de 02 de dezembro de 2004. Regulamenta as Leis nos 10.048, de 8 de novembro de 2000, que dá prioridade de atendimento às pessoas que especifica, e 10.098, de 19 de dezembro de 2000, que estabelece normas gerais e critérios básicos para a promoção da acessibilidade das pessoas portadoras de deficiência ou com mobilidade reduzida, e dá outras providências. Diário Oficial da União 3 dezembro 2004.
11. Brasil. Lei nº 13.146, de 6 de julho de 2015. Institui a Lei Brasileira de Inclusão da Pessoa com Deficiência (Estatuto da Pessoa com Deficiência). Diário Oficial da União 07 setembro 2015.
12. Brasil. Norma Regulamentadora 7 (NR7). Programa de controle médico de saúde ocupacional (PCMSO). Disponível em: https://www.pncq.org.br/uploads/2016/NR_MTE/NR%207%20-%20PCMSO.pdf
13. Brasil. Norma Regulamentadora 9 (NR9). Programa de prevenção de riscos ambientais. Disponível em: http://www.guiatrabalhista.com.br/legislacao/nr/nr9.htm
14. Brasil. Norma Regulamentadora 15 (NR 15). Atividades e operações insalubres. Disponível em: http://www.guiatrabalhista.com.br/legislacao/nr/nr15.htm
15. Brasil. Decreto-Lei no 2.848, de 7 de dezembro de 1940. Código Penal. Diário Oficial da União 31 dezembro 1940.
16. Miziara ID. Manual Prático de Medicina Legal. São Paulo: Atheneu; 2014:45.
17. Brasil. Lei nº. 10.406, de 10 de janeiro de 2002. Código Civil. Diário Oficial da União 11 fevereiro 2002.
18. Brasil. Lei nº 13.105, de 16 de março de 2015. Código de Processo Civil. Diário Oficial da União 17 março 2015.
19. Conselho Federal de Medicina. Resolução nº. 2.217/2018. Código de Ética Médica. Diário Oficial da União 01 novembro 2018.
20. Conselho Federal de Medicina. nº.1.931/2009. Código de Ética Médica. Diário Oficial da União 13 outubro 2009.

Parte I

DOENÇAS DA VOZ RELACIONADAS AO TRABALHO

ANATOMIA DA LARINGE E FISIOLOGIA DA FONAÇÃO

CAPÍTULO 2

Isabela Tavares Ribeiro
Gustavo Polacow Korn

ANATOMIA DA LARINGE

A laringe é um órgão peculiar, cuja complexidade de atividades neuromusculares permite a execução de tarefas refinadas, capazes de manter conexão com outros sistemas sensoriais do corpo humano. Suas principais funções incluem a proteção das vias aéreas, a respiração e a fonação. A base para a compreensão dessas funções está no entendimento de suas estruturas anatômicas.

Entre 1974 e 1981, Minoru Hirano descreveu a ultraestrutura histológica das pregas vocais, conhecida como Teoria do Corpo e Cobertura (Fig. 2-1). Foi proposto que o epitélio de revestimento e a camada superficial da lâmina própria, também chamada de espaço de Reinke, correspondem à cobertura, enquanto o músculo vocal (músculo tireoaritenóideo), o corpo. As camadas intermediária e profunda da lâmina própria correspondem ao ligamento vocal, uma zona de transição entre a cobertura e o corpo. A partir desta análise, foi demonstrado que há um aumento gradativo na rigidez das camadas, conforme sua profundidade.

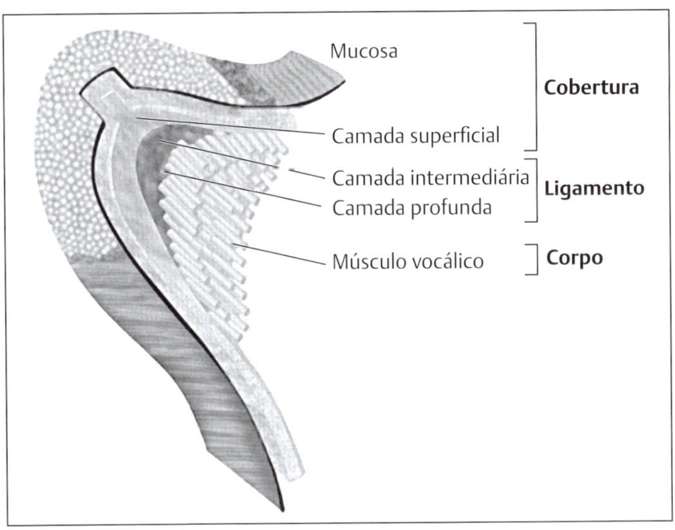

Fig. 2-1. Estrutura histológica da prega vocal (Teoria Corpo e Cobertura de Hirano).

A estrutura macroscópica da laringe compreende a integracão entre cartilagens, múculos extrínsecos e intrínsecos e feixes neurovasculares.

O esqueleto da laringe é formado por nove cartilagens, três ímpares e três pares, articuladas através de membranas e ligamentos (Fig. 2-2). Dentre as cartilagens ímpares, temos a cartilagem tireóidea, a epiglote e a cricoide. A cartilagem tireóidea, a maior delas, articula-se com o osso hidoide superiormente e com a cartilagem cricoide inferiormente. A epilgote é uma estrutura elástica, situada posteriormente à base da língua e a cartilagem cricoide é a única que possui anel completo, conectando-se inferiormente ao primeiro anel traqueal. As cartilagens aritenóideas, corniculadas e cuneiformes estão dispostas em pares. As aritenoides possuem formato piramidal, cujas bases são formadas pelo processo vocal, onde se insere o ligamento vocal e o processo muscular, onde se inserem os músculos cricoaritenóideos posterior e lateral. No ápice, estão apoiadas as cartilagens corniculadas.

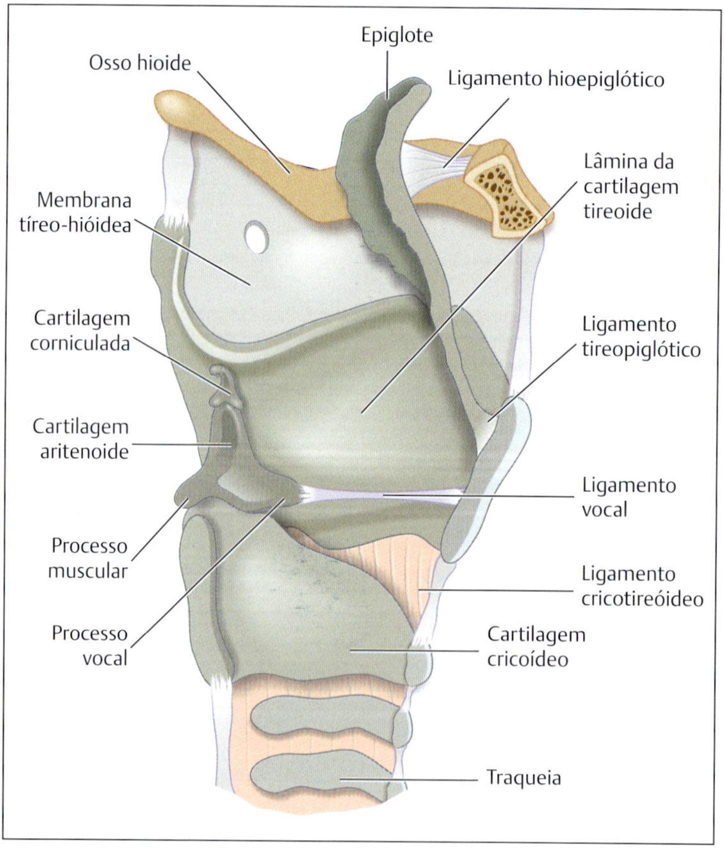

Fig. 2-2. Esqueleto cartilaginoso da laringe.

Os músculos extrínsecos da laringe são provenientes de estruturas não laríngeas, mas que se relacionam com a laringe promovendo ajustes de movimento das suas cartilagens e musculatura intrínseca, interferindo, assim, indiretamente na fonação. São classificadas conforme sua inserção no osso hioide, em supra-hióideos (milo-hióideo, gênio-hióideo, estilo-hióideo e digástricos), considerados elevadores da laringe, e infra-hióideos (esterno tireóideo, esternoióideo, tireo-hióideo e omo-hióideo), abaixadores da laringe.

A musculatura intrínseca da laringe é essencial na fonação. Suas atividades são responsáveis pelas mudanças no formato da rima da glote, além de alterações na posição vertical, comprimento e tensão das pregas vocais. São denominados tireoaritenóideo (TA), aritenóideos transverso e oblíquo, cricoaritenóideo posterior (CAP), cricoaritenóideo lateral (CAL) e critotireóideo (CT) – (Fig. 2-3).

Os músculos TA, aritenóideos transverso e oblíquo e CAL são essencialmente adutores, sendo este último o principal, enquanto o músculo CAP exerce função de abdução das pregas vocais. O músculo CT é considerado o principal tensor das pregas vocais, podendo exercer papel de adução ou abdução, na dependência do movimento dos outros músculos intrínsecos.

O nervo vago é o responsável pela inervação da laringe. É dividido em nervos laríngeos superior e inferior. O nervo laríngeo superior emite dois ramos, um externo, responsável pela inervação motora do CT, e um interno, sensitivo, que supre toda supraglote até o nível das pregas vocais. O nervo laríngeo inferior (ou recorrente) é responsável pela inervação motora de todos os outros músculos intrínsecos da laringe.

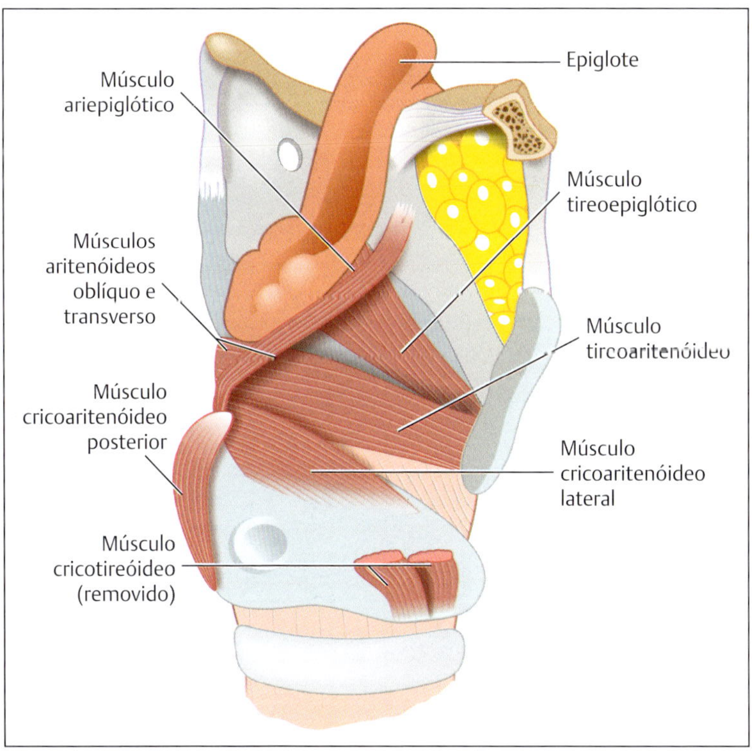

Fig. 2-3. Musculatura intrínseca da laringe.

FISIOLOGIA DA FONAÇÃO

Sabe-se que a laringe exerce funções básicas essenciais à vida e a interação social, sendo as principais delas a proteção das vias aéreas, a respiração e a fonação

A proteção das vias aéreas é crucial durante a deglutição. Quando o alimento ou a saliva atingem terminações nervosas localizadas na orofaringe, é disparado o reflexo da deglutição. Em seguida, dois mecanismos de proteção são acionados: a elevação e o fechamento da laringe. Em relação à respiração, a laringe comporta-se como um resistor capaz de regular o fluxo aéreo inspiratório e expiratório, principalmente ao nível glótico. Portanto, conforme a atividade da musculatura intrínseca da laringe, a frequência respiratória pode ser controlada.

A fonação é um importante ganho evolutivo da nossa espécie. A voz humana é o produto de três processos interligados: a vibração das pregas vocais, sucedida pela ressonância e a articulação do som.

A vibração das pregas vocais transforma a energia aerodinâmica gerada pelo fluxo de ar expiratório em energia acústica. Essa vibração é resultado do movimento de abertura e fechamento das pregas vocais de maneira sucessiva, em consequência de pulsos regulares e bem definidos de compressão e rarefação do ar (Fig. 2-4).

Sabe-se que postura fonatória inicial da glote é fechada (com as pregas vocais aduzidas), sob controle neuromuscular. Para vencer a resistência dessa posição é necessária uma força de abertura, representada pela pressão subglótica, que está relacionada ao fluxo de ar expiratório. Uma vez aberta, forças de origens diversas interagem no fechamento das pregas vocais. As principais delas são a elasticidade das pregas vocais, que é regulada pela atividade da musculatura intrínseca da laringe, e o efeito de Bernoulli, fenômeno físico gerado quando um fluido passa por uma área de estreitamento em alta velocidade,

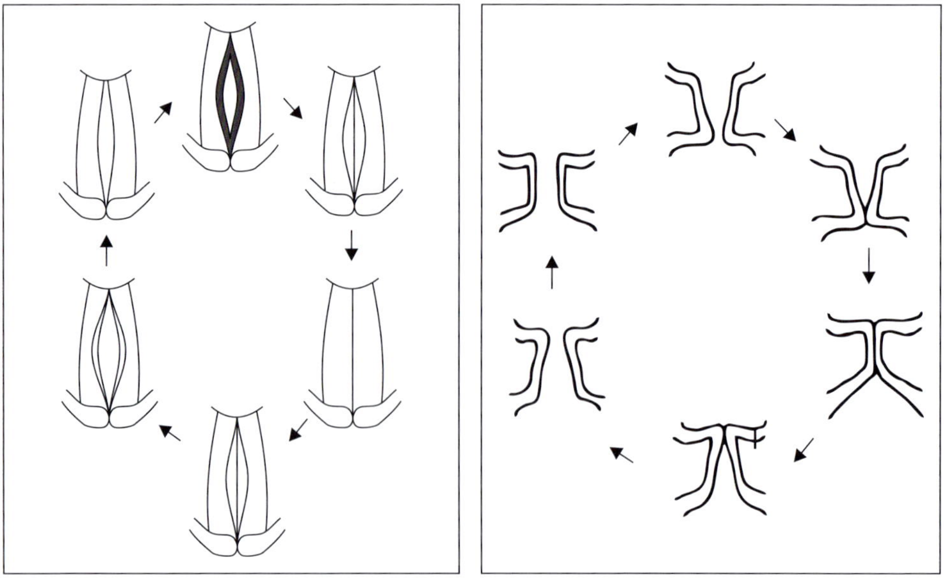

Fig. 2-4. Esquema do ciclo vibratório das pregas vocais.

provocando uma queda de pressão perpendicular à direção desse fluxo. Dessa forma, o fluxo aéreo, ao passar através das pregas vocais em alta velocidade, gera uma queda de pressão perpendicular ao seu eixo, o que resulta em posterior aproximação das pregas vocais. É importante lembrar que o efeito de Bernoulli é dependente da maleabilidade da mucosa da prega vocal, garantida pela sua conformação histológica.

Assim, em consequência da interação de forças antagônicas que abrem e fecham as pregas vocais, temos basicamente quatro configurações glóticas: fechada, abertura, aberta e fechamento (Fig. 2-4).

O controle neuromuscular da fonação influencia aspectos específicos da voz, como a frequência fundamental, registro vocal e intensidade sonora. A frequência fundamental corresponde ao número de ciclos vibratórios por segundo, sendo denominada na avaliação perceptiva como *pitch*. Já o registro vocal, ou modo de fonação, são características do padrão vibratório, sendo classificadas como *vocal fry*, modal e falsete, que variam em faixa de frequência baixa, média e alta, respectivamente. A intensidade sonora está relacionada com a percepção do *loudness* ou volume do som produzido, e pode ser regulada a níveis subglótico, glótico e supraglótico.

Os conhecimentos em anatomia da laringe e fisiologia da fonação são de fundamental importância na compreensão dos processos fisiopatológicos envolvidos nas doenças ocupacionais relacionadas com a voz.

BIBLIOGRAFIA

do Vale SM. Emissão Vocal: Uma visão física, fisiológica e psicológica das pregas vocais. Porto. Tese (Mestrado em Canto). Universidade Católica Portuguesa; 2011.

Netter F. Atlas de anatomia humana. 7. ed. Guanabara Koogan; 2018.

Noordzij JP, Ossoff RH. Anatomy and physiology of the larynx. Otolaryngol. Clin North Am. 2006;39(1):1-10.

Pignatari SS, Anselmo-Lima WT (org.). Tratado de Otorrinolaringologia. 3. ed. Guanabara Koogan; 2017.

Rosa MO. Modelagem da Laringe: da biologia ao computador. Revista de letras. Disponível em: http://www.revistadeletras.ufc.br/Revista%20de%20Letras%20Vol.30%20-%201.4%20-%20 jan.%20 2012%20.%20dez.%202011/rl30art07_Modelagem_da_laringe.pdf

Saran M, Bordoni B. StatPearls [Internet]. StatPearls Publishing; Anatomy, Head and Neck, Larynx Vocal Cords. Treasure Island (FL). 2018.

Shaw SM, Martino R. The normal swallow: muscular and neurophysiological control. Otolaryngol. Clin North Am. 2013;46(6):937-56.

Walton C, Conway E, Blackshaw H, Carding P. Unilateral vocal fold paralysis: a systematic review of speech-language pathology management. J Voice. 2017;31(4):509.e7-509.e22.

CONCEITOS E FATORES INTRÍNSECOS E EXTRÍNSICOS DESENCADEADORES E/OU AGRAVANTES DA DISFONIA

CAPÍTULO 3

Marcos André de Sarvat
Caio José de Araujo Simas

INTRODUÇÃO

A disfonia relacionada ao trabalho representa um conjunto de sinais, sintomas, disfunções e enfermidades do aparelho fonador, que possam ter origem no uso inadequado da voz ou outra sobrecarga sobre essas estruturas, cuja manifestação clínica surge em decorrência da atividade laborativa e/ou ambiente de trabalho, refletindo em sua função e nas condições de uso da voz no trabalho, em termos de qualidade, estabilidade e resistência.[1]

Vale destacar a maior precisão do termo "laringopatia relacionada ao trabalho", definido em 2004 pelo Consenso Nacional sobre Voz Profissional, posto que a expressão "disfonia" a rigor representa tão somente um dos sinais ou sintomas apresentados por um paciente num quadro patológico progressivo. Portanto, uma laringopatia é bem mais abrangente, e pode ocorrer na ausência de qualquer percepção de alteração vocal, como no caso de um professor que se queixe de dor cervical ou faríngea ao falar, sem mudança perceptual ou objetiva dos diversos parâmetros fonatórios.[2]

São conclusões e recomendações do referido Consenso Nacional, pertinentes a questão dos fatores desencadeadores de disfonia (ou laringopatia):[2]

- Estabelecer definição de portador de laringopatia relacionada ao trabalho como sendo um trabalhador que, tendo seu diagnóstico médico-ocupacional firmado, necessita ter acesso à assistência médica e cuidados especiais, recebendo tratamento específico que vise o retorno ao pleno uso profissional da voz;
- Não utilizar a expressão "disfonia ocupacional" e propor sua exclusão como "doença ocupacional" ou "decorrente do trabalho", por representar apenas um dos muitos sintomas que podem compor uma síndrome de laringopatia relacionada ao trabalho, devendo como tal ser considerada pelo médico em sua elaboração diagnóstica e definição da conduta terapêutica, médico-ocupacional ou médico-pericial;

Destaca ainda o Consenso que:[2]

- A definição de voz normal é complexa, existindo uma variabilidade na produção da mesma. Não existe um consenso sobre seu conceito, assim como não há padrões nem limites definidos do que é considerado normal e a partir de qual momento se pode dizer que o indivíduo apresenta disfonia;

- Disfonia vem a ser qualquer dificuldade na emissão vocal que impeça; ou dificulte a produção natural da voz, causando prejuízo ao indivíduo. As disfonias são divididas em três grandes categorias etiológicas:
  - Disfonia orgânica: independe do uso vocal, podendo ser causada por diversos processos, com consequência direta sobre a voz. Ex: alterações vocais por neoplasias da laringe, doenças neurológicas, inflamações ou infecções agudas relacionadas a gripes, laringites e faringites;
  - Disfonia funcional: é uma alteração vocal decorrente do próprio uso da voz, ou seja, um distúrbio do comportamento vocal. Pode ter como etiologia o uso incorreto da voz, inadaptações vocais e alterações psicogênicas, que podem atuar de modo isolado ou concomitantemente;
  - Disfonia organofuncional: é uma lesão estrutural benigna secundária ao comportamento vocal inadequado ou alterado. Geralmente, é uma disfonia funcional não tratada, ou seja, por diversas circunstâncias a sobrecarga do aparelho fonador acarreta uma lesão histológica benigna das pregas vocais.
- A disfonia é considerada um sintoma, e não uma doença, ou seja, é uma manifestação que compõe o quadro de distúrbio de voz. Devido à complexa discussão do termo normalidade e possíveis desvios desta, o termo "voz adaptada" pode ser utilizado para definir a produção vocal de qualidade aceitável socialmente, com boa inteligibilidade da fala, que permite o desenvolvimento profissional do indivíduo, com frequência, intensidade, modulação e projeção apropriadas para o sexo e a idade do falante, além de transmitir a mensagem emocional do discurso. Este termo é apropriado quando se trata de voz ocupacional em que a qualidade vocal e a demanda dependem da atividade profissional desempenhada.

No processo de adoecimento da voz, ou corrigindo, de estabelecimento lento e gradual de uma laringopatia, em geral uma disfonia pode ser sentida (pelo paciente ou por um observador) como uma forma de limitação vocal, e pode ser classificada em um dos quatro graus de intensidade:[3]

1. *Grau leve:* disfonia eventual ou quase imperceptível: o trabalhador consegue desempenhar suas atividades vocais habituais com mínima dificuldade, rara fadiga e sem interrupções;
2. *Grau moderado:* disfonia percebida continuamente: a voz é audível, com oscilações; o trabalhador consegue desempenhar suas atividades vocais habituais, com percepção (por si próprio e/ou por ouvintes) de esforço, falhas, fadiga eventual e necessidade de interrupções;
3. *Grau intenso:* disfonia constante: a voz torna-se pouco audível; o trabalhador não consegue desempenhar suas atividades, ou o faz com grande esforço, intensa fadiga e com grandes interrupções;
4. *Grau extremo ou afonia:* é a "quase ausência" ou "total ausência" de voz: a voz torna-se inaudível, exigindo escrita ou mímica para que a pessoa se faça entender. O trabalhador não consegue desempenhar suas atividades.

Apesar de a voz ser uma das principais formas de expressão do ser humano, sendo usada diariamente pela maioria das pessoas, existe um grupo especial de indivíduos que se destaca pela elevada demanda vocal. Essas pessoas são denominadas profissionais da voz: cantores, professores, operadores de *telemarketing*, advogados, pastores, consultores, vendedores e profissionais de saúde.[2,4]

A multicausalidade e a concausalidade podem ocorrer nas laringopatias em geral, reforçando que o ambiente de trabalho e o nexo causal devem ser investigados e que a relação entre doença clínica e doença relacionada ao trabalho depende de avaliação médica multidisciplinar e multiprofissional.[2]

Os estudos disponíveis têm sido frequentemente direcionados aos aspectos clínicos e orgânicos das disfonias em profissionais que utilizam a voz como instrumento de trabalho, e há evidências de que os nódulos de pregas vocais sejam a alteração ou doença mais frequente nesses profissionais. Entretanto, existe uma diversidade de outras alterações orgânicas e funcionais na laringe e nos tratos respiratório e digestório que também podem causar disfonia, e devem ser consideradas. As disfonias (laringopatias) têm origem multifatorial, tornando-se, portanto, difícil relacioná-las a uma única causa.[2] Predomina um estado de multicausalidade, a ser pesquisado e abordado, o qual prejudica senão impede a caracterização de efeito causal laborativo direto.

É o caso "radical" de um professor ansioso que atue no magistério 40 horas por semana, sem dispor de amplificação sonora, cante nos fins de semana, fale social e compulsivamente, fume, sofra de refluxo e alergia respiratória, durma pouco, se alimente irregularmente, more em local poluído e trabalhe em ambiente com ruído, poeira e mofo.

Previamente, mostra-se essencial atentar à Conceituação de normalidade, adaptação, aptidão e alteração vocal definida pelo mesmo Consenso:[2]

- Não estão estabelecidos critérios científicos precisos de avaliação perceptual ou acústica da voz que possam definir, com precisão, aptidão ou inaptidão, em especial sobrepondo-se ou contrariando avaliação laringológica ou acompanhamento do desempenho no ambiente de trabalho, como, por exemplo, em sala de aula ou em postos de teleatendimento.

Em boa parte dos casos, o relato de anos de trabalho, com raros (ou sem) afastamento por disfonia (alegação de fácil constatação pelos setores de Saúde Ocupacional e/ou Perícia Médica), pode ou deve ser considerado um "teste" ideal para a conclusão médico-pericial em termos de aptidão ou inaptidão da voz para um determinado cargo ou atividade.

Vale citar a relativa incoerência e contradição que sofrem alguns profissionais da voz, que são considerados inaptos para assumir um novo cargo, mas aptos a prosseguir no exercício de uma função, em tudo semelhante àquela em que buscam admissão.

De forma análoga, a laringe (em especial as pregas vocais) ou o aparelho fonador humano como um todo, mesmo com discretas (ou até moderadas) alterações pode permitir ou fornecer uma voz bem adaptada, estável e resistente e portanto, perfeitamente adequada ao uso profissional, e o trabalhador pode estar sendo erroneamente discriminado por uma norma pericial ultrapassada.

Se assim fosse, por coerência técnica, dever-se-ia manter afastados, por exemplo, do Magistério e de teleatendimento todos os trabalhadores que apresentassem lesões, ou que não apresentassem pregas vocais "simétricas, regulares, claras, lisas, com bordas livres lineares, onda mucosa ampla e simétrica e fechamento glótico completo" (acréscimo nosso).

Uma vez que não há uma definição precisa, anatômica ou funcional, do que seja normal, e sabendo-se que muitas alterações são ou podem ser adaptativas ao uso mais intensivo, e que significativo percentual de trabalhadores que usam a voz de modo mais intensivo podem apresentar "lesões sem sintomas" (como a disfonia), há que se ter extremo cuidado para nao rotular como enfermidade incapacitante alguma alteraçao que deva somente ser observada e monitorada, com boas chances de se manter estável e assintomática ao longo de meses ou anos de carreira.

E mais, uma pessoa com laringe "normal" pode não estar apta ao exercício de determinado ofício que exija uso da voz, por causa de outras alterações no campo otorrinolaringológico ou por força de inadaptação àquela função, à demanda vocal ou à exposição ambiental específicas.

Entretanto, ignorando tais particularidades, alguns órgãos públicos e empresas acabam por cometer a injustiça de considerar inaptos ao cargo, por exemplo, professores que já atuam em outra matrícula, e por vezes em dupla regência, sem histórico de licenças por problema vocal. Assim, deve-se evitar que por uma avaliação precipitada, venham a ser excluídas do trabalho pessoas com características profissionais de normalidade que poderiam desempenhar seu elevado papel social normalmente, sem dificuldades ou exigências especiais – e sem causar problemas ou prejuízo para a sociedade.

Por pertinente, frise-se que não existem bases técnicas que sustentem a abrangência diagnóstica ou pericial (em termos de aptidão ou inaptidão) de "avaliações vocais computadorizadas", devendo tal esforço ser orientado para a realização de análises dos ambientes de trabalho e acompanhamento de desempenho. Até o momento, o valor das análises espectrográficas restringe-se à comparação "intrassujeito", em seguimento, caso a caso, em apoio à avaliação perceptual.

No caso específico do Magistério, há que se manter em mente que um bom professor representa muito mais do que uma "voz boa ou perfeita", ainda mais se esta é julgada por critérios altamente subjetivos e, portanto, questionáveis. Uma avaliação para ser justa e adequada deverá considerar muito mais a competência técnica, a postura corporal, a projeção vocal, a clareza articulatória, o conteúdo, e principalmente o conhecimento, a didática, a habilidade e o carisma no relacionamento humano, a vocação, a dedicação e outros atributos do campo eminentemente educacional, que de longe desqualificam um foco obsessivo na voz. De cada voz se espera, como supramencionado, ser "relativamente bem audível, estável e resistente" – e agradável aos ouvintes.

FATORES INTRÍNSECOS E EXTRÍNSECOS DESENCADEADORES E/OU AGRAVANTES DA DISFONIA/LARINGOPATIA

Os conceitos sobre disfonia/laringopatia certamente devem ser considerados ao se buscar definir, caso a caso, quais fatores, sejam intrínsecos e/ou extrínsecos, predominam ou devam ser abordados, em termos preventivos, terapêuticos ou legais. Representa uma tarefa desafiadora e exigente para os profissionais envolvidos, que ficam sujeitos a simplificar ou complicar demais essa investigação.

Em 2010, o Comitê Brasileiro Multidisciplinar de Voz Ocupacional, composto por representantes da Academia Brasileira de Laringologia e Voz (ABLV), Associação Brasileira de Otorrinolaringologia e Cirurgia Cérvico-Facial (ABORL-CCF), Associação Nacional de Medicina do Trabalho (ANAMT) e Sociedade Brasileira de Fonoaudiologia (SBFa), divulgou considerações e conceitos a respeito do assunto, considerando mui apropriadamente que a combinação de uso prolongado da voz e fatores inapropriados do ambiente, tais como ruído de fundo, acústica ambiental e qualidade do ar inapropriadas, e da organização do trabalho, ou seja, aspectos referentes à forma, condições e à intensidade com que o trabalho é executado, contribui para elevar a prevalência de queixas vocais nos profissionais da voz em relação à população geral e causa afastamento do trabalho e incapacidade para o desempenho adequado das funções que tenham a voz como ferramenta básica de trabalho, o que implica em altos custos financeiros e sociais.[1]

Há que se atentar para um raciocínio etiológico. Causas ocupacionais são as que decorrem ou surgem pelo trabalho em si, pela atividade ou ambiente. As não ocupacionais decorrem de situações fora do trabalho.

Por outro lado, fator intrínseco é o gerado pelo paciente em si, de forma comportamental ou biológica, e fator extrínseco é o que o atinge vindo do ambiente. E ambos podem ocorrer no trabalho ou fora dele, trazido ou não pelo paciente, e, portanto, pode haver sobreposição de causas e efeitos de formas variadas.

Por exemplo: um professor que fume e desenvolva uma laringopatia, há que ser investigado sobre o peso do uso da voz ou de uma possível laringite. Nesse caso, o uso da voz poderia ser uma causa ocupacional e intrínseca, e o tabagismo uma causa não ocupacional e intrínseca dos sinais ou sintomas. Já o tabagismo passivo há que ser apontado como causa extrínseca, podendo ser ocupacional, se a exposição ocorre no trabalho, ou não, se ocorre fora dele. Algo semelhante pode ser considerado para fatores ambientais, como poeira, mofo, ar seco, que podem prejudicar o desempenho do trabalhador no ambiente de trabalho ou fora dele, ou em ambos, o que há de ser considerado.

Outro exemplo de cruzamento de fatores seria a privação de sono por *stress* relacionado a problemas familiares, que representaria uma causa extrínseca não ocupacional, e se for causado por *stress* no trabalho, torna-se ocupacional. E mais, para-efeitos ou efeitos indesejados de medicamentos podem ser considerados extrínsecos, mas embora sejam originados do meio externo, são entendidos na verdade como intrínsecos, porque são decorrentes de uma manifestação interna, biológica, do organismo do paciente. De qualquer modo, não há como negar certa dubiedade nessa conceituação, posto que uma medicação inalatória pode ser tão extrínseca quanto uma fumaça.

Dessa forma, pode-se mesclar várias situações e causas, entre elas o abuso vocal fora do trabalho em atividades de canto, que se reflitam na perda de condições e até afastamento de trabalho por disfonia. Tal situação configuraria uma causa não ocupacional e intrínseca, mas que facilmente se confunde com uma causa ocupacional.

Portanto, didaticamente, tais fatores podem ser categorizados como sendo de natureza não ocupacional ou ocupacional:[1]

- De natureza não ocupacional:
  - São considerados agentes irritantes o uso de álcool, fumo, drogas e medicamentos que possam causar alterações específicas da fisiologia da mucosa das vias aéreas e do tubo digestivo;
  - São consideradas condições adversas intrínsecas (endógenas) e extrínsecas (exógenas), entre outras, a desidratação, problemas auditivos, efeitos de medicamentos, poluição ambiental, alterações de temperatura, alterações acústicas;
  - Os principais fatores de risco biológicos da voz são alterações advindas com o envelhecimento, alergias respiratórias, doenças de vias aéreas superiores, influências hormonais, medicações, etilismo, tabagismo, falta de hidratação, refluxo gastroesofágico. Outros aspectos individuais como técnica vocal inapropriada ou realização de atividades extras (de lazer, ou dupla jornada) com alta demanda vocal podem contribuir para o desenvolvimento do distúrbio de voz.
- De natureza ocupacional:
  - Do ambiente de trabalho:
    - *Riscos físicos*: nível de pressão sonora elevado; mudança brusca de temperatura, ventilação do ambiente inadequada, presença de ar condicionado ambiente, distância interfalantes;

- *Riscos químicos*: exposição a produtos químicos; presença de poeira e/ou fumaça no local de trabalho;
- *Riscos ergonômicos*: falta de planejamento em relação ao mobiliário; recursos materiais; acústica do ambiente; falta de água potável e banheiros de fácil acesso;
- *Riscos biológicos*: fungos, vírus e bactérias.

- Da natureza de organização do processo de trabalho:
  - Jornada de trabalho prolongada; sobrecarga, acúmulo de atividades ou de funções; demanda vocal excessiva; ausência de pausas e de locais de descanso durante a jornada; falta de autonomia; ritmo de trabalho estressante; trabalho sob forte pressão; insatisfação com o trabalho e/ou com a remuneração;
  - O distúrbio de voz pode ser desencadeado ou exacerbado pela demanda vocal ocupacional, e portanto se faz necessário estabelecer a relação com o exercício da função ou da atividade;
  - De modo geral, o desgaste vocal e as desordens ocupacionais da voz são uma combinação de efeitos ambientais, de demanda e desempenho e características biológicas.[5] Portanto, a partir dessa consideração, podem-se agrupar os fatores causais em intrínsecos e extrínsecos.

Fatores Intrínsecos

Os fatores intrínsecos incluem idade, gênero, alergias respiratórias, doenças das vias aéreas superiores, alterações hormonais, medicações, etilismo, tabagismo, falta de hidratação, *stress* e ansiedade, restrição de sono, doença do refluxo faringolaríngeo, técnica vocal inapropriada e atividades com alta demanda vocal (de lazer ou dupla jornada).[1] A presença de filhos pequenos no domicílio e a participação em cultos religiosos também se incluem como fatores relevantes.[6,7]

A produção vocal ideal requer a interação bem coordenada de inúmeras funções do organismo, ou seja, condições clínicas ideais. Em algumas atividades vocais profissionais, as exigências vocais são de tal magnitude que seu uso pode ser considerado uma atividade verdadeiramente atlética, e, portanto, anormal (no sentido de pouco comum) e de risco.

Possuir adequada condição funcional pulmonar, cardiovascular e digestiva mostra-se fundamental para que seja alcançado um ótimo desempenho vocal. Assinale-se que grande número de situações, restrições, limitações ou enfermidades de quaisquer outros sistemas do organismo podem influir negativamente na produção vocal.

Estados infecciosos quaisquer, febre, privação de sono, fadiga, desidratação, anemia, hipoglicemia, desnutrição, ansiedade e tensão (aguda ou crônica), desinteresse, desmotivação ou depressão podem repercutir mais ou menos intensamente na voz.

Especificamente, o Consenso Nacional sobre Voz Profissional aponta alterações que repercutem na voz como:[2]

- Endócrinas, principalmente alterações de hormônios tireoideanos e sexuais;
- Reumatológicas, como artrite reumatoide, lúpus eritematoso sistêmico, síndrome de Sjöegren etc.;
- Imunológicas, como doenças autoimunes e por deficiências;
- Atopias, hipersensibilidades, alergias;
- Cardiovasculares, como hipertensão arterial sistêmica, *cor pulmonale*, malformações vasculares e alterações cardíacas que comprometam a função respiratória e/ou diretamente os nervos laríngeos;

- Respiratórias, como enfisema pulmonar, bronquite crônica, bronquiectasias, paralisia do nervo frênico;
- Digestórias, como refluxo faringolaríngeo (RFL);
- Neurológicas, como distonias focais laríngeas, disfonia espasmódica ou espástica, paralisias supra e/ou pseudobulbares, disfonia atáxica, tremor essencial (e outros tremores), *miastenia gravis*, esclerose múltipla, doença de Parkinson;
- Psiquiátricas, e distúrbios psíquicos de uma forma geral;
- Simulações;
- Dependências de álcool, drogas, tabaco e outras.

Os fatores hormonais de cada trabalhador podem interferir diretamente na qualidade vocal. Por exemplo, uma cantora durante a gestação apresenta elevação dos níveis de progesterona no último trimestre, podendo gerar fragilidade vascular com hemorragia submucosa e predispondo a retenção hídrica.[8]

Na menopausa, as cantoras podem apresentar dificuldade de atingir notas agudas, ocorrendo diminuição da extensão e tessitura vocal, com diminuição da frequência fundamental, perda da qualidade vocal, ressecamento das pregas vocais e disfonia.[9]

O hipotireoidismo é uma importante causa de disfonia, quando o assunto é alteração hormonal. A disfonia ocorre em cerca de 77% destes pacientes, podendo ocorrer também perda da extensão vocal e fadiga vocal. É valido salientar que os sintomas podem ocorrer mesmo nos quadros subclínicos, com alterações somente do hormônio tireoestimulante (TSH).[10-12]

O excesso de hormônios tireoidianos na corrente sanguínea também pode gerar sintomas, principalmente nos quadros mais avançados: soprosidade, diminuição do *loudness* pela fadiga da musculatura envolvida, tremor vocal e restrição da tessitura vocal.[10]

A laringite alérgica, apesar de ser classificada como um fator intrínseco do trabalhador, é geralmente resultado de uma combinação com fatores extrínsecos como a presença de ácaros, fungos, animais e polução do ambiente. Ela se apresenta com sintomas inespecíficos, como rouquidão, pigarro, tosse e *globus* faríngeo. A tosse e a disfonia podem ser explicados por três fatores: inflamação local com produção de mediadores que passam pela corrente sanguínea, aumentando a produção de muco; passagem de muco pela laringe; e edema de mucosa, resultando de um mecanismo compensatório como pigarro.[13,14]

A presença de RFL configura como um importante fato intrínseco que pode estar associada a outras lesões da laringe. Esta doença é caracterizada por uma condição inflamatória dos tecidos do trato aerodigestivo superior, resultante do efeito direto e indireto do refluxo do conteúdo do duodeno e/ou estômago. Foi encontrada associação entre o refluxo com o desenvolvimento de lesões benignas, como nódulos, pólipos e edema de Reinke. Inclusive, cinco estudos apontaram uma coexistência de RFL e nódulos em profissionais da voz, como professores e cantores.[15]

O mecanismo fisiopatológico que pode explicar a rouquidão relacionada ao RFL e às lesões benignas baseia-se na redução dos mecanismos de defesa das pregas vocais. Ocorre fraqueza do epitélio induzida pela pepsina pela alteração da adesão celular célula a célula e toxicidade intracelular (politrauma químico). A reação inflamatória do tecido e as modificações relacionadas a propriedades biomecânicas podem favorecer substancialmente a ocorrência de lesões mecânicas por *stress* e microtraumas durante o processo de fonação.[15]

As emoções devem ser destacadas nesse contexto etiológico, por representarem fatores intrínsecos de extrema relevância. Elas parecem interferir no controle da respiração, no posicionamento vertical da laringe, no relaxamento relativo das pregas vocais e da musculatura intrínseca e extrínseca da laringe, no posicionamento e no relaxamento dos músculos da faringe e da língua. Dessa forma, vários distúrbios de voz são atribuídos a excessos, caracterizando os quadros psicossomáticos, psicogênicos e/ou disfuncionais-tensionais, para os quais tipicamente a voz se altera, mas a laringe ou o aparelho fonador se mostram bem preservados.[16]

Alguns medicamentos podem estar associados a disfonia, por causarem efeitos adversos na voz. Por exemplo, afetando o balanço de fluido das membranas mucosas e causando déficit hídrico, o qual pode alterar a propriedade viscoelástica da mucosa laríngea. Dessa forma, afeta as medidas aerodinâmicas e acústicas da produção vocal.[17]

Os sintomas de garganta seca e encurtamento respiratório estão associados a efeitos adversos diretos de medicamentos, bem como o grau geral de desvio vocal e desvio de frequência.[17]

Importante considerarmos também as medicações sem necessidade de prescrição. Pela sua fácil disponibilidade e a falta de conhecimento dos seus possíveis efeitos colaterais, muitos pacientes não consideram essas informações relevantes, e muitas vezes não reportam seu uso.[17]

Dentre as principais drogas, podem-se destacar as que causam xerostomia, como os benzodiazepínicos (alprazolam, citalopram, clonazepam, diazepam), os betabloqueadores (atenolol, metoprolol), e outros como sinvastatina, anlodipina, captopril, carisoprodol e gabapentina. O Quadro 3-1 relaciona as drogas e seus efeitos no aparelho fonador.[17]

Dessa forma, os riscos também se aplicam para as atividades vocais extraocupacionais, ou seja, embora as consequências (disfonia e outros sintomas) possam ser sentidas ou percebidas na atividade laborativa, as causas podem estar fora do ambiente de trabalho, o que diferencia de forma clara as laringopatias relacionadas ao trabalho da surdez ocupacional, cuja causa pode ser diretamente associada à exposição a níveis elevados de pressão sonora no ambiente de trabalho.[2]

De acordo com o Consenso Nacional sobre Voz Profissional, os pacientes com tais riscos compreendem os que:[2]

- Sejam portadores de enfermidades que repercutam de forma moderada ou intensa no aparelho fonador;
- Rejeitam ou não seguem avaliações e cuidados clínicos gerais regulares;
- Tenham dificuldade ou incapacidade de identificar e respeitar predisposições, sensibilidades, alergias e limites individuais.
- Não consigam respeitar a alternância entre atividade e repouso de forma adequada, com sono irregular ou insatisfatório e presença de constante fadiga e/ou sonolência.
- Não cumpram uma rotina de alimentação regular, sigam jejum prolongado ou abusos alimentares, em especial antes de dormir;
- Sofram de excesso de tensão, *stress* e estado crônico de ansiedade;
- Abusem de bebidas alcoólicas, tranquilizantes e/ou estimulantes;
- Não previnam, controlem e/ou tratem da doença do refluxo gastroesofágico e faringolaríngeo, evitando alimentos ácidos e gordurosos;
- Forcem a voz, gritem ou cochichem; não mantenham o volume normal da voz e não articulem bem as palavras.

Quadro 3.1. Drogas e efeitos no aparelho fonador

Substância Ativa	Efeito Adverso Indireto	Efeito Adverso Direto
Hidrocloridrato de Nafazolina	Náuseas, cinetose, sensação de queimação nasal e dor, rinorreia, rinite medicamentosa, condição de rebote nasal	X
Colecalciferol	Diarreia e vômitos	X
Ácido Acetilsalicílico	Risco elevado de sangramento	X
Alprazolam	Discurso lento e boca seca	X
Hidrocloridrato de Amitriptilina	Boca seca, edema de face e/ou língua, vômitos, queimação retroesternal e diarreia	X
Anlodipina	Tosse, dispneia, rinite, mudança de hábito intestinal, boca seca e dispepsia	X
Amoxicilina	Diarreia, náuseas e vômitos	X
Atenolol	Distúrbios gastrointestinais e boca seca	X
Atorvastatina cálcica	Nasofaringite, dor faringolaríngea, epistaxe, diarreia e dor cervical	X
Azatioprina	Trombocitopenia, diarreia severa, nauseas e cinetose	X
Benzopirona	Distúrbios gastrointestinais	X
Bromazepam	Depressão respiratória	X
Bromoprida	Distúrbios gastrointestinais	X
Cafeína/Carisoprodol/ Diclofenaco de Sódio/ Paracetamol	Diarreia, indigestão, náuseas e vômitos. Efeitos respiratórios: dispneia, hiperventilação, taquipneia, edema pulmonar agudo e pneumonite	X
Captopril	Tosse seca persistente, diarreia e nausea	X
Carbidopa e Levodopa	Trombocitopenia, distúrbios gastrointestinais: náusea, vômito e diarreia	X
Hidrocloridrato de Clorpromazina	Distonia oromandibular, mioclonia, trismo e boca seca	X
Clortalidona	*Rash* com ou sem dispneia, encurtamento respiratório (sinais de edema pulmonar), vômito severo ou persistente, diarreia, sede, sangramento espontâneo, dor de garganta ou úlcera oral	X
Citalopram	Sudorese, boca seca, bocejos, diarreia e náuseas	X

Quadro 3.1. *(Cont.)* Drogas e efeitos no aparelho fonador

Substância Ativa	Efeito Adverso Indireto	Efeito Adverso Direto
Clonazepam	Infecção do trato respiratório superior, gripe, sinusite. Distúrbios respiratórios: edema pulmonar, congestão nasal, hipersecreção, tosse, encurtamento respiratório, bronquite, rinite, faringite, depressão respiratória, aumento de produção salivar ou secreção brônquica em crianças. Distúrbios gastrointestinais: perda de apetite, saburra lingual, constipação, diarreia, boca seca, gengivite, sintomas epigástricos e desidratação	Desordens do sistema nervoso: dificuldade de articulação do discurso, perda da voz
Cianocobalamina/ Hidrocloridrato de piridoxina (Citoneurin)	Náusea, vômito, diarreia e sudorese	x
Acetato de Ciproterona	Vômitos	x
Diazepam	Boca seca	Disartria e dificuldade de fala
Diclofenaco de Sódio	Dor de garganta persistente (sinais de agranulocitose), edema de face ou garganta, rigidez cervical, vômitos e sangramento	X
Hidrocloridrato de Diltiazem	Boca seca e vômitos	X
Dipirona Monohidratada	Encurtamento respiratório, distúrbios gastrointestinais, angioedema severo (edema de tecido subcutâneo ou mucosa, normalmente causado por alergia, podendo envolver a laringe), e broncoespasmo severo	X
Domperidona	Diarreia	X
Maleato de Enalapril	Diarreia, tosse e vômitos. Hipersensibilidade/ edema angioneurótico: reação alérgica com edema de face, língua, lábios, glote e/ou laringe. Inflamação da mucosa oral e ulceração (estomatite). Distúrbios respiratórios: acúmulo anormal de material nos pulmões, obstrução de via aérea, broncoespasmo, asma, dispneia, coriza e dor de garganta.	Rouquidão
Etanercept	Infecções do trato respiratório superior	X
Bromidrato de Fenoterol	Irritação local, tosse, vômitos, irritação da garganta e hiperidrose.	X

Quadro 3.1. *(Cont.)* Drogas e efeitos no aparelho fonador

Substância Ativa	Efeito Adverso Indireto	Efeito Adverso Direto
Cloridrato de Fexofenadina	Alergias como angioedema (edema subcutâneo e de mucosa)	X
Finasterida	Reações alérgicas (edema de lábios, língua, garganta e face)	X
Óleo de peixe(ômega 3)	Náuseas e vômitos	X
Cloridrato de Fluoxetina	Diarreia, náuseas, vômitos, síndrome gripal (tosse e dor de garganta), faringite (inflamação da faringe), sinusite, boca seca, hiperidrose, síndrome glosso-bucal (doença do sistema nervoso que afeta a língua) e edema laríngeo	X
Fumarato de Formoterol Hidratado + Budesonida	Irritação ou inflamação da laringe e cavidade nasal e infecção do trato respiratório superior, diarreia, vômitos, rinite alérgica, bronquite aguda, infecção do trato respiratório inferior, congestão nasal, sinusite, boca seca, dor de garganta leve, infecções fúngicas da boca e garganta (candidíase)	Rouquidão
Gabapentina	Boca e garganta secas, náuseas, vômitos, diarreia e inflamação oral (gengivite)	X
Gestodene + Etinilestradiol	Edema	X
Ginkgo biloba	Distúrbios gastrointestinais e sangramento	X
Glucosamina e Condroitina	Efeitos gastrointestinais adversos de leve e moderada intensidade, desconforto gástrico e diarreia	X
Hidroclorotiazida	Distúrbios gastrointestinais: desconforto gástrico, náuseas, vômitos, boca seca e sede	X
Hidroclorotiazida/Cloridrato de Amilorida	Dispneia, congestão nasal e tosse. Distúrbios gastrointestinais como diarreia, dor abdominal	X
Sulfato de Cloroquina	Diarreia e vômitos	X
Brometo de Ipratrópio	Irritação da garganta, tosse, boca seca, náuseas, mudança do hábito intestinal, estreitamento das vias aéreas, estreitamento laríngeo, edema da boca, língua, lábios e garganta, diarreia, constipação, vômitos, inflamação e edema de boca e gengiva	X
Levodopa	Distúrbios gastrointestinais: náuseas, vômitos e diarreia	X

Quadro 3.1. *(Cont.)* Drogas e efeitos no aparelho fonador

Substância Ativa	Efeito Adverso Indireto	Efeito Adverso Direto
Maleato de Levopromazina	Efeitos anticolinérgicos: boca seca. Discinesia (movimentos involuntários), torcicolo espasmódico e hipertonia	X
Levotiroxina Sódica	Sudorese, diarreia e vômitos	X
Carbonato de Lítio	Sede excessiva, diarreia, náuseas e dispneia	X
Loratadina	Desconforto estomacal	X
Losartana Potássica	Diarreia, náuseas, vômitos, edema localizado e tosse. Reações alérgicas com edema de face, lábios, garganta que pode causar dificuldade de respirar ou disfagia	X
Cloridrato de Metformina	Náuseas, vômitos e diarreia	X
Metotrexato	Úlceras orais, inflamação de língua e gengiva, náuseas, vômitos, diarreia, faringite e tosse	X
Succinato de Metoprolol	Diarreia, dispneia, vômitos, sudorese, boca seca e rinite	X
Midazolam	Distúrbios respiratórios: depressão respiratória, apneia, dispneia, laringoespasmo	X
Monascus purpureus e Oryza sativa	Azia e desconforto abdominal	X
Omeprazol	Diarreia, vômitos, regurgitação, infecção do trato respiratório superior, tosse e boca seca	X
Pantoprazol Sódico	Boca seca, diarreia, náuseas e vômitos	X
Cloridrato de Paroxetina	Náuseas, boca seca, constipação e diarreia, sudorese, distúrbios respiratórios, faringite, sinusite e rinite	x
Fenobarbital	Náuseas e vômitos	Dificuldade de fala
Fosfato sódico de Prednisolona	Distúrbios gastrointestinais: náuseas, vômitos e diarreia	X
Cloridrato de Propranolol	Distúrbios gastrointestinais (vômitos e diarreia)	X
Cloridrato de Ranitidina	Edema de lábios, boca e garganta, diarreia e vômitos	X

Quadro 3.1. *(Cont.)* Drogas e efeitos no aparelho fonador

Substância Ativa	Efeito Adverso Indireto	Efeito Adverso Direto
Risendronato Sódico	Nasofaringite, bronquite, infecção do trato respiratório superior, faringite, herpes zoster, sinusite, diarreia, dor abdominal, dispepsia, vômitos, doença do refluxo gastroesofágico, pirose, distúrbios respiratórios e tosse	X
Sulfato de Salbutamol	Irritação da boca e garganta	X
Sinvastatina	Reação alérgica: edema de face, língua e garganta, que pode causar encurtamento respiratório, fraqueza muscular de membros e pescoço, indigestão, diarreia e vômitos	X
Valproato de Sódio	Dor, rigidez e edema cervical, rinite, dispneia, náuseas, vômitos e diarreia	Disartria
Fumarato de Tenofovir	Diarreia, náuseas, vômitos, dor de garganta, coriza, encurtamento respiratório, dor abdominal, volume urinário excessivo e sede	X
Vinocard Q10	Desconforto epigástrico	X

- Usem a voz de forma intensiva em ambientes ruidosos, que gerem competição sonora e/ou sob exposição a fatores ambientais, como ar seco, úmido, vento, frio, calor, mofo, poeira, odores, vapores, substâncias voláteis ou quaisquer agentes de poluição que podem exigir maior esforço muscular e/ou respiratório na emissão vocal e/ou afetem a integridade mucoepitelial das vias aerodigestivas superiores;
- Não estejam conscientes da necessidade de buscar sempre o conforto ao falar e cantar, sem esforço na garganta;
- Fumem ou utilizem drogas como maconha, cocaína e demais psicotrópicos legais ou ilegais;
- Estejam obesos e/ou não mantenham atividade física aeróbica regular;
- Não atentem para a hidratação, representada pela ingestão de 1,5 a 2 litros de água em temperatura fresca ou ambiente (não gelada) ao dia, conforme características individuais, perdas hídricas diárias, atividade física, temperatura e umidade ambientais, monitorado pelo volume urinário;
- Não sigam técnicas de treinamento, aquecimento e desaquecimento vocais, não valorizem nem demonstrem favorecer o desempenho vocal de forma imediata e ocasionem fadiga vocal ou disfonia e outros sintomas de distúrbio do aparelho fonador, como por exemplo:
  1. Fadiga geral ou sistêmica;
  2. Síndrome da tensão musculoesquelética;
  3. Puberfonia, inclui os distúrbios da muda vocal;

4. Presbifonia, inclui distúrbios idiopáticos relacionados ao envelhecimento, arqueamentos de bordas livres de pregas vocais e síndromes atróficas, inespecíficas ou localizadas;
5. Inadaptações vocais;
6. Disfonias psicogênicas;
7. Movimento paradoxal de pregas vocais;
8. Mau uso e/ou abuso vocal, por variadas causas, como:
   - Tensão aumentada;
   - Ataque brusco;
   - Posição de laringe elevada;
   - Constrição anteroposterior;
   - Constrição medial;
   - Tom de fala inapropriado;
   - Fonação vestibular;
   - Uso excessivo da voz (prolongado ou repetido, sem pausas);
   - Intensidade abusiva (falar alto ou gritar em excesso);
   - Emissão persistente em tom basal ("*vocal fry*");
   - Falta de variabilidade de frequência (monotonal).

Fatores Extrínsecos

Os fatores extrínsecos podem ser divididos entre fatores do ambiente de trabalho e fatores da natureza de organização do processo de trabalho.[1]

Do Ambiente de Trabalho

Riscos Físicos

Ambientes laborais com elevados níveis de pressão sonora favorecem o aparecimento de laringopatias pela demanda de elevar a intensidade vocal. Outros fatores incluem mudança brusca de temperatura e de pressão, umidade relativa do ar (baixa ou alta), ventilação do ambiente inadequada, presença de ar condicionado ambiente e a distância interfalantes.[1]

O dano causado pelo excesso ou extrema redução da umidade relativa do ar no ambiente laboral também é descrito como causa de rouquidão, perda de voz ou dificuldade para inspirar, os quais podem ser provenientes de um problema funcional ou orgânico da laringe. No caso de problemas laríngeos, a medicação para asma não é eficaz, podendo até piorar o quadro, se a laringe for sensível à irritação. Coexistindo com a asma, desordens laríngeas podem ser a causa de resposta insuficiente ao tratamento da asma.[18]

Em indivíduos com fadiga vocal, houve detrimento da qualidade vocal, quando expostos a ambientes seco. Pode haver um benefício, portanto, com o uso de nebulização com solução salina nestes indivíduos.[19]

Riscos Químicos

Exposição a produtos químicos em geral, inalação de poeira, fumos, névoas, gases ou substâncias voláteis.[1]

A fumaça do cigarro é notoriamente conhecida como sendo causa de várias patologias da laringe, como o edema de Reinke. Fontes de exposição ao fumo podem ser classificadas da seguinte maneira:[20]

- *Fumante de primeira mão*: usuário primário dos produtos do tabaco inalado;
- *Fumante de segunda mão ou fumante passivo*: exposição da exalação dos produtos da queima do tabaco;
- *Fumante de terceira mão*: exposição à áreas e superfícies que são contaminadas pelos fumantes de segunda mão.

Modelos em porcos sugerem que essa exposição causa edema vocal, além de inflamação do tecido nasal e traqueal, coma presença de granulócitos.[20]

Riscos Ergonômicos

Tempo de uso vocal diário, período de uso (noturno e diurno) e múltiplos períodos, uso contínuo, uso repetitivo, intensidade de uso, esforço físico no desempenho funcional, levantamento e transporte manual de peso, exigência postural, controle de produtividade, imposição de ritmos de trabalho, exposição a situações causadoras de *stress*, falta de planejamento em relação ao mobiliário, acústica do ambiente.[1]

A atividade de professor merece destaque por apresentar duas a três vezes mais queixas vocais em relação a outras profissões. O ruído presente na escola dificulta a boa compreensão da mensagem transmitida ao aluno, provocando modificações nos comportamentos vocal e psíquico dos professores. O nível sonoro médio da fala aumenta a partir do momento que o ruído ambiente ultrapassa 30 dBNS (efeito Lombard).[6] Nesses profissionais, foi observado relação entre disfonia e carga horária semanal, poeira, ambiente seco e menos de 6 horas de sono por noite.[21,22]

Importante ressaltar que a disfonia pode ainda ser uma manifestação inicial de neoplasias da laringe, como na exposição ao asbesto, material presente na construção civil e conhecidamente carcinogênico.[23]

Riscos Biológicos

Laringite é uma das principais causas de rouquidão em profissionais da voz. Pode ser causada por agentes biológicos como bactérias, vírus e fungos.[1,2]

Dentre os agentes virais, incluem-se rinovírus, parainfluenza, vírus sincicial respiratório, coronavírus, adenovírus, influenza, coxsackie e HIV.[24,25]

Alguns vírus podem, não só causar dano direto à mucosa laríngea, como também podem causar neuropatia pós-viral do nervo vago ou de seus ramos, gerando tosse seca crônica e disfonia.[24]

Além disso, alguns vírus também são capazes de promover um dano axonal nos nervos responsáveis pela fonação, causando disfonia por paralisia/paresia de pregas vocais.[24]

Já os organismos bacterianos comumente encontrados são o *S. pneumoniae*, o *H. Influenzae* e o *M. Catarrhalis*.[24] Importante ressaltar a tuberculose laríngea, ainda relevante em nosso país.

Os agentes fúngicos, apesar de raros, devem ser citados, como histoplasma, blastomices, cândida, sspergilos e criptococcos.[24]

A combinação de fatores extrínsecos com alterações psíquicas do trabalhador está muitas vezes presente e deve ser considerada em certas profissões.

Controladores de vôo apresentam elevada prevalência de sintomas de rouquidão e desconforto vocal, os quais se associam a um ambiente de trabalho poluído e estressante.[26]

Operadores de *telemarketing* e cantores também podem experimentar uma combinação de *stress* psicológico no ambiente laboral com elevada demanda vocal.[5]

Alguns autores identificaram em trabalhadores com uso da voz falada e cantada correlação das lesões laríngeas encontradas (edema de Reinke, nódulos) com tabagismo, sexo feminino e envelhecimento.[27]

Hoy *et al.* descreveram o termo síndrome da laringe irritável associada ao trabalho, que consiste nos sintomas de dispneia pela disfunção motora e sensitiva das pregas vocais, disfonia referente a tensão da musculatura laríngea e *globus* (sensação de pressão na garganta e/ou pescoço). Eles encontraram essa síndrome em mulheres com sintomas de refluxo gastroesofágico, comumente desencadeada por odores fortes, fumaça, perfume e produtos de limpeza.[28]

Da Natureza de Organização do Processo de Trabalho

Uma das causas mais prevalentes relacionadas à natureza organizacional no trabalho é a jornada de trabalho prolongada. Incluem-se também sobrecarga, acúmulo de atividades ou de funções, demanda vocal excessiva, ausência de pausas e de locais de descanso durante a jornada, falta de autonomia, ritmo de trabalho estressante, trabalho sob forte pressão, insatisfação com o trabalho e/ou com a remuneração, falta de água potável e de banheiros de fácil acesso.[1,29]

Essas últimas situações afetam a qualidade vocal pela diminuição da hidratação do trabalhador. Entende-se por hidratação sistêmica, a quantidade de líquidos ingerida por dia. Já a hidratação superficial é caracterizada pelo nível de umidade que mantém a superfície epitelial das pregas vocais saudáveis e flexíveis. Este tipo é conseguido através da hidratação sistêmica, associada a nebulização, inalação de ar úmido e não exposição à ambientes secos.[30]

A desidratação sistêmica afeta negativamente os parâmetros de razão ruído/harmônico, *shimmer*, *jitter*, frequência e razão s/z. Já o consumo de cafeína, não parece afetar negativamente na produção vocal. Dessa forma, a nebulização de substâncias salinas parecem ter algum benefício e a hidratação oral é o método mais fácil e de maior custo-benefício para melhorar a qualidade vocal.[30]

As laringopatias, portanto, não devem ser avaliadas a partir de um simples ou único juízo precipitado. Em geral, tal eficácia dependerá de múltiplas consultas e investigações clínicas e ocupacionais, testes terapêuticos, avaliações ambientais e outras técnicas multidisciplinares e multiprofissionais.

Em resumo, a variedade de fatores e causas envolvidas na laringopatia relacionada ao trabalho é tamanha que cabe aos profissionais envolvidos nas diversas etapas uma postura investigativa e quase detetivesca, seja do otorrinolaringologista (no diagnóstico e na terapêutica), do médico do trabalho (na avaliação do ambiente de trabalho e no nexo causal) e do médico perito, todos colaborando para um cuidadoso e preciso processo de definição de aptidão ou inaptidão, retorno ou afastamento do trabalho.

REFERÊNCIAS BIBLIOGRÁFICAS

1. Nudelmann AA, Garbi S, Santana G, et al. Boletim número 1. Comitê Brasileiro Multidisciplinar de Voz Ocupacional- COMVOZ; 2010 Sep 11; São Paulo, Brazil. São Paulo: Academia Brasileira de Laringologia e Voz (ABLV), Associação Brasileira de Otorrinolaringologia e Cirurgia Cérvico-Facial (ABORL-CCF), Associação Nacional de Medicina do Trabalho (ANAMT) e Sociedade Brasileira de Fonoaudiologia (SBFa). 2010:1-2.
2. Sarvat M, Tsuji D, Bosco G, et al. Consenso Nacional Sobre Voz Profissional; 2004 Aug 13-14; Rio de Janeiro, Brazil. São Paulo: Academia Brasileira de Laringologia e Voz (ABLV), Associação Brasileira de Otorrinolaringologia e Cirurgia Cérvico-Facial (ABORL-CCF). 2004:1-68.

3. Przysiezny PE, Przysiezny LTS. Work-related voice disorder. Braz J Otorhinolaryngol. 2015; 81(2):202-11.
4. Zabret M, Hočevar Boltežar I, Šereg Bahar M. The Importance of the Occupational Vocal Load for the Occurence and Treatment of Organic Voice Disorders. Zdr Varst. 2018; 57(1):17-24.
5. Pena PGL, Cardim A, Araújo MPN. Taylorismo cibernético e lesões por esforços repetitivos em operadores de telemarketing em Salvador-Bahia. Cad CRH 2011;24(1):131-51.
6. Fuess VLR, Lorenz MC. Disfonia em professores do ensino municipal: prevalência e fatores de risco. Rev Bras Otorrinolaringol. 2005;69(6):807-12.
7. Korn GP, Park SW, De Lima Pontes AA, Pontes P. Vocal symptoms and associated risk factors between male and female university teachers. Int Arch Otorhinolaryngol. 2018;22(3):271-9.
8. Kosztyła-Hojna B, Łobaczuk-Sitnik A, Biszewska J, Moskal-Jasińska D. Subjective and objective assessment of voice quality in pregnancy. Otolaryngol Pol. 2018;72(6):1-5.
9. Raj A, Gupta B, Chowdhury A, Chadha S. A Study of Voice Changes in Various Phases of Menstrual Cycle and in Postmenopausal Women. J Voice. 2010;24(3):363-8.
10. Birkent H, Karacalioglu O, Merati AL, et al. Prospective Study of the Impact of Thyroid Hormone. Replacement on Objective Voice Parameters. Ann Otol Rhinol Laryngol. 208;117(7):523-7.
11. Hari Kumar K, Garg A, Ajai Chandra N, et al. Voice and endocrinology. Indian J Endocrinol Metab. 2016;20(5):590-4.
12. Gilbert J. Hypothyroidism. Med (United Kingdom). 2017;45(8):506-9.
13. Campagnolo A, Benninger MS. Allergic laryngitis: chronic laryngitis and allergic sensitization. Braz J Otorhinolaryngol. 2019;85(3):263-6.
14. Randhawa PS, Nouraei S, Mansuri S, Rubin JS. Allergic laryngitis as a cause of dysphonia: A preliminary report. Logop Phoniatr Vocology. 2010;35(4):169-74.
15. Lechien JR, Saussez S, Nacci A, et al. Association Between Laryngopharyngeal Reflux and Benign Vocal Folds Lesions: A Sistematic Review. Laryngoscope {Epub ahead of print}, [Internet]. 2019.
16. Clara de Souza O, Midori Hanayama E. Psychological factors associated with functional dysphonia and vocal nodules in adults. Rev CEFAC. 2005;7(3):388-97.
17. Nemr K, Di Carlos Silva A, Rodrigues D de A, Zenari MS. Medications and Adverse Voice Effects. J Voice 2018;32(4):29-39.
18. Nynäs P, Vilpas S, Kankare E, et al. Observational cross-sectional study on Symptoms Associated to Moisture Damage at Workplace: the SAMDAW study protocol. BMJ Open. 2019;9(6):1-5.
19. Wolkoff P. Indoor air humidity, air quality, and health – An overview. Int J Hyg Environ Health. 2018;221(3):376-90.
20. Liu X, Mustonen A, Zheng W, et al. Cigarette Smoke Exposure to Pig Larynx in an Inhalation Chamber. J Voice {Epub ahead of print}, 2018:1-5.
21. Alves LP, Araújo LTR, Xavier Neto JA. Prevalência de queixas vocais e estudo de fatores associados em uma amostra de professores de ensino fundamental em Maceió, Alagoas, Brasil. Rev Bras Saúde Ocup. 2012;35(121):168-75.
22. Lee YR, Kim HR, Lee S. Effect of teacher's working conditions on voice disorder in Korea: A nationwide survey. Ann Occup Environ Med. 2018;30(1):1-10.
23. Roh S, Park S, Tae G, Song J. A case of laryngeal cancer induced by exposure to asbestos in a construction site supervisor. Ann Occup Environ Med. 2016;28(1):1-6.
24. Dworkin JP. Laryngitis: Types, Causes, and Treatments. Otolaryngol Clin North Am. 2008;41(2):419-36.
25. Jaworek AJ, Lyons KM, Sataloff RT, et al. Acute infectious laryngitis: a case series. Ear, Nose Throat J. 2018;97(9):306-13.
26. Korn GP, Villar AC, Azevedo RR. Hoarseness and vocal tract discomfort and associated risk factors in air traffic controllers. Braz J Otorhinolaryngol. 2019;85(3):329-36.
27. Fortes FSG, Imamura R, Tsuji DH, Sennes LU. Perfil dos profissionais da voz com queixas vocais atendidos em um centro terciário de saúde. Braz J Otorhinolaryngol. 2007;73(1):27-31.

28. Hoy RF, Ribeiro M, Anderson J, Tarlo SM. Work-associated irritable larynx syndrome. Occup Med (Lond). 2010;60(7):546-51.
29. Ferreira LP, Martz, MLW. Distúrbio de voz relacionado ao trabalho: a experiência dos Cerest. Bepa. 2010;7(76):13-9.
30. Alves M, Krüger E, Pillay B, et al. The Effect of Hydration on Voice Quality in Adults: A Systematic Review. J Voice. 2019;33(1):13-28.

CAPÍTULO 4

DIAGNÓSTICO E PROPEDÊUTICA

Clayson Alan dos Santos
Camillus Magalhães Carneiro dos Santos
Adriana Hachiya

INTRODUÇÃO

A comunicação através da fala pode ser fundamental para o adequado desempenho da função profissional. Profissionais que usam a voz diariamente como instrumento de trabalho buscam com frequência o consultório do otorrinolaringologista para prevenção de lesões ou para diagnóstico e tratamento de doenças provocadas pelo abuso vocal. A padronização da avaliação facilita o diagnóstico e auxilia na escolha adequada do tratamento.

ANAMNESE

A queixa de disfonia tem um caráter muito subjetivo. Geralmente, o paciente percebe que há algo errado com a sua qualidade vocal, mas tem dificuldade para definir exatamente o que está incomodando. Algumas vezes, a queixa não parte do paciente, mas sim de uma demanda de familiares ou do público-alvo de seu trabalho.

Disfonia de instalação recente, com duração de horas ou dias falam a favor de processos inflamatórios agudos como laringites ou traumas por abuso vocal. Já quadros com duração de meses ou anos direcionam o raciocínio para processos crônicos com lesões estruturais.

Os fatores de melhora ou piora da disfonia auxiliam no diagnóstico tanto para problemas específicos da laringe quanto para alterações associadas à ressonância da voz. Alterações nasais, pulmonares e gástricas também podem interferir na qualidade vocal. O Quadro 4-1 resume os principais fatores que podem ser investigados na anamnese para auxiliar no raciocínio hipotético-dedutivo e na elaboração dos diagnósticos diferenciais.

Toda história clínica deve incluir os antecedentes pessoais do paciente. Informações sobre uso de medicamentos, hábitos e vícios podem interferir na produção vocal. A voz pode ser afetada por diversas doenças. As principais doenças que influênciam na qualidade vocal estão listadas no Quadro 4-2.

Questionamentos específicos com investigação detalhada sobre o ambiente, demanda vocal, atividade exercida, público-alvo e o estilo musical no caso de cantores devem ser abordados na anamnese do profissional da voz.

Quadro 4-1. Anamnese dirigida para avaliação vocal

Início	Repentino ou progressivo; abuso vocal súbito, infecção de via aérea superior, trauma
Fatores de melhora	Repouso vocal, redução da intensidade vocal
Fatores de piora	Abuso vocal, período do dia, variações do humor (ansiedade, irritabilidade)
Queixas associadas	Obstrução nasal, hipoacusia, pirose, epigastralgia, sensação de corpo estranho, pigarro, tosse, dispneia, odinofagia, febre, hemoptise, relação com ciclo menstrual
Medicamentos	Corticoide inalatório, terapia hormonal, anti-histamínico, anticoagulantes, inibidores da enzima conversora de angiotensina

Quadro 4-2. Doenças com repercussão vocal

Funcionais	Disfonia funcional, androfonia, falsete mutacional, presbifonia, disfonia espasmódica, tremor vocal
Neurológicas	Paralisia laríngea, distonias orofaríngeas, movimentação paradoxal de pregas vocais, esclerose lateral amiotrófica, acidente vascular encefálico, *miastenia graves*
Acometimento local	Rinossinusite, refluxo faringolaríngeo, tabagismo, asma
Cirurgias prévias	Intubação orotraqueal, tireoidectomias, cirurgias torácicas e/ou cardíacas, cervicotomia para acesso da coluna vertebral, esofagectomias
Infecciosas	Tuberculose, paracoccidioidomicose, histoplasmose, leishmaniose, sífilis, hanseníase
Cicatriciais, de depósito ou tumorais	Amiloidose, trauma laríngeo, estenose laríngea, carcinoma espinocelular
Doenças sistêmicas	Artrite reumatoide, lúpus eritematoso sistêmico, policondrite recidivante, hipotireoidismo, neuropatia diabética

EXAME FÍSICO

O exame físico direcionado inicia-se na análise perceptivo-auditiva, para tanto, o examinador precisa ter uma treinamento auditivo adequado. A partir da percepção auditiva da fala do paciente as hipóteses diagnósticas podem ser levantadas.

Diagnóstico de disfonia funcional e distúrbios conversivos podem ser aventados quando há incompatibilidade entre a percepção auditiva e o que foi observado durante o exame físico.

Durante a avaliação dos paciente com queixa disfônica, solicitamos que seja emitida a vogal sustentada/e/. Com essa tarefa podemos estabelecer o tempo máximo de fonação. Essa medida apresenta uma relação direta com a capacidade pulmonar expiratória, sendo esperado um tempo total de ao menos 10 segundos. Um valor inferior menor ao esperado pode indicar que o paciente apresenta uma capacidade pulmonar reduzida ou um fechamento glótico incompleto.

Quadro 4-3. Correlação auditivo e visual

Parâmetro GRBAS	Provável alteração
R – Rugosidade	Edema, nódulos vocais
B – Soprosidade	Fendas glóticas, presbifonia ou doença de Parkinson
A – Astenia	Miastenia graves, alteração pulmonar
S – Tensão	Disfonia hipercinética, distonia focal laríngea
H – Aspereza	Rigidez de mucosa, leucoplasia, sulco vocal

Modificado de Behlau M; 2001.

Uma das escalas de avaliação vocal mais difundida é a GRBAS, desenvolvida pela *Japan Society of Logopaedics* em 1981. O parâmetro **G** (grade) significa grau geral de disfonia, **R** (*roughness*) rugosidade, **B** (*breathiness*) soprosidade, **A** (*asthenia*) astenia e **S** (*strain*) tensão. A escala é classificada em quatro pontos, sendo que 0 significa ausência de alteração, 1 desvio leve, 2 desvio moderada e 3 desvio acentuado. A identificação desses parâmetros permite que seja feito um correlato auditivo e visual com os exames complementares da laringe. O Quadro 4-3, estabelece uma relação aproximada desse correlato. O parâmetro **H** (*harsh*-aspereza) é uma modificação da escala original e pode auxiliar no diagnóstico de pacientes com lesões mais sutis.

EXAMES COMPLEMENTARES

A anamnese completa deve ser complementada por um exame físico que contemple a visualização da laringe durante a execução de tarefas fonatórias. O primeiro exame que permitiu a visualização da laringe foi descrito por García, em 1855, ao relatar as suas próprias pregas vocais em fonação musical por meio de uma composição de espelhos.

Atualmente, é essencial a documentação do exame em vídeo, tanto para fins médico-legais, quanto para uma maior compreensão e aceitação do paciente frente à doença que o compromete. A possibilidade de exibir e explicar de forma clara para o paciente as alterações encontradas em seu exame, aumenta a adesão ao tratamento de forma expressiva.

Para avaliação de profissionais que utilizam a voz como ferramenta de trabalho é importante avaliar a laringe em atividade durante a emissão de vogais sustentadas e em cantores também se avalia a fala encadeada e o canto. A nasofibrolaringoscopia flexível (Fig. 4-1) permite que o médico avalie a dinâmica da laringe durante a fala encadeada, pedindo que o paciente conte de zero a dez ou fale os meses do ano, por exemplo. A avaliação do canto deve ser feita de maneira confortável e também forçado, mimetizando o que o profissional da voz executa no seu dia a dia. Devido ao diâmetro reduzido da fibra em comparação com uma telescopia rígida de laringe (Fig. 4-2), a imagem obtida é de menor tamanho, portanto com menos detalhes.

A telescopia rígida de laringe apresenta detalhes que podem passar despercebidos nos outros métodos de avaliação. Apesar de causar distorção na fala devida ao tracionamento da língua durante o exame, a emissão de vogal sustentada/e/ou/i/, e a inspiração fonatória permitem excelente documentação.

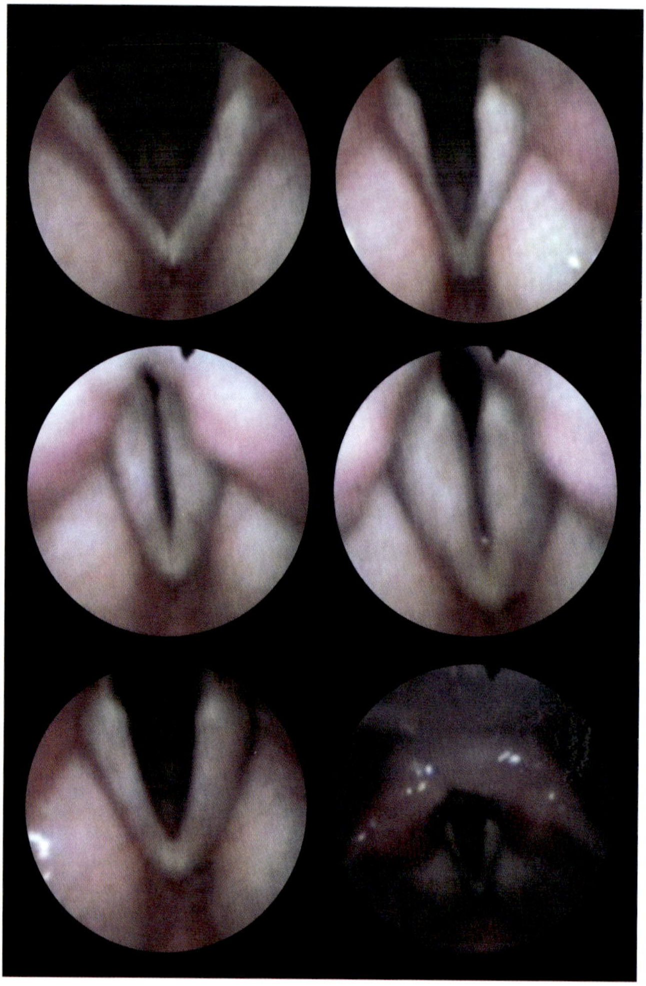

Fig. 4-1. Nasofibrolaringoscopia flexível.

Sugere-se que a videolaringoestroboscopia deva ser realizada anualmente em profissionais da voz com o objetivo de identificar fatores comportamentais inadequados e presença de lesões fonotraumáticas. As imagens formadas pela estroboscopia permitem avaliar a vibração cordal e parâmetros como a onda mucosa, a simetria do movimento das pregas vocais, a periodicidade, a amplitude do movimento, o aspecto da borda livre, a presença ou não de fenda glótica.

A videolaringoestroboscopia capta a frequência fundamental da voz do paciente para sincronizar a vibração das pregas vocais com a frequência de pulsos luminosos da fonte estroboscópica. Dessa forma, reconstitui-se o padrão vibratório dos ciclos glóticos por meio de uma ilusão óptica. A videolaringoscopia de alta velocidade, por sua vez, é capaz de reproduzir os reais ciclos vibratórios das pregas através da captura e armazenamento

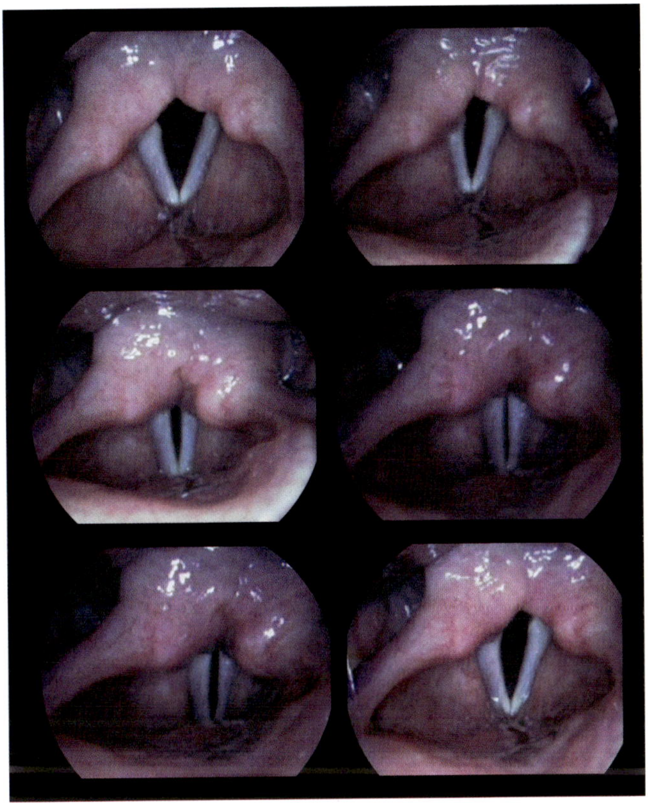

Fig. 4-2. Telescopia rígida de laringe.

de até 10.000 quadros por segundo, mesmo nos casos onde não é possível identificar a frequência fundamental, como em alguns casos de paralisia de prega vocal unilateral.

Outro método de avaliação da vibração cordal é a videoquimografia de alta velocidade é uma imagem laríngea obtida por meio da justaposição de uma sequência de quadros de imagens extraídas da videolaringoscopia. Ao invés, de fornecer 30 imagens completas por segundo, obtidas por uma câmera convencional, fornece 7.812,5 imagens de uma mesma linha em um segundo, formando uma imagem praticamente contínua, capaz de captar movimentos muito rápidos, como os das pregas vocais em vibração.

CONCLUSÃO

A atenção voltada aos cuidados com a voz em pacientes que a utilizam como ferramenta de trabalho deve ser redobrada e necessita de questionamentos específicos com investigação detalhada sobre o ambiente, demanda vocal, atividade exercida, público-alvo e o estilo musical no caso de cantores.

A avaliação otorrinolaringológica deve ser feita idealmente a cada ano, submetendo esses indivíduos além de uma avaliação clínica e exame físico minuciosos, a visualização da laringe por endoscopia, seja por telescopia rígida e/ou endoscopia flexível.

BIBLIOGRAFIA

Behlau M. O livro do especialista. Rio de Janeiro: Revinter; 2001:95.

Bock JM, Ivey CM, Zur KB. Advancements in Clinical Laryngology. Otolaryngol Clin North Am. Epub 2019 May 14. PubMed PMID: 31101357. 2019;52(4):xv-xvi.

Bock JM. Medications and Vocal Function. Otolaryngol Clin North Am. Review. 2019;52(4):693-702.

Chitguppi C, Raj A, Meher R, Rathore PK. Is the Voice of Professional Voice Users With no Vocal Cord Lesions Similar to That of Non Professional Voice Users? J Voice. 2019;33(1):66-72.

De Bodt MS, Wuyts FL, Van de Heyning PH, Croux C. Test-retest study of the GRBAS scale: influence of experience and professional background on perceptual rating of voice quality. J Voice. 1997;11(1):74-80.

García M. Observations on the human voice. Proc R Soc Lond. 1855;VII:397-410.

Kwok M, Eslick GD. The Impact of Vocal and Laryngeal Pathologies Among Professional Singers: A Meta-analysis. J Voice. 2019;33(1):58-65.

Lechien JR, Schindler A, Robotti C, et al. Laryngopharyngeal reflux disease in singers: Pathophysiology, clinical findings and perspectives of a new patient-reported outcome instrument. Eur Ann Otorhinolaryngol Head Neck Dis. 2019;136(3S):S39-S43.

Pimenta RA. Uso da avaliação multidimensional da voz na caracterização vocal de pacientes com paralisia unilateral de prega vocal. Tese (Doutorado) – Programa de Pós-graduação Interunidades Bioengenharia – Escola de Engenharia de São Carlos; Faculdade de Medicina de Ribeirão Preto; Instituto de Química de São Carlos, da Universidade de São Paulo. 1026.

Tsuji DH, Braga NMA. Efeito das Drogas na Laringe. In: Campos CA, Costa HO(Org.). Tratado de Otorrinolaringologia. São Paulo. 2002;1:799-806.

Tsuji DH, Sennes LU, Pinho SRM, et al. Videoestroboscopia e videoquimografia da laringe. In: Isshiki, N; Tsuji, DH; Sennes, LU. Tireoplastias. São Paulo: Fundação Otorrinolaringologia; 1999:59-67.

Tsuji DH. Endoscopia das vias aéreas superiores. In: Araújo Filho, VJF; Brandão LG (Org.). Manual do Residente de Cirurgia de Cabeça e Pescoço. São Paulo; 1999:41.

AVALIAÇÃO VOCAL MULTIDISCIPLINAR

CAPÍTULO 5

Renata Azevedo
Gustavo Polacow Korn

INTRODUÇÃO

O processo de avaliação do comportamento vocal tem por objetivo descrever de maneira clara e objetiva os principais fatores de causa e manutenção da disfonia, ou seja, qualquer dificuldade na emissão vocal que leve a uma modificação das suas características, impedindo ou dificultando a produção normal da voz. A compreensão sobre a disfonia permite estabelecer uma conduta para o caso, podendo ser médica exclusiva, fonoaudiológica exclusiva ou ainda, uma conduta que associe ambas as áreas, o que é mais frequentemente observado na nossa prática clínica. Tanto a anamnese quanto a avaliação se propõem a esta finalidade e, portanto, exigem tanto dados pontuais e específicos, quanto uma visão ampla do quadro, visando eficiência e foco na definição da conduta. Para tanto, o conhecimento anatomofisiológico é essencial para a compreensão das informações fornecidas pelo paciente, assim como para a associação entre os dados obtidos na avaliação do comportamento vocal e correlatos fisiológicos.

A abordagem com pacientes que usam a voz profissionalmente implica em enfoques particulares sobre a anamnese e a avaliação da voz que possuem enorme importância para estes profissionais em função da alta demanda vocal apresentada por estes pacientes.

ANAMNESE

Dados de identificação dos profissionais da voz fornecem dados preciosos a partir de gênero, idade, profissão e naturalidade, por exemplo. A partir do conhecimento dos parâmetros vocais de normalidade esperados para homens, mulheres, crianças, adolescentes, adultos e idosos, tipo de demanda vocal nas diversas atividades de uso profissional da voz falada e/ou cantada, assim como características de voz e fala provenientes das diversas regiões do país – ou do mundo – de onde o paciente é originário já nos permitem criar uma expectativa sobre o que ouvimos. O que motiva o paciente a nos procurar, ou seja, sua queixa, também auxilia na compreensão sobre sua motivação para a busca pelo tratamento. A queixa de voz relatada pelo paciente pode priorizar a demanda profissional, pessoal, ambas as situações ou nenhuma delas – pois pode estar seguindo orientação médica ou de chefes/supervisores. Dependendo de onde o paciente percebe maior impacto da sua voz no dia a dia, assim como detalhamento da evolução do quadro, definirá seu grau de motivação, nível de aderência e de interesse no processo de reabilitação, comprometendo ou facilitando a evolução do tratamento. No entanto, nem sempre os profissionais da voz falada, como os professores, possuem essa percepção de queixa vocal muito clara. Em estudo[1] recente, um levantamento de artigos da literatura mostrou que os sinais e sintomas mais facilmente interpretados pelos professores em sua provável relação com problemas de saúde vocal são aqueles que provocam sensações físicas de desconforto como o ardor, a tosse e as infecções de laringe, além da rouquidão. Os autores reforçam que, desta maneira, os professores mostram-se pouco sensíveis para interpretar os indicativos de característica perceptivo-auditiva da voz no trabalho, o que é prejudicial para a prevenção de alterações vocais futuras.

A compreensão do impacto da disfonia na qualidade de vida do paciente pode ser compreendida a partir de diversas ferramentas disponíveis, muitas delas validadas no Brasil, com maior ou menor nível de especificidade. O QVV (questionário de qualidade de vida e voz), O IDV-30 (índice de desvantagem vocal) e o IDV-10 (Quadro 5-1), versão mais resumida com dez questões em vez de 30 questões no questionário

Quadro 5-1. Índice de Desvantagem Vocal-10 em português brasileiro[3]

Estamos procurando compreender melhor como um problema de voz pode interferir nas atividades de vida diária. Apresentamos uma lista de possíveis problemas relacionados a voz. Por favor, responda a todas as questões baseadas em como sua voz tem estado nas últimas 2 semanas. Não existem respostas certas ou erradas As afirmações abaixo são usadas por muitas pessoas para descrever suas vozes e o efeito de suas vozes na vida. Circule a resposta que indica o quanto você compartilha da mesma experiência O = nunca 1 = quase nunca 2 = às vezes 3 = quase sempre 4 = sempre						
1.	As pessoas têm dificuldades para me ouvir por causa da minha voz	0	1	2	3	4
2.	As pessoas têm dificuldades para me entender em lugares barulhentos	0	1	2	3	4
3.	As pessoas perguntam: "O que você tem na voz?"	0	1	2	3	4
4.	Sinto que tenho que fazer força para minha voz sair	0	1	2	3	4
5.	Meu problema de voz limita minha vida social e pessoal	0	1	2	3	4
6.	Não consigo prever quando minha voz vai sair clara	0	1	2	3	4
7.	Eu me sinto excluído nas conversas por causa da minha voz	0	1	2	3	4
8.	Meu problema de voz me causa prejuízos econômicos	0	1	2	3	4
9.	Meu problema de voz me chateia	0	1	2	3	4
10.	Minha voz faz com que eu me sinta em desvantagem	0	1	2	3	4
Total = __________ Pontos						

original, são exemplos de instrumentos bastante utilizados para pacientes com disfonia em geral.[2,3] No entanto, outros instrumentos para análise da qualidade de vida na população que usa a voz profissionalmente também estão disponíveis e validados na literatura brasileira. O tempo da queixa de voz também deve ser pesquisado, pois pode estar associado a quadros mais agudos, se ocorre há menos de 15 dias, ou crônicos, se o tempo for maior que este período. Ocorrência de procedimentos cirúrgicos prévios, intubação – e duração – fornecem informações importantes para a compreensão do caso, já que também se conhecem os riscos de lesão na laringe nessas situações específicas.

Algumas medicações podem causar ressecamento do trato vocal, como é o caso de alguns anti-hipertensivos e alguns medicamentos utilizados na área da saúde mental. Algumas outras drogas, como o ácido acetilsalicílico, anti-inflamatórios, corticoides, anticoagulantes podem aumentar o risco de hemorragia de prega vocal. Especialmente os corticoides são utilizados pela população em geral, muitas vezes sem prescrição médica, o que aumenta o risco da ocorrência de hemorragia. Além disso, o uso de ácido acetilsalicílico, anti-inflamatórios e corticoides também pode piorar um quadro de refluxo gastroesofágico e/ou faringolaríngeo ou ainda desencadear esses quadros em pessoas que tenham predisposição. Medicações utilizadas por pacientes que têm doença pulmonar, como DPOC (doença pulmonar obstrutiva crônica), podem aumentar o risco de desenvolver candidíase, assim como outros diagnósticos pulmonares prévios ou atuais como asma, bronquite ou enfisema, que podem prejudicar o fole pulmonar e, consequentemente, a eficiência da produção fonatória e da comunicação.

Ainda em relação ao refluxo, é muito importante coletar informações sobre hidratação, cuidados alimentares, hábitos e vícios. O ideal é uma ingesta de cerca de oito copos de água em temperatura ambiente. Em relaçao à alimentação, os principais alimentos que podem desencadear ou piorar o refluxo são: alimentos gordurosos, frituras, café , chocolates e doces, refrigerantes e água com gás, além de cítricos. O hábito de comer muito à noite e deitar logo depois também deve ser modificado quando presente. Em relação a vícios, a ingesta abusiva de bebidas alcoólicas e cigarro também deve ser abordada, levando em conta inclusive que esses hábitos são os principais fatores de risco para o desenvolvimento do câncer de laringe.

Informações relacionadas à utilização da voz no uso profissional fornecem muitas pistas de fatores desencadeantes e/ou de manutenção de uma queixa de voz. Por exemplo, dados sobre tipo de uso de voz (profissional da voz falada ou cantada, ou ambos), local e condição em que normalmente ocorre a maior demanda vocal, tempo de exposição, uso de aparelho de amplificação, fatores agravantes, como uso constante de ar condicionado, recursos cênicos, como fumaça, ambiente com acústica desfavorável, presença de ruído de fundo, figurinos e maquiagem, por exemplo, podem todos contribuir para o quadro de disfonia, em maior ou menor grau. Fatores intrínsecos, como pouca hidratação, presença de refluxo faringolaríngeo, alimentação pouco saudável, excesso de café e bebida alcoólica, tabagismo e uso contínuo de determinadas medicações, também podem, como já mencionado anteriormente, contribuir para o quadro. É importante ressaltar que aspectos específicos devem ser abordados em caso de determinadas profissões com alta demanda vocal. Em caso de professores, por exemplo, uso de giz, quantidade de aulas por semana, tipo de aula ministrada, recursos disponíveis em sala de aula, tempo de repouso, matéria lecionada, faixa etária dos alunos, quantidade de alunos em sala, localização física da escola, disposição das salas de aula e do pátio da escola, presença de barulho de fundo, por exemplo, são todas informações que nos auxiliam a compreender o risco a que a sua saúde vocal está sendo submetida. O relato de fadiga, ou desconforto no trato vocal também devem ser valorizados.

Presença de doenças de base como quadros alérgicos, rinites e sinusites, doenças relacionadas a saúde mental, acidentes, antecedentes familiares com disfonia, piora da voz pela manhã ou no final do dia, presença de tosse crônica ou pigarro, sensação de corpo estranho em região de pescoço, dor cervical e de pescoço, sono comprometido, condição física geral, prática de atividades físicas, estresse, distúrbios hormonais, dentários ou de articulação têmporo-mandibular, são todos agravantes em caso de queixa vocal.

O hábito do aquecimento e/ou desaquecimento frente ao uso profissional da voz deve ser investigado e descrito minuciosamente. Tempo de aquecimento muito prolongado pode ser sinal de ineficiência da fonte glótica ou trato vocal ou seleção inadequada de exercícios e técnicas de aquecimento e/ou desaquecimento. Informações sobre abuso e mau uso da voz devem ser cuidadosamente pesquisadas, tanto com o paciente, quanto *in loco*, pois muitos dos abusos ocorrem sem que o paciente tenha a consciência de que se trata de um abuso/mau uso vocal.

Também é importante verificar se pessoas da mesma família também apresentam alteração vocal, pois esse dado sugere a presença de uma alteração estrutural mínima da laringe. Finalmente, dados referentes ao estado geral de saúde, doenças e comorbidades devem ser descritas detalhadamente, já que muitas doenças têm impacto na voz e na comunicação.

Avaliação do Comportamento Vocal

Inclui diversos parâmetros para que seja possível determinar as características vocais e de fala apresentadas pelo paciente, permitindo o diagnóstico de manifestação, fundamental para a condução da reabilitação vocal. Essas características podem tanto ser a causa da alteração, como podem ser compensações presentes em função da alteração de base. A avaliação perceptivo-auditiva da voz é feita a partir de diversas escalas disponíveis na literatura, amplamente utilizadas em nível mundial e muitas delas também validadas no Brasil. As escalas GRBASI e CAPE V (Anexo 5-1) são as escalas mais citadas e utilizadas mundialmente.[4] A GRBASI é uma escala que avalia em uma gradação de 0 a 3 os aspectos da qualidade da voz que estão ligados à fonte glótica: **G** para grau geral de alteração; **R** para rugosidade – que inclui características de rouquidão e de aspereza; **B** para soprosidade; **A** para astenia; **S** para tensão e **I** para instabilidade. A CAPE V, também muito popular, inclui avaliação com foco na fonte sonora, mas também inclui outros parâmetros que valorizam a avaliação do trato vocal, como ressonância e articulação e ainda permite a inclusão de aspectos não contemplados pela escala, mas que são importantes naquele caso, em específico, a critério do avaliador. A análise perceptivo-auditiva de uma voz é uma avaliação subjetiva e que depende muito da experiência de quem avalia, portanto, é necessário muita prática e treinamento para aperfeiçoar esta avaliação e reduzir as chances de erro, sendo fundamental a realização de treinamento auditivo visando à construção de uma referência interna sobre tipos de vozes/gradação com o objetivo de obter maior acurácia e precisão na avaliação das vozes dos nossos pacientes. Cabe ressaltar que inúmeros protocolos específicos para profissionais distintos com objetivos pontuais têm sido desenvolvidos e muitos deles já validados no Brasil. O RASATI é um outro protocolo que permite diferenciar aspereza de rouquidão, desenvolvido por pesquisadores brasileiros, também utilizado na avaliação perceptivo-auditiva da voz. Essas ferramentas permitem uma compreensão mais precisa, permitindo uma abordagem mais objetiva.[5-10]

Outros aspectos como ressonância (como o som é amplificado), articulação (movimentação dos ógãos fonoarticulatórios durante a fala), padrão respiratório (se mais superior, inferior ou misto), coordenação pneumofonoarticulatória (equilíbrio entre respiração, fonação e articulação), ataque vocal (se suave, abrupto ou aspirado), projeção (o quanto a voz/som é claro e bem compreendido), campo dinâmico (emissão de vogal em diversos ajsutes: grave, agudo, forte, fraco, habitual e glissando), prosódia, ritmo, velocidade de fala (três elementos muito interligados referentes à riqueza melódica e eficiência fonatória), precisão de pontos articulatórios (clareza à emissão dos diferentes sons da fala), variação melódica, *pitch* (percepção subjetiva da frequência, ou seja, quanto uma voz é mais grave ou mais aguda) e *loudness* (percepção subjetiva da intensidade, ou seja, o quanto uma voz é mais forte e alta ou mais suave e baixa em volume), postura corporal, tensão cervical, facial ou de pescoço são muito importantes serem contemplados na avaliação fonoaudiológica.

O uso da voz profissional precisa contar com um trato vocal eficiente, articuladores ágeis e precisos, além de apoio respiratório, a fim de reduzir a sobrecarga em nível glótico e equilibrar todo o mecanismo fonatório. A ineficiência de um dos subsistemas, certamente acarretará na sobrecarga de outros, podendo levar a compensações que prejudicam a eficiência da comunicação e também facilitar a ocorrência de alterações laríngeas, sendo que, em muitos casos avaliação e abordagem multidisciplinar é altamente recomendada. O CEREST – Centro de Referência em Saúde do Trabalhador tem se preocupado com a saúde dos profissionais que utilizam a voz como instrumento de trabalho. Estudo mostra que os professores do sexo feminino acima de 30 anos são os profissionais que mais buscam o CEREST para auxílio, sendo que várias unidades contam com fonoaudiólogo no grupo de trabalho.[11,12] Cabe ressaltar que, em caso de voz profissional é importante o treinamento de ajustes específicos para o tipo de uso que este paciente terá da voz, pois o fato de ele ser bom falante não significa, necessariamente, que ele está preparado para dar aulas ou para cantar. Atividades de uso específico como cantar e ministrar aulas exigem que o mesmo aparelho fonador seja treinado de maneira diferente para aquela função específica. Basta lembrar que o corredor de maratona não será, necessariamente, um bom ciclista, mesmo considerando que as pernas são as mesmas. Portanto, o tipo de treino deve ser diferenciado, assim como ocorre na voz profissional. No entanto, para que seja possível esta abordagem específica e direcionada às necessidades do uso profissional da voz, é essencial identificar quais aspectos da comunicação estão fora do padrão necessário para uma boa eficiência da no uso da voz e no domínio da competência comunicativa – incluindo os aspectos respiratórios, de fonte glótica e de trato vocal, com todas as suas especificidades.

Ainda precisamos considerar a avaliação de parâmetros específicos da voz, como os tempos máximos fonatórios (TMFs) de vogais e fala encadeada, assim como a relação s/z, que nos permitem uma inferência sobre a eficiência da fonação. Os TMFs das vogais consiste em solicitar ao paciente que emita vogais prolongadas em frequência e intensidade confortáveis pelo maior tempo possível. Existem parâmetros de normalidade para crianças, mulheres e homens, com alguma variação de acordo com a estatura e a capaciade vital. A relação S/Z é uma prova muito simples e útil para análise da fonte glótica, ou seja, solicita-se ao paciente que emita, as consoantes /s/ e depois /z/, também em frequência e intensidade confortáveis. O valor de /s/ é dividido pelo valor de /z/ e o valor obtido será comparado aos parâmetros de normalidade. Valores entre 0,8 e 1,2 é considerado normal, abaixo de 0,8 sugere-se hiperconstrição à fonação e acima de 1,2 é indicativo de escape de ar excessivo durante a fonação.

A avaliação *in loco*, como mencionada anteriormente, é fundamental e fornece dados cruciais para a compreensão do quadro. É necessária a descrição detalhada de ajustes da comunicação utilizados no uso profissional da voz, seja durante uma aula, uma apresentação artística, ou qualquer outro uso profissional de voz falada ou cantada, assim como ajustes posturais, gestuais e respiratórios. O deslocamento do fonoaudiólogo até o local de trabalho do paciente permite, muitas vezes, a identificação de fatores que causam e/ou mantêm uma disfonia. Obviamente, se o paciente soubesse que aqueles ajustes seriam inadequados e de risco para a saúde vocal, não os faria. Por isso a necessidade do olhar de um profissional é importante.[13-15]

Estudos identificaram que nos casos dos professores, por exemplo, a maioria apresenta voz boa (42,2%), embora também apresentem dificuldades na percepção de doenças. A maioria, 54,7% dos professores considerou que trabalhavam em condições insalubres, como salas quentes, mal ventiladas, com poeira, sujeira, pó de giz, ruído, presença de estresse, além de ambientes agressivos, com indisciplina, desrespeito e violência. Todos estes fatores associados podem auxiliar na ocorrência de alterações vocais.[16]

A avaliação acústica, antes restrita a grandes centros, nunca esteve tão disponível e acessível. Programas gratuitos, disponíveis a quem se interessar, como o PRAAT, permite avaliação acústica dos parâmetros mais importantes da voz, como frequência fundamental, *jitter* (refere-se à variação da frequência ciclo a ciclo), *shimmer* (refere-se à variação da intensidade ciclo a ciclo), PHR (proporção harmônico-ruído) e também a análise espectrográfica e de formantes e com excelente qualidade e credibilidade.

A frequência fundamental reflete a velocidade do ciclo glótico por segundo, sendo dependente da massa, tensão e tamanho das pregas vocais. Costuma ser, portanto, maior nas mulheres (menor massa, maior velocidade de vibração da mucosa, mais ciclos por segundos, frequência mais aguda) e menor nos homens (maior massa, menor velocidade de vibração da mucosa, menos ciclos por segundo, frequência mais grave), em função da diferença de tamanho das estruturas envolvidas. O aspecto da tensão apresenta o mesmo raciocínio clínico que a massa: quanto maior a tensão, menos mucosa solta, mais ciclos por segundo, frequência mais alta (mais agudo) e quanto menor for a tensão, mais mucosa solta para a vibração, menos ciclos por segundo, gerando uma frequência mais baixa (grave). Os padrões de normalidade, inclusive da proporção harmônico-ruído, podem variar de acordo com o programa de análise acústica selecionado para avaliação do paciente.

A espectrografia também auxilia na avaliação da emissão vocal durante a produção sonora a partir da análise dos harmônicos distribuídos no espectro. Trata-se de um gráfico tridimensional e que fornece informações sobre fonte glótica e trato vocal, podendo, inclusive sugerir dados sobre ritmo, velocidade de fala e prosódia em geral.[17] Neste gráfico, o eixo vertical mostra a ditribuição de frequências, o eixo horizontal refere-se ao tempo de emissão, enquanto a coloração dos harmônicos refere-se ao volume da emissão. A quantidade de harmônicos refere-se à projeção da voz e distribuição dos harmônicos no espectro – quanto maior a quantidade de harmônicos, em geral, mais projetada é a emissão. Também é possível analisar a estabilidade do traçado, presença de regiões hachuradas, quebras de frequência e de intensidade, assim como ocorrência de tremor durante a emissão, dentre outros aspectos. A seguir seguem dois exemplos de espectrogramas, sendo a Figura 5-1: emissão sustentada de vogal, com traçados estáveis e grande quantidade de harmônicos sugerindo uma emissão de boa qualidade, e a Figura 5-2: emissão sustentada de vogal, com presença de poucos harmônicos, áreas hachuradas, mostrando

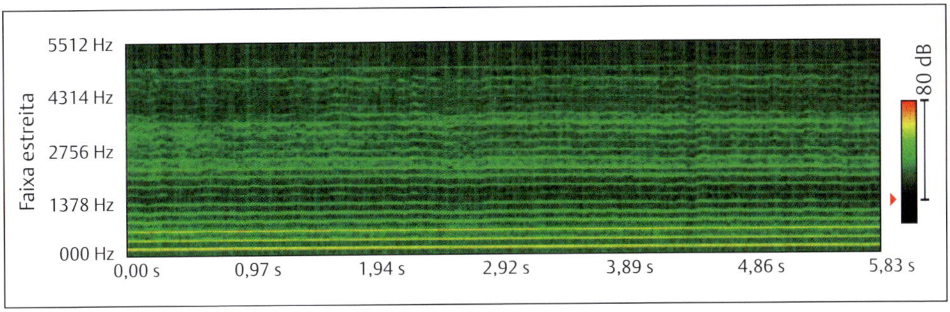

Fig. 5-1. Exemplo de espectrograma (Programa VoxMetria) com muitos harmônicos e boa distribuição no espectro.

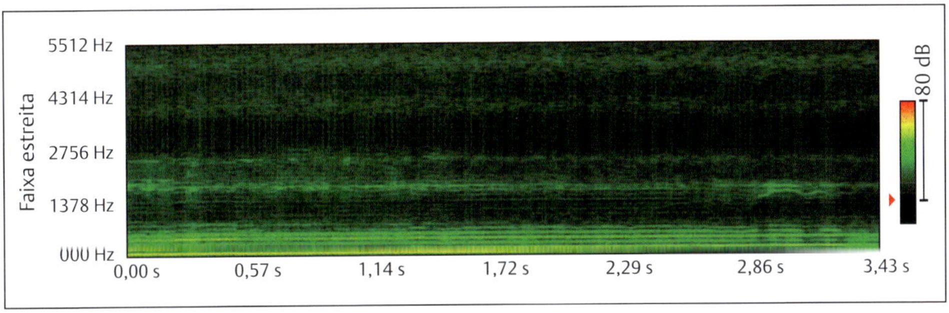

Fig. 5-2. Exemplo de espectograma (Programa VoxMetria) com poucos harmônicos, presença de instabilidade e áreas hachuradas.

a presença de ruído durante a emissão e instabilidade nos traçados, sugerindo emissão com soprosidade e pouca projeção.

O objetivo da avaliação do comportamento vocal é a definição das manifestações vocais, que permitirá a condução da reabilitação de forma individualizada, precisa e objetiva. O diagnóstico etiológico, obviamente, é fundamental para a condução do processo de terapia de voz e adequação do uso da voz à demanda exigida pelo paciente, e costuma estar associado ao diagnóstico médico, fundamental para a definição da conduta.

BIBLIOGRAFIA

Almeida SI, Pontes P, Bussacos MA, et al. Questionário de auto-avaliação vocal: Instrumento epidemiológico de controle da síndrome disfônica ocupacional em professores. Arq. Int. Otorrinolaringol. / Intl. Arch. Otorhinolaryngol., São Paulo – Brasil. 2010;14(3):316-21.

Alves LA, Robazzi MLCC, Marziale MHP, et al. Alterações da saúde e a voz do professor, uma questão de saúde do trabalhador. Rev Latino-am Enfermagem; [Internet]. 2009;17(4).

Barkmeier J, Verdolini K, Kempster G. Report of the consensus conference on auditory-perceptual evaluation of voice. Presented at the Annual Convention of the American Speech-Language-Hearing Association, Atlanta, GA. 2002.

Behlau M, Oliveira G, Ricarte A, Santos LAS. Validação no Brasil de protocolos de auto-avaliação do impacto de uma disfonia. Pró-Fono Revista de Atualização Científica. 2009;21(4):326-9.

Behlau M, Santos LMA, Oliveira G. Coss-cultural adaptation and validation of the Voice Handicap Index into Brazilian Portuguese. J Voice. 2011;25(3):354-9.

Costa T, Moreti F, Oliveira G, Behlau M. Índice de desvantagem vocal reduzido: IDV – 10. CoDAS. São Paulo. 2013;25(5).

Dragone ML, Gianinni SPP, Ferreira LP, et al. Voz do professor: trajetória de 15 anos de contribuição. In: 17o Congresso Brasileiro de Fonoaudiologia e 1o Congresso Ibero-Americano de Fonoaudiologia; Salvador; 2009.

Ferreira L P, Martz MLW. Distúrbio de voz relacionado ao trabalho: a experiência dos Cerest. Bepa. 2010;7(76):13-9.

Franic DM, Bramlett RE, Bothe AC. Psychometric evaluation of disease specific quality of life instrument in voice disorders. J Voice. 2005;19(2):300-15.

Ghirardi ACA, Ferreira LP, Giannini SPP, Latorre MRDO. Screening Index for Voice Disorder (SIVD): Development and Validation. J Voice. 2013;27(2):195-200.

Ma EP-M, Yiu EML. Voice Activity and Participation Profile: Assessing the impact of voice disorders on daily activities. J Speech Hear Res. 2001;44:511-24.

Paulinelli BR, Gama ACC, Behlau M. Validação do questionário de performance vocal. JSBFa. 2011.

Penteado RZ, Pereira IMTB. Qualidade de vida e saúde vocal de professores. Rev Saúde Pública [Internet]. 2007;41(2):236-43.

Pinho SMR, Pontes PA. Músculos Intrínsecos da Laringe e Dinâmica Vocal (Série: desvendando os segredos da voz). Vol I. Rio de Janeiro: Revinter; 2008.

Sataloff RT. Clinical assessment of voice: Second edition. | San Diego, CA : Plural Publishing, Clinical Assessment of Voice is part of a three-book student edition of selected chapters from the fourth edition of Professional voice: the science and art of clinical care.Identifiers. 2017.

Tuomi K, Ilmarinen J, Jahkola A, et al. Índice de capacidade para o trabalho. Trad. Fisher FM et al. (coord). São Carlos: EdUFSCar; 2005:59.

World Wide Web: <http://bvsms.saude.gov.br/bvs/publicacoes/disturbio_voz_ relacionado_ trabalho_dvrt.pdf>

Anexo 5-1. CAPE V - Consenso da Avaliação Perceptivo-Auditiva da Voz. ASHA 2003

Nome:______________________________________ ata:____________

Os parâmetros da qualidade vocal deverão ser preenchidos conforme as seguintes tarefas:
1) Vogal sustentada com 3 a 5 segundos
2) Produção das seguintes sentenças:

a) Érica tomou suco de pera e amora.
b) Sônia sabe sambar sozinha.
c) Olha lá o avião azul.
d) Agora é hora de acabar.
e) Minha mãe namorou urn anjo.
f) Papai trouxe pipoca quente.

3) Fala espontânea, com os seguintes conteúdos: "Fale-me sobre o seu problema de voz" ou "Diga-me como está a sua voz".

Legenda: C = consistente I = Intermitente

		SCORE
GRAU GERAL	________________ DI MO AC	C I ___/100
RUGOSIDADE	________________ DI MO AC	C I ___/100
SOPROSIDADE	________________ DI MO AC	C I ___/100
TENSÃO	________________ DI MO AC	C I ___/100
PITCH	indique a natureza de desvio de *pitch* ________ ________________ DI MO AC	C I ___/100
LOUDNESS	indique a natureza de desvio de *loudness* ________ ________________ DI MO AC	C I ___/100
	________________ DI MO AC	C I ___/100
________	________________ DI MO AC	C I ___/100

Comentários sobre ressonância: NORMAL OUTRA (descreva): ____________________

____

Características adicionais (por exemplo: diplofonia, som basal, falsete, astenia, afonia, instabilidade de frequência, tremor, qualidade molhada ou outras observações relevantes)

Clínico: ________________

Barkmeier J, Verdolini K, Kempster G. Report of the consensus conference on auditory-perceptual evaluation of voice. Presented at the Annual Convention of the American Speech-Language-Hearing Association, Atlanta, GA; 2002.

CAPÍTULO 6

ALTERAÇÕES ESTRUTURAIS MÍNIMAS

Gustavo Polacow Korn
Antonio Augusto de Lima Pontes
Paulo Pontes

INTRODUÇÃO

A laringe simétrica, equilibrada, com uma prega vocal (PV) a imagem especular da outra é um conceito ideal e didático, porém uma representação figurativa anatômica que não corresponde à observação clínica diária. Os pequenos desvios anatômicos e as pequenas alterações na configuração estrutural levaram ao conceito de alterações estruturais mínimas (AEM). As AEM foram definidas como um grupo de alterações, que podem ir desde simples variações anatômicas a malformações congênitas menores, sendo que o impacto clínico, quando existente, restringe-se exclusivamente à função fonatória da laringe. A disfonia, quando presente, está diretamente relacionada à quantidade de uso, ao comportamento vocal e ao grau de alteração apresentado pelo indivíduo.[1]

As AEM podem ser classificadas em três grandes grupos: assimetrias laríngeas; desvios na proporção glótica; e alterações na cobertura das pregas vocais (PPVV).[1]

As alterações na cobertura das PPVV podem ser analisadas como desvios na configuração da arquitetura histológica da mucosa, composta de oito alterações: vasculodisgenesia, sulco oculto, sulco estria menor, sulco estria maior, sulco bolsa, e cisto, ponte mucosa e micromembrana laríngea.[2]

As alterações no trajeto vascular que geralmente acompanham estas variações são denominadas de vasculodisgenesias, para diferenciar de ectasias ou outras alterações vasculares.[3]

As AEM de cobertura (AEMc) podem apresentar-se como única ou associada a outras AEMc, na mesma PV ou na prega contralateral.[3]

Segundo Bouchayer *et al.* em 1985,[4] o cisto epidermoide, sulco e ponte mucosa representam 4% dos pacientes com queixa vocal avaliados em consultório e 15% dos casos de microcirurgia de laringe. Além disso, as três alterações podem ser observadas no mesmo paciente.

Roch *et al.* em 1981,[5] reuniram seis observações clínicas para o argumento de que as AEMc são congênitas:

1. A disfonia inicia-se na infância em 55% dos casos;
2. O sulco e o cisto epidermoide foram encontrados na infância em 15% dos casos;
3. Essas alterações podem ser encontradas em pacientes que não apresentam história de uso profissional intenso da voz ou laringite;
4. A associação entre sulco e cisto epidermoide não é rara (15% dos casos);

5. Uma vez que a lesão é removida, a mesma não retorna;
6. Casos de ocorrência de sulco e cistos em vários membros de uma mesma família já foram descritos.

A vasculodisgenesia é caracterizada por uma alteração da rede vascular subepitelial, onde se observa um arranjo vascular contrário do arranjo linear e organizado longitudinalmente que se observa nas laringes normais.[1] Vale comentar que normalmente não se identifica o sistema vascular da PV por meio da laringoscopia, exceto em casos de inflamação aguda ou crônica, em que os vasos apresentam-se dilatados, porém preservando o seu trajeto. A vasculodisgenesia geralmente está associada a AEMc.[3] As alterações no sistema vascular são de alterações dos trajetos dos vasos, podendo ser transversal, com dilatações em alguns segmentos, interrupções abruptas, aspecto sinusoide, e disposição aracnóidea (Fig. 6-1).[6]

O cisto epitelial de inclusão ou epdermoide representa uma cavidade na lâmina própria sem abertura para o exterior (Figs. 6-2 e 6-3). A parede é composta por epitélio estratificado, podendo estar ou não aderida ao epitélio de cobertura e/ou ao músculo vocal.[1] Pode ocorrer uma fistulização, conforme observada na Figura 6-4.

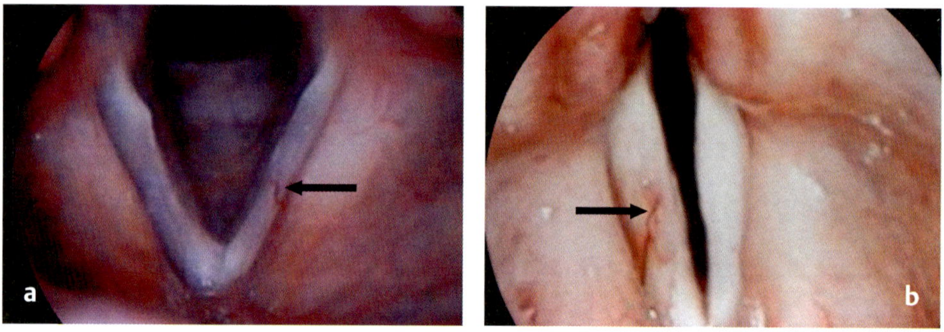

Fig. 6-1. Vasculodisgenesia na laringe, com vaso transversal à esquerda (**a**) e disposição aracnoide à direita (**b**).

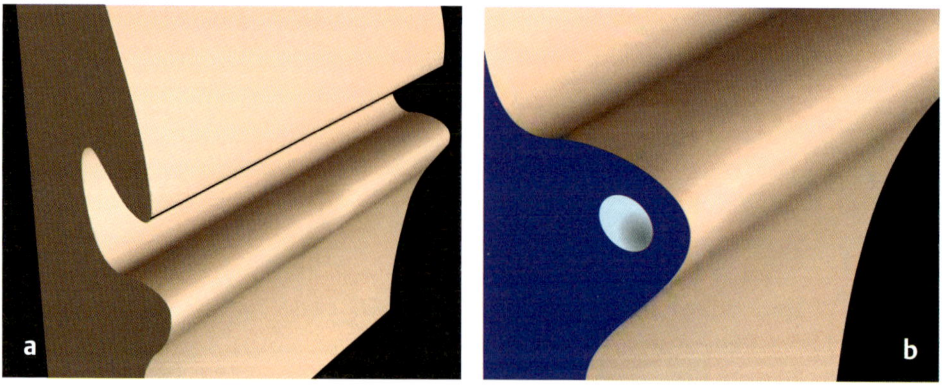

Fig. 6-2. Desenho esquemático do cisto (**a**) com detalhe no corte transversal (**b**).

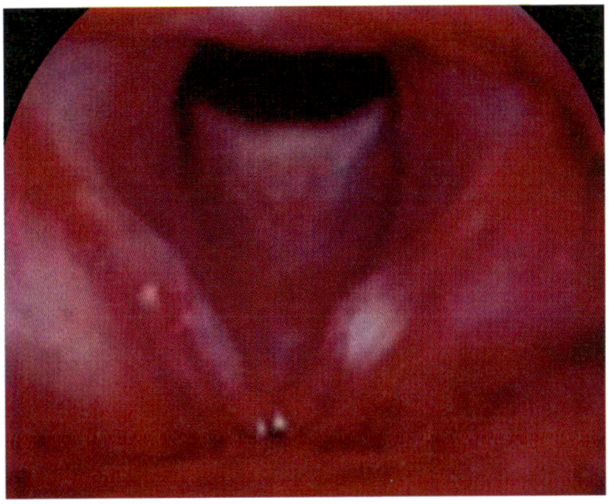

Fig. 6-3. Imagem de cisto em prega vocal à esquerda.

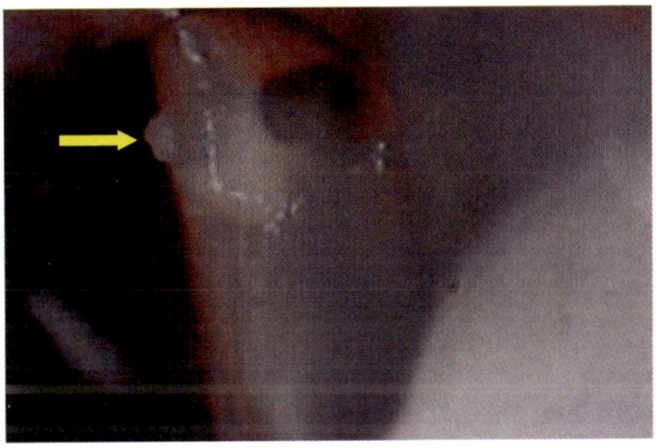

Fig. 6-4. Imagem de um cisto aberto, ou fistulizado (seta), durante manipulação cirúrgica.

A ponte de mucosa (Figs. 6-5 e 6-6) é um arco de mucosa ao longo da PV, variável em extensão e largura, geralmente de difícil diagnóstico.[1]

O sulco vocal é uma depressão na mucosa da PV paralela à borda livre, geralmente bilateral e assimétrica. Pode variar em profundidade e extensão, apresentando duas superfícies com seus lábios: uma superior e mais flexível, e uma inferior, mais larga e rígida.[1] O sulco vocal pode ser classificado em quatro tipos: oculto, estria menor, estria maior e sulco tipo bolsa.

Os sulcos estria menor (Figs. 6-7 e 6-8) estria maior (Figs. 6-9 e 6-10) são caracterizados de acordo com a depressão formada na superfície da PV. Além disso, o sulco é considerado menor se as superfícies se tocam formando uma cavidade virtual entre elas, e maior quando as superfícies estão mais afastadas. O sulco tipo bolsa, conhecido originalmente como cisto aberto, corresponde a uma depressão formando uma cavidade na PV conservando o contato entre as superfícies dos lábios superior e inferior (Figs. 6-11 e 6-12).[2] O sulco oculto é identificado apenas pela videoestroboscopia.[7]

A micromembrana laríngea é uma estrutura semelhante a um diafragma, unindo a região anterior das pregas vocais, com inserção glótica ou infraglótica, mas limitada à proximidade da comissura anterior (Fig. 6-13).[1]

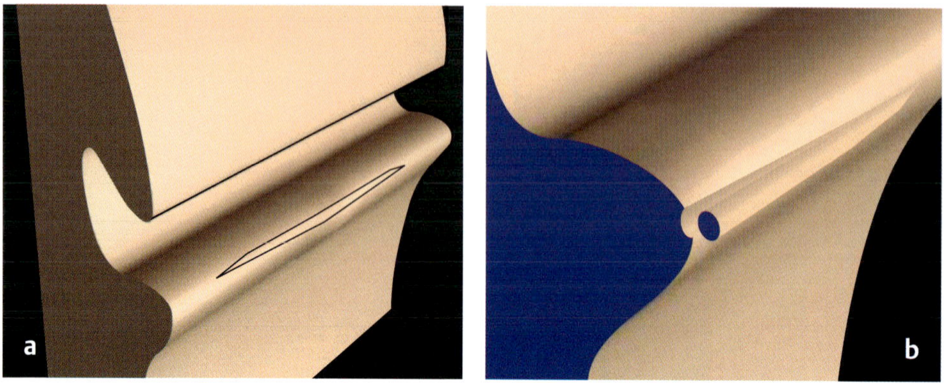

Fig. 6-5. Desenho esquemático da ponte de mucosa (**a**) com detalhe no corte transversal (**b**).

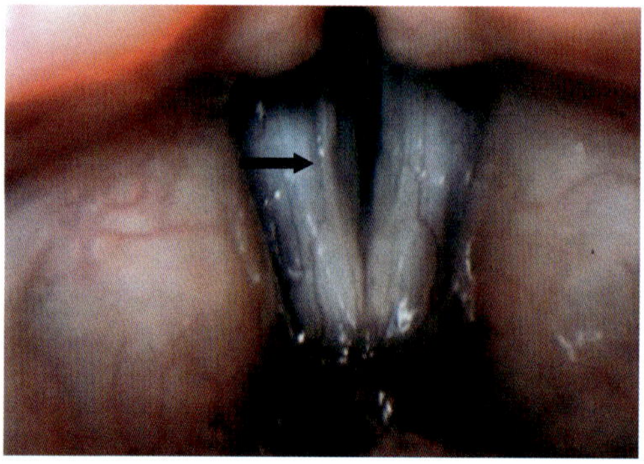

Fig. 6-6. Ponte de mucosa na PV direita durante videolaringoestroboscopia.

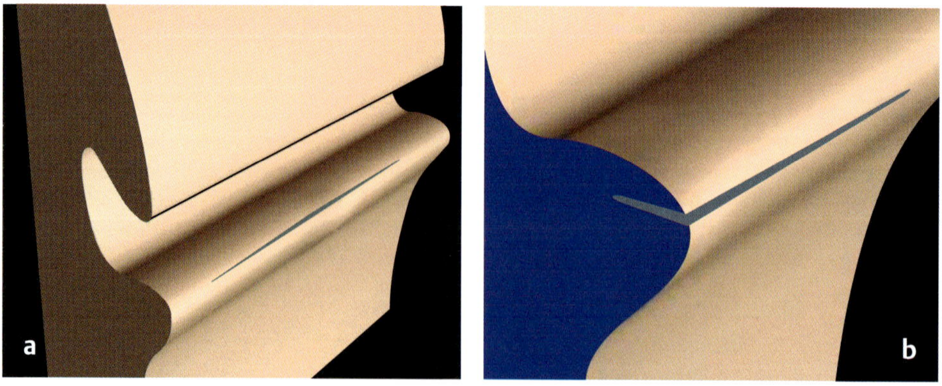

Fig. 6-7. Desenho esquemático do sulco estria menor (**a**) com detalhe no corte transversal (**b**).

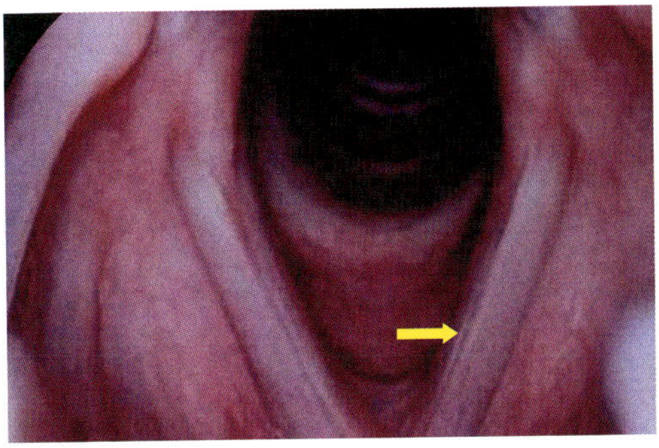

Fig. 6-8. Sulco estria menor bilateralmente (destaque da seta na PV esquerda).

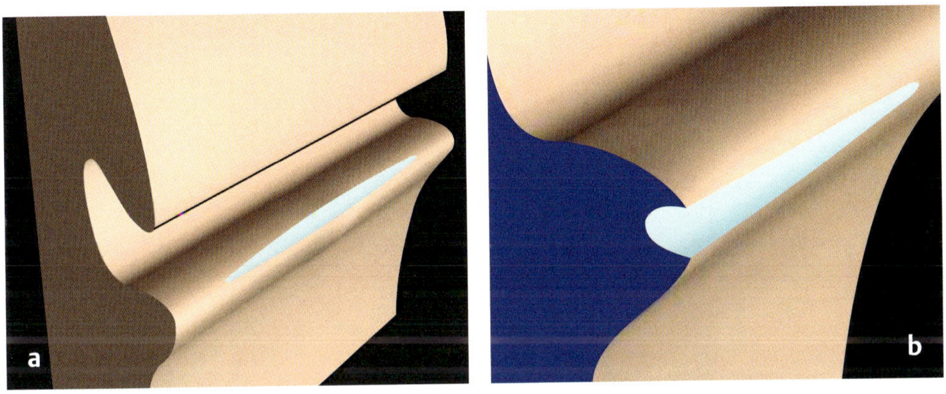

Fig. 6-9. Desenho esquemático do sulco estria maior (**a**) com detalhe no corte transversal (**b**).

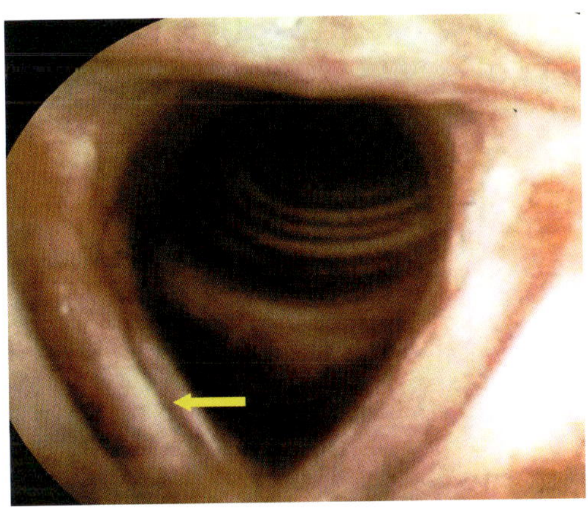

Fig. 6-10. Laringe com sulco estria maior (destaque da seta na PV esquerda).

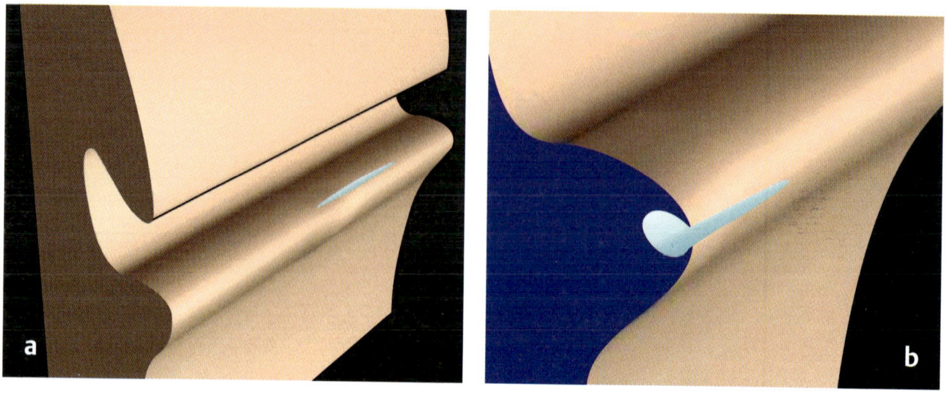

Fig. 6-11. Desenho esquemático do sulco tipo bolsa (**a**) com detalhe no corte transversal (**b**).

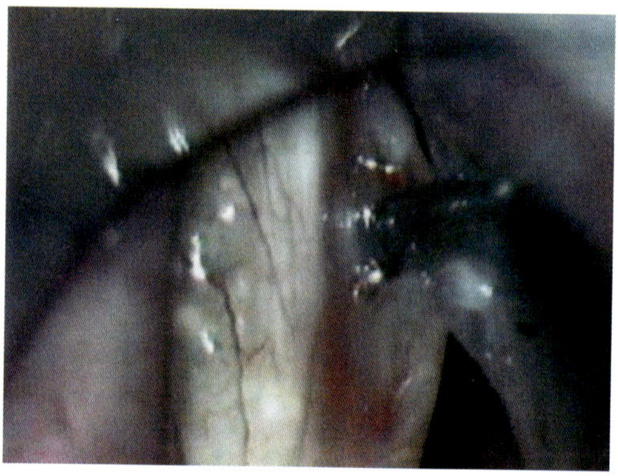

Fig. 6-12. Exploração cirúrgica do sulco tipo bolsa.

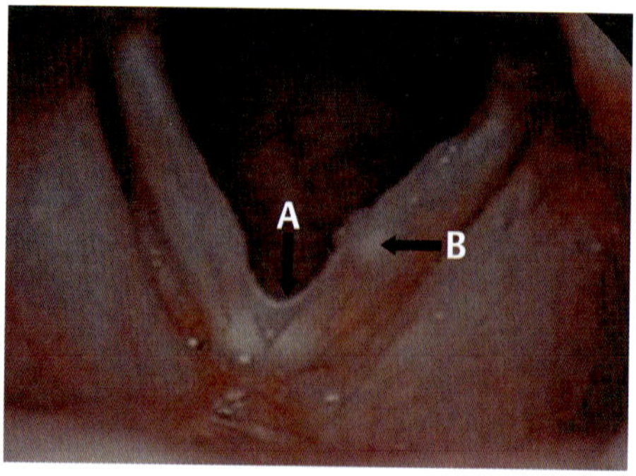

Fig. 6-13. Laringe com membrana laríngea (seta A) e cisto epidermoide (seta B) visualizado pela telelaringoscopia.

Vale comentar que além das AEMc diferenciadas, algumas alterações não adquirem uma forma definida, porém podem modificar a flexibilidade da mucosa verificada por meio da videolaringoestroboscopia. Essas alterações constituem as AEMc indiferenciadas.

Os pacientes com AEMc, como os demais com AEM são potenciais candidatos a desenvolverem disfonia, além de grande chance de desenvolver lesões secundárias pelas tentativas de compensação muscular do quadro primário.[1] Dessa forma, é importante o conhecimento da sua presença na população, uma vez que podem ser orientados quanto à condição vocal, não apenas no sentido de se tratar uma disfonia, mas também de se prevenir disfonia, principalmente em pacientes com maior produtividade ocupacional.

O diagnóstico das AEMc é difícil, mesmo com semiologia avançada e avaliação multiprofissional.[1]

Alguns estudos avaliaram a dificuldade diagnóstica das AEMc em indivíduos que procuraram serviço médico com a queixa de disfonia.

Pontes *et al.*,[2] avaliando fatores que contribuem na dificuldade diagnóstica em um estudo com 85 pacientes portadores de AEMc submetidos à cirurgia, observaram que:

A) O sulco tipo bolsa foi a AEMc mais encontrada, tanto no sexo masculino quanto feminino, e mais frequentemente interpretada como outro tipo de AEMc, ou diagnosticada erroneamente como uma lesão;
B) O diagnóstico correto da AEMc e o tipo na avaliação inicial ocorreram em 34,1%;
C) O diagnóstico correto da AEMc, porém incorreto do tipo na avaliação inicial, ocorreu em 34,1%;
D) O diagnóstico correto da lesão associada, porém não da AEMc na avaliação inicial, ocorreu em 31,8%;
E) As AEMc ocorrem mais frequentemente em mulheres e a dificuldade diagnóstica ocorre mais em homens;
F) As lesões associadas à AEMc que em alguns casos mascararam o diagnóstico de AEMc foram na ordem decrescente: leucoplasia, laringite crônica, pólipo, reação contralateral, edema, nódulo vocal e inflamação unilateral de PV.

Poels *et al.*,[8] compararam o diagnóstico pré-operatório (por meio da laringoscopia com estroboscopia) e intraoperatório de lesões benignas de PPVV em 221 pacientes consecutivos (53 homens e 168 mulheres). Observaram que:

A) Em 36% o diagnóstico pré-operatório foi alterado no ato da cirurgia;
B) Em 31% a lesão foi diagnosticada apenas no intraoperatório;
C) Lesões bilaterais foram evidenciadas no pré-operatório e intraoperatório em 53% e 82%, respectivamente;
D) Das lesões diagnosticadas no intraoperatório, 22% representaram sulcos e cistos;
E) Das 111 lesões, 13 das 29 lesões diagnosticadas como nódulo no pré-operatório foram diagnosticadas como sulco vocal no intraoperatório e 8 das 16 lesões diagnosticadas como cistos foram identificadas no intraoperatório como sulco vocal.

Núñez-Batalla *et al.*,[9] estudaram o papel diagnóstico na laringoscopia direta em seis pacientes (cinco com AEMc) observando que essa etapa foi o processo definitivo para o diagnóstico de uma alteração não evidenciada em consultório.

Dailey *et al.*[10] compararam a avaliação de lesões glóticas benignas por meio da telelaringoscopia rígida com estroboscopia e microlaringoscopia de suspensão em 100 pacientes consecutivos (38 homens e 62 mulheres). Observaram que:

A) Nove dos 100 casos apresentaram lesões adicionais diante da microlaringoscopia;
B) Dezesseis lesões adicionais nestes nove pacientes;
C) Quinze das 16 lesões eram sulco vocal (sete pacientes) ou ponte de mucosa (oito pacientes);
D) Em 45% (quatro dos nove casos) houve mudança no manejo operatório, sendo que três casos foram submetidos a procedimentos adicionais e em um foi realizado menor manipulação do que o previsto.

Diante desses achados, os autores fizeram as seguintes considerações:

A) A visão tangencial da superfície medial da glote por meio da telelaringoscopia limita a sensibilidade diagnóstica;
B) Sulco e ponte de mucosa são os achados que mais apresentam essa limitação;
C) Consentimento informado deveria conter a potencial mudança no manejo operatório;
D) Microlaringoscopia é um passo diagnóstico final na avaliação da doença glótica.

Mendes Neto *et al.*[11] também compararam o diagnóstico pré-operatório (por meio da laringoscopia com estroboscopia) e intraoperatório de lesões benignas de PPVV em 79 pacientes (52 mulheres e 27 homens). Observaram:

A) Na laringoscopia de suspensão, 124 lesões, 29 (23,3%) a mais do que no exame inicial;
B) A precisão global da telelaringoscopia foi de 64,5%;
C) A precisão no cisto epidermoide foi de 50%, e nos casos de ponte mucosa, sulco estria menor e bolsa de 100%;
D) Das 124 lesões, cisto epidermoide, sulco bolsa e sulco estria menor representaram respectivamente 16,1%, 12,1% e 11,3%;
E) Das 29 lesões observadas a mais na laringoscopia de suspensão, sulco estria menor, sulco bolsa e sulco estria maior representaram respectivamente 37,8%, 17,2% e 10,3%.

Devido à alta incidência, as AEMc não podem ser consideradas como malformação e sim como variação anatômica. De acordo com Freitas,[12] o termo normal envolve o conceito idealístico (mais bem preparado para realizar determinada função) e estático, que ocorre na maioria dos casos, com diferenças constitucionais entre pessoas, sendo uma variação ou uma anomalia (malformação). As variações representam diferenças morfológicas menores que ocorrem em diferentes sistemas orgânicos, apresentam grande variabilidade, e não causam distúrbio funcional ou perda do órgão. Nas anomalias, de rara ocorrência, o desvio da normalidade é mais intenso, com a possibilidade de limitação funcional, incluindo invalidade.

Moraes e De Biase[13] observaram a prevalência de AEM em 21,1% de 147 pacientes submetidos a tratamento cirúrgico por diversas causas, observado por meio da laringoscopia por suspensão, sendo 5,4% de microdiagrafma laríngeo, 16,3% de sulco e 4,1% de cisto epidermoide.

É importante citar que a origem do sulco vocal é também atribuída a um processo inflamatório. Lee *et al.*,[14] em 19 casos de sulcos em 15 pacientes submetidos a cirurgia e avaliação histológica, observaram em todos os casos alterações epiteliais, como paraqueratose (78,9%), espessamento epitelial (77,8%), disqueratose (63,2%) e retenção de *debris* de queratina. As alterações submucosas foram menos frequentes: 36,8% com tecido submucoso normal, 36,8% com tecido submucoso com inflamação e 23,5% com outras alterações.

Deve-se enfatizar que essas alterações, ou variações, não influenciam as principais funções da laringe, como respiração, proteção das vias aéreas e deglutição, porém. podem influenciar uma função biológica não vital, recentemente adaptada, à qual a laringe não foi originalmente programada, que é a fonação.

Concluindo, as AEM devem sempre ser consideradas na avaliação de qualquer indivíduo com alteração vocal, tendo em conta que se trata de uma variação da normalidade e não uma lesão. O diagnóstico nem sempre é fácil, mesmo com um adequado sistema de equipamentos para avaliação da laringe. O tratamento na maioria dos casos é conservador, porém, em muitos casos é necessário o tratamento cirúrgico, que vai depender da AEM, da repercussão vocal, da demanda vocal e da alteração no ciclo de vibração glótica.

REFERÊNCIAS BIBLIOGRÁFICAS

1. Pontes P, Behlau M, Gonçalves MI. Alterações estruturais mínimas da laringe (AEM): considerações básicas. Acta Awho. 1994;13(1):2-6.
2. Pontes P, Gonçalves MI, Behlau M. Vocal fold cover minor structural alterations: diagnostic errors. Phonoscope. 1999;2(4):175-85.
3. De Biase NG, Pontes P. Blood vessels of vocal folds: a videolaryngoscopic study. Arch Otolaryngol Head Neck Surg. 2008;134(7):720-4.
4. Bouchayer M, Cornut G, Witzig E, et al. Epidermoid cysts, sulci, and mucosal bridge of the true vocal cord: a report of 157 cases. Laryngoscope. 1985;95(9-1):1087-94.
5. Roch JB, Bouchayer M, Cornut G. Les sulcus glottidis. Rev Laryngol Otol Rhinol (Bord.). 1981;102:333-46.
6. Pontes P, De Biase N, Behlau M. Vascular characteristics of the vocal fold cover in contyrol larynges and larynges with benign lesion. Phonoscope.1999;2(3):129-35.
7. Pontes PAL, Biase N, Pontes A. Fonomicrocirurgia das alterações estruturais mínimas. In: Campos CAH, Costa HOO, editores. Tratado de otorrinolaringologia. São Paulo: Roca; 2002:393-407.
8. Poels PJ, de Jong FI, Schutte HK. Consistency of the preoperative and intraoperative diagnosis of benign vocal fold lesions. J Voice. 2003;17(3):425-33.
9. Núñez-Batalla F, Señaris-González B, Corte-Santos P, et al. The diagnostic role of direct microlaryngoscopy. Acta Otorrinolaringol Esp. 2007;58(8):362-6.
10. Dailey SH, Spanou K, Zeitels SM. The evaluation of benign glottic lesions: rigid telescopic stroboscopy versus suspension microlaryngoscopy. J Voice. 2007;21(1):112-8.
11. Mendes Neto JA, Pinna BR, Caporrino Neto J, Pedroso JE. Comparison between telelaryngoscopy and suspension laryngoscopy in the diagnosis of benign vocal fold lesions. Braz J Otorhinolaryngol. 2008;74(6):869-75.
12. Freitas V. Conceito de normal em anatomia. In: Freitas V, editor. Anatomia Conceitos e Fundamentos. Porto Alegre: Artmed; 2004:65-72.
13. Moraes BT, De Biase NG. Prevalence of Minor Larynx Structural Alterations: Influence on the Concept of a Normal Vocal Fold. Otolaryngol Head Neck Surg. 2019;160(2):295-301.
14. Lee A, Sulica L, Aylward A, Scognamiglio T. Sulcus vocalis: a new clinical paradigm based on a re-evaluation of histology. Laryngoscope. 2016;126(6):1397-403.

DISTÚRBIO DE VOZ RELACIONADO AO TRABALHO

CAPÍTULO 7

Leslie Piccolotto Ferreira
Susana Pimentel Pinto Giannini
Gustavo Polacow Korn

INTRODUÇÃO

No ano de 2018, o Ministério da Saúde, mais especificamente, o Departamento de Vigilância em Saúde Ambiental e Saúde do Trabalhador da Secretaria de Vigilância em Saúde, publicou o 11° Protocolo, denominado Distúrbio de Voz Relacionado ao Trabalho (DVRT), na série de Protocolos de Complexidade Diferenciada na Saúde do Trabalhador.[1]

O objetivo de um Protocolo de Complexidade Diferenciada é oferecer aos profissionais da saúde orientações técnicas e epidemiológicas de um determinado agravo, no sentido de busca, na história pessoal e profissional do trabalhador, dados que possam trazer informações sobre a relação da doença apresentada pelo trabalhador e seu contexto profissional.

A partir da constatação da presença de um agravo recorrente em uma ocupação, profissionais da saúde discutem as questões inerentes e uma equipe é constituída, a convite do Ministério da Saúde, para elaborar o protocolo que será publicado. Após discussões com esse grupo técnico, revisão bibliográfica e elaboração de um texto, reuniões com a comunidade científica para avaliação do documento são agendadas para, na sequência, o documento ser publicado para consulta pública.

Dessa forma, a intenção deste capítulo é elencar os principais tópicos que têm sido levantados a respeito do Protocolo DVRT.

COMPOSIÇÃO DO PROTOCOLO DVRT

No caso do DVRT, trata-se de "um protocolo de Vigilância em Saúde do Trabalhador e, dessa forma, independe o vínculo empregatício e o tipo de inserção do trabalhador no mercado de trabalho".[1] O protocolo tem como objetivo "orientar os profissionais da rede SUS (Vigilância em Saúde, Atenção Básica, média e alta complexidade), de serviços privados, serviços de saúde das empresas e Serviços Especializados de Segurança e Medicina do Trabalho (SESMT) a identificar, notificar e subsidiar as ações de vigilância dos casos de DVRTs e de seus determinantes".[1]

Ao se estabelecer um protocolo, os critérios que foram definidos em consenso por especialistas possibilitam a "produção, análise e avaliação epidemiológica dos dados, o que contribui para a identificação da real magnitude de casos de DVRTs e embasamento das ações de Vigilância em Saúde do Trabalhador".[1]

VIGILÂNCIA EM SAÚDE DO TRABALHADOR

A Vigilância em Saúde do Trabalhador (VISAT) é um componente do Sistema Nacional de Vigilância em Saúde, definido na Portaria de Consolidação nº 4 de 2017,[2-4] que tem como meta a promoção da saúde e a redução da morbimortalidade da população trabalhadora, por meio de ações que possam minimizar os agravos e seus determinantes. "Pauta-se nos princípios do SUS e apresenta em linhas gerais os seguintes objetivos: I. Identificar o perfil de saúde da população trabalhadora, considerando a análise da situação de saúde. II. Intervir nos fatores determinantes dos riscos e agravos à saúde da população trabalhadora, buscando eliminá-los ou, na sua impossibilidade, atenuá-los e controlá-los. III. Avaliar o impacto das medidas adotadas para eliminação, controle e atenuação dos fatores determinantes dos riscos e agravos à saúde, para subsidiar a tomada de decisões das instâncias do SUS e dos órgãos competentes".[1] Para subsidiar as ações de VISAT, podem-se utilizar diversos sistemas de informação disponíveis do SUS, porém, o principal deles é o Sistema Nacional de Agravos de Notificação do Ministério da Saúde (SINAN). Esse sistema tem o objetivo de coletar, transmitir e disseminar dados gerados pelos sistemas de vigilância epidemiológica municipais, estaduais e federal, além de realizar a análise das informações epidemiológicas para o planejamento da saúde e da necessidade de intervenções. Ele é alimentado, principalmente, pela notificação e investigação de casos de doenças e agravos que constam da lista nacional de doenças de notificação compulsória.

COMO SE DÁ A NOTIFICAÇÃO DO DVRT

A notificação consiste na comunicação da ocorrência de casos suspeitos ou confirmados, que deve ser feita às autoridades sanitárias por profissionais de saúde ou qualquer cidadão. A Portaria GM/MS 104/2011[5] torna obrigatória a notificação de alguns agravos (como perda auditiva induzida pelo ruído, câncer relacionado ao trabalho, entre outros). O DVRT não consta da lista de agravos de notificação compulsória e, assim, na suspeita ou diagnóstico de distúrbio de voz na ocupação laboral de qualquer trabalhador, cabe ao profissional da saúde fazer a notificação. Na publicação do Protocolo DVRT, a recomendação recebida foi que a notificação fosse feita na ficha de notificação de doenças em geral do SINAN, registrando o CID R49, uma vez que, até o momento, o DVRT, não tem ficha de notificação específica.

Em decorrência do fato de não ter uma ficha específica, perde-se a especificidade da notificação do DVRT, restando apenas o registro da ocorrência de dados sociodemográficos e o CID específico. Entretanto, como é facultada aos estados e municípios a inclusão de outros agravos considerados importantes para a região e não previstos pelo Ministério da Saúde, antes da publicação do DVRT duas iniciativas de notificação foram reconhecidas e merecem destaque:

- A primeira, fruto do movimento estabelecido pelos profissionais do Centro de Referência a Saúde do Trabalhador-RJ, que solicitaram à Secretaria Estadual da Saúde a inclusão do agravo "disfonia ocupacional" na lista de doenças de notificação compulsória como notificação de interesse estadual e, desde dezembro de 2008, vem notificando especificamente esse agravo;[6]
- A segunda, realizada pelo estado de Alagoas, que denominou o agravo como "distúrbio de voz relacionado ao trabalho", mantendo o mesmo R49.0 (CID-10) para a notificação.[7]

Mais recentemente, um grupo de fonoaudiólogas do Estado de São Paulo resolveu, com base nas iniciativas mencionadas anteriormente, elaborar uma Ficha de Notificação Individual (FNI), e essa foi pactuada com a diretoria de Vigilância em Saúde do Trabalhador da Secretaria do Estado da Saúde de São Paulo.[8] Há um movimento de incentivo para que os Centros de Referência em Saúde do Trabalhador (CEREST) desse estado façam a notificação. Para facilitar o registro, a ficha foi inserida no sistema FormSUS e todos os profissionais da saúde atuantes no estado de São Paulo podem acessá-la por meio do *link* http://formsus.datasus.gov.br/site/formulario.php?id_aplicacao=34003 para notificar casos suspeitos ou com confirmação diagnóstica de DVRT. Contudo, recentemente, com a promessa de unificar as diferentes fichas de notificação, tal procedimento foi interrompido.

Uma dúvida que sempre surge quando se fala de notificar é referente a possíveis problemas trabalhistas para o trabalhador caso seja feita a notificação. Por princípio, qualquer notificação deve ser feita para que se identifique uma determinada doença que pode estar ocorrendo numa região. Por exemplo: ao notificar a presença de dengue, o profissional da saúde está alertando que outras pessoas possam vir a ter, em função de riscos presentes num determinado local, e que ações de prevenção e tratamento devem ser colocadas em prática. Da mesma forma, o DVRT, quando o profissional da saúde notifica, possibilita que ações de prevenção ou tratamento possam ser estabelecidas para uma determinada escola, no caso de professores, ou de empresa de teleatendimento, no caso de teleoperadores, entre outros.

Assim, "o reconhecimento do DVRT é imprescindível para que a equipe da VISAT do CEREST ou a equipe da Vigilância em Saúde do município ou estado seja acionada para realizar inspeção do ambiente e do processo de trabalho, procurando identificar situações de risco para o DVRT, definir e monitorar a implantação das adequações necessárias".[1]

A Comunicação de Acidente de Trabalho (CAT) também pode ser emitida em qualquer caso de acidente ou doença relacionada ao trabalho para os trabalhadores regidos pela Consolidação das Leis Trabalhistas (CLT). Além do empregador, pode ser feita pelo próprio trabalhador, sindicato ou médico que o assistiu (de qualquer serviço de saúde público ou privado). Portanto, é possível notificar o DVRT pelo SINAN, para fins epidemiológicos e de vigilância, e por meio de CAT, para fins previdenciários.

DEFINIÇÃO DO DVRT

O protocolo define DVRT como "qualquer forma de desvio vocal relacionado à atividade profissional que diminua, comprometa ou impeça a atuação ou a comunicação do trabalhador, podendo ou não haver alteração orgânica da laringe". Essa definição foi, no decorrer dos 21 anos de discussão, ganhando melhor entendimento. Numa primeira versão do protocolo, o Distúrbio de Voz Relacionado ao Trabalho (DVRT) era definido como qualquer forma de desvio vocal diretamente relacionado ao uso da voz. Ao ser retirado, da versão atual, o termo "diretamente" possibilitou que não apenas os denominados profissionais da voz (professores, cantores, locutores, teleoperadores, entre outros) estariam sendo beneficiados com o protocolo, mas também aqueles que, no seu ofício, mesmo não tendo a voz como instrumento de trabalho, estão expostos a produtos químicos ou fumaça, como no caso dos cabeleireiros ou chapeiros de churrascaria. A classificação proposta é a de Costa, Pontes e Almeida em 2013,[9] que apresentam três tipos de adoecimento relacionados ao trabalho: no primeiro, estariam os casos de trabalhadores expostos a substâncias irritativas da mucosa respiratória presentes no ambiente e no processo de trabalho, tendo como consequência laringites inespecíficas e crônicas (como no caso dos cabeleireiros e chapeiros mencionados anteriormente); no segundo, relativos à constituição do próprio individuo, como as alterações estruturais mínimas da laringe, que, se presentes, podem ser um fator agravador; e, por último, os distúrbios vocais decorrentes do uso intenso da voz no exercício do trabalho, frequentes entre os chamados profissionais da voz.

FATORES DE RISCO PARA O DVRT

No protocolo são apresentadas inúmeras pesquisas de natureza epidemiológica que foram realizadas por diferentes grupos de pesquisadores, com destaque aos brasileiros, com registro de ocorrência do distúrbio de voz, associado à presença de diversos fatores de risco, em professores e teleoperadores, mais especificamente.[1] Os fatores de risco podem ser classificados em três categorias: fatores relacionados ao trabalhador, ao ambiente ou à organização do trabalho, e estão mais bem detalhados no capítulo Fatores Intrínsecos e Extrínsecos.

RECOMENDAÇÕES DO PROTOCOLO DVRT

Basicamente, as recomendações podem ser divididas em quatro eixos:

1. Linha de cuidado;
2. Diagnóstico;
3. Tratamento, reabilitação e retorno ao trabalho;
4. Vigilância de ambientes e processos de trabalho. Todos serão detalhados nos próximos itens.

Proposta de Linha de Cuidado do DVRT

Linha de cuidado é uma imagem de sequência de ações que marcam um itinerário e expressam os fluxos assistenciais seguros e garantidos ao usuário, aqui no caso, ao trabalhador.[10] Ela incorpora a ideia da integralidade na assistência à saúde, ou seja, unifica ações de promoção da saúde, de prevenção a agravos e de reabilitação. Segundo o Protocolo, na Linha de Cuidados do trabalhador com DVRT, "a assistência deve ser integral e só é possível se for organizada em Rede de Cuidados. Cada serviço deve ser repensado como um componente fundamental da integralidade do cuidado que o trabalhador percorre, para obter em cada um aquilo que necessita para promoção, tratamento e reabilitação da sua saúde".[1] Dessa forma, é importante ter como foco quais são as necessidades do trabalhador, sem perder de vista as relações estabelecidas dentro da equipe que o atende. Segundo o Protocolo DVRT, a equipe da Unidade Básica de Saúde ou da Estratégia da Saúde da Família será o gestor da linha do cuidado e o CEREST terá a função de desenvolver ações de educação em saúde, coordenação de projetos de promoção, vigilância e apoio para o estabelecimento da relação do distúrbio de voz com o trabalho.

Procedimento Diagnóstico Proposto no DVRT

No protocolo DVRT, o diagnóstico é apresentado em etapas: levantamento de sinais e sintomas; avaliação; e classificação das disfonias. Quanto aos sinais e sintomas, é explicitada a importância de caracterizá-los quanto a tempo de duração, forma de instalação, fatores de melhora, piora e sua relação com o trabalho, manifestações que podem estar presentes, concomitantes ou não. A avaliação compreende o levantamento da história do trabalhador, avaliação médica, avaliação fonoaudiológica e inspeção *in loco*.

Um conceito importante deve ser trazido para o momento em que se estabelece a relação da doença com o trabalho: o princípio da concausalidade, ou seja, mesmo quando o trabalhador apresentar fatores ou comorbidades não relacionados à atividade laboral, essas podem coexistir concomitantes e subsequentes ao distúrbio da voz, sem que haja impedimento de se estabelecer a relação com o trabalho.[11]

Dados epidemiológicos podem auxiliar no melhor entendimento dos achados e o Protocolo de Anamnese Ocupacional do Ministério da Saúde pode ser uma ferramenta importante neste momento servindo como roteiro.[12] Os procedimentos diagnósticos estão mais bem detalhados nos capítulos "Avaliação Vocal Multidisciplinar Diagnóstico e Propedêutica".

Orientações do Protocolo DVRT sobre o Tratamento, Reabilitação e Retorno ao Trabalho

Depois da avaliação clínica (realizada preferencialmente por otorrinolaringologista) e fonoaudiológica (realizada preferencialmente por especialista em voz), o programa de tratamento (medicamentoso ou cirúrgico) e a reabilitação devem ser específicas para cada caso, buscando a atenção integral da saúde do trabalhador. "A reabilitação fonoaudiológica é um importante instrumento no tratamento, possibilitando a readaptação vocal e o retorno do trabalhador ao seu ambiente de trabalho. O diagnóstico e o tratamento precoce do DVRT possibilitam melhor prognóstico, sendo que a intervenção terapêutica interdisciplinar deve incluir ações de vigilância sobre o ambiente e a organização do trabalho".[1] O trabalhador pode permanecer em sua função enquanto realiza o tratamento ou a reabilitação e, se houver necessidade de afastamento do trabalho para evitar agravamento do quadro vocal ou prejuízo ao exercício da sua função, cabe ao médico a decisão. No serviço público, na reincidência ou no agravamento do quadro, o trabalhador pode ser readaptado para outra função, cuidando para que haja menor exposição aos fatores de risco para o DVRT. Esses casos precisam ser bem analisados para evitar expor o trabalhador a situações não adequadas ou constrangedoras, que podem levar a sofrimento psíquico.

É muito importante que o profissional de saúde esteja engajado em ações que possam, ao identificar os riscos ao bem-estar vocal, propor ações de promoção de saúde, prevenção do distúrbio, atenção a vigilância em saúde, incluindo o retorno ao trabalho. Mais uma vez é necessária atenção para que, ao retornar de um afastamento por DVRT, o trabalhador sinta-se preparado para sua função, que pode ser a mesma desenvolvida anteriormente ou outra mais adequada as suas atuais condições.

O protocolo esclarece que, no contexto brasileiro, "cabe ao Sistema Único de Saúde (SUS) realizar a reabilitação física e psicossocial dos trabalhadores e das trabalhadoras; enquanto o INSS é responsável pela reabilitação profissional do segurado. Portanto, conduzir processos de reabilitação profissional implica garantir a assistência à saúde necessária ao trabalhador e, ao mesmo tempo, conhecer o trabalho e promover mudanças nas condições deste de acordo com as necessidades dos binômios indivíduo-contexto e indivíduo-coletivo".[1]

Vigilância de Ambientes e Processos de Trabalho Preconizada pelo Protocolo DVRT

Entre as ações de vigilância de ambientes e processos de trabalho com o objetivo de identificar os fatores de risco ao DVRT e, na sequência, intervir visando eliminar ou, pelo menos, atenuar e controlar esses fatores, estão previstas no Protocolo DVRT: "mapear ou identificar os fatores de risco e perigos dos ambientes de trabalho; estabelecer associação entre o quadro clínico/diagnóstico e a atividade de trabalho; avaliar o cumprimento de recomendações; atender a demandas específicas (denúncias ou solicitações do Ministério Público do Trabalho – MPT, Ministério Público Estadual – MPE, sindicatos, órgão ambiental, setores da Vigilância em Saúde, e outros parceiros da saúde do trabalhador); atender a projetos de Visat; e realizar entrevistas com trabalhadores".[1] Certamente essas ações são as que menos ocorrem no dia a dia, principalmente quando considerados aspectos como a extensão do nosso país e o número de trabalhadores adoecidos.

PAPEL DO PROFISSIONAL DA SAÚDE – MÉDICO OU FONOAUDIÓLOGO – PARA A IMPLANTAÇÃO EFETIVA DO DVRT

Apesar das celebrações desde a publicação do DVRT, sabemos que o processo está apenas começando. Muito depende de como fonoaudiólogos e médicos otorrinolaringologistas e do trabalho estiverem articulados para dar sequência ao que ainda precisa ser feito. Diríamos mais: nos falta ainda a participação ativa dos trabalhadores, uma vez que o DVRT, apesar de reconhecido (e vivido por muitos deles...), contou com pouca participação política das categorias profissionais afetadas no processo da sua construção. Podemos delinear algumas metas na tentativa de darmos sequência, uma vez que, sem elas, provavelmente tudo o que conquistamos pode ficar apenas no papel. Na leitura delas, vamos perceber que umas podem estar atreladas a outras, fato que vai demandar muito esforço de todos. Vamos a elas:

- Divulgar, entre os colegas profissionais da saúde e os trabalhadores a existência do Protocolo DVRT, na tentativa de reunir um maior número de interessados em dar sequência ao movimento. Associações, sindicatos, empresas devem ser noticiados para que possam incrementar a divulgação entre os que serão beneficiados com a implantação efetiva do protocolo;
- Notificar os casos de DVRT – esse é um problema, pois, seguindo a recomendação do protocolo, a notificação demanda tempo para os profissionais de saúde e, ao seu final, dados mais robustos referentes ao DVRT não seriam registrados. Sem registro da notificação não há real reconhecimento da existência do DVRT e, portanto, maior dificuldade para a aprovação de políticas públicas que possam beneficiar a todos os trabalhadores;[13]
- Incluir o DVRT na Lista de Agravos de Notificação Compulsória – dessa forma, automaticamente teríamos uma ficha de notificação específica, com registro de dados nacionais, e possibilidades de análises totais e parciais. Uma comissão foi constituída para atualização dessa lista, houve a inclusão, contudo na sequência a lista foi revogada;[14]
- Realizar e divulgar ações de qualquer natureza, realizadas para promover saúde, prevenir, diagnosticar, tratar e realizar vigilância relacionadas ao DVRT. Material específico foi elaborado com o intuito de registrar ações, realizadas com diversos profissionais da voz, em diferentes regiões do país, e certamente poderá servir de inspiração para aqueles interessados nesta missão;[15]

- Estabelecer contato com o CEREST mais próximo, não apenas para encaminhamento de trabalhadores, mas também para conhecer as ações que são desenvolvidas pelos profissionais desse centro.
- Procurar estar sempre atualizado com relação às discussões promovidas pelas associações científicas, em especial, a Associação Brasileira de Otorrinolaringologia e Cirurgia Cérvico-Facial (ABROL-CCF), a Academia Brasileira de Laringologia e Voz (ABLV) e a Sociedade Brasileira de Fonoaudiologia (SBFa).
- Recentemente foi publicado material que poderá auxiliar aqueles que sentirem necessidade de aprofundar ainda mais o conhecimento quanto ao DVRT.[16]

REFERÊNCIAS BIBLIOGRÁFICAS

1. Brasil. Ministério da Saúde. Secretaria de Vigilância em Saúde. Departamento de Vigilância em Saúde Ambiental e Saúde do Trabalhador. Distúrbio de Voz Relacionado ao Trabalho (DVRT). Brasília: Ministério da Saúde, (Saúde do Trabalhador; 11. Protocolos de Complexidade Diferenciada). 2018:42.
2. Brasil. Ministério da Saúde. Secretaria de Vigilância em Saúde. Departamento de Vigilância em Saúde Ambiental e Saúde do Trabalhador. Protocolos de Complexidade Diferenciada. Brasília: Ministério da Saúde. [Internet]. 2006;3:76.
3. Masson MLV, Ferrite S, Pereira LMA, Ferreira LP, Araújo TM. Seeking the recognition of voice disorder as work-related disease: historical-political movement. Cien Saude Colet. 2019;24(3):805-16.
4. Brasil. Ministério da Saúde. Portaria de consolidação nº 4, de 28 de setembro de 2017. Consolidação das normas sobre os sistemas e os subsistemas do Sistema Único de Saúde. [Web site]. 2017.
5. Brasil. Ministério da Saúde. Portaria nº 104, de 25 de janeiro de 2011. Define as terminologias adotadas em legislação nacional, conforme o disposto no Regulamento Sanitário Internacional 2005 (RSI 2005), a relação de doenças, agravos e eventos em saúde pública de notificação compulsória em todo o território nacional e estabelece fluxo, critérios, responsabilidades e atribuições aos profissionais e serviços de saúde. [Web site]. 2011.
6. D'Oliveira C, Torres F. Notificação do Distúrbio de Voz relacionado ao Trabalho: relato de experiência pioneira no Brasil. Distúrb Comun. 2011;23(1):97-9.
7. Alagoas. Secretaria Estadual de Saúde (SES). Portaria n° 206, de 14 de setembro de 2012. Acrescenta o agravo disfonia como interesse estadual para notificação compulsória no SINAN. [Web site]. 2012.
8. Ferreira LP, Nakamura HY, Zampieri E, Constantini AC. Distúrbio de Voz Relacionado ao Trabalho: proposta de uma ficha de notificação individual. Distúrb Comun. 2018;30(1):170-8.
9. Costa HO, Pontes PAL, Almeida SIC. Distúrbio de voz relacionado ao trabalho. In: Mendes R, ed. Patologia do trabalho. 3. ed. Rio de Janeiro: Atheneu; 2013:1167-76.
10. Pessôa LR, Santos EHA, Torres KRBO, et al. Manual do Gerente: desafios da média gerência na saúde. Rio de Janeiro, Brazil: Ensp. 2011.
11. Monteiro AL. Disfonias e Infortunística. In: Anais do I Fórum de Saúde do Trabalhador de Araraquara – Distúrbios de voz relacionados ao trabalho, PUC e CEREST São Paulo. 2004.
12. Brasil. Ministério da Saúde. Secretaria de Atenção à Saúde. Departamento de Ações Programáticas Estratégicas. Anamnese ocupacional: manual de preenchimento da Ficha Resumo de Atendimento Ambulatorial em Saúde do Trabalhador (Firaast)/Ministério da Saúde, Secretaria de Atenção à Saúde, Departamento de Ações Programáticas Estratégicas. Brasília: Editora do Ministério da Saúde; – (Série A. Normas e Manuais Técnicos) (Saúde do Trabalhador; 1); [Internet]. 2006:52.
13. Behlau M, Azevedo R, Pontes P. Conceito de Voz Normal e Classificação das Disfonias. In: Behlau M, ed. Voz: o livro do especialista. São Paulo: Revinter; 2005.

14. Masson MLV, Ferreira LP, Giannini SPP, et al. Distúrbio de voz: reconhecimento revogado junto com a nova lista de doenças relacionadas ao trabalho. Voice disorder: recognition repealed together with the new work-related diseases list. Rev. bras. saúde ocup. [Internet]. 2020.
15. Ferreira LP, Andrade e Silva MA, Giannini SPP. Distúrbio de Voz Relacionado ao Trabalho: práticas fonoaudiológicas. 1. ed. São Paulo: Roca; 2015.
16. Distúrbio de voz relacionado ao trabalho [livro eletrônico]: conquistas e desafios na América Latina. Trastorno de la voz relacionado coneltrabajo: conquistas y desafíosen América Latina. Work-related voice disorder: achievementsandchallenges in LatinAmerica/organizadoras Léslie Piccolotto Ferreira, Marta Assumpção de Andrada e Silva; tradução Caroline Antoni, Thiago Pimentel Pinto Giannini. 1. ed. São Paulo, SP: Sintropia Traduções; 2022.

CAPÍTULO 8

PROGRAMAS DE CONSERVAÇÃO VOCAL

Marcello Caniello
Ana Elisa Moreira Ferreira

INTRODUÇÃO

O Programa de Conservação Vocal (PCV) é o conjunto de ações voltadas especialmente para a prevenção do surgimento de alterações vocais relacionadas ao trabalho, aumentando a segurança e o conforto no uso profissional da voz, e na hipótese de ocorrência de alterações, detectá-las e tratá-las precocemente, visando ao rápido restabelecimento dos trabalhadores, oferecendo proteção em situação de uso ocupacional da voz.

Por se tratar de um programa, caracteriza-se pela implantação de ações integradas e longitudinais, como parte de um cenário de mútuo apoio e que se complementam em favor do acompanhamento da saúde e bem-estar vocal do trabalhador.[1] Deve ser aplicado aos ambientes de trabalho onde há presença de profissionais da voz e, portanto, o risco da presença de um distúrbio de voz relacionado ao trabalho (DVRT).

São considerados profissionais da voz professores, operadores de telesserviços, vendedores, radialistas, cantores, atores, advogados, secretárias, entre outros, para os quais a voz é a ferramenta básica de trabalho, o que envolve cerca de aproximadamente um terço das profissões.[2]

Segundo a classificação de Schilling, o trabalho pode se relacionar com as doenças de três maneiras distintas:[3]

- *Grupo I*: Trabalho como causa necessária;
- *Grupo II*: Trabalho como fator contributivo, mas não necessário;
- *Grupo III*: doenças em que o trabalho é provocador de um distúrbio latente, ou agravador de doença já estabelecida ou preexistente, ou seja, concausa.

Podemos incluir os distúrbios de voz nos grupos II e III.[4]

Um número expressivo de trabalhadores utiliza a voz em suas atribuições no ambiente de trabalho. Entretanto, estar em risco para o surgimento de alterações vocais e as limitações de exercer sua função impostas pelas alterações da voz depende de diferentes fatores.

Koufman e Isacson[5] propuseram uma classificação dos profissionais que auxilia na identificação do impacto da disfonia para cada categoria, seguindo critérios da relação entre a demanda e o impacto que uma eventual alteração possa oferecer ao exercício de sua profissão. Os autores dividiram esses profissionais em quatro grupos:

- *Nível I*: profissionais de elite vocal (cantores e atores). Para esse grupo, qualquer alteração vocal, mesmo que em grau discreto, pode trazer sérias consequências para o desempenho e a carreira;

- *Nível II*: uso profissional da voz falada (professores, clérigos, teleoperadores, telefonistas, entre outros), para os quais uma alteração de grau moderado pode causar impacto profissional negativo;
- *Nível III*: profissionais não vocais ou usuários não profissionais (por exemplo, médicos, advogados, vendedores, empresários, profissionais de negócios). Em casos de disfonia em grau severo, tais profissionais teriam dificuldades para exercerem suas funções;
- *Nível IV*: usuário não profissional, não vocal (como os operários, artesões, entre outras diversas profissões). Mesmo em condições extremas de comprometimento vocal, não sofreriam limitações no desempenho profissional.

Para Vilkman,[2] o que faz diferenciar os profissionais da voz é a necessidade de uso vocal em relação à qualidade vocal e a sobrecarga vocal, dividindo-os em:

- Profissionais com alta demanda para ambos os critérios (atores e cantores);
- Profissionais com alta demanda quanto a sobrecarga, mas moderada quanto a qualidade vocal (como, por exemplo, teleoperadores e professores).

Existem outras classificações propostas, que também demonstram a relação entre uso em situação de trabalho e grau de risco ocupacional ou limitação diante de uma disfonia, dividindo os profissionais de acordo com sua demanda vocal em *supporter, caller, transmitter, informer, leader/seller* e *performers*.[6]

Com essas classificações, observa-se que alguns grupos de profissionais dependem de sua voz para exercerem suas atribuições, e que as alterações de qualidade vocal ou sensações proprioceptivas de desconforto podem trazer incômodos ao exercerem suas profissões, dificultar, limitar ou até impedir o desempenho profissional. Sendo assim, para essas classes de trabalhadores, os PCV são estratégias essenciais para preservar sua saúde, mantendo-os trabalhando com conforto e segurança, e prevenindo prejuízos para a qualidade de vida, e danos econômicos por afastamentos, limitações ou impedimentos no trabalho.

Para esses profissionais da voz, os PCV deveriam estar à disposição em seus ambientes de trabalho, em formatos e ações adaptados às suas funções, mas sempre trabalhando na coletividade para o preparo vocal e prevenção de alterações vocais.

Dentre estas profissões, duas se destacam pelo número de trabalhadores impactados e risco de adoecimento vocal: os professores e os operadores de teleatendimento. Os teleoperadores têm duas vezes mais probabilidades de ter um ou mais sintomas de alteração vocal[7] comparativamente aos indivíduos que não exercem esta função; e professores 2,5 vezes mais.[8]

Na população de professores, foram identificadas queixas de alteração vocal em algum momento da carreira profissional em 63% dos profissionais; entre não professores, o percentual foi de 35,8%.[8] Os professores têm queixas frequentes de desconforto do trato vocal,[9] muitas vezes com piora da fadiga vocal logo no primeiro semestre do ano letivo, e fadiga física, ao final do ano.[10]

Entre os fatores associados incluem-se ambiente ruidoso, falar habitualmente em forte intensidade, extensas horas de trabalho, número excessivo de alunos por turma, falta de condicionamento vocal, instalações inadequadas de sala de aula, uso de giz e ser instrutor de educação física.[11,12] Os distúrbios de voz são os principais responsáveis pelos afastamentos e readaptações funcionais entre professores.[13]

Os operadores de teleatendimento também possuem especificidades em relação ao uso vocal. Além do uso vocal muitas vezes por 6 horas quase contínuas, observa-se intensa demanda cognitiva associada a exigências relativas à comunicação, como a necessidade de deliberação, de argumentação, de negociação, de solução de problemas e de persuasão na relação com clientes. Também estão predefinidas metas e exigências de produtividade a serem atingidas, como o número mínimo de chamadas atendidas ao longo do turno de trabalho, a duração de cada chamada, a padronização de procedimentos, a exigência de informações específicas e a necessidade de concentração.

Somam-se os fatores de interferência na integridade física, como a dificuldade para pausas espontâneas, necessidade de permanecer na mesma postura e com movimentos repetitivos de digitação por tempo prolongado, e aspectos do mobiliário, equipamentos e instrumentos que, com frequência, são inadequados ao desenvolvimento da atividade laboral.[14]

Neste cenário, o risco de desenvolver DVRT[15] para professores e operadores de teleatendimento está muito presente. Os sintomas mais frequentes são: cansaço ao falar, rouquidão, garganta seca, esforço ao falar, falhas na voz, perda de voz, pigarro, instabilidade ou tremor na voz, ardor na garganta, dor ao falar, falta de volume e projeção vocal, perda na eficiência vocal, pouca resistência ao falar, dor ou tensão cervical.[15-20]

O início dos sintomas geralmente é insidioso, com predominância nos finais de jornada de trabalho ou ao longo da semana ou períodos de trabalho, e diminuição destes após repouso noturno ou nos finais de semana. Aos poucos, os sintomas vão se tornando presentes continuadamente durante a jornada de trabalho ao longo de todo o dia, sem recuperação, mesmo com repouso vocal. Nesta fase, dificilmente o trabalhador consegue usar a voz de forma eficiente.[15]

Nos PCV é fundamental ter um olhar amplo para os distúrbios vocais, não apenas cuidando da exposição ao risco presente no ambiente e situação de trabalho. O documento DVRT do Ministério da Saúde[15] ressalta a multicausalidade das disfonias, a associação com diversos fatores também extraocupacionais, e que a influência dos mesmos pode acontecer "de forma isolada ou em conjunto, direta ou indiretamente, os quais podem desencadear ou agravar o quadro de alteração vocal do trabalhador".[15] Para melhor entendimento dos fatores de risco que agravam ou desencadeiam o DVRT e seus determinantes sociais, o documento propõe agrupar da seguinte forma:[15]

A) *Fatores relacionados à característica e à organização do trabalho*: jornada de trabalho prolongada, sobrecarga, acúmulo de atividades ou de funções, demanda vocal excessiva, ausência de pausas e de locais de descanso durante a jornada, falta de autonomia, ritmo de trabalho acelerado para o cumprimento de metas, trabalho sob forte pressão, insatisfação com o trabalho ou com a remuneração, postura e equipamentos inadequados, dificuldade de acesso à hidratação e aos sanitários, entre outros;
B) *Fatores relacionados ao ambiente de trabalho*: pressão sonora acima dos níveis de conforto, acústica desfavorável, mobiliário e recursos materiais inadequados ou insuficientes, desconforto e choque térmico, má qualidade do ar, ventilação inadequada do ambiente, baixa umidade, exposição a produtos químicos irritativos de vias aéreas superiores (solventes, vapores metálicos, gases asfixiantes) e presença de poeira ou fumaça no local de trabalho, entre outros;
C) *Fatores relacionados ao indivíduo*: idade, sexo feminino, alergias respiratórias, doenças de vias aéreas superiores, influências hormonais, medicações, etilismo, tabagismo e outros.[15]

Incluem-se também nos fatores relacionados ao indivíduo os desarranjos histológicos indiferenciados ou diferenciados que prejudicam o ciclo vibratório das pregas vocais (sulcos, pontes de mucosas, micro diafragma laríngeo, cistos epidermoides e vasculodisgenesias), chamados de alterações estruturais mínimas (AEM).[15]

Considerando a multicausalidade e concausalidade que pode estar relacionada com o surgimento de alterações vocais relacionadas ao trabalho, os programas de conservação vocal devem levar todos estes itens em consideração e envolver medidas de prevenção especialmente relacionadas ao ambiente de trabalho e à organização do trabalho.

A visão de ergonomia vocal[2] é essencial para olharmos todos os fatores extrínsecos e intrínsecos que podem expor o profissional ao risco de desenvolver disfonia.

A produção vocal, pela sua característica de movimentos repetitivos, quando exposta à tais condições adversas, coloca o trabalhador em risco. Portanto, pensar em PCV é pensar no indivíduo e em toda a condição de produção vocal do seu entorno. A ergonomia vocal visa adaptar o trabalho ao profissional da voz, reduzindo o risco potencial para o surgimento de alterações que incomodem, limitem ou impeçam o uso vocal profissional.[21,22]

Assim, o PCV não pode se restringir aos exames admissionais e demissionais, ou então a palestras de orientação no início da função. Essas são ações importantes, mas aplicadas de formas pontuais e isoladas não atingem o real objetivo de um PCV: a promoção e prevenção à saúde do trabalhador.

As ações em saúde do trabalhador terão resultados quando cada etapa e intervenção for implantada de forma integral e integrada com as demais ações, e deveriam sempre fazer parte de um cenário de apoio mútuo.[20] O empregador deve coordenar todas as ações de forma lógica e completa, implantando um verdadeiro PCV.

Deve ser compreendida toda a multifatoriedade e concausalidade envolvida nos quadros disfônicos, e que sejam submetidos a ações eficientes e eficazes de promoção e prevenção de alterações da qualidade vocal, antes da instalação de qualquer alteração.

Ao gerenciar um PCV voltado para a saúde da voz de profissionais, devem-se implementar todas as ações necessárias para reduzir os fatores de risco para distúrbios vocais relacionados ao trabalho e proteger a voz do profissional longitudinalmente inter-relacionados e integrados às políticas de saúde organizacional e ocupacional e envolvendo todas as instâncias, desde o profissional e seus gerentes, até a equipe de saúde ocupacional e os executivos das empresas.[21-23]

Os programas de conservação vocal ou programas de saúde vocal são compostos por diferentes ações[21-24] e devem incluir os itens a seguir.

AVALIAÇÃO ERGONÔMICA

A avaliação ergonômica deve buscar identificar todos os fatores ambientais ou relacionados à organização do trabalho que possam interferir na saúde vocal dos profissionais, o que levará a medidas para eliminação ou minimização dos riscos envolvidos. Em um PCV devem ser avaliados fatores da ergonomia física, organizacional, cognitiva e psicológica[21,22] inerente a cada situação de trabalho.

Segundo Moreira-Ferreira,[22] em um PCV o trabalho da ergonomia vocal prevê, além da identificação da presença desses fatores de risco, sua análise quanto ao grau de interferência e seu controle, minimizando ou eliminando o impacto sobre a saúde vocal do trabalhador. Abrange a análise e o monitoramento dos seguintes fatores importantes para promoção e prevenção em saúde vocal do trabalhador.

Fatores Extrínsecos

Fatores ergonômicos físicos – os mais frequentes em ambiente de trabalho são:

- Presença de ruído de fundo;
- Pressão sonora acima dos níveis de conforto;

- Acústica do ambiente desfavorável;
- Ausência de uso de microfones e alto-falantes (professores) e *headset* individual (operadores);
- Temperatura desconfortável e choque térmico;
- Ventilação inadequada do ambiente;
- Má qualidade do ar;
- Baixa umidade;
- Limpeza insuficiente do ambiente;
- Presença de poeira ou fumaça no local de trabalho;
- Exposição a produtos químicos irritativos de vias aéreas superiores (solventes, vapores metálicos, gases asfixiantes);
- Postura e equipamentos inadequados;
- Mobiliário e recursos materiais inadequados e insuficientes;
- Dificuldade de acesso à ingesta de água e aos sanitários;
- Local para descanso inadequado ou barulhento;
- Ausência de locais de descanso durante a jornada.

Fatores ergonômicos organizacionais e dinâmicas de trabalho – são considerados aqueles inerentes aos processos de trabalho, por exemplo:

- Jornada de trabalho prolongada e sobrecarga de trabalho (como número de chamadas telefônicas e sua duração para operadores, ou quantidade de horas-aula para professores);
- Acúmulo de atividades ou de funções;
- Ausência de pausas;
- Número excessivo de alunos (professores);
- Ritmo de trabalho acelerado para o cumprimento de metas;
- Ausência de políticas coerentes de saúde e segurança do trabalhador.

Dinâmica cognitiva e psicológica, tais como:

- Dificuldade de relacionamento com os interlocutores (sejam alunos ou pais, no caso de professores; clientes, chefias ou outros pares de relacionamento profissional, no caso de operadores);
- Insatisfação com o trabalho ou com a remuneração;
- Falta de autonomia;
- Conteúdo repetitivo das tarefas;
- Trabalho sob forte pressão;
- Falta de treinamento para execução de suas tarefas;
- Falta de treinamento sobre o uso vocal profissional.

Fatores Intrínsecos ao Indivíduo

Conjunto de hábitos vocais, doenças preexistentes, histórico, idade, sexo entre outros fatores. Esses são mapeados por meio de entrevistas e protocolos de avaliação vocal autorreferidos, levantando hábitos, sinais e sintomas, históricos de vida que ofereçam dados sobre fatores de risco vocal,[20] assim como a prática de outras atividades com uso da voz (outros empregos ou atividades extraocupacionais, como canto).

Os PCV também encontram respaldo nas Normas Regulamentadoras do Ministério do Trabalho (NR). A NR17 do Ministério do Trabalho[25] visa estabelecer parâmetros mínimos que permitam a adaptação das condições de trabalho às características psicofisiológicas dos trabalhadores, de modo a proporcionar um máximo de conforto, segurança e desempenho eficiente. Estabelece que nos locais de trabalho onde são executadas atividades que exijam solicitação intelectual e atenção constantes (por exemplo: salas de controle, escritórios, salas de desenvolvimento ou análise de projetos), são recomendadas as seguintes condições de conforto:[25]

- 17.8.1 Em todos os locais e situações de trabalho deve haver iluminação, natural ou artificial, geral ou suplementar, apropriada à natureza da atividade;
- 17.8.2 A iluminação deve ser projetada e instalada de forma a evitar ofuscamento, reflexos incômodos, sombras e contrastes excessivos;
- 17.8.3 Em todos os locais e situações de trabalho internos, deve haver iluminação em conformidade com os níveis mínimos de iluminamento a serem observados nos locais de trabalho estabelecidos na Norma de Higiene Ocupacional nº 11 (NHO 11) da Fundacentro - Avaliação dos Níveis de Iluminamento em Ambientes Internos de Trabalho, versão 2018;
- 17.8.4 Nos locais de trabalho em ambientes internos onde são executadas atividades que exijam manutenção da solicitação intelectual e atenção constantes, devem ser adotadas medidas de conforto acústico e de conforto térmico, conforme disposto nos subitens seguintes;
  - 17.8.4.1 A organização deve adotar medidas de controle do ruído nos ambientes internos com a finalidade de proporcionar conforto acústico nas situações de trabalho.
    - 17.8.4.1.1 O nível de ruído de fundo para o conforto deve respeitar os valores de referência para ambientes internos de acordo com sua finalidade de uso estabelecidos em normas técnicas oficiais.
    - 17.8.4.1.2 Para os demais casos, o nível de ruído de fundo aceitável para efeito de conforto acústico será de até 65 dB (A), nível de pressão sonora contínuo equivalente ponderado em A e no circuito de resposta *Slow* (S).
  - 17.8.4.2 A organização deve adotar medidas de controle da temperatura, da velocidade do ar e da umidade com a finalidade de proporcionar conforto térmico nas situações de trabalho, observando-se o parâmetro de faixa de temperatura do ar entre 18 e 25 °C para ambientes climatizados.
    - 17.8.4.2.1 Devem ser adotadas medidas de controle da ventilação ambiental para minimizar a ocorrência de correntes de ar aplicadas diretamente sobre os trabalhadores.
- 17.8.5 Fica ressalvado o atendimento dos itens 17.8.3 e 17.8.4.2 nas situações em que haja normativa específica com a devida justificativa técnica de que não haverá prejuízo à segurança ou à saúde dos trabalhadores.

Esta norma regulamentadora possuiu , inclusive, um anexo específico voltado apenas aos operadores de teleatendimento[26] e estabelece questões relacionadas a cinco dimensões de risco ocupacional para o operador de telesserviços: auditivo, mental, físico, visual e vocal. Portanto, no PCV durante a avaliação ergonômica e por toda a gestão do programa em ambientes de centrais de teleatendimento, as NRs devem ser consideradas.

Várias determinações desta NR atuam na preservação da voz ou por cuidar da saúde geral, ou por estar diretamente relacionadas com a promoção e prevenção de alterações relacionadas ao aspecto vocal, tais como: a climatização dos ambientes e o equilíbrio de temperatura e umidade ambiental, os cuidados com a acústica e ruído dos espaços de trabalho, o respeito as pausas ao longo do turno de trabalho, a facilidade de acesso a água e banheiros.

A avaliação ergonômica auxiliará na implementação de medidas específicas para reduzir os riscos de alterações vocais nestes profissionais. Mas um programa vai muito além da identificação dos sinais de risco e seu monitoramento. Portanto, as ações a seguir são essenciais para a eficiência e eficácia dos PCV.

AVALIAÇÃO VOCAL OCUPACIONAL

Além dos exames obrigatórios previstos nas normas regulamentadoras,[25,26] a avaliação ocupacional dos profissionais que utilizam a voz como instrumento de trabalho deve incluir também a avaliação da qualidade vocal em pelo menos cinco momentos: no exame admissional, no periódico, na mudança de função, no retorno ao trabalho após afastamento e no demissional.

O exame admissional dos colaboradores que serão submetidos a situações de risco vocal é de extrema importância e deve incluir meios para detecção de alterações da qualidade vocal preexistentes, queixas autorreferidas e de patologias vocais, incluindo as subclínicas.

O exame médico admissional deve ser realizado obrigatoriamente antes que o trabalhador assuma suas atividades, e para trabalhadores que serão expostos a situações de risco vocal deve incluir análise da situação vocal do trabalhador e de eventuais doenças vocais preexistentes, que podem agravar-se com o uso frequente e abusivo da voz.

Além do exame médico clínico, a avaliação admissional destes trabalhadores deve incluir uma avaliação perceptiva auditiva da voz realizada por fonoaudiólogo. A triagem fonoaudiológica mínima deve incluir tarefas fonatórias que ofereçam dados sobre a qualidade vocal que possam identificar uma possível existência de alteração vocal preexistente. Devem-se ainda aplicar protocolos que possam levantar a presença de sinais e sintomas, hábitos e história pregressa da saúde vocal.

O objetivo é identificar o risco da existência de quadro de alteração vocal que, ao ser submetido ao uso ocupacional da voz, possa ser agravado, prejudicando o profissional na situação de trabalho para a qual está sendo contratado ou fora dela e em sua carreira e vida social. Em caso de alteração na análise perceptiva da voz ou na presença de sintomas vocais é importante a complementação com exame de imagem (videolaringoscopia ou videolaringoestroboscopia), para avaliação de possíveis patologias laríngeas preexistentes.

Vale ressaltar que não há correlação direta entre a presença de sintomas vocais, achados na laringoscopia e a análise acústica da voz. Assim, vozes alteradas não são necessariamente causadas por uma lesão em pregas vocais, assim como pode existir uma voz auditivamente saudável e sem queixa por parte do trabalhador, mas com uma alteração preexistente identificada na laringoscopia.

Portanto, é bastante útil também, sempre que possível, a complementação com um exame de videolaringoscopia, ou idealmente de videolaringoestroboscopia, que pode demonstrar alterações em pregas vocais não detectáveis na análise perceptiva da voz no exame admissional destes profissionais. A laringoscopia também pode indicar sinais de outras patologias, como por exemplo sinais de refluxo faringolaríngeo, doença esta não ocupacional, mas que pode causar interferência na qualidade vocal.

Podem haver alterações estruturais mínimas em pregas vocais, como sulcos, fendas, cistos, pseudocistos, vasculodisgenesias, microdiafragmas laríngeos, que muitas vezes não causam sintomas vocais naquele momento, mas que expostos a situações de uso vocal ocupacional, podem desencadear sintomas vocais significativos e/ou piora das lesões.

Um destaque importante é sobre a importância de uma análise conjunta de equipe multidisciplinar (fonoaudiólogo, médico otorrinolaringologista, e médico do trabalho), durante o processo admissional. Existem casos bastante específicos que devem ser considerados antes da exclusão de um trabalhador de uma oportunidade de trabalho. É o caso por exemplo das fendas triangulares posteriores em mulheres, que podem ser consideradas inerentes à conformação laríngea feminina e não devem, por si só, excluir a trabalhadora por colocá-la em risco de adquirir uma alteração por se submeter ao uso profissional da voz, na ausência de outras alterações.

Os exames médicos periódicos também devem incluir uma análise da qualidade vocal nestes profissionais. Sugere-se a realização de exame médico periódico anual para estes profissionais, incluindo avaliação fonoaudiológica da voz e questionário específico buscando eventuais queixas vocais, como por exemplo cansaço vocal, piora na qualidade da voz, afastamento do trabalho por causa da voz nos últimos meses, garganta seca, pigarro, dores de garganta recorrentes, rouquidão e falhas na voz.

Sabe-se que os operadores de telesserviços têm mais alterações de voz na avaliação periódica quando comparados com os exames admissionais, demonstrando a piora vocal ao submeter o trabalhador ao uso de voz profissional.[27] Portanto, para o acompanhamento longitudinal, os dados das avaliações periódicas são comparados com os anteriores e com o resultado do exame admissional, observando a estabilidade da qualidade vocal, o surgimento de sinais e sintomas ou se há indicadores da necessidade de intervenção, que vão desde a inclusão do trabalhador em programas especiais de exercícios vocais, pausas extras para o cuidado com a voz, a reabilitação, afastamento ou até mesmo readaptação de função em caso de piora dos achados.

Caso estes profissionais tenham realizado avaliação com laringoscopia no exame pré-admissional, que não tenha evidenciado nenhuma lesão preexistente, na ausência de queixas vocais e com análise perceptiva da voz normal, pode-se prescindir da realização de exame de videolaringoscopia nos exames periódicos, deixando-os para caso de surgimento de alguma queixa vocal. Isso vale também para o exame médico demissional, caso não exista nenhuma queixa vocal, sem históricos de afastamentos por queixas vocais, e a análise perceptiva da voz não apresente nenhuma alteração.

Os trabalhadores devem ter também fácil acesso ao departamento de saúde ocupacional da empresa e aos profissionais envolvidos no PCV, facilitando a identificação de eventuais queixas e patologias vocais. Isto é chamado de procedimento de vigilância passiva (processando a demanda espontânea de trabalhadores que procurem serviços médicos).[26]

Essa conscientização pode ser feita por meio de material de apoio ao aprendizado (manuais, folhetos, cartazes, materiais digitais ou outras ações que visem à ampliação do conhecimento do profissional da voz), e também através de palestras de orientação, possibilitando também que questionem suas próprias dúvidas sobre a voz e abordem os fatores de risco envolvidos.

No segmento de telesserviços, por já existir na legislação um anexo específico relacionado a estes profissionais, algumas das ações já estão previstas desde a admissão, assim como reciclagem periódica. Esta capacitação deve incluir, no mínimo, os seguintes itens:[26]

- 7.1.2 O treinamento deve incluir os seguintes itens: a) noções sobre os fatores de risco para a saúde em teleatendimento/*telemarketing*; b) medidas de prevenção indicadas para a redução dos riscos relacionados ao trabalho; c) informações sobre os sintomas de adoecimento que possam estar relacionados à atividade de teleatendimento/*telemarketing*, principalmente os que envolvam o sistema osteomuscular, a saúde mental, as funções vocais, as auditivas e a acuidade visual dos trabalhadores; e d) informações sobre a utilização correta dos mecanismos de ajuste do mobiliário e dos equipamentos dos postos de trabalho, incluindo orientação para alternância de orelhas no uso dos fones mono ou biauriculares e limpeza e substituição de tubos de voz.
  - 7.1.2.1 O treinamento inicial deve ter a duração de 4 horas na admissão, e o treinamento periódico deve ser realizado a cada 6 meses, independentemente de campanhas educativas que sejam promovidas pelos empregadores;
  - 7.1.2.2 Durante o treinamento é obrigatória a distribuição de material didático com o conteúdo apresentado;
  - 7.1.2.3 O treinamento deve ser realizado durante a jornada de trabalho.

Ainda segundo este anexo da NR17 específica para teleoperadores,[26] no sentido de promover a saúde vocal dos trabalhadores, os empregadores devem implementar, entre outras medidas:

- 9.2.1 No sentido de promover a saúde vocal dos trabalhadores, a organização deve implementar, entre outras medidas: a) modelos de diálogos que favoreçam micropausas e evitem carga vocal intensiva do operador; Este texto não substitui o publicado no DOU; b) redução do ruído de fundo; e c) estímulo à ingestão frequente de água potável fornecida gratuitamente aos operadores.

A organização deve manter ambientes confortáveis para descanso e recuperação durante as pausas, fora dos ambientes de trabalho, dimensionados em proporção adequada ao número de operadores usuários, onde estejam disponíveis assentos, facilidades de água potável, instalações sanitárias e lixeiras com tampa.[26]

Para outros profissionais da voz, a legislação ainda carece de regulamentação específica e normas que protejam a saúde vocal do trabalhador, podendo ser usado o protocolo de DVRT[15] como balizador das ações necessárias.

Dentre vários temas importantes a serem abordados nas ações de orientação e promoção à saúde vocal para os cuidados da voz, destacamos no Quadro 8-1.

Quadro 8-1. Ações de Orientação e Promoção à Saúde Vocal para os Cuidados da Voz

Hidratação	Trabalhadores que utilizam a voz como instrumento de trabalho devem ser orientados sobre a importância da hidratação de todo o corpo e, principalmente das pregas vocais. Os empregadores devem disponibilizar acesso facilitado a água, e preferencialmente disponibilizar no próprio posto de trabalho. Sempre que possível fornecer garrafas individuais de água para que os trabalhadores possam se hidratar com bastante frequência. Deve haver treinamento e orientação frequente quanto à importância da hidratação para prevenção das patologias vocais, com linguagem simples e acessível a todos colaboradores, informando, por exemplo, que a cor da urina é um parâmetro relevante para avaliação da ingesta hídrica, e que quanto mais clara pode sugerir uma ingesta adequada. Também deve estar disponível para todos os trabalhadores água potável irrestrita e de fácil acesso
Tabagismo e outras drogas	Os profissionais devem ser orientados quanto ao impacto do cigarro sobre a saúde vocal. Além do câncer de laringe, o cigarro atua como importante agente irritativo das pregas vocais, podendo levar ao edema das pregas vocais (edema de Reinke), cordites, leucoplasias, entre outros
Etilismo	O álcool atua como agente irritante das pregas vocais, sendo fator de risco para o câncer de laringe e outras patologias laríngeas, além de ter efeito de ressecamento das mucosas, comprometendo a qualidade da voz
Alimentação	Os trabalhadores devem ser estimulados a manter uma alimentação saudável, com ingesta de alimentos leves, de fácil digestão, alimentando-se bem ao longo do dia, e evitando excessos antes de se deitar. Devem ser orientados a evitar alimentos (como por exemplo chocolates, leites etc.) e bebidas que possam aumentar a viscosidade da saliva, aumentando o risco de pigarrear e, portanto, interferir negativamente na integridade da mucosa e, por consequência, na emissão vocal. O empregador deve procurar seguir estas diretrizes quanto a disponibilização de alimentos aos colaboradores, como por exemplo oferecendo fácil acesso às frutas e fibras para serem ingeridas durante as pausas
Orientações sobre refluxo	O refluxo faringo-laríngeo é frequente patologia não ocupacional que pode impactar na qualidade da voz. Por este motivo os trabalhadores devem ser orientados quanto aos sintomas, para que possam procurar por atendimento adequado, e para que conheçam as medidas comportamentais e alimentares que podem causar ou agravar esta patologia e como deve ser evitada
Pausas	Colaboradores que utilizam a voz como instrumento de trabalho devem realizar pausas durante a jornada de trabalho. Trabalhadores de teleatendimento devem realizar as pausas estabelecidas na legislação, e nestes períodos devem ser orientados a realizar repouso vocal. Professores também devem utilizar as pausas entre as aulas para proporcionar repouso vocal
Uso vocal confortável	Como parte dos problemas de voz dos profissionais está relacionada à técnica pobre, ao esforço ao falar e ao desconhecimento do uso confortável da voz, é essencial conscientizá-los sobre a necessidade de uma fonação sem esforço, com qualidade adequada e conforto
Adaptação da forma de trabalho	Como medidas de economia da voz, professores podem ser orientados sobre recursos didáticos inovadores com mais participação de alunos, interação em sala de aula e recursos de tecnologia, entre outros
Repouso vocal	Sempre que possível e logo após o uso profissional da voz, o trabalhador deve reduzir a quantidade de fala para que o aparelho fonador possa se restabelecer

MEDIDAS DE ORIENTAÇÃO E PROMOÇÃO À SAÚDE VOCAL

Os profissionais que utilizam a voz como principal instrumento de trabalho devem receber orientações sobre os cuidados com a voz e principais fatores de risco para patologias vocais já no momento de sua admissão.[22,23,26] O objetivo é ampliar o conhecimento do profissional da voz e sua conscientização sobre os riscos para a voz quando exposta a situações de uso intenso da voz, sobre quais são esses riscos (ocupacionais e os extra-ocupacionais, endógenos e exógenos), quais recursos estão disponíveis no ambiente de trabalho para essa promoção da saúde vocal e como ele próprio pode cuidar da sua saúde vocal e de aspectos relacionados.

Desta forma, os trabalhadores devem receber treinamento específico sobre voz, sobre a sua produção saudável, sobre os ajustes necessários para o equilíbrio da fonação em situação profissional, atuando como estratégia mais eficaz na redução da probabilidade de desenvolver um quadro de disfonia.

Os treinamentos devem ser aplicados de forma dinâmica, interativa e com uma linguagem acessível, demonstrando a importância da voz tanto para o trabalho quanto para a vida pessoal do trabalhador, estimulando para que tenha consciência da importância de seguir as recomendações corretamente. Para cada profissão, orientações específicas devem ser contempladas, uma vez que os ajustes vocais são bastante diferentes, por serem tarefa-dependentes.

A aplicação de exercícios vocais em grupo[22-24] é outra estratégia importante para o profissional da voz, independentemente do tipo de uso que fará. Com apoio de um fonoaudiólogo, o trabalhador deve receber orientação sobre quais exercícios realizar, qual a periodicidade, momento e carga de exercícios, quais são aqueles aplicados antes do turno de trabalho como aquecimento vocal, ou ao final como desaquecimento vocal, e ainda quais outros exercícios podem ser realizados ao longo do turno de trabalho para recuperações rápidas após intervalos.

Os profissionais, quando não apresentam nenhum quadro disfônico, devem ter autonomia para a realização dos exercícios sem a presença diária de um fonoaudiólogo, mas se faz necessário que os trabalhadores sejam acompanhados pelo fonoaudiólogo com frequência para reciclagens periódicas, checagem da adequada produção dos exercícios e eventuais substituições para ampliar o trabalho vocal, garantindo que a prática se mantenha constante e correta.

Os trabalhadores devem ter fácil acesso aos profissionais da saúde da empresa, em especial ao médico do trabalho e ao fonoaudiólogo responsáveis pelo programa, de tal forma que em qualquer situação que impacte na qualidade vocal ou diante da presença de sintomas, seja possível um pronto atendimento[21-24] e tratamento, buscando evitar agravamento das alterações e desenvolvimento de patologias, mesmo para casos agudos (p. ex., laringites agudas relacionadas a quadros virais). Esta ação pode ser chamada de pronto atendimento vocal, SOS voz, emergência vocal, ou outro que dê o senso necessário de urgência na avaliação de qualquer impacto agudo na qualidade vocal ou outras sensações de desconforto na produção da voz.

O acompanhamento longitudinal[22-24] do profissional da voz é uma ação constante e frequente para monitorar as práticas de exercícios, a adequada produção fonatória, a mudança de hábitos para a saúde da voz, entre outros aspectos. Essa vigília facilita a identificação precoce de qualquer alteração, seja ela de ordem funcional ou já uma patologia instalada.

Neste caso, o quadro deve ser imediatamente tratado, buscando o rápido reestabelecimento da qualidade, do conforto e da saúde vocal dos trabalhadores. Neste momento a equipe envolvida (médico do trabalho, fonoaudiólogo e otorrinolaringologista) deve discutir o caso, identificando e definindo a conduta mais adequada, que pode ir desde:

- Manutenção em atividade acompanhado dos profissionais de saúde e com maior apoio de exercícios vocais;
- Suspenção da atividade profissional de uso da voz, através de afastamento ou licenças do trabalho;
- Redirecionamento para outras atividades que não exijam abuso vocal (como por exemplo atividades em *chat* para operadores de teleatendimento e atividades em bibliotecas e secretarias para professores);
- Mudança definitiva de função.

A persistência da rouquidão mesmo após a resolução de um quadro agudo deve levar à realização de uma análise mais aprofundada da função vocal, incluindo também exames complementares (videolaringoscopia ou videolaringoestroboscopia).

REABILITAÇÃO PROFISSIONAL

Uma vez instalada e identificada uma patologia vocal crônica relacionada ao uso vocal profissional, como por exemplo a presença de nódulos vocais, que estão frequentemente relacionados ao abuso vocal, os trabalhadores podem ser afastados da função até a resolução completa do quadro, e no retorno adaptados de tal forma a não realizar abuso vocal, evitando assim o ressurgimento de novas lesões.

Durante quadros agudos também pode ser necessário o afastamento temporário do trabalho para recuperação.

Nesses casos, os trabalhadores são encaminhados para tratamentos especializados, como terapia fonoaudiológica, tratamentos medicamentosos, cirurgias ou outros que se fizerem necessários. Cabe aos profissionais do PCV acompanhar tais condutas e tratamentos, e verificar, em conjunto com esses demais profissionais de apoio, o que pode ser feito nas situações de trabalho no retorno destes profissionais.

Em qualquer situação de disfonia em que o retorno à mesma função possa comprometer a qualidade vocal ou causar agravamento da patologia, após a resolução do quadro agudo, o médico do trabalho deve avaliar criteriosamente o caso e seguir com a readaptação no trabalho, buscando preservar a saúde dos trabalhadores.

E, uma vez identificado que o surgimento de alteração vocal esteja relacionado ao trabalho, o empregador deve proceder com a emissão da Comunicação de Acidente de Trabalho (CAT) por doença ocupacional.

Os PCV aplicados aos profissionais que trabalham em situações que envolvam uso da voz nas atribuições do trabalho e em situações que os coloquem em risco, devem envolver ações amplas que contemplem desde a avaliação das condições de trabalho de forma global (incluindo todos os fatores intrínsecos e extrínsecos que possam comprometer a produção confortável da voz), além de atuar quanto às medidas de prevenção das patologias vocais.

O empregador deve realizar capacitações e treinamentos frequentes nos PCVs, orientando os profissionais para o uso saudável da voz, evitando a instalação de um quadro de alteração, além de acompanhar de forma longitudinal esses profissionais, estabelecendo meios que possibilitem a identificação e o tratamento precoce das patologias vocais que possam surgir no exercício da profissão, buscando o rápido restabelecimento pleno e saudável da integridade vocal.

Os benefícios de atuar em promoção e prevenção da saúde vocal dos trabalhadores nos PCV são vários e atendem tanto aos profissionais quanto aos empregadores. O profissional da voz terá a integridade da capacidade laboral garantida, trabalhando em situação de segurança e proteção, garantindo também sua qualidade de vida fora do trabalho; e os empregadores estarão prevenindo custos com absenteísmo, presenteísmo, sinistralidade no plano de saúde, e até mesmo futuros passivos trabalhistas, além de manter seus colaboradores em perfeitas condições de saúde e bem-estar.

Por fim, deve-se pensar que a saúde vocal é também uma questão de saúde pública, uma vez que grande parte destes trabalhadores necessitará buscar no serviço público de saúde o tratamento por patologias ocasionadas por condições ocupacionais.

O trabalho pode e deve também ser fonte de realização e prazer. Atuar em um verdadeiro e completo PCV oferece a possibilidade de o trabalhador atuar em situação de proteção, para que consiga prazer no que faz sabendo que sua saúde está sendo zelada pelas instituições e nas mãos de profissionais conscientes da importância da voz saudável nas relações interpessoais e das consequências que um problema de voz pode causar na vida pessoal e profissional desses trabalhadores.

REFERÊNCIAS BIBLIOGRÁFICAS

1. Taylor P, Baldry C, Bain P, Ellis, V. A unique working environment: Health, sickness and absence management in UK call centers, Work, Employment and Society. 2003;17;3:435-58.
2. Vilkman E. Voice problems at work: A challenge for occupational safety and health arrangement. Folia Phoniatr Logop. 2000;52(1-3):120-5.
3. Ministério da Saúde; Doenças relacionadas ao trabalho: manual de procedimentos para os serviços de saúde. [Internet]; Brasília. 2001.
4. Przysiezny PE, Przysiezny LTS. Work-related voice disorder. Brazilian Journal of Otorhinolaryngology. 2015;81;2:202-11.
5. Koufman JA, Isaacson G. Voice disorders. Otolaryngol Clin North Am. 1991;24;2:989-98.
6. Shewell C. Voice Work: Art and science in changing voices. Wiley-Blackwell. 2009;28(6):447.
7. Jones K, Sigmon J, Hock L, et al. Prevalence and risk factors for voice problems among telemarketers. Arch Otolaryngol Head Neck Surg. 2002;128;5:571-7.
8. Behlau M, Zambon F, Guerrieri AC, Roy N. Epidemiology of voice disorders in teachers and nonteachers in Brazil: prevalence and adverse effects. J Voice. 2012;26(5).665.e9-18.
9. Rodrigues G, Zambon F, Mathielson L, Behlau M, Vocal Tract discomfort in teatchers: its relationship to self-report voice disorders. J Voice. 2013;27(4):473-80.
10. Zambon FC. Fadiga vocal em professores e sua relação com a fadiga geral ao longo de um ano letivo. [tese]. São Paulo: Escola Paulista de Medicina, Universidade Federal de São Paulo (UNIFESP). 2015.
11. Cantor Cutiva LC, Vogel I, Burdorf A. Voice disorders in teachers and their associations with work-related factors: a systematic review. Journal of Communication Disorders. 2013;46:143-155.
12. Martins RH, Pereira ER, Hidalgo CB, Tavares EL. Disorders in teachers: A review. J Voice. 2014;28;6;716-24.
13. Macedo CS, Souza CLD, Thomé CR. Readaptação de Educação e Cultura – professores por disfonia na rede municipal de ensino de Salvador. Revista Baiana Saúde Pública. 2008;32;1:72-84.
14. Menzies H. Globalizing technologies and the decimation/ transformation of work. In: Stellman JM, editor. Encyclopaedia of Occupational Health and Safety - Work and workers. Geneva: International Labour Office. 1998:1-24.
15. Ministério da Saúde. Distúrbio de Voz Relacionado ao Trabalho – DVRT; Secretaria de Vigilância em Saúde, Departamento de Vigilância em Saúde Ambiental e Saúde do Trabalhador Brasília; [Internete]. 2018.

16. Constancio S, Moreti F, Guerrieri AC, Behlau M. Dores corporais em teleoperadores e sua relação com o uso da voz em atividades laborais. Rev. Soc. Bras. Fonoaudiol. 2012;17(4):377-384.
17. Dassie-Leite AP, Lourenço L, Behlau M. Relação entre dados ocupacionais, sintomas e avaliação vocal de operadores de telesserviços. Rev. Soc. Bras. Fonoaudiol. 2011;6(1):59-63.
18. Padilha MP, Moreti F, Raize T, et al. Grau de quantidade de fala e intensidade vocal de teleoperadores em ambiente laboral e extralaboral. Rev. Soc. Bras. Fonoaudiol. 2012;17(4):385-390.
19. Piwowarczyk TC, Oliveira G, Lourenço L, Behlau M. Vocal symptoms, voice activity, and participation profile and professional performance of call center operators. Journal of Voice. 2012;26:194-200.
20. National Institute for Occupational Safety and Health (NIOSH). The Research Compendium: The NIOSH Total Worker Health™ Program: Seminal Research Papers 2012, DHHS (NIOSH) [Internete]. 2012;146.
21. Moreira-Ferreira AE, Oliveira S, Algodoal J. Atuação fonoaudiológica junto aos operadores de telesserviços. In: Oliveira IB, Almeida AAF, Raize T, Behlau M Atuação fonoaudiológica em voz profissional, São Paulo, Ed. Roca. 2011:21-55.
22. Moreira-Ferreira AE, Vocal Health, and communication Training of Telemarketers in Brazil, In: Khidr, A. Voice Training Programs for Professional Speakers – Global Outcomes, Plural Publishing. 2017:189-234.
23. Moreira-Ferreira AE, Spina AL, Algodoal J, Barrichelo V. Atuação fonoaudiológica nos Telesserviços – Saúde e Aprimoramento. In: Marchesan IQ, Silva HJ, Tomé MC. Tratado das Especialidades em fonoaudiologia, Guanabara Koogan. 2014:230-39.
24. Moreira-Ferreira AE, Ferreira LP. Fonoaudiologia nas empresas de Telesserviços. In: Ferreira LP, Silva MAA, Giannini SPP. Distúrbio de Voz Relacionado ao Trabalho - Práticas Fonoaudiológicas, Editora Roca. 2015.
25. Norma Regulamentadora número 17 do Ministério do Trabalho. [Internete]. 1989.
26. Norma Regulamentadora número 17, Anexo II – Trabalho em teleatendimento/telemarketing; [Internet]. 2007.
27. Lourenço L, Ribeiro R. Perfil de atendimentos fonoaudiológicos em empresa de saúde ocupacional com foco em profissionais da voz. In: II Encontro Nacional do Departamento de Voz da Sociedade Brasileira de Fonoaudiologia. São Paulo. 2007:29-30.

CAPÍTULO 9

JUSTIÇA TRABALHISTA, PREVIDENCIÁRIA E CÍVEL

Eduardo Costa Sá
Diego Toniolo do Prado

INTRODUÇÃO

No Brasil, a legislação relacionada ao uso profissional da voz não é devidamente esclarecedora. A Norma Regulamentadora (NR) nº 17,[1] responsável pela ergonomia, em seu Anexo II, que é dedicado aos profissionais de atendimento remoto telefônico (*telemarketing*), determina pausas com base no artigo 71 do Decreto-Lei 5.452/43, a Consolidação das Leis Trabalhistas – CLT,[2] além de duas pausas extras, de 10 minutos cada, após a primeira hora trabalhada e antes da última hora. Entretanto, não existe padronização da avaliação vocal entre as normas, como, por exemplo, no Programa de Controle Médico de Saúde Ocupacional (PCMSO), que corresponde à NR nº 07,[3] tornando a legislação dedicada a este grupo insuficiente para uma avaliação apurada dos danos estruturais e funcionais em pregas vocais.

A CLT,[2] em seu Título III (das normas especiais de tutela do trabalho), Capítulo I (das disposições especiais sobre duração e condições de trabalho), dedica três seções aos profissionais da voz. A Seção II, dos profissionais de telefonia, apesar de descrever sobre a sua jornada de trabalho, determina normas para a jornada de trabalho, a remuneração e até as férias, mas não estabelece normativas dedicadas a avaliações e cuidados com a voz. A Seção XII, dos professores, estabelece restrições para trabalhos dominicais, mas também não estabelece estruturas para proteção vocal ou controle da saúde da voz.

A Seção III, dedicada aos músicos profissionais, é complementada principalmente pela Lei 3.857 de 1960,[4] que cria a Ordem dos Músicos do Brasil e estabelece a normatização da profissão de músico, em particular a este estudo, o cantor. Entretanto, em meio à regulamentação da profissão, inexistem artigos dedicados aos cuidados com a voz, embora haja, no artigo 41 da referida lei, estipulação de jornada padronizada de 5 horas, passíveis de ampliação de acordo com o disposto no artigo 42, havendo obrigatoriamente, um intervalo para repouso de 30 minutos, no mínimo, segundo o parágrafo 2º.

Salienta-se que as regras que regem a profissão e os direitos dos professores divergem de tal forma que, atualmente, o professor acometido por distúrbios da voz relacionadas ao trabalho (DVRT), e que esteja afastado do trabalho, recebe orientações diferenciadas da Secretaria do Trabalho e da Secretaria da Previdência Social, caso necessite de apoio trabalhista e/ou previdenciário.[5]

No segundo semestre do ano de 2018, foi publicado no acervo digital do Ministério da Saúde, o tomo de DVRT, na coleção de Protocolos de Complexidade Diferenciada.[6] Estão abordadas questões relativas à saúde vocal de professores e profissionais de *telemarketing*, e linhas gerais sobre o atendimento em saúde do trabalhador, aplicado à saúde vocal, sua epidemiologia e a notificação do agravo. Os dados que o protocolo apresenta não se referem aos profissionais de telefonia e aos cantores.

Nos últimos anos houve um aumento progressivo do número de profissionais que utilizam a voz como instrumento de trabalho. Como consequência direta, pode ser esperada uma maior incidência de agravos à saúde relacionados à voz.[7]

Atualmente, estima-se que um terço de todas as profissões dependem da voz como instrumento de trabalho. Fatores individuais associados à demanda vocal e às condições de trabalho facilitam o surgimento de laringopatias.[8] Essas formas de lesão podem resultar em afastamentos prolongados com prejuízos em diversas esferas, como a pessoal (para o trabalhador), empresarial e previdenciária.[8]

DADOS RELATIVOS AOS BENEFÍCIOS PREVIDENCIÁRIOS

Segundo os dados fornecidos pela Secretaria de Previdência Social, à época pertencente ao Ministério da Economia e atualmente pertencente ao Ministério do Trabalho e Previdência Social, referentes ao ano de 2017,[9] uma pequena parcela dos benefícios previdenciários, entre 5 e 10 benefícios mensais a cada 10.000, foram concedidos a doenças cujos códigos da Classificação Internacional das Doenças – versão 10 (CID-10), correspondiam aos afastamentos devidos às causas vocais: J37 (laringite e laringotraqueíte crônicas), J38 (doenças das cordas vocais e da laringe não classificadas em outra parte) e R49 (distúrbios da voz), com picos em maio (8,55) e agosto (9,34), e pontos mais baixos em janeiro (5,76).

Os dados acidentários, apesar de em números absolutos figurarem em aproximadamente um décimo dos previdenciários, apresentam uma proporcionalidade muito superior em relação ao total de benefícios, variando entre 9 e 20 benefícios mensais a cada 10.000, porém com picos em maio (17,07) e outubro (19,74), novamente com valores mais baixos em janeiro (10,25). Esses dados, no entanto, podem estar subestimados uma vez que diversas doenças podem estar associadas à incapacidade do uso da voz e estarem agrupadas em outras doenças. Em termos de acidente de trabalho envolvendo a voz, a avaliação fica prejudicada, uma vez que os subgrupos da CID 10 supracitados (J37, J38 e R49) podem ser incluídos na categoria "outros". Desta forma, não é possível, com os dados públicos, estimar quantas Comunicações de Acidente de Trabalho (CAT) são emitidas por ano, nos últimos 4 anos.[10]

Tomando-se o triênio de 2015 a 2017,[11,12] e analisando os gráficos presentes nas Figuras 9-1 e 9-2, observam-se: picos em junho/2015, maio/2016 e agosto/2017, para a espécie B31; e picos em abril/2015, maio/2016 e agosto/2017, para a espécie B91.

Espécie B31 é o auxílio-doença previdenciário, pago pelo INSS ao trabalhador afastado das suas atividades laborativas, com doença sem relação com o trabalho (Fig. 9-1).

Espécie-91 é o auxílio-doença acidentário, pago pelo INSS ao trabalhador afastado das suas atividades laborativas, com doença relacionada ao trabalho, ou seja, aquela ocorrida dentro da empresa ou no trajeto (Fig. 9-2).

No Brasil, segundo dados de 2004, da Associação Brasileira de Otorrinolaringologia e Cirurgia Cérvico-Facial (ABORL-CCF), o prejuízo anual com afastamentos de professores com diagnóstico de laringopatias é superior a 200 milhões de reais por ano.[13]

Dados referentes aos afastamentos de acordo com os códigos da CID-10 para segurados da previdência pública (não segurados do regime da CLT), não estão disponíveis nos meios públicos de informação da Secretaria de Previdência Social.

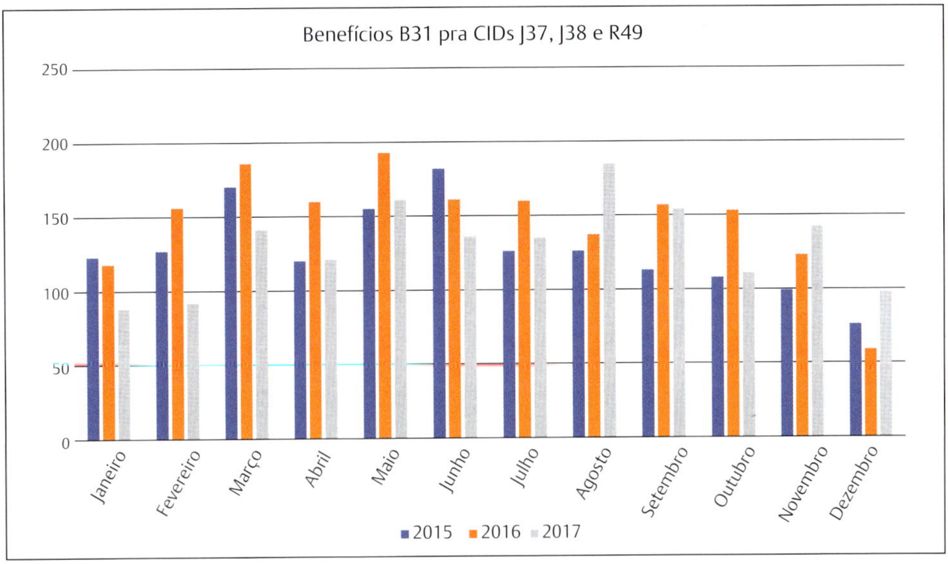

Fig. 9-1. Gráfico demostrando a distribuição do benefício de Auxílio Doença Previdenciário (Espécie B31) decorrente das CID-10 J37, J38 e R49 no triênio 2015-2017. (Fonte: Secretaria de Seguridade Social do Ministério da Economia, 2017.)

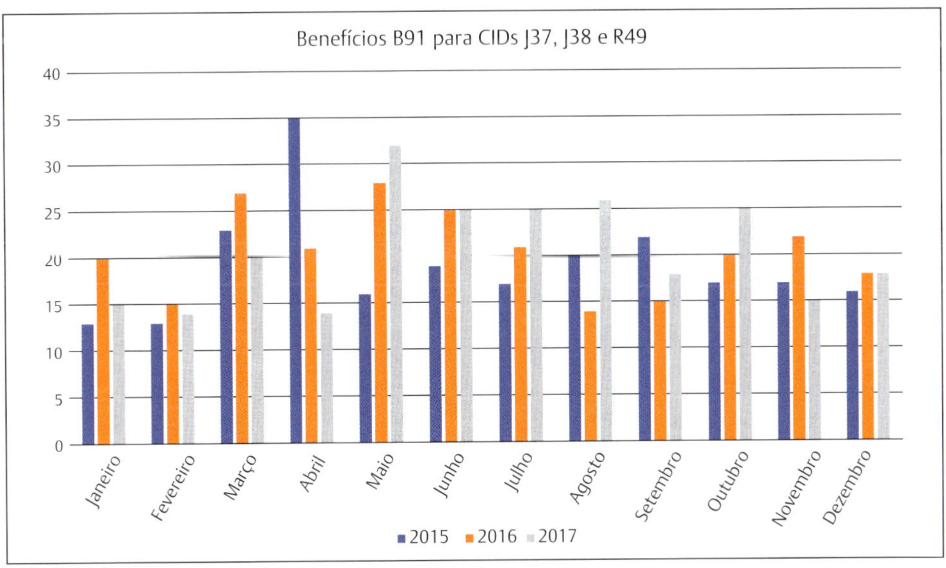

Fig. 9-2. Gráfico demostrando distribuição do benefício de Auxílio Doença Acidentário (Espécie B91) decorrente da CID-10 J37, J38 e R49 no triênio 2015-2017. (Fonte: Secretaria de Seguridade Social do Ministério da Economia 2017.)

DADOS RELATIVOS AOS BENEFÍCIOS CONCEDIDOS POR VIA JUDICIAL

Em 2019, foram revistas as jurisprudências constantes no Tribunal Superior do Trabalho (TST), nos Tribunais Regionais do Trabalho (TRT) de São Paulo, de Campinas, do Rio de Janeiro, do Paraná e do Distrito Federal por concentrarem a maior quantidade de processos do Brasil, usando as palavras-chave "rouquidão", "voz nódulo vocal" e "acidente de trabalho". Foram avaliados 70 acórdãos nas páginas dos TRTs, com evidente predomínio dos tribunais da 2ª e da 15ª regiões (respectivamente: São Paulo e Campinas).

A simples busca por acidente de trabalho devido ao sintoma de rouquidão é tema da maioria das buscas pela justiça do trabalho, sendo apenas minoria destas por lesões efetivas (geralmente, o nódulo vocal). As decisões acerca do nexo da rouquidão, na sua maioria, resultam em indeferimento relacionado ao nexo causal, salvo quando há presença de lesão, que, neste caso, pende para o deferimento do pleito do autor.

Também foram usadas as palavras-chave "rouquidão" e "previdenciário" nos Tribunais de Justiça (TJ) dos referidos estados. Foram avaliados 60 acórdãos, predominantemente no TJ da 2ª Região (São Paulo). Há tendência dos tribunais cíveis negarem a conversão do benefício previdenciário em acidentário, uma vez que a maioria dos casos não apresenta nexo causal devido à indefinição relacionada aos agentes causadores (descritos adiante) ou lesões congênitas. A falta de critérios para mensurar o grau de disfonia e de incapacidade e a deficiência da legislação em classificar laringopatia como doença ocupacional impactam também na discussão técnica do perito e na decisão do magistrado.[8]

Um dos pontos de maior conflito refere-se aos profissionais de *telemarketing*, muitos com elementos que levam peritos e juízes a indeferir a conversão pela ausência de nexo causal, como, por exemplo, casos de tabagistas ou pessoas com doença do refluxo gastroesofágico ou outros transtornos de ordem constitucional. Em setembro de 2018, na jurisdição do TJ-SP, houve um caso com cisto de prega vocal, uma lesão sabidamente congênita, mas cujas manifestações vieram a surgir alegadamente pela parte apenas após o uso profissional da voz em *telemarketing*.

O estudo da fala ainda é tido como uma área muito especializada, quase exclusiva da otorrinolaringologia, e pouco se estuda sobre ela fora desse grupo de especialistas. Portanto, é de grande relevância dar maior ênfase neste grupo de doenças que pode ser incapacitante para alguns profissionais, levando inclusive ao estabelecimento de nexo causal com o trabalho.

Pelos dados levantados, observou-se que a fragilidade legal não respalda adequadamente os profissionais da voz quanto ao nexo causal e à concessão de benefícios. Há necessidade, desta forma, de critérios e definições robustas que sustentem decisões periciais referentes aos distúrbios de voz relacionados ao trabalho, a fim de evitar gastos em ações na justiça e criando políticas públicas para a melhoria das condições de trabalho destes profissionais.

REFERÊNCIAS BIBLIOGRÁFICAS

1. Brasil, Norma Regulamentadora Nº 17, de 08 de junho de 1978. Ergonomia; [Internet]. 1978.
2. Brasil. Decreto-Lei n. 5.452, de 01 de maio de 1943. Aprova a Consolidação das Leis do Trabalho; [Internet]. 1943.
3. Brasil, Norma Regulamentadora Nº 07, de 08 de junho de 1978; [Internet.1978.
4. Brasil. Lei 3.857 de 22 de dezembro de 1960. Cria a Ordem dos Músicos do Brasil e dispõe sobre a regulamentação do exercício da profissão de músico, e dá outras providências; [Internet]. 1960.

5. Ferracciu CCS, Almeida MS. O DVRT do professor e a legislação atual. Rev. CEFAC. 2014;16(2):628-633.
6. Ministério da Saúde (BR). Secretaria de Vigilância em Saúde. Distúrbio de Voz Relacionado ao Trabalho – DVRT; [Internete]. 2018.
7. Przysiezny PE, Przysiezny LT. Work-related voice disorder. Braz J Otorhinolaryngol. 2015;81(2):202-211.
8. Araújo RP. Perfil dos beneficiários do INSS em auxílio-doença por distúrbios benignos da voz. Rev Bras Med Trab. 2014;12(1):1-7.
9. Ministério da Economia (BR), Secretaria de Previdência. Auxílios-doença acidentários e previdenciários concedidos segundo os códigos da Classificação Internacional de Doenças – CID-10; [Internet]. 2017.
10. Ministério da Economia (BR), Secretaria de Previdência. Anuário Estatístico de Acidentes do Trabalho; [Internet]. 2017.
11. Ministério da Economia (BR), Secretaria de Previdência. Auxílios-doença acidentários e previdenciários concedidos segundo os códigos da Classificação Internacional de Doenças – CID-10; [Internet]. 2015.
12. Ministério da Economia (BR), Secretaria de Previdência. Auxílios-doença acidentários e previdenciários concedidos segundo os códigos da Classificação Internacional de Doenças – CID-10; [Internet]. 2016.
13. Associação Brasileira de Otorrinolaringologia e Cirurgia Cérvico-facial (ABORL-CCF) (org.). Consenso Nacional sobre Voz Profissional – Voz e Trabalho: uma questão de saúde e direito do trabalhador. Rio de Janeiro. 2004.

Parte II OUVIDO

CAPÍTULO 10

ANATOMIA E FISIOLOGIA

Mara Gândara
Nathália Manhães Távora

INTRODUÇÃO

O conhecimento sobre a anatomia é fundamental para o entendimento das diferentes funções do corpo humano. O aparelho auditivo é um órgão sensorial que pode ser dividido sob o ponto de vista anatomofuncional em periférico e central (Fig. 10-1). A via auditiva periférica compreende as orelhas externa, média e interna, responsáveis por transformar a energia sonora do ambiente em estímulo elétrico. A via auditiva central compreende o nervo coclear, os núcleos auditivos do tronco cerebral e do mesencéfalo, o córtex auditivo temporal e as vias subcorticais associativas, responsáveis por processar os estímulos provenientes da via periférica. Essa integração proporciona a sensação de tonalidade e intensidade, atribuindo significado ao estímulo sonoro.[1] Além de corresponder ao aparelho sensorial da audição, a orelha interna também abrange o receptor vestibular relacionado à propriocepção da cabeça no espaço, importante para o equilíbrio.[1,2]

ANATOMIA

Orelha Externa

A orelha externa é constituída por pavilhão auricular e meato acústico externo, limitado medialmente pela membrana timpânica. Ela tem como função proteger a orelha média, captar e transmitir estímulos sonoros, além de contribuir com a orientação direcional em relação à origem da fonte sonora.[2,3]

Pavilhão Auricular

O pavilhão auricular se encontra anterior à mastoide e posterior à articulação temporomandibular, estando aderido ao crânio através de ligamentos e músculos. É formado por cartilagem de formato característico revestida por tecido subcutâneo com pequena quantidade de gordura subcutânea.[2]

A configuração de um pavilhão auricular normal (Fig. 10-2) apresenta as seguintes estruturas:[2] hélice, lóbulo (saliência inferior destituída de cartilagem), concha auricular (depressão mais profunda do pavilhão, composta por cimba e concha), anti-hélice (limite superior e posterior da concha, que se divide em dois ramos), fossa triangular (depressão localizada entre os ramos da anti-hélice), fossa escafoide (depressão localizada entre a hélice e a anti hélice), *tragus* (limite anterior, que se projeta para a porção cartilaginosa do meato acústico externo); *antitragus* (projeção cartilaginosa oposta e inferior ao *tragus*).

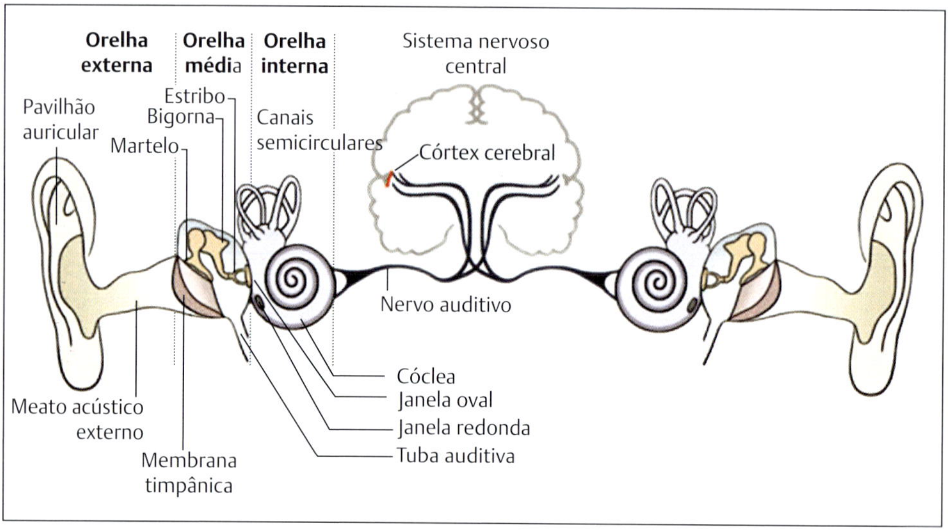

Fig. 10-1. Via auditiva. (Fonte: Maurícia Gândara.)

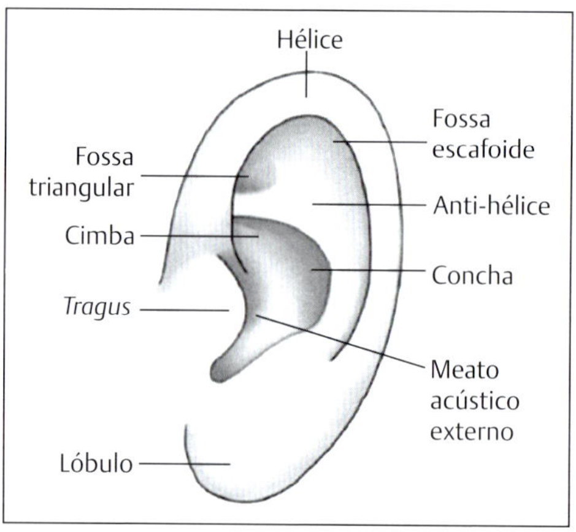

Fig. 10-2. Pavilhão auricular. (Fonte: Maurícia Gândara.)

No pavilhão, as glândulas sebáceas se encontram principalmente na concha, na fossa triangular e na escafa.[2] A inervação sensitiva da orelha externa é realizada pelos nervos auriculotemporal, auricular magno e auricular, além dos nervos facial e glossofaríngeo que atuam na inervação da concha. Os ligamentos e músculos do pavilhão são classificados em extrínsecos (fixação do pavilhão ao crânio) e intrínsecos (fixação das estruturas entre si). Os músculos extrínsecos praticamente se sobrepõem aos ligamentos de mesmo nome (anterior, posterior e superior da aurícula), enquanto os intrínsecos correspondem aos músculos grande e pequeno da hélice, do *tragus*, do *antitragus*, transverso e oblíquo. Durante o processo de envelhecimento do indivíduo são esperadas mudanças anatomofuncionais da orelha, tais como redução da atividade glandular e da elasticidade cutânea, aumento da pilificação e flacidez da musculatura.[2-4]

Meato Acústico Externo

O meato acústico externo (Fig. 10-1) constitui-se de um tubo com uma extremidade aberta e a outra fechada, que se estende da concha à membrana timpânica e faz limite com a fossa mandibular (anterior), a mastoide (posterior) e a fossa média (superior). É formado por uma porção cartilaginosa (1/3 lateral) e uma porção óssea (2/3 mediais) com 9 mm e 16 mm de comprimento, respectivamente. As glândulas ceruminosas, sebáceas e os folículos pilosos estão localizados na pele que reveste a porção cartilaginosa.[1,2,4]

O meato funciona como uma cavidade de ressonância, sendo importante para a amplificação do som, mas sua principal função é de proteção da membrana timpânica, por meio do equilíbrio de temperatura e umidade necessárias para a preservação da sua elasticidade. Além disso, o cerume, produzido pelas glândulas submucosas do meato, possui ação bacteriostática, fungostática e impermeabilizante.[4]

Orelha Média

A orelha média corresponde a uma cavidade preenchida por ar, composta pela membrana timpânica, cavidade timpânica, cadeia ossicular, com seus músculos e ligamentos, e complexo pneumático da mastoide. Através da tuba auditiva, se comunica com nasofaringe (Fig. 10-1).

A cavidade timpânica possui 15 mm de diâmetro anteroposterior e vertical, 4-6 mm transversal e 2 mm central, entre o tímpano e o promontório.[2] Seus limites são: membrana timpânica e epitímpano (lateral), *tegmen tympani* ou porção escamosa do osso temporal (superior), hipotímpano (inferior), mastoide (posterior), canal do músculo tensor do tímpano, tuba auditiva e artéria carótida interna (anterior), e janelas oval e redonda (medial).[2,4]

A membrana timpânica é fina, elástica, extremamente sensível a pequenas mudanças de pressão do meio aéreo, possui formato cônico e é dividida em duas partes, *pars* flácida (membrana de Shrapnell) e *pars* tensa. Ela confere proteção mecânica contra a entrada de agentes estranhos na orelha média e possui função vibratória. Além disso, serve de anteparo protetor para a janela redonda, pois permite que as ondas sonoras incidam com pressão acústica reduzida ao mínimo e em oposição de fase com às que chegam na janela oval, um mecanismo essencial para a mobilização da perilinfa e, por consequência, vibração da membrana basilar, que está localizada no órgão de Corti.[2-4]

A tuba auditiva é um canal constituído por tecido fibrocartilaginoso (2/3 distais) e ósseo (1/3 proximal) revestido por epitélio colunar pseudoestratificado ciliado, que possui 36 mm de comprimento, e comunica a cavidade timpânica com a nasofaringe.[2] Ela atua na regulação pressórica, drenagem de fluidos e proteção da orelha média. A equalização da pressão intratimpânica é promovida pela abertura intermitente da tuba auditiva, principalmente por contração do músculo tensor do véu palatino, considerado o músculo dilatador da tuba, otimizada pela ação do músculo tensor do tímpano.[2-4]

A cadeia ossicular é constituída por três ossículos – martelo, bigorna e estribo. O martelo é o maior dos ossículos e encontra-se suspenso por seus ligamentos suspensores, pelo músculo tensor do tímpano e pela articulação com a bigorna, através da articulação incudomaleolar. A bigorna também se articula com o estribo, através da articulação incudoestapediana. Já o estribo, o menor dos ossículos, possui sua base (platina) fixa à janela oval pelo ligamento anular fibroelástico.[2,4]

Os músculos da orelha média são o tensor do tímpano e o estapédio. O músculo tensor do tímpano ocupa um semicanal ósseo localizado acima da tuba auditiva, emite um tendão que se insere no martelo, e é inervado pelo nervo trigêmeo. Sua contração, por exemplo, durante a deglutição, promove a abertura da tuba auditiva e a troca de ar na cavidade timpânica. O músculo do estapédio é o menor músculo esquelético do corpo humano. Ele ocupa a eminência piramidal, de onde emite um tendão que se liga ao estribo, e é inervado pelo nervo estapédio, um ramo do nervo facial. Sua contração promove o deslocamento da platina, fixando a base do estribo. Juntos eles limitam o movimento da cadeia ossicular, diminuem a percepção de sons fisiológicos próprios (mastigação, vocalização etc.) e atenuam a passagem de sons, principalmente os abaixo de 2 kHz, para a cóclea.[4,5]

Orelha Interna

A orelha interna corresponde ao órgão sensorial da audição, está localizada na porção petrosa do osso temporal, recebe as terminações do nervo vestibulococlear (VIII nervo craniano) e se comunica com a orelha média através das janelas oval e redonda (Fig. 10-1). Quanto à posição, é dividida em labirinto anterior (cóclea) e posterior (canais semicirculares e vestíbulo). Essas estruturas são formadas por três partes: o labirinto ósseo, o labirinto membranoso sensorial e a cápsula ótica (ou labiríntica).[1,2]

O labirinto ósseo corresponde ao revestimento ósseo da cóclea, canais semicirculares e vestíbulo. Seu interior é revestido por endósteo, preenchido por perilinfa e abriga o labirinto membranoso. O labirinto membranoso é formado pelo ducto coclear, sáculo, utrículo, três ductos semicirculares e suas ampolas, saco endolinfático e ducto endolinfático. Ele é preenchido por endolinfa, produzida pela estria vascular do ducto coclear e do saco endolinfático, com composição semelhante ao líquido intracelular (rico em potássio e pobre em sódio), drenada através do aqueduto vestibular. A perilinfa é um líquido semelhante ao extracelular (rico em sódio e pobre em potássio), que parece originar-se do líquido cefalorraquidiano e do plasma, e preenche os espaços perilinfáticos, tais como: vestíbulo, rampa timpânica, rampa vestibular, canais semicirculares e ducto perilinfático (Fig. 10-3).[2-5]

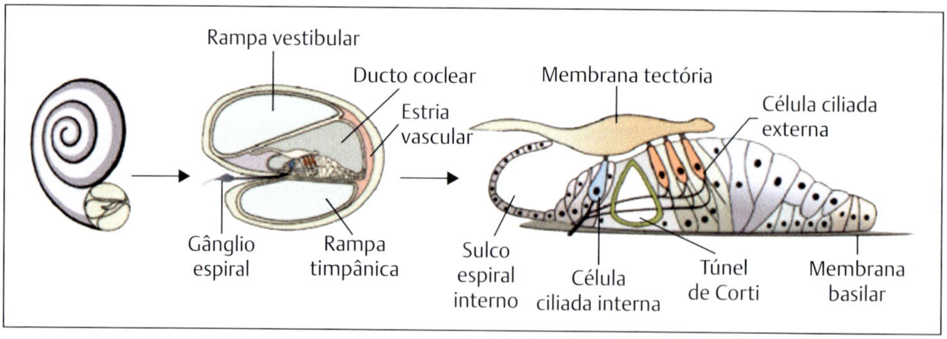

Fig. 10-3. Cóclea e órgão de Corti. (Fonte: Maurícia Gândara.)

O vestíbulo é uma câmara que mede cerca de 4 mm de diâmetro e ocupa posição central entre a cóclea e os canais semicirculares. Em sua parede lateral, encontra-se a janela oval e em seu interior, o sáculo e o utrículo. Eles possuem formato ovoide e máculas (sacular e utricular), que abrigam as células sensoriais ciliadas. O utrículo é maior que o sáculo, ocupa o recesso elíptico (região posterossuperior do vestíbulo) e recebe as aberturas dos canais semicirculares. Já o sáculo encontra-se no recesso esférico do vestíbulo, junto à abertura da rampa vestibular da cóclea, onde se conecta ao ducto coclear pelo ducto *reuniens*. O ducto endolinfático é formado da junção dos ductos utricular e sacular, que se direciona até o saco endolinfático através do aqueduto vestibular.[1,2,4]

Os canais semicirculares ósseos (lateral, superior e posterior) possuem formato de arco com 240° e 0,8 a 1,5 mm de diâmetro, ocupam os três eixos ortogonais do espaço e possuem ângulos retos (90°) uns com os outros.[2] Cada canal possui um ramo simples e um ampular, que abriga a crista ampular sensorial. No entanto, apenas cinco orifícios se abrem no vestíbulo, pois os ramos simples dos canais superior e posterior se juntam formando o ramo comum. Os ductos semicirculares encontram-se dentro dos canais ósseos correspondentes e se abrem no utrículo. Na extremidade ampular de cada ducto, observa-se a crista ampular, uma projeção composta por células sensoriais do sistema ampular vestibular. Junto com as máculas sacular e utricular, as células do sistema ampular vestibular recebem as fibras terminais dos nervos vestibulares superior e inferior.[3,5]

A cóclea é formada por um canal em formato espiral (caracol) com dois giros e meio e cerca de 30 mm de extensão (Fig. 10-3). A base da cóclea é mais alargada (8 a 9 mm de diâmetro e 5 mm de altura) e corresponde ao fundo do meato acústico interno, por onde penetram as fibras nervosas do ramo coclear do VIII nervo craniano.[1,2] Uma delicada lâmina óssea espiral projeta-se a partir do modíolo e a subdivide, de forma incompleta, nas rampas vestibular e timpânica. Essa divisão é completada pela membrana basilar, onde está localizado o labirinto membranoso coclear. As rampas vestibular e timpânica se comunicam através do helicotrema, situado no ápice. A cóclea é responsável pela transdução mecanoelétrica do som, ou seja, transforma estímulos mecânicos em estímulos elétricos específicos, posteriormente transmitidos ao VIII nervo craniano.[4]

O ducto coclear consiste em um ducto membranoso em formato espiral, que a partir do vestíbulo, projeta-se pelas duas voltas e meia da cóclea até o ápice (giros basal, médio e apical), e possui comunicação com o sáculo através do ducto *reuniens*. O ducto coclear é separado da rampa vestibular pela membrana de Reissner e da rampa timpânica pela membrana basilar, onde está localizado o órgão de Corti.[4]

A lâmina espiral óssea delimita diminutos canais, por onde passam filetes nervosos, procedentes do gânglio espiral do VIII nervo craniano, em direção às células ciliadas do órgão de Corti.[2] Sua metade superior está praticamente dentro do ducto coclear e o periósteo espesso que a reveste forma o limbo da lâmina espiral, estrutura que se fixa à membrana de Reissner. A borda inferior da lâmina espiral se liga à extremidade interna da membrana basilar. Já a borda lateral da membrana basilar, está fixa ao ligamento espiral, um espessamento do endósteo na parede lateral da cóclea. Acima do ligamento espiral e abaixo do ponto de fixação da membrana de Reissner, encontra-se a estria vascular, uma estrutura formada por rica rede de capilares caracterizada pela intensa atividade metabólica da bomba de Na+/K+ ATPase, responsável pelo transporte de íons e composição da endolinfa.[3-7]

A membrana basilar é formada por fibras colágenas radiais que se estendem da lâmina espiral óssea ao ligamento espiral de forma não uniforme. Com isso, as propriedades mecânicas variam ao longo de seu comprimento, ou seja, no ápice é mais espessa, larga e flácida, enquanto na base é mais fina, estreita e rígida.[2,5,7,8]

O órgão de Corti é um complexo arranjo de células sensoriais e de sustentação apoiado sobre a porção medial da membrana basilar (Fig. 10-3). Quanto à disposição das células, estão localizadas da região medial para lateral, respectivamente: células do sulco interno, células falangeais internas, células ciliadas internas, células pilares internas, túnel espiral interno, células pilares externas, células ciliadas externas, células de Deiters ou falangeais externas, túnel espiral externo, células de Hensen, células de Claudius e células de Böettcher. Na região mais central, existem duas fileiras de células pilares (células colunares internas e externas), que se unem na extremidade e formam o túnel de Corti. Medialmente aos pilares internos, encontram-se as células ciliadas internas (3.500 células em única camada) e lateralmente aos pilares externos, as células ciliadas externas (12 a 16.000 células maiores e dispostas em três ou quatro fileiras). As células ciliadas são caracterizadas pela presença de 50 a 100 estereocílios, prolongamentos celulares preenchidos por filamentos de actina. Nas células ciliadas internas eles são organizados em forma de "V" e nas externas, são maiores e organizados em forma de "W". A membrana tectória recobre o órgão de Corti e é responsável pela deflexão e hiperflexão dessas estruturas durante a vibração da membrana basilar. A resposta eletrofisiológica de cada célula ciliada está diretamente relacionada com a sua posição na membrana basilar, sendo estimulada de acordo com a frequência sonora.[4,6,8,9]

Conduto Auditivo Interno

O conduto auditivo interno é um canal ósseo revestido por dura-máter e aracnoide e preenchido por liquor. O fundo do conduto, ou seja, a extremidade em contato com a orelha interna, é dividido pela crista falciforme (transversa) em duas partes, superior e inferior. A região superior é ainda subdividida em anterior e posterior pela barra de Bill (vertical). Esses compartimentos são ocupados pelos nervos facial e intermédio (anterossuperior), e ramos coclear (anteroinferior), vestibular superior (posterossuperior) e vestibular inferior do VIII nervo craniano (posteroinferior), além das artérias e veias labirínticas internas.[1,2]

O VIII nervo craniano emerge entre a ponte e o bulbo no ângulo pontocerebelar. O ramo vestibular superior direciona-se ao utrículo e às ampolas dos canais semicirculares superior e lateral, já o vestibular inferior estende-se ao sáculo e à ampola do canal semicircular posterior. O ramo coclear possui aproximadamente 30.000 fibras, que fazem sinapse com o gânglio espiral (primeira sinapse aferente) e emitem filetes para o órgão de Corti. O neurônio tipo I (95% da via aferente) é grande, mielinizado e faz sinapse com apenas uma célula ciliada interna cada, enquanto o neurônio tipo II (5%) é pequeno, não mielinizado e faz sinapse com diversas células ciliadas externas.[2,4-6]

O nervo facial é um nervo misto, com uma porção motora (nervo facial) e outra sensitiva e visceral (nervo intermédio de Wrisberg). Tem origem no sulco bulbopontino, de onde se direciona ao meato acústico interno, formando o seguimento intracraniano. A porção intracraniana do nervo facial se limita à entrada do meato acústico interno. Ao entrar no meato, passa a receber denominações diferentes em sua extensão, correspondendo aos seguimentos: meatal (10 a 15 mm de comprimento), labiríntico (menor e mais estreito, com 3 a 4 mm), timpânico (10 a 12 mm) e mastóideo (13 mm de comprimento), até emergir pelo forame estilomastóideo.[2] O nervo facial é composto por fibras de cinco componentes funcionais, são elas: fibras eferentes viscerais especiais (inervam os músculos da mímica, do estapédio, do estilo-hióideo e do ventre posterior do digástrico); fibras eferentes viscerais gerais (glândulas lacrimais, submandibular e sublingual); fibras aferentes viscerais especiais (gustação dos 2/3 anteriores da língua, da fossa tonsilar e do palato); fibras aferentes viscerais gerais (sensibilidade da mucosa nasal, faringe e parte do palato mole); fibras aferentes somáticas gerais (parte da sensibilidade do meato acústico externo e concha do pavilhão auricular).[2,4]

VIA AUDITIVA CENTRAL

A capacidade de discriminação fina dos sons (frequência, timbre e intensidade) é resultado do complexo processamento da via auditiva central (Fig. 10-1). As fibras aferentes primárias comunicam-se com o nervo coclear, penetram no sulco bulbopontino (forame de Luschka) e atingem os núcleos cocleares do tronco cerebral (ventral e dorsal), que correspondem às primeiras estruturas da via auditiva central ascendente. As fibras do nervo coclear dividem-se mantendo a tonotopia dos núcleos (Fig. 10-4), atingem a região contralateral e fazem sinapses diretas com o núcleo do lemnisco lateral (ponte).[5-7]

Na ponte, o complexo olivar superior está localizado em sua região mais caudal e é o primeiro sistema a receber informações binaurais. Suas fibras seguem ascendente para os núcleos do lemnisco lateral, compondo a via utilizada para transmissão de todas as informações auditivas até o mesencéfalo.[4-6] O complexo olivar superior atua na localização espacial do som, no reflexo estapediano e no sistema eferente olivococlear. Seus neurônios respondem, especificamente, às diferenças temporais entre os estímulos.[5,6]

O colículo inferior possui aferências auditivas e extra-auditivas. Suas fibras se dirigem ao corpo geniculado medial (tálamo), que é essencial à integração da mensagem auditiva (frequência, intensidade, complexidade temporal e localização espacial do som) e localização sonora.[2,5,6]

O corpo geniculado medial recebe aferências auditivas, vestibulares, visuais e somáticas, e as direciona ao telencéfalo (córtex auditivo), compondo os tratos auditivos talamocorticais, que atuam na codificação dos sons e atenção auditiva (vigília do córtex auditivo). O córtex auditivo primário está localizado no lobo temporal (cisterna de Sylvius) e é responsável pela associação auditiva, interpretação da linguagem e expressão da fala.

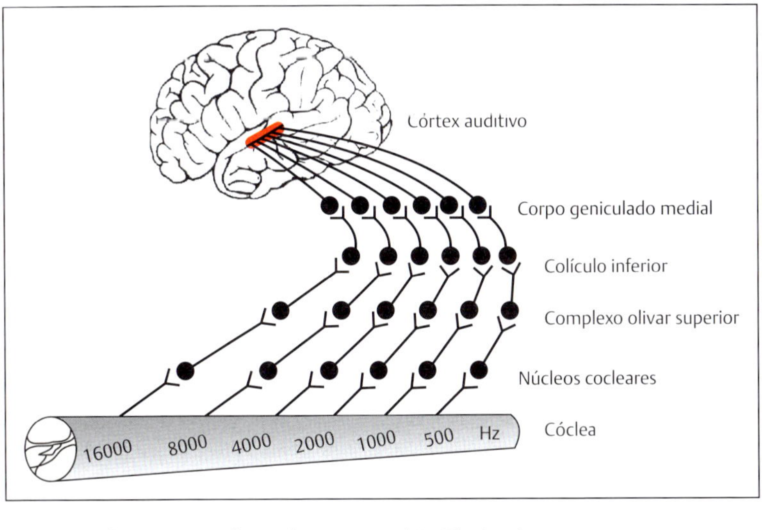

Fig. 10-4. Tonotopia do sistema auditivo. (Fonte: Maurícia Gândara.)

Sabe-se que os neurônios corticais não são sensíveis a estímulos sonoros contínuos, diferentemente dos núcleos do tronco cerebral, mas em semelhança a estes, também possuem regiões tonotopicamente organizadas, em que as respostas variam em função do espectro, intensidade e localização espacial do som.[4,6,7,9]

FISIOLOGIA DA AUDIÇÃO

Audição, visão e propriocepção contribuem para o estabelecimento da linguagem durante o desenvolvimento da criança. As adaptações que ocorrem no primeiro ano de vida são cruciais nesse processo. As experiências auditivas iniciam-se a partir do terceiro mês de vida intrauterina, quando o órgão auditivo normalmente já se encontra formado. Após o nascimento, as respostas auditivas a ruídos ambientais sem significado são inibidas, de forma que as respostas essencialmente reflexas são perdidas gradualmente até que a audição pela via aérea se estabeleça. Aos 3 meses de idade, a criança é capaz de localizar a origem do som, identificar barulhos próprios e brincar com eles (*feedback* auditivo). Aos 6 meses de idade, a criança desenvolve com maior afinco as habilidades de localização sonora e correlaciona os sons às emoções, objetos e atividades, por exemplo.[2,4-7]

Sabe-se que as frequências da fala se encontram entre 300 e 3.000 Hz, e a posição da fonte sonora em relação a orelha, a cabeça e o ombro do paciente influencia na intensidade do som percebido. A cabeça confere obstáculo mecânico à onda sonora, dificultando a percepção do estímulo pela orelha oposta à fonte, denominado efeito sombra, (atenuação interaural de até 15 dB).[2] Em contrapartida, na orelha mais exposta ao som, o estímulo é intensificado caracterizando o efeito concha.[1,2] A orelha externa e o conduto auditivo externo amplificam e direcionam a condução do som. A membrana timpânica movimenta o complexo tímpano-ossicular como um todo, transmitindo o estímulo à orelha interna através de um dos três mecanismos de condução: óssea; difusão (através do ar da cavidade timpânica); e vibração da cadeia ossicular (mais efetivo). A cadeia ossicular é responsável pela vibração da membrana timpânica até a platina do estribo, que se articula com a janela oval.[2,4-7]

Três princípios básicos norteiam a condução do som no conduto, são eles:[2,4]

1. O efeito alavanca gerado pela diferença de tamanho entre o processo longo da bigorna e o cabo do martelo (proporção de 1:1,3);
2. A área da membrana timpânica 17 a 20 vezes maior do que a da janela oval, faz desta um amplificador mais potente, já que para um mesmo estímulo, quanto menor a área da membrana, maior a concentração pressórica e maior a capacidade de amplificação;
3. O formato e a composição da membrana timpânica (côncava e com maior elasticidade) potencializa ao dobro a força vibratória do martelo.

A orelha média pode ser comparada com um transformador de energia, pois transforma um estímulo vibratório de via aérea para outro em meio líquido. Da membrana timpânica à platina do estribo, a capacidade pressórica é amplificada em 23 vezes, correspondendo a 27-35 dB.[2,4]

O reflexo estapediano consiste na contração do músculo estapédio, bilateral e de mesma intensidade, à exposição de estímulos de grande intensidade, mesmo que unilateral. Este é um mecanismo de proteção da orelha interna, cuja aferência é realizada pelo VIII par craniano e a eferência pelo nervo do estapédio, ramo do VII par craniano. Ele possui um período de latência e não protege contra ruídos bruscos. Além disso, é fatigável, o que limita a duração do efeito protetor à exposição sonora prolongada. O limiar de ativação ipsilateral é um pouco mais baixo que o da ativação contralateral e a força de contração aumenta com a intensidade do estímulo.[4-6]

A seletividade das frequências da cóclea é um mecanismo complexo e amplamente estudado (Fig. 10-4). A relação entre o estímulo gerado e o local da cóclea que é estimulado, com base na disposição das células na orelha interna e na amplitude de movimento na membrana basilar, é explicada pelo *fenômeno da tonotopia coclear*. Este fenômeno consiste na seletividade da base para as ondas sonoras de alta frequência e do ápice para as ondas de baixa frequência. Já os sons muito graves, ou seja, menores que 200 Hz, provocam a mobilização de toda a membrana basilar.[6-9]

A transdução mecanoelétrica na cóclea se inicia pela ação mecânica da platina do estribo sobre a janela oval, resultando na mobilização da perilinfa por toda a cóclea, da escala vestibular até a escala timpânica. Esse fluxo perilinfático induz à vibração da membrana basilar, membrana de Reissner e, consequentemente, da membrana tectória, que fica em contato com os estereocílios das três fileiras de células ciliadas externas. As células ciliadas internas transformam estímulos sonoros em impulsos eletroquímicos para as fibras nervosas. Elas não estão em contato direto com a membrana tectória, mas seu movimento gera um fluxo radial da endolinfa subtectorial e este sim é responsável pela movimentação dos estereocílios.[7-9] Esta é a verdadeira via aferente, composta por 95% das fibras do nervo vestibulococlear, estando as 5% restantes relacionadas com as células ciliadas externas.[2]

As células ciliadas externas modulam a ação das internas, aprimorando a discriminação auditiva. O mecanismo de contração e relaxamento dessas células amplifica em até 1.000 vezes (em amplitude) o movimento na membrana basilar. Essas teorias modificaram o modelo antigo de uma cóclea passiva para uma cóclea ativa.[7,8]

As fibras do nervo auditivo também respeitam a seletividade da tonotopia coclear, de forma que as fibras mais periféricas são responsáveis pelas frequências agudas e as fibras centrais pelas frequências graves. A maioria das fibras é responsável pela alta frequência (1 kHz).[6,8]

Processamento Auditivo

O processamento auditivo é o processamento perceptivo da informação auditiva no sistema nervoso central e a atividade neurobiológica subjacente a esse processamento dá origem aos potenciais eletrofisiológicos.[4,6] Consiste em mecanismos que analisam, preservam, refinam, organizam e interpretam as informações auditivas periféricas.[4,10] Esses mecanismos fundamentam as habilidades: discriminação auditiva, processamento temporal (reconhecimento de padrões auditivos, aspectos temporais da audição incluindo detecção, integração, resolução, ordenação, mascaramento e intervalo temporal), processamento binaural (localização e lateralização sonora) e desempenho auditivo, com sinais acústicos competitivos ou degradados.[10] Embora algumas habilidades auditivas básicas estejam bem desenvolvidas ao nascimento, ocorre uma evidente adaptação da via auditiva até a adolescência. Interações relacionadas a memória e atenção desempenham um papel importante nesse processo. Essa capacidade de se adaptar em resposta a novos estímulos é uma característica fundamental do sistema nervoso central, denominada plasticidade neural.[1]

REFERÊNCIAS BIBLIOGRÁFICAS

1. Bento RF, Lima LRP, Tsuji RK, et al. Tratado de Implante Coclear. Thieme Revinter; Rio de Janeiro; 2018.
2. Bento RF, Miniti A, Marone SAM. Tratado de otologia, São Paulo. 1998;3(1):61-6.

3. Mills JH, Adkins. Anatomy and Physiology of Hearing. In: Bailey. JB Head and Neck Surgery-Otolaryngology. 1993:1441-146.
4. Pignatari SSN, et al. Tratado de Otorrinolaringologia ABORL-CCF. Rio de Janeiro. 2018;3(1):3-15.
5. Abbas PA, Miller CA. Physiology of the Auditory System. In Cummings. Otolaryngology-Head and Neck Surgery. 1993;4:2831-67.
6. Moller AR. Physiology of the Ear and the Auditory Nervous System. In: Brackman. Neurotology. 2006:9-37.
7. Oliveira JA. Fisiologia Clínica da Audição – Cóclea Ativa. In: Otacílio & Campos. Tratado de Otorrinolaringologia, São Paulo: 1994:510-530.
8. Frolenkov GI, Atzori A, Kalinec F, et al. The Membrane-based Mechanism of Cell Motility in Cochlear Outer Hair Cells. Molecular Biology of the Cell. 1998;9:1961-1968.
9. Kurc M. O Amplificador Coclear. Arquivos da Fundação Otorrinolaringologia.1999;3(2):48-56.
10. American Speech-Language-Hearing Association – ASHA; [Internet]. 2005.

EXAMES COMPLEMENTARES

CAPÍTULO 11

SEÇÃO I

AUDIOMETRIA TONAL LIMIAR APLICADA À SAÚDE DO TRABALHADOR

Alice Penna de Azevedo Bernardi
Deborah Lorentz
Odilon Machado de Saldanha Junior

INTRODUÇÃO

Embora existam inúmeros exames cujos resultados permitem fazer afirmações precisas sobre a audição do indivíduo, a audiometria tonal liminar é o teste mais frequentemente utilizado para a avaliação da função auditiva, sendo considerada padrão-ouro da avaliação da audição, uma vez que permite definir a presença de uma perda auditiva e caracterizá-la quanto ao tipo, grau e configuração audiométrica. Além disso, com o resultado da audiometria tonal liminar é possível auxiliar no topodiagnóstico da lesão auditiva, contribuindo para a determinação do diagnóstico nosológico.

A finalidade da audiometria tonal liminar é determinar em cada frequência testada a menor intensidade audível utilizando-se como estímulo o tom puro.

Entende-se por frequência o número de ciclos por segundo medido em Hertz (Hz). Permite classificar o som numa escala de grave a agudo. O tom puro é caracterizado por uma vibração produzida pelo audiômetro em uma única frequência que permite estimular uma região específica da cóclea.

Já a intensidade, medida em decibel (dB), é a energia sonora que passa por determinada área. Relaciona-se a sons fortes e fracos sendo de maior ou menor energia ou potência.

Portanto, é pesquisado o mínimo de intensidade sonora em que o indivíduo detecta a presença do tom puro em cada frequência testada (250, 500, 1.000, 2.000, 3.000, 4.000, 6.000 e 8.000 Hz) por condução aérea (por meio de fones), e (500, 1.000, 2.000 e 4.000 Hz) por condução óssea (por meio de vibrador ósseo), tanto na orelha direita quanto na esquerda.

O nível mínimo de energia sonora em que o indivíduo detecta presença do sinal em 50% das apresentações é definido como limiar auditivo.

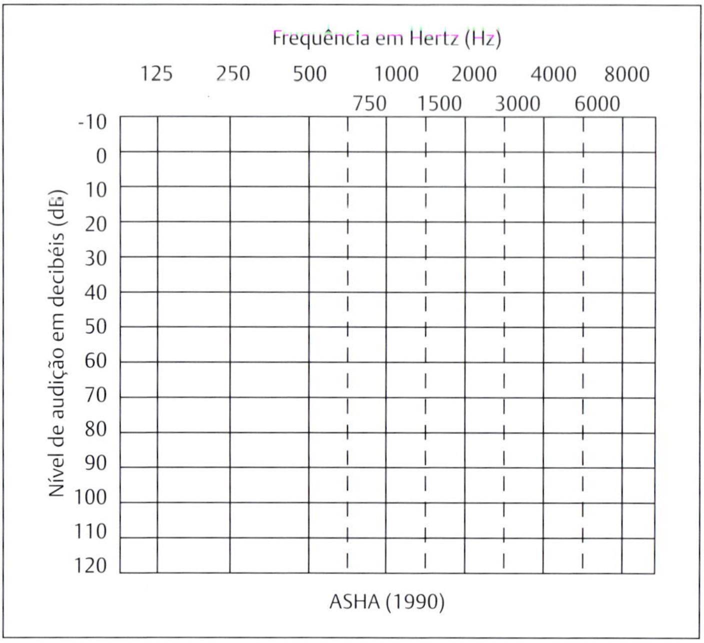

Fig. 11-1. Modelo de audiograma segundo American Speech Language Association.

O resultado da audiometria tonal liminar é representado por um traçado audiométrico em um gráfico, também chamado de audiograma. O audiograma deve ser construído conforme recomendação da ASHA (1990) como uma grade na qual as frequências de 250 a 8.000 são apresentadas na abcissa em Hertz (Hz) e na ordenada devem aparecer os níveis de audição (NA) de -10 a 120 dB nível de audição (dB NA) (Fig. 11-1).

Um ponto de atenção sobre o audiograma deve ser a distância entre cada oitiva de frequência correspondendo a uma variação de 20 dB no eixo do nível de audição. Essa padronização é fundamental para evitar a chamada "manipulação estatística" decorrente de confusões visuais geradas por gráficos com proporções diferentes entre as linhas abcissa e ordenada.

O uso de cores não é obrigatório, entretanto, no caso do uso de cores, a cor vermelha deve ser usada para os símbolos referentes à orelha direita e a cor azul deve ser usada para os símbolos referentes à orelha esquerda.

Quando da necessidade do uso de mascaramento ou quando há ausência de respostas até a saída máxima do equipamento para determinada frequência, os símbolos também são padronizados de acordo com o Quadro 11-1.

Também atualmente é recomendada a utilização de dois audiogramas separados, um para a orelha direita e outro para a orelha esquerda para melhorar a clareza da informação.

A audiometria tonal liminar pode ser realizada com finalidade clínica ou ocupacional, não existindo diferença na metodologia para a realização do exame.

Entretanto, para a análise dos resultados da audiometria tonal liminar com finalidade ocupacional devem ser considerados os parâmetros preconizados pela Portaria n.º 19 do MTE, de 9 de abril de 1998, que define as diretrizes e parâmetros mínimos para avaliação e acompanhamento da audição em indivíduos expostos a níveis de pressão sonora elevados.

Quadro 11-1. Símbolos recomendados pela ASHA[3]

	Procedimento de teste	Orelha direita	Orelha esquerda
Via Aérea (Fones)	Presença de resposta não mascarada	○	x
	Presença de resposta mascarada	Δ	□
	Ausência de resposta não mascarada	↙○	x↘
	Ausência de resposta mascarada	↙Δ	□↘
Via Óssea (Mastoide)	Presença de resposta não mascarada	<	>
	Presença de resposta mascarada	[	]
	Ausência de resposta não mascarada	<↙	>↘
	Ausência de resposta mascarada	[↙	]↘

A audiometria tonal liminar com finalidade ocupacional deve ser registrada em um formulário que contenha:

A) Nome, idade, identificação, CPF e função do empregado;
B) Razão social da organização e CNPJ ou CPF;
C) Tipo de exame e data de realização;
D) Tempo de repouso auditivo cumprido para a realização do exame audiométrico;
E) Nome do fabricante, modelo e data da última aferição acústica do audiômetro;
F) Traçado audiométrico e símbolos, conforme indicados na NR-7;
G) Nome, número de registro no conselho regional e assinatura do profissional responsável pelo exame audiométrico.

COMO REALIZAR O EXAME AUDIOMÉTRICO

De acordo com a NR-7:

Compõem os exames audiológicos de referência e sequenciais:

A) Anamnese clínico-ocupacional;
B) Exame otológico;
C) Exame audiométrico realizado segundo os termos previstos neste Anexo;
D) Outros exames audiológicos complementares solicitados a critério médico.

Anamnese de Audiologia Clínico-Ocupacional

A anamnese clínica e ocupacional bem direcionada tem importante contribuição não somente para o estabelecimento do diagnóstico nosológico pela equipe médica, como também para o levantamento das variáveis necessárias para o estudo epidemiológico da distribuição das perdas auditivas no ambiente ocupacional por idade, tempo de exposição a ruído, grupos homogêneos de exposição (GHE)/setores/funções.

Seguem alguns itens importantes de se constar em uma anamnese clínica e ocupacional para investigação da perda auditiva.

Variáveis Relacionadas à História Clínica

- Como percebe a própria audição;
- No caso de sentir perda, como foi a evolução?

- Outras queixas clínicas (zumbido, tontura);
- Antecedentes otológicos (histórico de otites de repetição, Infecções de vias aéreas superiores, cirurgia otológica);
- Histórico de algumas doenças que produzem risco para a audição (sarampo, caxumba, meningite, diabetes, malária, tuberculos-e-depende do perfil epidemiológico local);
- Uso de medicação ototóxica.

Variáveis Relacionadas à Exposição Ocupacional

- Setor da empresa em que trabalha e função;
- História atual de exposição a ruído e vibração (tempo de exposição);
- História atual de exposição a produtos químicos (tempo de exposição);
- Descrição do ambiente e processo de trabalho (questão aberta);
- História pregressa de exposição a ruído e produtos químicos (tempo total de exposição).

Inspeção do Meato Acústico Externo

Antes de iniciar a audiometria é importante que o fonoaudiólogo examinador avalie por meio da inspeção do meato acústico externo se há algum impedimento para a realização do exame na presente data como por exemplo a existência de rolha de cerume obstruindo o meato acústico externo. Caso haja impedimento, é necessário o encaminhamento para o médico otorrinolaringologista para remoção e retorno para realização do exame ou reteste.

Calibração do audiômetro e Ambiente de Realização do Exame

A NR-7 preconiza que o audiômetro deva ser submetido a procedimentos de verificação e controle periódico do seu funcionamento, incluindo a aferição acústica anual, calibração acústica sempre que a aferição acústica indicar alteração ou quando houver recomendação de prazo pelo fabricante ou, ainda, a cada 5 anos.

A NR-7 determina a norma ISO 8253.1 como parâmetro para definição dos níveis de pressão sonora máximos permitidos no interior das cabinas fixas ou móveis ou ambiente acusticamente tratado para a realização do exame audiométrico. Segundo a Resolução 554 do CFFa de 25 de outubro de 2019, a aferição e a adequação do ambiente de realização do exame deve ser realizada anualmente ou em qualquer momento em que mudanças no ambiente sejam detectadas.

Realização da Audiometria

O sucesso na execução da audiometria tonal depende da clareza com que as instruções são transmitidas ao paciente. Ele deve ser informado que ouvirá uma série de sons, que se tornarão gradativamente mais fracos e que precisará sempre acusar a presença de cada um deles por mais fraco que seja. A forma escolhida pelo examinador para a sinalização pode variar desde a solicitação que levante o dedo indicador, ou a mão do lado que ouvir o estímulo, até a verbalização por meio de um microfone ou ainda o pressionamento de um botão que acenderá uma lâmpada no painel do audiômetro.

Todas as instruções, independentemente do tipo de resposta solicitada, devem ser dadas ao paciente de forma simples, enfatizando a importância de sua atenção e esforço em responder aos menores sons perceptíveis.

O indivíduo deve estar sentado, de preferência de frente para o fonoaudiólogo, assim ele poderá monitorar as expressões faciais e mudanças comportamentais do indivíduo, bem como manter algum contato com ele.

Devem ser pesquisados os limiares por via aérea (VA) nas frequências de 250, 500, 1.000, 2.000, 3.000, 4.000, 6.000 e 8.000 Hz e quando houver alteração em um dos limiares de 500, 1.000, 2.000, 3.000 ou 4.000 Hz ou quando o fonoaudiólogo observar alguma assimetria interaural, devem ser pesquisados também os limiares por via óssea (VO).

Pesquisa da Condução Aérea

Para a pesquisa dos limiares por VA os fones supra-aurais (TDH-39) são os mais frequentemente utilizados na clínica fonoaudiológica. Após as instruções, deve-se proceder com a colocação dos fones observando-se a correspondência das cores com as orelhas (vermelho para a direita e azul para a esquerda). Para uma boa adaptação dos fones é fundamental que o indivíduo retire óculos, brincos, bonés ou qualquer acessório que possa tornar desconfortável ou dificulte a boa adaptação dos fones. O fonoaudiólogo deve iniciar a pesquisa dos limiares pela frequência média de 1.000 Hz por ser referida como uma frequência de melhor sensibilidade por normas internacionais (ANSI S.3.6 e ISO 389). Depois se pesquisam os limiares de 2.000 Hz, 3.000 Hz, 4.000 Hz, 6.000 Hz, 8.000 Hz, 500 Hz e 250 Hz nessa ordem. Apesar da NR-7 não mencionar a frequência de 250 Hz como parâmetro mínimo para o acompanhamento da audição de trabalhadores expostos a níveis de pressão sonora elevados, sabe-se que essa frequência é importantíssima não só para auxiliar no diagnóstico diferencial de algumas patologias da orelha média e interna que apresentam comprometimento auditivo em frequências baixas como também para servir como um alerta quando o ruído no interior do ambiente de realização do exame está acima do desejável, uma vez que a frequência de 250 Hz é a que primeiramente sofre a interferência de ruídos ambientais.

É recomendado que a pesquisa de limiar seja iniciada pela melhor orelha referida em anamnese pelo paciente, e, quando não houver, que se inicie pela orelha direita. Deve-se oferecer um estímulo inicial de intensidade que seja de fácil percepção para o paciente e ir diminuindo de 10 e 10 dB NA até que o paciente deixe de responder. Então, novos estímulos são oferecidos agora de forma crescente de 5 em 5 dB NA, até que novamente seja obtida uma resposta. Diminui-se e aumenta-se a intensidade do som mais algumas vezes, em passos de 5 em 5 dB NA, até se estabelecer o limiar, já definido como o nível mínimo de intensidade em que o indivíduo responde em 50% das apresentações.

Quando se suspeita de que o paciente seja portador de uma deficiência auditiva severa ou profunda é aconselhável iniciar-se a pesquisa do limiar pelas frequências mais baixas de 250 Hz e 500 Hz onde provavelmente haverá algum resíduo auditivo.

Os limiares da VA refletem a integralidade de todo o mecanismo auditivo periférico, uma vez que o estímulo é transmitido por meio do meato acústico externo (MAE), cavidade da orelha média, cóclea e é transmitido ao sistema auditivo central. Portanto ao identificar um problema na VA não é possível determinar o topodiagnóstico da lesão, uma vez que essa perda auditiva pode ser resultado de uma lesão em qualquer local do sistema auditivo ou na combinação de todos eles. Por meio dos limiares de VA é possível classificar a deficiência auditiva por grau de severidade.

Mascaramento na Pesquisa da Condução Aérea

Mascaramento é o processo pelo qual o limiar de audibilidade para um som é elevado pela presença de outro som (mascarador).

Durante a realização da audiometria tonal, quando houver assimetria entre os limiares auditivos de uma orelha e outra, podem ocorrer situações em que as respostas encontradas não representem a audição real da orelha pior, mas, sim, respostas da orelha contralateral. Isso ocorre quando o estímulo apresentado à orelha pior é de tal intensidade que é percebido pela orelha melhor, antes mesmo de atingir o limiar da orelha testada. Essa situação é denominada lateralização (ou audição contralateral) e aparece no audiograma como um traçado semelhante à curva audiométrica da orelha melhor, porém em um nível de intensidade mais elevado (curva sombra).

Dessa forma, para evitar a lateralização e uma resposta indevida na audiometria, é indicado o uso de mascaramento pela via aérea sempre que houver uma diferença maior ou igual a 40 dB entre os limiares por via aérea das duas orelhas em uma mesma frequência.

Pesquisa da Condução Óssea

Para a determinação dos limiares por via óssea (VO) utiliza-se um vibrador posicionado na mastoide. A grande maioria dos audiômetros permite a obtenção dos limiares por via óssea somente nas frequências de 250 a 4.000 Hz, sendo que alguns já possuem via óssea em 6.000 Hz e em 8.000 Hz. No entanto, na prática clínica, testam-se preferencialmente as frequências de 500 a 4.000 Hz, as quais na maioria dos audiômetros a saída máxima é 70 dB.

Na pesquisa dos limiares por VO, o mesmo procedimento descrito para a obtenção dos limiares de VA deve ser seguido. O objetivo principal desse teste é investigar as condições da orelha interna, uma vez que o vibrador ósseo estimula a cóclea diretamente independente da passagem do som pela orelha externa e média. Por meio da comparação dos limiares de VA e VO é possível determinar o tipo de perda auditiva (condutiva, sensorioneural ou mista).

Mascaramento na Pesquisa da Condução Óssea

Na pesquisa dos limiares por via óssea, deve-se sempre usar o mascaramento na orelha não testada, pois embora o vibrador esteja posicionado em uma mastoide as duas cócleas estão sendo estimuladas ao mesmo tempo e a resposta obtida será a da melhor cóclea que nem sempre é a que está sendo testada. Dessa maneira, a orelha contralateral deve ser ocluída com o fone por onde se introduzirá o ruído mascarante.

Testes Vocais

Embora a NR-7 não tenha colocado os testes de fala como requisito mínimo para o acompanhamento da audição de trabalhadores expostos a níveis de pressão sonora elevados, eles são ferramentas importantes para avaliar a eficiência da comunicação. Os testes básicos para essa avaliação são: limiar de reconhecimento de fala (LRF), limiar de detectabilidade de fala (LDF) e índice de reconhecimento de fala.

Limiar de Reconhecimento de Fala (LRF) e Limiar de Detectabilidade de Fala (LDF)

É definido como a menor intensidade em que o indivíduo consegue identificar 50% das palavras que lhe são apresentadas. O teste é realizado com palavras trissílabas e polissílabas que devem ser familiares para a maioria das pessoas. Devem-se apresentar palavras em um microfone ligado no audiômetro com controle de volume. O paciente deve ser instruído a repetir as palavras mesmo quando escutadas em fraca intensidade. Deve-se incar o teste apresentando-se um vocábulo em intensidade que seja audível para o paciente e ir reduzindo-se a intensidade de 10 em 10 dB a cada nova palavra. No momento em que o paciente deixa de repetir corretamente, aumenta-se a intensidade em 5 dB e se oferecem quatro vocábulos, e a partir daí vai-se aumentando e diminuindo a intensidade até ser estabelecido o LRF que corresponde àquela intensidade em que ele acertar 50% dos vocábulos apresentados.

A pesquisa do LRF tem por objetivo a confirmação dos limiares obtidos por via aérea. Diversos estudos realizados apontaram que o LRF se aproxima da média dos resultados dos limiares tonais nas frequências de 500, 1.000 e 2.000 Hz, que são as frequências mais envolvidas no espectro sonoro da fala. Como o LRF exige do ouvinte uma habilidade um pouco superior à simples detecção do som, que é o reconhecimento do vocábulo, o resultado esperado é que o LRF esteja entre 5 a 10 dB maior que a média tritonal das frequências de 500, 1.000 e 2.000 Hz. Quando se encontram resultados de LRF melhores do que a média tritonal, há evidências de que o limiar tonal pode ser melhor do que o encontrado, pois não é possível o paciente reconhecer uma palavra em uma determinada intensidade sem sequer detectar tom puro naquela intensidade.

Quando não é possível a obtenção do LRF em perdas auditivas acentuadas nas quais há muita dificuldade de reconhecimento de palavras, pode-se estabelecer o limiar de detecção de fala (LDF), onde o paciente tem que apenas avisar quando está escutando uma sílaba tal qual "pá-pá-pá". Assim como na pesquisa do limiar tonal, vai-se diminuindo a intensidade até chegar ao limiar que é a intensidade em que o paciente responde a 50% dos estímulos oferecidos. O LRF costuma coincidir com o melhor limiar tonal encontrado.

Índice de Reconhecimento de Fala (IRF)

A habilidade de compreender a fala é muito importante para a eficiência da comunicação e pode ser investigada pelo índice de reconhecimento de fala (IRF). Para sua realização são empregadas listas de palavras monossílabas e dissílabas foneticamente balanceadas. O IRF é um teste supraliminar pois ao contrário do LRF seu objetivo não é avaliar o limiar mas sim, avaliar o desempenho do paciente em reconhecer as palavras na intensidade que lhe for mais confortável.

Em geral a lista de palavras é oferecida ao paciente em uma intensidade de 40 dB acima da média tritonal de 500, 1.000 e 2.000 Hz. O fonoaudiólogo deve anotar quantos erros o paciente apresentou da lista e obter a porcentagem de acertos. Para cada palavra errada, descontam-se 4% do percentual de acertos (Quadro 11-2).

Quadro 11-2. Classificação da dificuldade de inteligibilidade de fala segundo a porcentagem de reconhecimento obtida no teste de IRF segundo Egan

Porcentagem de reconhecimento	Dificuldade de reconhecimento
90 a 100%	Inteligibilidade normal
75 a 90%	Leve dificuldade
60 a 75%	Moderada dificuldade
50 a 60%	Severa dificuldade
< 50%	Profunda dificuldade

Nos casos de Perda Auditiva Induzida por Níveis de Pressão Elevados (PAINPSE), o IRF costuma estar em um nível de inteligibilidade próximo ao normal, uma vez que a mesma afeta predominantemente as frequências mais altas. No entanto, nos casos de perdas auditivas retrococleares com comprometimento de nervo auditivo ou ainda alterações centrais, o IRF pode apresentar-se baixo com moderada ou severa dificuldade mesmo quando não há grande comprometimento do limiar tonal.

COMO INTERPRETAR O EXAME AUDIOMÉTRICO

A partir da pesquisa dos limiares por VA e VO é possível determinar se a audição está normal ou alterada e, no caso de alteração, o tipo, o grau da perda auditiva, a configuração audiométrica e a lateralidade.

Classificação da Perda Auditiva Quanto Ao tipo

De acordo com a classificação de Silman e Silverman, em 1998, as perdas auditivas podem ser:

- *Condutiva:* quando o limiar de VO estiver dentro do seu limite de normalidade (≤ 15 dB NA) e a VA estiver abaixo do seu limite de normalidade (> 25 dB NA) e a diferença entre os limiares da VA e VO (*gap* aéreo ósseo) são ≥ 15 dB NA, indicativo de que o problema se encontra na orelha média ou externa (Fig. 11-2).
- *Sensorioneural:* quando o limiar de VO estiver abaixo do seu limite de normalidade (> 15 dB NA) e a VA também estiver abaixo do seu limite de normalidade (> 25 dB NA) e a diferença entre os limiares da VA e VO (*gap* aéreo ósseo) encontra-se até (≥ 10 dB) indicativo de que o problema se encontra na orelha interna (Fig. 11-3).
- *Mista:* quando o limiar de VO estiver abaixo do limite normal (> 15 dB NA), assim como o limiar de VA (> 25 dB) e há presença significante de *gap* aéreo ósseo (Fig. 11-4).

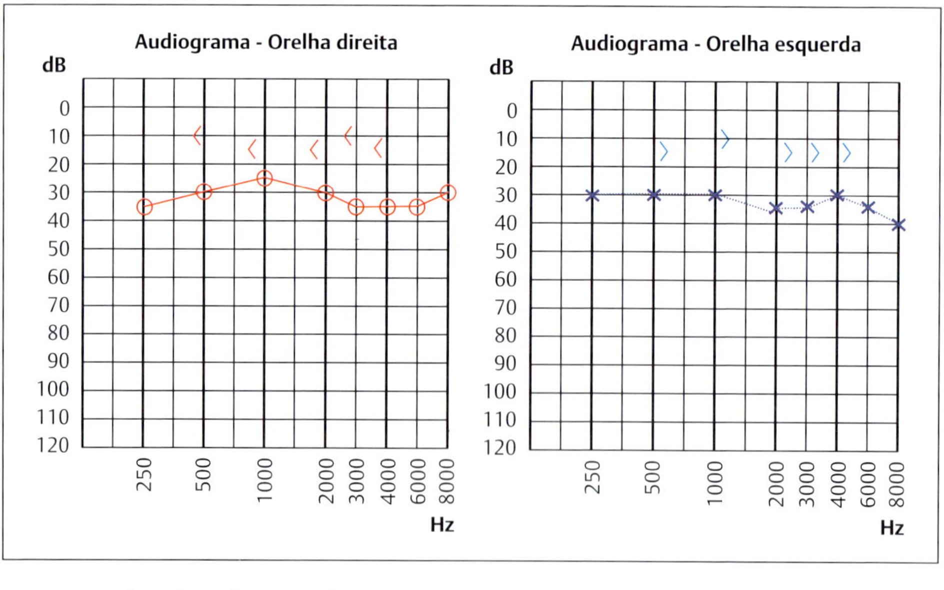

Fig. 11-2. Perda auditiva do tipo condutiva.

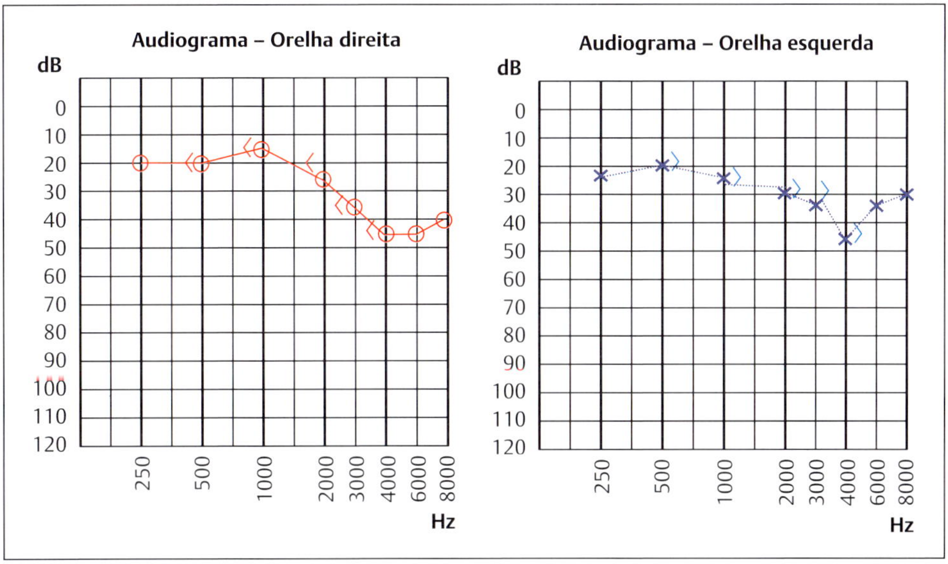

Fig. 11-3. Perda auditiva do tipo sensorioneural.

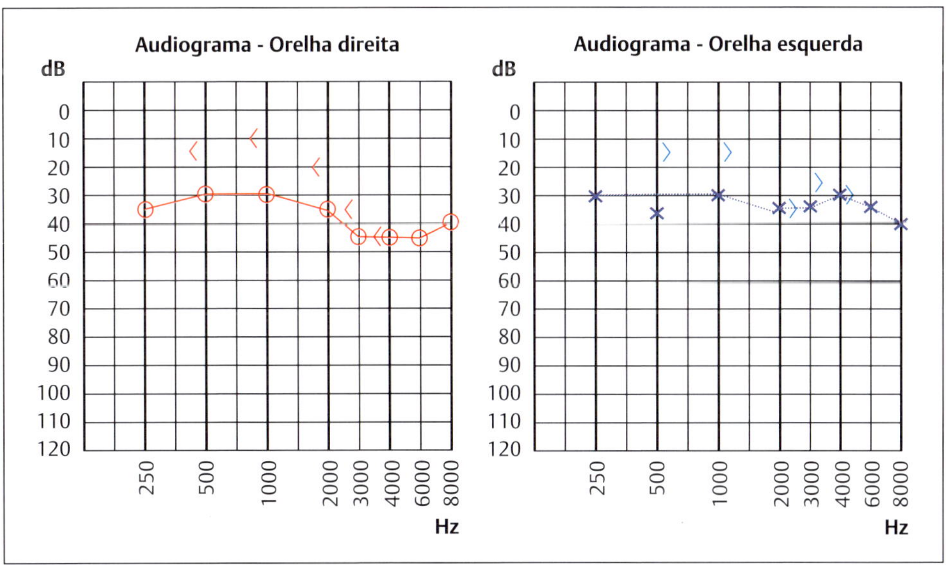

Fig. 11-4. Perda auditiva do tipo mista.

A PAINPSE é sempre sensorioneural pois a lesão ocorre na orelha interna acometendo inicialmente as células ciliadas externas do órgão de Corti podendo estender-se para as células ciliadas internas e por vezes também acometendo nervo auditivo. Portanto alterações condutivas por si só são motivo de exclusão da patologia PAINPSE. Já as perdas auditivas mistas podem ser ocasionadas por inúmeras patologias que produzem alterações na orelha média e interna, mas também podem estar relacionadas a uma concausa além da PAINPSE.

Classificação da Perda Auditiva Quanto ao Grau

São encontradas na literatura diversas propostas de classificação da perda auditiva em relação ao grau. Pelo fato do resultado da audiometria não ser representado por um único número, mas ser mensurado por um gráfico que avalia duas variáveis quantitativas contínuas: intensidade x frequência com centenas de possibilidades de configuração, diversos autores procuraram sintetizar e estratificar o grau de capacidade auditiva existente para cada nível de perda auditiva levando-se em conta médias aritméticas das frequências mais importantes para o reconhecimento de fala.

Uma das propostas mais atualizadas tem sido a da Organização Mundial da Saúde 2014 que leva em consideração a média das frequências de 500, 1.000, 2.000 e 4.000 Hz (Quadro 11-3).

Vale ressaltar que qualquer critério para a avaliação da capacidade auditiva pode ser utilizado no parecer audiológico para auxiliar o médico ou qualquer profissional a compreender as limitações sociais correspondentes àquele estágio da perda auditiva.

No entanto, é muito frequente que a PAINPSE, principalmente em estágios iniciais ocorra somente nas frequências mais altas. Se for utilizada essa classificação, a média nas frequências de 500 a 4.000 Hz poderá estar até 25 dB, o que revela o estágio: "Audição Normal". No entanto, a capacidade auditiva nesse caso está normal, porém a acuidade auditiva não. Dessa maneira, recomenda-se que nesses casos não se utilize a classificação de grau, mas apenas se mencione o tipo de perda auditiva e as frequências acometidas.

Quadro 11-3. Classificação dos graus de perda auditiva segundo a OMS em 2014[6]

Grau de perda auditiva	Média freq. 500, 1.000, 2.000, 4.000 Hz (Adulto)	Desempenho
Audição normal	0 a 25 dB	Nenhuma ou pequena dificuldade. Capaz de ouvir cochichos
Leve	26 a 40 dB	Capaz de ouvir e repetir palavras em volume normal a 1 metro
Moderado	41-60 dB	Capaz de ouvir e repetir palavras em volume elevado a 1 metro de distância
Severo	61 a 80 dB	Capaz de ouvir palavras em voz gritada próximo à melhor orelha
Profundo	> 81 dB	Incapaz de ouvir ou entender mesmo em voz gritada na melhor orelha

Classificação da Perda Auditiva Quanto à Configuração Audiométrica

As perdas auditivas podem ainda ser classificadas quanto à configuração audiométrica que leva em consideração o desenho do traçado em: configuração ascendente, horizontal, descendente, descendente acentuada, descendente em rampa, em U, em U invertido, entalhe.

A configuração audiométrica sugestiva de PAINPSE costuma ser a de entalhe ou U.

Critério de Interpretação das Audiometrias de Referência e Sequenciais Segundo Portaria 19 (Anexo 1 da NR-7)

No Brasil, o Anexo 1 da Norma Regulamentadora nº 7 definiu diretrizes e parâmetros mínimos para o acompanhamento da audição de trabalhadores expostos a níveis de pressão sonora elevados e estabeleceu parâmetros para análise evolutiva dos audiogramas de referência e sequenciais com vistas à elaboração de medidas de prevenção.

Por esse critério, foram determinados três classificações para audiometrias únicas (referência) e três classificações para análise evolutiva dos exames (sequenciais) (piora auditiva).

Exames Audiométricos de Referência

- 4.1.1 - São considerados **dentro dos limites aceitáveis** para efeito desta norma de caráter preventivo os casos cujos audiogramas mostram limiares auditivos menores ou iguais a 25 dB(NA), em todas as frequências examinadas (Fig. 11-5).
- 4.1.2 - São considerados **sugestivos de perda auditiva induzida por níveis de pressão sonora elevados** os casos cujos audiogramas, nas frequências de 3.000 e/ou 4.000 e/ou 6.000 Hz, apresentam limiares auditivos acima de 25 dB(NA) e mais elevados do que nas outras frequências testadas, estando estas comprometidas ou não, tanto no teste de via aérea quanto da via óssea, em um ou em ambos os lados (Fig. 11-6).
- 4.1.3 - São considerados **não sugestivos de perda auditiva induzida por níveis de pressão sonora elevados,** os casos cujos audiogramas não se enquadram nas descrições contidas nos itens 4.1.1 e 4.1.2 **acima** (Fig. 11-7).

Exames Audiométricos Sequenciais

- 4.2.1 - São considerados sugestivos de desencadeamento de perda auditiva induzida por níveis de pressão sonora elevados, os casos em que os limiares auditivos em todas as frequências testadas no exame audiométrico de referência e no sequencial permanecem menores ou iguais a 25 dB(NA), mas a comparação do audiograma sequencial com o de referência mostra uma evolução dentro dos moldes definidos desta norma, e preenche um dos critérios abaixo:
  a. diferença entre as médias aritméticas dos limiares auditivos no grupo de frequências de 3.000, 4.000 e 6.000 Hz iguala ou ultrapassa 10 dB(NA);
  b. a piora em pelo menos uma das frequências de 3.000, 4.000 ou 6.000 Hz iguala ou ultrapassa 15 dB (NA) (Fig. 11-8).

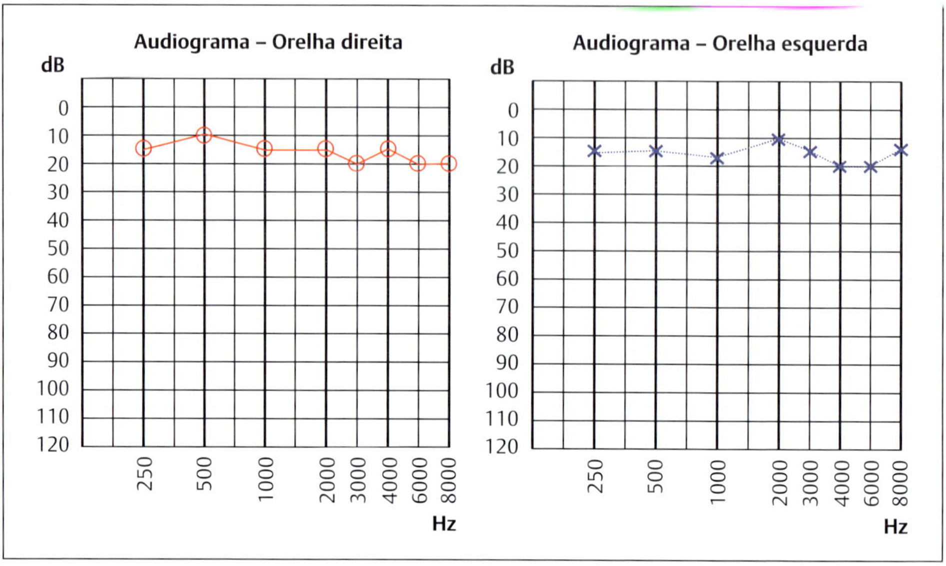

Fig. 11-5. Audiograma dentro dos limites aceitáveis.

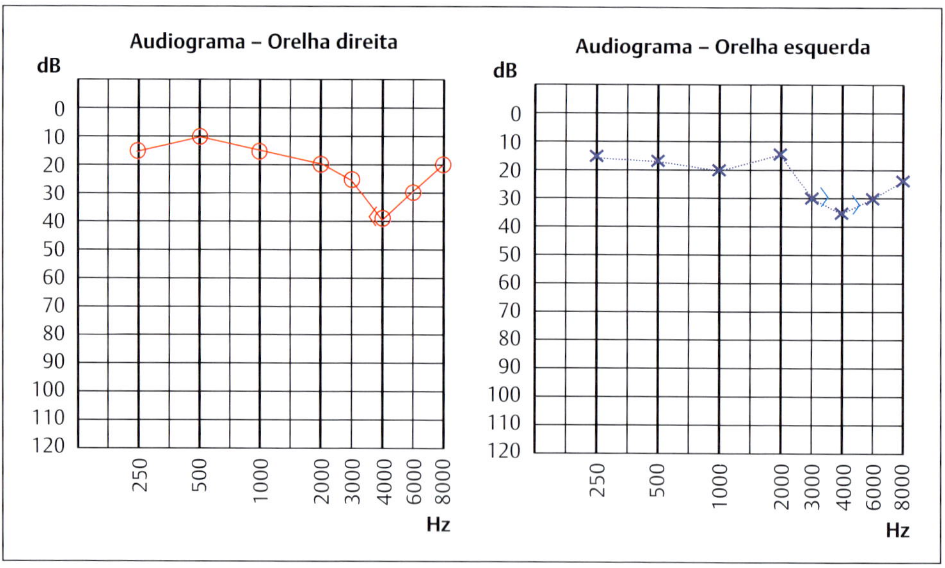

Fig. 11-6. Audiograma sugestivo de PAINPSE.

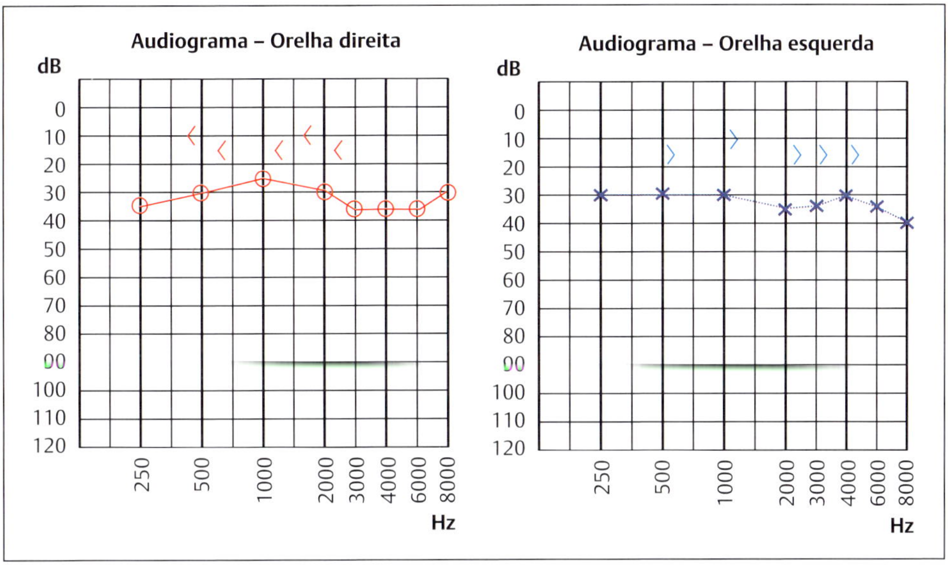

Fig. 11-7. Audiograma não sugestivo de PAINPSE.

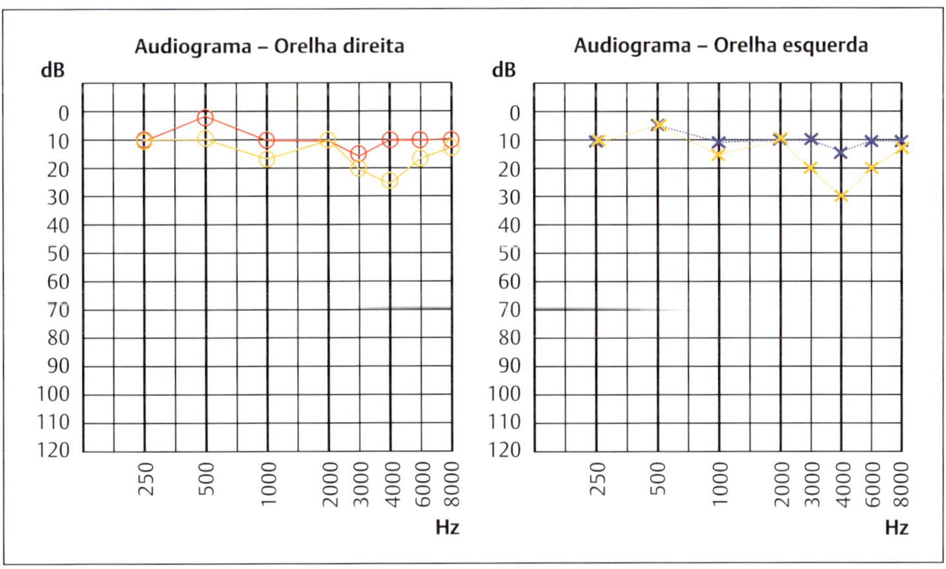

Fig. 11-8. Audiograma sequencial sugestivo de desencadeamento de PAINPSE.

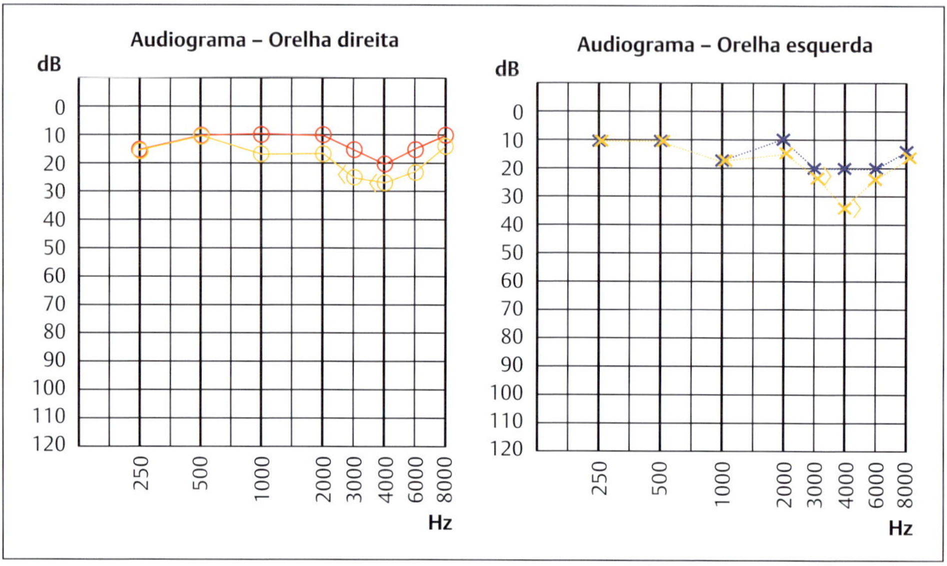

Fig. 11-9. Audiograma sequencial sugestivo de desencadeamento de PAINPSE.

- 4.2.2 - São considerados, também sugestivos de desencadeamento de perda auditiva induzida por níveis de pressão sonora elevados, os casos em que apenas o exame audiométrico de referência apresenta limiares auditivos em todas as frequências testadas menores ou iguais a 25 dB(NA), e a comparação do audiograma sequencial com o de referência mostra uma evolução dentro dos moldes definidos no item 2.1 desta norma, e preenche um dos critérios a seguir:
  a. a diferença entre as médias aritméticas dos limiares auditivos no grupo de frequência de 3.000, 4.000 e 6.000 Hz iguala ou ultrapassa 10 dB(NA);
  b. a piora em pelo menos uma das frequências de 3.000, 4.000 ou 6.000 Hz iguala ou ultrapassa 15 dB(NA) (Fig. 11-9).
- 4.2.3 - São considerados sugestivos de agravamento da perda auditiva induzida por níveis de pressão sonora elevados, os casos já confirmados em exame audiométrico de referência, e nos quais a comparação de exame audiométrico sequencial com o de referência mostra uma evolução dentro dos moldes definidos desta norma, e preenche um dos critérios abaixo:
  a. A diferença entre as médias aritméticas dos limiares auditivos no grupo de frequência de 500, 1.000 e 2.000 Hz, ou no grupo de frequência de 3.000, 4.000 e 6.000 Hz iguala ou ultrapassa 10 dB(NA);
  b. A piora em uma frequência isolada iguala ou ultrapassa 15 dB(NA) (Fig. 11-10).

O exemplo da Figura 11-8 mostra o primeiro caso sugestivo de desencadeamento de PAINPSE porém ainda com os exames tanto de referência quanto sequencial normais. Essa é uma situação que requer alerta e medidas preventivas para que não haja piora posterior e para que o exame permaneça normal.

Para uma análise fidedigna das pioras auditivas é importante que as audiometrias também tenham sido realizadas dentro dos parâmetros técnicos adequados.

O Anexo 11-1, mostra um exemplo de um controle evolutivo audiológico.

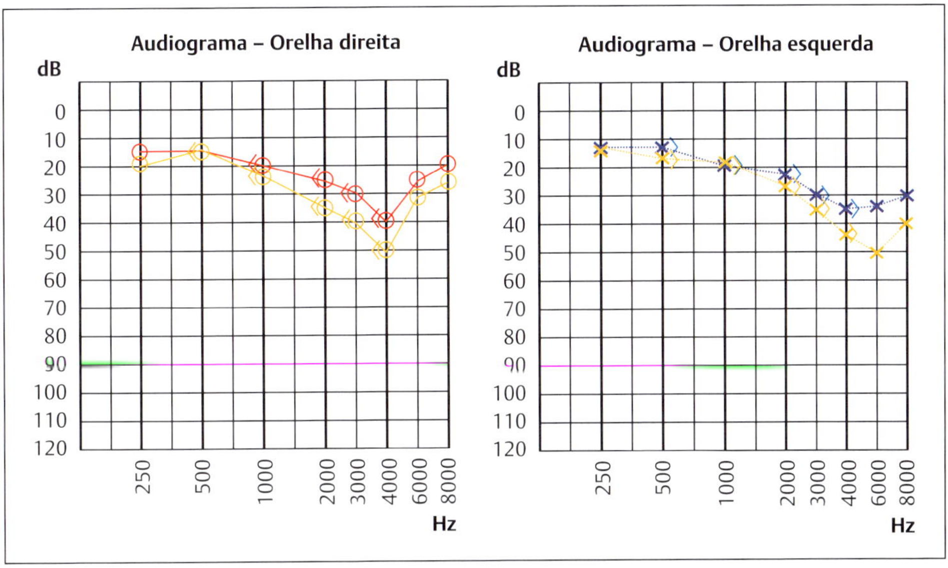

Fig. 11-10. Audiograma sequencial sugestivo de agravamento de PAINPSE.

Observa-se que a 4ª audiometria realizada obteve um resultado em 8.000 Hz na orelha esquerda que não se repetiu em nenhum exame posterior. Da mesma forma, a 7ª audiometria apresentou resultados muito melhores do que os exames anteriores e posteriores.

Situações como essa podem ocorrer por diversos motivos.

Efeito de Onda Estacionária e Colabamento de Conduto

No caso das frequências de 6.000 e 8.000 Hz, é comum ocorrer o efeito de onda estacionária quando os fones não se encontram bem posicionados. O fenômeno acústico ocorre quando um quarto de comprimento da onda sonora equivale ao tamanho do conduto auditivo. O fenômeno produzido altera as características do estímulo utilizado para avaliação, interferindo na obtenção precisa dos limiares auditivos por via aérea, o que habitualmente acontece com sons de frequência acima de 3.000 Hz. Nesse caso a audiometria deve ser sempre retestada por meio do reposicionamento dos fones.

Outro cuidado que se deve ter antes de se confirmar uma alteração auditiva principalmente nas frequências mais altas é em relação a um possível colabamento do meato acústico externo (MAE). Ele é o estreitamento ou fechamento desta região, como resultado da compressão atípica do pavilhão auricular sobre o canal auditivo, sendo comum em um teste audiométrico, quando os fones são colocados na orelha de forma inadequada. Pode ser unilateral ou bilateral, sendo encontrado em indivíduos de todas as idades, principalmente em idosos devido ao processo natural de envelhecimento e a consequente falta de elasticidade da porção cartilaginosa do MAE.

Estudo realizado com 89 indivíduos que apresentaram piora dos limiares maiores que 10 dB nas frequências de 6.000 e 8.000 Hz revelou que durante a realização do exame, 22 indivíduos (24,7%) apresentaram queda do limiar auditivo na frequência de 6.000 Hz, com melhora do mesmo após o reposicionamento dos fones. Do restante da amostra avaliada, 54 indivíduos (75,4%) apresentaram melhora dos limiares auditivos nas frequências de

4.000, 6.000 e 8.000 Hz com o uso de manobra para evitar o colabamento, e 13 indivíduos (14,6%) não apresentaram melhora significativa dos limiares auditivos, após a utilização da manobra para o presente trabalho, sugerindo presença de perda auditiva.

Automatização das Respostas aos Estímulos

A exemplo do exame nº 7 da Figura 11-10, quando os estímulos são oferecidos para o paciente seguidamente em um ritmo constante e sem um intervalo variável, o mesmo pode automatizar a resposta e gerar resultados melhores do que o real exame.

Ausência de Repouso Auditivo Mínimo de 14 Horas

A exposição a ruído do trabalhador não devidamente protegido durante a sua jornada de trabalho pode ocasionar uma mudança temporária de limiar ou fadiga auditiva, o que pode gerar limiares audiométricos piores que os reais. O Anexo 1 da NR-7 preconiza que os exames audiométricos de referência sejam realizados em repouso auditivo mínimo de 14 horas. Para os exames sequenciais, caso não tenham sido realizados em repouso auditivo de 14 horas é necessário reteste em condições de referência para todos os exames que apresentem uma mudança significativa de limiar em relação ao de referência.

CONSIDERAÇÕES FINAIS

A audiometria é a ferramenta mais importante para o gerenciamento audiológico de trabalhadores sendo também uma ferramenta legal de comprovação da situação auditiva de cada trabalhador no período laborado no ambiente ocupacional sendo de fundamental importância a observação de todos os parâmetros técnicos para a que o exame seja irrefutável.

BIBLIOGRAFIA

Amaral LKM, Ferreira FHV, Dias FAM. Utilização de uma manobra específica para evitar alteração dos limiares auditivos causadas pelo colabamento do meato acústico externo. Rev Cefac. 2008;10(3):409-15.

ANSI. American National Standart Institute. ANSI S.3.6. New York: ANSI. 2010.

ASHA. American Speech-Language Association. Audiometric symbols (guideline), 1990.

Bernardi APA. Programa de Conservação Auditiva (PCA). In: Mendes R. Dicionário de Saúde e Segurança do Trabalhador. Conceitos. Definições. História. Cultura. São Paulo: Proteção. 2018:932-3.

Conselho Federal de Fonoaudiologia. Resolução nº 554 de 21 de outubro de 2019. Dispõe sobre o nível de pressão sonora do ambiente acústico de testes audiológicos e dá outras providências; [online]. 2019.

Conselho Federal de Fonoaudiologia. Guia de Orientações na avaliação audiológica básica; [online]. 2020.

International Organization for Standartization. ISO 8253-1. Geneve. International Organization for Standartizaton. 1989.

Lopes AC, Munhoz GS, Bozza A. Audiometria tonal liminar e de altas frequências. In: Boechat EM, Menezes PL, Couto CM, Frizzo ACF, Scharlach RC, Anastasio ARTA. Tratado de Audiologia. 2. ed. Rio de Janeiro: Guanabara Koogan. 2015:57-66.

Ministério da Economia. Secretaria Especial de Previdência e Trabalho (SEPRT). Portaria 6.734 de 09 de março de 2020. Aprova a nova redação da Norma Regulamentadora nº 7 – Programa de Controle Médico de Saúde Ocupacional. Diário Oficial da União. 2020.

Ministério do Trabalho. Portaria nº 19. de 08 de abril de 1998. Diretrizes e parâmetros mínimos mínimos para o acompanhamento da audição em trabalhadores expostos a níveis de pressão sonora elevados. Diário Oficial da União. 22 abr 1998.

Redondo MC. Lopes Filho O. Avaliação auditiva básica: acumetria e audiometria. 3. ed. In: Lopes Filho O. Novo Tratado de Fonoaudiologia. Barueri: Manole. 2013:53-69.

Silman S, Silverman C. Basic Audiological Testing. In: Siman S. Silverman CA. Auditory diagnosis: principles and applications. San Diego, Singular Publishing group. 1998:48-62.

Anexo. 11-1. Exemplo de Controle Evolutivo Audiológico

	DATA	FINALIDADE	ORELHA DIREITA											
			R/S	Frequências (Hz)			Média 1	Frequências (Hz)			Média 2	Hz	Diagnóstico Audiológico	Diagnóstico Evolutivo
				500	1000	2000		3000	4000	6000		8000		
1	20/01/07	A	R	5	10	5	6,7	5	10	15	10,0	10	NORMAL	X
2	07/08/07	P	S	5	10	5	6,7	10	15	20	15,0	10	NORMAL	ESTÁVEL
3	15/01/08	P	R	5	10	10	8,3	15	20	30	21,7	15	ALTERADO	DESENCADEAMENTO
4	20/01/09	P	**Desconsiderado**	5	10	10	8,3	15	25	30	23,3	15	ALTERADO	ESTÁVEL
5	15/02/09	Reteste	S	10	10	10	10,0	15	25	35	25,0	15	ALTERADO	ESTÁVEL
6	03/01/10	P	R	10	10	10	10,0	15	35	40	30,0	20	ALTERADO	AGRAVAMENTO
7	05/02/11	P	**Desconsiderado**	0	5	5	3,3	5	10	15	10,0	10	MELHORA	X
8	23/02/12	P	S	10	15	10	11,7	15	35	40	30,0	30	ALTERADO	ESTÁVEL
9	18/01/13	P	S	10	15	15	13,3	15	35	45	31,7	30	ALTERADO	ESTÁVEL
10	20/06/13	D	S	10	15	15	13,3	15	40	45	33,3	25	ALTERADO	ESTÁVEL

Anexo. 11-1. *(Cont.)* Exemplo de Controle Evolutivo Audiológico

	DATA	FINALIDADE	ORELHA ESQUERDA											
			R/S	Frequências (Hz)			Média 1	Frequências (Hz)			Média 2	Hz	Diagnóstico Audiológico	Diagnóstico Evolutivo
				500	1000	2000		3000	4000	6000		8000		
1	20/01/07	A	R	5	5	10	6,7	15	10	15	13,3	15	NORMAL	X
2	07/08/07	P	R	5	10	15	10,0	25	20	25	23,3	15	NORMAL	DESENCADEAMENTO
3	15/01/08	P	S	5	10	10	8,3	25	20	20	21,7	15	NORMAL	ESTÁVEL
4	20/01/09	P	Desconsiderado	5	10	10	8,3	25	20	20	21,7	40	ALTERADO	PIORA
5	15/02/09	Reteste	S	5	10	10	8,3	25	20	20	21,7	15	NORMAL	ESTÁVEL
6	03/01/10	P	S	10	10	15	11,7	25	20	20	21,7	20	NORMAL	ESTÁVEL
7	05/02/11	P	Desconsiderado	5	0	5	3,3	10	5	5	6,7	10	MEHORA	X
8	23/02/12	P	S	10	5	10	8,3	25	25	20	23,3	15	NORMAL	ESTÁVEL
9	18/01/13	P	R	10	10	10	10,0	30	35	20	28,3	20	ALTERADC	DESENCADEAMENTO
10	20/06/13	D	S	10	10	15	11,7	30	35	25	30,0	25	ALTERADO	ESTÁVEL

SEÇÃO II

EMISSÕES ACÚSTICAS

Signe Schuster Grasel
Roberto Miquelino de Oliveira Beck

INTRODUÇÃO

As emissões otoacústicas (EOA) avaliam objetivamente o funcionamento da orelha interna, mais especificamente das células ciliadas externas da cóclea.

Quando um estímulo sonoro chega à cóclea, provoca movimento da membrana basilar, que por sua vez causa deflexão das células ciliadas externas e seus estereocílios. Os potenciais elétricos formados provocam contrações mecânicas rápidas das células ciliadas externas, que constituem a base da eletromotilidade. Acredita-se que a eletromotilidade seja responsável pelo fenômeno das emissões otoacústicas.

A energia liberada na cóclea é transmitida pela cadeia ossicular e pela membrana do tímpano ao conduto auditivo externo, onde pode ser registrada após amplificação.

TÉCNICA DE EXAME

Para o registro das EOA, insere-se no conduto auditivo externo uma sonda composta de um transdutor para emitir o estímulo acústico, e de um microfone para captar as otoemissões.

A sonda precisa ser inserida adequadamente no conduto auditivo externo e deve ser utilizada uma oliva de tamanho adequado para o paciente. A boa adaptação ajuda a bloquear sons externos e desta maneira minimizar o ruído de fundo.[1]

Durante a realização do exame recomenda-se um ambiente silencioso, com ruído de 40 dB ou menos, para que não interfira na aquisição das EOA.[1]

O ideal é que os pacientes estejam relaxados, pois movimentos de mandíbula, deglutição e vocalização causam ruído no conduto auditivo e podem impedir boas aquisições de EOA.

É imprescindível que seja feita otoscopia antes da realização do exame. Um conduto auditivo externo pérvio é essencial para bons registros, desta maneira, a presença de cerume, fluidos ou debris e colabamento do conduto auditivo externo impedem que as EOA alcancem a sonda e são as principais causas de falhas.[2] **As EOA também estão ausentes** na presença de efusão na orelha média, otosclerose, disjunção de cadeia ossicular, pressão negativa e perfuração timpânica ampla. A presença de tubo de ventilação não necessariamente inviabiliza o registro das EOA. Sono e sedação não influenciam nas respostas das EOA.

A presença de EOA indica que o mecanismo condutivo da orelha está funcionando adequadamente (patência do conduto auditivo externo, movimento normal da membrana timpânica e da cadeia ossicular), além de funcionamento normal das células ciliadas externas, que na maioria dos casos, correlaciona-se com audição preservada.

Um resultado alterado de EOA por si só não é capaz de diferenciar entre anormalidades da orelha externa, orelha média ou células ciliadas externas. Quando as EOA estão ausentes outros testes audiológicos devem ser realizados (imitanciometria e PEATE).

Desta forma, EOA presentes possuem valor clínico mais abrangente do que a ausência destas. Contudo, as EOA apresentam algumas limitações: não avaliam as células ciliadas internas, o oitavo nervo e as vias auditivas ascendentes.

Emissões Otoacústicas Espontâneas

Representa energia acústica de banda estreita proveniente da cóclea independente da presença de estímulo sonoro.

Não têm importância clínica, pois estão presentes em apenas 40%-60% dos indivíduos com audição normal.[3]

Emissões Otoacústicas Transientes (EOA T)

São respostas provocadas por estímulo acústico, geralmente o clique, podendo também ser utilizados estímulos de frequência específicos como *tone burst*.

Apesar de o clique ser um estímulo de banda larga e estimular toda a cóclea, as EOA T podem fornecer um padrão de frequência específica da cóclea. Depois de gravadas, as respostas podem ser divididas em faixas de frequências, obtendo-se respostas separadas de diferentes partes da cóclea (Fig. 11-11).[1]

Por ser um método rápido, objetivo, não invasivo e de fácil aplicabilidade, é o tipo de EOA mais amplamente utilizado para triagem auditiva neonatal, além de ser mais tolerante ao ruído e à movimentação.

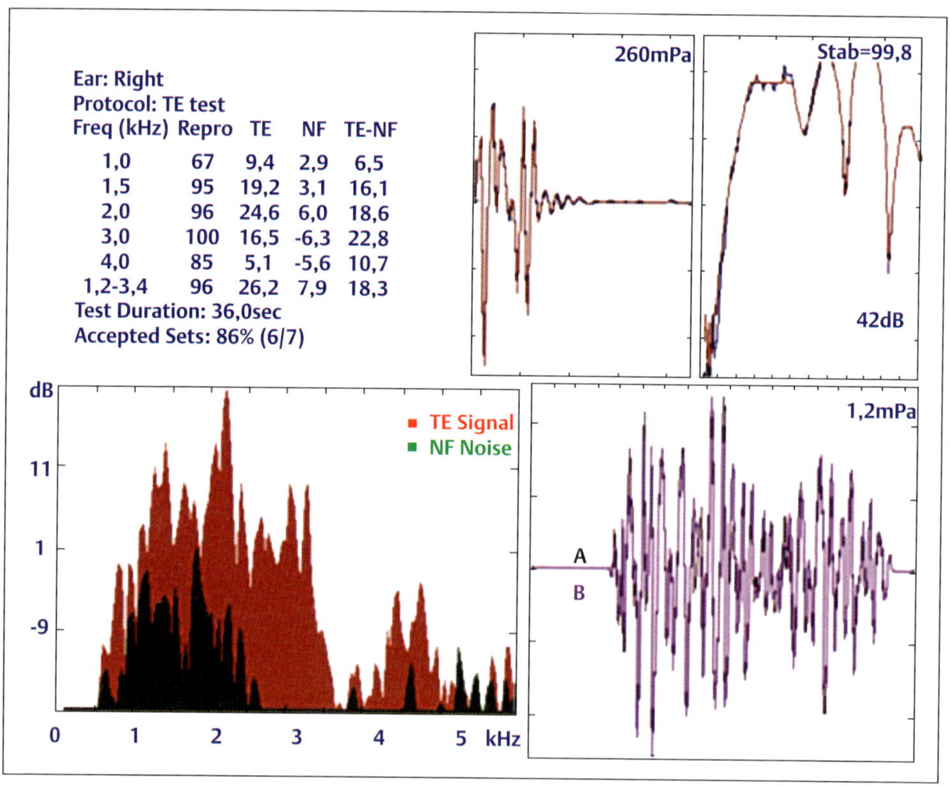

Fig. 11-11. Emissões transientes.

Emissões Otoacústicas Produtos de Distorção (EOA PD)

As EOA PD são geradas em resposta à apresentação de dois tons puros (estímulos f1 e f2), apresentados simultaneamente à cóclea. A cóclea tem propriedades não lineares conhecidas, que causam mudanças na saída do sinal e não são diretamente relacionadas ao sinal de entrada. Essas não linearidades resultam na criação de respostas em frequências diferentes daquelas dos dois sinais de entrada. Essas respostas são os produtos de distorção e indicam atividade normal da orelha interna.[4] O paradigma de captação de respostas 2f1-f2 é o mais utilizado por apresentar respostas robustas e confiáveis.

As EOA PD podem ser medidas e exibidas em duas formas:

1. *DP gram*: retrata a amplitude da EOA PD em função da frequência do estímulo a um nível de intensidade fixo;

2. *Curva de crescimento das EOA PD (função I/O)*: demonstra o aumento da amplitude da EOA PD a uma frequência constante e níveis de intensidade variáveis dos tons puros.[5]

Orelhas saudáveis tendem a apresentar uma curva de crescimento de 1 dB de EOA para 1 dB de estímulo ou menos.[1] As respostas são consideradas presentes e significativas quando se sobressaem ao ruído de fundo em mais de 6 dB (Fig. 11-12).

As EOA PD estão presentes praticamente em toda a população com limiar auditivo normal. Em indivíduos com perda auditiva podem ser encontradas quando os limiares forem melhores que 45 dB HL.[6] É o exame mais adequado para os pacientes adultos.

Deve-se ressaltar que a amplitude das EOA pode diminuir com o avanço da idade (após os 45 anos), mesmo com limiar audiométrico preservado.[7]

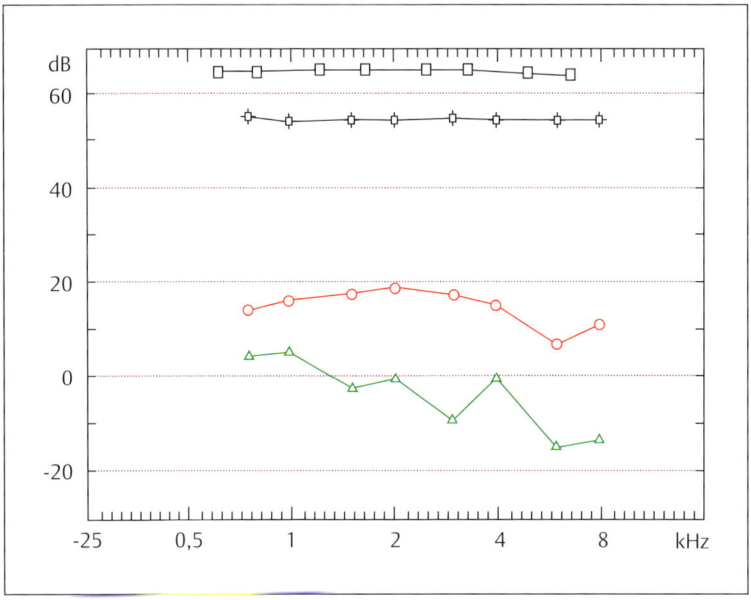

Fig. 11-12. Emissões de distorções.

PRINCIPAIS APLICAÇÕES EM ADULTOS

Diagnóstico Diferencial das Perdas Cocleares e Retrococleares

As EOA podem ser úteis. Como elas são provenientes do sistema auditivo periférico, espera-se encontrar respostas compatíveis com os limiares da audiometria tonal no caso de perda auditiva sensorial. No caso de patologias retrococleares, é possível encontrar emissões presentes mesmo com perda auditiva acima de 45 dB HL e PEATE comprometido, já que as EOA refletem a atividade pré-neural na cóclea. Porém essa situação não é a mais comum, pois estudos mostram que a proporção de pacientes com patologia retrococlear e emissões normais é cerca de 20%.[8] Neoplasias do conduto auditivo interno e/ou fossa posterior podem comprometer o fluxo sanguíneo da cóclea e assim afetar a presença das EOA.

Monitorização de Indivíduos Expostos ao Ruído

Há diminuição da amplitude das respostas após exposição a sons intensos.[9] Em trabalhadores expostos ao barulho pode ocorrer uma diminuição da relação sinal ruído no decorrer do turno de trabalho, mesmo quando exposto a sons de baixa intensidade.[10]

REFERÊNCIAS BIBLIOGRÁFICAS

1. Kemp DT. Otoacoustic emissions, their origin in cochlear function, and use. British Medical Bulletin. 2002;63:223-41.
2. Margolis RH. Influence of middle ear disease on otoacoustic emissions. In: Robinette RM, Glattke T, ed. Otoacoustic emissions: clinical applications. 2nd ed. New York: Thieme. 2002:190-212.
3. Bonfils P. Spontaneus otoacoustic emissions clinical interest. Laryngoscope. 1989;99:752-6.
4. Kemp DT. Evidence of mechanical non linearity and frequency selective wave amplification in the cochlea. Arch. Otorrinolaryngol. 1979;224:37-45.
5. Neely ST, Johnson TA, Kopun J, et al. Distortion-product otoacoustic emission input/output characteristics in normal-hearing and hearing-impaired human ears. J Acoust Soc Am. 2009;126:728-38.
6. Lonsbury-Martin BL, Martin GK. The clinical utility of distortion product otoacoustic emissions. Ear Hear. 1990;11(2):144-54.
7. Ortmann AJ, Abdala C. Changes in the compressive nonlinearity of the cochlea during early aging: Estimates from distortion OAE input/output functions. Ear Hear. 2016;37(5):603-614.
8. Hall, J. Handbook of otoacoustic emissions. New York: Singular Publishing Group Thomson Learning; 2000.
9. Santaolalla MF, Ibargüen AM, Vences AR, et al. Evaluation of cochlear function in normal-hearing young adults exposed to MP3 player noise by analyzing transient evoked otoacoustic emissions and distortion products. J Otolaryngol Head Neck Surg. 2008;37(5):718-24.
10. Zare S, Nassiri P, Monazzam MR, et al. Evaluation of Distortion Product Otoacoustic Emissions (DPOAEs) among workers at an Industrial Company exposed to different industrial noise levels in 2014. Electronic Physician (ISSN: 2008-5842) Year: 2015;7(3):1126-1134.

SEÇÃO III
POTENCIAIS EVOCADOS AUDITIVOS

Signe Schuster Grasel
Roberto Miquelino de Oliveira Beck

INTRODUÇÃO

Os potencias evocados auditivos (PEA) constituem-se em exames complementares de grande importância na prática ORL do dia a dia, fazendo parte da semiologia audiológica, otoneurológica e neurológica, com aplicações especialmente úteis no auxílio do diagnóstico da deficiência auditiva. Na medicina do trabalho podemos nos deparar com situações onde a análise da audiometria tonal e vocal pode não ser suficiente para esclarecer a queixa do paciente. Nesses casos, a investigação diagnóstica deve ser ampliada e contemplar outros exames como a imitanciometria, os potenciais evocados auditivos e as emissões otoacústicas.

Os potenciais evocados são especialmente úteis na investigação das perdas auditivas sensorioneurais com ou sem zumbido, síndrome de Ménière, presbiacusia, no diagnóstico diferencial das tonturas e nas disfunções neurológicas das vias auditivas, sobretudo neurotoxicidade. São igualmente úteis na avaliação pericial da audição (em simuladores), no monitoramento intraoperatório de otoneurocirurgias bem como no monitoramento auditivo de pacientes em tratamento com drogas ototóxicas.

As técnicas eletrofisiológicas não substituem a audiometria, são complementares a ela. Não medem a **audição**, mas avaliam fenômenos neurais que participam da integração da mensagem auditiva.

Jewett e Williston, em 1971, descreveram como pode-se registrar sete potenciais ou picos que representam a ativação sucessiva de diferentes relés auditivos no tronco encefálico, ficando assim estabelecidas as bases da audiometria de tronco encefálico.

Toda estrutura neurossensorial quando submetida a uma estimulação emite como resposta potenciais bioelétricos. Assim a estimulação acústica das células ciliadas da cóclea desencadeia uma série de respostas elétricas ou "potenciais evocados" que resultam da ativação sucessiva dos neurônios que formam a via auditiva. Estas respostas são classificadas de acordo com suas latências em relação ao estímulo sonoro, em três grandes grupos:

1. Potenciais de curta latência (até 10 milissegundos):

- Pesquisados com eletrococleografia:
  - Respostas cocleares: microfonismo coclear (MC) e potencial de somação (SP);
  - Respostas do nervo coclear: potencial de ação (AP);
  - Esses fenômenos tem fundamental importância na doença de Ménière.
- Pesquisados com PEATE (potenciais evocados auditivos de tronco encefálico): ondas I, II, III, IV e V, são as principais respostas dos núcleos e tratos auditivos do tronco encefálico até o colículo inferior (Fig. 11-13).

2. Potenciais de média latência (de 11 a 80 ms): respostas de regiões subcorticais do sistema auditivo como tálamo e até do cortéx auditivo.

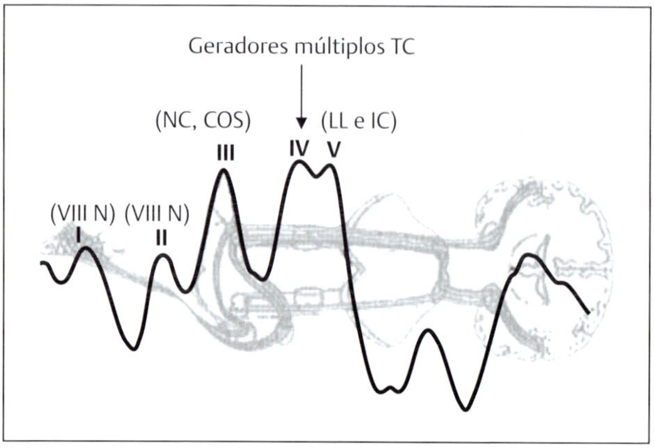

Fig. 11-13. Representação esquemática da via auditiva, desde o nervo coclear distal até o tronco encefálico.

3. Potenciais de longa latência (de 81 a 700 ms): respostas do córtex cerebral, sendo seu registro denominado "audiometria de respostas elétricas do córtex central (CERA) e **P300**, potencial cognitivo, também em nível do córtex auditivo e áreas de associação centroparietal, frontal, hipocampo e sistema límbico.

Entre esses, os mais utilizados na prática clínica são o PEATE e a eletrococleografia.

REALIZAÇÃO DO EXAME

Após cuidadosa otomicroscopia para limpeza do conduto e observação da membrana timpânica, o paciente é posicionado em decúbito dorsal ou poltrona reclinável, relaxado e com os olhos fechados. É fundamental que a sala seja silenciosa, de preferência com isolamento acústico.

São posicionados eletrodos de contato para captação e fones de ouvido para estimulação (tipo casco ou inserção) e inicia-se o exame.

O estímulo mais utilizado é o clique. Este é apresentado em cada orelha separadamente em intensidade de 80 ou 90 dB NA e as respostas são captadas através dos eletrodos posicionados nos lóbulos das orelhas e na fronte. Estas respostas são filtradas, amplificadas e mostradas no computador ligado ao equipamento. **Um exame de qualidade deve ter pelo menos dois traçados em 80 ou 90 dB NA com no mínimo 2.000 estímulos cada.**

Em adultos, é imprescindível que o paciente tenha audiometria recente em mãos para correta execução e interpretação do PEATE. Por exemplo, nas perdas auditivas assimétricas é necessário uso de mascaramento. A pesquisa do limiar pelo PEATE não faz parte da rotina, mas pode ser útil em casos selecionados, por exemplo, simuladores.

ELETROCOCLEOGRAFIA

A eletrococleografia (ECoG) é uma forma de pesquisa eletrofisiológica que avalia o receptor periférico da audição, permitindo a observação de eventos sensoriais (microfonismo coclear – MC, potencial de somação – PS) e neurais (nervo coclear).

O microfonismo coclear (MC) é um potencial sensorial, gerado predominantemente pelas células ciliadas externas (CCE) e internas (CCI). Pode ser útil no diagnóstico da doença do espectro da neuropatia auditiva.

O potencial de somação (PS), também de geração endococlear (CCI) não é observado habitualmente com amplitude significativa no traçado de orelhas normais, podendo estar presente na hidropisia endolinfática, fenômeno observado na doença de Ménière.

O potencial de ação do nervo coclear (PA) apresenta-se como uma onda negativa, com variação proporcional à intensidade do estímulo acústico. É a resposta oriunda da porção periférica do nervo coclear, equivalente a onda I do PEATE e depende do sincronismo dos disparos das fibras neurais.

Resposta Normal

Curva monofásica em altas intensidades com latência em torno de 1,5 milissegundo. A pesquisa de limiar por eletrococleografia é reservada para casos excepcionais.

Perda Auditiva Condutiva

Morfologia pobre e aumento da latência da resposta, por exemplo, na otosclerose.

Perda Auditiva Coclear

Dependendo da configuração da curva audiométrica, podemos observar respostas com latência aumentada e morfologia alargada.

Doença de Ménière e Hidropisia Endolinfática

A ECoG é o exame de escolha na investigação da hidropisia endolinfática, com sensibilidade dependendo da evolução da doença, sendo maior em estágios iniciais e quando o exame é realizado na iminência de "crise" ou de sintomas da doença. A sensibilidade pode chegar até 92% quando se usa o cálculo da área SP/AP, além da relação de amplitude SP/AP. De acordo com Al-Momani *et al.*, a especificidade do exame varia, segundo os autores, em torno de 84%.

Resultados negativos não afastam a hipótese de doença de Ménière (DM). Segundo Levin *et al.*, o aumento da pressão endolinfática provocaria um aumento da amplitude do potencial de somação (SP), que seria devido ao deslocamento da membrana basilar em direção à escala timpânica, provocando uma assimetria vibratória, permanecendo normal a amplitude do AP. Pondera-se que a hidropisia endolinfática ao provocar graus variados de dilatação da escala média ao longo do ducto endolinfático determina a ativação das fibras nervosas ligadas às células ciliadas em momentos ligeiramente diferentes. Desta forma, mesmo que o AP seja gerado em nível neural, a alteração do espaço endolinfático prejudicaria o sincronismo dos disparos e influenciaria na forma do potencial.

A hidropisia endolinfática seria consequência de maior produção ou redução da absorção da endolinfa ou por mudanças na composição da perilinfa. O achado patológico mais frequente é a distensão progressiva do espaço endolinfático, acometendo mais o ducto coclear e o sáculo. Algumas causas são elencadas na fisiopatologia da hidropisia tais como: alteração da permeabilidade vascular, alterações vasculares, causas hormonais, *stress*, alterações imunológicas ou alérgicas e fatores extrínsecos (otites médias, otosclerose, sífilis).

A fístula perilinfática pode apresentar os mesmos achados eletrofisiológicos, porém com fisiopatologia reconhecidamente diferente.

Nos casos de hidropisia endolinfática há aumento da amplitude do SP, em relação ao potencial de ação. Os valores normais para a **relação de amplitude SP/AP** variam entre 35% a 40% (Fig. 11-14).

O uso do cálculo da área do potencial composto SP + AP em relação à área do potencial de ação (**relação de área SP/AP**), aumentou significativamente a sensibilidade do método. Valores acima de 1,67, são considerados alterados (Fig. 11-15).

O alargamento do potencial composto deve-se em parte a alterações na latência entre respostas evocadas por estímulo rarefeito e condensado. Desta forma é interessante medir essas latências e calcular a diferença entre elas. Uma **diferença maior que 0,38 ms entre cliques rarefeitos e condensados** é significativa para hidropisia endolinfática (Fig. 11-16).

Nas fases mais avançadas da doença de Ménière com perda auditiva instalada e irreversível ou nas cocleopatias, há lesão das células ciliadas e de células do gânglio espiral da cóclea o que determinaria diminuição da amplitude do AP (Fig. 11-17).

Conclui-se que a ECoG é um excelente instrumento para monitorar as fases evolutivas da doença de Ménière (Fig. 11-18).

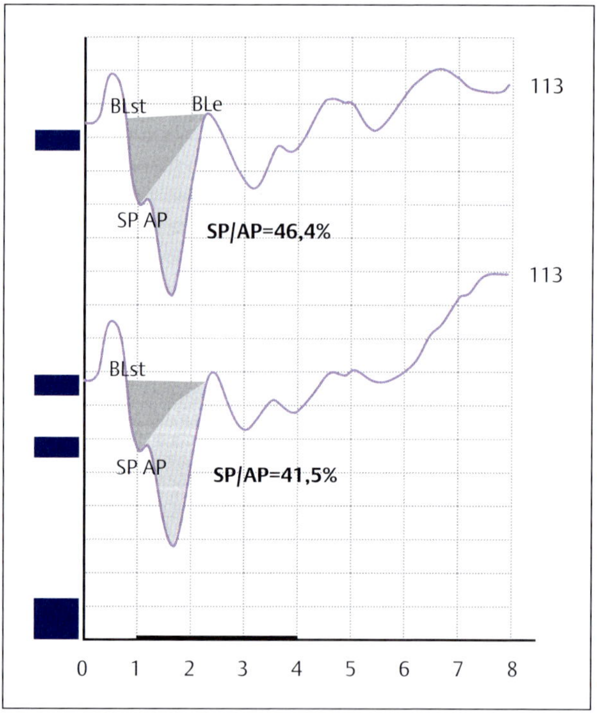

Fig. 11-14. Traçado de eletrococleografia de orelha esquerda que mostra a relação de amplitude de SP/AP maior que 40%.

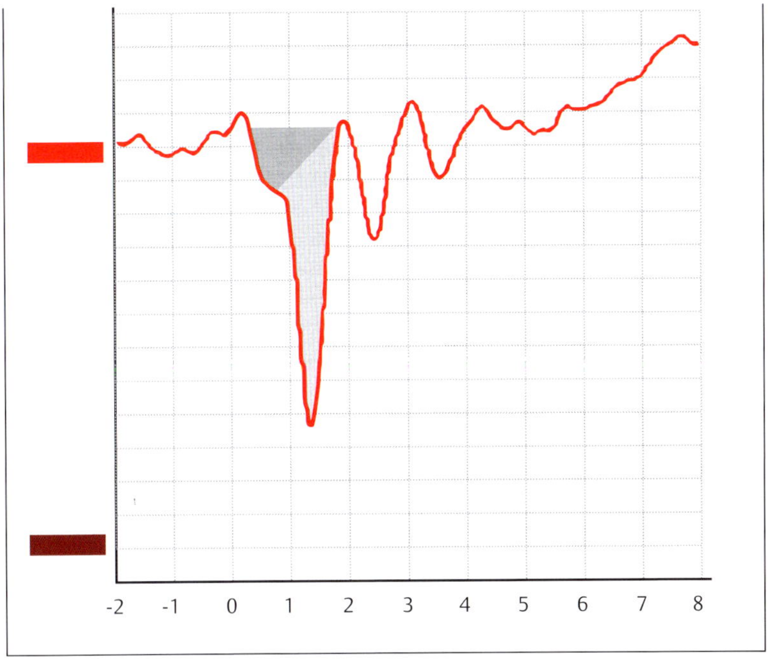

Fig. 11-15. Relação das áreas SP/AP menor que 1,65.

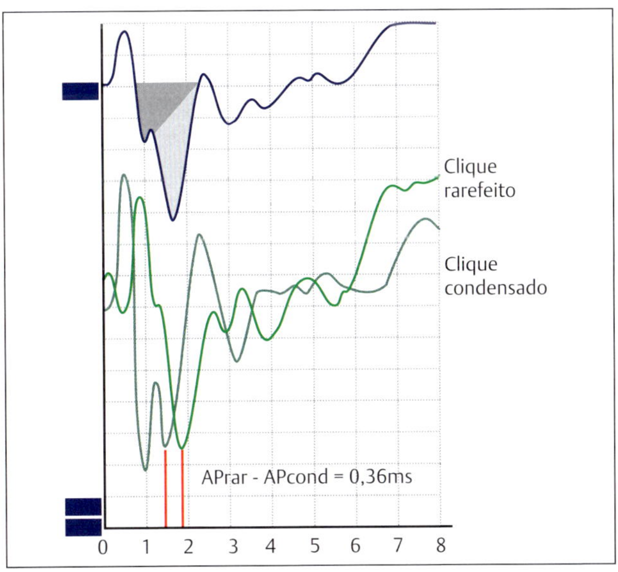

Fig. 11-16. O desmembramento do traçado com cliques alternados em rarefeitos e condensados permite a avaliação da latência do potencial de ação. Diferença de latência superior a 0,38 ms também deve ser considerada significativa.

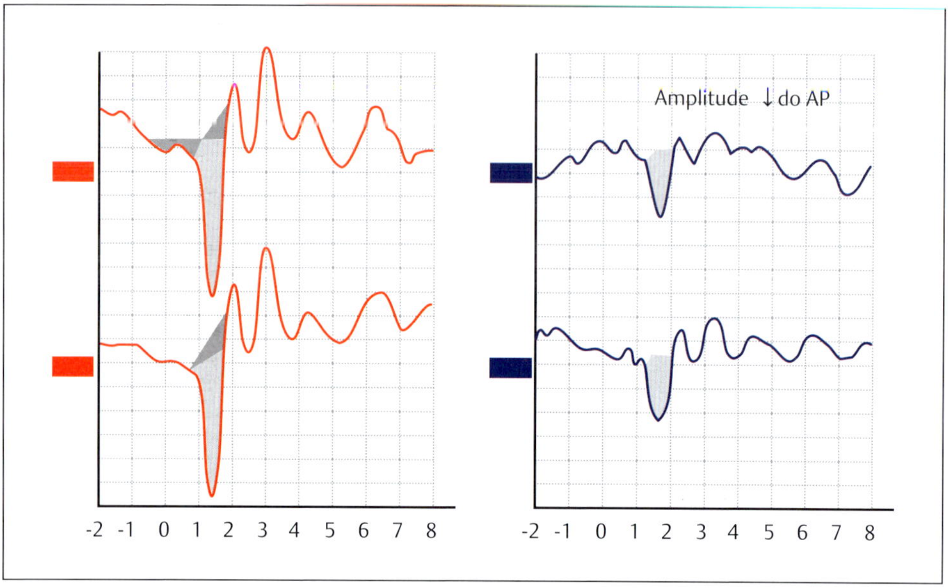

Fig. 11-17. Paciente com perda auditiva neurossensorial à esquerda de grau moderado. Nota-se potencial de ação de amplitude reduzida quando comparado com a orelha direita (audição normal).

PEATE

Os potenciais evocados auditivos de tronco encefálico (PEATE) ou *brain stem evoked response audiometry* (BERA), também chamados de potenciais auditivos de curta latência, são potenciais elétricos gerados no nervo coclear e no tronco encefálico. São constituídos de sete picos ou potenciais, numerados de I a VII, sendo que do ponto de vista prático maior importância têm as ondas ou picos I, III e V.

Embora algumas divergências ainda persistam sobre as origens exatas das cinco ondas de importância clínica, estudos em humanos evidenciaram que as ondas I e II são geradas pelo nervo coclear, a onda III teria origem no núcleo coclear, a onda IV teria contribuição de vários sítios geradores, como o complexo olivar superior, lemnisco lateral e talvez de outras estruturas anatômicas. A onda V seria gerada no leminisco lateral, na altura do colículo inferior (Quadro 11-4).

As latências destes potenciais variam de acordo com a intensidade do estímulo sendo menores para grandes intensidades e maiores para intensidades menores (Quadro 11-5).

Os valores da amplitude apresentam maior variabilidade entre os indivíduos e no mesmo indivíduo, e a sua importância na avaliação do exame é menor do que o valor da latência.

O estímulo utilizado em adultos é o clique ou mais recentemente o Chirp.

O clique é apresentado em alta intensidade (80 ou 90 dB NA) numa taxa de estimulação entre 11 e 21/segundo para verificar a função da via auditiva. A variação do número de estímulos na unidade de tempo pode modificar a resposta, especialmente a latência e amplitude da onda V. Com o aumento de estímulos por unidade de tempo, ou seja, se aplicarmos 71 cliques por segundo, a amplitude da onda V será menor e a latência será maior do que com 21 cliques por segundo. Aumento de latência superior a 0,5 ms ou desaparecimento da onda V são indicativos de disfunção retrococlear.

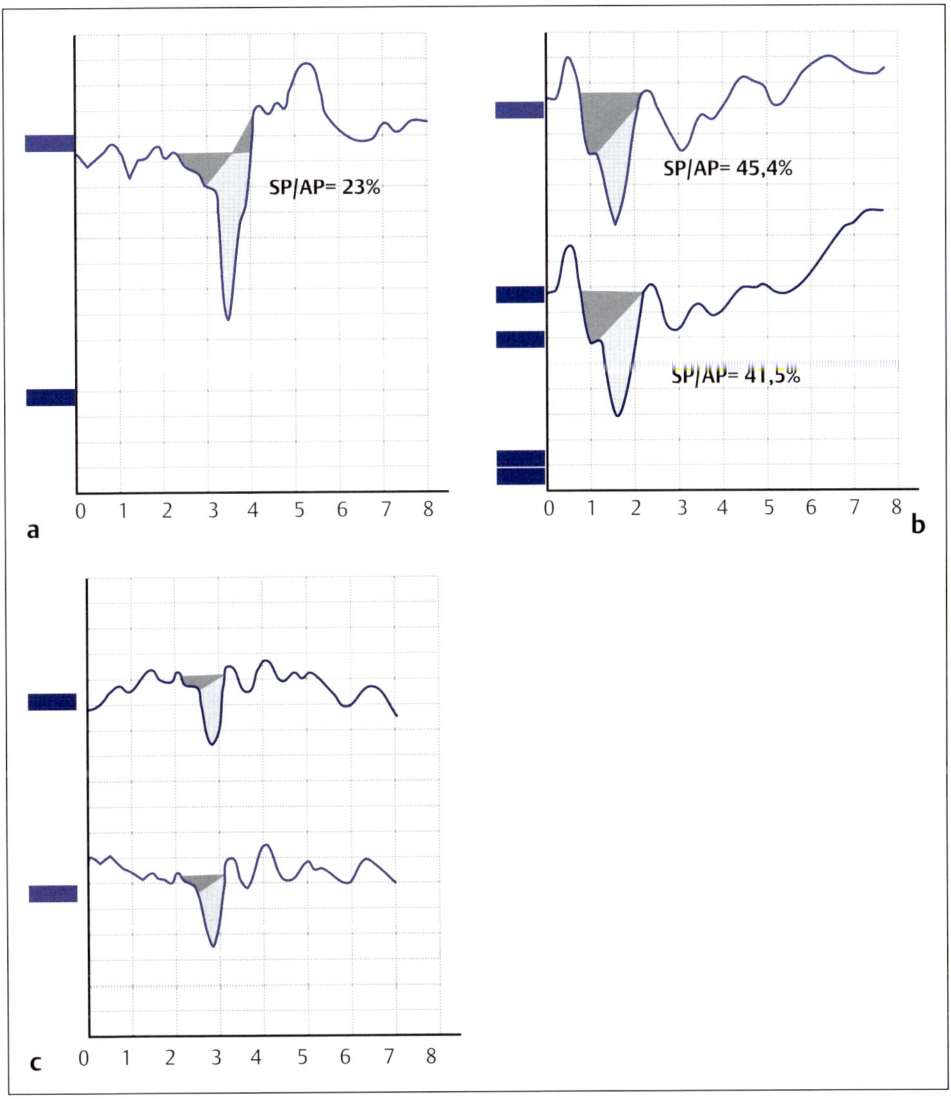

Fig. 11-18. (**a**) Resposta com relação de amplitude e área SP/AP dentro da normalidade, paciente em estágio inicial de evolução. (**b**) Relação SP/AP aumentada e área alargada, sugestiva de hidropisia endolinfática. (**c**) Potencial de ação de pequena amplitude relacionada a perda auditiva neurossensorial moderada, estágio mais avançado da doença.

Quadro 11-4. Cinco ondas

I	Nervo coclear
II	Nervo coclear
III	Núcleo coclear
IV	Complexo olivar e outros sítios geradores
V	Leminisco lateral na altura do colículo inferior

Quadro 11-5. Latências e intervalos interpicos de referência (N = 61 adultos com audição normal) Média +2 × Desvio-padrão

Ondas	**I**	**III**	**V**
	1,5 + 0,2	3,8 + 0,4	5,6 + 0,4
Intervalos interpicos	**I-III**	**III-V**	**I-V**
	2,2 + 0,4	1,9 + 0,4	4,1 + 0,4

> *É fundamental avaliação audiométrica prévia e recente. A audiometria deve estar na frente do examinador para planejar e realizar o exame. O PEATE deve ser iniciado pela orelha com melhores limiares ou melhor discriminação.*

Como é feito o exame: durante a realização do exame, o paciente deve permanecer relaxado e com os olhos fechados, deitado ou sentado em poltrona reclinável, confortável e com apoio da cabeça. É obrigatória e fundamental a realização de otoscopia/otomicroscopia antes do exame para limpeza do conduto e observação cuidadosa da membrana timpânica.

Realizamos a estimulação acústica monoaural e ipsilateral, isto é, do mesmo lado em que se encontra o eletrodo de registro ou referência.

Os eletrodos são posicionados nos lóbulos das orelhas e fronte. Recomenda-se o uso de fones de inserção para estimulação visando minimizar colabamento do conduto auditivo externo e reduzir ruído de fundo.

A pesquisa do limiar eletrofisiológico não costuma ser o objetivo da avaliação no ADULTO, nos quais a audiometria tonal é o padrão-ouro para determinar os limiares.

Para a análise do PEATE levamos em consideração alguns parâmetros cujos mais importantes são:

- Morfologia da resposta que permita a visualização e individualização das ondas I, II, III e do complexo IV/V; observar se há simetria no traçado de ambas as orelhas;
- Latências das ondas I, III e V;
- Intervalos interpicos: I-V, I-III e III-V;
- A diferença interaural de latências e intervalos entre orelha direita e esquerda. Esta diferença deve ser menor que 0,3 ms para cada medida;
- A análise da amplitude deve ser qualitativa, devendo haver no adulto normal, amplitude da onda V maior que da onda I.

Resposta Normal (Fig. 11-19):

- Morfologia da resposta simétrica entre as orelhas, ondas bem nítidas e individualizadas;
- Latências dentro dos padrões de referência;

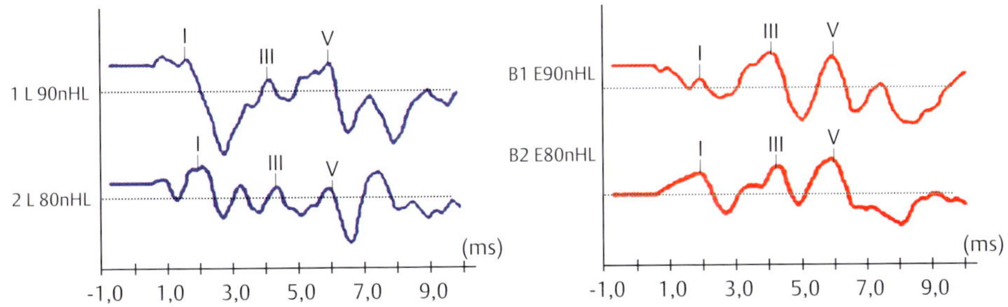

Latencies (ms)

Label index	I	II	III	IV	V
A1	1,57		4,07		5,86
A2	1,51		4,28		5,99
B1	1,82		3,59		5,82
B2	1,87		4,11		5,82

Interlatencies (ms)

Label index	I-III	III-V	I-V
A1	2,30	1,79	4,29
A2	2,37	1,71	4,08
B1	2,17	1,83	4,08
B2	2,25	1,71	3,96

Fig. 11-19. Exemplo de alteração coclear ao PEATE. Paciente com perda auditiva em rampa. Aumento de latência da onda I, com demais latências e os intervalos interpicos preservados.

- Intervalos interpicos preservados e simétricos;
- Diferença interaural de latências e intervalos < 0,3 ms;
- Intervalo I-V de até 4,5 ms;
- Amplitude de onda V maior que da onda I;
- Resposta normal pode ser encontrada em indivíduos com audição normal, perda auditiva neurossensorial leve a moderada (Fig. 11-20).

Perda Auditiva Condutiva (Fig. 11-21):

- Morfologia da resposta pobre e de pequena amplitude;
- Aumento de todas as latências, com intervalos interpicos preservados (desvio de todas as ondas para a direita);
- Esse tipo de resposta pode ser vista em indivíduos com otite media secretora, otite média crônica, otosclerose, entre outros.

Perda Auditiva Coclear (Fig. 11-19):

- Aumento discreto da latência da onda I, porém III e V estão mantidos, por vezes, intervalos interpicos encurtados;
- Em casos em que ocorre perda auditiva importante para frequências agudas, podemos encontrar ausência de onda I e/ou até de todas as demais;
- Diferença interaural da latência do intervalo interpico I-V < 0,3 ms;
- Morfologia normal (diferente da perda condutiva na qual a morfologia pode estar comprometida);
- Esse traçado pode ser encontrado em casos de perda neurossensorial com rampa em frequências médias e/ou agudas e frequências baixas preservadas.

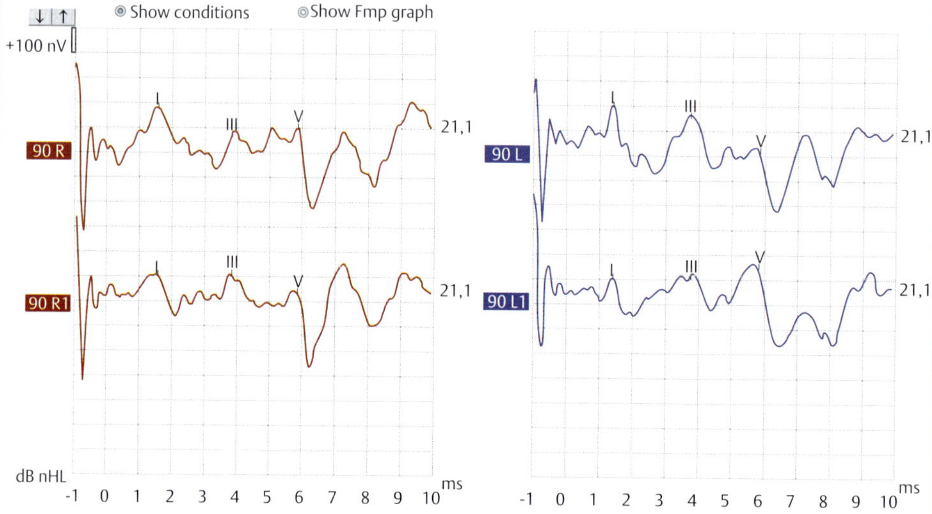

	I	III	V	I-III	I-V	III-V
Orelha esquerda	**1,43**	**3,77**	**5,87**	**2,33**	**2,43**	**2,10**
Orelha direita	**1,57**	**3,83**	**5,90**	**2,27**	**4,33**	**2,07**

Fig. 11-20. Exemplo de respostas normais em adultos. Morfologia preservada, latências e intervalos interpicos preservados. Intensidade da avaliação em 90 dBHL.

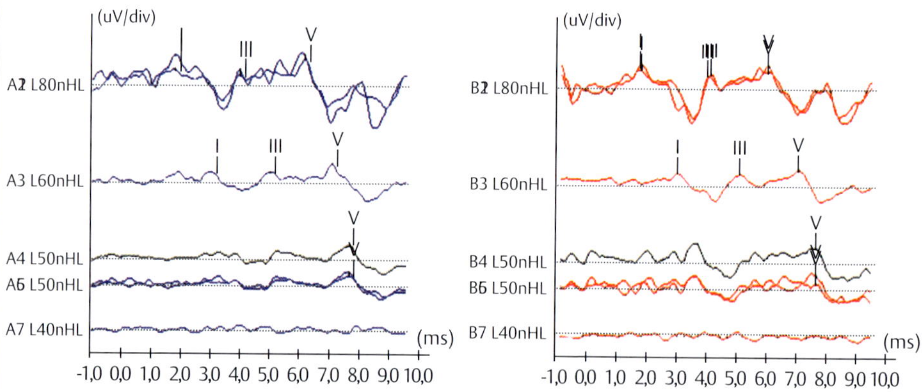

Latencies (ms)

Label index	I	II	III	IV	V
A1	**1,95**		**4,16**		**6,36**
B1	**1,91**		**4,24**		**6,20**

Interlatencies (ms)

Label index	I-III	II	III-V	IV	I-V
A1	**2,21**		**2,21**		**4,41**
B1	**2,33**		**1,96**		**4,29**

Fig. 11-21. Representação de PEATE clique com alteração conduta bilateralmente. Respostas com morfologia pobre, aumento de todas as latências e intervalos interpicos preservados. Limiar eletrofisiológico aumentado. Tais achados são mais comuns em crianças.

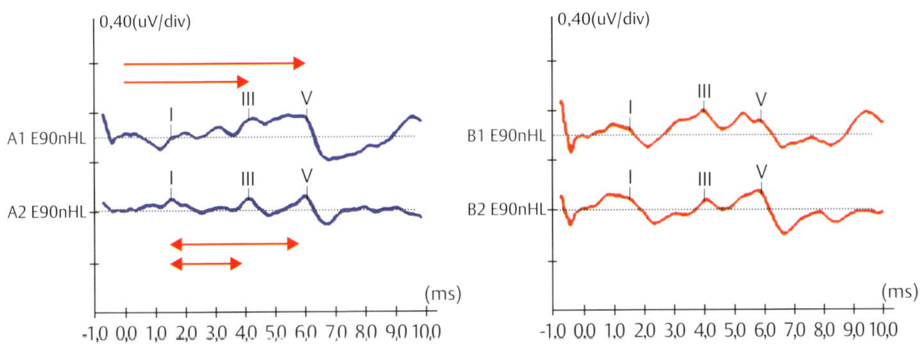

Latencies (ms)

Label index	I	II	III	IV	V
A1	1,49		4,07		6,03
A2	1,49		4,07		6,03
B1	1,45		3,56		5,74
B2	1,45		3,56		5,74

Interlatencies (ms)

Label index	I-III	III-V	I-V
A1	2,58	1,96	4,54
A2	2,58	1,96	4,54
B1	2,42	1,57	4,29
B2	2,42	1,57	4,29

Fig. 11-22. Representação de disfunção retrococlear à esquerda: aumento das latências das ondas III e V, assim como dos intervalos I-III e I-V.

Perda Auditiva Neural (retrococlear) (Fig. 11-22):

- Aumento dos intervalos I-V e/ou I-III e/ou III-V;
- E/ou predomínio em amplitude de onda I sobre onda V;
- E/ou presença de onda I com ausência de onda V;
- E/ou presença das ondas I e II com ausência das demais;
- Ou ausência de respostas em orelhas cuja curva tonal em princípio nos faria esperar uma resposta ao PEATE;
- Esse tipo de resposta é visto em pacientes com acometimento neural: quando unilateral pode estar associado a tumores do ângulo pontocerebelar, alça vascular no conduto auditivo interno, etc. Quando bilateral denota disfunção neural difusa e pode estar associado a diabetes, dislipidemia, hipotireoidismo, alcoolismo e alterações centrais.

Ausência de Respostas

Esse achado pode ser encontrado tanto nas perdas sensoriais quanto neurais ou mistas (condutiva + sensorial). O mais comum é na perda auditiva severo-profunda, onde o exame é utilizado para confirmação da perda. É mandatório sua realização na avaliação pré-implante coclear.

Ainda, pode ser observada ausência de respostas em perdas auditivas neurossensoriais em rampa, ou seja, perda acentuada nas frequências agudas (pior que 70 dB NA). **Nesses casos o PEATE apesar de ser compatível com a perda auditiva, não auxilia no diagnóstico.**

Nas doenças degenerativas do sistema nervoso central (por exemplo, esclerose múltipla), várias alterações podem ser encontradas, inclusive a não reprodutibilidade das ondas.

É importante ressaltar que alguns casos centrais apresentam PEATE normal, quando não ocorre compressão até nível de colículo inferior, ou quando a lesão se localiza mais alta que este ponto. Nestes casos, outros exames podem contribuir mais para o diagnóstico, como, por exemplo, ressonância magnética.

LIMIAR ELETROFISIOLÓGICO

A avaliação do limiar auditivo é realizada pela audiometria tonal que fornece o limiar psicoacústico. Entretanto, podem existir situações em que o limiar audiométrico não é confiável ou não pode ser obtido, por exemplo, por falta de colaboração do indivíduo. Para esses casos, pode ser necessário obter o limiar de outra forma como através dos potenciais evocados auditivos. Nesse caso, chamamos de limiar eletrofisiológico e não psicoacústico.

O limiar eletrofisiológico analisa eventos neurofisiológicos das vias auditivas e não eventos psicoauditivos, mas na maioria das vezes pode nos dar uma ideia do possível limiar psicoacústico. Na medicina ocupacional tem especial valor na avaliação de simuladores.

Vale ressaltar que nem sempre é fácil obter o limiar eletrofisiológico. O indivíduo pode prejudicar a realização do exame se mexendo muito, mastigando, piscando. Em alguns casos pode ser necessário sedar o indivíduo. Portadores de marca-passo também são difíceis de ser avaliados devido às interferências elétricas.

PRINCIPAIS INDICAÇÕES PARA USO DOS PEATE's

- Em casos de suspeita de comprometimento do sistema auditivo, que não puderam ser esclarecidas pelos métodos convencionais; por exemplo:
  - Perda auditiva neurossensorial assimétrica, inclusive induzida por ruído;
  - Discriminação vocal baixa (< 88%);
  - Zumbido com ou sem perda auditiva, simétrico ou assimétrico;
  - Ausência de reflexo estapediano, não esperado pela audiometria tonal;
  - Diagnóstico diferencial das tonturas;
  - Detecção de limiar em pacientes não colaboradores/simuladores.
- Pré-implante coclear;
- Diagnósticos neurológicos;
- Monitoramento do uso de drogas ototóxicas;
- Avaliação dos efeitos de substâncias neurotóxicas (mercúrio, chumbo, solventes)
- Monitoramento de cirurgias otoneurológicas.

TESTES ELETROFISIOLÓGICOS FREQUÊNCIA-ESPECÍFICOS

Em algumas situações faz-se necessária a avaliação de frequências específicas. Esse teste pode ser feito tanto por PEATE como por respostas auditivas de estado estável. Os estímulos mais utilizados são o *tone-burst* e o Chirp.

A avaliação frequência-específica pode ser oferecida por via aérea e via óssea, permitindo uma caracterização melhor do limiar. É utilizada principalmente em crianças pequenas para estimar a configuração audiométrica. O teste pode ser demorado (entre 30 e 60 min), pois são testadas várias frequências em diversas intensidades. Na prática esse exame em adultos não traz os mesmos benefícios que na criança. Dificilmente o adulto que tem indicação para esse exame, por exemplo, simulador ou paciente com surdez psicogênica, consegue um estado de relaxamento profundo para que seja possível detectar respostas confiáveis. Em alguns casos pode ser necessário exame sob sedação.

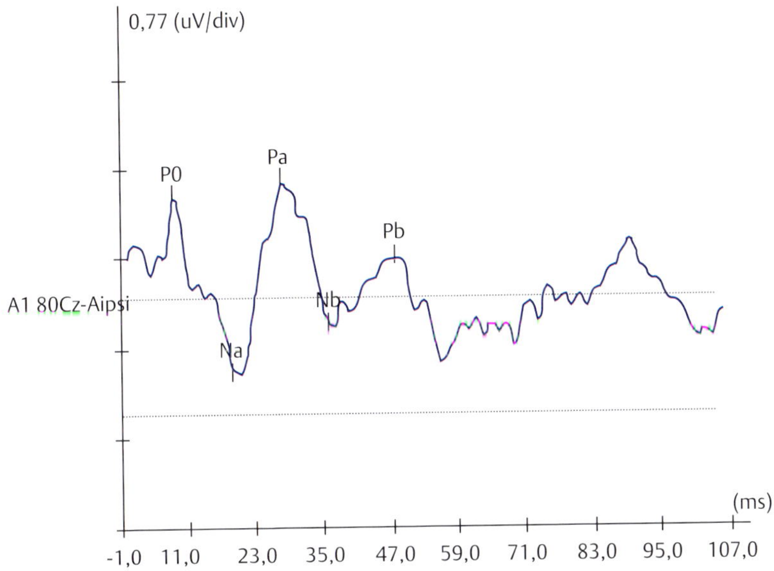

Latencies (ms)

Label index	Po	Na	Pa	Nb	Pb
A1	**8,36**	**18,77**	**27,31**	**32,26**	**47,50**

Interramplitudes (uV)

Label index	Po-Na	Na-Pa	Pa-Nb	Nb-Pb
A1	**1,540**	**-1,660**		

Fig. 11-23. Potencial de média latência. Marcação das ondas Na, Pa, Nb e Pb com morfologia, latências e intervalos normais.

POTENCIAIS DE MÉDIA LATÊNCIA

Diferente dos potenciais de curta latência, os potenciais de média latência (10 a 80 ms após o estímulo) são influenciados pelo estado de alerta do indivíduo. Os componentes mais consistentes são: Na – deflexão negativa cerca de 18 ms após o estímulo, que é seguida pela onda positiva com maior amplitude; Pa – (30 ms), e dos componentes Nb (40 ms) e Pb (50 ms) (Fig. 11-23). As latências desses componentes assim como a forma do complexo Na-Pa são mais estudados e analisados em pesquisas clínicas. Múltiplos sítios geradores participam das respostas como corpo geniculado medial, formação reticular, tálamo, trato talamocortical e córtex auditivo. Pode ser utilizada para estudar a integridade das vias auditivas, alterações do processamento auditivo ou ainda condições neurológicas como esclerose múltipla, tumores cerebrais, acidente vascular cerebral, epilepsia, traumatismo cranioencefálico ou como avaliação objetiva da profundidade anestésica durante cirurgias. Ainda, pesquisadores estudam a relação dos potenciais de média latência em trabalhadores expostos a ruído ocupacional, mas até 2019 não foram incorporados à rotina de avaliação.

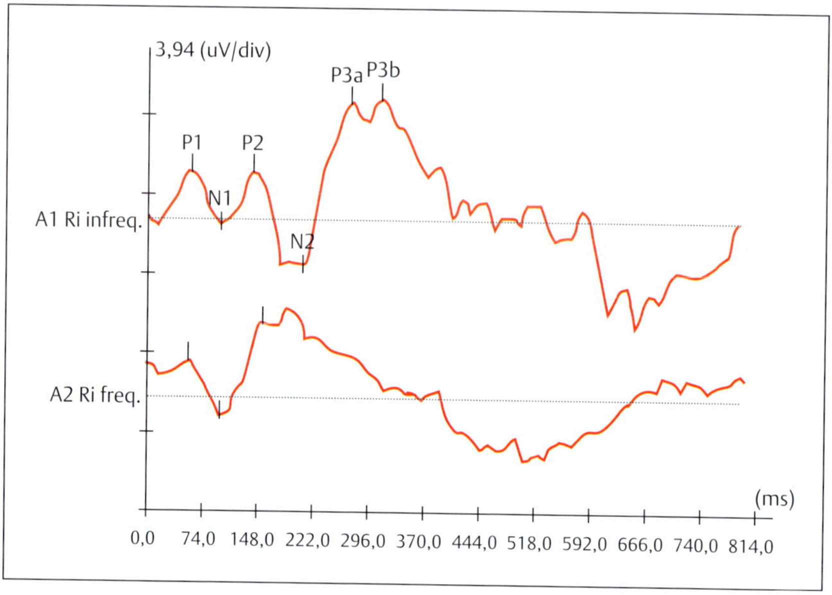

Fig. 11-24. Potencial evocado de longa latência. Presença dos potenciais P3a e P3b no traçado superior que é obtido quando o paciente nota estímulos raros (infrequentes).

POTENCIAIS DE LONGA LATÊNCIA E P300

Existem dois tipos de potenciais de longa latência: os obrigatórios, também chamados de exógenos e os cognitivos, ou endógenos (P300). Os potenciais obrigatórios têm três componentes principais (P1, N1 e P2), cuja presença é determinada pelas características acústicas do estímulo apresentado e da integridade das vias auditivas. Eles são evocados por clique, *tone-burst*, Chirp ou sons de fala e gerados em nível de córtex auditivo primário e áreas de associação auditiva do lobo temporal. São registrados em indivíduos em estado de alerta e auxiliam para estimar o limiar eletrofisiológico em adultos.

O potencial cognitivo P300 é registrado após a apresentação de dois estímulos no paradigma *oddball*: o estímulo frequente é apresentado com probabilidade de 80% a 90% e o estímulo raro, também chamado de estímulo-alvo, com probabilidade de 10% a 20%. O indivíduo deve detectar o estímulo raro entre os frequentes e contar o número de estímulos raros ou apertar um botão. Os potenciais obtidos são registrados simultaneamente, mas, separadamente, para estímulos raro e frequente. Apenas no traçado obtido pelo estímulo raro observamos além dos componentes obrigatórios, P1, N1, P2 uma terceira onda positiva com latência ao redor de 300 ms, o P300 (Fig. 11-24). Esse potencial é chamado de potencial cognitivo, pois sua presença, latência e amplitude variam com a demanda de atenção e nível de consciência do indivíduo. Quanto mais fácil for a detecção do estímulo raro, e se o indivíduo está com toda atenção voltado para a tarefa, maior a amplitude, e menor a latência do potencial. O P300 é diminuído ou anormal em indivíduos com distúrbios cognitivos, de atenção e memória. Os geradores neuronais do P300 incluem córtex auditivo primário, áreas de associação centroparietal, lobo frontal e hipocampo. O potencial cognitivo P300 é robusto e está inserido na avaliação clínica para analisar habilidades de discriminação e processamento auditivo e no estudo da plasticidade neuronal, como, por exemplo, em usuários de implante coclear ou crianças com déficit de atenção. Em trabalhadores expostos a neurotóxicos, como solventes e vanádio, foi observado aumento significativo da latência do P300. Também pode ser útil para monitorar pacientes com apneia ou outros distúrbios do sono, cujas habilidades cognitivas estão prejudicadas e associadas ao aumento da latência do P300.

BIBLIOGRAFIA

Beck RM, Ramos BF, Grasel SS, et al. Comparative study between pure tone audiometry and auditory steady-state responses in normal hearing subjects. Braz J Otorhinolaryngol. 2014;80(1):35-40.

Cone-Wesson B, Wunderlich J. Auditory evoked potentials from the cortex: audiology applications. Curr Opin Otolaryngol Head Neck Surg. 2003;11(5):372-7.

Ferraro JA, Durrant JD. Electrocochleography in the evaluation of patients with Meniere's disease/endolymphatic hydrops. J Am Acad Audiol. 2006;17(1):45-68.

Grasel SS, Beck RMO, Loureiro RSC, Rossi AC, de Almeida ER, Ferraro J. Normative data for TM electrocochleography measures. J Otol. 2017;12(2):68-73.

Grasel S, Greters M, Goffi-Gomez MVS, Bittar R, Weber R, Oiticica J et al. P3 Cognitive Potential in Cochlear Implant Users. Int Arch Otorhinolaryngol. 2018;22(4):408-14.

Hall JW, III. The New Handbook of Auditory Evoked Responses. Boston: Allyn and Bacon. 2006.

Henkin Y, Tetin-Schneider S, Hildesheimer M, Kishon-Rabin L. Cortical neural activity underlying speech perception in postlingual adult cochlear implant recipients. Audiol Neuro-otol. 2009;14(1):39-53.

Li H, Zhou D, Zhang Q, et al. Vanadium exposure-induced neurobehavioral alterations among Chinese workers. Neurotoxicology. 2013;36:49-54.

Massa CG, Rabelo CM, Moreira RR,et al. P300 in workers exposed to occupational noise. Braz J Otorhinolaryngol. 2012;78(6):107-12.

Morrow LA, Steinhauer SR, Hodgson MJ. Delay in P300 latency in patients with organic solvent exposure. Arch Neurol. 1992;49(3):315-20.

Musiek F, Nagle S. The Middle Latency Response: A Review of Findings in Various Central Nervous System Lesions. J Am Acad Audiol. 2018;29(9):855-67.

Picton TW, Alain C, Woods DL, John MS, Scherg M, Valdes-Sosa P et al. Intracerebral sources of human auditory-evoked potentials. Audiol Neuro-otol. 1999;4(2):64-79.

Roggia SM, de Franca AG, Morata TC, Krieg E, Earl BR. Auditory system dysfunction in Brazilian gasoline station workers. Int J Audiol. 2019:1-13.

Schochat E, Scheuer CI, Andrade ER. ABR and auditory P300 findings in children with ADHD. Arq Neuropsiquiatr. 2002;60(3-B):742-7.

SEÇÃO IV

EXAMES DE IMAGEM

Maíra Oliveira Sarpi
Eloisa Santiago Gebrim

INTRODUÇÃO

Os métodos de imagem, principalmente a tomografia computadorizada (TC) e a ressonância magnética (RM) têm papel fundamental da avaliação das afecções que acometem a face e o pescoço. A ultrassonografia também é útil, principalmente na avaliação glandular, sendo o método mais indicado nas afecções da tireoide. Neste capítulo abordaremos as indicações dos exames de imagem nos processos patológicos envolvendo as diferentes estruturas otorrinolaringológicas.

OSSO TEMPORAL

A avaliação por imagem das estruturas da orelha é feita por TC e RM permitindo a avaliação da anatomia normal e processos patológicos (Fig. 11-25). A escolha do método vai depender dos sintomas apresentados pelo paciente e da suspeita clínica do médico do paciente.

A TC é o método de escolha para avaliação das estruturas ósseas, permitindo o detalhamento das corticais ósseas, das estruturas ósseas da orelha externa, média e interna, da integridade da cadeia ossicular, avaliando a pneumatização das células da mastoide e da caixa timpânica. Tem papel importante na avaliação das perdas auditivas condutivas,

É o método de imagem indicado nas otites crônicas, em traumas, na suspeita clínica de otosclerose e em casos de malformações das orelhas externa e média.

O American College of Radiology (ACR) recomenda que nas perdas auditivas condutivas adquiridas, com ausência de massa evidente na orelha média, a investigação por imagem seja feita através da TC de ossos temporais sem administração do meio de contraste iodado.

Nos casos de perda auditiva condutiva secundária a otite média crônica associada ou não colesteatoma (Fig. 11-25), a TC também é o método de imagem indicado, pois irá mostrar a pneumatização e a aeração tanto das células da mastoide como da caixa timpânica, a integridade da cadeia ossicular, a presença de calcificação de ligamentos e a neoformação óssea secundária à timpanosclerose.

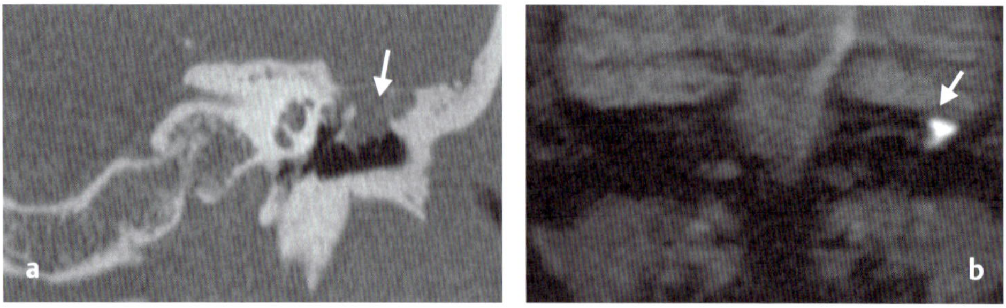

Fig. 11-25. (**a**) Otite média crônica colesteatomatosa – TC coronal. (**b**) RM sequência de difusão – observar que o colesteatoma apresenta-se como lesão arredondada (seta) no epitímpano esquerdo, deslocando a cadeia ossicular medialmente, com hipersinal na sequência de difusão.

A TC também é o método de imagem a ser solicitado em casos de trauma do osso temporal, pois fornece informações importantes sobre o traumatismo, na detecção da fratura e de sua extensão em relação as estruturas do osso temporal (Fig. 11-26). É fundamental nesses casos ter informações como se houve extensão para a càpsula ótica, se há acometimento dos canais do nervo facial ou da cadeia ossicular.[1]

A RM possibilita melhor caracterização das estruturas de partes moles, assim como do labirinto membranoso.[2]

Umas das sequências mais úteis na avaliação das estruturas da orelha interna e do ângulo pontocerebelar são as sequências densamente ponderadas em T2, pois nestas sequências as estruturas preenchidas por líquido apresentam hipersinal, ficando brancas nas imagens e com limites bem definidos. Assim, é possível o detalhamento das estruturas do labirinto membranoso, que está preenchido por material líquido, a perilinfa, e também dos nervos facial e vestibulococlear dentro do conduto auditivo interno. É possível avaliar o espessamento desses nervos, causados por processo inflamatório e principalmente por tumores ou, em casos de surdez congênita, a ausência ou hipoplasia do nervo coclear. As malformações da orelha interna acometendo as diferentes estruturas do labirinto, como as cóclea, vestíbulo e canais semicirculares, também podem ser avaliadas pela RM.

As sequências após a injeção venosa do meio de contraste paramagnético, o gadolínio, permitem mostrar o realce anormal das estruturas da orelha e a caracterização de tumores que podem acometer o osso temporal (Fig. 11-27). As sequências pós-contraste podem definir a extensão dos tumores hipervascularizados da orelha média e forâmen jugular, como os tumores glômicos, sendo úteis no planejamento terapêutico.

Na perda auditiva neurossensorial assimétrica, a RM de ossos temporais está indicada na suspeita clínica de tumores do ângulo pontocerebelares ou de doenças retrococleares. Neste contexto clínico, a TC de crânio, tem pouca indicação e não deve ser solicitada. Segundo o Consensus da American Academy of Otolaryngology-Head and Neck Surgery, a RM é o método mais efetivo para o diagnóstico de patologias retrococleares. Nos casos de perda súbita auditiva neurossensorial associada a sintomas focais neurológicos ou sintomas de acometimento nervoso central, deve-se também incluir a RM do encéfalo, para se

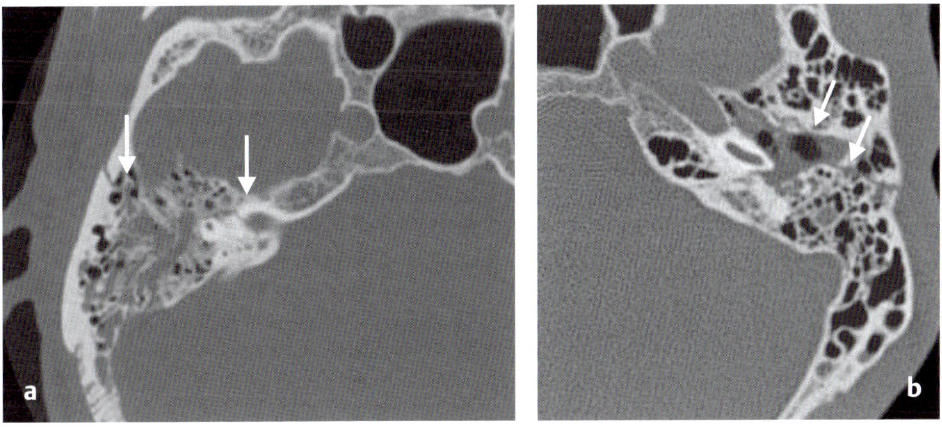

Fig. 11-26. TC axial demonstrando fraturas no osso temporal. Observar que: (**a**) a fratura acomete a porção escamosa do osso temporal e estende-se até a pirâmide petrosa com acometimento da cápsula ótica estendendo-se ao fundo do CAI e (**b**) o traço de fratura longitudinal acomete células da mastoide e estende-se para as paredes do CAE.

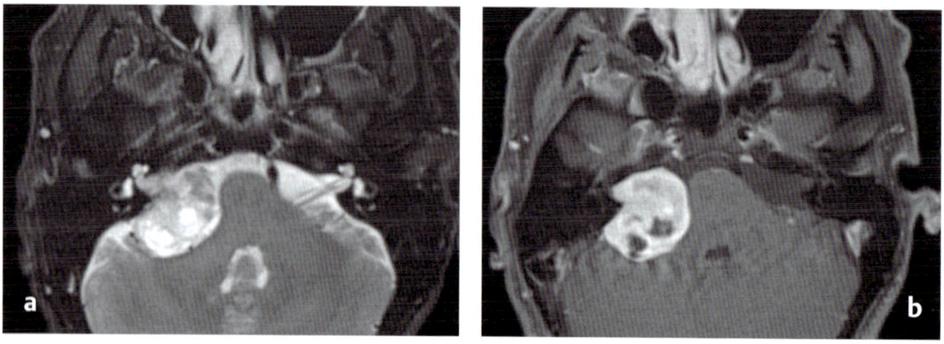

Fig. 11-27. (a,b) RM axial demonstrando Schawannoma vestibular à direita. Observar a lesão expansiva sólida com realce pós-contraste. (b) No conduto auditivo e ângulo pontocerebelar direito, provocando discreta compressão da ponte.

avaliar a eventual presença de processos isquêmicos ou outros processos, como esclerose múltipla, que possam estar causando essa perda.[3]

Porém a TC está indicada em casos de perda auditiva neurossensorial em pacientes com doenças ósseas conhecidas como doença de Paget e displasia fibrosa.

Como citado anteriormente, na avaliação das otites, a TC é o método de imagem indicado. Porém, uma sequência especial da RM, a sequência de difusão, tem alta sensibilidade e especificidade no diagnóstico de colesteatoma, principalmente na avaliação pós-cirúrgica, na pesquisa de recidiva do colesteatoma (Fig. 11-25).

NARIZ E CAVIDADES PARANASAIS

A avaliação por imagem das doenças do nariz e das cavidades paranasais é realizada principalmente através da tomografia computadorizada, por ser um método acessível e com capacidade resolutiva para o estudo detalhado das estruturas nasossinusais, tanto ósseas como de partes moles.[4] É utilizada a aquisição volumétrica das imagens, que permite a rápida reconstrução e avaliação multiplanar das mesmas, bem como a reconstrução tridimensional, que pode ser empregada em situações específicas como avaliação das estruturas óssea e das vias aéreas.

A tomografia computadorizada é excelente para a análise do septo nasal, demonstrando suas características como a presença de desvios, esporões e perfurações (Fig. 11-28). Tem um papel importante também na avaliação das rinopatias e sinusopatias, com capacidade de demonstrar possíveis alterações obstrutivas relacionadas, como a presença de pólipos (Fig. 11-29), de variações anatômicas (como concha bolhosa) e de outros achados (como a atresia unilateral de coana ou osteomas); ainda nesse cenário pode também confirmar o diagnóstico clínico de uma doença sinusal crônica, detectando espessamento e esclerose parietal da(s) cavidade(s) envolvida(s), coexistência de doença fúngica (Fig. 11-30) ou mesmo detectar alterações incidentais, como a presença de cistos de retenção na mucosa sinusal, lesões de etiologia incerta que guardam alguma relação com alterações inflamatórias ou alérgicas, mas são frequentemente assintomáticas.[5] Os limites ósseos nasossinusais também são muito bem avaliados pela tomografia, sendo facilmente detectadas fraturas nos casos de trauma, áreas de erosão e remodelamentos ósseos em doenças expansivas, e até mesmo alterações dentárias potencialmente relacionadas a doenças inflamatórias nasais e sinusais (Fig. 11-31).

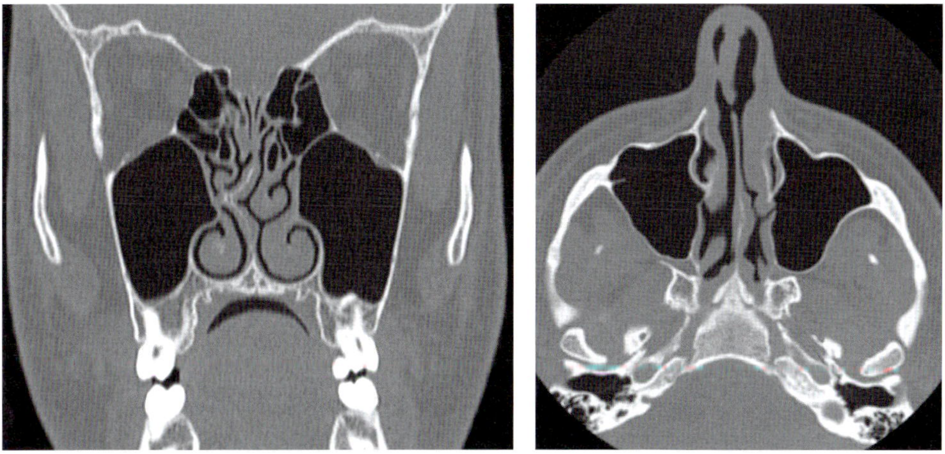

Fig. 11-28. Desvio e perfuração do septo nasal. Observe como as imagens de tomografia computadorizada com filtro ósseo permitem o detalhamento das estruturas ósseas e mucosas da fossa nasal.

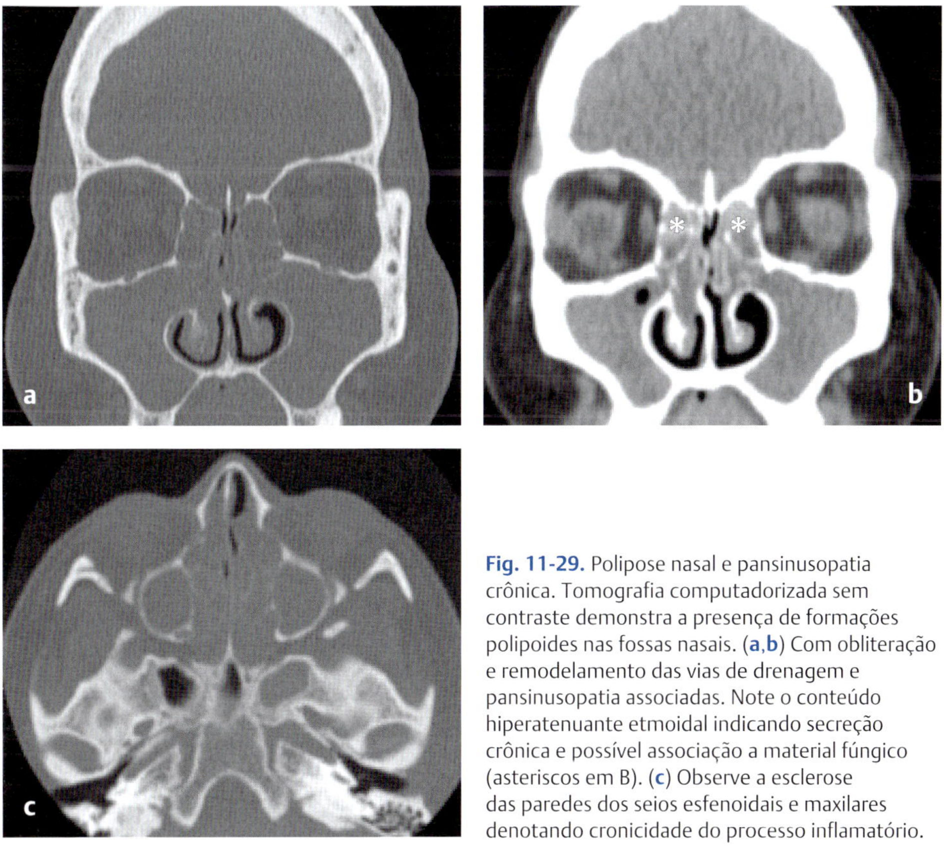

Fig. 11-29. Polipose nasal e pansinusopatia crônica. Tomografia computadorizada sem contraste demonstra a presença de formações polipoides nas fossas nasais. (**a**,**b**) Com obliteração e remodelamento das vias de drenagem e pansinusopatia associadas. Note o conteúdo hiperatenuante etmoidal indicando secreção crônica e possível associação a material fúngico (asteriscos em B). (**c**) Observe a esclerose das paredes dos seios esfenoidais e maxilares denotando cronicidade do processo inflamatório.

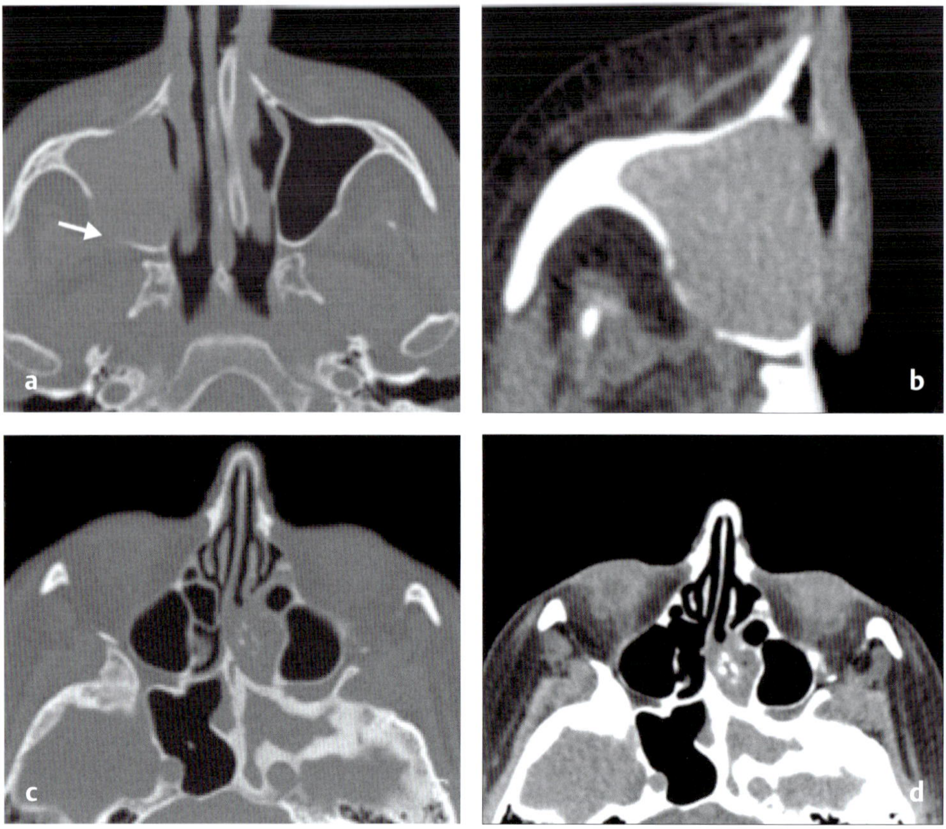

Fig. 11-30. Sinusopatia fúngica. (**a,b**) Caso 1 – TC sem contraste demonstra preenchimento do seio maxilar direito por material com atenuação de partes moles (observe a atenuação um pouco mais alta que a atenuação da musculatura em B), destacando-se pequena erosão da parede posterior deste seio (setas). (**c,d**) Caso 2 – bola fúngica na tomografia computadorizada: observe material arredondado hiperatenuante em células etmoidais posteriores (setas).

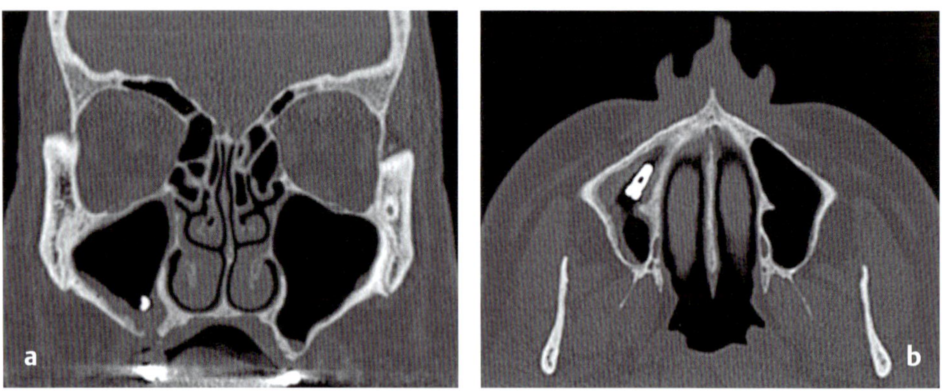

Fig. 11-31. Sinusopatia odontogênica. (**a**) Tomografia computadorizada na avaliação de sinusopatia crônica odontogênica – as imagens identificam com precisão a descontinuidade óssea no assoalho do seio maxilar direito. (**b**) Migração para o interior desta cavidade do material de fixação do implante, com provável fístula oroantral.

Como alternativa, em casos selecionados ou de maneira complementar, podemos utilizar a ressonância magnética para a avaliação nasossinusal. Sua grande vantagem é a ausência de exposição à radiação ionizante, e como desvantagens podemos destacar o longo tempo de duração do exame, o menor detalhamento da anatomia nasossinusal e também o maior do custo desse exame. Permite melhor acesso às estruturas de partes moles, tendo grande aplicação na análise de tumores e na investigação dos distúrbios do olfato e paladar, por avaliar as estruturas neurais (Figs. 11-32 e 11-33). Com relação às rinossinusopatias, além de avaliar com assertividade os casos em que se opta por poupar o paciente da exposição à radiação da tomografia[6] W doenças fúngicas, tanto para confirmação da suspeita (o material fúngico nas imagens de ressonância caracteristicamente apresenta baixo sinal nas imagens ponderadas em T2 e alto sinal nas imagens ponderadas em T1), quanto na pesquisa de complicações (como disseminação perineural e complicações intracranianas) (Fig. 11-34).[7]

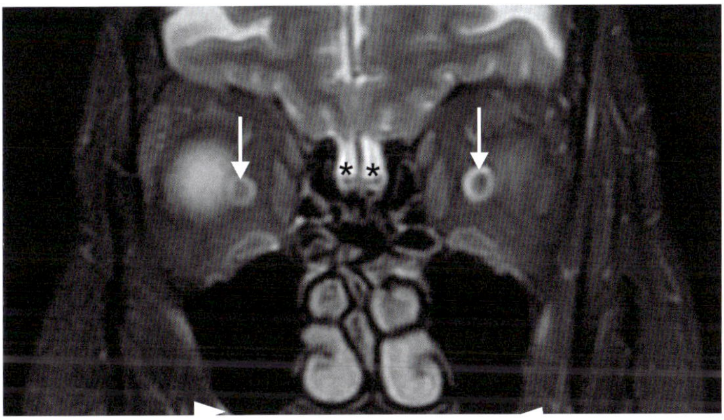

Fig. 11-32. Ressonância magnética dos seios da face. Imagem coronal T2 permite a avaliação das estruturas neurais, como os nervos ópticos (setas) e bulbos olfatórios (asteriscos), e tem alta sensibilidade para detecção de espessamentos mucosos (cabeça de seta). Entretanto a avaliação das estruturas ósseas e das fossas nasais fica limitada em parte pelos artefatos inerentes à técnica da interface entre ar e osso, mais evidentes nesta imagem na região etmoidal e maxilar bilateral.

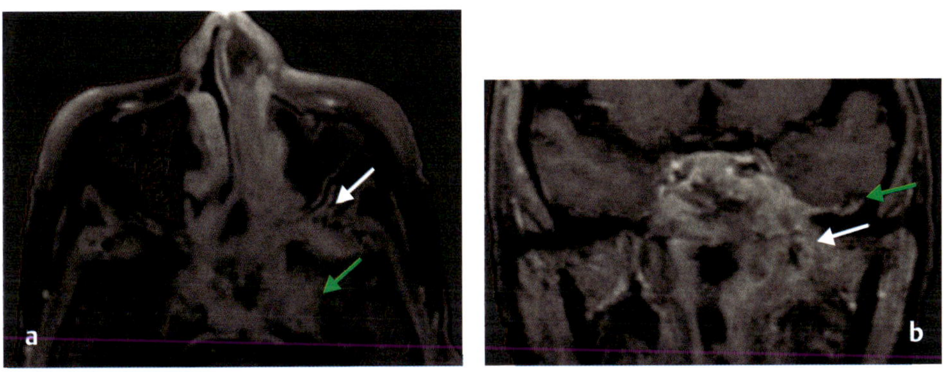

Fig. 11-33. Carcinoma espinocelular (CEC) nasossinusal. (**a**) Imagens de ressonância magnética com contraste. Imagens T1 pós-contraste axial. (**b**) Coronal; demonstram extensão da lesão às fossas pterigopalatina e infratemporal (setas brancas), e à fossa craniana média (setas verdes).

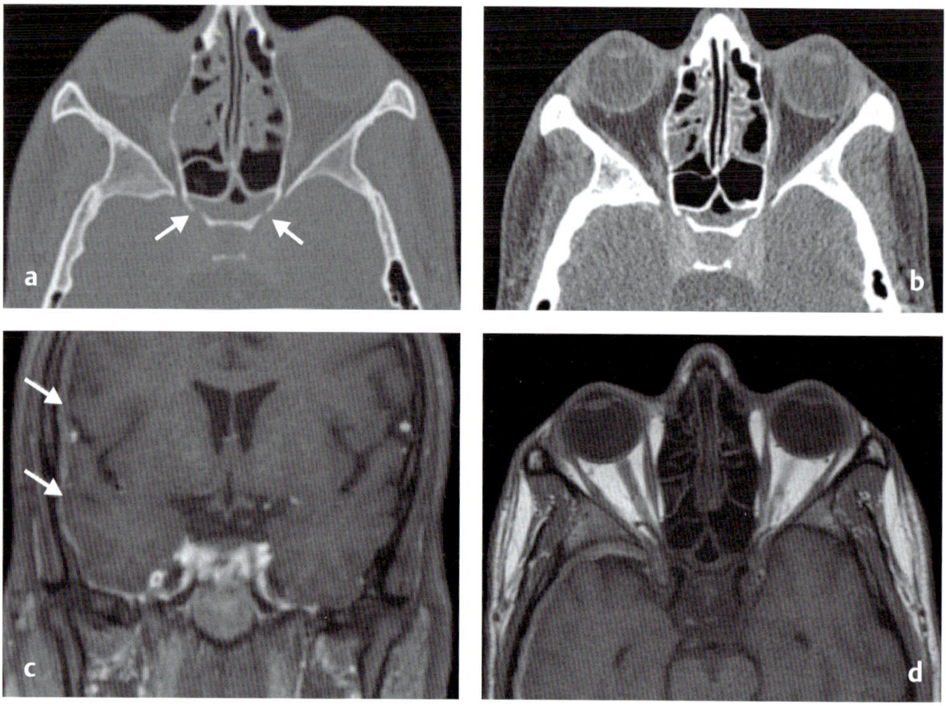

Fig. 11-34. Sinusite bacteriana complicada com meningites em (**a**) Imagens de tomografia computadorizada com contraste demonstram pequenas descontinuidades ósseas nas paredes posterossuperiores dos seios esfenoidais (setas) e ausência de alterações detectáveis intracranianas (**b**). Como havia suspeita clínica de meningite, o paciente foi submetido à ressonância magnética, que evidenciou espessamento meníngeo temporoparietal – imagens no plano coronal pós-contraste. (**c**) e axial (**d**).

Na avaliação de fraturas nasais, a radiografia pode ser utilizada como exame inicial, particularmente a incidência lateral (perfil); nos casos em que houver discordância entre a avaliação clínica e a radiografia, recomenda-se prosseguir a avaliação com a TC,[8] que se mostra na prática clínica como um método superior na detecção tanto de fraturas nasais como de fraturas maxilofaciais e mandibulares, com sensibilidade de 100%,[9,10] além das reconstruções multiplanares, já mencionadas, as imagens tomográficas possibilitam o processamento de imagens tridimensionais que auxiliam no planejamento cirúrgico desses pacientes (Figs. 11-35 e 11-36).

PESCOÇO

A avaliação das doenças do pescoço pode ser realizada tanto por tomografia computadorizada como por ressonância magnética.[11]

A tomografia computadorizada tem a grande vantagem da rapidez na aquisição, permitindo a avaliação adequada de pacientes com dificuldade respiratória, grandes lesões ou no contexto de trauma; o uso do contraste venoso nesse método possibilita diferenciar com assertividade lesões sólidas e císticas (Fig. 11-37), e devemos destacar também sua maior sensibilidade para detecção de corpos estranhos (Fig. 11-38), material ou tecido calcificado e para a análise da integridade das estruturas ósseas e cartilaginosas cervicais

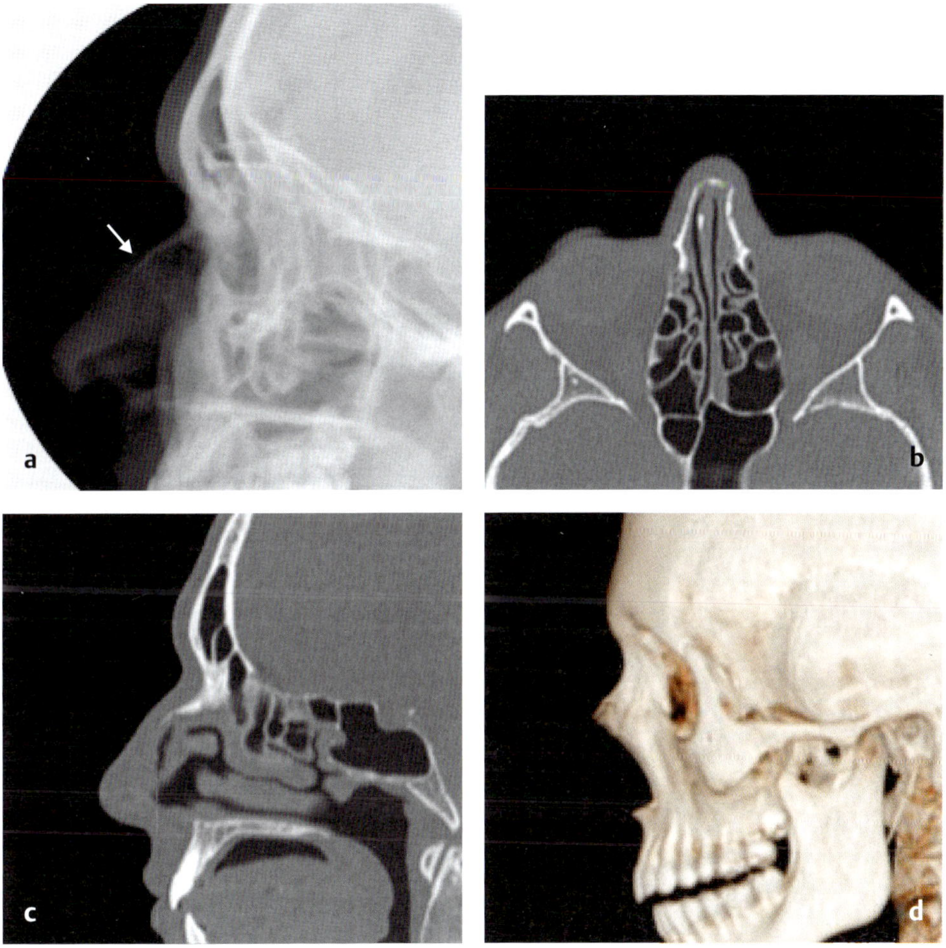

Fig. 11-35. Fratura nasal. (**a**) Radiografia em incidência lateral (perfil) demonstra fratura dos ossos nasais (seta). (**b**,**c**) O mesmo paciente foi submetido a tomografia computadorizada que demonstrou com mais detalhes a fratura, na avaliação multiplanar. (**d**) Reconstrução tridimensional.

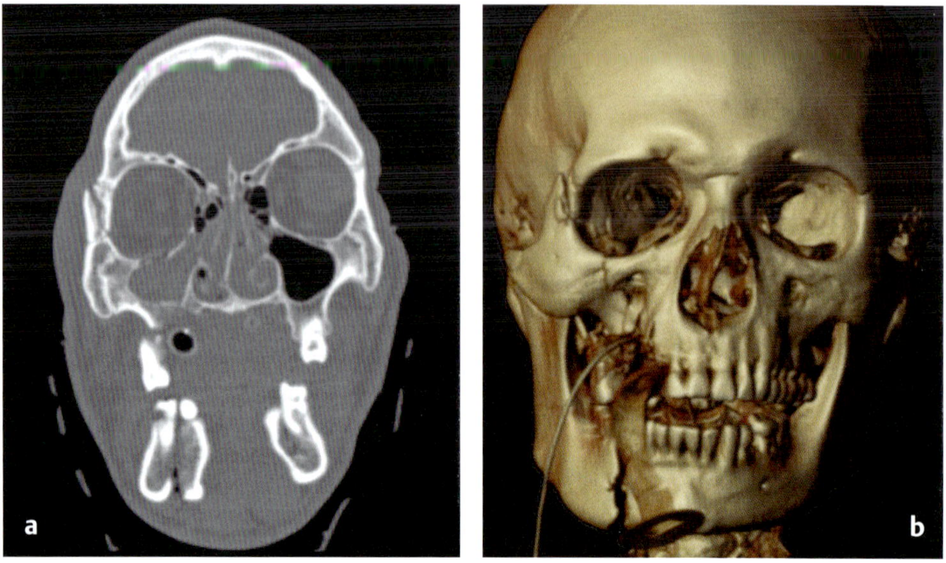

Fig. 11-36. Politrauma. Múltiplas fraturas da face com envolvimento maxilomandibular e orbitário. (**a**) Imagem convencional. (**b**) Reconstrução tridimensional da tomografia computadorizada.

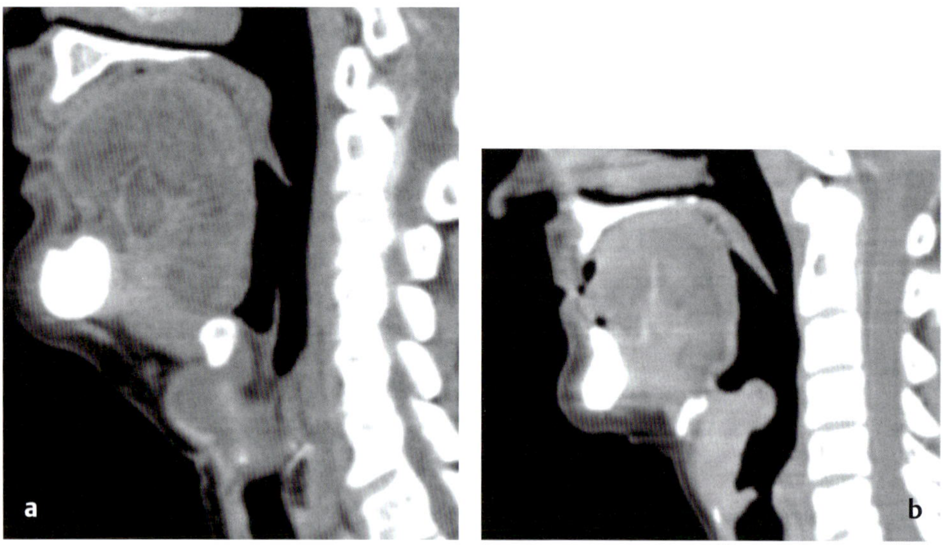

Fig. 11-37. Cisto do ducto tireoglosso (**a**) e lesão sólida na laringe (**b**) em imagens de tomografia computadorizada com contraste. Observe a ausência de realce de lesões císticas, e o realce difuso observado nas lesões sólidas.

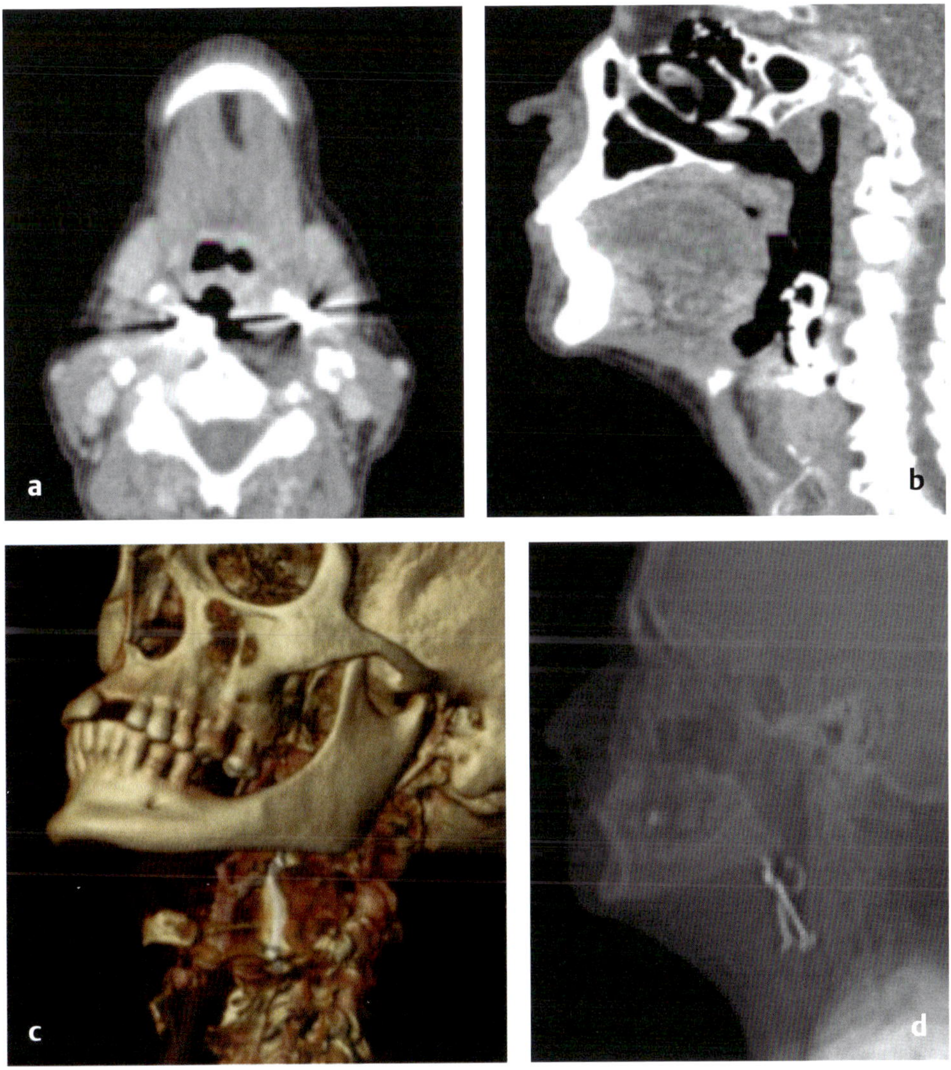

Fig. 11-38. Corpo estranho. Imagens com contraste de tomografia computadorizada demonstram prótese dentária metálica na hipofaringe no plano: (**a**) axial e (**b**) sagital. É possível também avaliar o material através de reconstrução tridimensional (**c**) nas imagens da programação digital do exame (**d**).

(incluindo o osso hioide, arcabouço cartilaginoso laríngeo e segmento superior da traqueia). Apesar do uso corriqueiro no contraste nesse método, nos casos de avaliação das vias aéreas fora do contexto oncológico ele pode ser dispensado; essa situação abrange basicamente os casos de estenose de laringe e a avaliação dos pacientes com apneia do sono – devemos lembrar que, na apneia do sono, a avaliação tomográfica pode ser mais eficaz que a avaliação por ressonância pela menor suscetibilidade a artefatos de movimentação, além da possibilidade de reconstrução tridimensional das imagens adquiridas.

A empregabilidade da ressonância magnética na avaliação cervical ganha destaque quando se deseja estudar de maneira não invasiva certas características lesionais, por exemplo: pesquisa de conteúdo fúngico (baixo sinal em T2), avaliação de doenças granulomatosas (via de regra apresentam baixo sinal em T2), avaliação de neoplasias no diagnóstico e seguimento terapêutico (tecidos com alta celularidade apresentam restrição à difusão das moléculas de água), avaliação de lesões císticas com maior detalhamento com relação às estruturas adjacentes e avaliação de abscessos (também apresentam restrição à difusão). Ressaltamos ainda a importância da avalição por ressonância magnética de alguns espaços profundos do pescoço: carotídeo, perivertebral e retrofaríngeo – nesses há lesões típicas que podem ser diferenciadas na maioria das vezes pela ressonância, como lesões de bainha neural, paragangliomas (tumores glômicos) e efusões ou abscessos.

Ainda na avaliação cervical, para o estudo dos linfonodos e das linfadenopatias, pode ser empregada tanto a tomografia computadorizada quanto a ressonância magnética.[12] As linfadenopatias são muito comuns na prática clínica, e representam alterações benignas e autolimitadas na maioria dos casos. Podem estar relacionadas a doenças já conhecidas, como faringites agudas, infecções virais crônicas (HIV, por exemplo) e doenças autoimunes ou de depósito, entre outras, mas podem também surgir como um novo diagnóstico ou sinal de recorrência nas doenças neoplásicas. A história e as características clínicas na avaliação das linfadenopatias podem estreitar as hipóteses diagnósticas, e há também características de imagem que podem contribuir na investigação etiológica. Linfonodos homogêneos podem ser encontrados não exclusivamente nos casos de linfadenopatia reacional por processo inflamatório/infeccioso viral e nas doenças linfoproliferativas. A presença de calcificação, mais bem demonstrada por imagens de tomografia computadorizada, pode ser observada classicamente como alteração residual a processo inflamatório crônico/pregresso, nos casos de neoplasias tireoidianas e nos casos de sarcoidose. Áreas de necrose ou liquefação linfonodal podem ser observadas em doenças oncológicas, granulomatosas e nos casos de linfadenites bacterianas. E linfonodos com aspecto cístico podem ser observados nas neoplasias tireoidianas ou relacionados ao HPV (com sítio primário no trato aerodigestivo superior).

Na avaliação linfonodal devemos mencionar também o papel da ultrassonografia (Fig. 11-39), um método amplamente difundido na prática clínica, de baixo custo, com baixo tempo de execução e sem exposição à radiação ionizante. As características linfonodais acima citadas (homogeneidade, calcificações, necrose/liquefação) podem ser acessadas por esse método, que pode auxiliar na distinção de linfadenopatias benignas de malignas;[13] ressalta-se, entretanto, as limitações desse método na avaliação de cadeias linfonodais profundas e de lesões primárias nos casos oncológicos. A ultrassonografia é também uma excelente opção para a avaliação de lesões superficiais de partes moles cervicofaciais (lipomas e anomalias vasculares, por exemplo, podendo contar com a função Doppler para estudo vascular regional), e tem aplicação de destaque na avaliação tireoidiana, tanto das tireoidopatias difusas quanto na análise de lesões focais nodulares, também empregando o Doppler como um recurso complementar. No contexto da avaliação de nódulos tireoidianos devemos ressaltar que existem protocolos bem estabelecidos para auxiliar na decisão de conduta clínica, como o TI-RADS®, que estratifica o risco de suspeição para malignidade de um nódulo a partir de suas características de imagem.[14]

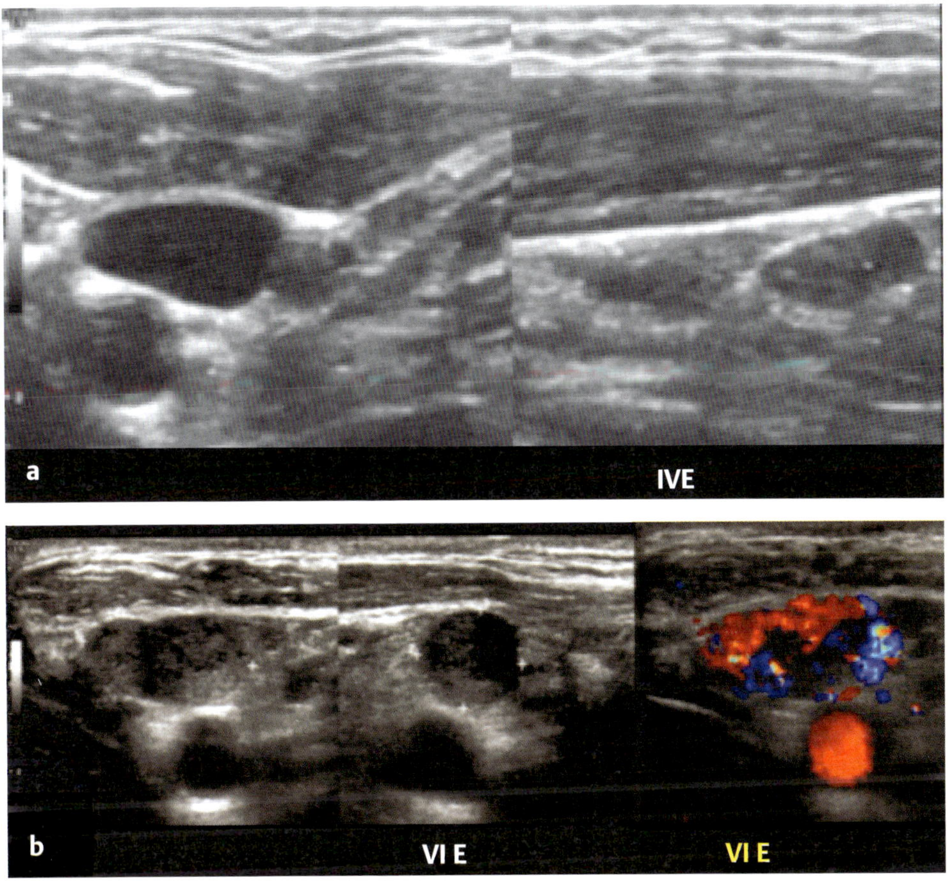

Fig. 11-39. Avaliação linfonodal por ultrassonografia. Pacientes em seguimento após tireoidectomia por carcinoma papilífero da tireoide. (**a**) No primeiro caso observamos linfonodo heterogêneo com pequenos focos de calcificação no nível IV esquerdo. (**b**) No segundo caso observa-se linfonodomegalia heterogênea no nível VI à esquerda com aumento da vascularização ao estudo Doppler.

REFERÊNCIAS BIBLIOGRÁFICAS

1. Go JL, Acharya J, Branchcomb JC, Rajamohan AG. Traumatic Neck and Skull Base Injuries. Radiographics. 2019;39(6):1796-807.
2. Juliano AF. Cross Sectional Imaging of the Ear and Temporal Bone. Head Neck Pathol. 2018;12(3):302-20.
3. Chandrasekhar SS, Tsai Do BS, Schwartz SR, et al. Clinical Practice Guideline: Sudden Hearing Loss (Update). Otolaryngol Head Neck Surg. 2019;161(1):S1-S45.
4. Maroldi R, Ravanelli M, Borghesi A, Farina D. Paranasal sinus imaging. Eur J Radiol. 2008;66(3):372-86.
5. Giotakis EI, Weber RK. Cysts of the maxillary sinus: a literature review. Int Forum Allergy Rhinol. 2013;3(9):766-71.
6. Lin HW, Bhattacharyya N. Diagnostic and staging accuracy of magnetic resonance imaging for the assessment of sinonasal disease. Am J Rhinol Allergy. 2009;23(1):36-9.

7. Aribandi M, McCoy VA, Bazan C. Imaging features of invasive and noninvasive fungal sinusitis: a review. Radiographics. 2007;27(5):1283-96.
8. Gharehdaghi J, Samadi Rad B, Ghatreh Samani V, Ket al. Comparison of physical examination and conventional radiography in diagnosis of nasal fracture. Indian J Otolaryngol Head Neck Surg. 2013;65(2):304-7.
9. Naeem A, Gemal H, Reed D. Imaging in traumatic mandibular fractures. Quant Imaging Med Surg. 2017;7(4):469-79.
10. Shah S, Uppal SK, Mittal RK, et al. Diagnostic tools in maxillofacial fractures: Is there really a need of three-dimensional computed tomography? Indian J Plast Surg. 2016;49(2):225-33.
11. Wippold FJ. Head and neck imaging: the role of CT and MRI. J Magn Reson Imaging. 2007;25(3):453-65.
12. Bryson TC, Shah GV, Srinivasan A, Mukherji SK. Cervical lymph node evaluation and diagnosis. Otolaryngol Clin North Am. 2012;45(6):1363-83.
13. Raja Lakshmi C, Sudhakara Rao M, Ravikiran A, et al. Evaluation of reliability of ultrasonographic parameters in differentiating benign and metastatic cervical group of lymph nodes. ISRN Otolaryngol. 2014;2014:238740.
14. Tessler FN, Middleton WD, Grant EG. Thyroid Imaging Reporting and Data System (TI-RADS): A User's Guide. Radiology. 2018;287(1):29-36.

DOENÇAS DA ORELHA EXTERNA

CAPÍTULO 12

Mara Gândara

INTRODUÇÃO

As doenças da orelha externa assumem importância relevante do ponto de vista ocupacional, principalmente para trabalhadores que necessitam usar protetores auditivos, quer seja *plug* ou abafadores, fones de ouvido ou estetoscópios.

A avaliação da orelha externa merece atenção pela vulnerabilidade a agressões, um tubo cutâneo sinuoso, mal ventilado torna-se frágil e passível de infecção. Ainda pela rica inervação, quatro nervos cranianos, trigêmeo, facial, glossofaríngeo e vago e dois cervicais, C2 e C3 também apresenta grande sensibilidade dolorosa.

No tecido subcutâneo da porção cartilagínea, em seu terço externo, encontram-se os folículos pilosos e as glândulas sebáceas e ceruminosas que produzem o cerume e células mortas decorrentes da camada de pele que descama. O cerume fornece proteção contra a entrada de pequenos corpos estranhos, como os insetos e protege a pele de possível maceração, pela retenção de água. A pele tem um crescimento rápido de dentro para fora e as células mortas se misturam com o cerume, aumentando sua consistência e muitas vezes formando grandes rolhas de cera que podem obstruir o CAE ou se deslocarem até a membrana timpânica, resultando em perdas auditivas condutivas.

As queixas como otalgia, prurido, sensação de ouvido tapado e outras devem ser consideradas e investigadas quanto ao início e tempo de duração, fatores de melhoras e pioras, se há perda de audição, uso de cotonetes, antecedentes pessoais e familiares. As queixas devem ser valorizadas e registradas em prontuário médico, nos exames ocupacionais, principalmente no admissional, momento em que portadores de comprometimento auditivo podem omitir seus problemas.

Os quadros recorrentes ou queixas persistentes requerem avaliação do especialista para diagnóstico diferencial, se há doença primária da orelha de origem inflamatória, infecciosa ou ocupacional (traumatismos diretos, penetrantes, contusões, hematomas, ulcerações ou queimaduras) ou secundária, no caso dor referida por processos neoplásicos, disfunção da articulação temporomandibular, síndrome de Eagle, problemas dentários, refluxo laringofaríngeo, artrite temporal, nevralgia trigeminal, do esfenopalatino, geniculado ou do glossofaríngeo,[1] principalmente em indivíduos que necessitam de protetores auriculares, pelo risco de agravamento de doença preexistente.

A inspeção do pavilhão auricular deve ser feita com iluminação, fotóforo ou otoscópio, que permite observar a forma, o tamanho e a coloração da pele do CAE, malformações, edema, abaulamento, secreção, hiperemia, hematoma, presença de sangue, cerume, vesículas, descamação, corpos estranhos, ulceração, escoriações, tumorações benignas ou malignas (osteomas, exostoses), cicatrizes, fístulas ou cistos pré-auriculares.

MALFORMAÇÕES DA ORELHA EXTERNA

As malformações da orelha externa podem ser congênitas, hereditárias ou adquiridas no período intrauterino ou na fase adulta, como sequelas de traumas ou infecções e, dependendo da sua extensão, podem comprometer posição, tamanho e padrão de relevo do pavilhão auricular.

As malformações da orelha externa são caracterizadas pela evolução do seu desenvolvimento ou subdesenvolvimento e podem ser atrésicas ou com agenesia total do conduto auditivo externo, quase sempre associada à microtia ou hipoplásia, isolada ou associada a outras malformações ou fazer parte de síndromes.

Os bloqueios do conduto auditivo externo podem resultar em perda auditiva condutiva.

As malformações parciais podem envolver apenas em segmento da orelha externa, orelha em abano (aumento da distância entre a mastoide e a hélix), orelhas constritivas (hélix muito próxima à mastoide), anomalias de lóbulo, *tragus*, apêndices pré-auriculares (às vezes associado a perdas auditivas neurossensoriais),[2] fístulas e cistos pré-auriculares, também chamados de *Coloboma auris* (são fístulas que podem ser extensas e alcançar a parótida, formando reservatórios de infecção) e podem ser unilaterais ou bilaterais.

AFECÇÕES INFLAMATÓRIAS

A orelha externa é um microambiente, exposto a vários micróbios e à interação das diversas condições dos fatores como umidade, pH, cerume e traumas na pele.

As otites externas (OE) podem ser infecciosas/inflamatórias, simples ou mais graves, complicadas, que podem afetar o pavilhão auricular e o conduto auditivo externo (CAE), que inclui otite externa aguda (difusa), otite externa aguda localizada, otite externa crônica, otite externa necrosante, otomicose, otite herpética e otite associada à radiação.[3]

Otite Externa Difusa Aguda

Inflamação difusa, conhecida como doença do nadador, geralmente associada à entrada de água durante banhos de mar, piscina ou manipulação do conduto auditivo externo, ausência de cerume, uso de protetores auriculares ou próteses auditivas, pH alcalino, sudorese excessiva, cerume impactado, corpos estranhos, conduto muito longo ou estreito, doenças dermatológicas (eczema, seborreia e psoríase) ou a otorreia pela otite média crônica.

A otalgia é um sintoma presente e 64,8% das dores de ouvido estão relacionadas a infecções da orelha externa.[4]

O prurido pode ser um sintoma inicial e por manipulação, com a unha ou uso de cotonetes, traumatizar a região e evoluir com dor, edema, estender-se desde pavilhão auricular, conduto auditivo externo até a membrana timpânica, ter sensação de plenitude auricular, perda auditiva e evoluir com infecções bacterianas ou fúngicas.[5-9]

As bactérias mais frequentemente encontradas nas secreções purulentas são: *Pseudomonas aeruginosa* e *Staphylococcus aureus*, em seguida os bacilos Gram-negativos, estafilococos coagulase negativa (CoNS), *Enterobacteriaceae*, espécies de *Bacillus*, *Cocos* Gram-positivos, difteria, *Pseudomonas* e estreptococos.[10-13]

A infecção fúngica pode ser influenciada pelo uso de antibióticos e esteroides, natação, história de natação no mar e banho.[14,15] Além disso, o uso de haste com algodão para limpeza de ouvido, manipulação de orelha e trauma também devem ser considerados como fatores de piora.[16-18]

Na otite externa aguda predomina a dor e na otite externa crônica a secreção aural e o prurido,[19] além do mais, a manipulação crônica para aliviar a coceira pode levar a ciclos repetidos de escoriação, inflamação e aumento do risco de uma infecção aguda sobreposta, com necessidade de tratamento para estabilizar o quadro que muitas vezes demora até 3 meses para a cura.

Cerca de 15% das otites externas são otomicoses e espécies de *Aspergillus section Nigri* são frequentemente isolados em amostras destes condutos auditivos externos.[20]

Otite Externa Aguda Localizada

Ocorrem em geral no terço externo do CAE em algum folículo piloso e se manifesta como otite externa circunscrita aguda.

Otite Externa Crônica

A otite externa crônica é caracterizada por prurido associado a um conduto auditivo externo com pele atrófica e frequentemente sem cerume. Esta condição se assemelha a uma dermatite, pode apresentar-se como secura e espessamento leve do canal até uma completa obliteração do mesmo por pele hipertrófica, cronicamente inflamada. A bactéria mais frequentemente isolada foi a *Pseudomonas aeruginosa*, seguida do *Staphylococcus epidermidis* e *Staphylococcus aureus*. O tratamento da otite externa crônica é baseado na identificação das causas subjacentes sempre que possível, eliminando fatores predisponentes ou exacerbadores e educando o paciente sobre os cuidados auditivos para otimizar as condições da orelha e evitar irritação local.[20,21]

Otite Externa Eczematosa

As condições dermatológicas mais comumente envolvidas na otite externa eczematosa incluem dermatite atópica, alérgica ou de contato (uso de adereços/joias, loções ou produtos de limpeza, tampões ou moldes de aparelhos auditivos etc., psoríase e lúpus.[22]

Em alguns pacientes, a doença ativa do ouvido médio com drenagem purulenta pode macerar o revestimento do canal externo com ciclos de inflamação aguda e crônica e resultar em otite externa crônica.[23]

Otite Externa Maligna ou Necrotizante

A otite externa maligna ou otite necrosante progressiva ou otite externa invasiva é uma infecção grave do conduto auditivo externo que ocorre na junção óssea e cartilaginosa do conduto. Clinicamente pode se assemelhar à otite externa aguda em seus estágios iniciais e pode se propagar para planos mais profundos do osso e da base do crânio. Afeta mais frequentemente os homens e os idosos com diabetes melito ou outras condições de imunodeficiência. O agente infeccioso mais comumente associado é a *Pseudomonas aeruginosa* e outros agentes bacterianos e fúngicos (*Aspergillus* sp. ou *Candida* sp.) podem ser encontrados. O quadro é de otalgia severa unilateral e persistente que se irradia para a mandíbula], otorreia, edema do conduto auditivo externo, ulceração da pele e tecido de granulação, tardiamente pode afetar o nervo facial e ocorrer exacerbação de otite aguda para crônica, osteomielite e malignidade, como carcinoma de células escamosas.

Otomicose

Aspergillus e *Candida* spp. são os fungos mais frequentemente isolados em pacientes com otomicose.

Otite Externa Herpética

Caracteriza-se por dor intensa e pela presença de vesículas na concha e na parede superior do CAE seguindo a distribuição do nervo atingido. A dor ou a sensação de queimação pode preceder em alguns dias as vesículas.

QUERATOSE OBLITERANTE

A queratose obliterante é caracterizada pelo acúmulo de epiderme descamada que forma um tampão no meato acústico externo bilateral, devido à migração defeituosa ou à produção excessiva de células epiteliais, levando ao alargamento circunferencial de toda a superfície do conduto auditivo externo, sem osteonecrose. Pode ocorrer otalgia e hipoacusia e raramente ocorre otorreia.[24] Acomete adultos jovens com idade média de 48 anos.[25]

COLESTEATOMA DO CONDUTO AUDITIVO EXTERNO

O colesteatoma de conduto auditivo externo é uma erosão óssea leve, unilateral, habitualmente na porção póstero inferior. Na otoscopia visualiza-se um abaulamento por acúmulo da descamação sobre a pele ulcerada e frequentemente ocorre osteonecrose com alargamento do conduto auditivo externo, otorreia, dor crônica e normalmente não há perda auditiva. Ocorre em idade média de 40 a 65 anos.

CELULITE E ERISIPELA

A celulite auricular é uma infecção da pele e tecido subcutâneo que acomete a orelha externa e as estruturas anexas, desencadeada por trauma ou extensão de uma otite externa. O quadro é de dor, edema e hiperemia e dependendo da evolução pode haver febre.

A erisipela é uma celulite superficial com envolvimento de vasos linfáticos causada pelo *Streptococcus pyogenes*. É mais frequente em braços, pernas e face e ocasionalmente pode ocorrer na orelha externa, no pavilhão auricular e se manifesta como uma lesão endurecida, avermelhada, com bordos bem delimitados e irregulares, pode evoluir com vesículas e bolhas, febre, mal-estar e cefaleia.[26]

PERICONDRITE E CONDRITE AURICULAR

Pericondrite e condrite auricular ocorrem por processos inflamatórios e infecciosos do pericôndrio e da cartilagem do pavilhão auricular, causados por extensão de processos infecciosos ou traumas (acidental, lutadores, cirúrgico, uso de *piercing*).

O quadro evolui com dor, hiperemia, descamação da pele, endurecimento da região, formação de hematoma, infecção, com crostas ou mesmo ulceração da região. O processo pode causar deformidade total e permanente da orelha (orelha de couve-flor ou de boxeador em lutadores boxe ou de *jiu-jitsu*).

Osteoma e Exostose de Conduto Auditivo Externo

Osteoma e exostose são alterações ósseas no conduto auditivo externo e muitas vezes são achados de otoscopia, por serem na maioria das vezes assintomáticos.

O osteoma é um tumor ósseo benigno, uma massa óssea séssil, na junção osteocartilaginosa do conduto auditivo externo, unilateral, sem etiologia definida, assintomático, mas pode causar transtornos como hipoacusia, retenção de cerume e otites de repetição.

A exostose é um crescimento por deposição óssea na porção timpânica, com múltiplas lesões, recobertas por pele lisa, íntegra e de coloração normal, localizadas mais medialmente no conduto auditivo externo, geralmente bilateral, que acometem pessoas jovens com história de frequentes mergulhos em água fria, sendo mais comum no sexo masculino.

As queixas de perda auditiva ou sensação de ouvido abafado ocorrem pelo estreitamento do conduto auditivo externo. Em caso de haver acúmulo de água atrás dos abaulamentos, com o calor do corpo pode tornar-se um meio de cultura, predispondo a infecções.

DERMATITES

Dermatites são inflamações superficiais da pele. Podem ser agudas ou crônicas, são causadas por uma ação de irritantes (ácidos, álcalis, fenol, sabão, detergentes) ou alérgica (reação de hipersensibilidade). Os sintomas variam conforme evolução do comprometimento, desde prurido (mais intenso na fase aguda), eritema, edema, vesículas, exsudação, crostas, descamação e nos casos crônicos pode ocorrer um espessamento da pele com liquenificação.[27]

Dermatite Atópica

A dermatite atópica é uma inflamação da pele com sintomas de prurido intenso, frequentemente associada à asma e rinite alérgica, com períodos de exacerbação do prurido, que pode ter início na infância e ser desencadeada por agentes ambientais, estresse, manipulação da orelha externa e consequentemente infecções cutâneas bacterianas.

Dermatite Seborreica

A dermatite seborreica é uma inflamação crônica que acomete áreas onde há maior número de glândulas sebáceas. Pode se manifestar com uma descamação seca, comprometer somente a orelha externa, ou estar associada a lesões descamativas do couro cabeludo, pálpebras, testa e sulco nasolabial. Pode ter relação com fatores climáticos, genéticos e emocionais.

LESÕES TRAUMÁTICAS

O pavilhão auricular está mais exposto, fica mais suscetível a traumatismos: contusão, laceração ou mordedura ou abrasão.

OTO-HEMATOMAS

O oto-hematoma por sangramento no espaço subpericondral, normalmente traumático, comum nos indivíduos que praticam esportes de contato, como artes marciais e boxe, ou em vítimas de acidentes. Pode ocorrer também hematoma espontâneo apesar de raro, principalmente em usuários de anticoagulantes. Pode evoluir com infecção secundária, condrites e abscessos, seguidos de deformidades a longo prazo, em decorrência da necrose e posterior fibrose e retração cartilaginosa. A deformidade crônica acentuada é classicamente conhecida como orelha em couve-flor.

Laceração da Orelha Externa

As lacerações de orelha externa, podendo comprometer apenas partes moles (lóbulo) ou as suas cartilagens. A prática de esportes de contato, como artes marciais, a violência urbana e as lesões provocadas pelo uso de *piercing* e brincos têm contribuído para o aumento da sua incidência.

CORPOS ESTRANHOS

Os corpos estranhos podem ser pedaços de papel, isopor, plástico, feijão ou animados, como baratas e mosquitos no conduto auditivo externo.

A sintomatologia varia, podendo ser totalmente assintomático, ou sensação de plenitude aural, até fortes dores, otorreia e tontura, dependendo do tipo de corpo estranho, da localização no conduto e da proximidade da membrana timpânica, do tempo de evolução e do grau da inflamação associada. De maior gravidade são os corpos estranhos com potenciais cáusticos e corrosivos, como as pilhas e baterias que, além da compressão mecânica, provocam lesões químicas com necrose da pele e muitas vezes perfuração de membrana timpânica.

REFERÊNCIAS BIBLIOGRÁFICAS

1. Tratado ORL vol II. 2011:576.
2. Luquetti DV, Heike CL, Hing AV, et al. Microtia: Epidemiology & Genetics. doi: 10.1002/ajmg.a.34352. Am J Med Genet A. 2012;158A(1):124-139).
3. Magliocca KR, Vivas EX, Griffith CC. Idiopathic, Infectious and Reactive Lesions of the Ear and Temporal Bone. Head and neck pathology. 2018;12(3):328-349.
4. Taziki MH, Bahnampour N. Causes of primary otalgia. J Gorgan Uni Med Sci. 2013;15(3):110-3.
5. Kiakojuri K, Nazari M, Rajabnia R, et al. The evaluation of the causes of otitis externa in children referring to the ENT clinic of Ayatollah Rohani Hospital of Babol, 2013-14. J Babol Univ Med Sci. 2015;17(5):25-30.
6. Kiakojuri K, Mahdavi Omran S, Jalili B, et al. Bacterial Otitis Externa in Patients Attending an ENT Clinic in Babol, North of Iran. Jundishapur J Microbiol. 2016;9(2):e23093.
7. Mahdavi Omran S, Jalili B, Rajabnia R, Kiakojuri K. clinical and demographical findings of otitis externa in adult patients who referred to Roohani Hospital, Babol, Iran. Int J Curr Microbiol App Sci. 2015;4(5):133-9.
8. Mahdavi Omran S, Jalili B, Rajabnia R, Kiakojuri K. clinical and demographical findings of otitis externa in adult patients who referred to Roohani Hospital, Babol, Iran. Int J Curr Microbiol App Sci. 2015;4(5):133-9.
9. Hajjartabar M. Pseudamonas aeruginosa isolated from otitis externa associated with recreational waters in some public swimming pools in Tehran Iran J Clin Infet Dise. 2010;5(3):142-51.
10. Kiakojuri K, Mahdavi Omran S, Jalili B, et al. Bacterial Otitis Externa in Patients Attending an ENT Clinic in Babol, North of Iran. Jundishapur J Microbiol. 2016;9(2):e23093.
11. Golshiri A, Mokhtaree MR, Bahramabadi R, et al. Prevalence of microbial agents and pattern of antimicrobial resistance in patients with acute otitis externa in Rafsanjan in 2011. Com Health J. 2014;7(4):10-7.
12. Kochak ASK, Irajian GH, Beheshti AS, et al. The freguency of bacterial agents in otitis externa from Semnan seneitivity test (2000-2003) Semnan J Med Sci. 2004;6(2):135-9.
13. Kiakojuri K, Mahdavi Omran S, Rajabnia R, Asgarzadeh SH. Inhibitory effect of cerumen of fungi with potential of otomycosis Iran J of Otorhinolaryngol. 2010;22(59):31-8.
14. Nemati S, Hassanzadeh R, Khajeh Jahromi S, Delkhosh Nasrollah Abadi A. Otomycosis in the north of Iran: common pathogens and resistance to antifungal agents. Eur Arch Otorhinolaryngol. 2014;271(5):953-7.

O barotrauma ocorre mais comumente em pessoas com infecções e/ou alergias em vias aéreas superiores durante a descida da aeronave, em que há aumento da pressão atmosférica, que deve ser equalizada com a pressão da orelha média. Se houver falha nesta equalização, cria-se uma cavidade com pressão negativa relativa, podendo originar alterações patológicas nestes espaços, como otorragia, otite serosa e rupturas do sistema tímpano-ossicular.

As alterações de pressão atmosférica principalmente de modo abrupto podem gerar aumento de pressão intracraniana e consequentemente hemorragia no sistema cócleo-vestibular (orelha interna) além de ruptura tanto da janela redonda como da oval com formação de fístulas.

Choque Elétrico e Descargas Elétricas (Raios)

O sistema auditivo pode ser danificado pela corrente elétrica causando hemorragia na membrana timpânica, na orelha média, na cóclea, no ducto coclear e no aparelho vestibular. Complicações tardias incluem trombose do seio, meningite e abcesso cerebral. A perda auditiva pode ser imediata ou se desenvolver de modo tardio em decorrência de complicações.

As lesões elétricas podem contribuir para perda da audição, que pode ser resultante de perfuração de membrana timpânica, bem como lesão da orelha interna. A lesão do VIII par craniano pode ocasionar sintomas vestibulares.

TRAUMA CRANIANO

Traumas cranianos são lesões potencialmente graves devidas aos riscos de lesão do nervo facial, orelha média e interna bem como risco de fístula liquórica e lesões cerebrais associadas, todas podendo afetar a acuidade auditiva e também o sistema vestibular.

Dividimos os tipos de traumas cranianos em trauma craniano fechado ou aberto com fratura longitudinal, transversal ou mista.

Pacientes com trauma craniano são pacientes em geral graves e devem ser manejados por uma equipe multidisciplinar que envolva médicos do trauma, neurocirurgiões e otorrinolaringologistas. O grau e o tipo de perda auditiva são variáveis em intensidade podendo chegar a anacusia e do tipo sensorioneural, condutiva ou mista e será diretamente proporcional ao tipo e ao grau do trauma.

Este tipo de lesão no ambiente de trabalho ocorre por queda ao solo ou de altura, queda ou arremesso de objetos sobre o crânio além de contusões cranianas em acidentes automobilísticos e com máquinas diversas. Assim hoje as empresas proíbem caminhar e/ou subir escadas atendendo e falando no celular ou no rádio comunicador, além de uso de sapato apropriado ao serviço a ser realizado.

ASPECTOS LEGAIS

O trauma acústico quando causado por níveis de pressão sonora elevados e de curta duração em nossa legislação é denominado de ruído de impacto. Entendendo como ruído de impacto aquele que apresenta picos de energia acústica de duração inferior a 1 segundo, a intervalos superiores a 1 segundo.

O anexo número 2 da Norma Regulamentadora 15 (NR-15) estabelece como nível de critério para ruído de impacto 130 dB (linear), medido com constante de tempo de resposta para impacto. No caso de não dispor desta constante de tempo no decibelímetro, a NR-15 informa que poderá ser medido o nível C ponderado na resposta rápida (*fast*) e o nível de critério será 120 dB(C).

Conforme levantamento da legislação de diversos países relativo aos limites de ruído de impacto ocupacionais realizado pelo Instituto Internacional de Engenharia de Controle de Ruído, o nível critério varia de 115 dB(A), resposta rápida (*fast*), a 140 dB(C), de pico.

Para melhor entendimento, destaco um estudo que avaliou as estimativas do risco auditivo do disparo de armas de fogo entre civis nos Estados Unidos. Foram examinados diferentes tipos de armas: rifle, espingarda, revólver 38 e pistola (9 mm). Os picos máximos obtidos no estudo foram de 141 a 164 dB (NPS). Considerando o revólver e a pistola, na análise do espectro acústico do ruído, os picos de maior energia foram concentrados nas frequências baixas e médias, com decréscimo nas altas frequências.

CONDUTA

A conduta destes traumas auditivos ocupacionais deverá ser a mesma de qualquer acidente de trabalho. Primeiramente estabelecido um nexo causal sustentável pelo médico do trabalho, após análise de acidente pela equipe de Segurança e Higiene do Trabalho, deverá ser realizada a abertura da CAT – Comunicação de Acidente de Trabalho.

Se ocorrer dúvida quanto ao nexo causal, deverá ser encaminhado a um otorrinolaringologista ocupacional para avaliação mais detalhada e diagnóstico diferencial, retornado ao médico de trabalho com mais subsídios para confirmação ou não do referido nexo. Temos muitas vezes superposição de trauma auditivo com doença auditiva prévia e até mesmo com doença auditiva ocupacional (PAIR) e nestes casos o histórico audiométrico, ficha de EPI auditivo, PPRA – Programa de Prevenção de Riscos Ambientais, PGR – Programa de Gerenciamento de Risco e até mesmo o PPP – Perfil Profissiográfico Previdenciário serão fundamentais.

BIBLIOGRAFIA

Alfonso SL. Trauma Acústico nos Músicos – Artigo de revisão. Faculdade de Medicina de Lisboa, abril. 2017.

Almeida N. Trauma de Osso Temporal – Seminários dos Residentes do Hospital de Clínicas da FMUSP. 2005.

Brandão Neto, RA. Lesões por Choques e Raios Elétricos; [Internet]. 2018.

Brasil, Portaria GM número 3214, Ministério do Trabalho, Norma Regulamentadora 15, anexo I, 06/07/78. Atividades e operações insalubres. DOU – Diário Oficial de União. 1978.

Guida HL, Diniz TH, Kinoshita SK. Análise acústica e psicoacústica do ruído de armas utilizadas pela Polícia Militar. Jornal Brasileiro de Otorrinolaringologia. 2011;7(22).

Instituto Internacional de Engenharia de Controle de Ruído. Limite superior de ruído no local de trabalho. Noise News Internacional. 1997;5:206-2016.

Khan F, Tupe C. Lesões por Eletricidade e Raios. Aavaliable in: https://reliasmedia.com

Silva AA, da Costa EA. Avaliação da Surdez Ocupacional. Revista Brasileira da Associação Médica Brasileira. 1998;4(1).

PERDA AUDITIVA INDUZIDA POR NÍVEIS DE PRESSÃO SONORA ELEVADOS (PAINPSE)

CAPÍTULO 14

SEÇÃO I

CONSIDERAÇÕES HISTÓRICAS (PAIR)

Everardo Andrade da Costa
José Seligman

INTRODUÇÃO

Embora as alterações auditivas por exposição a níveis elevados de pressão sonora tenham ocupado efetivamente a comunidade científica na segunda metade do século XX, a preocupação com seus efeitos deletérios data da antiguidade.[1]

HISTÓRICO

No Velho Testamento, o Eclesiástico (38.28-31) relatava muito sobre os ferreiros, na forja de metais para o fabrico de armamentos e armaduras, como **o barulho do martelo lhes fere os ouvidos de golpes repetidos**. É até possível imaginar que os velhos anatomistas tenham se inspirado nestes textos para batizar de martelo e bigorna os ossículos da orelha média. A proximidade das cataratas do rio Nilo era considerada inabitável para humanos e outros animais, pelo intenso barulho que faziam. No século IX a.C., Homero **inventou** os protetores auriculares: ao passar pela ilha das sereias, os remadores se desorientavam com seu canto inebriante e atiravam as naus contra os rochedos; para ouvir seu canto mavioso, sem perder o navio, Ulisses se fez amarrar no mastro e tamponou as orelhas dos remadores com rolhas de cera e passou incólume pela ilha. No século VII a.C., na cidade italiana de Síbaris, no golfo de Tarento, os imigrantes gregos, que dominavam a forja dos metais, foram confinados num canto da cidade, por causa do barulho que produziam: pode-se dizer que foi o **primeiro distrito industrial da história**. Na Roma antiga, as bigas, puxadas por animais, eram proibidas de circular à noite, pelo barulho que suas rodas faziam no calçamento de pedra das vias públicas. Com a invenção da pólvora, no século XIII e com a Revolução Industrial, nos séculos XVII e XVIII, tornaram-se notórios os distúrbios auditivos induzidos por exposição a níveis de pressão sonora elevados. Na literatura médica, destaca-se pioneirismo do Bernardino Ramazzini, com a publicação de **As Doenças dos Trabalhadores**, em 1700, com um capítulo **Doenças dos Bronzistas**, no qual descreve os efeitos da exposição ao ruído intenso nesses trabalhadores.[2]

Hoje, é muito significativa a participação acadêmica brasileira na pesquisa e na prevenção das perdas auditivas de origem ocupacional.[3] E prevalece o consenso e o bom senso dos anos 1990, de auscultar as sociedades científicas antes de publicarem novas normativas legais.[4]

TESTES DE AUDIÇÃO

Embora os testes eletrônicos da audição tenham se desenvolvido no século XX, principalmente depois da Segunda Guerra Mundial, datam também da antiguidade os testes de percepção de fala (natural, cochichada e gritada), o tique-taque dos relógios e a percussão de metais, que deu origem aos diapasões, usados até hoje. No fim do século XIX e início do século XX foram desenvolvidos os primeiros audiômetros tonais e a audiometria tonal liminar foi então regulamentada na prática médica, acompanhada, depois, pela audiometria vocal. Na segunda metade do século desenvolveram-se os testes objetivos (imitanciometria, potenciais evocados, otoemissões) que compõem a rotina audiológica atual. E agora, destacam-se, também, os testes de processamento auditivo central, que avaliam a localização, a memória sequencial, percepção de fala filtrada e sensibilizada, atenção seletiva, fusão, figura de fundo, linguagens falada e escrita, dentre outras.[5,6] Mas, apesar de todo o avanço tecnológico, a audiometria tonal liminar, sempre precedida da meatoscopia, tem se mostrado um método de valor indiscutível, sendo o primeiro instrumento diagnóstico em qualquer clínica audiológica no mundo, pela simplicidade, baixo custo, capacidade de reproduzir resultados e de fornecer um panorama objetivo do estado auditivo das pessoas.[7]

LEGISLAÇÃO

A legislação brasileira estabeleceu seu marco histórico com o Decreto-Lei nº 5.452, de 01/05/1943, com a Consolidação das Leis do Trabalho (CLT).[8] Com uma normativa geral e abrangente sobre a tutela do trabalho, abordou, em seu Capítulo V, a Segurança e Medicina do Trabalho. Ao longo dos anos, seguiu-se um emaranhado de decretos e portarias regulamentadoras com uma resultante dificuldade de aplicação,[4] até que surgiu a Portaria nº 3.214,[9] de 08/06/1978, com 28 Normas Regulamentadoras (NR) que assentaram as divergências na área trabalhista e organizaram sua aplicação. Quanto à avaliação e acompanhamento da audição de trabalhadores, destacaram-se a NR 07 (exame médico), a NR 06 (equipamentos de proteção individual), a NR 09 (riscos ambientais) e a NR 015 (atividades e operações insalubres). Entretanto, o exame audiométrico só foi incluído na NR 07 em 1983, pela Portaria nº 12, que recomendava o uso da tabela de Fowler (descrita em 1941, implantada na legislação americana em 1949 e excluída em 1961), que transformava as perdas auditivas de decibéis em percentagens; a portaria propôs, também, a avaliação isolada de perdas unilaterais e bilaterais; e, ainda, a correção dos valores pela idade do trabalhador. Sua inclusão foi muito aplaudida no país, pela comodidade de se avaliar uma sensação auditiva em percentuais de perda, mas seu uso foi dispensado em 1994, pela Portaria nº 24,[10] por falta de fundamentação técnica, usando critérios e coeficientes estabelecidos lá fora, com outras populações e numa época em que predominavam as patologias de orelha média, com alterações audiométricas nas frequências médias.[11] A Portaria nº 19,[12] como Anexo 1 da Portaria nº 24, em 1998, veio para ficar e, apesar de suas falhas, estabeleceu critérios confiáveis e instalou-se em definitivo na rotina trabalhista nacional. Em 2021 foram alteradas as NR 01, a NR 07 e a NR 09, para entrarem em vigor a partir de 2022.[13]

Na mesma ocasião aprimorou-se, também, a normativa previdenciária, tanto a técnica quanto a legal. A Lei nº 8.213 (24/07/1991)[14] estabeleceu os planos de benefícios da previdência social[3], foi regulamentada por decretos, prevalecendo, hoje, o Decreto nº 3.048, de 06/05/1999, que aprovou o Regulamento da Previdência Social.[15] Como complemento indispensável, a Ordem de Serviço nº 608, do INSS, com fundamento legal, **Aprova Norma Técnica sobre Perda Auditiva Neurossensorial por Exposição Continuada a Níveis**

Elevados de Pressão Sonora de Origem Ocupacional.[16] Esta normativa explicita com clareza os critérios para abertura da Comunicação de Acidente do Trabalho (CAT) para trabalhadores com exames audiométricos alterados. Como a CAT é uma ferramenta da Previdência Social, fica evidente que cabe a ela e não ao Ministério do Trabalho estabelecer normas técnicas para sua abertura. Mais recentemente, o Ministério da Saúde baixou a Portaria nº 1.984, de 12/09/2014, com uma lista nacional de doenças e agravos de notificação compulsória à Vigilância Sanitária, incluindo a perda auditiva por exposição a níveis de pressão sonora elevados. E a Portaria nº 204, de 17/02/2016, define a Lista Nacional de Notificação Compulsória de doenças, agravos e eventos de saúde pública nos serviços de saúde públicos e privados em todo o território nacional, nos termos do anexo, e dá outras providências. Cabe ressaltar aqui que uma notificação à simples suspeita de uma doença contagiosa pode salvar muitas vidas, mas a notificação de uma doença profissional ou do trabalho exigirá um diagnóstico e nexo causal muito bem definidos, pois que, se não forem confirmados adiante, pode deixar problemas no caminho difíceis de serem resolvidos depois.[17,18] O E-Social, recentemente implantado, normatiza essas questões.

PORTARIA Nº 19

A Portaria nº 19 do Ministério do Trabalho (1998) pode ser considerada como referência nacional para a abordagem das disacusias dos trabalhadores. Antes dela, havia um conflituoso emaranhado de normativas técnicas e legais e a doença era relacionada como a segunda causa de distúrbios auditivos, só perdendo em ocorrência para a presbiacusia. Depois de 20 anos de seu uso, pode-se verificar o quanto caiu a incidência de casos novos, que podem ser abordados logo no início de seu desencadeamento, como também que a maioria dos trabalhadores com exames alterados conseguiu se adaptar às condições de trabalho sem indicativos de risco de agravamento.

Evidentemente, todo este avanço não se deve exclusivamente à Portaria nº 19, mas a um conjunto de normativas técnicas e legais implantadas ao longo dos anos. A portaria foi agora também modificada, como Anexo II da nova NR 7.[17]

REFERÊNCIAS BIBLIOGRÁFICAS

1. Seligman J, Ibañez RN, Costa EA, Nudelmann AA. Perda Auditiva Induzida pelo Ruído. In: Campos CAH, Costa HO. (ed.). Tratado de Otorrinolaringologia. São Paulo: Roca. 2002:119-125.
2. Ramazzini B. As Doenças dos Trabalhadores (*De Morbus Artificum Diatriba*). 3. ed. São Paulo: Fundacentro. 2000:325.
3. Mendes R. Dicionário de Saúde e Segurança do Trabalhador. Novo Hamburgo/RS. 2018:1279.
4. Ferreira Jr. M. Saúde no Trabalho. São Paulo: Roca. 2000:262-85.
5. Pereira LD, Schochat E. Processamento Auditivo Central. São Paulo: Lovise. 1997:231.
6. Plomp R. The intelligent ear: on the nature of sound perception. New Jersey, L.Erbaum Ass. 2001:165.
7. Costa EA, Ibañez RN, Nudelmann AA, Seligman J. A perda auditiva induzida pelo ruído (PAIR) relacionada ao trabalho. In: Costa SS, Cruz OLM, Oliveira JA *et al.* – Otorrinolaringologia: Princípios e Prática. Porto Alegre: Artmed. 2006:410-2.
8. Brasil. Decreto-Lei nº 5.452, de 1 de maio de 1943. Aprova a Consolidação das Leis do Trabalho. Diário Oficial de União 9 maio 1943.
9. Brasil. Portaria nº 3.214, de 8 de julho de 1978. Aprovar as Normas Regulamentadores – NR – do Capítulo V da CLT, relativas à Segurança e Medicina do Trabalho.
10. Brasil. Portaria nº 24, de 29 de dezembro de 1994. Norma Regulamentadora NR 7 – Programa de Controle Médico de Saúde Ocupacional. Diário Oficial da União 30 dezembro 1994.

11. Costa EA, Kitamura S. A Tabela de Fowler e a avaliação da perda auditiva induzida pelo ruído. Rev. Bras. Méd. Trab. 2004;2(1):74-7.
12. Brasil. Portaria Nº 19,de 9 de abril de 1998. Diretrizes e Parâmetros Mínimos para Avaliação e Acompanhamento da Audição em Trabalhadores Expostos a Níveis de Pressão Sonora Elevados, da NR-7. Diário Oficial da União 22 abril 1998.
13. Brasil. Portaria SEPRT 6.734, de 9 de março de 2020. Anexo II – Controle médico ocupacional da exposição a níveis de pressão sonora elevados.
14. Brasil. Lei Nº 8.213, de 24 de julho de 1991. Dispõe sobre os Planos de Benefícios da Previdência Social e Dá Outras Providências. Diário Oficial da União 25 julho 1991.
15. Brasil. Decreto nº 3.048, de 6 de maio de 1999. Regulamento da Previdência Social. Diário Oficial da União 5 maio 1999.
16. Brasil. OS/INSS nº 608, de 5 de agosto de 1998. Aprova Norma Técnica sobre Perda Auditiva Neurossensorial por Exposição Continuada a Níveis Elevados de Pressão Sonora de Origem Ocupacional. Diário Oficial da União 19 agosto 1998.
17. Nudelmann AA, Costa EA, Seligman J, Ibañez RN. (org.) – PAIR: Perda Auditiva Induzida pelo Ruído. Porto Alegre (RS), Ed. Bagaggen; 1997.
18. Nudelmann AA, Costa EA, Seligman J, Ibañez RN. (org.) – PAIR: Perda Auditiva Induzida pelo Ruído, Volume II. Rio deJaneiro: Revinter 2001.

SEÇÃO II

PAIR – PAINPSE

Alberto Alencar Nudelmann
Mara Gândara

DEFINIÇÃO E SINONÍMIA

Perda Auditiva Induzida pelo Ruído (PAIR)

Definição usada originalmente pelo Comitê Nacional de Ruído e Conservação Auditiva. Boletim n.º 1 emitido em São Paulo, em 29/06/94. Revisto em São Paulo, em 14/11/99.

Perda Auditiva Induzida por Níveis de Pressão Sonora Elevados (PAINPSE)

A partir de janeiro de 2022 entra em vigor PAINPSE – perda auditiva induzida por níveis de pressão sonora elevados.

PERDA AUDITIVA INDUZIDA PELO RUÍDO RELACIONADA AO TRABALHO

O Comitê Nacional de Ruído e Conservação Auditiva, órgão interdisciplinar composto por membros indicados pela Associação Nacional de Medicina do Trabalho (ANAMT) e pelas Sociedades Brasileira de Acústica (SOBRAC), Fonoaudiologia (SBFa), Otologia (SBO) e Otorrinolaringologia (SBORL) definiu e caracterizou a perda auditiva induzida pelo ruído (PAIR) relacionada ao trabalho, com o objetivo de apresentar o posicionamento oficial da comunidade científica brasileira sobre o assunto.

Definição

A perda auditiva induzida pelo ruído relacionada ao trabalho, diferentemente do trauma acústico, é uma diminuição gradual da acuidade auditiva, detectados nos exames audiométricos.[1]

Entende-se por tal perda as alterações dos limiares auditivos, do tipo sensorioneural, detecados nos exames audiométricos.[2]

Várias sinonímias são usadas para a perda auditiva induzida pelo ruído relacionada ao trabalho, inclusive somente sua sigla: PAIR – perda auditiva induzida pelo ruído, PAIRO – perda auditiva induzida pelo ruído ocupacional, surdez profissional, disacusia ocupacional e PAINPSE – perda auditiva induzida por níveis de pressão sonora elevados, em vigor a partir de janeiro de 2022. Essa última baseada no fato de que não somente o ruído, considerado acusticamente como som desagradável, mas também a música poderia ocasionar esta lesão auditiva, CID X – H 83.3 – efeitos do ruído sobre o ouvido interno.

Na relação de CID X constam outras codificações:

W42 – Exposição ao ruído;

W42.0 – Exposição ao ruído – residência;

W42.1 – Exposição ao ruído – habitação coletiva;

W42.2 – Exposição ao ruído – escolas, outras instituições e áreas de administração pública;

W42.3 – Exposição ao ruído – área para a prática de esportes e atletismo;

W42.4 – Exposição ao ruído – rua e estrada;

W42.5 – Exposição ao ruído – áreas de comércio e de serviços;

W42.6 – Exposição ao ruído – áreas industriais e em construção;

W42.7 – Exposição ao ruído – fazenda;

W42.8 – Exposição ao ruído – outros locais especificados;

W42.9 – Exposição ao ruído – local não especificado;

Z58 – Problemas relacionados com o ambiente físico;

Z58.0 – Exposição ao ruído;

Z57 – Exposição ocupacional a fatores de risco;

Z57.0 – Exposição ocupacional ao ruído.

No CID 11 (versão 4/2019) temos XE7Y1 – exposição ao ruído, QD 70.0 – problemas associados com exposição ao ruído, AB 37 – efeitos do ruído na orelha interna.[3]

FISIOPATOLOGIA

A PAIR/PAINPSE resulta da interação de fatores individuais, suscetibilidade que tem componentes genéticos[4] e ambientais.[5]

Existem alguns fatores genéticos que podem predispor à ocorrência da PAIR,[6] o que pode explicar que nem todos os indivíduos expostos a um determinado ruído desenvolvem o mesmo grau de perda auditiva.[7]

A extensão do dano na orelha interna e a perda de audição estão correlacionadas, com a intensidade e a duração da exposição ao ruído.[8]

As lesões iniciais são refletidas como limiares elevados no audiograma clínico, nas frequências de 3 a 6 kHz (Fig. 14-1), pelo comprometimento da região basal da cóclea e com a exposição continuada, há envolvimento de um segmento maior do órgão de Corti, juntamente com as fibras nervosas mielinizadas adjacentes.[9]

A exposição ao ruído pode resultar em dois tipos de lesão: níveis subletais de dano podem levar clinicamente a mudanças temporárias dos limiares auditivos no audiograma e depressão neurossensorial, que geralmente se recupera dentro de 24 a 48 h. Danos mais graves levam a uma mudança permanente, manifestada clinicamente como uma diminuição irreversível dos limiares auditivos. Evidências recentes sugerem que mudanças temporárias de limiar, mesmo com as recuperações, não são inócuas e podem acelerar o processo da perda auditiva relacionada à idade. A relação entre esses fatores também pode funcionar ao contrário, ou seja, danos auditivos pela exposição ao ruído podem tornar a orelha mais suscetível à perda auditiva relacionada à idade.[10]

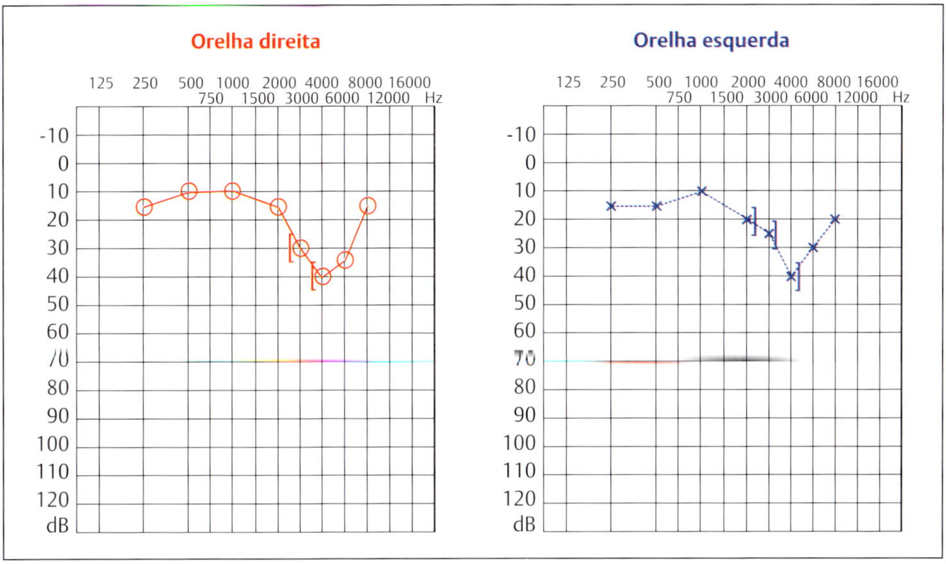

Fig. 14-1. Audiograma com entalhe bilateral em 3, 4 e 6 KHz. (Fonte: Arquivo de imagem dos autores.)

A mudança temporária ou perda auditiva temporária (PAT) ou *temporary threshold shift* (TTS), pode ser por uma descompensação metabólica e provavelmente o resultado do desacoplamento reversível dos estereocílios das células ciliadas externas da membrana tectorial[11] e pode causar hiperacusia e zumbido associados.[12] Entretanto, mesmo quando há recuperação dos limiares tonais auditivos, pode haver danos consideráveis nas sinapses da fita, uma rápida degeneração denominada sinaptopatia. A sinaptopatia resulta na perda de conexões entre as células ciliadas internas e seus neurônios aferentes na fase aguda da alteração coclear induzida pelo ruído,[13,14] provavelmente pela excitotoxicidade, aumento de glutamato, causando danos aos terminais pós-sinápticos[15] e inchaço dos corpos celulares e dendritos.[16] O glutamato é o neurotransmissor excitatório que atua nas sinapses das células ciliadas internas com o oitavo nervo craniano.

A perda de sinapses pode ser o principal fator que altera o processamento da informação auditiva, acompanhada ou não de elevações dos limiares, e provavelmente contribui para uma variedade de anormalidades perceptivas, incluindo dificuldades de fala no ruído, zumbido e hiperacusia.[17] Essa sinaptopatia coclear nas orelhas com populações intactas de células ciliadas e audiogramas normais (Fig. 14-2), foi denominada perda auditiva oculta.[18]

Podem ocorrer danos cocleares semelhantes, após a exposição a um nível mais alto de ruído por um curto período de tempo pela destruição mecânica, como ocorreria após a exposição a um nível mais baixo de ruído por um longo período de tempo, pela descompensação metabólica, com lesões nas células ciliadas, células de suporte circundantes e degeneração das fibras nervosas auditivas.[21]

A destruição mecânica é adquirida pela exposição a intensidades de ruído acima do nível de pressão sonora de 130 dB (NPS) em decorrência à desassociação da membrana basilar do órgão de Corti, interrupção das junções celulares e mistura de endolinfa e perilinfa.

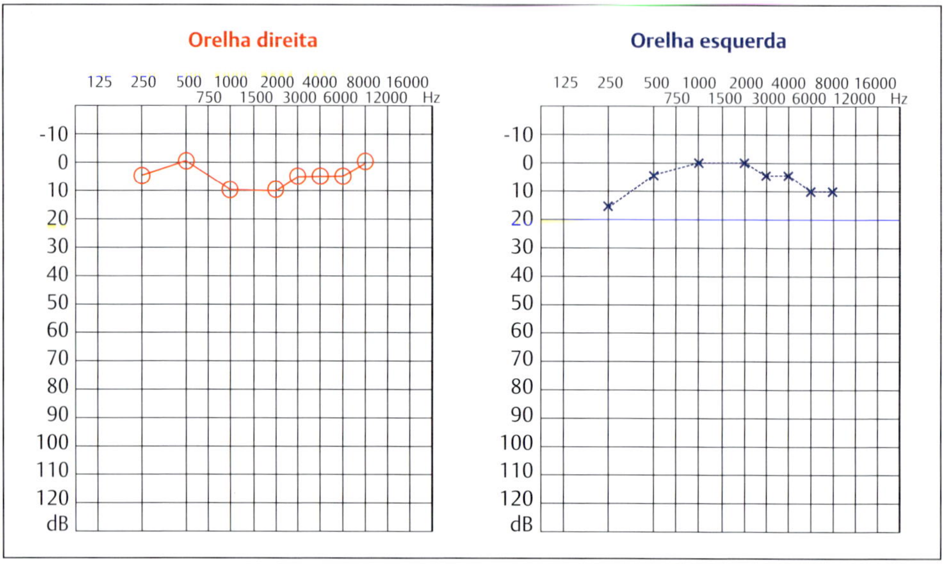

Fig. 14-2. Audiograma com traçado normal. (Fonte: Arquivo de imagem dos autores.)

A descompensação metabólica inclui rompimento de estereocílios, núcleos e mitocôndrias edemaciadas, vesiculação citoplasmática e vacuolização.[22,23]

As teorias atuais do dano metabólico centram-se na formação de radicais livres ou espécies reativas de oxigênio (ERO) e excitotoxicidade do glutamato, ocorrida pela estimulação excessiva do ruído, seguida pela ativação de vias de sinalização que levam à morte celular.[24] As ERO surgem imediatamente após a exposição ao ruído e persistem por 7 a 10 dias depois, espalhando-se da extremidade basal do órgão de Corti ao ápice, ampliando a área de necrose e apoptose.[25,26]

A exposição ao ruído também pode causar um aumento de cálcio livre (Ca^{2+}) nas células ciliadas externas imediatamente após a superestimulação acústica, tanto pela entrada pelos canais iônicos quanto pela liberação das reservas intracelulares.[27] A sobrecarga de Ca^{2+} também pode desencadear morte celular apoptótica e necrótica, independentemente da formação de ERO.[28]

Danos graves induzidos por ruído na orelha interna levam à degeneração das fibras nervosas auditivas, reduzindo assim a entrada neural no núcleo coclear (CN). Paradoxalmente, isso leva a um aumento significativo da atividade espontânea no CN e alterações na neurotransmissão glutamatérgica ou GABAérgica ou na neuroinflamação, associada a zumbido, hiperacusia e dor de orelha (dor neuropática).[29]

CARACTERÍSTICAS DA PAIR/PAINPSE

- É **sempre sensorioneural** em decorrência do comprometimento das células ciladas externas e estrutura neural. Assim, lesões auditivas condutivas excluem a possibilidade de PAIR, mas o mesmo não ocorre nas lesões auditivas mistas em virtude do componente sensorioneural associado que existe nestes tipos de perdas;

- É quase **sempre bilateral**, em geral simétrica. As assimetrias que existem são atribuídas a outros fatores associados.

São considerados sugestivos de perda auditiva induzida por níveis de pressão sonora elevados (PAINPSE) os casos cujos audiogramas, nas frequências de 3.000 e/ou 4.000 e/ou 6.000 Hz, apresentem limiares auditivos acima de 25 dB NA e mais elevados do que nas outras frequências testadas, estando estas comprometidas ou não, tanto no teste da via aérea quanto da via óssea, em um ou em ambos os lados;[30]

- Geralmente, a perda auditiva não ultrapassa 40 dB NA nas frequências baixas e 75dB NA nas altas;
- A sua progressão cessa com o fim da exposição ao ruído intenso;
- A presença de PAINPSE não torna a orelha mais sensível ao ruído;
- À medida que aumenta o limiar, a progressão da perda se dá de forma mais lenta;
- A perda tem seu início e predomínio nas frequências de 3, 4 e/ou 6 kHz, progredindo, posteriormente, para 8, 2, 1, 0,5 e 0,25 kHz;
- Em condições estáveis de exposição, as perdas em 3, 4 e/ou 6 kHz, geralmente atingirão um nível máximo, em cerca de 10 a 15 anos;
- Em virtude da lesão ser predominantemente coclear, o trabalhador portador de PAIR pode desenvolver intolerância a sons intensos, queixar-se de zumbido e de diminuição de inteligibilidade da fala, com prejuízo da comunicação oral;
- A PAINPSE é principalmente, influenciada pelos seguintes fatores: características físicas do ruído (tipo, espectro e nível de pressão sonora), tempo de exposição e fatores genéticos (suscetibilidade individual);
- A PAINPSE pode ser agravada pela exposição simultânea a outros agentes, como, por exemplo, produtos químicos e vibrações;
- A PAINPSE é uma doença passível de prevenção e pode acarretar ao trabalhador alterações funcionais e psicossociais capazes de comprometer sua qualidade de vida.[31]

DIAGNÓSTICO

O diagnóstico da PAINPSE, como qualquer outra doença em medicina, deverá ser feito através de anamnese clínico ocupacional, exame físico e exames complementares, e confirmado o nexo causal, mediante a comprovação do tempo de exposição a níveis elevados de pressão sonora.

Para estabelecimento do nexo causal deverá ser atendida a Resolução nº 1488/1998 do CFM, abaixo transcrita:

> *Art. 2º – Para o estabelecimento do nexo causal entre os transtornos de saúde e as atividades do trabalhador, além do exame clínico (físico e mental) e os exames complementares, quando necessários, deve o médico considerar:*
>
> *I – a história clínica e ocupacional, decisiva em qualquer diagnóstico e/ou investigação de nexo causal;*
>
> *II – o estudo do local de trabalho;*
>
> *III – o estudo da organização do trabalho;*
>
> *IV – os dados epidemiológicos;*

> *V – a literatura atualizada;*
>
> *VI – a ocorrência de quadro clínico ou subclínico em trabalhador exposto a condições agressivas;*
>
> *VII – a identificação de riscos físicos, químicos, biológicos, mecânicos, estressantes e outros;*
>
> *VIII – o depoimento e a experiência dos trabalhadores;*
>
> *IX – os conhecimentos e as práticas de outras disciplinas e de seus profissionais sejam ou não da área da saúde.*[32]

Conforme esta resolução, somente poderá realizar o diagnóstico (nexo causal), quem conhece o ambiente de trabalho. Suas implicações jurídicas são imensas e graves, podendo levar a processos em diversas áreas. Sem conhecimento do local de trabalho o diagnóstico fica limitado a disacusia sensorioneural de etiologia não determinada.

Alguns autores e *softwares* somente consideram PAINPSE se o limiar auditivo na frequência de 8.000 Hz for inferior à de 6.000 Hz, mas, no entanto podemos ter PAINPSE associada à presbiacusia e outros tipos de doença. Assim este fato não exclui PAINPSE.

O desencadeamento ou agravamento da PAINPSE deverão ser usados nos critérios da Portaria 19 do Ministério do Trabalho, ou seja, na comparação dos exames audiométricos sequenciais, piora de 15 dB ou mais em frequência isolada ou 10 dB ou mais nas médias aritméticas de 3.000, 4.000 e 6.000 Hz.

Realizar o diagnóstico diferencial com todas as doenças auditivas que provocam perda auditiva do tipo sensorioneural e obrigatoriamente na presença de assimetrias. E a existência de doenças auditivas associadas, denominadas no meio jurídico como concausas.

O diagnóstico conclusivo, o diagnóstico diferencial e a definição da aptidão para a função ou atividade, na suspeita de PAINPSE, são atribuições do médico do trabalho responsável pelo PCMSO.

SINTOMATOLOGIA

A sintomatologia no início é muito pobre, geralmente não é percebida por conta da evolução lentamente progressiva da PAINPSE e quando há comprometimento das frequências médias e baixas ocorre uma percepção ou conscientização do déficit da audição. Algumas pessoas não têm perda auditiva óbvia, mas acham difícil ouvir claramente em ambientes ruidosos.

- Fadiga auditiva é um sintoma precoce da PAINPSE, que pode se recuperar gradualmente após afastamento do ambiente ruidoso;[33]
- Sensação de plenitude auricular e perda da audição temporária geralmente no final da jornada de trabalho e recuperada com o repouso acústico;[34]
- Zumbido,[35] hiperacusia e intolerância a sons intensos;[36]
- Otalgia (dor neuropática);
- Habilidades de fala gradualmente prejudicadas, dificuldades na discriminação auditiva e compreensão de fala, principalmente em ambientes ruidosos.[37,38]

TRATAMENTO

A PAINPSE sendo uma doença de caráter irreversível, a prevenção é a principal medida a ser tomada, o risco de PAINPSE pode ser minimizado se o ruído for reduzido para menos de 80 dB(A).[39]

A proteção deve ser instituída, porém a eficácia dos dispositivos de proteção auditiva depende do treinamento e do uso adequado.[40]

Existem efeitos protetores promissores surgindo de vários laboratórios farmacêuticos diferentes, como esteroides, antioxidantes e neurotrofinas, porém ainda em estudos experimentais.

A perda de audição instalada pode ser reparada com uso de aparelhos auditivos.

PREVENÇÃO

As medidas de prevenção deverão ser feitas através um Programa de Conservação Auditiva (PCA), que contemplam as medidas de controle do ruído e de outros fatores de risco existentes no ambiente de trabalho, uso efetivo dos EPIs e monitoramento da audição.

Há diretrizes estabelecidas para avaliação e controle da audição[41] de empregados expostos a níveis de pressão sonora elevados acima dos níveis de ação determinados na Norma regulamentadora NR-09[42] ou segundo avaliação de riscos do Programa de Gerenciamento de Risco (PGR) da organização.

REFERÊNCIAS BIBLIOGRÁFICAS

1. Perda Auditiva Induzida pelo Ruído (PAIR), Protocolo de Complexidade Diferenciada, Saúde do Trabalhador, volume 5, Ministério da Saúde, Brasília 2006.
2. Secretaria de Segurança e Saúde no Trabalho. Portaria n.º 19, de 9 de abril de 1998. Programa de Controle Médico de Saúde Ocupacional. Diário Oficial da União 22 abril 1998.
3. ICD-11 para Estatística de Mortalidade e Morbidade [Internet]. 2022.
4. Lavinsky J, Ge M, Crow AL, et al. The Genetic Architecture of Noise-Induced Hearing Loss: Evidence for a Gene-by-Environment Interaction. G3 (Bethesda). 2016;6(10):3219-3228.
5. Ward WD, Santi PA, Duvall AJ 3rd, Turner CW. Total energy and critical intensity concepts in noise damage. Ann Otol Rhinol Laryngol. 1981;90(6-1):584-590.
6. Lavinsky J, Nudelmann AA. Perda auditiva induzida pelo ruído. Rotinas em Otorrinolaringologia, Artmed, Porto Alegre. 2015:86 a 90.
7. National Institutes of Health. Consensus Development Conference Statement: Noise and Hearing Loss. Bethesda, MD: U.S. Department of Health & Human Services; 1990. American College of Occupational and Environmental Medicine (ACOEM). Occupational noise-induced hearing loss: ACOEM task force on occupational hearing loss. J Occup Environ Med. 2012;54(1):106-108.
8. Hong O, Kerr M, Poling G, Dhar S. Understanding and preventing noiseinduced hearing loss. Dis Mon. 2013;59:110-118.
9. Bohne BA, Harding GW. Degeneration in the cochlea after noise damage: primary versus secondary events. Am J Otol. 2000;21(4):505-509.
10. Kujawa SG, Liberman MC. Acceleration of age-related hearing loss by early noise exposure: evidence of a misspent youth. J Neurosci. 2006;26(7):2115-2123.
11. Nordmann AS, Bohne BA, Harding GW. Histopathological differences between temporary and permanent threshold shift. Hear Res. 2000;139:13-30.
12. Heeringa AN, van Dijk P. The dissimilar time course of temporary threshold shifts and reduction of inhibition in the inferior colliculus following intense sound exposure. Hear Res. 2014;312:38-47.
13. Kujawa SG, Liberman MC. Adding insult to injury: cochlear nerve degeneration after temporary noise-induced hearing loss. J Neurosci. 2009;29:14077-85.

14. Liberman MC, Epstein MJ, Cleveland SS, et al. Toward a Differential Diagnosis of Hidden Hearing Loss in Humans. PLoS One. 2016;11:e0162726.
15. Shi L, Chang Y, Li X, et al. Cochlear Synaptopathy and Noise-Induced Hidden Hearing Loss. Neural Plast. 2016;:6143164.
16. Robertson D. Functional significance of dendritic swelling after loud sounds in the guinea pig cochlea. Hear Res. 1983;9:263-78.
17. Liberman MC, Kujawa SG. Cochlear synaptopathy in acquired sensorineural hearing loss: Manifestations and mechanisms. Hear Res. 2017;349:138-147.
18. Schaette R, McAlpine D. Tinnitus with a normal audiogram: physiological evidence for hidden hearing loss and computational model. J Neurosci. 2011;31(38):13452-13457.
19. Ward WD, Santi PA, Duvall AJ 3rd, Turner CW. Total energy and critical intensity concepts in noise damage. Ann Otol Rhinol Laryngol. 1981;90(6-1):584-590.
20. Basner M, Babisch W, Davis A, et al. Auditory and nonauditory effects of noise on health. Lancet. 2014;383:1325-1332.
21. Borg E, Canlon B, Engstrom B. Noise-induced hearing loss. Literature review and experiments in rabbits. Morphological and electrophysiological features, exposure parameters and temporal factors, variability and interactions. Scand Audiol Suppl. 1995;40:1-147.
22. Spoendlin H. Histopathology of noise deafness. J Otolaryngol. 1985;14:282-6.
23. Kim DK, Park Y, Back SA, et al. Protective effect of unilateral and bilateral ear plugs on noise-induced hearing loss: functional and morphological evaluation in animal model. Noise Health. 2014;16:149-56.
24. Yamane H, Nakai Y, Takayama M, et al. Appearance of free radicals in the guinea pig inner ear after noise-induced acoustic trauma. Eur Arch Otorhinolaryngol. 1995;252:504-508.
25. Yamashita D, Jiang HY, Schacht J, Miller JM. Delayed production of free radicals following noise exposure. Brain Res. 2004;1019:201-9.
26. Henderson D, Bielefeld EC, Harris KC, Hu BH. The role of oxidative stress in noise-induced hearing loss. Ear Hear. 2006;27:1-19.
27. Fridberger A, Flock A, Ulfendahl M, Flock B. Acoustic overstimulation increases outer hair cell Ca2+ concentrations and causes dynamic contractions of the hearing organ. Proc Natl Acad Sci U S A. 1998;95:7127-32.
28. Orrenius S, Zhivotovsky B, Nicotera P. Regulation of cell death: the calciumapoptosis link. Nature reviews. Mol Cell Biol. 2003;4:552-65.
29. Manohar S, Dahar K, Adler HJ, et al. Noise-induced hearing loss: Neuropathic pain via Ntrk1 signaling. Mol Cell Neurosci. 2016;75:101-112.
30. Portaria n.º 19, de 9 de abril de 1998 do Ministério do Trabalho Secretaria de Segurança e Saúde no Trabalho. D.O.U. de 22/04/98. Anexo I- 4.1.2; Ministério da Economia Secretaria Especial de Previdência e Trabalho.
31. Nudelmann AA, Costa EA, Seligman J, Ibanez RN. PAIR – Perda Auditiva Induzida pelo Ruído. Editora Bagaggem, Porto Alegre. 1997:291-292.
32. Conselho Federal de Medicina. Resolução Nº 1.488/1998 de 11 de fevereiro de 1998. Dispõe de normas específicas para médicos que atendam o trabalhador. Diário Oficial da União 6 março 1998.
33. Ding T, Yan A, Liu K. What is noise-induced hearing loss? Br J Hosp Med (Lond). 2019;80(9):525-529.
34. Kurabi A, Keithley EM, Housley GD, et el. Cellular mechanisms of noise-induced hearing loss. Hear Res. 2017;349:129-137.
35. Valderrama JT, Beach EF, Yeend I, et al. Effects of lifetime noise exposure on the middle-age human auditory brainstem response, tinnitus and speech-in-noise intelligibility. Hear Res. 2018;365:36-48.
36. Muca A, Standafer E, Apawu AK, et al. Tinnitus and temporary hearing loss result in differential noise-induced spatial reorganization of brain activity. Brain Struct Funct. 2018;223(5):2343-2360.

37. Plack CJ, Barker D, Prendergast G. Perceptual consequences of hidden hearing loss. Trends Hear. 2014;18:2331216514550621.
38. Kohrman D C, Wan G, Cassinotti L, Corfas G. Hidden Hearing Loss: A Disorder with Multiple Etiologies and Mechanisms. Cold Spring Harb Perspect Med. 2020;10(1):a035493.
39. Verbeek JH, Kateman E, Morata TC, et al. Interventions to prevent occupational noise-induced hearing loss. Cochrane Database Syst Rev. 2012;10:CD006396.
40. Tikka C, Verbeek JH, Kateman E, et al. Interventions to prevent occupational noise-induced hearing loss. Cochrane Database Syst Rev. 2017;7(7):CD006396.
41. Portaria nº 6.734, de 9 de março de 2020 do Ministério da Economia/Secretaria Especial de Previdência e Trabalho, Diário Oficial da União: 13/03/2020, ed.: 2020;50(1):15.
42. Por Portaria 6.735 de 10 de março de 2020 Ministério da Economia/Secretaria Especial de Previdência e Trabalho, Diário Oficial da União: 12/03/2020 NR-09 – Avaliação e controle das exposições ocupacionais a agentes físicos, químicos e biológicos 9.3.6.1.

SEÇÃO III

CARACTERIZAÇÃO DO RISCO DEVIDO À EXPOSIÇÃO OCUPACIONAL E O ESTABELECIMENTO DE NEXO CAUSAL – RUÍDO

Irlon de Ângelo da Cunha

INTRODUÇÃO

O estabelecimento do nexo causal entre a atividade laboral e a perda auditiva produzida nos trabalhadores pode requerer a análise de diversos aspectos, incluindo: as medidas de controle aplicadas (de engenharia, administrativas, de proteção auditiva), as avaliações ambientais, a possível presença de agentes ototóxicos, as ações voltadas a orientação e capacitação de trabalhadores, o controle médico e o gerenciamento audiológico. Portanto, a abrangência e a solução dos problemas relacionados à perda auditiva ocupacional requerem ações de caráter multidisciplinar.

No âmbito judicial, o não atendimento às prescrições legais pode gerar indícios para o estabelecimento do nexo causal. Este capítulo apresenta os aspectos técnicos relacionados aos critérios utilizados para fins de caracterização do risco no contexto da prevenção, da insalubridade e para fins previdenciários (aposentadoria especial). Indica também as principais falhas nos componentes básicos que fazem parte dos programas de prevenção de perdas auditivas, cuja identificação pode auxiliar na determinação do nexo causal.

Dentro do contexto citado, duas Normas Regulamentadoras (NR) desempenham papel importante, a NR 15[1] em seus Anexos nº 1 e nº 2 e a NR 09,[2] elaboradas pelo Ministério do Trabalho. Esta última exige a adoção de ações preventivas quando a exposição ao ruído está acima do Nível de Ação (NA), que corresponde à dose de 0,5 (ou dose igual a 50%), segundo a NR 09. Essa dose é determinada com base no critério estabelecido no Anexo 1 da NR 15 relativo ao ruído contínuo ou intermitente.

O Ministério do Trabalho e Previdência publicou a Portaria SEPRT nº 6.730, de 09 de março de 2020, que aprovou a nova redação da NR 01 – Disposições Gerais e Gerenciamento de Riscos Ocupacionais – e no dia 03 de janeiro de 2022 entrou em vigor o novo texto da NR 09 – Avaliação e Controle das Exposições Ocupacionais a Agentes Físicos, Químicos e Biológicos. Entre as principais alterações, a portaria estabelece os requisitos para a avaliação das exposições ocupacionais a agentes identificados no Programa de Gerenciamento de Riscos (PGR) previsto na NR 01 e subsidiá-lo quanto às medidas de prevenção para os riscos ocupacionais.

Os resultados das avaliações das exposições ocupacionais relativas ao ruído devem ser incorporados ao inventário de riscos do PGR e as medidas de prevenção e controle devem ser incorporadas ao plano de ação do programa, não havendo mais a exigência de realização de um Programa de Prevenção de Riscos Ambientais (PPRA) previsto no antigo texto da NR 09.

Em setembro de 2019, a Secretaria Especial de Previdência e Trabalho do Ministério do Trabalho e Previdência disponibilizou para "consulta pública" uma proposta para o Anexo 4 sobre ruído contínuo ou intermitente e ruído de impacto a ser incluso na NR 09. Segundo esse anexo, para a estimativa da exposição dos trabalhadores, a avaliação deve ser feita por meio da determinação da dose diária ou do nível de exposição. O limite de exposição ocupacional a ruído contínuo ou intermitente corresponde ao Nível de Exposição Normalizada (NEN) de 85 dB(A) ou dose de 100%. A definição das métricas utilizadas nesse anexo estão presentes na Norma de Higiene Ocupacional – NHO 01 da Fundacentro (Ministério da Economia), conforme segue:

- *Nível de Exposição (NE)*: nível médio representativo da exposição ocupacional diária;
- *Nível de Exposição Normalizado (NEN)*: nível de exposição, convertido para uma jornada-padrão de 8 horas diárias, para fins de comparação com o limite de exposição;
- *Nível Médio (NM)*: nível de ruído representativo da exposição ocupacional relativo ao período de medição, que considera os diversos valores de níveis instantâneos ocorridos no período e os parâmetros de medição predefinidos.

Segundo o item 6 do Anexo 1 da NR 15 em vigor, se durante a jornada de trabalho ocorrerem dois ou mais período de exposição a ruído de diferentes níveis, deve-se considerar os seus efeitos combinados por meio da determinação da dose de exposição, obtida conforme a expressão:

$$\frac{C_1}{T_1} + \frac{C_2}{T_2} + \frac{C_3}{T_3} + \cdots \frac{C_n}{T_n}$$

Sendo:

C$_n$ o tempo total que o trabalhador fica exposto a um nível de ruído específico, e **T**$_n$ indica a máxima exposição diária permissível a este nível, conforme o Quadro 14-1, extraído do Anexo 1 da NR 15 que estabelece os limites de tolerância para o ruído contínuo e intermitente.

Na prática, na maioria das situações de exposição, a determinação da dose é feita por meio de medidores integradores do nível de pressão sonora (audiodosímetros). No caso da utilização desse tipo de medidor, existem três parâmetros de ajuste que devem ser atendidos para adequação ao critério previsto no Anexo 1 da NR 15 e da NR 09.

Os parâmetros de ajuste citados são: o Nível Limiar de Integração (NLI)* igual a 85 dB(A), o Critério de Referência (CR)** igual a 85 dB(A) e o Incremento de Duplicação de Dose (q)*** igual a 5.

A indicação dos valores dos parâmetros é extraída do quadro de limites de tolerância do Anexo 1 da NR 15, cujos níveis de pressão sonora são expressos em decibéis (dB) na escala A, a qual tem por objetivo fazer a correção do ruído em função da curva de resposta em frequência do sistema auditivo.

Entre os aspectos que podem ser úteis para a caracterização do nexo causal devido à exposição ocupacional ao ruído está a ausência de medidas preventivas quando o nível de ação é superado conforme estabelecido pela NR 09, ou pela ausência de medidas específicas de controle do risco quando os resultados das avaliações quantitativas da exposição dos trabalhadores excederem os valores dos limites previstos na NR 15.

---

* **Nível Limiar de Integração (NLI):** nível de ruído a partir do qual os valores devem ser computados na integração para fins de determinação de nível médio ou da dose de exposição. Definição extraída da Norma de Higiene Ocupacional NHO 01 (Fundacentro, 1999).

** Critério de Referência (CR): nível médio para o qual a exposição, por um período de 8 horas, corresponderá a uma dose de 100%. Definição extraída da Norma de Higiene Ocupacional NHO 01 (Fundacentro, 1999).

*** Incremento de Duplicação de Dose (q): incremento em decibéis que, quando adicionado a um determinado nível, implica a duplicação da dose de exposição ou a redução para a metade do tempo máximo permitido. Definição extraída da Norma de Higiene Ocupacional NHO 01 (Fundacentro, 1999).

Quadro 14-1. Limites de tolerância para ruído contínuo ou intermitente

Nível de ruído dB (A)	Máxima exposição diária permissível
85	8 horas
86	7 horas
87	6 horas
88	5 horas
89	4 horas e 30 minutos
90	4 horas
91	3 horas e 30 minutos
92	3 horas
93	2 horas e 40 minutos
94	2 horas e 15 minutos
95	2 horas
96	1 hora e 45 minutos
98	1 hora e 15 minutos
100	1 hora
102	45 minutos
104	35 minutos
105	30 minutos
106	25 minutos
108	20 minutos
110	15 minutos
112	10 minutos
114	8 minutos
115	7 minutos

O limite de tolerância previsto na NR 15 para o ruído contínuo ou intermitente estará superado quando a dose, composta pela soma das frações citadas, ultrapassar a unidade, ou em termos percentuais, dose superior a 100%.

A NR 09 explicita que devem ser implementadas ações de controle sistemático quando a dose supera os valores de 0,5 ou 50% de forma a minimizar a probabilidade de que as exposições ocupacionais ultrapassem os limites de exposição.

RUÍDO DE IMPACTO

O ruído de impacto está estabelecido no Anexo 2 da NR 15 e apresenta limites de exposição. Caso esses limites sejam excedidos, podem trazer indicativos para o estabelecimento do nexo causal. Esse tipo de ruído é definido como picos de energia acústica de duração inferior a 1 segundo, ocorrendo a intervalos superiores a 1 segundo. O critério para a caracterização do risco está resumido no Quadro 14-2.

Para esse tipo de ruído, são caracterizadas como risco grave e iminente as atividades ou operações que exponham os trabalhadores, sem proteção adequada, a níveis de ruído de impacto superiores a 130 dB(C), medido no circuito de resposta rápida (*fast*) ou superiores a 140 dB (linear), medidos no circuito de resposta para impacto.

Observa-se que o critério citado no Anexo 2 da NR 15,[3] apesar de apresentar os limites de tolerância e a forma de medição, não faz referência a outro parâmetro importante que é o número de impactos presentes na jornada, podendo implicar diferentes doses de energia para um mesmo nível de pressão sonora, ou seja, a dose de energia recebida pelo trabalhador depende do número de impactos ocorridos durante o período de exposição ao ruído. Neste caso, para a caracterização da exposição ao ruído de impacto e estabelecimento do nexo causal, seria recomendável a utilização de um critério auxiliar que está presente na Norma de Higiene Ocupacional da Fundacentro, a NHO 01.*

Na NHO 01 o limite de exposição diária ao ruído de impacto é determinado em função do número de impactos, conforme expressão a seguir:

$$Np = 160 - 10 \, \text{Log} \, n \quad [dB]\,)$$

sendo:

Np = nível de pico, em dB(Lin), máximo admissível

n = número de impactos ou impulsos ocorridos durante a jornada diária de trabalho.

O nível de ação para a exposição ocupacional ao ruído de impacto, segundo a NHO 01, corresponde ao valor Np obtido na expressão acima, subtraído de 3 decibéis (Np – 3) dB.

Quadro 14-2. Limites de tolerância para ruído de impacto

Limites de tolerância	Medidor operando em
130 dB (Linear)	▪ Circuito linear ▪ Circuito de resposta para impacto
120 dB (C)*	▪ Circuito de compensação "C" ▪ Circuito de resposta rápida (*fast*)
Valores máximos	▪ 140 dB (linear) – resposta para impacto ▪ 130 dB (C) – resposta rápida (*fast*)

* Esse limite de tolerância foi introduzido pela Fundacentro para possibilitar a medição por meio de medidores de ruído mais simples, existentes à época em que foi publicada pelo Ministério do Trabalho, a Portaria N° 3214 em 08/06/1978, devido a dificuldade que havia em se utilizar medidores com circuito de resposta para impacto, que eram caros e difíceis de serem encontrados.

Quadro 14-3. Nível de pico máximo admissível em função do número de impactos

N_p	n	N_p	n	N_p	n
120	10000	**127**	1995	**134**	398
121	7943	**128**	1584	**135**	316
122	6309	**129**	1258	**136**	251
123	5011	**130**	1000	**137**	199
124	3981	**131**	794	**138**	158
125	3162	**132**	630	**139**	125
126	2511	**133**	501	**140**	100

O Quadro 14-3, apresenta a correlação entre os níveis de pico máximo admissíveis e o número de impactos ocorridos durante a jornada diária de trabalho, obtida a partir da expressão (2) anterior.

Segundo a NHO 01, o limite de tolerância no valor teto para ruído de impacto corresponde ao valor de nível de pico de 140 dB (Lin). Caso o número de impactos ou de impulsos diários exceder a 10.000 (n > 10.000), o ruído deverá ser considerado como contínuo ou intermitente.

A determinação da exposição ao ruído de impacto ou impulsivo deve ser feita, conforme a NHO 01, por meio de medidor de nível de pressão sonora operando em curva de ponderação **linear** e circuito de resposta para medição de nível de pico.

ÂMBITO PREVIDENCIÁRIO

O Artigo nº 292 da Instrução Normativa PRES/INSS Nº 128, de 28 de março de 2022 do INSS (IN 128)[5] indica que a exposição ocupacional a ruído dará ensejo à caracterização de atividade exercida em condições especiais quando os níveis de pressão sonora estiverem acima de 80 dB(A), 90 dB(A) ou 85 dB(A), conforme o caso, observando-se as seguintes condições:

> I - até 05 de março de 1997, véspera da publicação do Decreto nº 2.172, de 05 de março de 1997, será efetuado o enquadramento quando a exposição for superior a 80 dB(A), devendo ser informados os valores medidos;
>
> II - de 06 de março de 1997, data da publicação do Decreto nº 2.172, de 05 de março de 1997, até 10 de outubro de 2001, véspera da publicação da Instrução Normativa INSS/DC nº 57, de 10 de outubro de 2001, será efetuado o enquadramento quando a exposição for superior a 90 dB(A), devendo ser informados os valores medidos;
>
> III - de 11 de outubro de 2001, data da publicação da Instrução Normativa INSS/DC nº 57, de 10 de outubro de 2001, véspera da publicação do Decreto nº 4.882, de 18 de novembro de 2003, será efetuado o enquadramento quando a exposição for superior a 90 dB(A), devendo ser anexado o histograma ou memória de cálculos;
>
> IV - a partir de 01 de janeiro de 2004, será efetuado o enquadramento quando o Nível de Exposição Normalizado (NEN) se situar acima de 85 dB(A) ou for ultrapassada a dose unitária, conforme NHO 1 da Fundacentro, sendo facultada à empresa a sua

utilização a partir de 19 de novembro de 2003, data da publicação do Decreto nº 4.882, de 2003, aplicando:
Os limites de tolerância definidos no quadro do Anexo 1 da NR 15 do MTE;
As metodologias e os procedimentos definidos na NHO 01 da Fundacentro.

O eSocial, que é uma plataforma *on-line* desenvolvida pelo governo, estabelece a forma com que passam a ser prestadas as informações tributárias, trabalhistas, previdenciárias e fiscais relativas a contratação e utilização de mão de obra. Conforme o Manual do eSocial,[6] que vem apresentando constantes atualizações, o registro para o agente físico **ruído** fica condicionado ao alcance do nível de ação, ou seja, uma dose de 50%. O exercício das atividades deve ser descrito na "Tabela 24 – Agentes Nocivos e Atividades – Aposentadoria Especial". No caso do ruído e demais agentes ambientais, utiliza-se o evento S-2240 – Condições Ambientais do Trabalho – Agentes Nocivos para registrar as condições ambientais de trabalho pelo declarante, indicando as condições de prestação de serviços pelo trabalhador, bem como para informar a exposição a agentes nocivos.

CONTRIBUIÇÃO DA EXPOSIÇÃO À VIBRAÇÃO MECÂNICA PARA A PERDA AUDITIVA

Alguns estudos epidemiológicos sobre os efeitos combinados entre a vibração e outros agentes, verificaram que trabalhadores com incidência de dedos brancos (*VWF*)[*], apresentavam alterações permanentes no limiar auditivo, em até 10 dB maiores em relação a trabalhadores sem *VWF*. Pekkariken[7] cita que um mecanismo comum que induz vasoconstrição nos vasos cocleares e em vasos periféricos nas mãos, tem sido sugerido como responsável pelas alterações permanentes no limiar auditivo e sintomas da *VWF*. Segundo Iki,[8] considerando-se os vários estudos sobre audição de trabalhadores florestais, ficou demonstrado que a *VWF* é um dos fatores de risco na perda auditiva induzida pelo ruído, bem como existe a possibilidade de relação com desordens no controle do equilíbrio do corpo. No entanto, para estabelecer a *VWF* como um fator de risco em relação à estabilidade postural, seriam necessários estudos adicionais em larga escala.

A Ordem de Serviço (OS) INSS/DAF/DSS Nº 608[9] de 05/08/1998 que aprovou a Norma Técnica sobre Perda Auditiva Neurossensorial por Exposição Continuada a Níveis Elevados de Pressão Sonora de Origem Ocupacional, indica a vibração entre os agentes que podem afetar diretamente o órgão auditivo por meio da interação com o ruído presente no ambiente de trabalho, podendo ocasionar o desenvolvimento da perda auditiva. A anamnese clínica e ocupacional utilizada para investigar a história ocupacional do trabalhador, para o estabelecimento do nexo causal deve considerar, entre outros aspectos, a exposição à vibração.

O Instituto Nacional de Saúde e Segurança Ocupacional americano (NIOSH) publicou em 1996 um guia[10] prático sobre prevenção de perda auditiva utilizando a denominação de Perda Auditiva Ocupacional (PAO) para expressar além da perda auditiva induzida pelo ruído, aquelas resultantes de exposições a agentes químicos (solventes), metais e vibração, com o intuito de incentivar a pesquisa desses e outros agentes com potencial de gerar perdas auditivas.

A documentação de revisão de literatura da Agência Europeia de Saúde e Segurança no Trabalho (EU-OSHA)[11] sobre a exposição combinada ao ruído e substâncias ototóxicas cita a existência de evidências entre a exposição à vibração em mãos e braços e de corpo inteiro e a indução de prejuízos à audição, bem como para o agravamento da perda auditiva induzida pelo ruído. No entanto, a exata natureza dos prejuízos causados pela vibração e os

* *Vibration White Finger (VWF)* – Dedos brancos induzidos pela vibração.

mecanismos que geram os efeitos dessa interação entre o ruído e a vibração vêm sendo estudados, existindo ainda uma lacuna quanto aos dados que relacionam os riscos à saúde devido aos efeitos combinados das exposições às substâncias ototóxicas, ao ruído e à vibração.

Segundo a legislação brasileira, os critérios e procedimentos voltados a caracterização e avaliação da exposição ocupacional às vibrações mecânicas estão presentes no Anexo nº 8 da NR 15 e no Anexo 1 da NR 09. Esses anexos indicam as normas de referência (NHO 09 e NHO 10 da Fundacentro) que contém os critérios e procedimentos para avaliação da vibração em mãos e braços e de corpo inteiro.

CRITÉRIOS AUXILIARES PARA AVALIAÇÃO DE NEXO CAUSAL

Bittencourt, Cunha e Gronchi,[12] elaboraram uma lista de verificação para auxiliar magistrados na identificação de evidências técnicas para o reconhecimento do nexo causal entre a perda auditiva e o trabalho, com base no laudo pericial e na documentação técnica relacionada aos processos judiciais.

Essa lista de verificação, apresentada a seguir, consiste em um conjunto de perguntas básicas e questões derivadas de caráter reflexivo, que, embora não tenham passado por um processo de validação, são úteis na identificação de falhas relacionadas aos programas de prevenção de perdas auditivas.

LISTA DE VERIFICAÇÃO

1. Como estava a perda auditiva por ocasião da admissão do trabalhador e como evoluiu a perda auditiva?
   A progressão das perdas auditivas no período sob avaliação traz indicativos sobre a suficiência e efetividade das medidas de controle.

   1.1. Foi realizada anamnese clínica ocupacional?
   1.1.1. Foram investigadas as atividades realizadas pelo trabalhador anteriormente?
   1.1.2. Existe documentação que traga indicativos de perdas anteriores?
   1.1.3. O trabalhador ficou exposto fora do ambiente de trabalho a níveis elevados de pressão sonora que possam influenciar o desenvolvimento da perda auditiva?
   1.2. Foi realizado exame admissional?
   1.2.1. Foi realizado exame audiométrico na admissão do trabalhador?
   1.2.2. Existe algum tipo de perda auditiva constatada no exame admissional?
   1.3. A empresa realizou os exames periódicos para acompanhamento da audição dos trabalhadores?
   1.3.1. A empresa tem um histórico das audiometrias realizadas no trabalhador, exames de referência e sequenciais?
   1.3.2. Há indicativos de evolução de perda auditiva (desencadeamento e agravamento)?
   1.4. A empresa realizou exame demissional?
   4.1. O exame demissional levou em consideração todos os exames periódicos, histórico de audiometrias e demais exames audiológicos para conclusão de aptidão?

2. Quais são as condições de trabalho com relação aos agentes ambientais a que o trabalhador vem sendo submetido ao longo da sua jornada diária e no período de trabalho considerado?
   O nível de exposição ao ruído ao longo da jornada diária e no período de trabalho, sob avaliação, traz indicativos da gravidade do problema, uma vez que, se esse nível for elevado, vai requerer a implantação de medidas de controle mais eficientes e de maior custo, sejam elas de caráter individual ou coletivo.

2.1. O ambiente de trabalho apresenta níveis de ruído acima dos limites de tolerância estabelecidos nos Anexos 1 e 2 da NR 15?
2.2. O trabalhador esteve exposto a agentes ototóxicos?
2.2.1. Foram identificados os agentes ototóxicos?
2.2.2. As concentrações ambientais desses agentes foram quantificadas?
2.3. O trabalhador esteve exposto de forma permanente e habitual à vibração em mãos e braços acima do limite de exposição estabelecido no Anexo 8 da NR 15?

3. Quais as medidas de controle adotadas com relação ao ruído e demais agentes que contribuem com as perdas auditivas e como foi avaliada a eficiência e eficácia das medidas preventivas adotadas? Como a empresa trata de modo geral as questões relacionadas à Saúde e Segurança do Trabalho? Muitos Programas de Conservação Auditiva (PCA) lidam apenas com o ruído sem abordar a presença de outros agentes ambientais e frequentemente são incompletos e ineficazes. Por outro lado, o **nível de preocupação** das empresas com a área de Saúde e Segurança do Trabalho (SST), certamente influência nas questões relacionadas às perdas auditivas. Neste sentido, é importante que a análise dos programas relacionados à NR 09, ao PCMSO (NR 07)[13] e ao PCA, leve em consideração a indicação dos pontos falhos ou inconsistências e as correções necessárias.
3.1. A empresa dispõe de PCA?
3.1.1. O PCA define responsabilidades e competências com relação ao gerenciamento das diversas ações que compõem o programa?
3.1.2. Existe um cronograma de ação?
3.1.3. Os prazos previstos no cronograma de ação com relação às medidas preventivas foram cumpridos?
3.1.4. O PCA identifica e quantifica todos os agentes ambientais que possam afetar a audição?
3.1.5. As medidas de controle coletivas foram priorizadas e executadas?
3.1.6. As medidas de controle coletivas foram suficientes para a redução do nível de ruído no ambiente de trabalho?
3.1.7. Os EPI's apresentam índice de atenuação adequado ao ruído presente no ambiente de trabalho?
3.1.8. Foram feitos ensaios de adaptação e vedação do protetor auditivo junto ao trabalhador?
3.1.9. Foram implementadas medidas para o fornecimento, manutenção, substituição e higienização dos protetores individuais?
3.1.10. Os trabalhadores foram orientados e capacitados em relação à utilização dos EPI's?
3.2. A empresa dispõe de PGR ou subprogramas como o PPRA, que era previsto na edição anterior da NR 09?
3.2.1. O **subprograma** que lida com os agentes ambientais identifica e quantifica todos os agentes físicos e químicos presentes no ambiente de trabalho?
3.2.2. Os prazos previstos no cronograma de ação do PGR ou subprogramas com relação às medidas preventivas para melhoria do ambiente de trabalho foram cumpridos?
3.2.3. A empresa obedece à hierarquia para implantação de medidas de controle?
3.3. A empresa dispõe de PCMSO?
3.3.1. O PCMSO da empresa contempla todos os itens do anexo 2 da NR 7?
3.3.2. A empresa emitiu CAT?
3.3.3. A empresa manteve o cadastro médico ocupacional do empregado atualizado?

AVALIAÇÃO DE FALHAS EM PROGRAMAS DE CONSERVAÇÃO AUDITIVA (PCA) COMO FERRAMENTA AUXILIAR NA IDENTIFICAÇÃO DO NEXO CAUSAL

Os programas de conservação auditiva são citados em diversas normas como a NR 07, a NR 36,[14] a ordem de serviço (OS) 608, citada anteriormente e no protocolo sobre perda auditiva induzida por ruído (PAIR) do Ministério da Saúde em 2006.[15] Em 2018, a Fundacentro disponibilizou um guia de diretrizes e parâmetros mínimos para a elaboração e a gestão de um PCA.[16] Esse programa é constituído de um conjunto de componentes básicos. Falhas na elaboração e na execução desses componentes podem trazer indicativos que auxiliam na identificação do nexo causal.

As questões da lista de verificação apresentadas anteriormente podem ser complementadas e detalhadas observando-se os componentes e demais aspectos sugeridos no guia do PCA.

AUSÊNCIA DO ESTABELECIMENTO DO DIAGNÓSTICO EVOLUTIVO PARA FINS DE CONTROLE

Um aspecto importante que permite orientar a implementação ou reavaliação de ações preventivas é a identificação dos quadros de evolução de perdas auditivas ocupacionais por meio da comparação dos exames audiológicos de referência e sequenciais, cuja metodologia para acompanhamento da audição dos trabalhadores consta no Anexo 2 da NR 07.

Os diagnósticos individuais que comprovam desencadeamento ou agravamento de perda auditiva ocupacional indicam a necessidade de estabelecimento de medidas individuais visando à estabilização da perda auditiva, entre as quais:

- A adoção ou revisão de medidas administrativas ou de engenharia específicas usadas para redução da exposição aos agentes;
- A reavaliação dos riscos devido ao ruído e demais agentes presentes no setor ou na atividade do trabalhador;
- A reavaliação das condições de uso e eficácia dos protetores auditivos e demais EPIs usados na proteção contra agentes ototóxicos;
- A reavaliação das ações de capacitação e orientação fornecidas ao trabalhador.

O desencadeamento ou agravamento das perdas auditivas e a ausência de medidas para estabilização dessas perdas trazem indicações importantes para o estabelecimento de nexo causal.

USO DE PROTEÇÃO AUDITIVA E SUA IMPLICAÇÃO NO ESTABELECIMENTO DE NEXO CAUSAL

Em muitos processos judiciais voltados ao reconhecimento de perda auditiva, o nexo causal a ser examinado depende de laudo pericial, o qual deveria fornecer dados detalhados de toda realidade do ambiente de trabalho, da atividade, dos EPIs utilizados, levantamento de documentações da empresa, entre outras informações. Bittencourt[17] observou, em estudo realizado, que muitas decisões judiciais consideraram que o fato de a empresa fornecer o protetor auditivo ao trabalhador neutralizava a exposição ao agente ruído, sem considerar a sua eficiência e eficácia.

Para que os protetores auditivos possam ser considerados eficientes e eficazes, vários requisitos devem ser observados. Falhas nesses requisitos podem resultar em ineficácia da proteção oferecida favorecendo o estabelecimento do nexo causal.

O nível de redução de ruído dos protetores auditivos obtidos em ensaios de laboratório pode apresentar alto grau de incerteza e a proteção real oferecida nas condições de uso típicas e habituais de trabalho pode ser inferior, segundo Berger, Voix e Hager.[18] Para minimizar esse problema vários cuidados devem ser observados, conforme indicado no guia de diretrizes e parâmetros mínimos para a elaboração e gestão do programa de conservação auditiva da Fundacentro. Alguns questionamentos apresentados a seguir foram extraídos desse guia e podem ser utilizados na identificação de inconsistências.

Seleção de Protetores Auditivos

> Considera o nível de proteção requerido, o tempo de uso, a compatibilidade com outros EPIs, o conforto, a eficiência do protetor auditivo, as características do usuário (anatomia, hábitos, características físicas), as características do protetor auditivo e as características do ambiente e da atividade?

Ensaio de Atenuação Pessoal

Também denominado de *Fit Test*, é utilizado para verificar se a proteção oferecida pelo protetor está adequada, identificando problemas como: vazamentos, diferenças anatômicas, má colocação e necessidade de treinamento, entre outros aspectos. Diferentes métodos podem ser encontrados no mercado para esse tipo de teste.[19]

> O ensaio de atenuação pessoal é aplicado a todos os usuários que utilizam protetores auditivos para determinar se o equipamento selecionado proporciona atenuação adequada para o trabalhador, levando-se em consideração aspectos anatômicos e médicos, entre outros?

Realização de Testes Simplificados de Verificação de Ajuste de Protetor Auditivo

Esses testes podem ser realizados em campo em situações rotineiras para verificar possíveis vazamentos devidos à colocação do protetor e que podem resultar em redução na proteção.

> Durante a colocação e o ajuste do protetor, o usuário observa modificações dos sons da sua própria voz ou ao seu redor, de forma que eles não sejam percebidos tão altos quanto anteriormente?
> No teste de deslocamento dos protetores auditivos do tipo inserção, o usuário ao puxar levemente o protetor, observa se ele não move facilmente?
> O usuário é submetido a algum teste de percepção sonora, como, por exemplo, o teste do NIOSH[20] citado no guia do PCA da Fundacentro*?

Indicação de Procedimentos de Uso, Distribuição, Manutenção, Higienização, Substituição ou Reposição de Protetores Auditivos ou Suas Partes

Esses procedimentos são necessários para a manutenção do nível de proteção requerido para os protetores auditivos.

---

* O teste pode ser realizado diretamente pelo site do NIOSH ou *off-line* conforme informações no endereço https://www.cdc.gov/niosh/mining/content/quickfitweb.html, acessado em 30 de abr. de 2022.

Portanto, um processo para caracterização ou descaracterização de nexo causal com base no uso de proteção auditiva deve estar atento aos aspectos citados nos parágrafos anteriores de modo a auxiliar a avaliação da eficácia do EPI.

Outro tópico importante a ser considerado nas questões relacionadas ao estabelecimento do nexo causal são as ações de orientação e capacitação de trabalhadores e demais profissionais envolvidos com o PCA.

AÇÕES DE EDUCAÇÃO, CAPACITAÇÃO E MOTIVAÇÃO DE TRABALHADORES E DEMAIS ENVOLVIDOS COM O PCA

A participação dos trabalhadores e demais profissionais envolvidos na implantação e na execução das diversas etapas do PCA são essenciais para a prevenção das perdas auditivas.

> Existe um programa de educação, capacitação e motivação de todos os trabalhadores expostos a níveis de exposição ao ruído igual ou acima do nível de ação?
> É assegurada a participação do trabalhador, por meio de ações de orientação, cursos, reuniões, organização de comissões, debates, participação em eventos e outras formas apropriadas para a aquisição de informações?
> O programa contempla os demais profissionais de diversos níveis da empresa, que desenvolvem atividades relacionadas ao PCA de forma direta ou indireta?
> As ações do programa são realizadas periodicamente, no mínimo uma vez ao ano ou em períodos menores conforme necessidades específicas?
> As informações estão atualizadas e consistentes com os equipamentos de proteção, processo e ambientes de trabalho?

O conteúdo das ações de orientação e capacitação dos trabalhadores deve permitir a compreensão dos aspectos que promovam a perda auditiva e das medidas voltadas ao reconhecimento, avaliação e controle dos riscos resultantes da exposição ao ruído e demais agentes.

> Os trabalhadores foram informados sobre ações que estão sendo realizadas visando o controle a fim de eliminar ou reduzir a exposição, incluindo as fontes geradoras de ruído, vibração e agentes ototóxicos?
> Em relação ao ruído, foram apresentadas as características do agente, os efeitos físicos, psicológicos, sociais e de segurança como a interferência com alarmes, na comunicação entre as pessoas e o risco de acidentes quando os níveis de exposição são elevados?
> Foram consideradas as informações de outros agentes que possam causar efeitos sinérgicos, como os agentes ototóxicos e a vibração?
> Os trabalhadores receberam informações dos exames audiológicos, seus resultados, interpretações e detecções de indícios de perdas auditivas?
> Foram apresentadas informações detalhadas sobre os EPIs utilizados, seu funcionamento, aplicação, conforto, limitações e a importância do uso contínuo durante toda a exposição?
> Os trabalhadores foram submetidos a exercícios práticos sobre colocação, testes de verificação de ajuste, uso, higienização, manutenção e guarda dos protetores auditivos, bem como a necessidade de aplicação do ensaio de atenuação pessoal?
> Os trabalhadores receberam instruções sobre os requisitos e aspectos legais relacionados ao PCA como o nível de ação, limite de exposição, resultados das avaliações ambientais e suas implicações?
> Os trabalhadores foram informados sobre as suas responsabilidades em relação às regulamentações e ações do PCA?

Este capítulo apresentou requisitos legais, técnicos e questionamentos úteis à caracterização do risco de perda auditiva devido à exposição aos agentes ambientais, dando ênfase a três aspectos importantes para o estabelecimento do nexo causal: o processo de progressão das perdas auditivas, os cuidados em relação à utilização de protetores auditivos e as ações de orientação e capacitação de trabalhadores.

REFERÊNCIAS BIBLIOGRÁFICAS

1. Brasil. Ministério do Trabalho. Norma Regulamentadora NR 15: Atividades e operações insalubres; [Internet]. 2020.
2. Brasil. Ministério do Trabalho. Norma Regulamentadora NR 09: NR-09 - Avaliação e controle das exposições ocupacionais a agentes físicos, químicos e biológicos; [Internet]. 2020.
3. Soto JMOG, Saad IFSD, Giampaoli E, Fantazzini ML. Norma Regulamentadora (NR)-15, da Portaria nº 3214, de 8.6.1978, Ministério do Trabalho (atual Ministério do Trabalho e Emprego): Um pouco de sua história e considerações do grupo que a elaborou. Parte I. Revista ABHO de Higiene Ocupacional. 2010;09(21).
4. Giampaoli ES, Saad IFSD, Cunha IA. Norma de higiene ocupacional: Procedimento Técnico: avaliação de exposição ocupacional ao ruído: NHO 01; [Internet]. São Paulo: Fundacentro. 2001.
5. Brasil. Instituto Nacional do Seguro Social (INSS). Instrução Normativa INSS/PRES Nº 128, de 28 de março de 2022; [Internet].
6. Instituto Nacional do Seguro Social (INSS). Manual de orientação do eSOCIAL Versão S-1.0 (Consol. até a NO S-1.0 – 10.2022); [Internet]. 2022.
7. Pekkariken J. Noise, impulse noise, and other physical factors: combined effects on hearing. Occupational Medicine: State of the Art Reviews, Philadelphia. 1995;10(3):545-559.
8. Iki M. Vibration-Induced White Finger as a risk factor for hearing loss and postural instability. Nagoya J Med Sci. 1994;57:137-145.
9. Brasil. Instituto Nacional do Seguro Social (INSS). Ordem de serviço nº 608 de 5 de agosto de 1998. Aprova Norma Técnica sobre perda auditiva neurossensorial por exposição continuada a níveis elevados de pressão sonora. Diário Oficial; [Internet], Brasília, DF. 1998;1:44-53.
10. Nascimento F, apud BRASIL, 2006). Fiorini AC, Nascimento PES. Programa de Prevenção de Perdas Auditivas. In: NULDELMANN A A et al. Pair –Perda Auditiva Induzida pelo Ruído: Volume II. Rio de Janeiro: Revinter; 2001.
11. Campo P, Maguin K, Gabriel S, et al. Combined exposure to noise and ototoxic substances: European Agency for Safety and Health at Work (EU-OSHA); [Internet]. 2009.
12. Bittencourt POS, Cunha IA, Gronchi CC. Lista de verificação simplificada contendo aspectos técnicos para auxílio do juiz do trabalho na análise da existência de perda auditiva ocupacional. Revista de Previdência Social. 2018;XLII(48):193-208.
13. Brasil. Ministério do Trabalho. Norma Regulamentadora NR 07: Programa de Controle Médico de Saúde Ocupacional – PCMSO; [Internet]. 2020.
14. Brasil. Ministério do Trabalho. Norma Regulamentadora NR 36: Segurança e saúde no trabalho em empresas de abate e processamento de carnes e derivados; [Internet]. 1978.
15. Brasil. Ministério da Saúde. Perda Auditiva Induzida por Ruído (PAIR). Saúde do trabalhador, protocolo de complexidade diferenciada 5. Brasília, DF. 2006:40.
16. Cunha IA, Shibuya EK, Fernandes RP, et el. Guia de diretrizes e parâmetros mínimos para a elaboração e gestão do Programa de Conservação Auditiva (PCA). Fundacentro; [Internet]. 2018.
17. Bittencourt POS. Análise da fundamentação de processos judiciais trabalhistas de perda auditiva e proposição de uma ferramenta simplificada para auxílio da decisão judicial. [dissertação]. São Paulo. Fundacentro. 2015.
18. Berger EH, Voix J, Hager LD. Methods of fit testing hearing protectors, with representative field test data. In Hearing Loss: 9th International Congress on Noise as a Public Health Problem (ICBEN). The Netherlands: ICBEN. 2008.
19. Trompette N, Kusy A. Suitability of commercially available systems for individual fit tests of hearing protectors. In INTER-NOISE and NOISE-CON Congress and Conference Proceedings (Institute of Noise Control Engineering). 2013;247(7):1398-1407.
20. Center for Disease Control and Prevention (CDC). National Institute for Occupational Safety and Health (NIOSH). Hearing Protection Quick Test; [Internet]. 2012.

SEÇÃO IV

PRODUTOS QUÍMICOS E ASSOCIAÇÃO COM RUÍDO

Fernanda Zucki
Simone Mariotti Roggia
Thais Catalani Morata

INTRODUÇÃO

As pesquisas nos cenários ambiental e ocupacional demonstram que os agentes químicos, físicos, biológicos, podem comprometer a saúde dos indivíduos expostos, interferindo em sua qualidade de vida. Entende-se como agentes químicos as substâncias, compostos ou produtos que possam penetrar no organismo pela via respiratória, nas formas de poeiras, fumos, névoas, neblinas, gases ou vapores, ou que, pela natureza da atividade de exposição, possam ter contato ou ser absorvidos pelo organismo através da pele ou por ingestão.[1]

A avaliação dos efeitos deletérios dos produtos químicos em humanos é uma tarefa complexa, uma vez que os efeitos atribuíveis a tais exposições raramente são específicos, e pela dificuldade de reproduzir em estudos experimentais condições comparáveis aos ambientes de trabalho, por exemplo. Além disso, os trabalhadores são muitas vezes expostos a uma combinação de produtos, que possuem diferentes estruturas químicas e concentrações, quando não associada à exposição simultânea a ruído.[2]

Diante da comum presença de produtos químicos no ambiente industrial, em processos como impressão, pintura, construção de barcos, construção civil, fabricação de cola, produtos de metal, petróleo, produtos de couro, fabricação de móveis, agricultura e mineração, entre outros,[3] a exposição ocupacional a esses agentes passou a se caracterizar como um importante problema de saúde pública, uma vez que interfere diretamente na tríade *saúde-trabalho-ambiente*.[4]

A dimensão atual do problema pode ser estabelecida por meio da análise dos dados apresentados pela Organização Internacional do Trabalho (OIT) que estima que a cada ano ocorram 35 milhões de casos de doenças relacionadas ao trabalho por exposição a substâncias químicas, causando a morte de 439.000 pessoas, seja por pneumoconioses (36.000 óbitos/ano), doenças respiratórias crônicas (35.500 óbitos/ano), doenças cardiovasculares (30.700 óbitos/ano) ou câncer (315.000 óbitos/ano).[5] As estimativas da Organização Mundial da Saúde (OMS) apontam que esses cânceres provocam uma perda anual de 1,4 milhão de anos de vida saudável e, que as intoxicações agudas por produtos químicos sejam responsáveis por outros 7,5 milhões de anos de vida saudável perdidos pela população mundial.[6] Contextualizando o Brasil, o Sistema de Informação de Agravos de Notificação (SINAN), em 2017, registrou 833.283 casos de intoxicação humana exógena por agentes tóxicos, sendo 29.559 (3,54%) em decorrência de exposição a produtos químicos industriais.[7] Do ponto de vista das intoxicações, os sistemas de notificação nacional normalmente não representam a real dimensão do problema, à medida que os acidentes de trabalho são subnotificados, dificultando a análise e o estabelecimento de condutas assertivas para mudança desse panorama.[4] As exposições crônicas, no cenário ocupacional, apresentam maior frequência em relação aos efeitos na saúde, indicando que a intoxicação humana por substâncias químicas nesses ambientes é relevante e merece ser discutida sob a ótica da saúde pública.[4]

A relação estabelecida entre os produtos químicos e sua toxicidade à audição tem merecido um olhar especial de profissionais de saúde. Atualmente, é consenso que a exposição ocupacional a produtos químicos pode levar à perda auditiva, já que muitos deles têm reconhecido seu papel nocivo à audição.[3] Contudo, nem sempre foi assim. Em virtude de a perda auditiva induzida por produtos químicos ter características muito semelhantes à causada pelo ruído, considera-se que houve um atraso no reconhecimento do risco à audição causado pelos produtos químicos. Reconhece-se no presente momento a necessidade de se conhecer o local da lesão, os mecanismos e a extensão do problema causado por um determinado agente, à medida que a magnitude do problema pode variar de acordo com os fatores de risco, que incluem: o tipo de contaminante, as interações com outros agentes tóxicos, a concentração e o tempo de exposição.[8]

Até a década de 1980, o foco dos programas de pesquisa era basicamente a perda auditiva induzida por ruído (PAIR), com alguns estudos isolados relatando efeitos adversos à audição a partir da exposição a produtos químicos. Desde então, tem se avançado na compreensão dos efeitos de substâncias químicas ambientais e ocupacionais no sistema auditivo.[9] Considera-se que mais de 750 grupos de substâncias químicas sejam potencialmente ototóxicas.[10]

As principais categorias de substâncias químicas com risco reconhecido para a audição são: **solventes orgânicos** (por exemplo: estireno, tolueno, n-hexano, xileno, misturas de solventes), **metais pesados** (por exemplo: chumbo, mercúrio, arsênio e cádmio), **asfixiantes** (monóxido de carbono) e **pesticidas organofosforados**. A exposição combinada a ruído e produtos químicos pode ter efeitos aditivos ou mesmo supra-aditivos na audição. Este fato não é levado em consideração na determinação do risco para o desenvolvimento da perda auditiva ocupacional.[11]

EFEITOS DOS PRODUTOS QUÍMICOS AO SISTEMA AUDITIVO

A exposição nociva a produtos químicos que podem ser tóxicos ao sistema auditivo pode ocorrer por meio de inalação, ingestão ou absorção cutânea. Os efeitos na saúde ocasionados pelos produtos químicos variam conforme a frequência, a intensidade e a duração da exposição, bem como dependem da presença de outros riscos no ambiente de trabalho, além de fatores individuais como a idade.[12]

Os efeitos dos produtos químicos ao sistema auditivo dependem do tipo de produto químico, da quantidade de exposição, da suscetibilidade individual e da combinação com fatores que podem potencializar os seus efeitos. Alguns produtos químicos existentes nos ambientes de trabalho apresentam efeitos ototóxicos, outros apresentam efeitos neurotóxicos e aqueles que apresentam tanto efeitos ototóxicos quanto neurotóxicos.[13] Em artigo publicado recentemente, a autora sugeriu que a ototoxicidade engloba a cocleotoxicidade (toxicidade específica da cóclea), a vestibulotoxicidade (toxicidade específica das extremidades do órgão vestibular) e a neurotoxicidade (toxicidade específica do sistema neural, incluindo os nervos periféricos e o cérebro).[14] O sistema nervoso é considerado particularmente vulnerável à certas exposições químicas e existe uma preocupação global crescente sobre os potenciais efeitos à saúde decorrentes da exposição a químicos neurotóxicos.[15]

Ototoxicidade é a propriedade de ser tóxico à orelha, especialmente à cóclea ou ao nervo auditivo e algumas vezes ao sistema vestibular.[10] Um agente ototóxico é definido como uma droga ou outra substância química que causa prejuízo funcional ou dano celular na orelha interna, especialmente nos órgãos e neurônios da audição ou equilíbrio, ou no nervo vestibulococlear.[9] De um modo geral, tanto cocleotóxicos quanto vestibulotóxicos podem ser definidos como ototóxicos.[3] Os mecanismos de ação das substâncias ototóxicas podem envolver o órgão inteiro, células específicas dentro do órgão, componentes de células específicas ou vias bioquímicas individuais.[9] Substâncias cocleotóxicas podem afetar diferentes estruturas cocleares, incluindo as células sensoriais auditivas (células ciliadas), a camada celular produtora de fluido na parede externa do ducto coclear (estria vascular) e as células ganglionares espirais, sendo que na maioria dos casos, as células ciliadas da cóclea são seu alvo primário.[3]

Os efeitos dos produtos químicos ototóxicos podem ser temporários ou permanentes, podendo afetar a sensibilidade auditiva e resultar em mudanças significativas do limiar auditivo.[12] Eles podem causar a perda auditiva induzida por produtos químicos,[13] que muitas vezes varia de grau moderado a severo, assim como a PAIR. O entalhe audiométrico nas frequências altas, comumente visto na PAIR, também é frequentemente presente após exposições prolongadas a produtos químicos, embora alguns relatos indiquem que faixas de frequências mais amplas são afetadas quando comparadas com as afetadas pelo ruído.[9] De um modo geral, as frequências altas são as mais comprometidas, o que sugere um comprometimento na porção basal da cóclea.[16]

É importante ressaltar, entretanto, que nem sempre os efeitos ototóxicos dos produtos químicos ocasionam uma perda auditiva que possa ser vista na audiometria tonal liminar convencional. Foram constatadas, por exemplo, evidências de ototoxicidade em indivíduos expostos a solventes que apresentavam limiares auditivos dentro dos padrões da normalidade na audiometria tonal liminar convencional. Essas evidências foram verificadas mediante o uso da audiometria de altas frequências,[17,18] pesquisa das emissões otoacústicas evocadas (EOE)[16,19] e mesmo comparando-se os limiares auditivos da audiometria tonal liminar convencional entre sujeitos expostos e não expostos a solventes.[16,17,20-22]

Estudos clínicos têm sugerido que a exposição a certos químicos industriais[23] ou a solventes pode ter efeitos retrococleares.[16,24] Produtos químicos, tais como os solventes orgânicos, metais e asfixiantes são conhecidos por seus efeitos neurotóxicos, tanto ao sistema nervoso central, quanto ao periférico.[9] Produtos químicos como solventes, pesticidas e metais apresentam tanto propriedades ototóxicas quanto neurotóxicas.[13] Sinais audiológicos de neurotoxicidade podem ou não incluir limiares auditivos alterados, mas incluem dificuldades na discriminação dos sons, tais como a fala, especialmente em condições de escuta adversas.[13] Considerando-se que os produtos químicos podem afetar os nervos ou núcleos do sistema nervoso central, vias cerebrais ou o próprio cérebro, os sons não só necessitam ser mais fortes para serem ouvidos, eles também perdem sua clareza. Além disso, podem ocorrer dificuldades nas habilidades auditivas de discriminação dos sons da fala, principalmente na presença de ruído competitivo; resolução de frequência; resolução temporal e resolução espacial, o que pode aumentar o risco de acidentes de trabalho devido à dificuldade de ouvir os colegas, sons ambientais ou alarmes.[12]

Harry *et al.* (2001)[15] ressaltaram que a ocorrência de uma doença neurotóxica específica em um ambiente ocupacional constitui o que é chamado de um evento de saúde sentinela, sendo citados como exemplos a encefalopatia tóxica devido à exposição ao chumbo em trabalhadores de fundição, trabalhadores de reparos de navios e trabalhadores de demolições de pontes; doença de Parkinson devido à exposição ao manganês em trabalhadores envolvidos em mineração de manganês, manufatura de aço e soldagem ou à exposição a dissulfeto de carbono em trabalhadores da indústria de viscose; ataxia cerebelar devido à exposição ao mercúrio orgânico na manufatura de fungicidas; bem como neuropatia periférica devido à exposição à solventes em trabalhadores de indústrias de móveis, fábrica de plásticos e de tintas.

Dentre os produtos químicos, os solventes são os que mais têm sido estudados. Milhões de pessoas ao redor do mundo são expostas a solventes orgânicos industriais, tais como o tolueno e o xileno nos setores de manufatura.[25] Os solventes orgânicos são amplamente usados ao redor do mundo e muitos processos industriais diferentes exigem o seu uso.[26]

Os solventes são substâncias neurotóxicas que são prejudiciais ao funcionamento do sistema nervoso, incluindo o sistema nervoso auditivo central (SNAC), tendo em vista que os mesmos são lipofílicos e têm uma alta afinidade com tecidos ricos em lipídio, tais como o tecido cerebral.[25] Deste modo, a exposição a solventes está associada tanto a disfunções auditivas cocleares quanto a disfunções auditivas centrais.[26]

Considerando que os mesmos são substâncias voláteis, a principal rota de exposição aos solventes é o sistema respiratório. A partir do momento que os vapores entram nos pulmões, eles se difundem pelas membranas respiratórias e entram na corrente sanguínea. No entanto, solventes líquidos também são rapidamente absorvidos por meio da pele, em virtude de sua natureza altamente lipofílica. Seguindo a absorção, os solventes orgânicos são metabolizados principalmente no fígado ou se acumulam nos tecidos ricos em lipídeos, tais como os tecidos do sistema nervoso.[27]

A cóclea é um alvo preferencial para os solventes em virtude de ser um órgão altamente vascularizado, contendo uma proporção significante de tecidos ricos em lipídeo. Acredita-se que os solventes migram dos vasos sanguíneos da estria vascular para as células sensoriais do órgão de Corti por meio desses tecidos ricos em lipídeos – as células de Hensen e as células de Deiter do sulco externo. Para tornar as coisas piores, o número de células sensoriais cocleares (células ciliadas externas e internas) no órgão de Corti é muito pequeno, o que torna a cóclea particularmente vulnerável aos efeitos dos químicos.[27] Na Figura 14-3 podem ser observadas as rotas de intoxicação coclear para diferentes tipos de substâncias ototóxicas, incluindo a rota de intoxicação dos solventes.

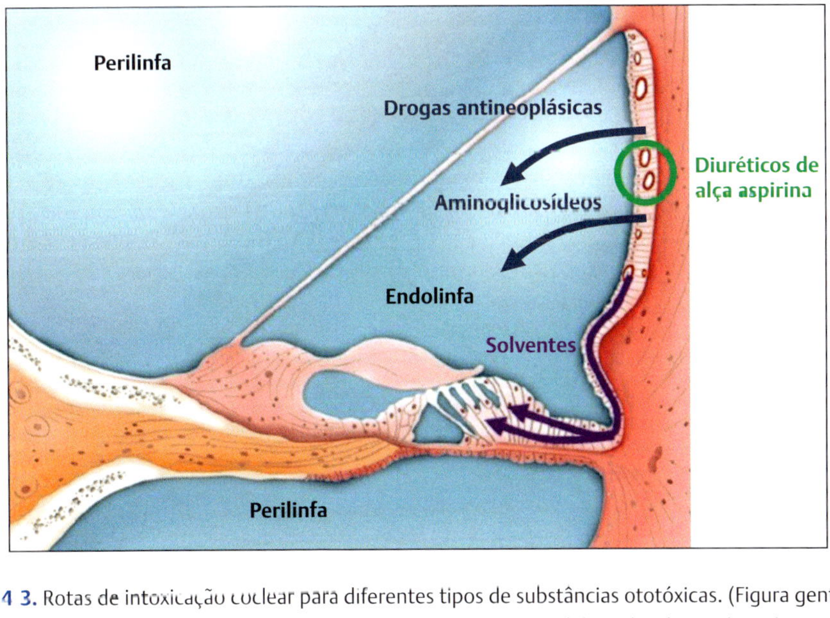

Fig. 14 3. Rotas de intoxicação coclear para diferentes tipos de substâncias ototóxicas. (Figura gentilmente cedida por Benoit Pouyatos e Pierre Campo do *Institut National de Recherche et Sécurité* — INRS.)

No que se refere ao comprometimento do sistema nervoso central, também em virtude de sua natureza lipofílica, os solventes podem-se acumular no tecido cortical com alto conteúdo lipídico, tal como as estruturas mielinizadas, sendo que a exposição de longo tempo pode levar à atrofia da substância branca.[28] Landry e Fuente, em 2017,[29] constataram que indivíduos com exposições de longa duração a solventes no ambiente de trabalho apresentaram habilidades de escuta dicótica na orelha esquerda significantemente mais baixas do que indivíduos não expostos a solventes, concluindo que esses resultados podem ser explicados pela desmielinização do corpo caloso. Esses autores acreditam que a desmielinização do corpo caloso presumivelmente leva a uma ineficiente transferência auditiva inter-hemisférica dos *inputs* auditivos apresentados à orelha esquerda. Desse modo, sugerem que mais pesquisas devem ser feitas para investigar a importância de usar tarefas de escuta dicótica para realizar a triagem de disfunções auditivas induzidas por solventes.

EFEITOS COMBINADOS DO RUÍDO E DOS PRODUTOS QUÍMICOS

Além dos efeitos dos produtos químicos sobre o sistema auditivo, outro aspecto que tem sido estudado são os efeitos decorrentes da interação entre os produtos químicos e o ruído. As evidências científicas que mostram de que maneira as disfunções auditivas podem ser causadas pelos efeitos combinados de exposições simultâneas ao ruído e a químicos ototóxicos surgiram predominantemente de testes em animais. Estes estudos têm sido usados para avaliar os efeitos específicos de várias substâncias em condições experimentais controladas e apropriadas.[3,9]

Campo *et al.*, em 2014,[30] ressaltaram que os efeitos toxicológicos de coexposições a ruído e produtos químicos são complexos, mas altamente relevantes na área da avaliação do risco de trabalhadores. Tanto a interação sinérgica (entre solventes e ruído) como a potencialização (entre o monóxido de carbono e o ruído) de várias substâncias com a exposição ao ruído têm sido relatadas.[3]

A European Agency for Safety and Health at Work[31] ressaltou que na exposição combinada a ruído e solventes orgânicos efeitos interativos podem ser observados, mas que eles dependem dos parâmetros do ruído bem como das concentrações dos solventes. Além disso, salientou também que, em caso de exposições concomitantes, os solventes podem exacerbar os prejuízos induzidos pelo ruído, até mesmo se a intensidade do ruído estiver abaixo dos limites permissíveis. Diversos estudos demonstraram que a exposição combinada do ruído com produtos químicos pode potencializar os efeitos do ruído no sistema auditivo.[32-35] Em uma revisão sistemática com meta-análise realizada recentemente,[36] os autores confirmaram que exposições simultâneas ao ruído e misturas de solventes orgânicos ocasionam um risco para o desenvolvimento de perda auditiva que é significantemente maior do que os efeitos de cada um dos agentes sozinhos.

Em estudos relativos à exposição combinada de ruído a solventes, os resultados têm mostrado que os efeitos farmacológicos induzidos pelos solventes aromáticos sobre o núcleo olivococlear podem, pelo menos parcialmente, explicar os efeitos sinérgicos sobre a audição. Eles indicam também que essa interação varia de acordo com a distribuição temporal do ruído (ruído contínuo *vs.* de impacto).[30,37,38] Campo *et al.* em 2014[30] constataram que concentrações moderadas de estireno potencializam os danos cocleares causados pelo ruído de impulso, no entanto, esses danos são reduzidos quando causados por ruído contínuo. A explicação para esse paradoxo seria que o estireno tem um efeito cocleotóxico lento, mas um impacto farmacológico rápido sobre o sistema nervoso central, o que modificaria a eficiência do reflexo acústico da orelha média.[30]

Outro aspecto citado na literatura é que o ruído pode aumentar a toxicidade dos produtos químicos tanto indiretamente, mediante uma via hormonal de estresse, quanto diretamente, por meio da ação conjunta na fisiologia da orelha.[39]

Observou-se também que os efeitos auditivos dos solventes em humanos podem ser encontrados em concentrações inferiores às descritas em estudos com animais, o que provavelmente ocorre em virtude de os humanos serem geralmente expostos a solventes em combinação com uma grande variedade de outros fatores (exposições diversas, demandas físicas etc.), já que os experimentos com animais tipicamente envolvem exposições isoladas a solventes.[40] Desse modo, recomenda-se que na avaliação dos riscos cumulativos sejam considerados estressores físicos múltiplos, tais como luz do sol, ruído, radiação, temperatura e doenças infecciosas.[39]

AVALIAÇÃO AUDITIVA EM INDIVÍDUOS EXPOSTOS A PRODUTOS QUÍMICOS NO AMBIENTE DE TRABALHO

Considerando-se que a exposição a produtos químicos ocasionam efeitos ao sistema auditivo, que podem não ser constatados apenas com o uso da audiometria tonal liminar convencional, o uso de uma bateria de testes audiológicos mais ampla tem sido sugerida por diversos autores.[3,16,21,41,42]

Apesar de ainda não haver um consenso em relação a quais testes audiológicos devem ser incluídos nessa bateria de testes, a escolha dos mesmos deve levar em conta o tipo de alteração que se pretende detectar, a sensibilidade e a especificidade de cada teste, bem como a aplicabilidade dos mesmos no ambiente de trabalho. De acordo com Campo, Morata e Hong (2013)[3] o controle audiológico de trabalhadores expostos a ruído, produtos químicos, ou ambos, deve ir além da audiometria tonal liminar ou de medidas das emissões otoacústicas evocadas – produto de distorção (EOEPD) – para que as principais dimensões dos prejuízos auditivos sejam levadas em consideração. Esses autores sugerem que uma avaliação da perda das habilidades de comunicação, um teste de orelha média (uma medida rápida do reflexo estapédico) e questionários sobre a exposição aos químicos deveriam ser incluídos na bateria de testes audiológicos usados para permitir a detecção precoce e a avaliação correta de todos os efeitos sobre o sistema auditivo dos trabalhadores. Essa bateria de testes poderia também ser usada como um indicador precoce da neurotoxicidade, bem como poderia ser útil na avaliação da toxicidade dos químicos industriais e no estabelecimento de limites de exposição ocupacional.

Apesar da audiometria tonal liminar convencional ser insuficiente para detectar e identificar os efeitos dos produtos químicos ao sistema auditivo, ela permanece como um bom instrumento para o monitoramento dos limiares auditivos de trabalhadores expostos a produtos químicos no ambiente de trabalho. No entanto, se somente ela for realizada e se as queixas auditivas não forem levadas em consideração, muitos casos de alterações auditivas não serão detectados.[16]

Pensando-se em detectar precocemente futuras alterações nos limiares auditivos, a audiometria de altas frequências aparece como um instrumento promissor. Apesar de esse exame ainda não ser uma medida usada atualmente na rotina clínica, seu valor diagnóstico está se consolidando a cada dia, tendo sido evidenciada inclusive uma relação entre limiares de alta frequência elevados e desempenhos ruins de fala no ruído.[43]

Outro exame que já é utilizado amplamente no contexto clínico e que tem se mostrado útil para a detecção das alterações retrococleares que podem estar presentes em indivíduos expostos a produtos químicos é a pesquisa do reflexo acústico. Limiares do reflexo acústico elevados ou ausentes foram constatados em indivíduos com limiares auditivos dentro dos padrões da normalidade, mas com histórico de exposição a gasolina[16,17,24] ou solventes industriais,[25] o que pode sugerir que esse exame talvez seja mais sensível do que a audiometria para a detecção dos efeitos dos solventes ao sistema auditivo. Além disso, outro benefício de se utilizar a pesquisa do reflexo acústico na avaliação audiológica de trabalhadores diz respeito ao seu auxílio na diferenciação dos efeitos do ruído e dos efeitos dos produtos químicos ao sistema auditivo,[16] tendo em vista que em geral o ruído não ocasiona alterações auditivas retrococleares.

O exame das EOE também tem-se mostrado útil na detecção precoce das alterações cocleares que podem ser ocasionadas pelos produtos químicos,[16,26] bem como no monitoramento do funcionamento coclear de sujeitos expostos a produtos químicos e ruído. As EOE (e particularmente as EOEPD) são consideradas como um índice altamente sensível de mudanças iniciais, mesmo sutis, no funcionamento das células ciliadas externas em virtude dos efeitos tóxicos das substâncias químicas. Além disso, o exame das EOE é objetivo, rápido, não invasivo e de fácil aplicação clínica.[44]

Outro exame que tem-se mostrado eficiente para a detecção dos efeitos dos produtos químicos ao sistema auditivo é o potencial evocado auditivo de tronco encefálico (PEATE). Apesar de ser um exame mais demorado e, portanto, mais difícil de ser aplicado em grande escala no contexto ocupacional, o PEATE pode trazer contribuições de grande importância na avaliação de sujeitos expostos à produtos químicos. Resultados alterados no PEATE, indicativos de comprometimento do nervo auditivo e/ou da via auditiva no tronco encefálico foram constatados em indivíduos com limiares auditivos dentro dos padrões da normalidade, mas expostos a produtos químicos.[16,45,46] A medida da amplitude das ondas do PEATE, poderia auxiliar também na diferenciação entre os efeitos do ruído e dos produtos químicos ao sistema auditivo,[16] tendo em vista que o ruído pode ocasionar a diminuição da amplitude da onda I[47-49] e os produtos químicos parecem afetar apenas a amplitude das ondas III e/ou V.[16,50]

Em relação aos testes comportamentais para avaliação do processamento auditivo central (PAC), os estudos realizados com indivíduos expostos a produtos químicos utilizaram diferentes tipos de testes, sendo que na maioria deles foram constatadas alterações mesmo em sujeitos com limiares auditivos dentro dos padrões da normalidade.[20,21,26,29] Acredita-se no entanto, que mais pesquisas devam ser realizadas nessa área para tentar se determinar qual ou quais testes comportamentais de avaliação do PAC são mais sensíveis à detecção precoce dos efeitos dos produtos químicos ao sistema auditivo.

Além dos testes comportamentais para avaliação do PAC, alguns estudos demonstraram que questionários de *handicap*, tais como o AIADH (*Amsterdam Inventory for Auditory Disability and Handicap*) podem ser úteis na detecção dos efeitos dos produtos químicos ao sistema nervoso auditivo central.[20,22]

LEGISLAÇÃO *VS*. MONITORAMENTO AUDITIVO

O ano de 2020, no que diz respeito ao cenário trabalhista brasileiro relacionado à audição, foi marcado por algumas modificações na legislação até então vigente. Foram publicadas a Portaria 6.734[51] que aprovou a nova redação da Norma Regulamentadora (NR) 07 – Programa de Controle Médico de Saúde Ocupacional (PCMSO) e a Portaria 6.735[52] que aprovou a nova redação da NR 09, que dispõe sobre a avaliação e o controle das exposições ocupacionais a agentes físicos, químicos e biológicos.

Agora, o Anexo 2 da NR 07, que diz respeito ao controle médico ocupacional da exposição a níveis de pressão sonora elevados, sinaliza em seu item 7 que devem ser motivo de especial atenção empregados expostos a substâncias ototóxicas e/ou vibração, de forma isolada ou simultânea à exposição a ruído potencialmente nocivo à audição. Já o item 9, que trata dos casos de desencadeamento ou agravamento de perda auditiva induzida por níveis de pressão sonora elevados (PAINPSE), determina que programas de conservação auditiva e prevenção da progressão da perda auditiva levem em consideração, inclusive, a exposição à vibração e a agentes ototóxicos ocupacionais. Contudo, a legislação trabalhista brasileira permanece sem contemplar o monitoramento auditivo de trabalhadores expostos exclusivamente a produtos químicos.

O Decreto 6.042[53] reconhece dentre os produtos químicos apenas o benzeno e seus homólogos tóxicos (tolueno e xileno) e os hidrocarbonetos alifáticos ou aromáticos (seus derivados halogenados tóxicos) como agentes etiológicos, ou fatores de risco de natureza ocupacional para a perda auditiva, resultando em uma hipoacusia ototóxica. Esse decreto indica que as exposições a esses agentes devem ser consideradas ao se examinar uma perda auditiva e as condições do ambiente de trabalho, contudo, o mesmo apenas reconhece o nexo causal, não estabelecendo condições de prevenção.[54]

As recomendações internacionais apontam para emergente necessidade de estabelecer limites seguros para exposição combinada de substâncias químicas e ruído.[55] A Organização Internacional do Trabalho (OIT) publicou diferentes normas trabalhistas relacionadas a ruído e produtos químicos, dentre elas a:

A) Convenção sobre o Ambiente de Trabalho C148 (poluição do ar, ruído e vibração) de 1977,[56]
B) Convenção sobre Produtos Químicos C170 de 1990,[57]
C) Recomendações número 156.[58] Os referidos documentos, entretanto, não levam em consideração a exposição combinada a ruído e produtos químicos.[59]

Na tentativa de estabelecer uma gestão química eficiente, em 1980, a Organização Internacional do Trabalho, a Organização Mundial da Saúde e o Programa das Nações Unidas para o Meio Ambiente desenvolveram o Programa Internacional de Segurança Química (*International Programme on Chemical Safety* – ICPS), além dos Cartões Internacionais de Segurança Química (*International Chemical Safety Cards* – ICSCs).[60] Esses cartões não têm *status* legal e podem não refletir, em todos os casos, os requisitos detalhados incluídos na legislação nacional. Eles reconhecem como substâncias com propriedades ototóxicas o bromato de tolueno, xileno e potássio; sendo o tolueno e o xileno na condição de coexposição a ruído. Outros produtos químicos de caráter ototóxico, incluindo estireno e etilbenzeno, não possuem indicação de ototoxicidade nos ICSCs.

As diretivas da União Europeia visam estabelecer um panorama uniforme para os países que a integram, sendo as principais para a temática em questão, a Diretiva 2003/10/CE[59] que diz respeito às exigências de segurança mínima na saúde de trabalhadores expostos a riscos, bem como a necessidade de o empregador atentar para trabalhadores expostos simultaneamente a agentes químicos e ruído (17ª. Diretiva especial na acepção do nº 1 do Artigo 16º da Diretiva 89/391/CEE) e a Diretiva 98/24/CE,[61] relacionada à proteção da saúde e segurança dos trabalhadores expostos a agentes químicos durante o trabalho (14ª Diretiva, na acepção do nº. 1 do artigo 16º. da Diretiva 89/391/CEE).[59]

As recomendações estabelecidas pelos EUA, por meio do Instituto Nacional de Segurança e Saúde Ocupacional dos EUA (NIOSH) são bastante semelhantes às da União Europeia.[62,63]

Num esforço para alertar profissionais da área da saúde do trabalhador e higiene industrial sobre o problema, a *American Conference of Governmental Industrial Hygienists* (ACGIH) criou, em 1998, uma nota em suas recomendações sobre ruído, chamando a atenção para a execução e revisão cuidadosa dos audiogramas periódicos de trabalhadores expostos a ruído e produtos químicos simultaneamente.[64] Além disso, a ACGIH tem avaliado uma proposta em seu Comitê de Agentes Físicos, no intuito de expandir suas recomendações inserindo o termo *OTO* para destacar o potencial que os produtos químicos têm de desencadear perdas auditivas seja na exposição isolada ou combinada com ruído. O destaque do uso do termo *OTO* serviria ainda para reforçar a importância do aspecto preventivo por meio dos programas médicos e de conservação auditiva.[65]

A *Occupational Safety and Health Administration* (OSHA) e o *National Institute for Occupational Safety and Health* (NIOSH) recomendam que as indústrias mantenham as exposições a uma determinada substância abaixo do seu limite de exposição ocupacional ou limite de tolerância. Contudo, os efeitos sinérgicos da exposição combinada de ototóxicos e ruído podem resultar em perda auditiva mesmo que as exposições estejam abaixo desses atuais limites.[12] Existe uma preocupação crescente entre profissionais de saúde e segurança ocupacional de que a perda auditiva induzida por ototóxicos pode não ser reconhecida, uma vez que a identificação de uma perda auditiva não indica a sua causa. A audiometria tonal liminar é considerada uma importante ferramenta, capaz de identificar alterações auditivas, porém, não diferencia se a causa é ruído ou produto ototóxico.[12]

Nesse sentido, o que se observa, ainda nos dias atuais, é que nenhuma agência fornece detalhes sobre como implementar tais recomendações, diante da complexidade do tema. Esse cenário deixa clara a necessidade de mais estudos e da disseminação do conhecimento já existente aos profissionais ligados à saúde no trabalho e à saúde auditiva.

CONCLUSÃO

O presente capítulo buscou apresentar o atual cenário da exposição ocupacional a produtos químicos e seu considerável impacto sobre a saúde de trabalhadores, especialmente a auditiva, tanto no sistema auditivo periférico quanto central. Os efeitos de produtos químicos e suas interações com o ruído foram investigados apenas para algumas substâncias e o número de produtos químicos a serem testados é imenso. Nesse sentido, reforça-se a necessidade de aprofundamento de pesquisas bem como difundir os conhecimentos das mesmas entre a comunidade clínica, de pesquisa, de saúde pública e saúde no trabalho, assim como para os indivíduos que podem estar expostos a tais riscos.

REFERÊNCIAS BIBLIOGRÁFICAS

1. Brasil. Ministério do Trabalho e Emprego. Portaria nº 25, de 29 de dezembro de 1994. Altera o texto da Norma Regulamentadora nº 9 – Riscos Ambientais [Internet]. Diário Oficial da República Federativa do Brasil, [Internet]; Brasília (DF). 1994.
2. Loukzadeh ZA, Shojaoddiny-Ardekani AH, Mehrparvar Z, et al. Effect of exposure to a mixture of organic solvents on hearing thresholds in petrochemical industry workers. Iran J Otorhinolaryngolv. 2014;26:235-46.
3. Campo P, Morata TC, Hong O. Chemical exposure and hearing loss. Dis Mon. 2013;59(4):119-38.

4. Carvalho LVB, Costa-Amaral IC, Mattos RCOC, Larentis AL. Exposição ocupacional a substâncias químicas, fatores socioeconômicos e Saúde do Trabalhador: uma visão integrada. Saúde Debate. 2017;41:313-26.
5. ILO. International Labor Office. Safe work and safety culture. The ILO report for word day for safety and health at work 2004; [Internet]. 2004.
6. WHO – Word Health Organization. The world health report 2002. Reducing risks, promoting healthy life; [Internet]. 2002.
7. Brasil. Ministério da Saúde. O Sistema de Informação de Agravos de Notificação – SINAN; [Internet]. 2016.
8. Lacerda ABM, Morata TC. O risco de perda auditiva decorrente da exposição ao ruído associada a agentes químicos. In: Morata TC, Zucki F, organizadores. Saúde auditiva: avaliação de riscos e prevenção. São Paulo: Plexus. 2010:99-117.
9. Johnson AC, Morata TC. 142. Occupational exposure to chemicals and hearing impairment. The Nordic Expert Group for Criteria Documentation of Health Risks from Chemicals. Nordic Expert Group. Gothenburg. Arbete och Hälsa. 2010;44(4):1-177.
10. Fábelová L, Loffredo CA, Klánová J, et al. Environmental ototoxicants, a potential new class of chemical stressors. Environ Res 2019;171:378-94.
11. Sliwinska-Kowalska M. Hearing. In: Lotti M, Bleecker ML, editors. Handbook of Clinical Neurology. Occupational Neurology; 2015. v. 131. p. 341-63.
12. National Institute for Occupational Safety and Health – NIOSH. Como prevenir a perda auditiva causada por produtos químicos (ototoxicidade) e exposição a ruído. 2018. Publicação DHHS (NIOSH) nº 2018-124. Boletim Informativo de Segurança e Saúde, SIHB 03-08-2018.
13. Fuente A, McPherson B. Occupational Chemical-Induced Hearing Loss. In: Naz S, editors. Hearing Loss. IntechOpen; 2012. p. 171-90.
14. Watts KL. Ototoxicity: visualized in concept maps. Semin Hear 2019;40(2):177-87.
15. Harry GJ, Kulig B, Lotti M, Ray D, Tilson H, et al. Neurotoxicity risk assessment for human health: principles and approaches. Editado por World Health Organization Environmental Health Criteria; [Internet]. 2001:223.
16. Roggia SM, França AG, Morata TC, et el. Auditory system dysfunction in Brazilian gasoline station workers. Int J Audiol. 2019;24:1-13.
17. Tochetto TM, Quevedo LS, Siqueira MA. Condição Auditiva Dos Frentistas. Revista Cefac. 2013;15(5):1137-47.
18. Gordon JS, Griest SE, Thielman EJ, et al. Audiologic characteristics in a sample of recently-separated military Veterans: The Noise Outcomes in Service members Epidemiology Study (NOISE Study). Hear Res. 2016;349:21-30.
19. Fuente A, McPherson B, Hickson L. Auditory dysfunction associated with solvent exposure. BMC Public Health. 2013;13:39.
20. Fuente A, McPherson B. Central Auditory Processing Effects Induced by Solvent Exposure. Int J Occup Med Environ Health. 2007;20(3):271-79.
21. Fuente A, McPherson B, Hickson L. Central Auditory dysfunction associated with exposure to a mixture of solvents. Int J Audiol. 2011;50:857-65.
22. Fuente A, McPherson B, Hormazabal X. Self-reported hearing performance in workers exposed to solvents. Rev Saúde Pública. 2013;47:86-93.
23. Morata TC, Little MB. Suggested guidelines for studying the combined effects of occupational exposure to noise and chemicals on hearing. Noise & Health. 2002;4(14):73-87.
24. Zucki F, Corteletti LCBJ, Tsunemi MH, et al. Characterization of Hearing Profile of Gas Station Attendants. Audiol Commun Res. 2017;22:e1759.
25. Gopal KV. Audiological findings in individuals exposed to organic solvents: case studies. Noise Health. 2008;10(40):74-82.
26. Fuente A, McPherson B, Hickson L. Auditory dysfunction associated with solvent exposure. BMC Public Health. 2013;16:13:39.

27. Pouyatos B, Fechter LD. Industrial chemicals and solvents affecting the auditory system. In: Campbell KCM. Pharmacology and Ototoxicicy for Audiologists. Thonson Delmar Learning. 2007;14:197-215.
28. Yücel M, Takagi M, Walterfang M, Lubman DI. Toluene misuse and long-term harms: a systematic review of the neuropsychological and neuroimaging literature. Neurosci Biobehav Ver. 2008;32:910-26.
29. Landry SP, Fuente A. Dichotic Listening Deficit Associated With Solvent Exposure. Otol Neurotol. 2017;38(6):e68-74.
30. Campo P, Venet T, Thomas A, et al. Neuropharmacological and cochleotoxic effects of styrene. Consequences on noise exposures. Neurotoxicol Teratol. 2014;44:113-20.
31. EU OSHA: European Agency for Safety and Health at Work. Combined exposure to Noise and Ototoxic Substances; [Internet]. 2009.
32. Johnson AC, Morata TC, Lindblad AC, et al. Audiological findings in workers exposed to styrene alone or in concert with noise. Noise & Health. 2006;8(30):45-57.
33. Leroux T, Klaeboe R. Combined Exposures: An update from the International comission on biological effects of noise. Noise Health. 2012;14:313-14.
34. Choi YH, Kim K. Noise-Induced Hearing Loss in Korean Workers: Co-Exposure to Organic Solvents and Heavy Metals in Nationwide Industries. PLoS ONE. 2014;9(5):e97538.
35. Unlu I, Kesici GG, Basturk A, et al. A comparison of the effects of solvent and noise exposure on hearing, together and separately. Noise Health. 2014;16:410-15.
36. Hormozi M, Ansari-Moghaddam A, Mirzaei R, et al. The risk of hearing loss associated with occupational exposure to organic solvents mixture with and without concurrent noise exposure: A systematic review and meta-analysis. Int J Occup Med Environ Health. 2017;30:521-35.
37. Campo P, Maguin K, Lataye R. Effects of Aromatic Solvents on Acoustic Reflexes Mediated by Central Auditory Pathways. Toxicol Sci. 2007;99(2):582-90.
38. Venet T, Rumeau C, Campo P, et al. Neuronal Circuits Involved in the Middle-Ear Acoustic Reflex. Toxicol Sci. 2011;119(1):146-55.
39. Rider CV, Boekelheide K, Catlin N, et al. Cumulative Risk: Toxicity and Interactions of Physical and Chemical Stressors. Toxicol Sci. 2014;137:3-11.
40. Lataye R, Campo P, Loquet G, Morel G. Combined effects of noise and styrene on hearing: comparison between active and sedentary rats. Noise Health. 2005;7:49-64.
41. Sliwinska-Kowalska M, Prasher D, Rodrigues CA, et al. Ototoxicity of organic solvents – from scientific evidence to health policy. Int J Occup Med Environ Health. 2007;20:215-22.
42. Fuente A, Slade MD, Taylor T, et al. Peripheral and Central Auditory Dysfunction Induced by Occupational Exposure to Organic Solvents. JOEM. 2009;51:1202-11.
43. Yeend I, Beach EF, Sharma M. Working Memory and Estended High-Frequency Hearing in Adults: Diagnostic Predictors of Speech-in-Noise Perception. Ear Hear. 2019;40:458-67.
44. Dhar S, Hall JW. Otoacoustic Emissions: Principles, procedures and protocols. 2nd ed. San Diego: Plural Publishing. 2018.
45. Abbate C, Giorgianni C, Munao F, Brecciaroli R. Neurotoxicity induced by exposure to toluene: an electrophysiologic study. Int Arch Occup Environ Health. 1993;64:389-92.
46. Quevedo LS, Tochetto T, Siqueira MA, Machado MS. Auditory Brainstem Response in Gas Station Attendants. Braz J Otorhinolaryngol. 2012;78:63-8.
47. Kujawa SG, Liberman MC. Adding insult to injury: cochlear nerve degeneration after temporary noise-induced hearing loss. J Neurosci. 2009;29:14077-85.
48. Heeringa AN, Van DP. The dissimilar time course of temporary threshold shifts and reduction of inhibition in the inferior colliculus following intense sound exposure. Hear Res. 2014;312:38-47.
49. Stamper GC, Johnson TA. Auditory Function in Normal-Hearing, Noise Exposed Human Ears. Ear Hear. 2015;36:172-84.
50. Guthrie OW, Wong BA, McInturf SM, et al. Inhalation of hydrocarbon jet fuel suppress central auditory nervous system function. J Toxicol Environ Health A. 2015;78:1154-69.

51. Brasil. Ministério da Economia/Secretaria Especial de Previdência e Trabalho (SEPRT). Portaria n. 6.734, de 9 de março de 2020. Aprova a nova redação da Norma Regulamentadora n. 07 – Programa de Controle Médico de Saúde Ocupacional – PCMSO. Diário Oficial da União, 13 mar 2020. Seção 1.
52. Brasil. Ministério da Economia/Secretaria Especial de Previdência e Trabalho (SEPRT). Portaria n. 6.735, de 10 de março de 2020. Aprova a nova redação da Norma Regulamentadora n. 09 – Avaliação e Controle das Exposições Ocupacionais a Agentes Físicos, Químicos e Biológicos. Diário Oficial da União, 12 mar. 2020. Seção 1.
53. Brasil. Ministério da Previdência Social. Decreto 6.042. Altera o regulamento da Previdência Social, aprovado pelo Decreto n° 3.048, de 6 de maio de 1999, disciplina a aplicação, acompanhamento e avaliação do fator acidentário de prevenção – FAP e do nexo técnico epidemiológico, e dá outras providências. Diário Oficial União; [Internet]. 2007.
54. Azevedo APM. Efeito de produtos químicos e ruído na gênese da perda auditiva ocupacional [dissertação]. Rio de Janeiro: Escola Nacional de Saúde Pública da Fundação Osvaldo Cruz. 2004.
55. National Institute for Occupational Safety and Health. NIOSH. Hearing loss research at NIOSH: Reviews of research programs of the National Institute for Occupational Safety and Health. National Academies Press, Washington, DC. 2006.
56. C148 – Contaminação do Ar, Ruído e Vibrações. 63ª reunião da Conferência Internacional do Trabalho. Genebra; [Internet]. 1977.
57. C170 – Segurança no Trabalho com Produtos Químicos. 77 ª reunião da Conferência Internacional do Trabalho. Genebra; [Internet]. 1990.
58. C156 – Sobre a Igualdade de Oportunidades e de Tratamento para Homens e Mulheres Trabalhadores: Trabalhadores com Encargos de Família. 67ª reunião da Conferência Internacional do Trabalho. Genebra; [Internet]. 1981.
59. EU. Directive 2003/10/EC of the European Parliament and of the Council of 6 February 2003 on the minimum health and safety requirements regarding the exposure of workers to the risks arising from physical agents (noise). Official Journal L 042; [Internet]. 2003.
60. World Health Organization – WHO. International Programme on Chemical Safety – IPCS; [Internet]. 1980.
61. EU. Directive 98/24/CE do Conselho de 7 de Abril de 1998. Relativa à proteção da segurança e da saúde dos trabalhadores contra os riscos ligados à exposição a agentes químicos no trabalho; [Internet]. 1998.
62. Franks JR, Stephenson MR, Merry CJ. Preventing Occupational Hearing Loss- A Practical Guide. Cincinnati, OH: USDHHS, PHS, CDC, NIOSH publication. 1996;96-110.
63. National Institute for Occupational Safety and Health – NIOSH. Criteria for a recommended standard. Occupational exposure to noise. Revised Criteria. Cincinnati, OH: USDHHS, PHS, CDC, NIOSH, publication no. 98-126. 1998.
64. American Conference of Governmental Industrial Hygienists – (ACGIH). TLVs and BEIs. Threshold limit values for chemical substances and physical agents. ACGIH. 1998.
65. American Conference of Governmental Industrial Hygienists – (ACGIH). Documentation for the 2018 TLVs and BEIs notice of intended change, audible sound. ACGIH, Cincinnati, OH. 2018:74.

SEÇÃO V
PROGRAMA DE CONSERVAÇÃO AUDITIVA

Alice Penna de Azevedo Bernardi
Deborah Lorentz
Mara Gândara
Odilon Machado de Saldanha Junior

INTRODUÇÃO

A perda auditiva ocupacional, apesar de ser uma doença plenamente passível de prevenção, continua sendo um dos agravos à saúde altamente prevalente em inúmeros processos produtivos em países industrializados em todo o mundo, onde não há controle e medidas preventivas.

Diante da importância deste tema, explica-se o Programa de Conservação Auditiva (PCA) como um conjunto de atividades que visam prevenir ou estabilizar as perdas auditivas ocupacionais por meio de um processo dinâmico com oportunidade de melhora contínua, que requer conhecimento interdisciplinar e se desenvolve com atividades planejadas e coordenadas entre as diversas áreas da organização.

O PCA deve ser implantado e gerido com o objetivo de proteger e preservar a audição dos trabalhadores expostos aos efeitos do ruído e de outros agentes de risco identificados e classificados no Programa de Gerenciamento de Riscos (PGR).

A gestão do PCA nas organizações atende exigências legais e está alinhada ao que estabelece o Programa de Controle Médico de Saúde Ocupacional (PCMSO) com suas diretrizes para rastrear e detectar precocemente doenças relacionadas ao trabalho. Além disso, as ações do PCA devem envolver estratégias para controlar exposições excessivas aos agentes nocivos ocupacionais, subsidiar a implantação e o monitoramento da eficácia das medidas de prevenção adotadas nos níveis individual e coletivo, gerar conhecimento e motivação sobre conservação auditiva nos trabalhadores, realizar análises epidemiológicas e estatísticas sobre os agravos à saúde e sua relação com os riscos ocupacionais.

O PCMSO é de responsabilidade do médico do trabalho e contempla o controle médico ocupacional da audição dos trabalhadores expostos a níveis de pressão sonora elevados que estejam acima dos níveis de ação, conforme informações do PGR, independentemente do uso de protetor auditivo.

As principais bases legais brasileiras para a elaboração e gestão do PCA encontram-se nas seguintes normas:

- Norma Regulamentadora nº 1 (NR 01) da Secretaria Especial de Previdência e Trabalho (SEPRT) – nova redação – que estabelece as disposições gerais e os requisitos para o gerenciamento de riscos ocupacionais;
- Norma Regulamentadora nº 7 (NR 07) da Secretaria Especial de Previdência e Trabalho (SEPRT) – nova redação – e seus anexos que estabelecem diretrizes e requisitos para o desenvolvimento de programas com o objetivo de proteger e preservar a saúde dos trabalhadores expostos a agentes de risco;

- Norma Regulamentadora nº 9 (NR 09) da Secretaria Especial de Previdência e Trabalho (SEPRT) – nova redação – que estabelece os requisitos para avaliação e controle das exposições ocupacionais a agentes físicos, químicos e biológicos;
- Ordem de Serviço n° 608 do INSS que reforça a importância de que todas as empresas que identificarem o nível de pressão sonora elevado como um dos agentes de risco, organizem sob sua responsabilidade um Programa de Conservação Auditiva – PCA.

O PCA deve ser desenvolvido sob responsabilidade de uma equipe interdisciplinar com as principais atribuições:

Equipe de Segurança do Trabalho e Higiene Ocupacional

A equipe de Segurança do Trabalho e Higiene Ocupacional deve responsabilizar-se pelas fases de antecipação, reconhecimento e avaliação de riscos ocupacionais à audição conforme metodologia definida em legislação vigente. Deve também responsabilizar-se pela gestão de Equipamentos de Proteção Individual (EPI), participando da indicação técnica, da pesquisa de conforto e do estabelecimento de regras de uso, manutenção e troca dos EPI, além de participar da implantação de medidas de controle necessárias e suficientes para a eliminação, a minimização ou o controle dos riscos à audição.

Equipe de Saúde do Trabalho

A equipe de Saúde do Trabalho é interdisciplinar e envolve, além da Medicina do Trabalho, outras especialidades como a Otorrinolaringologia, Fonoaudiologia, Enfermagem e Ergonomia.

Ao médico do trabalho cabe o diagnóstico nosológico e o estabelecimento do nexo ocupacional, notificações e indicação da emissão da Comunicação de Acidente do Trabalho (CAT) e as propostas de medidas para prevenção ou estabilização das perdas auditivas ocupacionais. Ao fonoaudiólogo cabe a realização das audiometrias de referência e sequenciais com finalidade ocupacional, em concordância com as normas técnico-legais, a informação do diagnóstico audiológico e, em ação conjunta com o médico do trabalho, a realização do controle evolutivo da audição dos trabalhadores para identificação das pioras auditivas. Ao otorrinolaringologista cabe estabelecer o diagnóstico diferencial, os riscos auditivos, o tratamento indicado, clínico ou cirúrgico, o prognóstico e, conforme o caso, a monitoração auditiva.

Importante destacar que todos os diagnósticos e medidas propostas e estabelecidas devem ser registrados no prontuário médico dos trabalhadores.

Gerências e Supervisões

Os gerentes e supervisores são as lideranças que devem ser envolvidas no PCA para garantir a implantação e fiscalização pelo cumprimento do programa por todos os empregados, além de disponibilizar e gerir os recursos materiais, financeiros e humanos, necessários para garantir os objetivos do PCA.

Empregados

Os empregados devem conhecer e cumprir todos os procedimentos do PCA, participar de treinamentos com certificação e responsabilizar-se pelo uso e guarda dos EPI conforme as orientações recebidas.

IMPLANTAÇÃO E GESTÃO DO PCA

A implantação e gestão do PCA estão organizadas didaticamente em atividades que se relacionam e se retroalimentam reforçando o conceito de um sistema integrado de gestão. A partir da atividade de avaliação de riscos ocupacionais, são estabelecidas as atividades de gestão de EPI, controle dos riscos, gestão de tributos, gestão audiológica e de diagnósticos, gestão de incidência e gestão do conhecimento e avaliação do PCA (Fig. 14-4).

Avaliação de Riscos Ocupacionais

Os resultados devem ser disponibilizados em documento que comprove a presença dos agentes de risco e os quantifique em dose e tempo de exposição. A avaliação dos riscos ocupacionais deve ser organizada por grupos homogêneos de exposição (GHE), com a apresentação dos setores, cargos e funções, descrição dos locais de trabalho com suas características, fontes de ruído e presença de outros agentes de risco. O planejamento básico e a abrangência de todas as outras atividades do PCA são determinados a partir da avaliação quantitativa da exposição dos trabalhadores a riscos ocupacionais e, além do ruído, deve considerar a exposição a substâncias ototóxicas e/ou vibração, de forma isolada ou simultânea à exposição a ruído potencialmente nocivo à audição. Esta atividade é dinâmica, uma vez que deve ser readequada se ocorrerem mudanças de riscos ocupacionais.

Gestão de Equipamentos de Proteção Individual (EPI)

É a atividade mais urgente de qualquer programa de segurança e saúde ocupacional (SSO), pois deve-se garantir que os trabalhadores estejam devidamente protegidos para que a organização tenha tempo de planejar e implantar as ações de controles de engenharia e administrativos da exposição aos riscos para perdas auditivas. Consiste na indicação técnica, pesquisa de conforto junto aos usuários, gestão da compra, definição de estratégias, documentação de entrega, treinamentos, prazos de troca e fiscalização dos EPI, conforme os programas estabelecidos pelo SESMT da empresa.

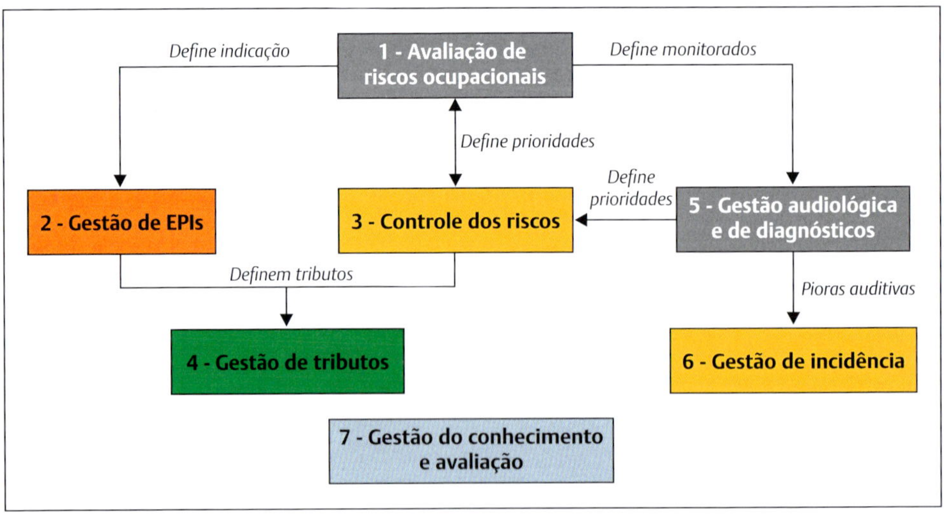

Fig. 14-4. Fluxograma geral do PCA.

Esta atividade é regulamentada pela NR 06, que dispõe sobre as obrigações do empregador e do empregado sobre o tema.

Controle dos Riscos

Essa atividade é considerada a mais preventiva e tem por objetivo reduzir para abaixo do nível de ação a exposição dos trabalhadores aos agentes de risco para perdas auditivas ocupacionais por meio de medidas de controle ambiental na fonte geradora, no trajeto e no ambiente, bem como medidas administrativas. Destaca-se que, apesar da exposição a ruído acima do nível de ação ser indicada como determinante para o monitoramento dos trabalhadores em empresas, há de se conhecer e considerar a presença de outros agentes causadores de perda auditiva nos ambientes de trabalho, tais como produtos químicos, vibrações e pressões hiperbáricas. Deve envolver um canal de comunicação para participação dos trabalhadores e envolver as áreas de manutenção que garantem a prevenção de riscos no ambiente de trabalho por meio do bom funcionamento das máquinas e equipamentos.

Gestão de Tributos

Essa atividade é consequência do amadurecimento do programa. Trata-se do planejamento para neutralização do pagamento de tributos trabalhistas e previdenciários por meio do controle dos riscos nos ambientes de trabalho e da gestão de EPI devidamente documentadas.

Gestão Audiológica e de Diagnósticos

Inclui a realização das audiometrias na população definida conforme os critérios legais, análise dos resultados e evolutiva da audição dos trabalhadores desde sua admissão, gestão dos diagnósticos audiológico, nosológico e diferencial em relação às perdas auditivas detectadas.

Inicialmente, relaciona-se ao estabelecimento do diagnóstico audiológico que auxilia a definição do diagnóstico nosológico em trabalhadores com audição normal, com perda auditiva ocupacional e não ocupacional.

Na sequência do trabalho, estes dados devem ser comparados com a condição auditiva inicial do trabalhador na empresa, gerando o diagnóstico evolutivo, que conclui, a cada exame, se o indivíduo apresenta audição estável, desencadeamento ou agravamento da perda auditiva.

Os resultados individuais devem gerar um relatório coletivo anual que demonstra o perfil epidemiológico de perdas auditivas, caracterizando as perdas auditivas ocupacionais (prevalência) e pioras auditivas ocupacionais (incidência) da população estudada, estratificando-se por setores, funções e/ou GHE críticos.

Gerenciamento Audiológico

A NR 07 normatiza os procedimentos necessários para a realização de audiometrias de referência e sequenciais de trabalhadores que estejam expostos acima dos níveis de ação, conforme informado no PGR da organização, independentemente do uso de protetor auditivo.

O gerenciamento audiológico tem por objetivo as mudanças significativas de limiares auditivos e a evolução dos exames sequenciais comparados com os exames de referência, que deve indicar se a audição do trabalhador está estabilizada ou se apresenta piora, identificar as alterações auditivas não ocupacionais ou ocupacionais sugestivas de desencadeamento ou de agravamento de PAINPSE.

Exame Audiométrico

O exame audiométrico deverá ser realizado pela via aérea, nas frequências de 250, 500, 1.000, 2.000. 3.000, 4.000, 6.000 e 8.000 Hz. Em caso de alteração detectada no teste pela via aérea ou segundo a avaliação do profissional responsável pela execução do exame, também deve-se realizar a pesquisa da via óssea nas frequências de 500, 1.000, 2.000. 3.000 e 4.000 Hz. Destaca-se aqui que não há como estabelecer o diagnóstico audiológico com classificação do tipo de perda auditiva quando não se realiza a pesquisa da via óssea para os exames alterados.

A pesquisa da via aérea para a frequência de 250 Hz é recomendada uma vez que o conhecimento do limiar auditivo nesta frequência poderá auxiliar no diagnóstico diferencial de algumas patologias com comprometimento em frequências baixas. Além disso, a frequência de 250 Hz é a que primeiramente sofre a interferência de ruídos ambientais, indicando, no caso de alteração, que existe a possibilidade de o ruído ambiental estar interferindo no exame.

A NR 07 determina a norma ISO 8253.1 como parâmetro para definição dos níveis de pressão sonora máximos permitidos no interior das cabinas audiométricas para a realização do exame audiométrico, assim como os procedimentos de verificação e controle periódico do funcionamento do audiômetro, incluindo a aferição acústica anual, calibração acústica sempre que a aferição acústica indicar alteração ou quando houver recomendação de prazo pelo fabricante ou, ainda, a cada 5 anos.

Critérios para a Realização das Audiometrias

O responsável pela execução do exame audiométrico deverá inspecionar o meato acústico externo de ambas as orelhas e realizar as anotações dos achados na ficha de registro, em caso de alguma anormalidade que impeça a realização do exame, encaminhar a situação ao médico responsável.

A audiometria deve ser realizada em repouso auditivo por um período mínimo de 14 horas.

Compete ao médico do trabalho responsável pelo PCMSO disponibilizar cópias dos exames audiométricos aos trabalhadores.

Periodicidade dos Exames Audiométricos

Definida pela legislação que o exame audiométrico será realizado, no mínimo, no momento da admissão, anualmente a partir de então, e na demissão.

Deverá ser realizada também nas situações de mudança de função para ambiente onde existe o agente de risco auditivo.

No momento da demissão, e somente nesta situação, poderá ser aceito o resultado de um exame audiométrico realizado até 120 dias antes da data de finalização do contrato de trabalho.

O intervalo entre os exames audiométricos poderá ser reduzido e nunca ampliado, nos casos com evolução de perda auditiva ou resultados flutuantes para as tomadas de medidas preventivas em menor tempo.

Critérios para Acompanhamento da Audição dos Trabalhadores com Finalidade Preventiva

Os critérios e rotinas para acompanhamento da audição dos trabalhadores com finalidade preventiva estão determinados na Figura 14-5 e estão baseados no texto da NR 07.

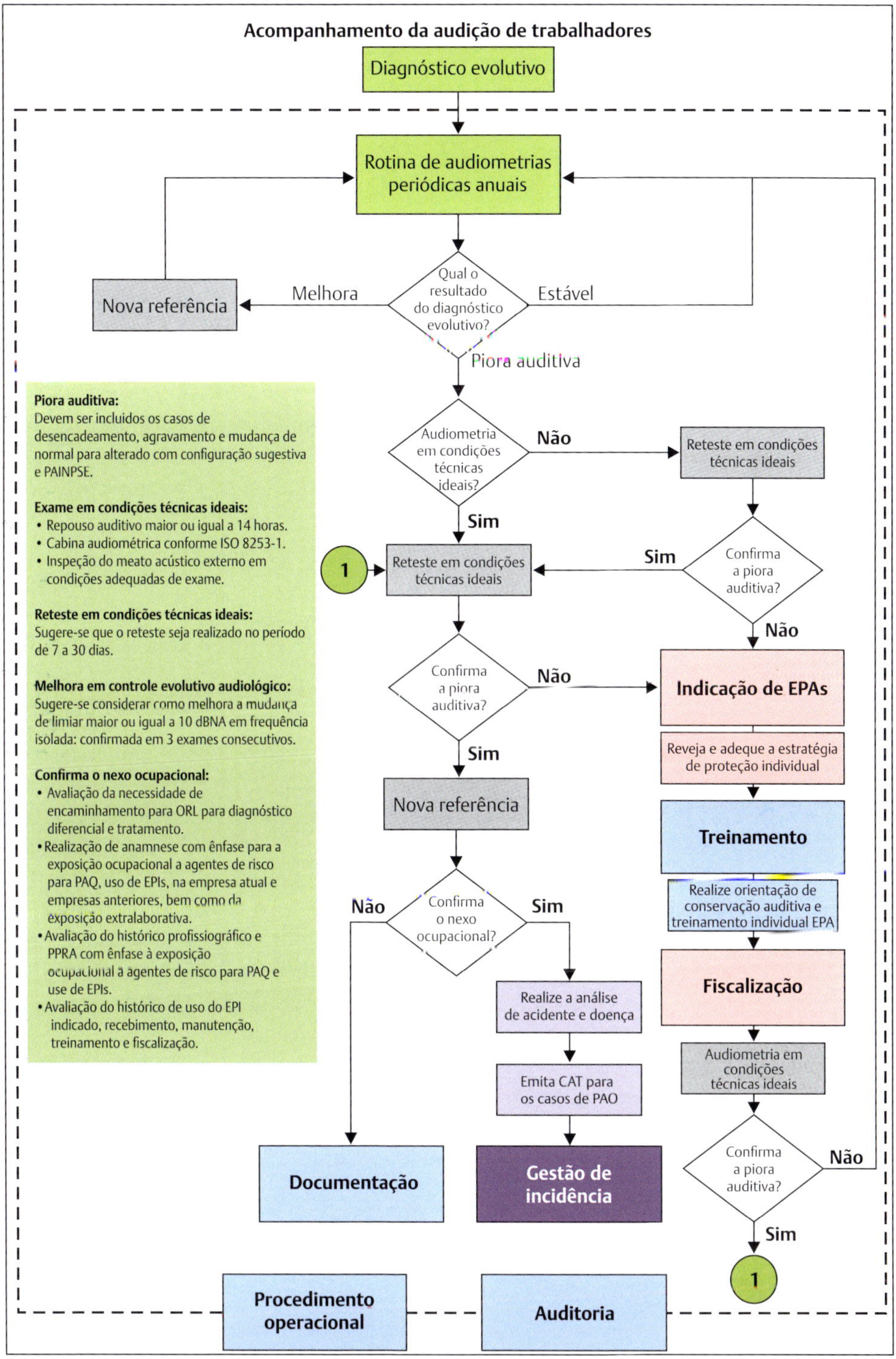

Fig. 14-5. Acompanhamento da audição de trabalhadores.

Exames de Referência

O exame audiométrico de referência é aquele com o qual os exames sequenciais serão comparados. Deve-se considerar sempre o primeiro exame realizado na empresa ou quando algum exame audiométrico sequencial apresentar alteração significativa em relação ao exame de referência. Portanto, nas situações em que ocorrem piora dos limiares, desencadeamento ou agravamento de PAINPSE, o exame audiométrico sequencial passará a ser, a partir de então, o novo exame audiométrico de referência.

Para os exames audiométricos de referência, consideram-se os seguintes parâmetros:

- *Limiares dentro dos limites aceitáveis:* audiogramas cujos limiares auditivos apresentam-se iguais ou menores que 25 dB(NA) em todas as frequências examinadas;
- *Sugestivos de PAINPSE:* os casos cujos audiogramas, nas frequências de 3.000 e/ou 4.000 e/ou 6.000 Hz, apresentam limiares auditivos acima de 25 dB(NA) e mais elevados do que nas outras frequências testadas, estando estas comprometidas ou não, tanto no teste de via aérea quanto da via óssea, em um ou em ambos os lados;
- *Não sugestivos de PAINPSE:* os casos cujos audiogramas não se enquadram nas descrições anteriores.

Exame Sequencial

O exame audiométrico sequencial é aquele que será comparado com o exame de referência e se aplica a todo empregado que já possua um exame audiométrico de referência prévio.

Para os exames audiométricos sequenciais, consideram-se os seguintes parâmetros:

- *Sugestivo de desencadeamento de PAINPSE*: quando o audiograma de referência encontra-se dentro dos limites aceitáveis, porém existe uma evolução no audiograma sequencial representada por uma piora ≥ 10 dB(NA) na média das frequências de 3.000, 4.000 e 6.000 Hz ou uma piora ≥ 15 dB(NA) em uma das frequências de 3.000, 4.000 e 6.000 Hz isoladamente. Dentro dessa categoria encontram-se também os audiogramas que mesmo permanecendo normais no exame sequencial sofrem uma piora significativa em relação ao exame de referência, o que não representa um diagnóstico de PAINPSE, mas uma probabilidade ou um indicador de que o trabalhador se encontra em situação de risco e pode identificar o problema antes mesmo da manifestação da perda auditiva no audiograma e possibilitar uma intervenção preventiva precoce e prioritária;
- *Sugestivo de agravamento de PAINPSE*: quando o audiograma de referência já se encontra com resultado alterado sugestivo de PAINPSE e existe uma evolução no audiograma sequencial representada por uma piora ≥ 10 dB(NA) na média das frequências de 500, 1.000 e 2.000 ou 3.000, 4.000 e 6.000 Hz ou uma piora ≥ 15 dB(NA) em qualquer frequência isolada;
- *Audiogramas estáveis*: quando não há piora dos limiares auditivos, ou seja, desencadeamento ou agravamento de PAINPSE nos moldes das descrições anteriores, a audiometria permanece estável.

Recomenda-se que os casos de pioras, desencadeamento ou agravamento de PAINPSE, sejam submetidos ao reteste da audiometria para confirmação dos limiares auditivos.

Diagnósticos

Diagnóstico Audiológico

O diagnóstico audiológico é a descrição do traçado audiométrico.

Para a análise dos resultados da audiometria com finalidade ocupacional, são considerados dentro dos limites aceitáveis os casos cujos audiogramas mostram limiares auditivos menores ou iguais a 25 dB(NA), em todas as frequências examinadas, por via aérea e via óssea.

A descrição da classificação da perda auditiva quanto ao tipo e grau deve considerar referências científicas já publicadas, porém sua descrição pode ser dispensada, vez que não é esclarecedora para a finalidade ocupacional.

Controle Evolutivo Audiológico

O controle evolutivo é obtido por meio da comparação dos exames audiológicos de referência e sequenciais. Os casos normais e definidos como perda auditiva ocupacional deverão ser gerenciados conforme os critérios definidos na NR 07, fundamental para implantação de medidas de controle com objetivo de estabilização do quadro.

Os casos definidos como perda auditiva não ocupacional também devem ser monitorados, uma vez que, para doenças não ocupacionais, observa-se outra lógica de progressão da perda auditiva, devendo ser encaminhado para o especialista para diagnóstico nosológico e tratamento se necessário.

O apoio de ferramentas para a realização do controle evolutivo audiológico, tais como formulários, planilhas e *softwares*, é fundamental tanto para facilitar a análise quanto para a documentação do estudo.

Diagnóstico Nosológico

Os exames alterados devem ser investigados quanto ao diagnóstico nosológico e ao nexo causal com o trabalho.

A NR 07 prevê um conjunto de procedimentos necessários para a avaliação da audição do trabalhador ao longo do tempo de exposição ao risco, para determinação do diagnóstico nosológico: anamnese clínico-ocupacional, exame otológico, exame audiométrico e outros exames audiológicos complementares solicitados a critério médico.

Para o estabelecimento de perdas auditivas ocupacionais são fundamentais a história clínica e a da exposição ocupacional e não ocupacional, na situação atual e pregressa.

Quando se depara com a evolução de doenças não ocupacionais, verifica-se outra lógica de progressão do traçado audiométrico, que não contempla a evolução da PAINPSE e deve ser realizado o diagnóstico diferencial.

O estabelecimento do diagnóstico nosológico e do nexo ocupacional deve necessariamente ser bem conduzido antes da determinação do diagnóstico evolutivo.

Diagnóstico Coletivo

As ferramentas do diagnóstico coletivo são definidas como recursos para coletar, processar e dispor as informações sobre a audição de maneira a facilitar as tomadas de decisões no PCA, tornando-o mais científico e preciso. Dessa maneira, as informações obtidas por meio dos diagnósticos nosológico e evolutivo devem ser sintetizadas e interpretadas por meio de análise descritiva, tabelas e gráficos que apresentem um panorama geral da situação auditiva da população monitorada ou ainda por meio de uma metodologia analítica.

A utilização de testes e modelos estatísticos mais sofisticados contribui para priorização das situações mais críticas. Neste sentido, a análise e a interpretação coletiva das audiometrias é um passo fundamental para transformar dados em conhecimento e nortear as ações de prevenção nas empresas.

Relatórios de análise coletiva dos dados audiológicos devem ser apresentados no mínimo anualmente e discutidos entre as áreas envolvidas direta ou indiretamente com o desenvolvimento de medidas de controle para a priorização das ações nos setores ou GHE de exposição mais críticos em relação à incidência de perdas auditivas ocupacionais.

Os indicadores de saúde auditiva que devem compor o diagnóstico coletivo estão descritos a seguir.

Prevalência de Perdas Auditivas Ocupacionais e Não Ocupacionais

Este indicador representa a situação audiológica da população estudada em um determinado momento. É representado pela seguinte taxa de prevalência:

$$\frac{\text{Número de casos de perdas auditivas} \times 100}{\text{Total da População Avaliada}}$$

Descreve as perdas auditivas sobre a coletividade dos trabalhadores e as exposições pregressas repercutem sobre esse indicador. Por exemplo, empresas onde os trabalhadores apresentam grande estabilidade no emprego, com baixa taxa de demissão e alta média de tempo de trabalho no mesmo local, a taxa de prevalência de perdas auditivas pode ser alta, pois muitos indivíduos podem ter adquirido perdas auditivas em uma época pregressa na qual medidas de controle ainda não eram exercidas por não estarem regulamentadas. Ou ainda, em uma empresa, cuja política de admissão de trabalhadores não é restritiva para aqueles que têm perdas auditivas, é de se esperar que esse indicador também seja mais alto, pois vários empregados já foram admitidos com alterações auditivas. É importante entender que a prevalência de perdas auditivas, quando alta, pode não ser motivo de preocupação para a empresa, desde que as perdas auditivas se encontrem estabilizadas.

A inclusão dos casos de perdas auditivas sem diagnóstico definido (se ocupacional ou não), pode implicar em relatórios epidemiológicos e analíticos que não retratam a realidade, assim como a subnotificação das perdas auditivas ocupacionais podem mascarar o efeito dos riscos existentes no ambiente de trabalho.

Incidência de Perdas Auditivas Ocupacionais

Esse indicador traduz a principal informação numérica para a avaliação da eficácia das ações do PCA. É representado pela taxa de incidência:

$$\frac{\text{Número de casos novos de determinada doença} \times 100}{\text{Total da População Avaliada}}$$

Entende-se por **casos novos** em audiologia ocupacional as pioras audiométricas representadas pelos desencadeamentos ou agravamentos de PAINPSE que se avaliam por meio do controle evolutivo audiológico dos trabalhadores nas empresas.

Dessa forma o indicador a ser considerado é:

$$\frac{\text{Número de desencadeamentos e agravamentos de perdas auditivas anuais} \times 100}{\text{Total da População Avaliada}}$$

Por meio deste indicador é possível verificar quantos trabalhadores sofreram pioras auditivas relacionadas com a exposição aos riscos ocupacionais em comparação com os seus respectivos exames de referência no ano que se pretende avaliar.

A taxa de incidência reflete os casos que estão evoluindo dentro de um período definido, configurando a situação de risco da empresa neste período.

Esse indicador avalia de fato a eficácia das ações do PCA, ou seja, taxas de incidência em declínio indicam sinal de que as medidas adotadas para a prevenção ou estabilização das perdas auditivas ocupacionais estão tendo sucesso. O contrário obriga a equipe de gestão do PCA a rever e adequar suas estratégias de prevenção.

O estudo da prevalência e da incidência deve ser detalhado e elaborado também considerando a faixa etária da população, tempo de exposição a ruído, cargos/funções, setores/GHE. Um relatório gerencial que sintetize em números e que traduza a real situação de saúde auditiva da população de trabalhadores por setores ou GHE, pode representar a estratégia necessária para orientar as prioridades das ações preventivas.[9]

GESTÃO DE INCIDÊNCIA

Esta atividade consiste no estabelecimento de estratégias para a redução da exposição aos agentes de risco para estabilizar a audição dos trabalhadores e de imediato a proteção individual adequada.

Devem ser realizadas as seguintes condutas:

- Avaliação de intervenções ambientais ou administrativas para reduzir a exposição do trabalhador ao risco para perda auditiva;
- Avaliação da melhor estratégia de proteção individual com escolha do equipamento de proteção auditiva (EPA) mais efetivo para a atividade e exposição do trabalhador;
- Treinamentos quanto ao uso correto, manutenção e guarda dos EPA;
- Implantação da rotina de fiscalização quanto ao uso de EPA pelo trabalhador.

GESTÃO DO CONHECIMENTO

Esta atividade diz respeito aos processos de comunicação, treinamento sistemático, auditoria periódica do programa e documentação. Deve partir da elaboração de um procedimento operacional ou documento base abordando definições, diretrizes, estratégias e atribuições de responsabilidades para implementação do programa. As metas, o planejamento e os resultados devem ser registrados anualmente em documentos que comprovem os eventos efetivamente realizados. A manutenção dos registros envolve a criação e a guarda de toda a documentação gerada em cada atividade do PCA e mantidos por pelo menos 20 anos.

Comunicação do PCA

A comunicação do PCA deve ser realizada de modo a contribuir para melhorias e para o alcance dos ideais da empresa.

As principais práticas de comunicação no desenvolvimento do PCA são:

- Planejamento e divulgação dos treinamentos;
- Apresentação anual das atividades previstas em cronograma e realizadas durante o ano nas reuniões da CIPA;
- Cronograma de reuniões gerenciais para divulgação de ações previstas e realizadas para os gestores de área;

- Estabelecimento de rotinas e protocolos que favoreçam a integração de áreas como recursos humanos, medicina ocupacional, segurança do trabalho e produção.

Treinamento, Informação e Motivação aos Trabalhadores

Para o sucesso da prevenção da perda auditiva ocupacional e seus efeitos, os trabalhadores devem ser conscientizados e envolvidos nas atividades do PCA. Para isso, um programa educativo contínuo e dinâmico deve ser implantado, com atividades que propiciem o conhecimento sobre a audição e os agentes de risco para perdas auditivas, além da motivação para a criação de valores, atitudes e comportamentos positivos dos trabalhadores.

No ambiente organizacional, existem estratégias diferenciadas de treinamento e conscientização que devem ser pensados e aplicados com objetivos específicos, conforme exemplifica o Quadro 14-4.

Quadro 14-4. Estratégias Diferenciadas de Treinamentos

Tipo de treinamento	O quê?	Para quê?	Por quem?	Quando?	Como?	Avaliação do resultado
Treinamento individual	Abordagem individual no momento da realização da audiometria	Treinar e conscientizar quanto ao uso adequado dos EPA. *Feed back* de dificuldades individuais	Fonoaudiólogo e/ou médico do trabalho	Audiometria ou exame clínico ocupacional	Aprendizagem por assunto específico Aproximadamente 3 minutos	Fiscalização
Treinamento para redução do ruído	Reunião que mobiliza grupos de trabalhadores de áreas com ruído	Estimular a pró-atividade, o comprometimento e soluções de problemas Distribuir responsabilidades e ter *feed back*	Instrutor técnico	Reuniões por grupo de trabalhadores	Aprendizagem baseada na solução de problemas, exigindo conhecimentos específicos (andragogia) Aproximadamente 10 minutos	Avaliação quantitativa de medidas de controle coletivo desenvolvidas
Campanhas de treinamento	Evento coletivo que mobiliza todos os setores da organização	Promover o desenvolvimento da conservação auditiva por meio da adequação da cultura organizacional	Instrutor técnico + Participações especiais	Preferencialmente uma vez por ano	Temas diferenciados e informações progressivamente mais complexas Reforço positivo	Adequação da cultura organizacional e social

Treinamento Individual

Esta abordagem tem o principal objetivo de informar e treinar os trabalhadores sobre o uso correto dos EPA, bem como sobre os cuidados de manutenção, guarda, conservação e higienização adequados. Recomenda-se que seja realizado no momento do exame admissional, periódico, mudança de função e retorno ao trabalho, anualmente. Também se sugere que, para a realização deste procedimento, sejam utilizados os modelos dos protetores auditivos adotados pela empresa. A documentação do treinamento individual pode ser feita por meio de formulário contendo informações gerais sobre o EPA e certificado de comprovação contendo dados do empregado (nome, matrícula, supervisão e unidade em que trabalha), data do treinamento e assinatura do empregado.

Treinamento para Redução de Riscos para Perdas Auditivas

Pode ser realizado em formato de diálogos diários de segurança (DDS). Nesta estratégia tem-se o objetivo de desenvolver comportamentos para a prevenção da perda auditiva ocupacional visando, prioritariamente, estimular a participação ativa dos empregados no processo de implantação de medidas de controle coletivo para conservação auditiva em suas áreas de trabalho. Os DDS sobre conservação auditiva podem ser realizados junto aos empregados por meio de treinamentos com duração média de 10 minutos nos locais de trabalho ou em salas com recurso visual. Para melhor compreensão do conteúdo e participação dos empregados no treinamento, é sugerido o número máximo de 20 empregados por ação. A metodologia deve ser planejada buscando o estreitamento das relações entre o SESMT e os empregados, possibilitando um aumento considerável da troca de informações importantes para o desenvolvimento do PCA.

Treinamento Coletivo

Treinamentos coletivos do PCA, por meio de campanhas de conservação auditiva envolvendo todos os setores da organização. Recomenda-se que as campanhas utilizem temas diferenciados e informações progressivamente mais complexas para cada fase do programa. O resultado desta estratégia é mensurado pela adequação da cultura organizacional e social sobre conservação auditiva.

Auditoria do PCA

O processo de auditoria do PCA deve atuar como um elemento de integração que reúne e interpreta as informações de todas as atividades do programa. Portanto, torna-se fundamental para o sucesso do programa, apontando não somente as não conformidades e as oportunidades de melhorias como também podendo caracterizá-lo como eficaz ou não por meio de indicadores de desempenho.

As auditorias devem ser realizadas anualmente em todos os departamentos envolvidos com o programa.

Documentação do PCA

As atividades desenvolvidas durante o ano deverão ser documentadas e estruturadas de forma a constituir um histórico técnico e administrativo de sua execução, que deve refletir o cronograma, o desenvolvimento das ações, a análise dos resultados e o planejamento para o ano seguinte. Os resultados dos diagnósticos nosológicos e evolutivos desenvolvidos também são matéria do relatório analítico do PCMSO.

BIBLIOGRAFIA

Bernardi APA. O uso gerencial da informação na saúde do trabalhador. In: Lopes Filho, O. Novo tratado de fonoaudiologia. 3. ed. Barueri: Manole. 2013:251-7.

Bernardi APA. Programa de Conservação Auditiva (PCA). In: Mendes R. Dicionário de Saúde e Segurança do Trabalhador. Conceitos. Definições. História. Cultura. São Paulo: Proteção. 2018:932-3.

Brasil. Presidência da República. Decreto 5.296 de 2004; [Internet]. 2004.

Conselho Federal de Fonoaudiologia. Resolução nº 469 de 10/07/2015 – Dispõe sobre a competência do fonoaudiólogo para implantar, monitorar, assessorar, supervisionar e coordenar o Programa de Prevenção de Perdas Auditivas (PPPA), e dá outras providências. Diário Oficial da União. 2015.

Conselho Federal de Fonoaudiologia. Guia de Orientações na avaliação audiológica básica; [Internet]. 2020.

Costa EA, Morata TC, Kitamura S. Patologia do ouvido relacionada com o trabalho. In: Mendes R. Patologia do trabalho. 2. ed. São Paulo: Atheneu; 2003. v. 2, p. 1253-82.

Gonçalves CGO. Saúde do trabalhador. Da estruturação à avaliação de programas de preservação auditiva. São Paulo: Roca. 2009:112.

ISO – International Organization for Standardization. 8253-1: acoustics–audiometric test methods- Part 1: basic pure tone air and bone threshold audiometry. Geneve, Switzerland. 1989.

Khalfa S, Collet L. Functional asymmetry of medial olivocochlear system in humans. Towards a peripheral auditory lateralization. Neuroreport. 1996;7:993-6.

Lie A, Skogstad M, Johanessen HA, et al. Occupational noise exposure and hearing. A systematic review. Int Arch Occup Environ Health. 2016;89:351-72.

Ministério da Economia. Secretaria Especial de Previdência e Trabalho (SEPRT). Portaria 6.730 de 09 de março de 2020. Aprova a nova redação da Norma Regulamentadora nº 1 – Disposições Gerais e Gerenciamento de Riscos Ocupacionais. Diário Oficial da União. 2020a.

Ministério da Economia. Secretaria Especial de Previdência e Trabalho (SEPRT). Portaria 6.734 de 09 de março de 2020. Aprova a nova redação da Norma Regulamentadora nº 7 – Programa de Controle Médico de Saúde Ocupacional. Diário Oficial da União. 2020b

Ministério da Economia. Secretaria Especial de Previdência e Trabalho (SEPRT). Portaria 6.735 de 10 de março de 2020. Aprova a nova redação da Norma Regulamentadora nº 9 – Avaliação e Controle das Exposições Ocupacionais a Agentes Físicos, Químicos e Biológicos. Diário Oficial da União. 2020c.

Ministério da Previdência e Assistência Social. Ordem de Serviço/INSS nº 608 de 05/08/1998 – Aprova Norma Técnica sobre perda auditiva neurossensorial por exposição continuada a níveis elevados de pressão sonora de origen ocupacional. Diário Oficial da União. 1998.

Ministério do Trabalho. Portaria 3214 de 08 de junho de 1978. Norma Regulamentadora nº 6 – Equipamento de Proteção Individual. Diário Oficial da União. 06 jul 1978.

Ministério do Trabalho. Fundacentro. Guia de diretrizes e parâmetros mínimos para a elaboração e gestão do Programa de Conservação Auditiva (PCA). 2018.

Ministério do Trabalho e Emprego. Portaria nº 555. de 18 de abril de 2013. Aprova o texto da Norma Regulamentadora nº 36 – Segurança e Saúde no Trabalho em Empresas de Abates e Processamento de Carnes e Derivados. Diário Oficial da União. 2013.

Saldanha Junior, OM. Protocolo para auditoria do programa de conservação auditiva: uma proposta alinhada à legislação brasileira. [dissertação]. Belo Horizonte. FEAD, 2009.

SEÇÃO VI
SUSCETIBILIDADE GENÉTICA PARA A PAIR

Joel Lavinsky
Guilherme Kasperbauer

INTRODUÇÃO

A perda auditiva induzida por ruído (PAIR) ou perda auditiva induzida por pressão sonora elevada (PAINPSE), como é atualmente denominada, é a líder mundial no risco à saúde ocupacional em países industrializados e a segunda forma mais comum de deficiência auditiva neurossensorial, após a presbiacusia.[1] Nos Estados Unidos, aproximadamente 10% da população total é exposta, diariamente, a níveis perigosos de ruído no ambiente de trabalho.[2,3] O alto risco de desenvolvimento de PAIR em uma população, determina a necessidade de entendimento dos processos biológicos que modulam a suscetibilidade ao ruído danoso. Os estudos atuais demonstram que a PAIR é uma doença complexa, que resulta da interação entre fatores genéticos e ambientais.

Desde os primeiros estudos relacionados à PAIR, ficou evidente a contribuição genética em sua origem. Talvez uma das principais observações que fortalecem essa hipótese seja o motivo pelo qual diferentes indivíduos que trabalham em um ambiente semelhante, com tempo de exposição similar, tenham padrões distintos de perda auditiva, após anos de exposição ao ruído. Além disso, alguns indivíduos, mesmo com tempo prolongado de exposição a ruídos intensos apresentam audição preservada.

Embora diversos estudos sobre genética da PAIR em humanos tenham sido conduzidos, apresentaram baixo poder estatístico, não sendo replicáveis e considerando somente uma fração do risco genético. Além disso, nenhum estudo de herança foi realizado, já que é praticamente impossível coletar dados de famílias em que todos os indivíduos tenham sido expostos a condições idênticas de ruído.

Além da PAIR relacionada ao trabalho, a exposição ao ruído recreacional (como caçadas, música por fones de ouvido, uso de ferramentas) é mais difícil de ser medida. Os estudos sobre PAIR, em indivíduos afastados de atividades industriais, devem confiar somente no relato individual através de questionários padronizados, o que pode gerar um viés de aferição. Além de que fatores como o envelhecimento e fatores ambientais (drogas ototóxicas, poluentes) podem também ser considerados fatores de confusão nos estudos genéticos de PAIR em humanos. Outro obstáculo é a dificuldade de distinção entre a presbiacusia e a PAIR, e a sobreposição de ambas.

Uma alternativa viável é a utilização de animais como camundongos, em um ambiente controlado. Existe similaridade da orelha interna dos camundongos com a humana e genética homóloga entre as espécies. Nesse âmbito, nosso grupo tem buscado estudar a PAIR através de estudos de associação do genoma inteiro (*GWAS – Genome-Wide Association Studies*) com a incorporação do *Hybrid Mouse Diversisty Panel* (*HMDP*). O *HMDP* é uma coleção de linhagens de camundongos consanguíneos clássicos e recombinantes, cujos genomas têm sido sequenciados e/ou genotipados com alta resolução.[4] Através da varredura completa do genoma dessas diferentes linhagens de camundongos, em conjunto com a análise de um dado específicio (por exemplo: variabilidade auditiva nas linhagens), são encontradas regiões onde há variação gênica significativa, portanto possivelmente envolvidas na gênese da variação. O cálculo de poder tem demonstrado que esse painel é superior à análise de ligação tradicional (*linkage*) e é capaz de detectar *loci* responsáveis por 5% da variância global.

ESTUDOS EXPERIMENTAIS SOBRE A SUSCETIBILIDADE GENÉTICA À PAIR

A principal vantagem para estudos de PAIR em modelos animais é a capacidade de fornecer e monitorar, de forma precisa, a exposição ao ruído. Dada a homogeneidade genética os camundongos apresentam menor variabilidade nas medidas de desfecho quando comparados com outros modelos experimentais. Outra vantagem é a de que os pesquisadores têm acesso aos tecidos cocleares dos animais em diferentes momentos após a exposição ao ruído, para estudos histológicos de morfologia e patologia, assim como análises moleculares de alterações na expressão gênica. Já em humanos, os pesquisadores somente têm acesso às estruturas cocleares de ossos temporais extraídos durante autópsias.

Os camundongos geraram a primeira evidência da influencia genética da PAIR. Isso ocorreu em função da recente identificação de genes que aumentam a suscetibilidade ao trauma sonoro.[5] As linhagens de camundongos *C57BL/6J* foram também associadas a uma maior suscetibilidade ao ruído em comparação com outras linhagens.[6-8] Além disso, diversos camundongos *knockout*, como *SOD1-/-* (157), *GPX1-/-* (158), *PMCA2-/-*[9] e *CDH23+/-*, demonstraram ser mais sensíveis ao ruído que o tipo selvagem.

A principal limitação dos estudos experimentais em camundongos está na concomitância de degeneração coclear fisiológica e PAIR. Estudos auditivos em camundongos comuns e consanguíneos demonstraram que o camundongos das linhagens *DBA/2J* e *C57BL/6J* apresentam perda auditiva precoce e acelerada com a idade.[10] Outros pesquisadores compararam a função auditiva de camundongos das linhagens *C57BL/6J* e *CBA*, antes e após exposição ao ruído, demonstrando que os *C57BL/6J* obtiveram perda auditiva precoce e acelerada, e alta suscetibilidade ao ruído, exibindo alterações dos limiares na maioria das frequências testadas, e recuperação pobre da audição com o passar dos dias do estímulo sonoro.[11-13] Os camundongos da linhagem *CBA*, por outro lado, obtiveram melhor resultado auditivo, com rápida recuperação da função auditiva nos primeiros 3 dias após a exposição ao ruído.[14-16] Outro estudo recente avaliou limiares camundongos da linhagem consanguínea *Castaneous* (*CAST/Ei*), em comparação com a linhagem *C57BL/6J*, após exposição a ruído, e relatou maior resistência ao ruído da linhagem *Castaneous*.[17] Devido ao perfil resistente ao ruído, os camundongos da linhagem *CBA* são utilizados com frequência estudos sobre PAIR.[18]

Outro estudo em camundongos buscou avaliar a expressão de determinadas moléculas após exposição ao ruído, essas potenciais alvos no tratamento da PAIR.[19] Camundongos *B6.CAST, 129X1/SvJ* e *129S1/SvlmJ*, foram submetidos a protocolo de exposição ao ruído, e comparados com outras linhagens. Houve perda média de 40 dB nos limiares auditivos de camundongos *B6*, e resistência ao ruído nas demais linhagens de camundongos. Após 6 horas da exposição ao ruído, a análise da expressão gênica no labirinto membranoso demonstrou um aumento da regulação de fatores de transcrição tanto nos camundongos suscetíveis quanto nos camundongos resistentes.

ESTUDOS CLÍNICOS SOBRE A SUSCETIBILIDADE GENÉTICA À PAIR

Os *GWAS* têm sido utilizados de forma bem-sucedida nos últimos 10 anos para identificar múltiplos genes que interagem e contribuem para o fenótipo da doença. Isso ocorre em função das limitações em identificar um número suficiente de indivíduos suscetíveis e controles com resistência ao ruído submetidos a um mesmo ambiente. Em *GWAS* de larga escala, o DNA de milhares de indivíduos diagnosticados com uma doença específica e o DNA de indivíduos não afetados (controles) são rastreados e pareados, utilizando *chips* de DNA que contêm entre 3.000 e 5.000 dos polimorfismos mais informativos no genoma humano. Isso possibilita ao pesquisador identificar polimorfismos associados a doenças específicas. Essas novas ferramentas facilitam a identificação de genes candidatos para doenças complexas, já que pequenas alterações em diversos genes podem contribuir para o fenótipo final.[20]

A confiabilidade desses achados pode ser verificada através da replicação dessa descoberta em uma segunda população, não relacionada.[21] Os controles envolvem uma análise semelhante através de diferentes grupos étnicos (Europa Oriental, África e Ásia), já que alguns polimorfismos apresentam maiores frequências em alguns grupos étnicos específicos e são menos informativos em estudos de associação. Em função da grande quantidade de amostras de DNA e polimorfismos, os *GWAS* têm sido muito caros. Entretanto, o desenvolvimento de banco de dados com a já conhecida frequência de alelos de polimorfismos (www.hapmap.org) e a disponibilidade de métodos de genotipagem massiva (como os *chips* de DNA) tornam os *GWAS* mais factíveis.

Apesar das limitações dos estudos de PAIR em humanos, nos últimos 10 anos tem sido observado um grande aumento no número de *GWAS* com o objetivo de identificar genes relacionados à suscetibilidade à PAIR. Centenas de polimorfismos foram rastreados em genes envolvidos em diferentes mecanismo e estruturas da orelha interna. Nesse sentido, os genes envolvidos foram classificados em: genes de *stress* oxidativo, genes de rotas de reentrada de potássio, genes monogênicos de surdez e genes das proteínas *heat shock*. Até hoje, os resultados mais promissores na PAIR foram obtidos com os genes *KCNE1* e *KCNQ4* na reentrada de potássio na orelha interna;[22,23] *CAT*, *PCDH15* e *MYH14* (24) e *Hsp70*.[24,25] Esses genes foram replicados em diferentes populações e apresentaram tamanho de amostra suficiente para um poder de detecção de um alelo causal.

Estudos mais recentes suportam o papel dos polimorfismos dos genes do *stress* oxidativo da orelha interna no desenvolvimento da PAIR. Demonstrou-se que o polimorfismo do gene *SOD2* na sequência mitocondrial-alvo está associado com a PAIR em trabalhadores chineses. Além disso, esse efeito foi intensificado em níveis maiores de exposição ao ruído.[26] Um estudo duplo-cego com 53 trabalhadores tratados com n-acetilcisteína apoia a hipótese de que indivíduos portadores dos genótipos nulos nos genes *GSTT1*, *GSTM1* e *GSTP1* são mais suscetíveis à PAIR.[27] Por outro lado, a ototoxicidade por aminoglicosídeos, que parece ter o mesmo mecanismo de *stress* oxidativo da PAIR, mostrou ser independente dos polimorfismos dos genes *GM1* e *GSTT1*.[28]

Estudos semelhantes têm avaliado genes que atuam no ciclo do potássio na orelha interna. Uma análise realizada em população polonesa encontrou associações significativas em 7 de um total de 10 genes (*KCNE1*, *KCNQ4*, *GJB1*, *GJB2*, *GJB4*, *KCNJ10*, *KCNQ1*). Os resultados mais interessantes foram obtidos nos genes *KCNE1* e *KCNQ4*. Esses achados foram replicados pelos autores nos mesmos polimorfismos que foram previamente publicados na amostra sueca (rs2070358 e *Q455H*, respectivamente). A direção dessa tendência genética para o *KCNE1* foi a mesma em ambas as populações, mas oposta para o *KCNQ4*. Isso pode ser explicado, teoricamente, por diferenças nas frequências dos alelos ou nos padrões de desequilíbrio de ligação em ambas as populações. Houve uma discreta diferença nos procedimentos de seleção entre os estudos, influência de diversos fatores ambientais ou associações falso-positivas com a PAIR.[29]

Outros trabalhos que avaliaram genes que expressam as *heat-shock proteins* (HSPs) demonstraram associação dessas proteínas com PAIR, e esses resultados foram replicados em três populações independentes (chinesa, sueca e polonesa).[30]

ESTUDOS DE ASSOCIAÇÃO PARA DESCOBERTA DOS GENES QUE CONFEREM SUSCETIBILIDADE À PAIR

Há alguns anos nosso grupo tem se dedicado à pesquisa sobre a genética da PAIR. Afim de controlar o ambiente e estudar populações semelhantes, uma forma viável é através de um modelo animal, com protocolos rígidos de exposição ao ruído e análise eletrofisiológica auditiva pré e pós-exposição. Para tal, utilizamos diferentes linhagens de camundongos consanguíneos, o *Hybrid Mice Diversity Panel*, uma coleção de cerca de 100 linhagens já previamente genotipadas.

Uma metodologia bastante útil atualmente é realizar *GWAS*, na busca de diferenças entre pequenas variações do código genético, chamadas polimorfismos de nucleotídeo único (SNP – *single nucelotide polymorphism*), nos grupos estudo e controle. Através de uma associação estatística, localizam-se *loci* com genes candidatos potencialmente relacionados com esse fenótipo.

Para cada fenótipo separadamente é aplicado um algoritmo chamado EMMA, um teste estatístico para mapeamento de associação que corrige o parentesco genético e a estrutura populacional. Também considera a significância por linhagem e a mensuração individual por camundongo, para aumentar o poder estatístico. No caso de PAIR, a avaliação para os diferentes fenótipos de perda auditiva, antes e após os protocolos de exposição ao ruído nos camundongos, foi realizada através de duas metodologias – potenciais evocados de tronco encefálico (PEATE) e emissões otoacústicas por produtos de distorção (EOAPD). Dessa forma, esses métodos geram dados de fenótipos auditivos relacionados com a perda auditiva induzida pelo ruído.

Todos os camundongos foram expostos a uma câmara de exposição ao ruído durante 2 horas e submetidos a um som com intensidade de 108 dB SPL, conforme publicado como protocolo já bem estabelecido para perda auditiva induzida pelo ruído em camundongos por Kujawa e Liberman. Após 2 semanas, todos camundongos foram novamente testados para determinação dos limiares auditivos após exposição.

Em 2016, publicamos um trabalho de fenotipagem de larga escala na suscetibilidade ao ruído. Analisamos 100 linhagens de camundongo, 47 dessas inéditas no que diz respeito a avaliação auditiva. Através de PEATE o limiar auditivo médio basal dessas linhagens (aproximadamente três camundongos de cada linhagem foram testados) obtivemos os limiares médios nas frequências de 4, 8, 12, 16, 24 e 32 KHz.[31]

A partir desse experimento foi possível criar um perfil completo da variabilidade de padrões auditivos das linhagens. O padrão auditivo com maior frequência foi a perda em tons agudos (em 24 e 32 KHz), encontrada em 49 linhagens. O segundo grupo de linhagens com maior prevalência foi o de camundongos com audição normal, com 36 representantes. Quatro linhagens apresentaram perda auditiva combinada em altas e baixas frequências (4 e 32 KHz). Esse perfil de variabilidade auditiva entre diferentes linhagens antes mesmo da exposição aos ruídos reforça todas as teorias sobre o papel da suscetibilidade genética no desenvolvimento das perdas auditivas em geral.

Após a aferição do limiar auditivo basal, todos os camundongos passaram pelo protocolo de exposição ao ruído, ainda com de idade entre 5 e 6 semanas, evitando o viés de confundimento da presbiacusia. Vários padrões discerníveis de sensibilidade ao ruído foram encontrados. Quatro linhagens de camundongo demonstraram sensibilidade ao ruído em altas frequências, nove apresentaram sensibilidade em múltiplas frequências. O grupo com maior número de linhagens representantes foi o de sensibilidade a médias frequências. Após idade de 8 semanas os camundongos foram sacrificados e ambas as cócleas removidas por microdissecção. O RNA coclear foi removido, e a expressão genética coclear mensurada.[32]

Mais importante foi a combinação e integração do fenótipo da PAIR, *GWAS* e genes com níveis de transcrição coclear, que sugerem que esses genes desempenham um papel importante na suscetibilidade à PAIR. Além disso, esse estudo foi a primeira publicação na literatura sobre a interação gene X ambiente na perda auditiva induzida pelo ruído.[32]

Foi encontrado pico significativo próximo ao gene *Nox3*, levantando a hipótese de sua associação com a PAIR. Para comprovação, através de engenharia genética, foram criados camundongos *Nox3* mutantes e heterozigotos. Esses camundongos foram então submetidos aos mesmos protocolos de exposição ao ruído e testados. Foi encontrada grande suscetibilidade para PAIR especialmente em 8 KHz, tanto através de PEATE quanto EOAPD.[33] Após, com a técnica de imunofluroscência na cóclea dos animais, comprovamos alterações específicas nas fendas sinápticas cocleares, também na localização de 8 KHz. Esse *GWAS* definiu que a suscetibilidade genética está distribuída tonotopicamente na cóclea. Além disso, descobrimos o primeiro gene da perda auditiva induzida pelo ruído descrito na literatura mundial utilizando *GWAS* em camundongos.[33]

Recentemente estudamos através de um *GWAS* a suscetibilidade genética de camundongos do *HMDP* à PAIR através de EOAPD, metodologia que avalia a função das células ciliadas externas da cóclea. Um total de 102 linhagens do *HMDP* foram avaliadas com base nas amplitudes supralimiares das EOAPD antes e após a exposição ao ruído. A variação da amplitude das EOAPD foi ajustada em 60 e 70 dB SPL dos tons primários para cada frequência separadamente (8, 11,3, 16, 22,6 e 32 kHz). Camundongos de 6 semanas de idade foram expostos por 2 h a ruído de banda de oitava de 10 kHz a 108 dB SPL. Para realizar a análise do *locus* de características quantitativas de expressão local (eQTL), perfis de microarranjos de expressão gênica foram gerados usando RNA coclear de 64 linhagens de camundongos híbridos (n = 3 *arrays* por linhagem).[34]

Vários novos *loci* foram identificados e genes candidatos associados à PAIR foram priorizados, especialmente após a exposição ao ruído (um *locus* na linha de base e cinco *loci* após a exposição). Um total de 35 genes candidatos nestes seis *loci* foram identificados com pelo menos uma sonda. Após análise de expressão coclear, dois genes candidatos foram priorizados: Eya1 (linha de base) e Efr3a (pós-exposição).[34]

Buscando ampliar o entendimento da PAIR, realizamos também a avaliação da amplitude da onda I do PEATE, em modelo animal após exposição ao ruído. A onda I representa a sinapse das fibras do nervo auditivo com as células ciliadas internas da cóclea, e que estão altamente correlacionadas com a contagem de sinapses. A sinaptopatia coclear, com perda de conexões sinápticas entre as células ciliadas internas cocleares e as fibras do nervo auditivo, foi bem demonstrada no estudo de PAIR em modelos animais.

Aferimos a amplitude pico a pico da onda I do PEATE, em camundongos antes e 2 semanas após a exposição ao ruído. Determinamos a amplitude da onda I do PEATE em 80 dB NPS nas frequências de 8, 12, 16, 24 e 32 kHz. Um total de 69 linhagens (1-8 camundongos/linhagem) foram analisadas. Uma redução estatisticamente significativa pós-ruído na amplitude da onda I foi observada em todas as frequências testadas ($p < 0,00001$). Identificamos padrões distintos de suscetibilidade ao ruído e disponibilizamos este conjunto de dados fenotípicos completo para uso geral. Esses dados estabelecem um novo recurso para o estudo da PAIR em camundongos e esperamos que este banco de dados seja uma ferramenta útil para expandir a pesquisa neste campo.[35]

PERSPECTIVAS FUTURAS: MEDICINA DE PRECISÃO, TERAPIA GÊNICA E CÉLULAS-TRONCO

Na atualidade, a medicina tem buscado cada vez mais novas alternativas no que tange às doenças incuráveis ou tratamentos alternativos com menos paraefeitos. A evolução do conhecimento preciso da genética da PAIR, como das outras doenças com fatores genéticos envolvidos poderá mudar a forma de abordagem delas.

No que diz respeito à PAIR, a medicina de precisão, com seu conceito de tratamento individualizado para pessoas portadoras de uma mesma doença, poderá ter aplicabilidade valiosa. Pessoas poderão ser avaliadas, antes mesmo da exposição laboral ou recreacional ao ruído, de forma a prevenir ou mitigar lesões auditivas. No futuro, por exemplo, com o esclarecimento completo da genética da PAIR, indivíduos predispostos poderão ser aconselhados a profissões que tenham menos exposição ao ruído e monitoramento precoce da audição.

No que diz respeito à terapia gênica, a introdução de genes sadios através de técnicas de DNA recombinante, poderá ser uma alternativa útil para a prevenção ou tratamento da PAIR. Um subgrupo que pode beneficiar-se, por exemplo, são os militares, que necessitam utilizar armas de fogo ruidosas, e poderão utilizar a terapia gênica, editando genes ligados à suscetibilidade ao ruído, evitando a PAIR.

Atualmente, a terapia com células-tronco ainda tem suas limitações, mas o papel dessa tecnologia no tratamento de doenças auditivas tem sido amplamente reconhecido. Com o desenvolvimento de pesquisas relacionadas, a terapia com células-tronco poderá desempenhar um papel maior no tratamento de doenças relacionadas à orelha interna, e, confirmando-se eficaz e segura, poderá trazer benefícios na PAIR já instalada.

CONCLUSÕES

A investigação da origem genética da PAIR é um assunto de interesse nas últimas décadas. Inúmeros fatores dificultam o estudo em humanos, que podem gerar viés em estudos. Atualmente com o advento do *HMDP* utilizando o *GWAS* como ferramenta metodológica, conseguimos confirmar a variabilidade genética e descobrir mais na suscetibilidade à PAIR. Esses novos resultados abrem perspectivas para trabalhos futuros e fortalecem a utilização dessa metodologia para outras doenças. No futuro, com o aprofundamento do conhecimento da genética da PAIR, novos alvos terapêuticos poderão ser desenvolvidos, tanto na prevenção quanto no tratamento da PAIR.

REFERÊNCIAS BIBLIOGRÁFICAS

1. Stucken EZ, Hong RS. Noise-induced hearing loss: an occupational medicine perspective. Curr Opin Otolaryngol Head Neck Surg. 2014;22: 388-393.
2. Dobie RA. The burdens of age-related and occupational noise-induced hearing loss in the United States. Ear Hear. 2008;29:565-577.
3. Yankaskas K. Prelude: noise-induced tinnitus and hearing loss in the military. Hear Res. 2013;295:3-8.
4. Bennett BJ, Farber CR, Orozco L, et al. A high-resolution association mapping panel for the dissection of complex traits in mice. Genome Res. 2010;20:281-290.

5. Ohlemiller KK. Contributions of mouse models to understanding of age- and noise-related hearing loss. Brain Res. 2006;1091(1):89-102.
6. Li HS. Influence of genotype and age on acute acoustic trauma and recovery in CBA/Ca and C57BL/6J mice. Acta Otolaryngol (Stockh). 1992;112(6):956-67.
7. Erway LC, Shiau YW, Davis RR, Krieg EF. Genetics of age-related hearing loss in mice. III. Susceptibility of inbred and F1 hybrid strains to noise-induced hearing loss. Hear Res. 1996;93(1-2):181–7.
8. Davis RR, Newlander JK, Ling X, et al. Genetic basis for susceptibility to noise-induced hearing loss in mice. Hear Res. 2001;155(1-2):82-90.
9. Holme RH, Steel KP. Progressive hearing loss and increased susceptibility to noise-induced hearing loss in mice carrying a Cdh23 but not a Myo7a mutation. J Assoc Res Otolaryngol JARO. 2004;5(1):66-79.
10. Erway LC, Willott JF, Archer JR, Harrison DE. Genetics of age-related hearing loss in mice: I. Inbred and F1 hybrid strains. Hear Res. 1993;65(1-2):125-32.
11. Hultcrantz M, Li HS. Inner ear morphology in CBA/Ca and C57BL/6J mice in relationship to noise, age and phenotype. Eur Arch Oto-Rhino-Laryngol Off J Eur Fed Oto-Rhino-Laryngol Soc EUFOS Affil Ger Soc Oto-Rhino-Laryngol – Head Neck Surg. 1993;250(5):257-64.
12. Li HS, Borg E. Auditory degeneration after acoustic trauma in two genotypes of mice. Hear Res. 1993;68(1):19-27.
13. Li HS, Hultcrantz M, Borg E. Influence of age on noise-induced permanent threshold shifts in CBA/Ca and C57BL/6J mice. Audiol Off Organ Int Soc Audiol. 1993;32(3):195-204.
14. Erway LC, Shiau YW, Davis RR, Krieg EF. Genetics of age-related hearing loss in mice. III. Susceptibility of inbred and F1 hybrid strains to noise-induced hearing loss. Hear Res. 1996;93(1-2):181-7.
15. Davis RR, Newlander JK, Ling X, et al. Genetic basis for susceptibility to noise-induced hearing loss in mice. Hear Res. 2001;155(1-2):82-90.
16. Noben-Trauth K, Zheng QY, Johnson KR. Association of cadherin 23 with polygenic inheritance and genetic modification of sensorineural hearing loss. Nat Genet. 2003;35(1):21-3.
17. White CH, Ohmen JD, Sheth S, et al. Genome-wide screening for genetic loci associated with noise-induced hearing loss. Mamm Genome Off J Int Mamm Genome Soc. 2009;20(4):207-13.
18. Wellcome Trust Case Control Consortium. Genome-wide association study of 14,000 cases of seven common diseases and 3,000 shared controls. Nature. 2007;447(7145):661-78.
19. Kujawa SG, Liberman MC. Adding insult to injury: cochlear nerve degeneration after temporary noise-induced hearing loss. J Neurosci Off J Soc Neurosci. 2009;29(45):14077-85.
20. Pawelczyk M, Van Laer L, Fransen E, et al. Analysis of gene polymorphisms associated with K ion circulation in the inner ear of patients susceptible and resistant to noise-induced hearing loss. Ann Hum Genet. 2009;73(Pt 4):411-21.
21. Konings A, Van Laer L, Wiktorek-Smagur A, et al. Candidate gene association study for noise-induced hearing loss in two independent noise-exposed populations. Ann Hum Genet. 2009;73(2):215-24.
22. Yang M, Tan H, Yang Q, et al. Association of hsp70 polymorphisms with risk of noise-induced hearing loss in Chinese automobile workers. Cell Stress Chaperones. 2006;11(3):233-9.
23. Rabinowitz PM, Pierce Wise J, Hur Mobo B, et al. Antioxidant status and hearing function in noise-exposed workers. Hear Res. 2002;173(1-2):164-71.
24. Fortunato G, Marciano E, Zarrilli F, et al. Paraoxonase and superoxide dismutase gene polymorphisms and noise-induced hearing loss. Clin Chem. 2004;50(11):2012-8.
25. Carlsson P-I, Van Laer L, Borg E, et al. The influence of genetic variation in oxidative stress genes on human noise susceptibility. Hear Res. 2005;202(1-2):87-96.
26. Wangemann P. K+ cycling and the endocochlear potential. Hear Res. 2002;165(1-2):1-9.
27. Neyroud N, Tesson F, Denjoy I, et al. A novel mutation in the potassium channel gene KVLQT1 causes the Jervell and Lange-Nielsen cardioauditory syndrome. Nat Genet. 1997;15(2):186-9.
28. Kubisch C, Schroeder BC, Friedrich T, et al. KCNQ4, a novel potassium channel expressed in sensory outer hair cells, is mutated in dominant deafness. Cell. 1999;96(3):437-46.

29. Botstein D, White RL, Skolnick M, Davis RW. Construction of a genetic linkage map in man using restriction fragment length polymorphisms. Am J Hum Genet. 1980;32(3):314-31.
30. Mitchell AA, Cutler DJ, Chakravarti A. Undetected genotyping errors cause apparent overtransmission of common alleles in the transmission/disequilibrium test. Am J Hum Genet. 2003;72(3):598-610.
31. Myint A, White CH, Ohmen JD, et al. Large-scale phenotyping of noise-induced hearing loss in 100 strains of mice. Hear Res. 2015;332:113-120.
32. Lavinsky J, Ge M, Crow AL, et al. The Genetic Architecture of Noise-Induced Hearing Loss: Evidence for a Gene-by-Environment Interaction. G3 (Bethesda). 2016;6(10):3219-3228.
33. Lavinsky Joel, Friedman Rick A., Lavinsky Luiz. Estudo de Associação do Genoma Inteiro para Descoberta de Genes da Susceptibilidade à Perda Auditiva Induzida por Ruído [Tese on the Internet]. Porto Alegre: Faculdade de Medicina, Universidade Federal do Rio Grande do Sul; [Internet]. 2015.
34. Lavinsky J, Kasperbauer G, Bento RF, et al. Noise Exposure and Distortion Product Otoacoustic Emission Suprathreshold Amplitudes: A Genome-Wide Association Study. Audiol Neuro-otol. 2021;26(6):445-453.
35. Lavinsky J, Mendonça A, Bressan M, et al. Large-scale phenotyping of ABR P1-N1 amplitudes before and after exposure to noise in 69 strains of mice. Mamm Genome. 2021;32(6):427-434.

DIAGNÓSTICO DIFERENCIAL

Thaina Soares Miranda

INTRODUÇÃO

A perda auditiva induzida pelo ruído (PAIR) é caracterizada por alterações estruturais irreversíveis na orelha interna decorrentes da exposição contínua a um ruído intenso. Como consequência, indivíduos expostos apresentam características audiológicas semelhantes, a depender do tempo no qual fica exposto e da intensidade sonora.[1,2]

A avaliação audiométrica da PAIR precoce ou moderadamente avançada, geralmente resulta em entalhe típico a 4 kHz, com propagação para as frequências vizinhas de 3 kHz e 6 kHz. O diagnóstico diferencial deve ser feito principalmente com as doenças que apresentam traçado audiométrico sensorioneural com características semelhantes.[3]

Devemos considerar as alterações do sistema auditivo, desde as estruturas responsáveis pela condução do som até sua percepção. Dentre elas, destacam-se a presbiacusia, otospongiose, fístulas labirínticas, perda genética com manifestações tardias.

As alterações sistêmicas que podem comprometer a orelha interna devem ser investigadas, como alterações metabólicas do açúcar e tireoidopatias, doenças autoimunes e distúrbios vasculares, principalmente.

Investigamos também história de trauma, antecedentes infecciosos como meningite, herpes-zóster, sífilis, HIV entre outros.

Também é preciso diferenciá-la de outros agravos auditivos que, apesar de terem o mesmo agente etiológico, com possibilidade de ocorrência no ambiente de trabalho, possuem características diferentes. Aqui incluímos o trauma sonoro agudo por explosão ou disbarismo, que entra no quadro dos acidentes de trabalho.[2]

Possíveis simuladores são muito frequentes em audiologia ocupacional. Nesses casos, as anamneses são difíceis, com informações tendenciosas, ajustadas às expectativas dos pacientes. Inúmeras vezes as audiometrias são repetidas até se obterem resultados consistentes, compatíveis com os demais achados, capazes de instruir um relatório confiável.[4]

Conhecer algumas características das principais causas de surdez neurossensorial é o pilar fundamental na definição diagnóstica.

PRESBIACUSIA

A presbiacusia pode iniciar entre 40 e 50 anos de idade e continua pelo resto da vida. O achado audiológico mais comum é perda auditiva neurossensorial bilateral em sons agudos, geralmente simétrica. Ocorre um aumento gradual nos limiares auditivos, sendo que a frequência de 4 kHz parece ser a mais afetada, principalmente no sexo masculino.[5,6]

As altas frequências são tipicamente afetadas na presbiacusia. Quando associada à PAIR, o entalhe provocado pelo ruído pode desaparecer com o envelhecimento, dificultando a diferenciação com a presbiacusia.[7]

Além disso, a exposição ao ruído pode resultar em progressão da perda auditiva para 8 kHz. O entalhe pode ficar mais profundo e mais amplo, eventualmente, envolvendo frequências mais baixas, como 2 kHz, 1 kHz e 0,5 kHz.[8]

O diagnóstico da presbiacusia é fundamentado na história clínica, exames complementares e na ausência de outros fatores etiológicos. Na PAIR, a perda auditiva estabiliza-se após cessada a exposição, e na presbiacusia é progressiva, evolui atingindo níveis auditivos que se superpõem, não permitindo atribuir o quanto cada um contribuiu.[2]

OTOSPONGIOSE

A otospongiose é uma osteodistrofia do osso temporal caracterizada pela reabsorção e neoformação óssea desordenada. O início dos sintomas ocorre entre 30 e 40 anos de idade, acometendo mais mulheres do que homens na proporção de 2:1.[2]

História familiar está presente em 60% dos casos, sendo uma herança autossômica dominante de penetrância variável. Portanto, pacientes com história familiar positiva para perda auditiva devem sempre ser investigados para otosclerose.[9]

Condições hormonais como puberdade, gravidez e menopausa podem estar associadas à exacerbação da doença preexistente, relacionados a alterações dos níveis de estrogênio e progesterona.[6]

O quadro clínico característico é de uma perda auditiva condutiva progressiva acompanhada geralmente de zumbido. As perdas mistas e neurossensoriais ocorrem a depender da evolução e do grau de atividade da doença. Os sintomas vestibulares também podem estar presentes, geralmente associados ao acometimento neurossensorial.[2,6]

O exame físico não apresenta alterações significativas. A otoscopia é normal na maioria dos casos. O sinal de Schwartz é caracterizado pela hiperemia retrotimpânica na região do promontório e corresponde à hipervascularização do mucoperiósteo do promontório secundária à congestão vascular, causada pelo foco ativo de otosclerose. Este sinal é um indício de doença em atividade.

A platina do estribo envolvida pelo processo otospongiótico provoca uma perda auditiva condutiva. Inicialmente o *gap* aéreo-ósseo é maior nas frequências graves. Com a progressão e fixação da platina, as frequências agudas são envolvidas e a curva audiométrica passa a ser mais horizontalizada. À medida que a doença progride, o componente neurossensorial pode ser visto, normalmente com boa discriminação vocal.

A curva timpanométrica pode apresentar complacência normal (A), mas normalmente é rebaixada, tipo Ar (curva de rigidez). O reflexo estapediano pode estar ausente.

Com relação ao exame de imagem, a tomografia computadorizada de ossos temporais em cortes finos é mandatória. Este exame mostra com precisão focos de lesões espongióticas, podendo ser únicos, múltiplos ou confluentes.

A otospongiose, por causar alteração na condução sonora, gera atenuação do ruído que chega à orelha interna e assim funciona como proteção em relação à exposição sonora intensa. O otorrinolaringologista que indicar estapedotomia deverá estar atento, pois um dos passos da cirurgia é a secção do tendão do estapédio, responsável pelo mecanismo de enrijecimento da cadeia ossicular quando há exposição a sons e ruídos mais intensos. Sem esse reflexo de proteção, o indivíduo exposto a ruídos, não terá a atenuação fisiológica que ocorre na orelha média.[2]

Durante a anamnese de um paciente com suspeita de otosclerose, é imprescindível perguntar sobre possibilidade de exposição intensa ao ruído.

SCHWANNOMA VESTIBULAR E OUTROS TUMORES DE ÂNGULO PONTOCEREBELAR

Ao se deparar com perdas assimétricas, devemos descartar lesões retrococleares. Dentre os tumores do ângulo pontocerebelar (APC), os schwannomas do VIII nervo craniano correspondem a 90% dos casos. Podem ser diagnosticados em qualquer década de vida, mas, especialmente, em indivíduos entre 50 e 60 anos de idade.[2]

O sintoma principal da doença é a hipoacusia, frequentemente associada a zumbido. Ela é a consequência da compressão do nervo coclear e do comprometimento da vascularização da cóclea. Outros sintomas e sinais também podem ser encontrados, como tonturas, cefaleias, hipoestesias e paralisias.[2,10]

O exame físico otorrinolaringológico é fundamental para descartar doenças da orelha externa e média. Não são encontradas alterações à otoscopia. Deve-se avaliar os pares cranianos mais acometidos, que são: VIII, VII, V, VI, XIX, X, XI e XII. A hipoestesia da porção posterior do canal auditivo externo pode ser indício de compressão do nervo facial pelo tumor, esse é o chamado sinal de Hitselberger e pode ajudar no diagnóstico diferencial.

Diante de um caso de perda auditiva neurossensorial assimétrica, faz-se necessária investigação complementar. Além da audiometria tonal, a audiometria vocal, que, na maioria das vezes, está mais baixa nesses pacientes. A ausência de reflexo estapediano pode sugerir lesão retrococlear.

A comprovação da lesão por imagem é essencial para se firmar o diagnóstico e deve sempre ser realizado quando houver suspeita clínica e audiológica de acometimento do APC.

A tomografia computadorizada tem boa sensibilidade para detectar o tumor e estabelecer o planejamento cirúrgico. Observa-se o alargamento do conduto auditivo interno, correspondendo ao tumor no seu interior. Porém, a ressonância magnética com contraste é sem dúvida o exame de escolha. O schwannoma comporta-se como massa isointensa em relação ao parênquima encefálico em T1 e hipointenso em T2, com realce ao uso de contraste (gadolínio).[10]

Outros tumores também podem aparecer na região de APC: tumores epidermoides congênitos, lipoma, hemangioma, sendo o meningioma o segundo mais comum. Os sintomas costumam ser semelhantes. Nesses casos, os exames de imagem ajudam a diferenciá-lo devido a características de cada um.

HIDROPSIA ENDOLINFÁTICA E DOENÇA DE MÉNIÈRE

A doença de Ménière consiste em uma síndrome clínica caracterizada por episódios de vertigem usualmente associados à perda auditiva neurossensorial flutuante unilateral e zumbido, acompanhada ou não de sensação de plenitude auricular.[11]

O paciente pode apresentar episódios vertiginosos recorrentes, associados a manifestações neurovegetativas e sintomas auditivos (Quadro 15-1). A queixa de piora da audição durante a crise e a melhora no período pós-crítico são características, ajudando na elucidação diagnóstica.[6]

Quadro 15-1. Quadro clínico associado à doença de Ménière[6]

Manifestações neurovegetativas	Sintomas auditivos
Náusea	Perda auditiva
Vômito	Zumbido
Sudorese	Plenitude aural
Palidez	Distorção sonora
Taquicardia	Intolerância a sons

Existem várias possíveis causas, como alterações vasculares, traumas, alergias, doenças imunomediadas sistêmicas ou localizadas unicamente nas orelhas, disfunções do metabolismo dos carboidratos ou glicoproteínas, condições genéticas familiares ou até mesmo situações em que não se identifica uma etiologia. O achado histopatológico é a hidropsia endolinfática – aumento do volume da endolinfa no ducto coclear e órgãos vestibulares.

A perda auditiva neurossensorial assume configuração característica nas fases iniciais da doença. A curva audiométrica é ascendente, inicia-se nas baixas frequências. Com a evolução da doença, as altas frequências também são acometidas, configurando um traçado mais plano. Alguns pacientes podem apresentar-se clinicamente com surdez súbita. Pode ocorrer ao longo do tempo acometimento bilateral, em cerca de 50% dos casos.[11,12]

A discriminação vocal, em geral, é proporcional à perda auditiva, e o paciente apresenta recrutamento coclear à avaliação do reflexo estapédico do lado acometido.[12]

TRAUMA CRANIOENCEFÁLICO

Ao avaliar um paciente com história pregressa de trauma cranioencefálico (TCE), devemos estar atentos à possibilidade de perda auditiva associada. Após TCE, o paciente pode apresentar perda condutiva, mista ou neurossensorial, a depender da região acometida.

As fraturas do osso temporal podem ser classificadas de acordo com a posição do traço em relação ao eixo da pirâmide do osso temporal. A maioria das fraturas é longitudinal, com menor risco de envolvimento da cápsula ótica. No caso das fraturas transversais com acometimento da cápsula, a perda auditiva geralmente é completa e permanente devido à lesão do nervo coclear.[2]

Também pode ocorrer fístula perilinfática e, nesses casos, a perda auditiva está associada à comunicação entre orelha média e interna pelo traço de fratura. Quando ocorre desarticulação da cadeia ossicular ou mesmo sangramento na orelha média (hemotímpano) acrescenta-se um fator condutivo à perda auditiva.[13]

À otoscopia, avaliar a integridade do conduto auditivo externo, presença de perfuração de membrana timpânica, hemotímpano e sinais de desarticulação da cadeia ossicular. Examinar também os demais pares cranianos ajuda a estimar a gravidade do trauma ocorrido.

A tomografia computadorizada é o exame de escolha para a avaliação de lesões traumáticas do osso temporal. Para essa finalidade, os cortes devem ser finos, não sendo necessária a injeção de contraste.

CAUSAS GENÉTICAS

A surdez genética pode ser classificada em sindrômica, quando associada a outras alterações fenotípicas, e não sindrômica, quando isolada. A última é mais comum (70%), fenotipicamente aparecendo como perdas auditivas neurossensoriais, mais importantes no diagnóstico diferencial de perdas associadas ao trabalho. As causas sindrômicas geralmente se apresentam com perda condutiva ou mista.[2]

Em termos fenotípicos, as formas autossômicas recessivas são as mais graves, sendo responsáveis por aproximadamente todas as formas de surdez presentes ao nascimento. Nesses casos, o diagnóstico geralmente é feito durante a infância.

As autossômicas dominantes parecem contribuir de forma mais importante para os casos de surdez pós-lingual. Estas últimas são geralmente progressivas, aparecendo na segunda ou terceira década de vida. Tendem a ser menos graves e podem mostrar uma associação de perdas auditivas tanto condutivas quanto neurossensoriais.[2]

Durante a anamnese, excluindo as causas ambientais para perda neurossensorial, é fundamental estabelecer o histórico familiar para hipoacusia, a história gestacional e perinatal – infecções congênitas, uso de ototóxicos, cuidados em unidade de UTI, retardo de crescimento. Também investigar se o indivíduo apresenta outras características fenotípicas que sugerem perda auditiva de causa genética – malformações de orelhas, nariz e garganta.

Estabelecida a suspeita de perda auditiva hereditária, avaliar a possibilidade de investigação genética. Definida a causa, pode-se fazer a prevenção da surdez, realizar a detecção precoce de sintomas associados, ajudando a prevenir desordens relacionadas.

OTOTOXICOSES

Ototoxicose é caracterizada como uma perda total ou parcial da função auditiva e/ou vestibular em decorrência do uso de drogas com finalidade terapêutica.

São caracterizadas quando ocorre uma perda auditiva neurossensorial de mais de 25 dB em uma ou mais frequências na faixa de 250 a 8.000 Hz – inicialmente em frequências agudas, podendo evoluir com configuração horizontal – com ou sem manifestações de vertigem ou desequilíbrio.[6,14]

Entre as principais drogas ototóxicas, destacam-se: antibióticos, diuréticos de alça, ácido acetilsalicílico, antipiréticos, anti-inflamatórios não hormonais, agentes antimaláricos, quimioterápicos e antineoplásicos, agentes anti-heparinizantes, drogas anticonvulsivantes, betabloqueadores, barbitúricos e anfetaminas. Além de substâncias químicas e toxinas, como cocaína, mercúrio, chumbo, estanho, tolueno, manganês, entre outros.[6]

O exame físico é normal. Exames complementares para diagnóstico e prevenção dos efeitos ototóxicos têm sido audiometria tonal e vocal, audiometria de alta frequência, imitanciometria, potenciais evocados auditivos de tronco encefálico, e as emissões otoacústicas por produtos de distorção. As últimas, medem o estado funcional das células ciliadas externas, como um método de avaliação simples, rápido e com detecção precoce, colaborando na monitorização de pacientes submetidos a drogas consideradas ototóxicas.[2,14]

Diante da suspeita de ototoxicose, atentar-se aos medicamentos que o paciente fez uso, histórico de internação hospitalar prévia e doenças associadas.

INFECCIOSAS

Agentes infecciosos são causas de muitas alterações na orelha interna. Vírus e bactérias podem causar surdez congênita ou adquirida, de variada intensidade. Há predominância de origem viral e os principais encontram-se no quadro abaixo, sendo associados a surdez neurossensorial e/ou vertigem (Quadro 15-2).[2]

Quadro 15-2. Principais agentes envolvidos na perda auditiva de causa infecciosa[2]

Vírus	Bactérias
■ Caxumba	■ *Borrelia burgdorferi*
■ Vírus do herpes simples	■ *Treponema pallidum*
■ Epstein-Barr	■ *Rickettsia prowazekii*
■ Varicela-zóster	
■ Vírus da hepatite	
■ Sarampo	
■ Febre amarela	
■ Catapora	
■ Rubéola	
■ HIV	
■ Citomegalovírus	
■ *Influenza*	
■ Adenovírus	
■ Enterovírus	
■ Febre amarela	
■ Vírus *Influenza* A e B	
■ *Parainfluenza*	

Surdez Infecciosa Adquirida

Com relação ao diagnóstico diferencial com a PAIR, é fundamental termos conhecimento das causas adquiridas.

Surdez Súbita

A surdez súbita é caracterizada quando existe uma perda auditiva neurossensorial maior que 30 dB em três frequências contíguas e que ocorre em até 72 horas. É quase sempre unilateral e comumente associada a zumbido ou sensação de plenitude. A etiologia da surdez súbita ainda é controversa. Causas virais e vasculares são documentadas na literatura.[2]

Sendo assim, diante de um paciente com diagnóstico de surdez súbita, é necessário saber história de infecções de vias aéreas superiores recentes, bem como investigar infecções por caxumba, rubéola, sarampo, herpes simples, zóster, entre outros.

Caxumba

Apesar da introdução da vacinação para caxumba, nos dias atuais ainda é uma causa significativa de perda de audição.[2]

A perda da audição manifesta-se de forma súbita, durante ou logo após a infecção aguda, mas pode ocorrer até meses depois. Geralmente é profunda nas frequências agudas e unilateral, permanente e pode ser acompanhada de sintomas vestibulares e zumbido.[13]

Sarampo

Causado pelo vírus da família *Paramyxoviridae*, a perda auditiva associada ao sarampo ocorre em um pequeno número de casos, com redução importante devido à vacinação em massa. A perda tende a ser simétrica, bilateral e de intensidade moderada, acometendo principalmente as frequências agudas.[13]

Varicela-Zóster

A síndrome de Ramsay-Hunt é causada pelo vírus varicela-zóster que fica em estado de latência no gânglio geniculado, após um episódio agudo de varicela.

Em algumas situações o vírus causa infecção aguda, podendo migrar para o nervo facial, causando paralisia facial periférica. Os pacientes podem apresentar alterações cocleares e vestibulares quando ocorre migração de células inflamatórias para a orelha interna, gânglio espiral e vestibular.[13]

O quadro clínico é caracterizado por vesículas dolorosas no pavilhão auditivo, paralisia facial periférica podendo ou não estar associada a sintomas otoneurológicos – vertigem, zumbido e perda auditiva neurossensorial.

Meningite Bacteriana

A surdez neurossensorial permanente ocorre em cerca de 10% dos casos de meningite aguda bacteriana. Os germes mais frequentes são *Streptococcus pneumoniae, Haemophilus influenzae* e *Neisseria meningitidis*. No curso da doença, a surdez costuma aparecer precocemente, mas pode ocorrer em qualquer fase.[2]

A perda auditiva pode-se instalar de forma súbita ou progressiva, uni ou bilateral. Após a instalação, é irreversível.[13]

Sífilis

A sífilis na sua forma congênita ou adquirida pode levar à surdez neurossensorial. A forma congênita pode levar à surdez neurossensorial precocemente (logo ao nascimento ou até 3 anos de idade) ou tardiamente (dos 8 aos 20 anos). Já na sífilis adquirida, a surdez aparece com mais frequência no estádio secundário. A disacusia, inicialmente com boa discriminação, pode ter progressão rápida ou flutuação, pode ser associada com zumbido, vertigem e nistagmo.[2,13]

Doença de Lyme

Causada pela *Borrelia burgdorferi*, a perda auditiva pode ocorrer em até 15% dos casos. Geralmente é unilateral, progressiva ou súbita, e frequentemente associada à intolerância a sonos de alta intensidade.[13]

DOENÇA IMUNOMEDIADA DA ORELHA INTERNA

As doenças autoimunes que atingem a orelha interna causam distúrbios auditivos e/ou vestibulares. A perda auditiva é neurossensorial de instalação tardia. Acomete ambos os sexos, com predominância do sexo feminino.[13]

Pode apresentar-se como uma das manifestações de uma doença sistêmica, entre as quais a artrite reumatoide, lúpus eritematoso sistêmico (LES), esclerodermia, periarterite nodosa, policondrite recidivante, síndrome de Cogan, colite ulcerativa, granulomatose de Wegener, fibromialgia, doença de Behçet, arterite de células gigantes, entre outras.[2]

O exame físico geralmente apresenta otoscopia normal, porém uma hiperemia do cabo do martelo pode raramente ser notada. No início, a perda auditiva pode ser unilateral, mas atinge a orelha contralateral em semanas ou meses, podendo ter caráter isolado, estável ou progressivo, mas até levar à surdez total.[2]

A audiometria tonal apresenta perda do tipo sensorioneural, usualmente sem alteração retrococlear ou componente condutivo. Bilateral, assimétrica e progressiva, mostra geralmente um formato de curva descendente, porém algumas vezes pode ser plana ou afetar mais as frequências baixas que as altas, com formato ascendente. Também existem casos de surdez súbita ou perda auditiva flutuante. A discriminação vocal é geralmente desproporcional em relação à audiometria tonal, semelhante à lues ou neurinoma.[2,13]

Diante da suspeita de doença imunomediada da orelha interna, deve-se realizar uma investigação laboratorial e avaliação por imagem. Testes clínicos laboratoriais podem ser compatíveis com autoimunidade. A ressonância magnética com contraste, por sua vez, pode evidenciar atividade inflamatória labiríntica.[2,13]

DISTÚRBIOS METABÓLICOS E VASCULARES

Distúrbios do metabolismo do açúcar são responsáveis por crises vertiginosas, sensação de pressão no ouvido, irritabilidade, intolerância aos sons, falta de concentração, cefaleia e tendência a obesidade.

Doenças como hipertensão ou hipotensão arterial, insuficiência cardíaca, arritmias, aterosclerose e infarto do miocárdio, podem causar perda neurossensorial uni ou bilateral.

O exame físico otorrinolaringológico de pacientes com distúrbios metabólicos não tem alterações características. A audiometria pode ser normal, porém pode ocorrer perda neurossensorial. A curva audiometrica pode assumir configuração de "U" invertido ou horizontal. A discriminação auditiva costuma ser normal nos dois casos.[2,13]

Os exames laboratoriais solicitados para pacientes com suspeita de afecção metabólica da orelha interna são as dosagens de colesterol e suas frações, hormônios da tireoide e cortisol, além da curva glicoinsulinêmica.[13]

SIMULAÇÕES

Não é possível afirmar que o indivíduo está simulando, mas alguns indicadores durante a anamnese podem estabelecer sinais de alerta para a possibilidade de simulação. Podem incluir a falta de concordância entre a audiometria tonal e o SRT (+/- 10 dB quando o SRT é melhor que a audiometria tonal), respostas inconsistentes ou exageradas, o SRT não está em concordância com a capacidade prévia do paciente de responder facilmente às perguntas durante a anamnese ou instruções. Outro alerta é quando a razão para a consulta é para propósito de compensação ou como parte de um processo legal.[13]

TRAUMA ACÚSTICO

A PAIR é tipicamente bilateral, visto que a exposição ao ruído em sua grande maioria é simétrica. Porém, fontes unilaterais de ruído, como sirenes e tiros, podem produzir perda assimétrica. Assim como situações em que o trabalhador permanece em uma posição fixa em relação à fonte de ruído.[15]

CONCLUSÃO

Diante de trabalhadores com perda auditiva, deve-se pesquisar doenças relacionadas e detectar fatores individuais que possam contribuir para a disacusia. Na diversidade de causas relacionadas à perda de audição não se pode excluir outros fatores ambientais além do ruído, fatores interativos como produtos químicos e vibrações, potenciais intensificadores da perda auditiva.

REFERÊNCIAS BIBLIOGRÁFICAS

1. Brasil. Ministério da Saúde. Secretaria de Atenção à Saúde. Departamento de Ações Programáticas Estratégicas. Perda auditiva induzida por ruído (PAIR). Série A. Normas e Manuais Técnicos. Brasília: Editora MS; [Internet]. 2006.
2. Pignatari SSN, Anselmo-Lima WT. Tratado de otorrinolaringologia. 3. ed. Rio de Janeiro: Elsevier. 2018.
3. Rabinowitz PM, Galusha D, Slade MD, et el. Audiogram Notches in Noise-Exposed Workers. Ear and Hearing. 2006;27(6):742-750.
4. Silva AA, Costa EA. Avaliação da surdez ocupacional. Rev. Assoc. Med. Bras. 1998;44(1):65-68.
5. Baraldi GS, Almeida LC, Borges ACC. Evolução da perda auditiva no decorrer do envelhecimento. Rev. Bras. Otorrinolaringol. 2007;73(1):64-70.
6. Ganança FF, Pontes P. Manual de Otorrinolaringologia e Cirurgia de Cabeça e Pescoço. Barueri: Manole. 2011.
7. Ali S, Morgan M, Ali UI. Is it reasonable to use 1 and 8 kHz anchor points in the medico-legal diagnosis and estimation of noise-induced hearing loss? Clinical Otolaryngology. 2015;40(3):255-259.
8. Coles RRA, Lutman ME, Buffin J T. Guidelines on the diagnosis of noise-induced hearing loss for medicolegal purposes. Clinical Otolaryngology and Allied Sciences. 2000;25(4):264-273.
9. Ibañez, RN, Schneider LO, Seligman J. Anamnese dos trabalhadores expostos ao ruído. Rio de Janeiro: Revinter. 2001.
10. Bento RF, Pinna MH, Neto RVB. Vestibular schwannoma: 825 cases from a 25-year experience. Int. Arch. Otorhinolaryngol. 2012;16(4):466-475.
11. Miller MH, Schein, JD. Selected complex auditory disorders. Journal of Rehabilitation Research & Development. 2005;42(4):1-8.
12. Bittar RSM, Ganança MM, Ganança FF. Otoneurologia Clínica. 2. ed. Rio de Janeiro: Thieme Revinter. 2020.
13. Bento RF, Martins GSQ, Pinna MH. Tratado de Otologia. 2. ed. São Paulo: Atheneu. 2013.
14. Hyppolito MA, Oliveira JAA. Ototoxicidade, Otoproteção e Autodefesa das Células Ciliadas da Cóclea. Medicina (Ribeirão Preto). 2005;38(3/4):279-8.
15. Kirchner DB, Evenson E, Dobie RA, et al. Occupational noise-induced hearing loss: ACOEM task force on occupational hearing loss. Journal of occupational and environmental medicine. 2012;54(1):106-108.

DOENÇAS E CIRURGIAS DA ORELHA MÉDIA E TRABALHO

CAPÍTULO 16

Natália Cândido de Sousa
José Celso Souza

INTRODUÇÃO

As doenças da orelha média, principalmente as que cursam com otorreia e otalgia, são importantes fatores limitantes para o uso de protetores auriculares por trabalhadores que se expõem a ruído no ambiente de trabalho.

Os protetores auriculares, tanto os de inserção quanto os do tipo concha, são considerados fatores de risco para trabalhadores com doenças otológicas crônicas, pois abafam a orelha e predispõem a infecções de repetição.

Para melhor manejo e orientação desses trabalhadores, falaremos sobre as principais patologias da orelha média que requerem cuidados especiais no ambiente de trabalho.

OTITE MÉDIA CRÔNICA

Introdução, Etiopatogenia e Classificação

A otite média crônica é uma inflamação da orelha média com duração maior que 3 meses, caracterizada por alterações teciduais irreversíveis.

A etiologia é variada e, muitas vezes, multifatorial – trauma, disfunção tubária, fatores anatômicos, imunológicos, histológicos e bioquímicos.

Os principais achados clínicos, na maioria dos casos, são: perfuração persistente da membrana timpânica, otorreia e perda auditiva.

Pode ser classificada quanto à presença de colesteatoma em: otite média crônica não colesteatomatosa (OMCNC) e otite média crônica colesteatomatosa (OMCC). As OMCNC são divididas em: otite média crônica simples, otite média crônica supurativa e retrações da membrana timpânica. As OMCC são divididas em: colesteatoma congênito, colesteatoma primário e colesteatoma secundário.

Otite Média Crônica Não Colesteatomatosa

Otite Média Crônica Simples

Caracteriza-se por perfuração da membrana timpânica, otorreia intermitente – geralmente desencadeada por infecções de vias aéreas superiores, pela entrada de água no conduto auditivo externo da orelha acometida ou por uso prolongado de abafadores otológicos (p. ex., fones e protetores auriculares) – e perda auditiva, em geral condutiva, de grau variado (Fig. 16-1).

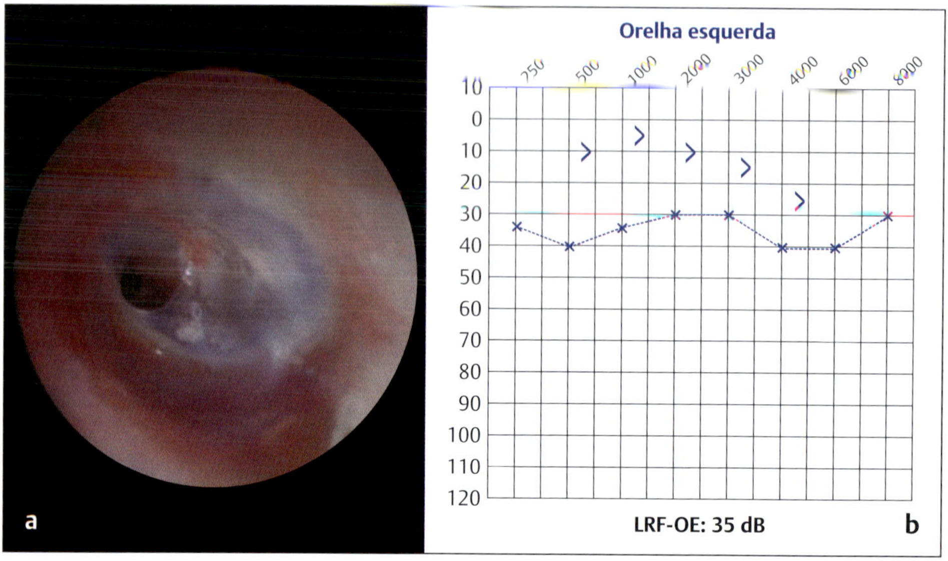

Fig. 16-1. (**a**) Membrana timpânica com perfuração central anteroinferior. (**b**) Perda auditiva condutiva leve. (Fonte: Acervo do autor.)

Otite Média Crônica Supurativa

Caracteriza-se por perfuração da membrana timpânica associada à hiperplasia da mucosa da orelha média com formação de pólipos e tecido de granulação, em alguns casos. A otorreia é persistente e a perda auditiva é mais acentuada, podendo ser condutiva ou mista (Fig. 16-2).

Retrações da Membrana Timpânica

Caracteriza-se pela formação de bolsas de retração na membrana timpânica, decorrentes de uma disfunção crônica da tuba auditiva. O principal sintoma é a plenitude auricular. Pode ocorrer perda auditiva e evolução para otite média crônica colesteatomatosa nas retrações mais severas (Fig. 16-3).

Otite Média Crônica Colesteatomatosa

Colesteatoma Congênito

Caracteriza-se pela formação de uma massa esbranquiçada retrotimpânica, decorrente de restos embrionários de tecido ectodérmico na orelha média. Os pacientes são, muitas vezes, assintomáticos, sendo a perda auditiva um dos primeiros sintomas, na maioria dos casos (Fig. 16-4).

Colesteatoma Primário

Caracteriza-se pela evolução de uma bolsa de retração na membrana timpânica, em geral na sua porção atical, com erosão óssea e formação de lamelas de queratina na caixa timpânica, que infectam e causam otorreia persistente de odor fétido, além de perdas auditiva, condutiva ou mista, de graus variados (Fig. 16-5).

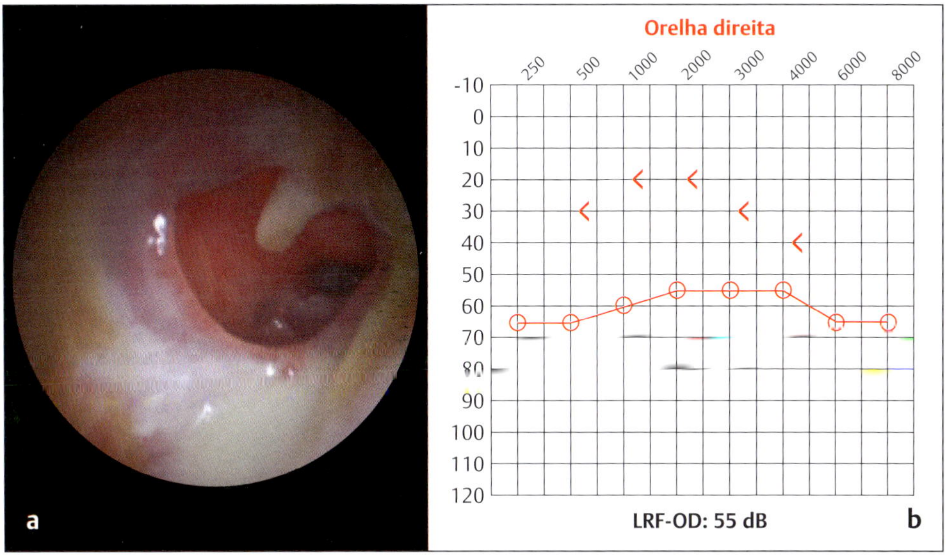

Fig. 16-2. (**a**) Membrana timpânica com perfuração central ampla. Mucosa da caixa timpânica edemaciada, com hiperemia e secreção purulenta no conduto auditivo. (**b**) Perda auditiva mista moderada. (Fonte: Acervo do autor.)

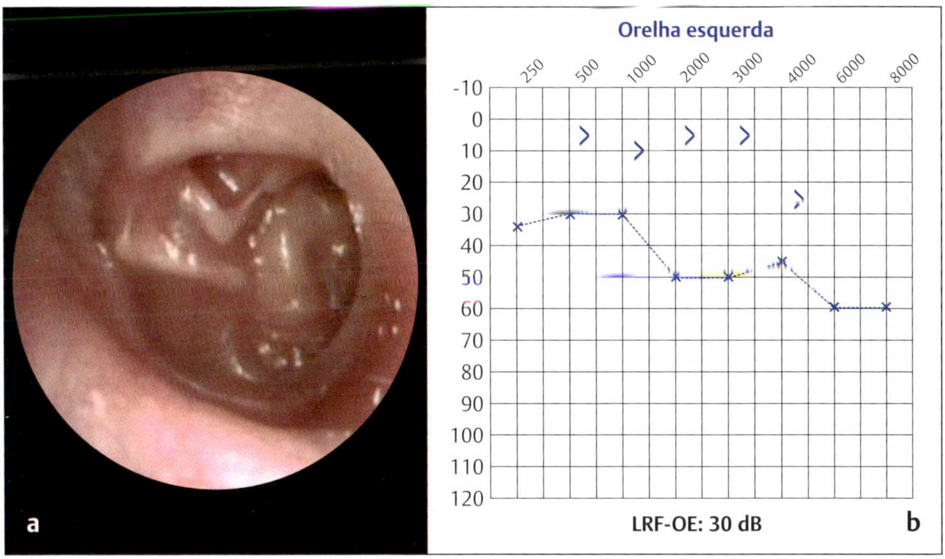

Fig. 16-3. (**a**) Membrana timpânica com retração severa (atelectásica). (**b**) Perda auditiva condutiva moderada. (Fonte: Acervo do autor.)

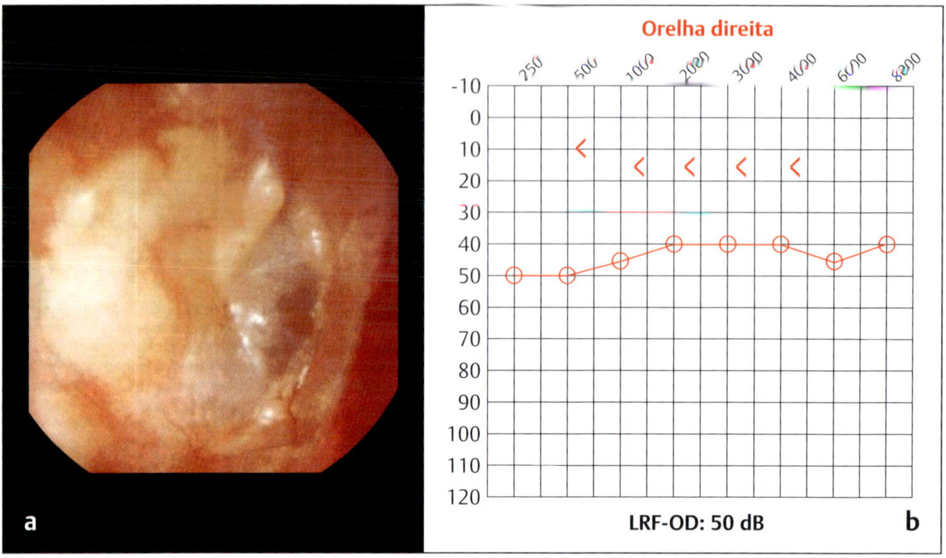

Fig. 16-4. (**a**) Membrana timpânica íntegra com massa esbranquiçada retrotimpânica. (**b**) Perda auditiva condutiva leve. (Fonte: Acervo do autor.)

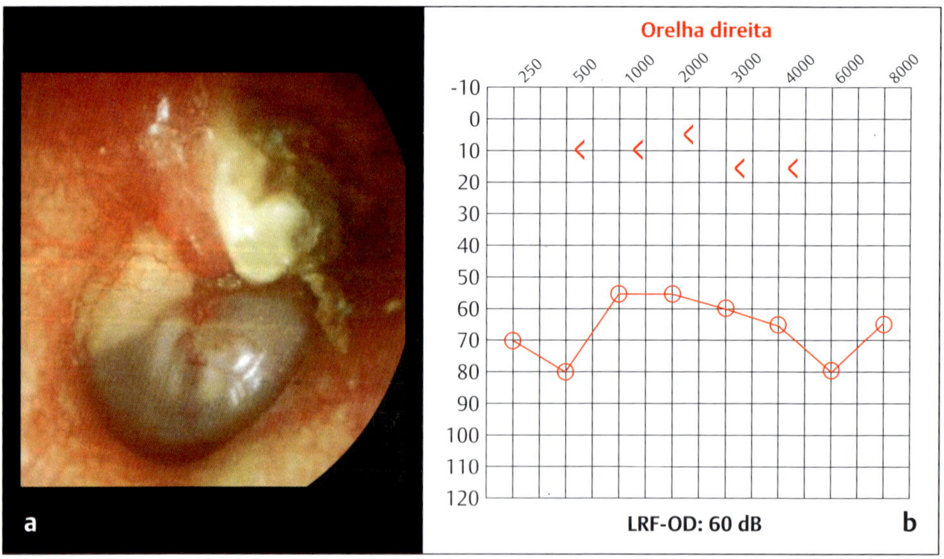

Fig. 16-5. (**a**) Região atical erodida e ocupada por colesteatoma. (**b**) Perda auditiva condutiva moderada. (Fonte: Acervo do autor.)

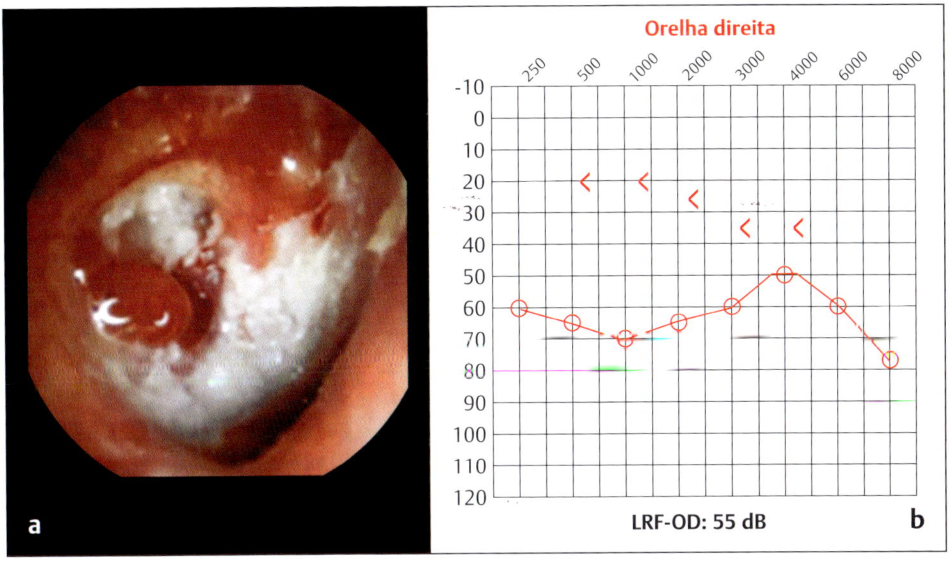

Fig. 16-6. (**a**) Membrana timpânica com lamelas de colesteatoma. Perfuração timpânica posterior com pólipo inflamatório. (**b**) Perda auditiva mista moderada.

Colesteatoma Secundário

Caracteriza-se pela migração de epitélio para orelha média, através de uma perfuração preexistente na membrana timpânica, com frequente formação de tecido de granulação e pólipos. Os principais sintomas são otorreia persistente e fétida, além de perda auditiva, condutiva ou mista, de grau variado (Fig. 16-6).

Tratamento

Todos os pacientes com otite média crônica devem evitar ambientes aquáticos e, durante o banho, devem proteger o conduto auditivo externo com algodão embebido em substância oleosa para evitar a entrada de água na orelha acometida.

Para tratamento das agudizações (início ou piora da otorreia), utiliza-se antibiótico tópico (gotas otológicas) na orelha afetada. A associação com antibiótico sistêmico e outras medicações sintomáticas pode ser realizada nas infecções mais severas.

O tratamento definitivo para as otites médias crônicas é cirúrgico, e envolve procedimentos variados, desde timpanoplastias a mastoidectomias, a depender do estágio da doença.

Após adequada cicatrização cirúrgica, muitos pacientes têm indicação de reabilitação auditiva com o uso de aparelhos de amplificação sonora individual (AASI's).

Cuidados Pré-Operatórios

Pacientes com otite média crônica devem evitar o uso de protetores auriculares, e, por conseguinte, não devem trabalhar em locais ruidosos, onde se faz necessário o uso destes EPI's (equipamentos de proteção individual).

A proteção auricular, durante o banho, é mandatória, e pacientes com infecção otológica no pré-operatório devem utilizar antibiótico tópico e/ou sistêmico para conter ou reduzir a otorreia.

Cuidados Pós-Operatórios

Os principais cuidados são:

- Realizar proteção auricular no banho (com algodão embebido em substância oleosa);
- Não utilizar protetores auriculares no ambiente de trabalho, até que haja autorização médica;
- Evitar ambientes aquáticos, exceto se houver liberação médica;
- Evitar esforço físico por 30 dias.

OTOSCLEROSE

Introdução, Etiopatogenia e Classificação

A otosclerose é uma distrofia óssea idiopática, localizada na cápsula ótica, que cursa com substituição do osso endocondral por osso imaturo, esponjoso e vascularizado.

As principais teorias etiológicas envolvem fatores genéticos, autoimunes, infecciosos – vírus do sarampo – e endócrinos – puberdade, gravidez, lactação e uso de contraceptivos.

A história clínica é de perda auditiva progressiva, que pode estar relacionada com outros sintomas, como zumbido e tontura.

Pode ser classificada em: fenestral ou retrofenestral.

Fenestral

Acomete a parede lateral da orelha interna, sendo a *fissula antefenestram* (região anterior à janela oval) a região mais acometida. O foco otosclerótico causa fixação do estribo com consequente perda auditiva condutiva e desaparecimento do reflexo estapediano (Fig. 16-7).

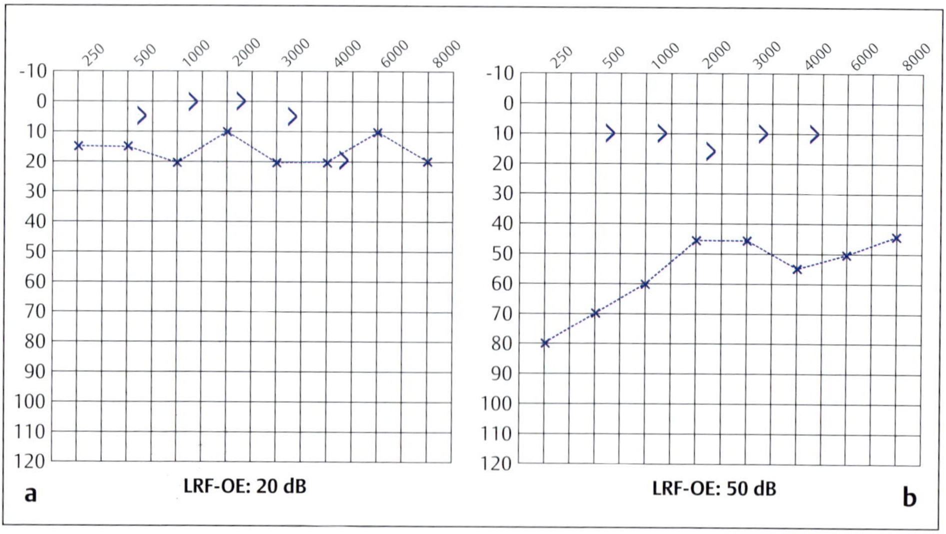

Fig. 16-7. (**a**) Perda auditiva condutiva leve. Pequeno *gap* aero-ósseo. (**b**) Perda auditiva condutiva

moderada. Grande *gap* aero-ósseo.

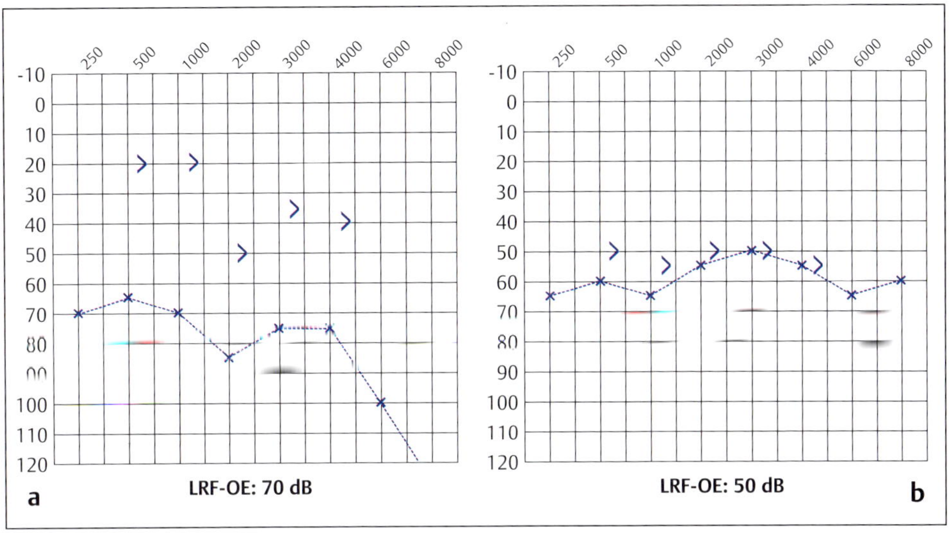

Fig. 16-8. (**a**) Perda auditiva mista severa. Grande *gap* aero-ósseo. (**b**) Perda auditiva neurossensorial moderada. Ausência de *gap* aero-ósseo.

Retrofenestral

Acomete a orelha interna isoladamente (região pericoclear, canais semicirculares, meato acústico interno, vestíbulo e os aquedutos coclear e vestibular) ou, como na maioria dos casos, é uma evolução da forma fenestral. A perda auditiva pode ser neurossensorial ou mista (condutiva e neurossensorial) (Fig. 16-8).

Tratamento

Pode ser expectante, clínico ou cirúrgico. A terapia medicamentosa (bifosfonados ou fluoreto de sódio) pode ser prescrita com o intuito de estabilizar a progressão da doença em pacientes com piora do componente neurossensorial da audição, e aparecimento ou agravamento de queixas, como tontura e zumbido.

O uso de AASI é indicado para pacientes com acometimento coclear predominante ou aqueles com otosclerose fenestral que apresentam contraindicações à cirurgia.

A cirurgia de estapedotomia é o tratamento de escolha para pacientes com perda auditiva condutiva ou mista (quando há *gap* aero-ósseo > 20 dB nas frequências da fala) e com boa reserva coclear. Consiste na substituição do estribo por uma prótese sintética acoplada à platina, após esta ser fenestrada.

Em pacientes com perda auditiva severa a profunda, sem benefício com o uso de AASI, pode-se cogitar a realização de implante coclear.

Cuidados Pré-Operatórios

Pacientes que trabalham em locais ruidosos com nível de pressão sonora superior a 85 dB(A) devem utilizar protetores auriculares (EPI's).

Cuidados Pós-Operatórios

Pacientes submetidos à estapedotomia devem evitar esforço físico e não podem viajar de avião nos primeiros 30 dias da cirurgia.

Atividades com grandes variações de altitude, como mergulho submarino e *bungee jumping*, assim como exposição a vibrações no ambiente de trabalho, como manuseio de máquinas pavimentadoras, furadoras, demolidoras e serras, são proscritas pelo risco de deslocamento da prótese e perda súbita e irreversível da audição na orelha operada.

O uso de protetores auriculares é permitido e deve ser obrigatório para trabalhadores expostos a ruído, conforme a Norma Regulamentadora 15.

BIBLIOGRAFIA

Bento RF. Tratado de Otologia. 2. ed. São Paulo: Atheneu. 2013:203-233.

Pignatari SSN, Anselmo-Lima WT. Tratado de Otorrinolaringologia. 3. ed. Rio de Janeiro: Elsevier. 2018:755-828:877-904.

PRÓTESES IMPLANTÁVEIS E IMPLANTE COCLEAR

CAPÍTULO 17

Ricardo Ferreira Bento
Nathalia Manhães Távora

INTRODUÇÃO

A perda auditiva é uma das deficiências sensoriais mais comuns. Segundo a Organização Mundial da Saúde, mais de 466 milhões de pessoas possuem algum problema auditivo, o que corresponde a 6% da população mundial. Estima-se que esse contingente chegue a 630 milhões de pessoas em 2030, e 1 bilhão até 2050.[1] No Brasil, a perda auditiva ocupa o quarto lugar no *ranking* de anos de vida perdidos por incapacidade. Estudos também a apontam como um possível biomarcador e fator de risco, sendo o principal modificável, para distúrbios cognitivos e demência.[1,2]

A deficiência auditiva é caracterizada pela perda auditiva com elevação bilateral, parcial ou total, de 41 decibéis (dB) ou mais, aferida por audiograma nas frequências de 500 Hz, 1.000 Hz, 2.000 Hz e 3.000 Hz.[3] Em geral, existe uma relação inversamente proporcional entre a prevalência desta condição e o índice de desenvolvimento humano do país.[1] É notório o impacto negativo que esse distúrbio de comunicação promove na qualidade de vida das pessoas e suas famílias, além de representar um custo global anual alto, o que inclui gastos do setor de saúde, perda de produtividade e custos sociais.[1,4] Em função disso, muito se tem evoluído na busca de minimizar as limitações, inserir e manter o indivíduo ativo nos ambientes social e profissional.

Com o advento tecnológico, diversos dispositivos ganharam evidência no tratamento da perda auditiva, desde as próteses auditivas convencionais, até as próteses semi e totalmente implantáveis. Estas ganharam especial destaque nas últimas décadas e representam estratégias valiosas de reabilitação. A reabilitação auditiva, por sua vez, não se resume apenas à colocação de uma prótese, e deve ser realizada por uma equipe multiprofissional capacitada. Quando bem adaptado, o indivíduo é capaz de desenvolver diversas atividades. Nesse capítulo, serão descritas as próteses implantáveis disponíveis no Brasil e os cuidados a elas relacionados.

PRÓTESES AUDITIVAS DE CONDUÇÃO ÓSSEA

As próteses auditivas de condução óssea foram introduzidas na prática clínica na Suécia, na década de 1970.[5] São assim denominadas por estimular a orelha interna de forma direta, por via óssea. Possuem especial importância na reabilitação de pacientes com malformações craniofaciais e infecções otológicas recorrentes ou crônicas. Devem ser consideradas quando a utilização de aparelho de amplificação sonora individual (AASI) ou de sistemas convencionais tipo CROS (*Contralateral Routing Signal*) forem ineficientes ou inviáveis (Quadro 17-1).

Quadro 17-1. Critérios de indicação para próteses auditivas ancoradas no osso

1. Perda auditiva neurossensorial, condutiva ou mista unilateral quando preenchidos todos os seguintes critérios:
a) Condições anatômicas ou infecciosas de orelha média e/ou externa que impossibilite adaptação de AASI, intolerância ao molde auricular ou problemas de microfonia b) Limiar médio para via **óssea** melhor que 60 dB (este limiar varia de acordo com o dispositivo a ser implantado) nas frequências de 0,5, 1, 2 e 3 kHz na orelha a ser implantada c) Índice de reconhecimento de fala em conjunto aberto maior que 60% em monossílabos SEM o AASI
2. Perda auditiva neurossensorial, condutiva ou mista bilateral quando preenchidos todos os seguintes critérios:
a) Condições anatômicas ou infecciosas de orelha média e/ou externa que impossibilite adaptação de AASI, intolerância ao molde auricular ou problemas de microfonia b) Limiar médio para via **óssea** melhor que 60 dB (este limiar varia de acordo com o dispositivo a ser implantado) nas frequências de 0,5, 1, 2 e 3 KHz na orelha a ser implantada c) Índice de reconhecimento de fala em conjunto aberto maior que 60 % em monossílabos **sem** AASI d) Diferença interaural entre as médias dos limiares da via óssea em 0,5, 1, 2 e 3 KHz não deve exceder 10 dB, e deve ser menor que 15 dB em todas as frequências
3. Perda auditiva neurossensorial unilateral de grau severo a profundo, para estimulação transcraniana da orelha contralateral, quando preenchidos todos os seguintes critérios:
a) Ausência de benefício com AASI no lado a ser implantado, e orelha contralateral normal b) Limiar médio pior que 71 dB para via **aérea** nas frequências de 0,5, 1, 2 e 3 KHz na orelha a ser implantada c) Limiar médio melhor que 25 dB para via **óssea** nas frequências de 0,5, 1, 2 e 3 KHz na melhor orelha

Fonte: adaptado de Associação Brasileira de Otorrinolaringologia e Cirurgia Cérvico-Facial.[6]

São classificadas quanto ao modelo e à forma de estimulação em:[6]

- *Percutâneas:* transpõem a impedância da pele e do tecido celular subcutâneo. P. ex.: Baha® *Connect* e Ponto®;
- *Transcutâneas*: os dispositivos interno e externo comunicam-se por força eletromagnética, sem exteriorização de nenhum componente. São subdivididas em:
  - *Ativas:* a unidade implantável é constituída por um ímã, uma bobina receptora e um demodulador, acoplado a um transdutor de massa flutuante para condução óssea *Bone Conduction Floating Mass Tranducer* ou BC-FMT. P. ex.: Bonebridge®;
  - *Passivas*: a unidade interna é constituída por pino ou parafuso de titânio acoplado à um ímã. P. ex.: Baha® *Attract* e Sophono®.

O sistema auditivo Sophono®, comercializado pela *Medtronic*®, não está disponível no Brasil até o momento. Consiste em dois ímãs hermeticamente vedados em uma caixa de titânio, e um espaçador magnético conectado ao processador de som *Alpha* 2 MPO™.[7]

Além das próteses osteoancoradas implantáveis, existem os sistemas *SoundBite*® e o *ADHEAR*®, não implantáveis. O sistema *SoundBite*® foi comercializado pela *Sonitus Medical*® até 2015, quando parou de ser produzido. O componente externo retroauricular captava e transmitia o sinal sonoro, via *bluetooth*, para um dispositivo intraoral, posicionado em contato com elementos dentários da arcada superior.[8] O estímulo sonoro era transformado em vibratório, e estimulava a orelha interna por condução óssea. O sistema *ADHEAR*®, por sua vez, é um dispositivo inicialmente desenvolvido pela *Otorix AB*®, comercializado pela MED-EL® desde agosto de 2017. É composto por um adaptador adesivo, posicionado sobre a pele intacta da região mastóidea, e um processador de áudio.[9]

Baha® e Ponto®

O Baha® *Bone Anchored Hearing* (Aid) foi o primeiro implante osteoancorado comercializado. Atualmente é produzido pela *Cochlear Corporation*®, e distribuído no Brasil pela Politec. Já o sistema Ponto®, é comercializado pela *Oticon Medical*®. Ambos possuem estratégias não cirúrgicas para indivíduos que não podem realizar o procedimento, cujos processadores podem ser acoplados a uma faixa ou haste (Figs. 17-1 e 17-2).[10]

O sistema Baha® possui dois modelos implantáveis:

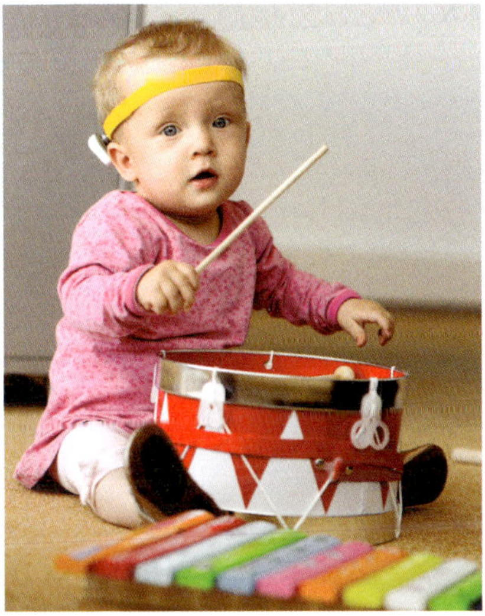

Fig. 17-1. Ponto® 3 Soft band. (Cortesia da empresa Oticon Medical.)

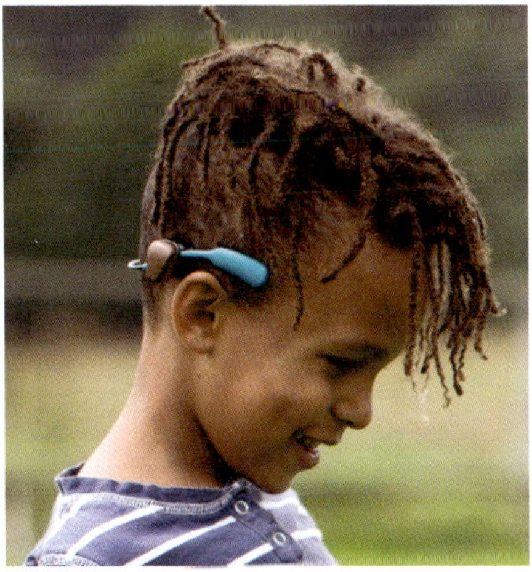

Fig. 17-2. BAHA® SoundArc. (Cortesia da empresa Cochlear Latinoamérica.)

- *Baha® Connect*: estimulação percutânea, onde o processador de áudio é acoplado ao pino de titânio, similar ao Ponto® (Figs. 17-3 e 17-4);
- *Baha® Attract*: estimulação transcutânea, onde o processador se conecta por eletromagnetismo à unidade interna (Fig. 17-5).

As próteses auditivas ancoradas no osso combinam os conceitos de osteointegração e estimulação auditiva. O processador de áudio decodifica o estímulo sonoro em mecânico, cuja intensidade pode variar de potência, de acordo com a gravidade da perda auditiva (Fig. 17-6). A fixação do implante de titânio no osso temporal deve ocorrer de forma estável e rígida. Portanto, condições que cursem com anormalidades ósseas, como osteogênese imperfeita e osteoporose severa, constituem contraindicação relativa ao procedimento.[11]

O procedimento cirúrgico é relativamente simples e rápido.[5] Ao final, uma pequena tampa de silicone *healing cap*) é acoplada ao implante, e removido 10 a 14 dias após a cirurgia. Complicações intraoperatórias são raras, e apresentam maior potencial de gravidade. São elas: perfuração do seio sigmoide, fístula liquórica, sangramento de difícil controle e má fixação do implante. As complicações pós-operatórias são mais frequentes, decorrentes de alterações locais, tais como: inflamação e infecção ao redor do pilar, cicatrização da pele sobre o implante, queloide, necrose tecidual, alteração da sensibilidade da pele, supercrescimento ósseo, e até a perda do implante.[11,12]

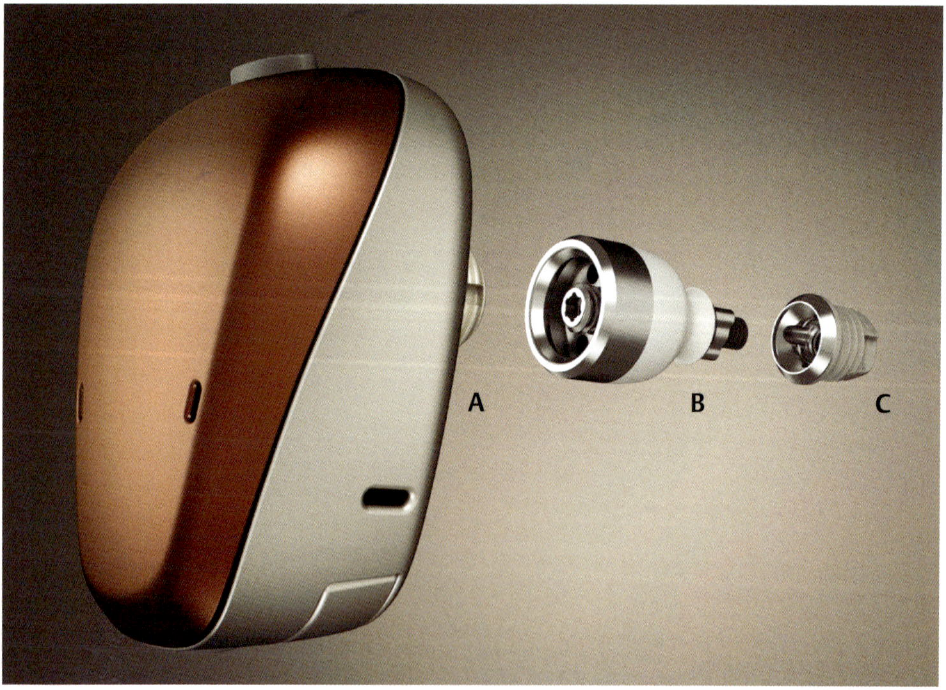

Fig. 17-3. Sistema Baha® 5 Connect: *A*. processador de som, *B*. Abutment, *C*. implante de titânio. (Cortesia da empresa Cochlear Latinoamérica.)

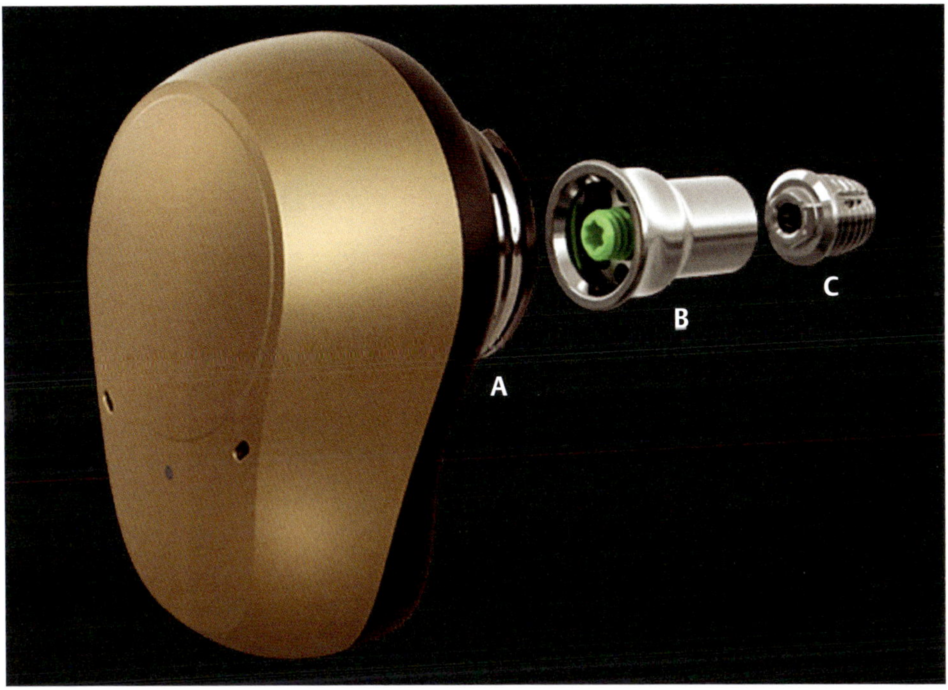

Fig. 17-4. Sistema Ponto® 4: *A*. processador de som, *B*. pilar com parafuso, *C*. implante de titânio. (Cortesia da empresa Oticon Medical.)

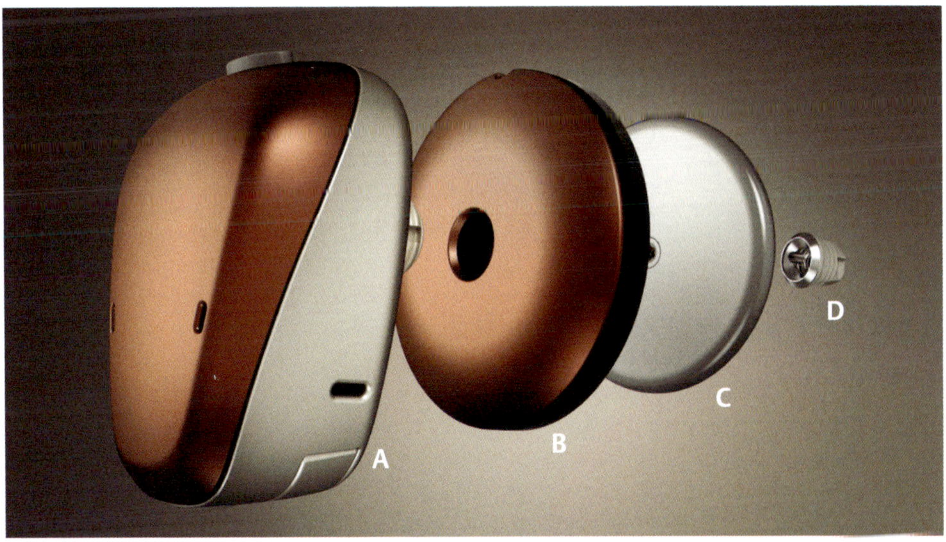

Fig. 17-5. Sistema Baha® 5 Attract: *A*. processador, *B*. ímã externo, *C*. ímã interno, *D*. parafuso de titânio. (Cortesia da empresa Cochlear Latinoamérica.)

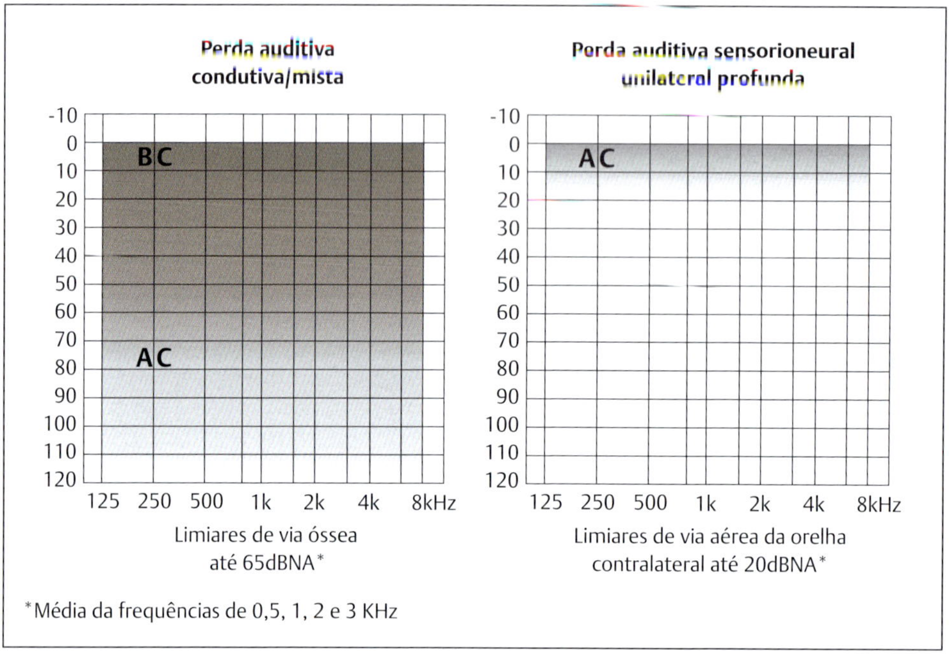

Fig. 17-6. Audiograma de indicação para próteses osteoancoradas. BC: via óssea; AC: via aérea. (Cortesia da empresa Oticon Medical.)

Os cuidados pós-operatórios possuem equivalente importância no processo de reabilitação, tais como: limpeza local diária com escova macia, remover o processador de áudio antes de dormir, proteger o *abutment* durante a aplicação de produtos capilares (ex.: *sprays*, gel) e não manipular a região do implante com objetos pontiagudos. O processador é ativado, em média, 2 a 3 meses após a cirurgia (Figs. 17-7 a 17-9).[5]

Bonebridge®

O BONEBRIDGE®, comercializado pela MED-EL®, foi o primeiro implante de estimulação óssea parcialmente implantável com ancoramento transcutâneo e estimulação ativa. Apresenta vantagem por não depender da osteointegração, ser ativado em menor tempo, e possuir menos complicações cutâneas, quando comparado com as próteses percutâneas.[13]

É constituído por duas unidades, uma interna e outra externa, unidas por magnetismo (Fig. 17-10). A unidade externa é composta por processador de áudio, microfone e bateria. Os estímulos sonoros são captados, decodificados e transferidos para a unidade interna (Fig. 17-11). Esta possui uma antena receptora, um demodulador, que converte os estímulos sonoros em mecânicos, e um transdutor de massa flutuante para condução óssea, que realiza a estimulação ativa.[14]

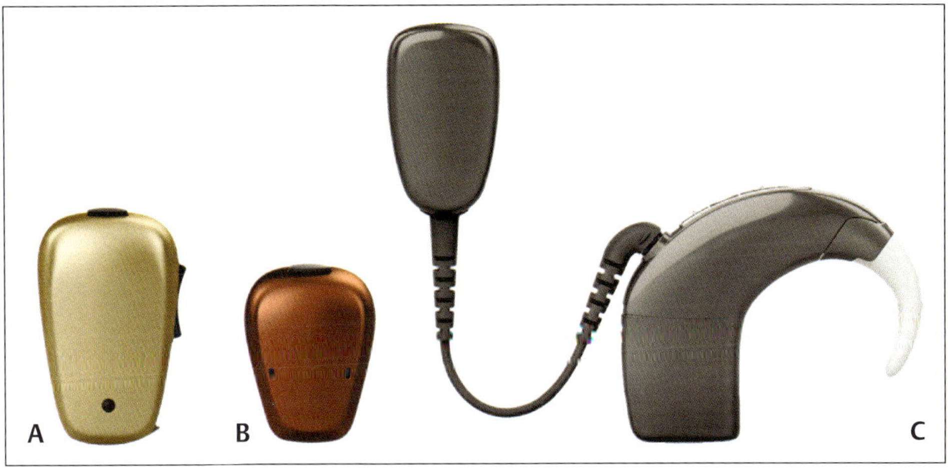

Fig. 17-7. Processadores de som Baha®: *A.* Baha 5 Power, *B.* Baha 5, *C.* Baha 5 SuperPower. (Cortesia da empresa Cochlear Latinoamérica.)

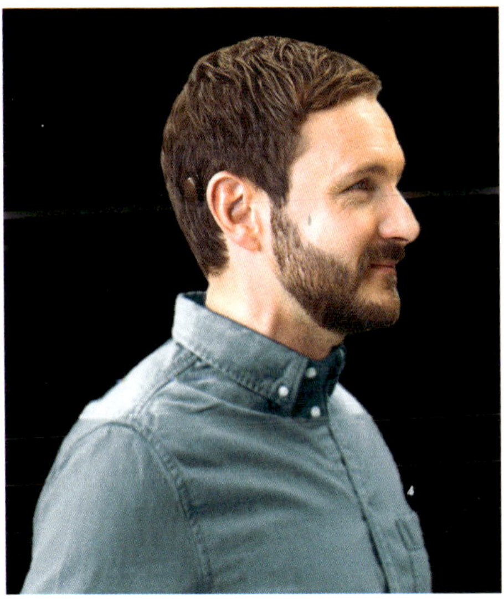

Fig. 17-8. Sistema Ponto® 4 posicionado. (Cortesia da empresa Oticon Medical.)

A cirurgia é indicada para adultos e crianças acima de 5 anos de idade, após criteriosa avaliação audiológica (Fig. 17-12) e anatômica, mediante realização de tomografia computadorizada de ossos temporais com análise tridimensional. Está contraindicada para casos de distúrbio auditivo retrococlear ou central, alteração cutânea que não permita o uso do processador, e condições anatômicas e/ou clínicas proibitivas.[13] O procedimento é realizado sob anestesia geral, e suas complicações incluem: alteração da sensibilidade cutânea, infecção, *tinnitus*, tontura, cefaleia, compressão da dura-máter, fístula liquórica, sangramento, lesão do seio sigmoide e do nervo facial.[13]

Os cuidados pós-operatórios são similares às demais cirurgias otológicas. A ativação do implante é realizada em 2 a 4 semanas, após cicatrização completa da ferida operatória.[13] O processador atualmente disponível é o SAMBA®, capaz de realizar adaptações automáticas, identificar a fonte sonora e se conectar a dispositivos externos via *bluetooth*.[14] Essas características minimizam as interferências causadas pelo ambiente, e são boas estratégias para atividades que exijam contato com ambientes ruidosos, atividades musicais e telefonia, por exemplo.

PRÓTESES AUDITIVAS IMPLANTÁVEIS DE ORELHA MÉDIA

Os implantes de orelha média foram criados a partir da década de 1970. O primeiro representante foi desenvolvido pela empresa *Soundtech*, mas as dificuldades com magnetos contribuíram para sua retirada do mercado.[10]

Podem ser divididos em duas categorias:[15]

- *Parcialmente implantáveis*: p. ex.: VIBRANT SOUNDBRIDGE® e *Maxum*®;
- *Totalmente implantáveis*: p. ex.: *Esteem*® e *Carina*®.

Atualmente, beneficiam todos os tipos de perda auditiva, uni ou bilateral, respeitando-se as particularidades técnicas de cada prótese.[16] Pacientes com anatomia desfavorável, como *tegmen* mastóideo baixo, seio sigmoide proeminente e recesso do nervo facial estreito, não se configuram candidatos às próteses totalmente implantáveis.[10]

O *Maxum*® é um sistema eletromagnético parcialmente implantável, comercializado pela *Ototronix*®, mas até o momento não está disponível no Brasil. É indicado para indivíduos maiores de 18 anos com perda auditiva neurossensorial moderada a severa e experiência prévia positiva com AASI.[15,17]

Vibrant Soundbridge®

O VIBRANT SOUNDBRIDGE® é uma prótese parcialmente implantável, desenvolvida em 1996, pela *Symphonix Devices*®. Em 2003, passou a ser fabricada e comercializada pela MED-EL®.[15,18]

Constitui-se por uma unidade externa (processador de áudio) e uma prótese ossicular vibratória *Vibrating Ossicular Prothesis* (VORP), implantável cirurgicamente (Fig. 17-13). O processador é formado por dois microfones, um microprocessador, uma antena externa com ímã ajustável, e uma bateria de zinco-ar. Uma carga da bateria possibilita a utilização por uma semana 12 a 16 horas/dia). A VORP possui um receptor/demodulador, que recebe e envia o sinal elétrico para o transdutor de massa flutuante, através de um cabo de ouro revestido por silicone. Este dispõe de tecnologia eletromagnética capaz de converter o sinal elétrico em mecânico, e pode ser posicionado de diferentes formas na orelha média (Fig. 17-14).[15,18,19]

Foi originalmente desenvolvido para indivíduos com perda auditiva neurossensorial moderada a severa, com experiência negativa ao uso de AASI. Desde 2008, é também indicado para perdas condutiva e mista (Quadro 17-2 e Fig. 17-15).[18] Portanto, pode ser opção para pessoas com malformações da orelha externa e média, estenose de conduto auditivo externo, otite externa crônica ou recorrente, cavidade aberta, e contraindicação clínica ao uso de AASI (p. ex.: alergia ao material).[15,18]

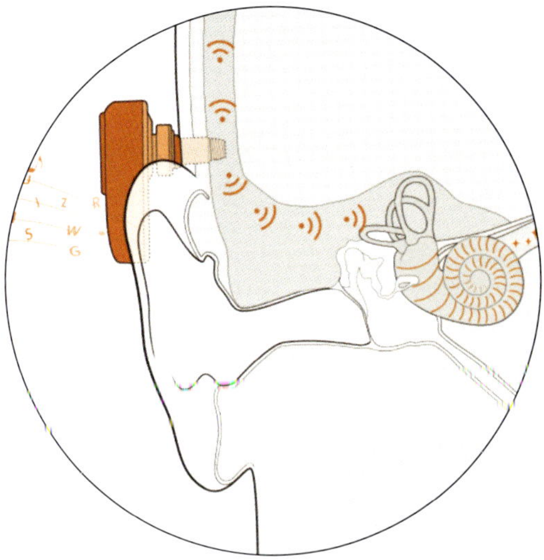

Fig. 17-9. Ativação das próteses osteoancoradas. (Cortesia da empresa Oticon Medical.)

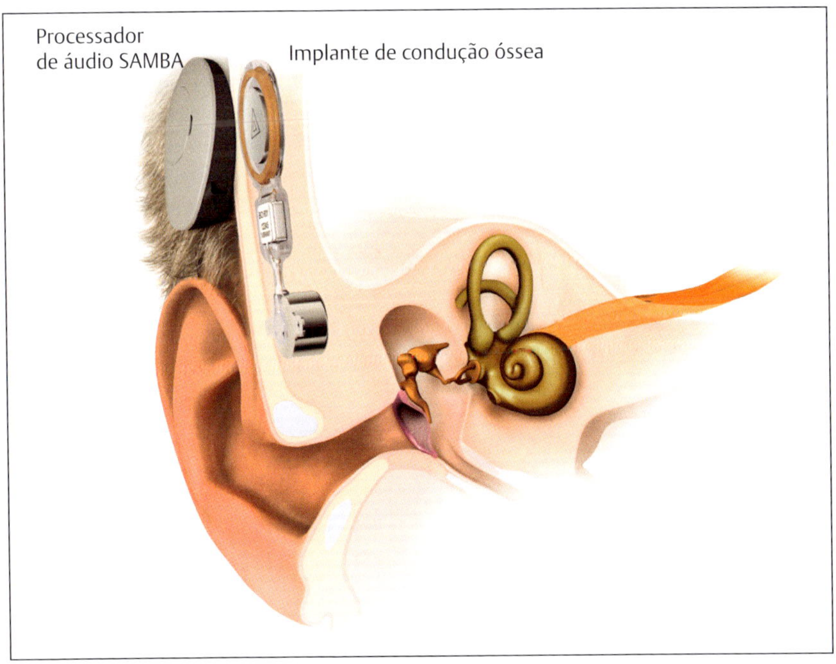

Fig. 17-10. Anatomia da orelha com o BONEBRIDGE®. (Cortesia da empresa MED-EL.)

Quadro 17-2. Critérios de indicação para VIBRANT SOUNDBRIDGE®

1. Pacientes com 18 anos ou mais de idade quando todos os critérios forem preenchidos:

a) Perda auditiva:
- *Neurossensorial*: anatomia da orelha média normal, ausência de lesão retrococlear e central, e timpanometria normal
- *Condutiva ou mista*: ausência de infecção ativa em orelha média

b) Experiência prévia negativa com AASI
c) Limiares auditivos estáveis nos últimos 2 anos
d) Índice de reconhecimento de fala em conjunto aberto maior que 50% em monossílabos
e) Expectativas adequadas

Fonte: adaptado de Tratado de Implante Coclear e Próteses Auditivas Implantáveis.[17]

O procedimento cirúrgico é realizado sob anestesia geral. As complicações incluem: alteração da sensibilidade auricular, paresia/paralisia facial periférica, tontura, *tinnitus*, alteração gustativa, perda do resíduo auditivo, infecção, irritação da pele e falha do implante.[15,18] O processador de áudio (SAMBA®), é ativado, em média, 2 meses após o procedimento. Se houver necessidade de suporte auditivo até a ativação, o AASI pode ser utilizado temporariamente na orelha operada.[19]

Esteem®

Após intensa pesquisa com dispositivos implantáveis, a *Envoy Medical Corporation*®, antiga *St. Croix Medical*®, desenvolveu o *Esteem*®, a primeira prótese de orelha média totalmente implantável com tecnologia piezoelétrica.[15,16]

É constituído por um processador de áudio de titânio, de dois canais, uma bateria não recarregável, dois transdutores um "sensor" e um "*driver*"), e não possui ímãs (Fig. 17-16). O sensor é acoplado ao corpo da bigorna, e detecta a vibração da membrana timpânica. O sinal é convertido ao processador de áudio, que amplifica, filtra e o envia para o transdutor piezoelétrico (o "*driver*"). Este converte o sinal em energia mecânica novamente, e a transmite para a orelha interna. O som é recebido diretamente pelo tímpano/cadeia ossicular, sendo livre de microfones. A bateria de lítio tem duração de 4,5 anos com uso contínuo 24 horas/dia, 7 dias/semana) a 9 anos 8 horas/dia), e sua troca é realizada mediante procedimento cirúrgico.[10,15,16,20]

É indicado para pacientes maiores de 18 anos com perda auditiva neurossensorial bilateral (Quadro 17-3).[19] Está contraindicado em casos de otite média crônica, lesões destrutivas da orelha média, distúrbio retrococlear, *tinnitus* incapacitante, tontura recorrente, hidropsia endolinfática, flutuação auditiva, alteração da via aérea e/ou via óssea de 15 dB em duas ou mais frequências, de 500 a 4.000 Hz) no último ano documentada, otite externa crônica, alergia a componentes do implante, e condição clínica proibitiva.[15,16,20]

Quadro 17-3. Critérios de indicação para o Esteem®

1. Pacientes com 18 anos ou mais de idade, quando preenchidos todos os critérios:

a) Perda auditiva neurossensorial de grau moderado a severo bilateral estável
b) Reconhecimento de monossílabos acima de 40%
c) Uso de AASI de forma correta por pelo menos 30 dias
d) Membrana timpânica e orelha média com anatomia favorável e funcionalmente normais

Fonte: Tratado de Implante Coclear e Próteses Auditivas Implantáveis, 2014.[19]

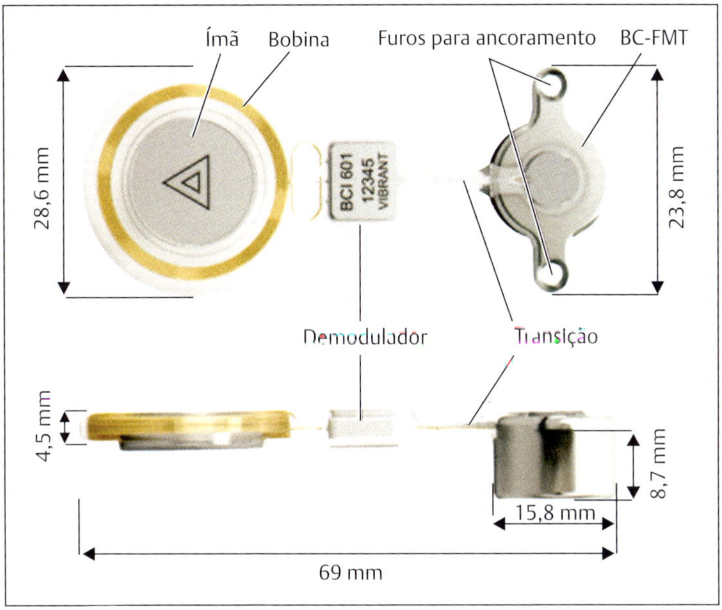

Fig. 17-11. Componentes do BONEBRIDGE®. (Cortesia da empresa MED-EL.)

A cirurgia é realizada sob anestesia geral. Para que a prótese funcione, é necessário remover o ramo longo da bigorna e acoplar o transdutor ao capítulo do estribo. As complicações inerentes ao procedimento incluem: alteração da sensibilidade local, tontura, *tinnitus*, alterações gustativas, lesão da cadeia ossicular, perda do resíduo auditivo, paresia/paralisia facial periférica, perfuração da membrana timpânica, fístula liquórica, meningite, infecção da ferida operatória e falha do dispositivo.[16,20] A ativação é realizada, em média, após 45 dias da cirurgia (6 a 8 semanas).[16] A falha do implante pode ser corrigida mediante procedimento cirúrgico revisional, seja para a troca de algum componente ou sua remoção por completo. Se optado pelo explante, a reconstrução ossicular pode ser realizada.

Os usuários do Esteem® relatam boa qualidade sonora. Não é necessário recarregar a bateria diariamente, e o controle remoto ("programador pessoal") é capaz de ligar/desligar o dispositivo, modificar a programação, e regular a intensidade do volume para as diferentes situações do dia. Possui também a vantagem de ser utilizado durante o sono e em atividades aquáticas.[20]

CARINA®

O sistema Carina® é uma prótese de orelha média totalmente implantável do tipo eletromagnético, desenvolvido pela *Cochlear Corporation*®.[15,16]

Compreende quatro componentes principais: o implante, um dispositivo de programação, um controle remoto e um carregador de bateria. Os componentes implantáveis incluem bobina receptora, ímã, processador de sinal digital, microfone, condutor, conector, transdutor e sonda (Fig. 17-17). A unidade do microfone possui duas faces em posições antagônicas, onde a face externa captura sons ambientais e a interna, os sons gerados

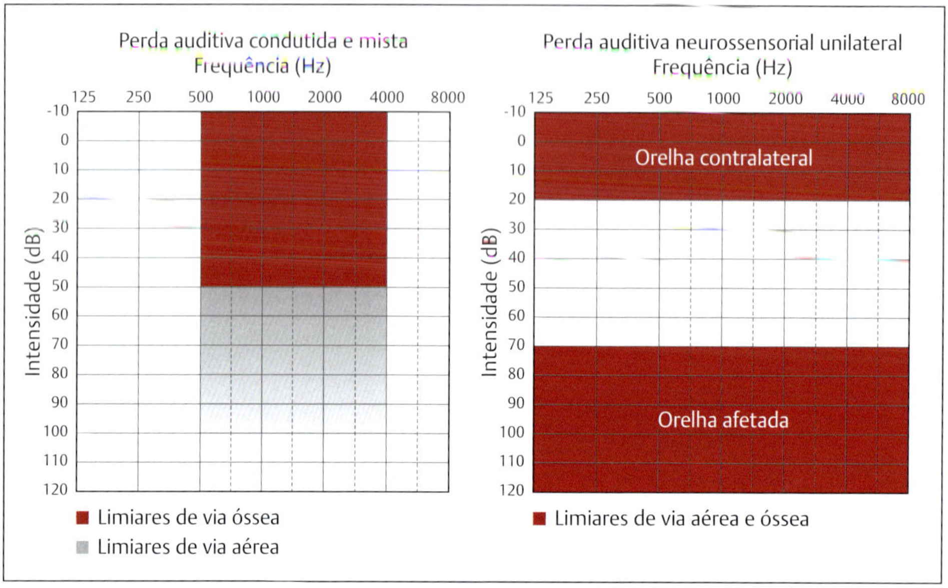

Fig. 17-12 – Audiograma de indicação do BONEBRIDGE®. (Cortesia empresa MED-EL.)

pelo próprio corpo (p. ex.: mastigação, respiração). Os estímulos sonoros são convertidos em sinais elétricos e energia mecânica, a qual atua diretamente sobre a cadeia ossicular ou a janela redonda.[10,15,16] O controle remoto permite ligar/desligar o dispositivo, alterar as programações e controlar o volume. A bateria interna é recarregada por uma bobina colocada sobre o implante, e possui duração aproximada de 32 horas/carga. Sua vida útil é de 10 a 15 anos, devendo ser trocada após esse período. O transdutor do ouvido médio não requer substituição.[21]

É indicado para pacientes acima de 14 anos, com perda auditiva neurossensorial, condutiva ou mista (Quadro 17-4 e Fig. 17-18). No entanto, está contraindicado para pacientes com distúrbios ósseos degenerativos, doenças do ouvido médio, distúrbios retrococleares ou centrais, e perda auditiva pré-lingual.[15,21]

A cirurgia é realizada sob anestesia geral. Posiciona-se o microfone em região temporal, retroauricular ou ponta da mastoide (Figs. 17-19 e 17-20). O transdutor pode ser acoplado na supraestrutura do estribo, platina, bigorna ou janela redonda, e, diferente do Esteem®, os ossículos permanecem intactos.[15,16,21]

Quadro 17-4. Critérios de indicação do Carina®

1. Pacientes com idade igual ou maior que 14 anos, quando preenchidos os critérios
a) Perda auditiva neurossensorial ou mista moderada a profunda, uni ou bilateral
b) Ausência de benefício ou impossibilidade de uso do AASI
c) Limiares auditivos estáveis
d) Expectativas adequadas

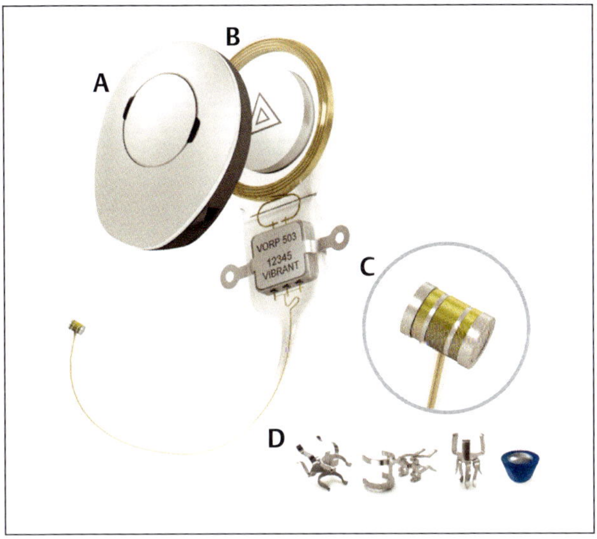

Fig. 17-13 – VIBRANT SOUNDBRIDGE®: *A.* processador de áudio, *B.* prótese ossicular vibratória (VORP 503), *C.* transdutor de massa flutuante, *D. clips* para fixação do transdutor. (Cortesia da empresa MED-EL.)

Os cuidados pós-operatórios são similares às demais cirurgias otológicas. A ativação é realizada 12 semanas após a cirurgia.[16] Por ser uma prótese totalmente implantável, proporciona liberdade para atividades esportivas e não sofre interferência do ambiente em relação à umidade. Para a obtenção de um ganho auditivo adicional nas situações de maior dificuldade, os pacientes com perda auditiva severa podem utilizar um processador externo opcional.

IMPLANTE COCLEAR

O implante coclear (IC) é um dispositivo de alta complexidade tecnológica, resultado de intensa pesquisa nos últimos anos. Atualmente, existem quatro marcas disponíveis no Brasil: *Advanced Bionics*®, *Cochlear Corporation*®, MED-EL® e *Oticon Medical*®.

Pode ser classificado quanto às seguintes categorias:[22]

- *Modo de funcionamento do processador:* analógico ou digital;
- *Número de eletrodos:* mono ou multieletrodos;
- *Modo de estimulação do eletrodo:* múltipla simultânea ou única.

É constituído por duas unidades: interna e externa. A unidade externa (Fig. 17-21) é constituída por microfone direcional, processador de fala, antena transmissora, ímã e fonte de energia. O microfone capta o som do ambiente e o transmite ao processador de fala. Os sinais sonoros são codificados em impulsos elétricos, e transmitidos à unidade interna. A antena transmissora é posicionada na região temporal, justaposta à antena receptora, por força magnética. Como fonte de energia, utiliza pilhas ou baterias. O componente interno é constituído por antena receptora, ímã, receptor-estimulador e cabo transmissor, com um feixe de eletrodos na extremidade (Figs. 17-22 e 17-23). Alguns modelos possuem um cabo adicional, denominado eletrodo de referência ou terra.[22,23]

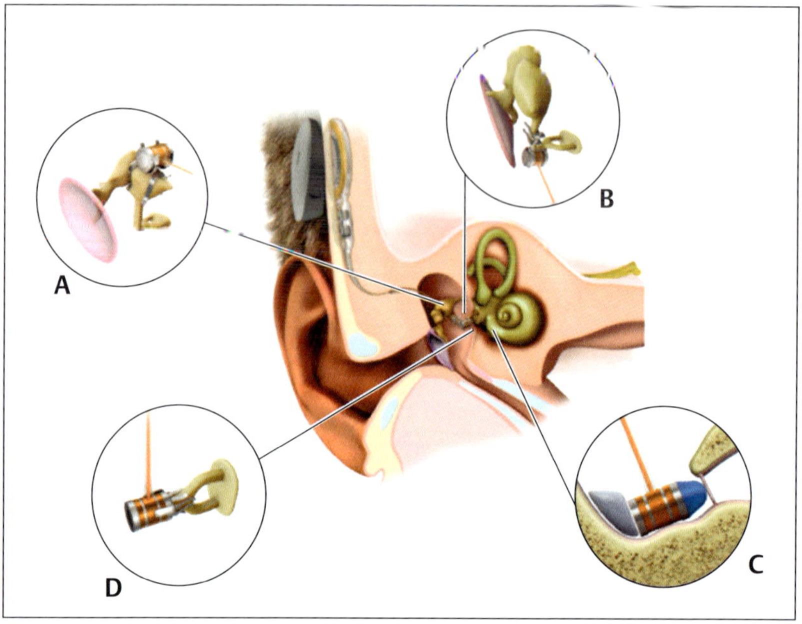

Fig. 17-14. Anatomia da orelha e posição dos acopladores do VIBRANT SOUNDBRIDGE®: *A.* corpo da bigorna, *B.* ramo longo da bigorna, *C.* janela redonda, *D.* estribo. (Cortesia da empresa MED-EL.)

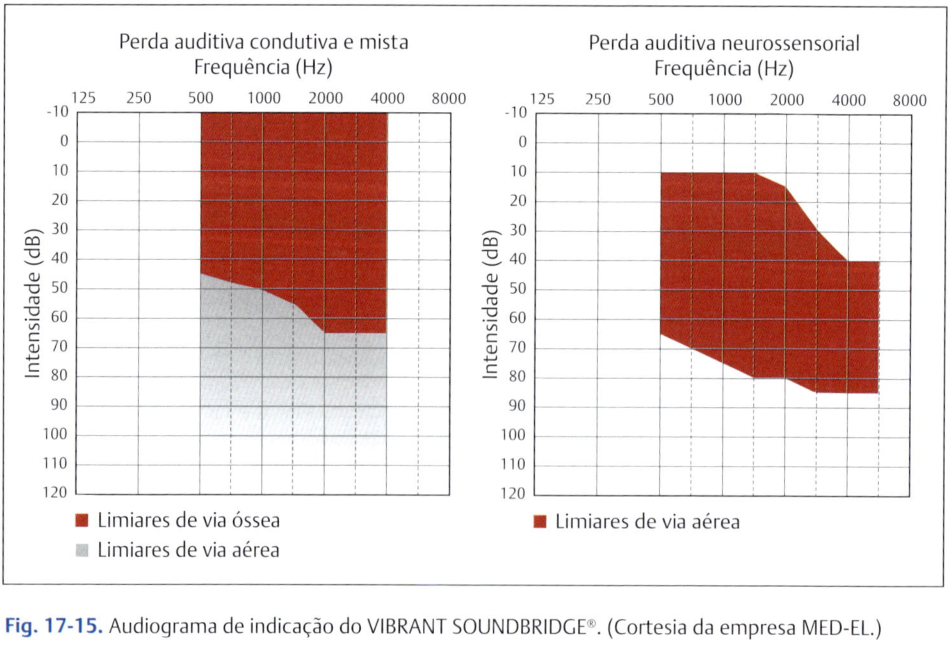

Fig. 17-15. Audiograma de indicação do VIBRANT SOUNDBRIDGE®. (Cortesia da empresa MED-EL.)

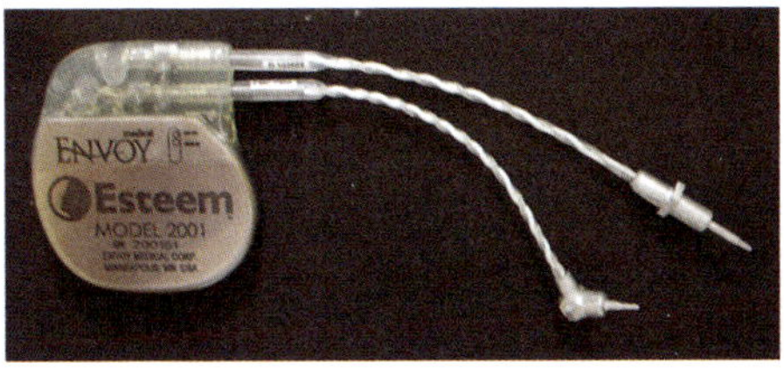

Fig. 17-16. Esteem®. (Acervo pessoal do Prof. Ricardo F. Bento.)

O implante coclear beneficia indivíduos com perda auditiva neurossensorial severa a profunda, que apresentem pouco ou nenhum benefício com AASI (Quadros 17-5 a 17-7). Indivíduos com espectro da neuropatia auditiva, cegueira associada à surdez, e com preservação auditiva em frequências graves, possuem critérios de indicação distintos.[24] O procedimento é contraindicado em casos de agenesia ou tumor do nervo auditivo, malformação coclear severa, adultos e adolescentes pré-linguais não reabilitados pelo método oral, expectativas inadequadas e restrições sociais.[23,24]

Os candidatos ao implante devem ser vacinados contra meningite, que é cerca de 30 vezes mais frequente entre os usuários de implante coclear do que na população geral.[23] A oferta desses imunobiológicos é obrigatória em todo o território nacional. A cirurgia é realizada sob anestesia geral e monitorização neurofisiológica do nervo facial, pois além de aumentar a segurança do ato cirúrgico, identifica estímulos faciais durante a telemetria intraoperatória. Complicações relacionadas ao procedimento incluem: paralisia facial periférica, infecção, necrose cutânea, alterações gustativas, tontura, meningite, fístula liquórica, perfuração de membrana timpânica, *tinnitus*, sangramento, deslocamento da unidade interna e falha do dispositivo.[22,23] A ativação do implante é realizada, em média, 30 dias após a cirurgia.

A percepção sonora após o implante pode ser influenciada pelo tempo de privação auditiva, etiologia da surdez e uso de estratégia de estimulação. Os pacientes podem experimentar níveis de audição próximos aos de um ouvinte normal, desenvolver a fala, aumentar a autoconfiança em situações sociais, e melhorar a comunicação com a família, amigos e no trabalho.[23] O som pode-se apresentar mais robotizado/metalizado ou não, a depender da experiência individual. A maioria dos pacientes refere melhora progressiva da qualidade sonora à medida que a adaptação é consolidada.

Quadro 17-5. Critérios de indicação para implante coclear

1. Crianças de até 4 anos (incompletos) com perda auditiva neurossensorial severa e/ou profunda BILATERAL, quando preenchidos os critérios:
a) Experiência com AASI por período mínimo de 3 meses (exceto meningite e/ou surdez profunda de etiologia genética comprovada) b) Idade mínima de 6 meses na perda auditiva profunda e de 18 meses na severa c) Limiares em campo livre com AASI piores que 50 dBNA nas frequências da fala (0,5 a 4 KHz) d) Adequação psicológica, motivação e expectativa adequada da família
2. Crianças de 4 a 7 anos incompletos com perda auditiva neurossensorial severa e/ou profunda BILATERAL, quando preenchidos os critérios:
a) Índice de reconhecimento de sentenças em conjunto aberto igual ou menor que 50% com uso de AASI na orelha a ser implantada b) Indicadores favoráveis para o desenvolvimento da linguagem oral c) Adequação psicológica, motivação e expectativa adequada da família
3. Crianças de 7 a 12 anos incompletos com perda auditiva neurossensorial severa e/ou profunda BILATERAL, quando preenchidos todos os critérios:
a) Índice de reconhecimento de sentenças em conjunto aberto igual ou menor que 50% na orelha a ser implantada, e percepção de fala diferente de zero em conjunto fechado b) Código linguístico oral em desenvolvimento; comportamento linguístico oral predominante. c) Adequação psicológica, motivação e expectativa adequada do paciente e da família d) Uso de AASI contínuo e efetivo por pelo menos metade da sua idade
4. Adolescentes a partir de 12 anos com perda auditiva neurossensorial pré-lingual severa e/ou profunda BILATERAL, quando preenchidos os critérios:
a) Índice de reconhecimento de sentenças em conjunto aberto igual ou menor que 50% com uso de AASI na orelha a ser implantada, e percepção de fala diferente de zero em conjunto fechado b) Código linguístico oral estabelecido c) Adequação psicológica, motivação e expectativa adequada do paciente e da família d) Uso de AASI efetivo por pelo menos metade da sua idade
5. Adolescentes a partir de 12 anos com perda auditiva neurossensorial pré-lingual severa e/ou profunda BILATERAL, quando preenchidos os critérios:
a) Índice de reconhecimento de sentenças em conjunto aberto igual ou menor que 50% com uso de AASI na orelha a ser implantada b) Adequação psicológica, motivação e expectativa adequada do paciente e da família
6. Adultos que apresentem perda auditiva neurossensorial pré-lingual severa e/ou profunda UNILATERAL ou BILATERAL, quando preenchidos os seguintes critérios:
a) Índice de reconhecimento de sentenças em conjunto aberto igual ou menor que 50% com uso de AASI na orelha a ser implantada, e percepção de fala diferente de zero em conjunto fechado b) Código linguístico oral estabelecido c) Adequação psicológica e motivação adequada do paciente d) Nos casos de surdez bilateral, é necessário o uso de AASI efetivo desde o diagnóstico
7. Adultos que apresentem perda auditiva neurossensorial pós-lingual severa e/ou profunda UNILATERAL ou BILATERAL, quando preenchidos os seguintes critérios:
a) Índice de reconhecimento de sentenças em conjunto aberto igual ou menor que 50% com uso de AASI na orelha a ser implantada b) Adequação psicológica e motivação do paciente

Fonte: adaptado de Associação Brasileira de Otorrinolaringologia e Cirurgia Cérvico-Facial.[23]

Quadro 17-6. Critérios especiais de indicação de implante coclear

1. Espectro da neuropatia auditiva em crianças pré-linguais
a) Uso obrigatório de AASI por tempo mínimo de 12 meses b) O desempenho nos testes de percepção auditiva da fala é soberano ao grau da perda auditiva. Índice de reconhecimento de sentenças em conjunto aberto igual ou menor que 50% com uso de AASI na orelha a ser implantada, e inferior a 60% na melhor orelha, independentemente do grau de perda auditiva c) Idade mínima de 30 meses para as perdas moderadas e 18 meses para as severas a profundas. Exceto casos de etiologia genética do espectro da neuropatia auditiva comprovada d) Demais critérios seguem os constantes no Quadro 17-5, de acordo com a faixa etária e época de instalação da surdez
2. Espectro da neuropatia auditiva em pacientes pós-linguais
a) O desempenho nos testes de percepção auditiva da fala é soberano ao grau da perda auditiva. Índice de reconhecimento de sentenças em conjunto aberto igual ou menor que 50% com uso de AASI na orelha a ser implantada, e inferior a 60% na melhor orelha, independentemente do grau de perda auditiva b) Os demais critérios seguem os constantes no Quadro 17-5, de acordo com a faixa etária e época de instalação da surdez
3. Cegueira associada à surdez
a) Independente da idade ou época da instalação da surdez, quando o resultado de reconhecimento de sentenças em conjunto aberto com uso de AASI for igual ou inferior a 50% na orelha a ser implantada b) Adequação psicológica e motivação do paciente
4. Implante coclear de estimulação eletroacústica – adultos (maiores de 18 anos de idade) com perda auditiva profunda em frequência aguda e preservação em frequências graves, de acordo com os seguintes critérios:
a) Limiares tonais menores ou iguais a 60 dB nas frequências de 250, 500 e 1.000 Hz e maiores que 75 dB nas frequências de 2, 3 e 4 KHz na orelha a ser implantada b) Reconhecimento de monossílabos com AASI entre 10% e 60% na orelha a ser implantada c) Reconhecimento de monossílabos com AASI menor que 80% na orelha contralateral d) GAP aero-ósseo menor que 15 dB e) Perda auditiva estável nos últimos 2 anos f) Etiologia diferente de otoesclerose, meningite, doença autoimune, malformação e ossificação coclear g) Ausência de contraindicação para utilização de moldes auriculares h) Os demais critérios seguem os constantes no Quadro 17-5, de acordo com a faixa etária e época de instalação da surdez

Fonte: adaptado de Associação Brasileira de Otorrinolaringologia e Cirurgia Cérvico-Facial.[23]

Quadro 17-7. Critérios de contraindicação ao implante coclear para pacientes de qualquer idade, com deficiência auditiva pré ou pós-lingual

O IC está contraindicado na presença de um ou mais dos critérios abaixo
1) Agenesia ou tumores do nervo auditivo 2) Malformação severa da cóclea 3) Adultos e adolescentes pré-linguais não reabilitados pelo método oral 4) Expectativas inadequadas quanto aos resultados do implante coclear 5) Contraindicações clínicas ao procedimento cirúrgico 6) Contraindicações sociais: família sem possibilidade de manutenção do aparelho, baterias, possibilidade de retornos frequentes na equipe

Fonte: adaptado de Associação Brasileira de Otorrinolaringologia e Cirurgia Cérvico-Facial.[23]

IMPLANTE AUDITIVO DE TRONCO ENCEFÁLICO

O implante auditivo de tronco encefálico Auditory Brainstem Implant (ABI) é uma prótese parcialmente implantável, cuja placa de eletrodos é posicionada sobre os núcleos cocleares do tronco encefálico, e o estímulo recebido é transmitido ao córtex auditivo, onde é interpretado como som.[25,26] No Brasil, a primeira cirurgia foi realizada em setembro de 2005, no Hospital das Clínicas da FMUSP. Até 2014, mais de 1.200 pacientes já haviam sido implantados em todo mundo.[25] Os modelos disponíveis são produzidos pela Cochlear Corporation®, MED-EL® e Oticon Medical® (Fig. 17-24).

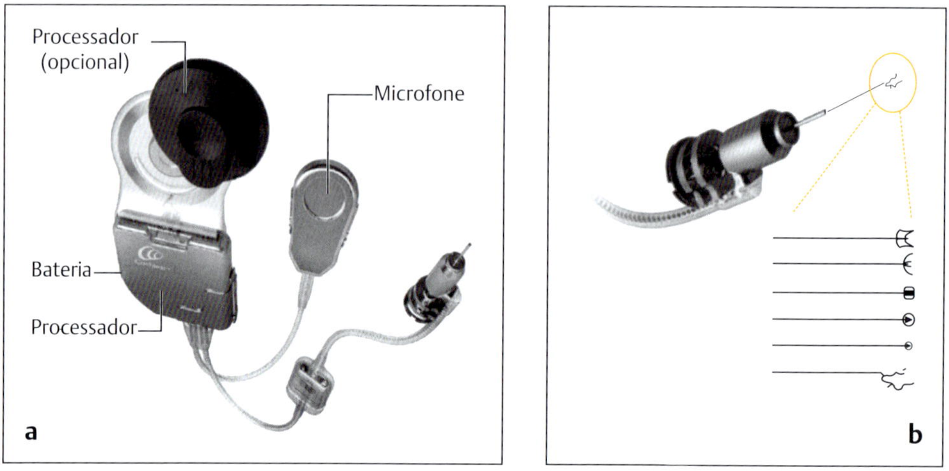

Fig. 17-17. Sistema Carina®. (**a**) Componentes. (**b**) Transdutor e tipos de acopladores. (Cortesia da empresa Cochlear Latinoamérica.)

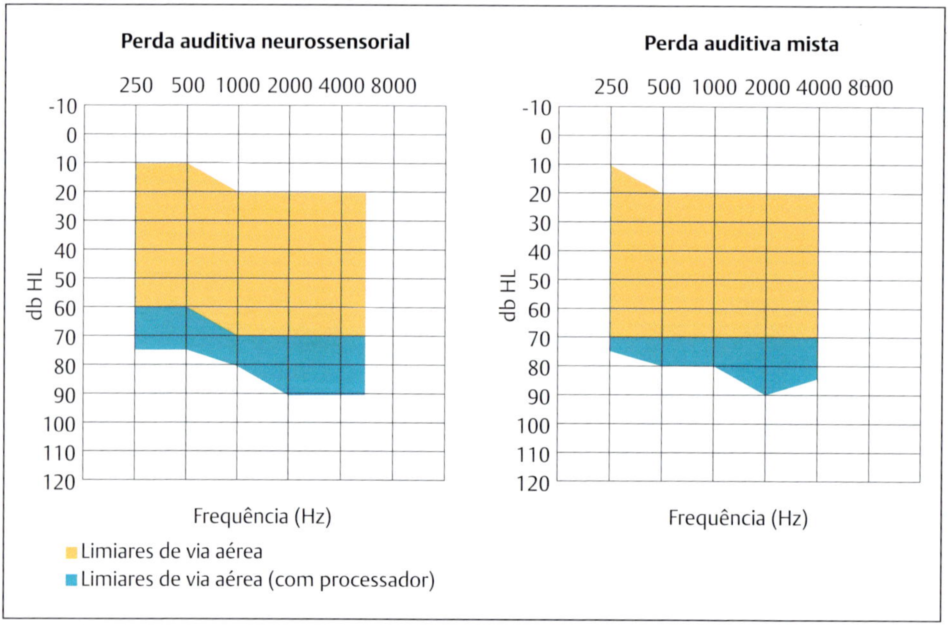

Fig. 17-18. Audiograma de indicação do Carina®. (Cortesia empresa Cochlear Latinoamérica.)

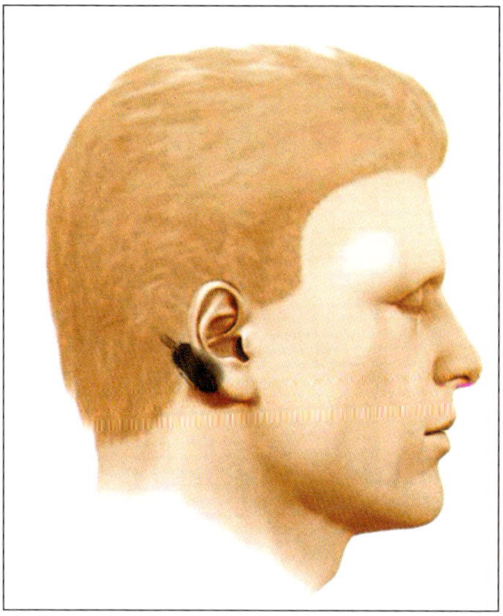

Fig. 17-19. Posicionamento do Carina® microfone na mastoide. (Cortesia da empresa Cochlear Latinoamérica.)

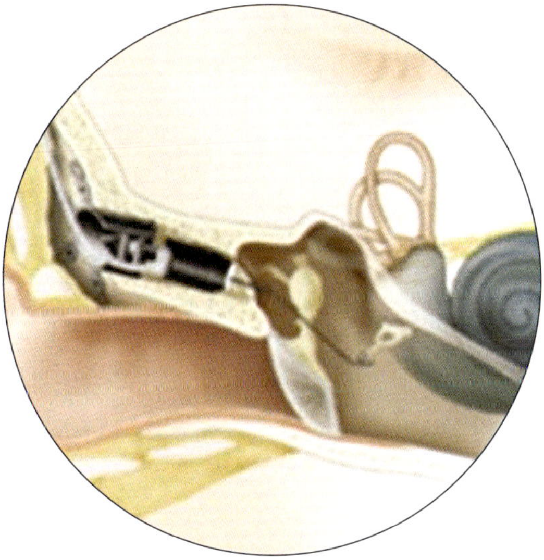

Fig. 17-20. Anatomia da orelha e posição do clip do Carina® na supraestrutura do estribo. (Cortesia da empresa Cochlear Latinoamérica.)

Foi inicialmente desenvolvido para a reabilitação de pacientes com neurofibromatose tipo 2, após remoção do schwannoma do VIII nervo craniano. Atualmente, é destinado também a pacientes com perda auditiva neurossensorial severa a profunda bilateral, em situações em que o implante coclear não pode ser realizado, tais como: avulsão traumática do nervo coclear bilateral, ossificação coclear completa, e algumas malformações cocleares e/ou do nervo auditivo.[25-27]

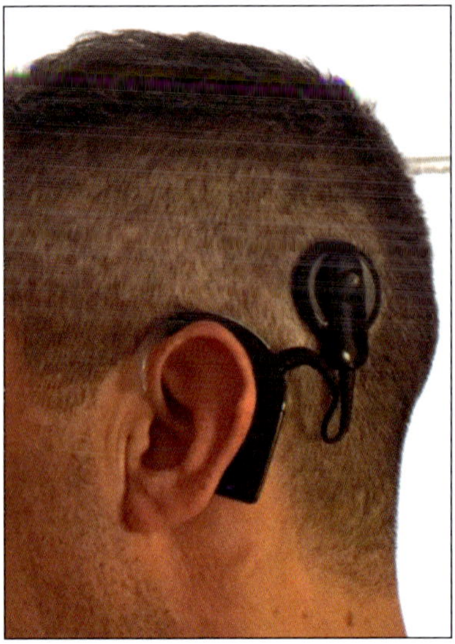

Fig. 17-21. Posição da unidade externa do implante coclear na orelha. (Acervo pessoal do Prof. Ricardo F. Bento).

A cirurgia do ABI é a mais complexa dentre as citadas, o que confere maior risco ao procedimento. As complicações podem estar relacionadas ao acesso cirúrgico, à ressecção do tumor quando presente) e ao implante propriamente dito. São elas: *tinnitus*, alterações gustativas, tontura, paralisia facial periférica, hemorragia intracraniana, edema cerebral, fístula liquórica, infecção da ferida operatória, meningite, estimulação de outros nervos cranianos, distúrbios cerebelares, cefaleia e morte.[25-27] O procedimento deve ser realizado por equipe de profissionais experientes, sob anestesia geral. O processador de fala é ativado, em média, após 8 semanas.[25,27] A partir de então, inicia-se um lento e intenso processo de adaptação e treinamento para interpretação dos sons.

Apesar da similaridade com o implante coclear, os resultados audiológicos proporcionados pelo ABI são menos promissores. Em geral, espera-se que o indivíduo reconheça os sons ambientais e os elementos da fala, com apoio visual orofacial. A minoria desenvolve a capacidade de compreensão sonora sem apoio visual.[26]

PRÓTESES IMPLANTÁVEIS E O AMBIENTE

As próteses auditivas implantáveis possuem particularidades, o que inclui cuidados durante a realização de algumas atividades. Esses cuidados não devem ser vistos de forma negativa, pois são inúmeras as possibilidades de inserção e manutenção) do indivíduo nos ambientes social e ocupacional.

Os ambientes de trabalho diferem em relação à sua organização, exposição a agentes nocivos e condições ambientais. A Portaria n°25 29/12/1994) classifica os principais riscos ocupacionais em:[28]

- Risco físico: exposição a ruídos, vibrações, radiações ionizantes e não ionizantes, temperaturas extremas, pressões anormais e umidade;
- Risco químico: exposição a poeira, gases, vapores, substâncias ou compostos químicos em geral;

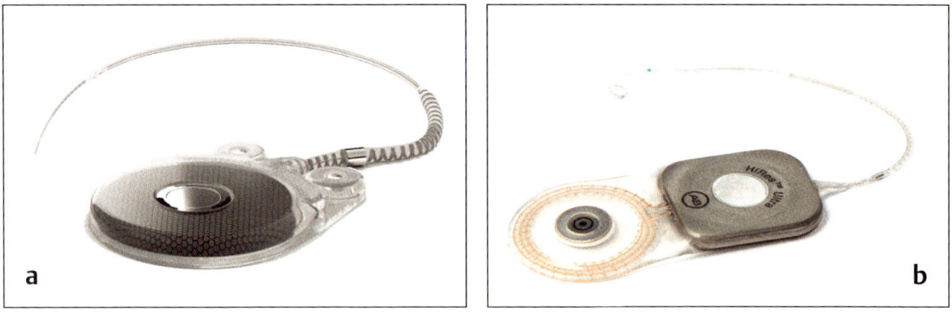

Fig. 17-22. Exemplos de unidade interna do implante coclear. (**a**) Implante coclear Neuro Zti®. (Cortesia da empresa Oticon Medical.) (**b**) Implante coclear HiRes Ultra 3D®. (Cortesia da empresa Advanced Bionics.)

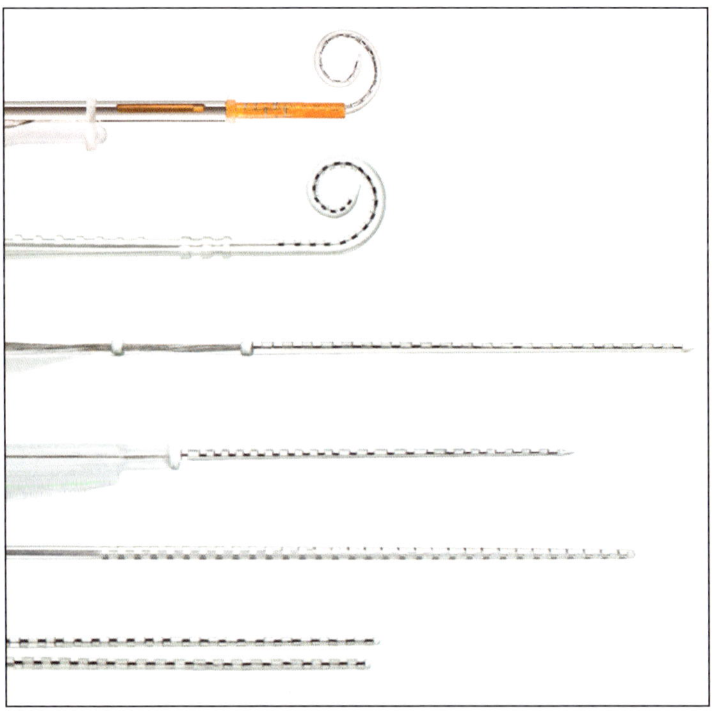

Fig. 17-23. Modelos de eletrodos do implante coclear Nucleus. (Cortesia da empresa Cochlear Latinoamérica.)

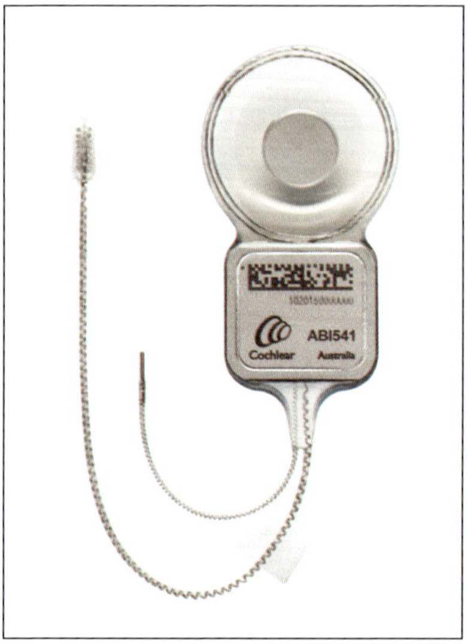

Fig. 17-24. Implante auditivo de tronco encefálico. (Cortesia da empresa Cochlear Latinoamérica.)

- Risco biológico: exposição a bactérias, vírus, fungos e parasitas;
- Risco ergonômico: realização de esforço físico intenso, postura inadequada, trabalho de turno, jornadas de trabalho prolongadas, repetibilidade de atividades, e situações de estresse físico e/ou psíquico;
- Risco de acidentes.

As interferências ambientais sobre as próteses auditivas implantáveis ocorrem principalmente por campo elétrico, ação magnética e mecânica. Empresas de fornecimento de energia elétrica, eletroeletrônicos, transportes, indústria mecânica, siderúrgica, de transformação de madeira e plástico, e hospitais, são ambientes propícios de exposição a esses fatores. Destacam-se abaixo, as principais considerações sobre os cuidados com as próteses. Vale ressaltar que os casos devem ser avaliados individualmente pelo médico do trabalho, o qual não deve hesitar em solicitar orientação do fabricante e da equipe assistente, sempre que necessário.

Descarga Eletrostática

Toda matéria é constituída por átomos, formados por partículas de prótons carga positiva), nêutrons carga neutra) e elétrons carga negativa). Existe uma tendência à neutralidade, mas situações de desequilíbrio resultam em energia estática positiva ou negativa. Esse desequilíbrio ocorre por indução, atrito ou contato.[29] De acordo com a natureza do material, os objetos podem ser considerados condutores (p. ex.: metais) ou isolantes (p. ex.: vidro, plástico, papel). O simples ato de movimentar os braços ou andar sobre um piso isolante, por exemplo, faz com que o indivíduo acumule carga eletrostática, principalmente em locais com umidade relativa do ar baixa. Quando corpos com cargas diferentes entram em contato, ocorre a descarga eletrostática. Nessa situação, os dispositivos eletrônicos sensíveis podem ser danificados, e os pacientes podem referir sensação auditiva desagradável e interrupção momentânea do estímulo. Medidas são importantes para prevenção de danos, tais como:[30-33]

- Identificar as áreas ocupacionais que necessitam de cuidados especiais;
- Aterrar bancadas de trabalho, objetos metálicos e eletrônicos (computador, televisão);
- Utilizar materiais antiestáticos (*sprays* e revestimentos) em telas, tapetes e roupas;
- Utilizar pulseira ou tornozeleira de aterramento durante manuseio de peças geradoras de energia, em ambientes com piso isolante;
- Evitar o contato direto entre o processador e os equipamentos eletrônicos;
- Antes de pegar a unidade externa que está sendo utilizada por alguém ou que repousa sobre uma superfície, deve-se "descarregar" a energia eletrostática, tocando antes na pessoa ou na superfície;
- Evitar o contato entre a unidade externa e a superfície metálica de automóveis;
- Remover a unidade externa antes de vestir/despir roupas que possam acumular carga eletrostática (p. ex.: blusas de lã);
- Remover a unidade externa antes do contato com brinquedos plásticos (p. ex.: escorregadores e piscinas de bolinha);
- Não tocar em geradores *Van de Graaff*, de departamentos de ciências.

Energia Elétrica, Eletroeletrônica e Telecomunicação

A radiação não ionizante pode ser do tipo micro-ondas, radiofrequência (p. ex.: rádio, televisão, telefonia, forno micro-ondas), luz visível, infravermelha (p. ex.: fornos e fundições), ultravioleta radiação solar) e *laser* (*light amplification by stimulates emission radiation*).[29] Dependendo do tipo, tempo e intensidade de exposição, pode estar associada ao aumento da temperatura local, afecções cutâneas, sensações auditivas desagradáveis e danos aos processadores.[28,34]

Os profissionais que atuam na montagem de dispositivos eletrônicos estão sujeitos ao campo eletromagnético por eles gerados. A exposição a campos de grande intensidade, resultantes de geradores de energia ou linhas de alta tensão, não é recomendada para os usuários de próteses implantáveis. Para identificar espaços com baixo nível de interferência, pode-se realizar a análise eletromagnética do local.[30-33] Além disso, próteses compostas por ímã podem ser atraídas por objetos metálicos que se aproximem. Logo, recomenda-se não colocar outros objetos ou ímãs sobre a unidade interna, sob o risco de deslocar o componente interno, causar danos ao paciente, e desmagnetizar o ímã. Por este motivo, recomenda-se não guardar os processadores de áudio em contato com cartões magnéticos, como cartões de crédito.[33]

O avanço tecnológico possibilitou a conectividade entre as próteses implantáveis e os aparelhos eletrônicos telefone celular, computador, rádio, televisão). O sistema de telefonia utilizado no Brasil, em geral, não interfere de maneira significativa no funcionamento dos dispositivos. Além disso, a bobina eletrônica acoplada ao processador permite acesso sem fio a telefones compatíveis e a sistemas indutivos, como os aros magnéticos de alguns edifícios. Nesta situação, o campo eletromagnético do ambiente é transmitido diretamente ao processador, mas se utilizada com um aparelho não compatível, pode causar distorção sonora.[30-33] Outras estratégias incluem: adaptador de áudio, sistema de frequência modulada (FM), *bluetooth* e *wi-fii*.[22,23] Essas alternativas reduzem os efeitos negativos da distância, do ruído ambiente e da reverberação, e proporcionam melhora da qualidade sonora. Na ocorrência de sensação auditiva, recomenda-se afastar a fonte de interferência.

Ambientes Industriais

Nos ambientes industriais, os campos eletromagnéticos também atuam sob influência de equipamentos, como dispositivos de solda e motores elétricos de grande porte. Quando houver risco de queda de materiais, devem-se utilizar capacetes de proteção apropriados.

Soldagem

O processo de soldagem é amplamente utilizado, tanto para união de peças quanto para manutenção de equipamentos, e confere alguns riscos.[34] São eles: exposição à radiação ultravioleta e infravermelha em grande quantidade, inalação de gases, vibração de ferramentas, contato com equipamentos condutores de eletricidade, campos eletromagnéticos de máquinas, e altas temperaturas ambientais.[28,35] Portanto, a permissão para o uso de próteses auditivas implantáveis durante essas atividades deve ser individualizada para minimizar os riscos supracitados.

Vibração

A exposição à vibração pode ser classificada em:[36]

A) Vibração transmitida simultaneamente à superfície total e/ou substancial do corpo imerso em um meio vibratório);
B) Vibração transmitida ao corpo todo através de superfícies de sustentação em pé, sentado ou recostado);
C) Vibrações aplicadas a partes específicas do corpo membros e cabeça).

Diante da dificuldade de definir os limites de exposição, a Organização Internacional para Padronização (ISO – *International Organization for Standardzation*) criou a norma ISO 2631,[36] relacionada especificamente à vibração de corpo inteiro, que é considerada a mais prejudicial. A vibração de corpo inteiro por superfícies sólidas ocorre na amplitude de frequência de 1 a 80 Hz, e os efeitos dessa exposição seriam similares aos do ruído de baixa frequência.[36] Interfere principalmente nos sistemas circulatório, osteomuscular e nervoso periférico, pode causar alteração do humor, redução do desempenho, e alteração do limiar e da percepção auditiva.[36]

Atividades relacionadas à vibração mecânica são encontradas, por exemplo, em ambientes industriais, agrícolas e de transporte.[28] Para avaliar a resposta do organismo à vibração, devem-se considerar a intensidade, a frequência, a direção e a duração do estímulo. Em relação ao Baha® e ao Ponto®, não existem contraindicações ou efeitos deletérios aos dispositivos durante atividades que cursem com vibração, pois a osteointegração proporciona alta resistência mecânica. Caso ocorra interferência ou desconforto sonoro, o processador pode ser desligado ou removido. Não se recomenda a exposição de implantes auditivos de orelha média e de tronco encefálico a atividades vibratórias intensas, sob risco de deslocamento dos componentes internos. O uso do implante coclear deve ser individualizado. Portanto, antes de manipular ferramentas/máquinas ou se expor a vibrações, recomenda-se verificar o manual do usuário ou contactar o fabricante para informações específicas.

Ruído

A exposição ao ruído ocorre, por exemplo, em ambientes de mineração, construção civil e indústria têxtil, e não é incomum a sua associação com a vibração.[28] Os processadores das próteses implantáveis possuem artifícios de programação que atenuam o ruído ambiental, melhoram a inteligibilidade da fala, protegem o indivíduo dos sons intensos inesperados, e não incidem risco adicional. No entanto, pessoas com resíduo auditivo são suscetíveis aos efeitos deletérios do ruído, assim como os de audição normal. Nesses casos, recomenda-se o uso de equipamentos de proteção individual, com o cuidado de não pressionar a unidade implantada. Ambientes de alta demanda de energia podem reduzir a vida útil das baterias. No caso do Esteem®, por exemplo, pode passar de 9 para 2,8 anos.[20]

Detectores de Metais

Os detectores de metais possuem bobinas capazes de transmitir/receber ondas eletromagnéticas geradas pelo circuito. São utilizados, por exemplo, nos sistemas de segurança, mineração e indústria. Os detectores utilizados nos aeroportos e portas de bancos podem identificar os implantes auditivos. Por isso, recomenda-se que o paciente tenha sempre em mãos o cartão de identificação do usuário, comunique a equipe de segurança e não passe pelo detector. Em geral, pode ocorrer distorção do som, sensação auditiva desagradável, e o processador pode ser desprogramado.[29,35]

Empresas de Transporte

As próteses implantáveis não conferem restrição adicional aos condutores de automóveis, ônibus e caminhões. Recomenda-se cuidado em relação a descarga eletrostática, temperatura e umidade nesses ambientes.

Aviação

Diante da popularidade do implante coclear, a *Federal Aviation Administration* (FAA) passou a permitir o uso do processador de som por passageiros durante todo o voo, inclusive na decolagem e no pouso, mas não nas cabines de aeronaves. Esta situação também não é permitida pela legislação brasileira.[37,38] No entanto, estudo piloto realizado no HC-FMUSP demonstrou não haver interferência eletromagnética entre o implante coclear e os instrumentos de voo da aeronave Brasília C-97 FAB 2014.[38] A permanência de usuários de implante coclear nas cabines de aeronaves parece viável, mas a inteligibilidade da fala através da radiofonia no ruído de aeronaves ainda é um desafio para os usuários de implante coclear, pois compromete a comunicação mesmo que sejam alcançados os limiares audiométricos exigidos.[37] Ao avaliarem a inteligibilidade da fala no ambiente de ruído do helicóptero, também observaram prejuízo da comunicação. Os níveis de inteligibilidade não foram compatíveis com os critérios necessários para a profissão, mesmo para aqueles com bons resultados em cabines audiométricas.[37]

Algumas estratégias podem facilitar a comunicação, como treinamento auditivo para radiofonia, ajustes na programação do implante, e comunicação por enlace de dados *Controller-pilot data link communications* (CPDLC).[37,38] Entretanto, são necessários mais estudos para embasar critérios que permitam o uso de implante coclear por pilotos da aviação civil. Durante voos aéreos, os pacientes com implantes auditivos experimentam as mesmas sensações decorrentes da equalização da pressão que os indivíduos não implantados.

Temperatura e Umidade

As próteses implantáveis devem ser armazenadas e utilizadas em condições de temperatura e umidade orientadas pelo fabricante. Não é recomendado submeter o processador a temperaturas extremas, incluindo a exposição direta e prolongada ao sol.[30-33]

Em relação ao Ponto®, condições operacionais incluem temperatura entre +1°C e +40°C, e umidade relativa do ar entre 5% e 93%.[39] O ímã do Baha® *Attract* destina-se a funcionar entre +5ºC e +40°C, e não deve ser submetido à temperatura inferior a -20°C ou superior a +50°C.[40] Já o implante coclear deve ser utilizado, aproximadamente, sob temperatura entre 0ºC a +45°C, e umidade relativa do ar entre 0% e 95%. As temperaturas para transporte e armazenamento podem variar. Os valores supracitados correspondem a exemplos. É importante avaliar o manual do usuário para recomendações mais precisas, pois elas diferem entre os fabricantes. Em regiões com alto teor de umidade, deve-se colocar o processador no desumidificador todas as noites. As pilhas e baterias devem ser guardadas separadamente. Não é permitido o uso de água ou outros líquidos, com exceção do álcool isopropílico, para limpeza dos dispositivos.[30-33]

Além do calor e da umidade, deve ser dada a devida atenção aos ambientes refrigerados, como os frigoríficos. A Norma Regulamentadora 36 (NR 36) do Ministério do Trabalho e Emprego considera artificialmente frio os ambientes com temperaturas inferiores a 15°C, 12°C e 10°C, conforme as zonas climáticas do mapa oficial do Instituto Brasileiro de Geografia e Estatística (IBGE).[41] As câmaras frigoríficas podem atingir temperaturas negativas extremas. Portanto, o uso de implantes auditivos nesse ambiente deve ser individualizado.

Pressões Anormais

Os indivíduos que trabalham em câmaras hiperbáricas, túneis e operações de mergulho com uso de escafandros estão sujeitos a variações de pressão ambientes com pressão atmosférica inferior à pressão padrão, exposição ao "ar comprimido" e alterações na pressão da água). Tais situações são fatores de risco para lesões barotraumáticas, perfuração de membrana timpânica, distúrbios do equilíbrio, osteonecrose e síndrome por deslocamento de ar explosão).[28]

As próteses implantáveis devem ser utilizadas nos limites de pressão permitidos, os quais não devem ser ultrapassados. O mergulho profissional não é recomendado, devido à pressão exercida sobre a cabeça e o alto risco de complicações, como fístula liquórica. O mergulho recreativo é permitido, assim como atividades aquáticas, dispostas na próxima sessão.[30-33] O uso em ambientes inflamáveis e/ou explosivos não é recomendado. Algumas atividades possibilitam a ocorrência de infecção otológica. Esta relaciona-se à falha do dispositivo e a complicações graves, como meningite. Portanto, deve-se instituir o tratamento precocemente nesses casos.

Esportes

Atividade física pode ser realizada, com algumas ressalvas em relação à proteção do equipamento, da cabeça e à prevenção de danos. Esportes violentos ou atividades com alto risco de trauma cranioencefálico (p. ex.: lutas, rúgbi, futebol americano) são contraindicados para todas as próteses auditivas implantáveis. Para atividades com risco de perda ou dano (p. ex.: futebol, ciclismo, tênis, corrida), o componente externo deve ser removido ou protegido por faixa, adorno de fixação e/ou capacete apropriado. O uso de chapéus, bonés, máscaras e óculos é permitido.[23,30-33]

Os esportes aquáticos podem ser realizados, respeitando-se os limites de profundidade. Os componentes externos, salvo exceções, são resistentes, mas não são à prova d'água. Recomenda-se removê-los antes da atividade ou utilizar capas de proteção apropriadas, inclusive durante o banho. Isso não se aplica aos dispositivos totalmente implantáveis, o que representa certa vantagem. No caso de contato acidental com a água (p. ex.: chuva), o processador deve ser limpo e colocado no desumidificador. O limite de profundidade para mergulho recreativo varia de acordo com o tipo de prótese e fabricante. O implante coclear, por exemplo, pode ser submetido a profundidades que variam de 20 a 50 m.[30-33] Para as próteses de orelha média, esse limite é inferior. Para o Esteem®, por exemplo, é de 10 m de profundidade.[20]

Ambiente Hospitalar

Ressonância Magnética

Quando uma ressonância magnética for solicitada para um usuário de prótese implantável, o médico assistente deve ser consultado. O campo eletromagnético gerado pela máquina pode causar lesão térmica, desmagnetizar e deslocar o implante.[32] Esse exame não é totalmente seguro quando a prótese dispõe de ímã em sua composição. Deve-se avaliar de forma criteriosa seus riscos e benefícios, optar por métodos diagnósticos alternativos, sempre que possível, e seguir todas as recomendações dos fabricantes. Em casos extremos, é necessário remover o ímã e/ou do implante para realização o exame, e o paciente permanece sem ouvir até que o ímã seja reposicionado. Se por fim o exame for autorizado, a unidade externa e os acessórios devem ser removidos antes de entrar na sala.[30-33]

As próteses osteoancoradas diferem de orientação em relação ao modelo. O sistema Baha® *Attract* pode ser submetido a campo estático de até 1,5 Tesla,[40] e os sistemas Baha® *Connect e* Ponto®, ao campo de até 3,0 Tesla.[42,43] Em relação ao BONEBRIDGE®, a ressonância de até 1,5 Tesla é permitida.[44]

O VIBRANT SOUNDBRIDGE® Vorp 503 é compatível com equipamentos de até 1,5 Tesla, em que a corrente acoplada ao BC-FMT permaneceria estável. Campos acima de 1,5 Tesla podem danificar o implante. O exame é contraindicado para o VORP 502, assim como o contato com qualquer fonte de campo magnético.[44]

Em agosto de 2018, foi aprovada a ressonância magnética condicional com campos de 1,5 e 3,0 Tesla para usuários do Esteem®. No entanto, o exame confere potenciais riscos, como sensações auditivas desagradáveis, desconfiguração do processador para predefinições de fábrica, deslocamento, aquecimento, dor e/ou lesão cutânea adjacente ao implante.[45]

As orientações para os usuários de implante coclear diferem quanto ao modelo e o fabricante. O radiologista deve ler as orientações e preencher um formulário fornecido pela empresa antes da sua realização. Em geral, a remoção do ímã não é necessária para campo magnético estático de até 1,5 Tesla, mantendo-se o eixo longitudinal da cabeça paralelo ao campo do aparelho, e o uso de bandagem de proteção. O exame com 3,0 Tesla é permitido apenas para alguns modelos, e a maioria dos fabricantes orienta a remoção do ímã nessa situação, mas há um que possibilita a realização do exame sem que o ímã seja removido.[30-33,43] Em relação ao implante de tronco, as orientações durante o procedimento são similares ao implante coclear.[24,25]

Diatermia

Diatermia é o nome dado ao processo de aquecimento dos tecidos, que pode ser através da radiofrequência, micro-ondas ou ultrassom.[34] É utilizada para reabilitação de lesões osteomusculares, cutâneas e tratamento da dor. A diatermia terapêutica por radiação eletromagnética radiofrequência e micro-ondas) é contraindicada para usuários de próteses auditivas implantáveis, sob o risco de hiperaquecimento do dispositivo e queimadura do tecido adjacente. Os instrumentos eletrocirúrgicos podem produzir tensões de radiofrequência e causar interferência direta sobre as próteses implantáveis. O uso de bisturi elétrico monopolar também está contraindicado, sob o risco de danificar os dispositivos implantáveis. O bisturi elétrico bipolar pode ser utilizado.[30-33]

A diatermia por ultrassom, no entanto, difere das anteriores. Nesta, um transdutor emite energia acústica inaudível, cujas frequências para tratamento por meio de vibrações mecânicas são superiores a 20.000 Hz. De acordo com estudos, a onda ultrassônica é refletida por implantes metálicos e conduzida para as áreas adjacentes, mas não atinge temperaturas significativas.[46] Portanto, a diatermia por ultrassom pode ser utilizada.[30-33,39-41]

Radiação Ultravioleta e Laser

A radiação ultravioleta possui ampla utilidade. Na odontologia, possibilita a fotopolimerização de resinas dentárias, por exemplo. Em geral, não existem restrições aos tratamentos odontológicos, e a exposição prolongada está associada a lesões cutâneas e catarata.[28]

Os equipamentos a *laser* emitem radiação eletromagnética monocromática, coerente e colimada. São muito utilizados em medicina estética, odontologia, oftalmologia, fisioterapia e indústrias. O *laser* terapêutico ou *soft-laser* é de baixa intensidade e não causa alterações celulares irreversíveis.[34] Normalmente, não causam prejuízo às próteses implantáveis, mas devido à ampla variedade de equipamentos disponíveis, seu uso deve ser individualizado, principalmente nas regiões de cabeça e pescoço.

Neuroestimulação Elétrica Transcutânea e Terapia Eletroconvulsiva

A estimulação elétrica nervosa transcutânea não deve ser realizada na região das próteses auditivas implantáveis, pois as correntes induzidas podem causar danos diretos ao tecido coclear e/ou ao eletrodo.[30-33] Essa e outras terapias elétricas não foram testadas para o Esteem®. A terapia eletroconvulsiva está contraindicada, pois pode danificar os dispositivos.[30-33]

Desfibrilação/Cardioversão

A corrente gerada pelo equipamento pode danificar dispositivos, mas diante de uma situação emergencial, não se aplica restrição. Sempre que possível, recomenda-se remover a unidade externa.[30-33]

Radiação Ionizante

A radiação ionizante compreende os raios alfa, beta, gama e X, os nêutrons e as substâncias radioativas. A exposição prolongada a esses fatores relaciona-se a neoplasias, síndromes mielodisplásicas, polineuropatias, osteonecrose e radiodermatites. A exposição ocupacional ocorre em unidades de extração, tratamento e beneficiamento de minerais radioativos, exposição de fins industriais, terapêuticos e de diagnósticos, e manipulação de produtos em laboratório.[28]

A radioterapia é permitida, mas os componentes externos de todas as próteses devem ser removidos, não se deve posicionar o feixe diretamente sobre o implante, e os danos podem não ser detectados imediatamente. Para o VIBRANT SOUNDBRIDGE® VORP 503, a dose de ionização total permitida é de 100 Gray.[19] Para os implantes cocleares, essa dose pode variar de 112 a 240 Grays, dependendo do modelo, e não está excluída a possibilidade de danos à unidade interna.[30-33] Outros exames como radiografia, tomografia computadorizada e tomografias com emissão de pósitrons (PET-TC), podem ser realizados, mediante remoção do componente externo.[14,19,30-33] Os efeitos não foram testados para o Esteem®.[20]

CONSIDERAÇÕES FINAIS

A perda de audição é um problema de saúde pública, pois interfere de forma significativa na qualidade de vida das pessoas. Deve-se instituir a reabilitação auditiva precocemente, na tentativa de reduzir as limitações, inserir e manter o indivíduo ativo nos ambientes social e profissional. As próteses auditivas implantáveis possuem especial importância nesse processo. Os riscos aos quais o indivíduo é exposto variam de acordo com o tipo de trabalho realizado, podendo ser dos tipos físico, químico, biológico, ergonômico e risco de acidentes. As interferências sobre as próteses auditivas implantáveis ocorrem principalmente por ação mecânica e campo eletromagnético. Portanto, é fundamental compreender o funcionamento da prótese utilizada para avaliar a presença de possíveis fontes de interferência inerentes às condições ocupacionais. Quando bem adaptado, o indivíduo é capaz de desenvolver atividades nas diversas áreas de atuação.

REFERÊNCIAS BIBLIOGRÁFICAS

1. World Health Organization. Deafness and hearing loss. WHO; [Internet]. 2019.
2. Lin FR, Yaffe K, Xia J, et.al. Hearing Loss and Cognitive Decline in Older Adults. JAMA Internal Medicine. 2013;173(4):293-9.
3. Brasil. Decreto n. 5.296, de 02 de dezembro de 2004; [Internet]. 2004.
4. Poulidis L, Machado M, Feitosa P, Yamada R. O significado do trabalho para o deficiente auditivo. [dissertação]. 2011.
5. Bento RF, Kiesewetter A, Ikari LS, Brito R. Bone-anchored hearing aid BAHA): indications, functional results, and comparison with reconstructive surgery of the ear. Int. Arch. Otorhinolaryngol. 2012;16(3):400-5.
6. Associação Brasileira de Otorrinolaringologia e Cirurgia Cérvico-Facial. Sistema de Próteses Auditivas Ancoradas no Osso; [Internet]. 2013.
7. Bento RF, Fonseca ACO, Ikari LS. Sophono – Implante Auditivo Transcutâneo de Condução Óssea. In: Bento RF, Jr Lima RFP, Tsuji RK, Goffi-Gomes MVS, Lima DVSP, de Brito R. Tratado de Implante Coclear e Próteses Auditivas Implantáveis. Rio de Janeiro: Thieme. 2014:399.
8. Bento RF, Fonseca ACO, Ikari LS, Et al. Tratado de Implante Coclear e Próteses Auditivas Implantáveis. Rio de Janeiro: Thieme. 2014:400.
9. Giefing-Kröll C. The Adhear System – An innovative non-surgical bone conduction solution Revision. 2018(3):1-8.
10. Próteses auditivas implantáveis de orelha média. In: Bento RF, et. al. Tratado de Otologia. São Paulo: Editora da Universidade de São Paulo: Fundação Otorrinolaringologia: FAPESP. 1988:463-70.
11. Bento RF, Fonseca ACO, Ikari LS. Bone-Anchored Hearing Aid – BAHA. In: Bento RF, Jr Lima RFP, Tsuji RK, Goffi-Gomes MVS, Lima DVSP, de Brito R. Tratado de Implante Coclear e Próteses Auditivas Implantáveis. Rio de Janeiro: Thieme. 2014:393-8.
12. Westerkull P. Ponto: sistema de implante auditivo ancorado no osso. In: Bento RF, Jr Lima RFP, Tsuji RK, Goffi-Gomes MVS, Lima DVSP, de Brito R. Tratado de Implante Coclear e Próteses Auditivas Implantáveis. Rio de Janeiro: Thieme. 2014:401-7.
13. Souza EF, Grasso P, Bravo AS. Bonebridge. In: Bento RF, Jr Lima RFP, Tsuji RK, Goffi-Gomes MVS, Lima DVSP, de Brito R. Tratado de Implante Coclear e Próteses Auditivas Implantáveis. Rio de Janeiro: Thieme. 2014:408-11.
14. Med-El. Bonebridge – Bone Conduction Implant System. [online]. 2014.
15. Bittencourt AG, Burke PR, Jardim ISJ, et al. Implantable and Semi-Implantable Hearing Aids: A Review of History, Indications, and Surgery. Int. Arch. Otorhinolaryngol. 2014;18:303-10.
16. Pulcherio JOB, Bittencourt AG, Burke PR, et al. Carina and Esteem: A Systematic Review of Fully Implantable Hearing Devices. PLoS ONE. 2014;9(10):1-8.
17. Braga GPB. Maxum. In: Bento RF, Lima Jr RFP, Tsuji RK, et al. Tratado de Implante Coclear e Próteses Auditivas Implantáveis. Rio de Janeiro: Thieme. 2014:418-20.

18. Bento RF, Fonseca ACO. Vibrant Soundbridge. In: Bento RF, Jr Lima RFP, Tsuji RK, Goffi-Gomes MVS, Lima DVSP, de Brito R. Tratado de Implante Coclear e Próteses Auditivas Implantáveis. Rio de Janeiro: Thieme. 2014:412-7.
19. Med-El. Vibrant Soundbridge® System; [online]. 2003.
20. Bento RF, Pinna MH. Esteem. In: Bento RF, Lima Jr RFP, Tsuji RK, et al. Tratado de Implante Coclear e Próteses Auditivas Implantáveis. Rio de Janeiro: Thieme. 2014:421-2.
21. Barauna I, Stuchi-Siagh R, Kitice AT. Carina. In: Bento RF, Jr Lima RFP, Tsuji RK, Goffi-Gomes MVS, Lima DVSP, de Brito R. Tratado de Implante Coclear e Próteses Auditivas Implantáveis. Rio de Janeiro: Thieme. 2014:423-9
22. Bento RF, et. al. Implante Coclear. In: Tratado de Otologia. São Paulo: Editora da Universidade de São Paulo: Fundação Otorrinolaringologia: FAPESP. 1988:425-56.
23. Bento RF, Lima Jr RFP, Tsuji RK, et al. Aspectos Tecnológicos do Implante Coclear. In: Tratado de Implante Coclear e Próteses Auditivas Implantáveis.Rio de Janeiro:Thieme;2014;156-60.
24. Associação Brasileira de Otorrinolaringologia e Cirurgia Cérvico-Facial. Critérios de Indicação e Contraindicação do Implante Coclear. Disponível em: https://www.aborlccf.org.br
25. Malerbi AFS. Implante Auditivo de Tronco Encefálico em Pacientes com perda auditiva neurossensorial profunda por meningite e ossificação coclear total bilateral. [dissertação]. São Paulo: Faculdade de Medicina da Universidade de São Paulo; 2017.
26. Implante auditivo de tronco encefálico. In: Bento RF, et. al. Tratado de Otologia. São Paulo: Editora da Universidade de São Paulo: Fundação Otorrinolaringologia: FAPESP; 1988:457-62.
27. Bento RF, dos Santos AF, Goffi-Gomez MVS. Implante auditivo de troco encefálico. In: Bento RF, Jr Lima RFP, Tsuji RK, Goffi-Gomes MVS, Lima DVSP, de Brito R. Tratado de Implante Coclear e Próteses Auditivas Implantáveis. Rio de Janeiro: Thieme. 2014:374-82.
28. Ministério do Trabalho e Emprego. Portaria nº 25 de 29 de dezembro de 1994; [Internet]. 1994.
29. Dartora CA. Teoria do Campo Eletromagnético e Ondas. Curitiba; [Internet]. 2015.
30. Med-El. Medical Procedures for MED-EL CI/ABI Systems; [Internet]. 2020.
31. Advanced Bionics AG and affiliates. Manual do Usuário do Processador de Som Naída CI Q90; [Internet]. 2021.
32. Cochlear. Implantes cocleares Nucleus – Informações Importantes. 2009.
33. Oticon Medical. Neuro Zti Cochlear Implant Instructions; [Internet]. 2022.
34. Elbem A. Radiações não ionizantes. Conceitos, Riscos e Normas. [curso de Eng. e Seg. do Trabalh. 2019.
35. Modenesi PJ, Marques PV, Santos DB. Introdução à Metalurgia da Soldagem. Belo Horizonte; [Internet]. 2012.
36. ISO 2631. Guide for the evaluation of human exposure to whole-body vibration. 1978/Add 2; [Internet]. 1982.
37. Caldeira JMA. Inteligibilidade de fala de usuários de implante coclear na situação de pilotos de helicóptero [dissertação]. São Paulo, Faculdade de Medicina da USP; [Internet]. 2017.
38. Caldeira JMA, Almeida FA, Ribeiro MA, et al. Eletromagnetic Compatibility Of Cochlear Implant With An Aircraft Cockpit, Audiology & Neurotology. 2014;16(4):56-61.
39. Oticon Medical. Processadores sonoros Ponto Pro Power – Manual do usuário; [Internet]. 2016.
40. Cochlear. Baha® Attract System – User manual part B; [Internet]. 2015.
41. Ministério do Trabalho e Emprego. Norma Regulamentadora Nº 36 – Segurança e saúde no trabalho em empresas de abate e processamento de carnes e derivados; [Internet]. 2013.
42. Cochlear. Baha connect – Baha® 5 Sound Processor User manual part A; [Internet]. 2016.
43. Oticon Medical. Ponto – Informação para os profissionais de Ressonância Magnética; [Internet]. 2021.
44. MED-EL Hearing Implants – MRI Safety Status Overview; [Internet]. 2018.
45. Envoy Medical. MRI Conditional Safety Information; [Internet]. 2001.
46. de Alencar I. Efeito do ultrassom terapêutico: Uma abordagem geral no aparelho e nas principais contraindicações. Ávila: Faculdade de Ávila; [Internet]. 2008.

CAPÍTULO 18

INCAPACIDADE LABORAL AUDITIVA

João Alberto Maeso Montes

INTRODUÇÃO

A atribuição do Médico do Trabalho está especificada na legislação trabalhista. Nossos atos estão regulamentados por portarias do Ministério do Trabalho. A norma regulamentadora foi originalmente editada pela Portaria MTb nº 3.214, de 08 de junho de 1978, sob o título **Exames Médicos**, de maneira a regulamentar os artigos 168 e 169 da Consolidação das Leis do Trabalho (CLT), conforme redação dada pela Lei nº 6.514, de 22 de dezembro de 1977, que alterou o Capítulo V (Da Segurança e da Medicina do Trabalho) do Título II da CLT. Foi recentemente regulamentada em 19 de abril de 2022.

Ao prestar serviços para uma empresa, somos obrigados a conhecer as instalações e os eventuais riscos ambientais que esta possui e possam expor o trabalhador.

Esta documentação técnica está contida em um documento denominado Programa de Gerenciamento de Riscos (PGR, publicado no DOU de 7 de dezembro de 2021, e Nota Técnica SEI nº 51363/2021/ME), que substituiu o vetusto Programa de Prevenção de Riscos Ambientais (PPRA).

O **PPRA** somente reconhecia e identificava os riscos ocupacionais. Já o **PGR**, obrigatoriamente, deve classificar os riscos de acordo com o nível de dano que poderá causar ao trabalhador.

Assim sendo, se constatado nível de ruído acima do nível de ação, 80 db(A), no PGR, está indicado realizar exames específicos e constituir um Programa de Conservação Auditiva (PCA) para monitoramento e proteção da audição deste trabalhador.

O novo colaborador deve submeter-se a exame médico pré-admissional, realizado por médico do trabalho, e realizar os exames audiométricos e exames complementares, conforme indicação no Programa de Controle Médico de Saúde Ocupacional (PCMSO).

Na exposição a nível de ruído superior a 80 decibéis, o trabalhador deverá realizar uma audiometria, anualmente.

Se essa audiometria apresentar limites alterados, o médico do trabalho deve solicitar exames complementares, investigar o passado laboral desse trabalhador, o que fazia, em que empresa trabalhava, que máquinas operava e quais produtos manipulava.

A anamnese deve ser minuciosa, verificando as doenças próprias da infância, traumatismos, acidentes, contusões, doenças metabólicas e sistêmicas, bem como a prestação de serviço militar, pois todo soldado, ao fazer treinamento de tiro com FAL (fuzil automático leve), fica exposto a ruído de 115 db(C) e, muitas vezes, sem a proteção adequada.

Igualmente questionado se o trabalhador realizou audiometrias nas empresas em que trabalhou. Se não possuir cópias destas, orientamos que o examinado compareça a essas empresas e solicite cópia de seus exames que estão anexados ao seu prontuário médico (direito do trabalhador em ter os resultados de seus exames).

Incluir na investigação como era o trabalho realizado nos finais de semana em sua residência para verificar a exposição de níveis de ruído elevados ou a produtos químicos que possam lesar sua audição na denominada socioacusia.

Na constatação de alteração no audiograma, solicitar avaliação de um especialista (otorrinolaringologista ou otologista) para o diagnóstico diferencial.

Todos os resultados e relatórios devem constar no prontuário médico. O ingresso desse trabalhador no ambiente fabril pode ou não ser aprovado.

A empresa deve fornecer equipamentos de proteção individual (EPI), com recibos de entrega datados, treinamento quanto à importância do uso correto da proteção e guarda desses EPIs com certificação constando a data e o número de horas de aula ministrada e fiscalização realizada pelo técnico de segurança do trabalho quanto à sua utilização.

Não podemos deixar um trabalhador com perda auditiva expor-se a níveis de ruído que possam agravar sua audição.

É obrigação legal guardar o prontuário médico por 20 anos e repassá-lo ao nosso sucessor, conforme reza a NR 07 da Portaria nº 3.214 – PCMSO.

Quando o trabalhador ingressa com um processo na Justiça do Trabalho, alegando **doença ocupacional**, muitos magistrados consideram o ato como uma autorização para quebra de seu sigilo médico. Outros juízes declaram na ata de audiência que o reclamante está abrindo seu prontuário médico e autorizam a colocação no processo eletrônico os exames complementares e ocupacionais (audiometrias).

Ao contrário do que ocorria no passado, a constatação de incapacidade laboral de um trabalhador com perda auditiva pura é extremamente rara nos dias hodiernos, seja em função da evolução da tecnologia nos parques industriais, seja em decorrência do aumento da conscientização do trabalhador quanto à necessidade de utilização de equipamentos de proteção individual. A modernização dos processos industriais, a mecanização, a robotização e o maior conhecimento por parte dos setores de segurança e higiene do trabalho dos malefícios produzidos pelo ruído e as responsabilidades jurídicas e sociais a que as empresas estão submetidas fizeram com que, nos últimos anos, as perdas auditivas induzidas pelo ruído tenham regredido em nível acentuado.

Trabalhadores com idade superior a 50 anos ainda apresentam quadro de perda auditiva híbrida, pois sua perda auditiva pelo ruído nesta fase está relacionada com a presbiacusia e com outras doenças que acentuam o agravamento auditivo.

A campanha mundial contra o tabagismo (em nosso país, atualmente em número equivalente a 14% da população) tem em muito colaborado para a redução da perda auditiva.

Informa o American College of Occupational and Environmental Medicine:

> *A coexposição a agentes ototóxicos como solventes, metais pesados e tabaco podem agir sinergicamente com o ruído provocando surdez. No entanto, o papel destes cofatores, assim como da doença cardiovascular, do diabetes e das doenças neurodegenerativas, permanecem pobremente compreendidas. A suscetibilidade individual aos efeitos auditivos do ruído é muito variável, mas suas bases biológicas permanecem ainda não esclarecidas (Noise Induced Hearing Loss. ACOEM, Oct. 27, 2002).*

Para considerarmos um trabalhador inapto ao trabalho em razão de problemas de audição, devemos levar em conta uma série de fatores, tais como quadro audiométrico, idade do candidato, uso de medicamentos ototóxicos, socioacusias etc. Devemos saber o trabalho a ser executado e os produtos químicos a que o mesmo estará exposto.

Quanto à incapacidade laboral para um trabalhador exposto a ruído acima de 80 decibéis, devemos fundamentalmente cumprir o disposto no Boletim nº 3 do Comitê Nacional de Ruído e Conservação Auditiva.

CONDUTAS NA PERDA AUDITIVA INDUZIDA PELO RUÍDO

Uma vez estabelecido o diagnóstico de perda auditiva induzida pelo ruído relacionada ao trabalho, o Comitê Nacional de Ruído e Conservação Auditiva, órgão interdisciplinar composto por membros indicados pela Associação Nacional de Medicina do Trabalho (ANAMT) e pelas Sociedades Brasileiras de Acústica (SOBRAC), Fonoaudiologia (SBFa), Otologia (SBO) e Otorrinolaringologia (SBORL), recomenda as seguintes condutas, diante de um trabalhador acometido de PAIR:

a. Relativas ao exame audiométrico admissional

a.1. Na presença de exames anteriores:

a.1.1. considerar de baixo risco a admissão do trabalhador portador de PAIR com limiares auditivos comprovadamente estabilizados, sem sintomatologia clínica;

a.1.2. considerar de alto risco a admissão do trabalhador para postos ou ambientes de trabalho ruidosos se o mesmo apresentar progressão dos limiares auditivos, segundo critérios definidos no Boletim nº 2 deste Comitê.

a.2. Na presença ou ausência de exames anteriores:

a.2.1. considerar de alto risco a admissão do trabalhador para postos ou ambientes de trabalho ruidosos quando este apresentar anacusia unilateral, mesmo que a audição contralateral esteja normal;

a.2.2. considerar de alto risco a admissão do trabalhador com perda auditiva neurossensorial causada por agente etiológico que não o ruído que comprometa as frequências de 2.000 e/ou 1.000 e/ou 500 Hertz;

a.2.3. considerar de alto risco a admissão do trabalhador com PAIR em empresas nas quais não esteja implantado um Programa de Conservação Auditiva (PCA).

b. Relativas ao exame audiométrico periódico

Uma vez constatada a PAIR e seu agravamento (clínico e/ou audiométrico), deve-se:

b.1. controlar a exposição ao risco por meio da adoção de medidas de proteção coletiva e individual;

b.2. afastar da exposição ao risco o trabalhador com PAIR em progressão na empresa em que não esteja implantado um PCA.

c. Relativas ao trabalhador

Todo trabalhador que apresenta uma PAIR relacionada ao trabalho deve ser incluído imediatamente em um PCA que contenha, no mínimo, esclarecimentos sobre:

c.1. o fato ocorrido com sua audição;

c.2. os potenciais danos causados pelo ruído;

c.3. o mecanismo de instalação e agravamento das perdas auditivas;

c.4. os mecanismos de proteção ao tipo de ruído a que está exposto;

c.5. os direitos e deveres dos trabalhadores que trabalham sob estas condições;

c.6. o uso de protetores auditivos;

c.7. encaminhamentos necessários para cada caso.

Estes critérios podem ser revistos de acordo com os avanços técnico-científicos.

Emitido em Belo Horizonte, em 04/11/1995; revisto em São Paulo, em 14/11/1999.

Grande preocupação para o médico do trabalho é a realização de um exame ocupacional de retorno ao trabalho para um empregado que teve um acidente de trabalho com lesão audiológica tendo anacusia unilateral. A Previdência Social não indeniza, e recomendamos não o considerar apto para seu trabalho em local ruidoso.

Todo trabalhador que sofreu acidente de trabalho ou doença ocupacional e recebeu benefício acidentário (B91), ou seja, permaneceu mais de 15 dias afastado do trabalho, ao retornar à empresa tem garantia de emprego por 12 meses, conforme artigo 118 da Lei nº 8213/91, abaixo reproduzido:

Art. 118. O segurado que sofreu acidente do trabalho tem garantida, pelo prazo mínimo de doze meses, a manutenção do seu contrato de trabalho na empresa, após a cessação do auxílio-doença acidentário, independentemente de percepção de auxílio-acidente.

Nossa orientação é que o médico do trabalho deve considerá-lo apto ao trabalho com a troca de função ou a troca de local de trabalho e com recolocação em ambiente com níveis de ruído abaixo de 80 db(A).

Há um item que deve ser lembrado para os médicos do trabalho, que é o fato de que, ao realizar o exame ocupacional, o profissional é o preposto da empresa, e, quando o trabalhador recebe a alta previdenciária e o médico do trabalho o considera INAPTO, o mesmo fica em uma situação considerada **limbo previdenciário**, pois não está vinculado nem à Previdência Social nem à empresa. Quando este recorre à Justiça do Trabalho, na grande maioria dos casos, a empresa é condenada a arcar com o pagamento dos salários referente ao período de afastamento.

Isso porque o empregador não pode ficar na cômoda situação de recusar o empregado após uma decisão administrativa tomada pelo INSS, deixando-o à mercê da própria sorte, para depois simplesmente alegar que o seu contrato de trabalho está suspenso e, portanto, não detém a obrigação de promover o pagamento dos salários do período.

Tal conduta vai de encontro ao princípio da dignidade da pessoa humana e ao valor social do trabalho, fundamentos da Constituição Federal (art. 1°, III e IV).

Neste sentido, tem se manifestado a mais alta Corte Trabalhista, senão vejamos:

AGRAVO DE INSTRUMENTO. RECURSO DE REVISTA. RECUSA DA EMPRESA EM ACEITAR O EMPREGADO APÓS FINDO O BENEFÍCIO PREVIDENCIÁRIO EM RAZÃO DE ALTA DO INSS. ART. 6º E ART. 7º, XXII E XXVIII, CF. CONVENÇÃO 161 DA OIT. DECISÃO DENEGATÓRIA. MANUTENÇÃO. A presente lide envolve pedido de obrigação de fazer, qual seja, a determinação para que a Reclamada permita o retorno do Reclamante ao trabalho, em atividade compatível com seu estado de saúde, cumulado com pedido de pagamento das verbas salariais devidas a partir da alta previdenciária. Consta do acórdão regional que a Reclamada se recusou a colocar o Reclamante em função compatível com sua capacidade física, permanecendo, assim, o vínculo de emprego, porém sem oferta de trabalho e sem pagamento de salário. O Regional manteve a determinação para que a Reclamada permita o retorno do Reclamante ao trabalho, em função compatível com seu estado de saúde, cabendo ao médico do trabalho da empresa avaliar as condições de saúde do trabalhador, sob pena de multa, em tutela antecipada. Além disso, **condenou a Reclamada no pagamento dos salários e consectários legais, desde a alta previdenciária até o seu efetivo retorno ao trabalho. A decisão recorrida, portanto, não merece reforma, pois está em conformidade com a ordem jurídica atual, que aloca o indivíduo em posição especial**

no cenário social, despontando nítido o caráter precursor do direito à dignidade da pessoa humana (1º, III, da CF) sobre todo o sistema constitucional. O texto celetista, concretizando os primados constitucionais ligados à saúde no meio ambiente laboral (art. 6º, 7º, XXII, XXVIII, 196, 200, VIII, CF), estipula obrigação do empregador na prevenção de doenças ocupacionais (art. 157). Ademais, a Convenção nº 161 da OIT impõe, como princípio de uma política nacional, a adaptação do trabalho às capacidades dos trabalhadores, levando em conta seu estado de sanidade física e mental. Registre-se que é desnecessário que o Reclamante se submeta a processo de reabilitação profissional, junto ao INSS, para fins de readequação no trabalho. Isso porque, segundo o ordenamento jurídico pátrio, o empregador também é responsável pela manutenção e respeito aos direitos fundamentais do Autor, devendo zelar pela afirmação de sua dignidade e integração no contexto social – e a readequação de suas funções no processo produtivo da empresa faz parte deste mister. Não há como assegurar o processamento do recurso de revista quando o agravo de instrumento interposto não desconstitui os termos da decisão denegatória, que subsiste por seus próprios fundamentos. Agravo de instrumento desprovido. (AIRR – 304-05.2011.5.02.0431, Relator Ministro: Maurício Godinho Delgado, Data de Julgamento: 19/06/2013, 3ª Turma, Data de Publicação: 21/06/2013). Grifos acrescidos.

(...). RECURSO DE REVISTA. CESSAÇÃO DO AUXÍLIO DOENÇA. EMPREGADO CONSIDERADO INAPTO AO EXERCÍCIO DAS FUNÇÕES PELA EMPRESA. IMPEDIMENTO DE RETORNO. APTIDÃO RECONHECIDA PELA PREVIDÊNCIA SOCIAL. ATO ILÍCITO. MARCO INICIAL PARA PAGAMENTO DOS SALÁRIOS E DEMAIS VERBAS. ALTA PREVIDENCIÁRIA. Recurso calcado em violação de **INSS e é impedido de retornar ao trabalho. Não é possível admitir que o empregado deixe de** dispositivo legal e constitucional. **Atenta contra o princípio da dignidade e do direito fundamental ao trabalho, a conduta do empregador que mantém o empregado em eterna indefinição em relação à sua situação jurídica contratual, sem recebimento de benefício previdenciário, por recusa do receber os salários quando se encontra em momento de fragilidade em sua saúde, sendo o papel da empresa zelar para que possa ser readaptado no local de trabalho ou mantido em benefício previdenciário. O descaso do empregador não impede que o empregado receba os valores de salários devidos desde a alta previdenciária, ainda que a ação trabalhista não tenha sido ajuizada de imediato, já que decorre de sua inércia em recepcionar o trabalhador, o fato de ele ter reiterados pedidos de auxílio previdenciário antes de vir a juízo pretender a reintegração ao trabalho**. Recurso de revista conhecido por violação do artigo 187 do Código Civil e provido. (RR – 1557-64.2010.5.03.0098, Relator Ministro: Alexandre de Souza Agra Belmonte, Data de Julgamento: 19/06/2013, 3ª Turma, Data de Publicação: 21/06/2013). Grifos acrescidos.

Salientamos que o Conselho Federal de Medicina emitiu parecer a respeito do assunto:

> *Parecer CFM nº 54/2015: Não existe uma sustentação legal para que o médico do trabalho simplesmente confronte uma decisão oriunda da Previdência Social. Compete ao médico do trabalho ou ao médico encarregado da empresa realizar o exame de retorno ao trabalho, emitir o ASO e reencaminhar o trabalhador à Previdência Social, quando verificadas alterações que revelem qualquer disfunção de órgão ou sistema biológico, observando as medidas de proteção dos trabalhadores e a adaptação do trabalho ao homem e de cada homem à sua atividade, sem discriminação de qualquer natureza ou em razão de deficiência, vedando toda forma de distinção, ou exclusão, por ação ou omissão, de trabalhador com deficiência.*

Assim sendo, salientamos que é fundamental que, em casos tortuosos, o médico do trabalho e um especialista, otorrinolaringologista ou otologista, discutam e avaliem trabalhadores que tenham ingressado na empresa com perda auditiva ou que tenham apresentado agravamento nos audiogramas durante o contrato de trabalho.

Sem ter a pretensão de esgotar o tema, o presente ensaio buscou transmitir parte da nossa experiência, adquirida em processos judiciais e na atuação como médico do trabalho de diversas empresas, no trato de trabalhadores portadores de perda auditiva induzida pelo ruído.

BIBLIOGRAFIA

Aspectos Legais e Éticos em Otorrinolaringologia. Porto Alegre: Editora AGE. 2008.
PAIR – Perda Auditiva Induzida pelo Ruído (Volume I). Porto Alegre: Bagagem Comunicação. 1997.
PAIR – Perda Auditiva Induzida pelo Ruído (Volume II). Rio de Janeiro: Livraria e Editora Revinter. 2001.
Segurança e Medicina do Trabalho. Manuais de Legislação Atlas. 2017.

DISTÚRBIOS DO EQUILÍBRIO E REPERCUSSÃO

CAPÍTULO 19

SEÇÃO I

CONCEITOS E DIAGNÓSTICO

Roseli Saraiva Moreira Bittar
Luis Gustavo Cattai Zamboni

INTRODUÇÃO

O homem é o animal bípede que possui o mais complexo sistema de manutenção da estabilização corporal. A manutenção da postura e os movimentos harmoniosos em um corpo alto e sem uma cauda para manter o equilíbrio é uma tarefa de elevada complexidade conquistada ao longo da evolução das espécies. Envolve a capacidade de fazer cálculos precisos para corrigir o centro de massa com ajustes musculares durante movimentos que desestabilizam a postura.[1]

Define-se tontura como um distúrbio que afeta em algum grau o equilíbrio. O Comitê Internacional para a Classificação de Distúrbios Vestibulares (ICVD)[2] classificou o sintoma em quatro grandes grupos:

1. Vertigem;
2. Tontura não rotatória;
3. Sintomas vestibulovisuais;
4. Sintomas posturais

Embora o comitê tenha em seu nome as palavras distúrbios vestibulares, seu estudo não se refere necessariamente a alguma doença do labirinto, mas a distúrbios na integração de vias responsáveis pela manutenção do equilíbrio, como visão, propriocepção e o controle efetuado pelo sistema nervoso central. A alta prevalência do sintoma obriga-nos a determos algum tempo em sua análise A importância do sintoma pode ser observada em um estudo epidemiológico na população da cidade de São Paulo, que determinou sua prevalência em 42% e a origem labiríntica foi estimada em 8,3%. O pico de incidência ocorre entre 46 a 55 anos e acima de 60 anos de idade.[3] A atual legislação brasileira determina contribuição previdenciária mínima de 30 anos para mulheres e 35 anos para homens, idade em que coincidem a tontura e o trabalho ativo.

Toda agressão sofrida pelo sistema vestibular passa por um processo de compensação de vias centrais.[4] Cirurgias ablativas do labirinto realizadas em animais descrevem no pós-operatório um processo agudo que apresenta nistagmo e desequilíbrio, seguido por um período de reparação das vias vestibulares centrais que termina por compensar a lesão. O processo envolve não apenas a função vestibular residual como também as vias visuais e proprioceptivas, que fornecem informações fundamentais a respeito do ambiente, e as conexões do SNC que integram essas informações.

Assim como em toda a medicina, a tontura parte do pressuposto de uma boa avaliação clínica para que seja determinada a origem da agressão que gera o sintoma. Somente com uma boa anamnese direcionada é possível chegar ao diagnóstico em aproximadamente 70% dos casos. O exame físico complementa a anamnese e tem a função de confirmar ou afastar uma hipótese diagnóstica inicial. A realização de exames auxiliares para avaliação de função oculomotora e vestibular traz informações quantitativas, que ao lado das hipóteses iniciais confirmam ou não o diagnóstico. No entanto, a anamnese é soberana e os exames isolados não definem diagnóstico, terapêutica ou planejamento de risco a que o paciente pode ser expor, especialmente no que diz respeito ao risco ocupacional.

Dentro deste capítulo será dado enfoque às principais interações que podem relacionar doenças vestibulares e risco ocupacional. Como será demonstrado, nem sempre é necessário que o paciente apresente alterações no exame físico ou exames complementares para que exista uma situação de perigo, mas sim a queixa bem investigada é capaz de avaliar o risco potencial de estímulos a que ele é exposto.

Apesar de ser uma queixa de alta prevalência, pouco se sabe sobre a ocorrência de tontura e seu impacto no ambiente de trabalho. Em um levantamento realizado na Noruega em 2008,[5] a incidência anual de afastamento do trabalho por tontura compreende 7,5/10.000 das mulheres e 3,2/10.000 dos homens entre os trabalhadores ativos. Levando-se em conta toda população que se afastou temporariamente, 41% dos pacientes foram certificados com H82 (vertigem), cifra que coincide com o percentual de afetados encontrado no estudo populacional na cidade de São Paulo.[3] Desses trabalhadores ausentes temporariamente ao trabalho, 23% das mulheres e 24% dos homens foram futuramente afastados por incapacidade. Os números indicam que a tontura não se mostra uma causa frequente de falta ao trabalho, mas sua presença sugere risco considerável de pensão por incapacidade no futuro.

No ano de 1998,[6] foram realizados na Inglaterra mais de 2.000 questionários em trabalhadores ativos, entre 18 e 65 anos de idade, que compareceram a consultas médicas em consultórios de clínicos gerais. A finalidade era avaliar a prevalência de tonturas e sua relação com a limitação para o trabalho. Entre todos os entrevistados, um em cinco sujeitos relatou tontura no mês que precedeu a consulta. Destes, metade referiu incapacidade relativa para o trabalho e 30% vêm apresentando o sintoma por mais de 5 anos. Apenas 25% dos pacientes receberam algum tipo de tratamento prévio à consulta. Os autores concluem que a tontura é uma queixa crônica frequentemente não tratada na população trabalhadora, que está associada à elevada incapacidade laboral.

A somatória das informações destes dois estudos mostra que a tontura, apesar de ser um sintoma que gera poucos afastamentos, possui alta prevalência, indica risco potencial de incapacidade permanente e gera importante prejuízo no ambiente de trabalho.

SÍNDROMES VESTIBULARES

Segundo a classificação do *International Classification of Vestibular Disorders* (ICVD),[2] as doenças que geram tontura podem ser distribuídas de acordo com os quatro tipos de manifestação clínica:

1. *Vertigem*: Vertigem postural paroxística benigna (VPPB); síndrome de Menière (SM); neurite vestibular; fístula labiríntica; labirintites; migrânea vestibular;
2. *Tontura não rotatória*: Insuficiência vertebrobasilar (IVB); disfunções metabólicas; arreflexia vestibular (inclui lesão pós-traumática); causas proprioceptivas; causas psiquiátricas;
3. *Sintomas vestibulovisuais*: Vertigem visual; Cinetose; mal do desembarque; causas psiquiátricas;
4. *Sintomas posturais*: Causas proprioceptivas; tontura postural perceptual persistente (TPPP); presbiastasia; causas psiquiátricas.

Quando consideramos o tipo de queixa, as vertigens são mais facilmente identificadas por apresentarem alterações evidentes ao exame físico, especialmente em sua fase aguda. Os outros tipos de tontura são desafiadores por exigir do investigador um conhecimento mais profundo da fisiopatologia do equilíbrio corporal e das doenças que o afetam. A própria palavra tontura é de difícil compreensão para o doente, que não sabe caracterizar o que sente e muitas vezes mal entende o que está acontecendo consigo mesmo. São queixas que exigem experiência e habilidade para entender e relacionar queixa e doença

EXAME CLÍNICO DO TRABALHADOR COM TONTURA

Como comentado anteriormente, é fundamental avaliar a queixa do paciente com relação ao tipo de tontura, sintomas associados, comorbidades e gatilhos. Quando o tema é tontura, torna-se difícil elaborar um único diagnóstico que contemple todos os sintomas referidos porque, em sua grande maioria, os distúrbios do equilíbrio têm etiologia multifatorial. Soma-se ao fato de que os sintomas não guardam relação direta com os exames laboratoriais: Um sujeito com muitas queixas pode apresentar exames normais e outros sintomas frustros podem ter muitas alterações em seus traçados funcionais e até imagens preocupantes. O grande desafio na abordagem do paciente com tontura é saber suas limitações e o conjunto de sintomas pode influir em sua ocupação. Em modelo proposto por Zamysłowska-Szmytke *et al.*,[7] a realização de um exame clínico composto por cinco testes é capaz de avaliar com confiabilidade as condições de comprometimento labiríntico: teste de Romberg; teste de Unterberger; teste de impulso da cabeça (HIT); acuidade visual dinâmica (AVD) e pesquisa do nistagmo. A bateria de testes apresenta sensibilidade de 88% nas doenças periféricas independentemente dos resultados da prova calórica. Nas doenças centrais, os testes resultaram em 68% de sensibilidade em comparação com alterações de oculomotricidade encontradas em videonistagmografia. Essas respostas são consideradas satisfatórias para detectar lesões periféricas e apresentam forte correlação com sintomas vestibulares e alterações na estabilidade do equilíbrio corporal. Sendo assim, o protocolo está recomendado para fins de medicina ocupacional. Os testes são detalhados a seguir.

Teste de Romberg (Equilíbrio Estático)

Descrito em 1846 por Moritz Heinrich Romberg,[8] é um teste que avalia o equilíbrio estático e a capacidade de o indivíduo manter-se na postura ereta. Teste simples em que é solicitado ao doente ficar em ortostase, juntar seus pés e fechar os olhos. Uma pessoa normal consegue se manter estático, sem oscilações corporais com os calcanhares juntos e os olhos fechados. Considera-se o exame alterado quando há queda ou dificuldade na manutenção da postura – Romberg positivo.

Dois tipos de queda são considerados sugestivas:

1. Oscilação intensa multidirecional ou queda para a frente/trás. Sugestivo de doença central;
2. Queda direcionada apenas para um lado (Fig. 19-1). Sugestivo de doença periférica.

A avaliação do equilíbrio estático pode ser muito sensibilizada quando colocamos o sujeito com os pés sobre uma almofada macia.[9] O conflito gerado na aferência proprioceptiva dos membros inferiores associada à ausência da informação visual reduz a informação que pode ser utilizada para estabilização postural apenas ao labirinto. Sem informação confiável há oscilação corporal e falência da postura com queda na sequência.

Teste de Unterberger (Equilíbrio Dinâmico)

Descrito em 1938,[10] o teste é de execução simples. Pedimos ao paciente para fechar os olhos e marchar sem sair do lugar.[11] Quando ocorre rotação corporal maior de 45 graus (Fig. 19-2), podemos dizer que há assimetria da informação labiríntica e o corpo roda para o lado menos funcionante – no caso agudo, o lado doente. Pacientes com doença central costumam apresentar dificuldade em realizar o teste, oscilam muito e têm maior tendência a quedas.

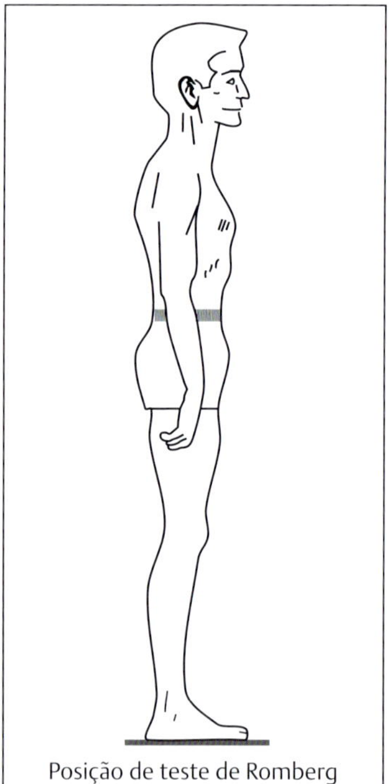

Posição de teste de Romberg

Fig. 19-1. Pesquisa do equilíbrio estático.

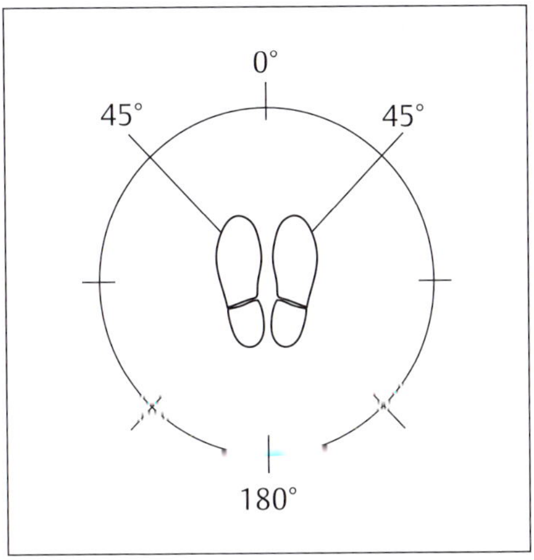

Fig. 19-2. Limites para o teste de Untenberguer.

Teste do Impulso Cefálico (*Head Impulse Test* ou *Head Trust*)

Primeiramente descrito por Halmagyi e Curthoys em 1988,[12] é um dos testes mais estudados para pesquisa de vestibulopatias. Consiste em observar o movimento ocular durante um movimento rápido da cabeça. Em situação de normalidade, o globo ocular deve reproduzir o mesmo plano e velocidade realizados pela cabeça, porém no sentido contrário. Esse é um reflexo conhecido como reflexo vestíbulo-ocular que tem a finalidade de evitar a perda do foco do campo visual durante os movimentos. Em situação normal, o olho permanece na imagem que está sendo observada. No caso de falência da informação labiríntica, o olho não responde ao movimento da cabeça e podemos observar uma correção voluntária do olho após finalizar o movimento cefálico (Fig. 19-3).

Acuidade Visual Dinâmica

A alteração do reflexo vestíbulo-ocular compromete a capacidade de fixação do olhar e, portanto, a leitura durante os movimentos da cabeça. O teste da acuidade visual dinâmica nada mais é do que a leitura de letras durante a movimentação da cabeça.[13] No caso de alteração do reflexo vestíbulo-ocular o paciente não consegue ler corretamente o que está escrito. Como o teste é realizado em velocidades angulares mais baixas do que no teste do impulso cefálico, o labirinto são e a oculomotricidade preservada podem contribuir para manter o olhar fixo no alvo, mesmo em casos de perda unilateral.

Pesquisa de Nistagmo

O nistagmo é pesquisado por meio da fixação do olhar em um ponto. Observamos então a presença de movimento ocular. O nistagmo de origem vestibular é um movimento conjugado do olho que é composto de um deslocamento lento (fase lenta) seguido por uma correção rápida (fase rápida).[11] A pesquisa do nistagmo espontâneo é realizada com o olho em posição neutra e centralizada, fixo em um alvo. Se houver nistagmo, sua direção é aquela assumida pela fase rápida.

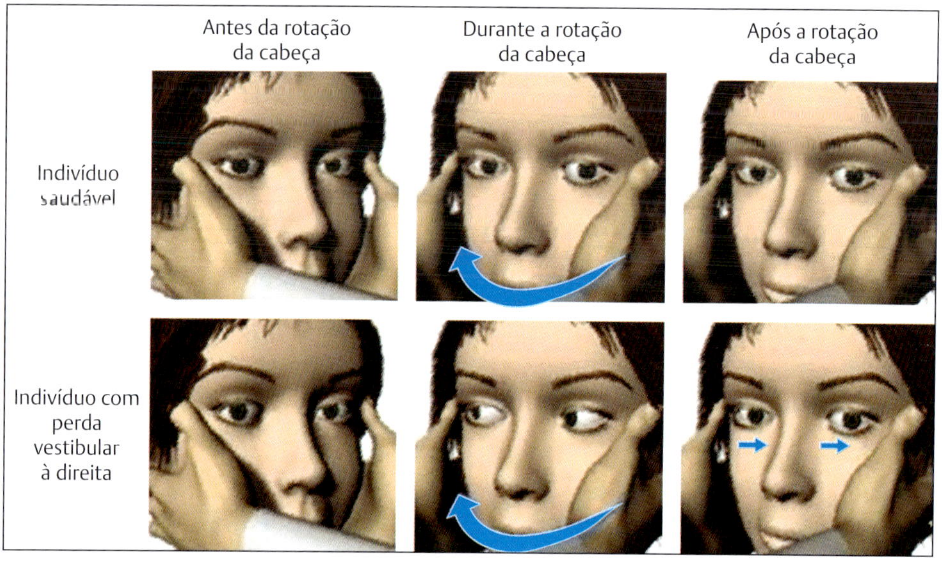

Fig. 19-3. Caracterização do nistagmo periférico e central.

Nistagmos de origem periférica costumam apresentar alta velocidade, direção única no sentido horizontal e tendência à esgotabilidade. Por outro lado, os nistagmos de origem central costumam ter baixa velocidade, direcionamento vertical ou multidirecional e são inesgotáveis. Para sensibilizar o nistagmo e facilitar sua observação, podemos pedir para o paciente direcionar o olhar 30 graus para os lados, para cima e para baixo, teste que chamamos de nistagmo semiespontâneo. Em caso de lesão periférica, ocorre aumento da velocidade do nistagmos ao olhar para o lado da fase rápida e redução para o lado contrário. Essa observação é característica das assimetrias vestibulares e tem o nome de lei de Alexander. Em lesões de origem central, o comportamento do nistagmo é imprevisível, que pode inverter, ser multidirecional ou apresentar características de perversão (não ter sentido em relação ao ponto de fixação – Fig. 19-4).

Provas Posicionais

Algumas doenças vestibulares periféricas ou centrais, como a vertigem posicional paroxística benigna (VPPB), tumores de ângulo pontocerebelar ou tumores de cerebelo, podem apresentar quadros de tonturas e de nistagmo quando o indivíduo assume certas posições da cabeça, como por exemplo abaixar para amarrar um sapato, virar para um lado ou outro quando deitado, elevar a cabeça etc. Nesses casos, as provas posicionais de Dix e Halpike e o *Head roll test* podem demonstrar a presença de nistagmos que muitas vezes revelam a natureza da alteração.[14]

Para a prova de Dix e Halpike inicia-se com o examinado sentado na maca, no sentido longitudinal, rodando-se a cabeça do mesmo 45° para o lado que se quer examinar, a seguir deitamos o paciente, mantendo a cabeça sempre com a mesma angulação lateral, deixando a cabeça pendente cerca de 15°. Considera-se positivo o teste quando podemos comprovar a presença de um nistagmo nessa posição. A prova de Dix e Halpike é utilizada

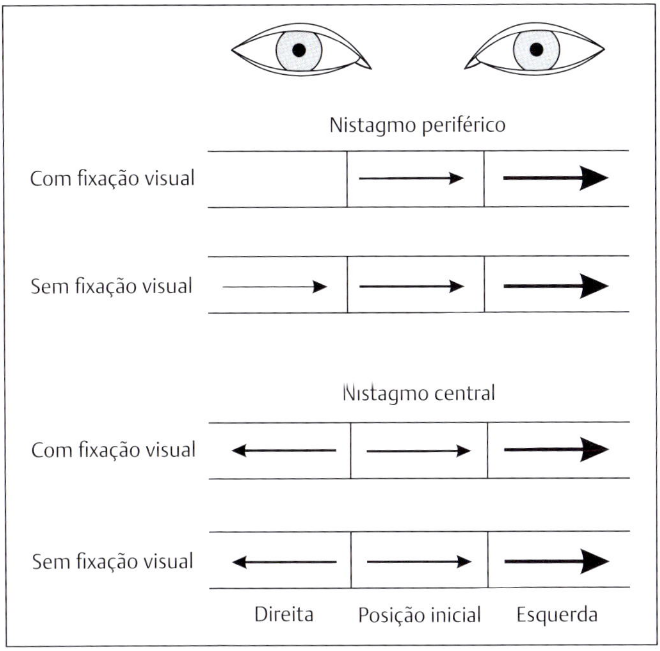

Fig. 19-4. Teste do impulso cefálico.

principalmente quando existe a suspeita de uma VPPB dos canais verticais, entretanto pode ser positiva nas alterações do sistema nervoso central, portanto uma observação cuidadosa das características do nistagmo, preferencialmente com o uso de lentes de Frenzel se faz necessária.

A prova de *Head roll* faz-se com o indivíduo em decúbito dorsal horizontal, rodando-se a cabeça do mesmo para um lado e depois para o outro. Esse teste se destina a avaliar os canais semicirculares laterais, entretanto como na prova de Dix e Halpike podemos também encontrar a presença de nistagmo em patologias centrais.[14]

Se durante as provas posicionais realizadas por profissional não habituado com a técnica, o indivíduo apresentar nistagmo ou tontura, recomenda-se que o mesmo seja encaminhado para avaliação com otorrinolaringologista para elucidação do quadro.

EXAMES COMPLEMENTARES

A avaliação inicial pode ser complementada por testes que quantificam a função das estruturas do sistema vestibular em pacientes com tontura. Vamos comentar a seguir os principais testes que auxiliam no diagnóstico do paciente com tontura.

A eletronistagmografia é um dos métodos mais completos existentes. Ela avalia as vias vestibulares centrais e a função vestibular periférica por meio da representação gráfica dos movimentos oculares captados por eletrodos. É composta por três tempos de avaliação:

1. *Nistagmo espontâneo e induzido*: prova composta pela observação dos movimentos oculares sem estímulo e em resposta a movimentos e posicionamentos da cabeça e do corpo;

2. *Oculomotricidade*: avalia a integração das vias do sistema nervoso central por meio de movimentos oculares – sacádicos, perseguição e nistagmo optocinético. Com esses traçados podemos observar a movimentação dos olhos induzida por comandos verbais ou em resposta a estímulos. Esses movimentos são bem estudados e através deles é possível localizar lesões funcionais dessas vias de integração;
3. *Prova calórica*: é a prova em que provocamos uma resposta do labirinto por meio de irrigação do conduto auditivo externo com água ou ar em temperaturas padronizadas acima ou abaixo da temperatura corpórea. A temperatura maior ou menor provoca aquecimento ou esfriamento da perilinfa do lado irrigado e gera uma corrente de convecção que pode ser estimulatória (quente) ou inibitória (fria). A corrente resultante da estimulação calórica deflagra o movimento ocular – o nistagmo.

Mais recentemente, a videonistagmografia é capaz de captar os movimentos oculares por meio de uma câmera de infravermelho e dispensa o uso de eletrodos. Tem as mesmas funções da eletronistagmografia com a vantagem de ser mais fidedigna aos movimentos oculares verticais e torcionais e fornecem registros com melhores parâmetros para avaliação da motricidade ocular.

O vídeo *head impulse test* (vHIT)[15] é uma sofisticação do teste clínico do impulso cefálico clínico acima descrito. Trata-se de um óculo provido de uma câmera de infravermelho que digitaliza o movimento ocular em resposta aos desvios angulares da cabeça. O teste, portanto, produz o registro do reflexo vestíbulo-ocular e traz informações a respeito de sua integridade. O vHIT é realizado por meio de movimentos rápidos e bruscos da cabeça enquanto o olho está fixo em um alvo. Se o olho se mantém fixo durante o movimento cefálico, o reflexo está preservado, mas em caso negativo, há comprometimento da via, que pode ser no órgão periférico ou vias centrais. Embora seja uma informação que pode ser obtida pelo exame clínico, o vHIT fornece resultados precisos e que nem sempre podem ser observados a olho nu. Apesar de ser um bom teste quando alterado, demonstra-se inferior para avaliação de pacientes crônicos em relação à realização de prova calórica,[16] que possui maior sensibilidade para avaliar as células vestibulares mais periféricas, que costumam ser primeiramente lesadas.

A prova rotatória[17] é outro método de avaliação do sistema vestibular por meio do registro computadorizado dos reflexos vestíbulo-oculares originários nos dois labirintos em conjunto. É obtido por meio da rotação do corpo em uma cadeira giratória. Sua importância reside na capacidade de verificar se há compensação central da lesão vestibular. Em casos de boa evolução, o cérebro é capaz de compensar o reflexo vestíbulo-ocular utilizando a capacidade de reestruturação neural. Dessa forma, pode haver lesão detectada nos testes de estimulação individual, mas a resposta a estímulos que atuam nos dois labirintos está normal. É uma informação importante que vai demonstrar que o paciente está funcionalmente capacitado.

A posturografia é um teste que avalia a capacidade de o indivíduo estabilizar seu centro de massa na superfície de apoio – os pés. O paciente é colocado sobre uma plataforma que possui sensores capazes de captar a oscilação do corpo por meio da pressão exercida pelos pés. Essa plataforma pode ser fixa ou móvel e registra a oscilação corporal resultante de estímulos visuais, ausência de visão ou movimentação do solo. É um teste capaz de simular situações de ambiente a que o sujeito é submetido e retratar dificuldades de estabilização postural. É, portanto, um teste indicado para avaliar a real situação de equilíbrio do paciente – uma prova funcional. A melhor posturografia para essa finalidade é a posturografia dinâmica computadorizada (PDC),[18] capaz de avaliar se o sistema responsável pelo desequilíbrio apresentado é vestibular, visual ou proprioceptivo. A PDC é capaz de estabelecer se o distúrbio do equilíbrio decorre de um problema de aferência ou integração sensorial, de uma resposta motora inadequada ou da combinação destes fatores. Por esse método é possível avaliar o risco de queda do paciente e a estratificação de risco ocupacional.

AVALIAÇÃO DO PACIENTE COM TONTURA

Após a avaliação cuidadosa e com auxílio dos exames complementares fica a pergunta: Em posse dessas informações é possível saber com segurança se o paciente está apto ou não para seu trabalho? Infelizmente, por diversos motivos, a resposta é não. O primeiro deles, e mais essencial, é o modo como é feito o diagnóstico de tontura. Vamos discorrer a respeito de outros motivos pelos quais o diagnóstico preciso das condições laborais de um paciente com tontura pode ser desafiador.

Um dos grandes exemplos é a **migrânea vestibular**. Sua prevalência entre as tonturas está entre 10%-20% e sua incidência na população é estimada em 0,98%.[19] É uma doença do equilíbrio de origem central que, em grande parte das vezes, não apresenta alterações no exame físico e tampouco nas provas complementares. No entanto, é uma condição que tem alto impacto na qualidade de vida e nas atividades de vida diária. Os trabalhos que envolvem raciocínio e reflexos rápidos podem ser severamente comprometidos, na dependência da gravidade do quadro clínico. Doença insidiosa, manifesta-se em crises e, frequentemente, piora com gatilhos definidos como luminosidade, calor, alimentos, distúrbios metabólicos e hormonais, entre outros.

A **vertigem visual**[20] é outro exemplo que não contempla alterações de exame físico ou exames complementares. Trata-se de um distúrbio de integração sensorial que pode se manifestar como desequilíbrio, náuseas e intolerância aos ambientes com excesso de informações visuais. Os estímulos ativam a hiperexcitabilidade do sistema nervoso central gerando, além da incapacidade, desconforto por náuseas e vômitos. Pacientes que trabalham em ambientes com muita luz e informação visual (*shoppings*, mercados, computadores) ou que focam a visão por períodos prolongados em trabalhos de repetição (p. ex. embaladores) podem ser afetados por crises prolongadas e necessitam um diagnóstico correto e subsequente adequação à sua ocupação.

Pacientes que trabalham em posições viciosas muitas vezes passam a ter mialgias e artralgias. Em alguns deles, a cervicalgia pode estar associada à tontura por ativar proprioceptores cervicais e vias cervicovestibulares.[21] É mais um exemplo em que a avaliação objetiva não traz os resultados esperados e o diagnóstico depende de conhecimento e boa avaliação das informações fornecidas pelo doente.

Em casos de lesão vestibular documentada, deve-se ter cautela para determinar a volta ao trabalho no momento certo. Não é somente na avaliação física ou nos resultados da cadeira rotatória que esse momento é determinado, mas depende das condições em que o paciente será alocado. Como exemplo citamos o caso de um paciente imaginário que apresentou uma neurite vestibular e após 1 mês seus exames estão normais. Na dependência do tipo de trabalho exercido (local com muito movimento, necessidade de agilidade e precisão), é prudente avaliar o risco ocupacional de ocorrência de queda, porque esse indivíduo ainda se apresenta em fase final de compensação. Nessa circunstância, o conflito visual/vestibular e o excesso de informações sensibilizam as vias vestibulares e visuais de um organismo ainda em recuperação.

Por último, as tonturas de origem psicossomática, como a tontura postural perceptual persistente (TPPP), ou as de causas psiquiátricas, devem ser avaliados de modo particular. São doentes que apresentam grande intolerância a conflitos sensoriais e podem desenvolver aversão ao ambiente de trabalho se não tratados corretamente. Necessitam de avaliação psiquiátrica de apoio prévia à sua realocação. Quanto melhor a abordagem prévia, maior a chance de adaptação.

TRATAMENTO

O objetivo do tratamento das tonturas em sua fase aguda é aliviar os sintomas apresentados e proporcionar alívio ao doente. Os medicamentos de escolha são os antieméticos (como o dimenidrinato e a ondansetrona) e benzodiazepínicos (como o diazepam). Quando há náuseas e vômitos os medicamentos devem ser usados preferencialmente por via intramuscular ou endovenosa. Todo e qualquer medicamento de uso na fase aguda deve ser utilizado o menor tempo possível, pois os sedantes vestibulares implicam em retardamento da compensação vestibular central, com a possibilidade de cronificação da tontura

Quando o paciente apresenta um diagnóstico específico, o tratamento deve ser direcionado à causa. Portanto, o schwanoma vestibular será tratado com cirurgia e a VPPB com reposicionamento, enquanto que as vestibulopatias centrais têm tratamento exclusivamente sintomático e de reabilitação. É cada vez menos aceito o uso de medicamentos na abordagem das vestibulopatias crônicas não específicas. O espaço anteriormente utilizado pelo medicamento foi hoje ocupado, com muita vantagem, pelos métodos de reabilitação vestibular.[22]

A orientação do paciente, com explicações sobre sua doença e os benefícios do tratamento deve ser sistemática. Essa conduta propicia apoio psicológico ao doente que, não raro, acredita que seu problema possui maior gravidade do que a real, desenvolvendo uma série de posturas e comportamentos inadequados. As tonturas vestibulares apresentam boa evolução, desde que corretamente conduzidas; hábitos de vida saudáveis são fatores importantes nesse aspecto. A alimentação inadequada, rica em sal, açúcar e gorduras é prejudicial ao metabolismo orgânico, provoca distúrbios circulatórios e mau funcionamento vestibular, agravando qualquer tontura já existente. A boa e correta alimentação e os exercícios físicos são altamente recomendáveis e contribuem para minimizar até os efeitos de doenças estabelecidas. Muitos pacientes carecem de informação sobre esse assunto e cabe ao médico informar aos seus pacientes que a maioria dos distúrbios vertiginosos é benigna, com grande possibilidade de melhora expressiva ou cura, desde que seja seguido o tratamento adequado.

O uso de medicamentos para as doenças labirínticas deve ser ponderado com muito cuidado. Para tanto, há dois grandes grupos de drogas: sedantes e moduladoras. As drogas sedantes são aquelas que apresentam indicação na fase aguda da doença e têm a finalidade de minimizar sintomas. As drogas moduladoras são aquelas que auxiliam na recuperação do sistema, modulando fluxo sanguíneo e atividade neural.

CONCLUSÕES

A tontura apresenta alta prevalência, mas gera pouco afastamento das atividades laborais. No entanto, quando presente pode trazer grave comprometimento ocupacional e possui alta taxa de incapacidade. O diagnóstico etiológico é essencial para a condução ideal e retorno precoce ao trabalho com baixo impacto nas atividades laborais.

Os atuais modelos propostos para avaliação funcional consideram o exame físico e alguns testes complementares, como eletronistagmografia com prova calórica, mas não levam em consideração o diagnóstico do paciente. Por vezes, o doente pode ser considerado apto sem apresentar condições de retorno ao trabalho.

A investigação e tratamento corretos por profissional capacitado auxiliam a recuperação do doente, reduzem a chance de afastamento e melhoram seu desempenho no trabalho.

REFERÊNCIAS BIBLIOGRÁFICAS

1. Massion J. Postural control systems in developmental perspective. Neurosci Biobehav Rev. 1998;22(4):465-72.
2. Bisdorff A, Von Brevern M, Lempert T, Newman-Toker DE. Classification of vestibular symptoms: towards an international classification of vestibular disorders. J Vestib Res. 2009;19(1-2):1-13.
3. Bittar RS, Oiticica J, Bottino MA, et al. Population epidemiological study on the prevalence of dizziness in the city of São Paulo. Braz J Otorhinolaryngol. 2013;79(6):688-98.
4. Baloh RW, Kerber KA. Clinical neurophysiology of the vestibular system – 4th ed, New Yorl. 2011.
5. Skøien A, Wilhemsen K, Gjesdal S. Occupational disability caused by dizziness and vertigo: a register-based prospective study. British Journal of General Practice. 2008;58:619-623.
6. Yardley L, Owen N, Nazareth I, Luxon L. Prevalence and presentation of dizziness in a general practice community sample of working age people. British Journal of General Practice. 1998;48:1131-1135.
7. Zamysłowska-Szmytke E, Szostek-Rogula S, Śliwińska-Kowalska M. Bedside examination for vestibular screening in occupational medicine. Int J Occup Med Environ Health. 2015;28(2):379-87.
8. Housman B, Bellary SS, Walters A, et al. Moritz Heinrich Romberg (1795-1873): Early founder of neurology. Clin Anat. 2014;27(2):147-9.
9. Hong SK, Park JH, Kwon SY, et al. Clinical efficacy of the Romberg test using a foam pad to identify balance problems: a comparative study with the sensory organization test. Eur Arch Otorhinolaryngol. 2015;272(10):2741-7.
10. Grommes C1, Conway D. The stepping test: a step back in history. J Hist Neurosci. 2011;20(1):29-33.
11. Pignatari SSN, Anselmo-LimaWT. Tratado de otorrinolaringologia – 3. ed. – Rio de Janeiro: Elsevier. 2018.
12. Halmagyi GM, Curthoys IS. A clinical sign of canal paresis. Arch Neurol. 1988;45(7):737-9.
13. Demer JL, Honrubia V, Baloh RW. Dynamic visual acuity: a test for oscillopsia and vestibulo-ocular reflex function. Am J Otol. 1994;15(3):340-7.
14. Bittar RSM, Ganança MM, Ganança FF. Otoneurologi clínica. 2. ed. Rio de Janeiro. Thieme Revinter 2019.44-46.
15. Halmagyi GM, Chen L, MacDougall HG, et al. The Video Head Impulse Test. Front Neurol. 2017;8:258.
16. Mezzalira R, Bittar RSM, Bilécki-Stipsky MMC, et al. Sensitivity of caloric test and video head impulse as screening test for chronic vestibular complaints. Clinics (Sao Paulo). 2017;72(8):469-473.
17. Mezzalira R, Bittar RSM, Albertino S. Otoneurologia Clínica. Revinter 1ªed. 2014:63.
18. Bittar, RSM. How Dynamic Computerized Posturography Can Help in Cases of Dizziness? Intl. Arch. Otorhinolaryngol., São Paulo. 2007;11(3):330-333.
19. Von Brevern M. Lempert T. Vestibular migraine. Handbook of Clinical Neurology, Vol. 137 (3rd series), Germany. 2016.
20. Bronstein AM, Golding JF, Gresty MA. Vertigo and dizziness from environmental motion: visual vertigo, motion sickness, and drivers' disorientation. Semin Neurol. 2013;33(3):219-30.
21. Greters ME, Bittar RSM, Bottino MA, Greters PM. Evaluation of the Physiotherapic Treatment on Cervical Vertigo. Intl. Arch. Otorhinolaryngol., São Paulo. 2007;11(4):406-410.
22. Bittar RSM, Bottino MA, Pedalini MEB, et al. Bilateral vestibular loss after caloric irrigation: clinical aplication of vestibular rehabilitation. Rev Bras Otorrinolaringol. 2004;70(2):188-93.

SEÇÃO II

DISTÚRBIOS DO EQUILÍBRIO, INCAPACIDADE LABORATIVA E RISCOS NO TRABALHO

Mario Edvin Greters

INTRODUÇÃO

O trabalho em altura e o de transportes de carga e passageiros são responsáveis pela maioria dos acidentes do trabalho fatais, motivo pelo qual a aptidão e a capacitação para o trabalho são pontos importantes a serem avaliados naqueles que se candidatem a essas funções.

No ano de 2017, segundo o DATAPREV[1] entre os quase 550.000 acidentes de trabalho notificados, 27.696 ocorreram na indústria de construção civil conforme apresentado no Quadro 19-1, sendo que 360 destes foram ocasionados por queda de altura conforme ilustrado na Figura 19-5.[1] Destas 161 (44,7%) resultaram em morte.[2]

A Figura 19-6, mostra o número de acidentes de trabalho relacionados ao transporte ocorridos no Brasil entre os anos de 2007 e 2016[3] e os Quadros 19-2 a 19-4, apresentam dados relativos ao tipo e local dos acidentes, bem como as principais lesões sofridas pelos trabalhadores e o desfecho dos casos nesse mesmo período.[2] Chamam a atenção o elevado número de acidentes e de mortes ou incapacidade.

Quadro 19-1. Número de acidentes do trabalho na construção civil, por atividade econômica ocorridos no ano de 2017[1]

Acidentes de trabalho, por atividade econômica relacionada à construção civil/2017	
Classe do CNAE 2.0	Total de Acidentes
Construção de Edifícios	9.178
Limpeza em Prédios e Domicílios	4.523
Obras para Geração e Distribuição de Energia Elétrica e para Telecomunicações	3.791
Construção de Rodovias e Ferrovias	3.077
Instalações Elétricas	1.889
Serviços Especializados para a Construção não Especificados Anteriormente	1.547
Distribuição de Energia Elétrica	1.451
Telecomunicações por Fio	860
Obras de Terraplanagem	679
Obras de Urbanização, Ruas, Praças, Calçadas	661
Instalações Hidráulicas, de Sistemas de Ventilação e Refrigeração	627
Operadoras de Televisão por Assinatura por Cabo	53
Demolição e Preparação de Canteiros de Obras	39
Total	27.696

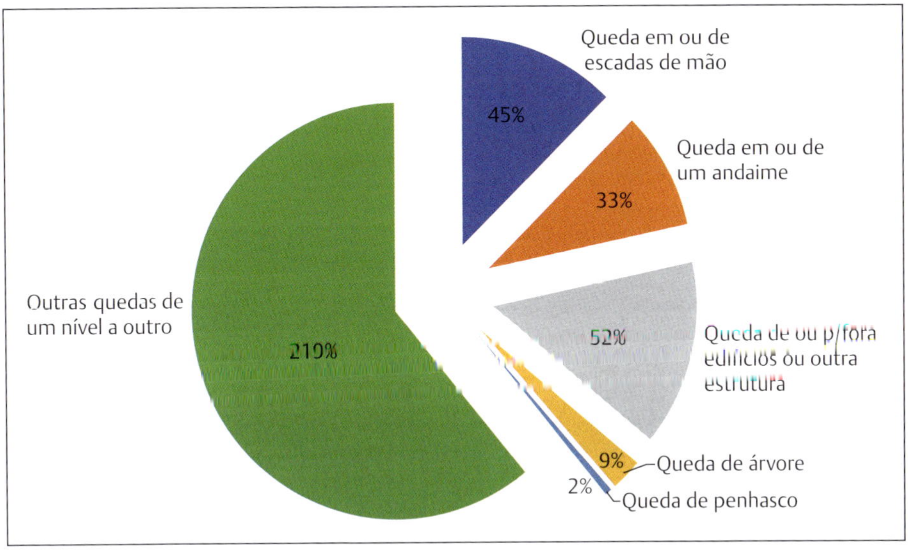

Fig. 19-5. Número de acidentes de trabalho por queda em altura de acordo com o CID 10, ocorridos em 2017.

Considerando os riscos inerentes às funções de motoristas e trabalhadores em altura, tendo esta última definida como toda atividade executada acima de 2 m do nível inferior,[4] onde haja risco de queda, serão abordados os aspectos importantes a serem avaliados, desde a história, exame físico e complementares, diagnósticos atuais e anteriores, tratamento medicamentoso, até sequelas e condições psicológicas na avaliação de aptidão para o trabalho nos exames admissional, periódico e de retorno ao trabalho.

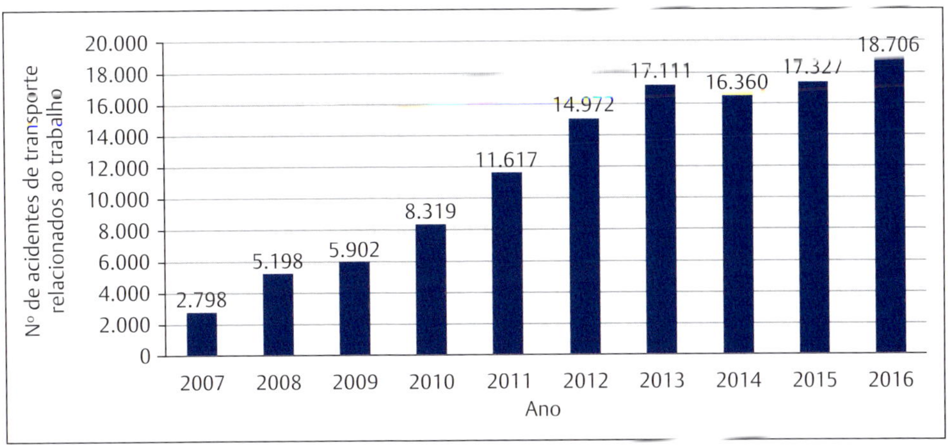

Fig. 19-6. Número absoluto de acidentes de transporte relacionados ao trabalho ocorridos no Brasil de 2007 a 2016.[3]

Quadro 19-2. Número e percentual de acidentes do trabalho relacionados ao transporte segundo o tipo de acidente e local de ocorrência no período de 2007 a 2016[3]

	Acidentes de transporte: tipo e local de ocorrência		
Tipo de acidente	Típico	3.957	3,3%
	Trajeto	31.725	26,8%
	Ignorado	82.648	69,9%
Local do acidente	Via pública	93.797	79,3%
	Instalações do contratante	14.361	12,1%
	Instalações de terceiros	2.188	1,8%
	Domicílio próprio	1.485	1,3%
	Ignorado/em branco	6.479	5,5%

Fonte: SINAN.

Quadro 19-3. Acidentes de transporte relacionados ao trabalho segundo o CID 10 da lesão, Brasil 2007-2016[3]

Acidentes de transporte: tipo de lesão			
	CID 10	**2007-2016**	**%**
Lesões nos membros inferiores	S82	14.750	12,5
	S92	4.596	3,9
	S72	4.337	3,7
	S80	2953	2,5
	Total	26.636	22,5
Lesões nos membros superiores	S62	6.743	5,7
	S42	6.302	5,3
	S52	5.580	4,7
	Total	18.625	15,7
Traumatismos em geral	T07	7.042	6,0
	T00	6.093	5,2
	S06	3.898	3,3
	Total	17.033	14,4
Outros		55.883	47,2
Ignorado/em branco		133	0,1
Total		118.330	100

Fonte: SINAN.

Quadro 19-4. Número e percentual de acidentes de transporte relacionados ao trabalho segundo a evolução do caso, Brasil, 2007-2016[3]

Acidentes de transporte: evolução do caso		
Evolução do caso	**2007-2016**	**%**
Incapacidade temporária	74.545	63
Cura	14.143	12
Óbito pelo acidente	6.128	5,2
Incapacidade parcial permanente	2.917	2,5
Incapacidade total permanente	413	0,3
Óbito por outras causas	290	0,2
Outra	732	0,6
Ignorado/em branco	19.142	16,2
Total	118.310	100

Fonte: SINAN.

EXAME ADMISSIONAL

O médico do trabalho ao avaliar pela primeira vez um candidato para exercer funções que envolvam o trabalho em altura ou a condução de veículos automotores, deve realizar uma anamnese cuidadosa com perguntas ativas buscando informações a respeito de tonturas, desequilíbrio, quedas, queixas auditivas, síncopes, convulsões, doenças cardiocirculatórias, transtornos psíquicos principalmente, fobias, ansiedade e depressão, drogas que possam alterar o estado de humor ou consciência, tanto lícitas quanto ilícitas, alterações neurológicas tanto do sistema nervoso central como do periférico, exposição ocupacional a solventes e metais pesados, doenças tireoideanas, diabetes melito, cefaleia, dores cervicais ou lombares, limitação de movimentos, alterações visuais, situação familiar e econômica.[3]

No exame físico recomenda-se incluir uma avaliação neurológica básica em que se testa a força muscular, reflexos tendinosos e a sensibilidade dos membros, a otoscopia, visando encontrar alterações da membrana timpânica que possam indicar infecção prévia, pesquisa do nistagmo espontâneo(NE), do nistagmo de fixação ou semiespontâneo (NF), nistagmo de posição e de posicionamento com as provas de Dix e Halpike e a manobra de *head roll*, pesquisa da movimentação ocular e testes do equilíbrio estático com a prova de Romberg e do equilíbrio dinâmico com as provas da marcha e de Unterberger.

No caso de qualquer alteração no exame físico recomenda-se considerar o candidato como inapto temporariamente para as funções tratadas neste capítulo e encaminhá-lo para avaliação especializada.

Outros exames como, por exemplo, exame da acuidade visual, audiometria, exames laboratoriais, eletrocardiograma e eletroencefalograma podem ser solicitados pelo médico do trabalho.

Indivíduos que em sua história referirem tonturas, quedas injustificadas, desequilíbrio, síncopes, convulsões, depressão principalmente com ideação suicida, uso de drogas ilícitas, alcoólatras, aqueles que apresentem limitações de movimentos ou alteração da força muscular, alterações da sensibilidade principalmente dos membros inferiores, limitações visuais nao passíveis de correção devem ser considerados inaptos para o trabalho em altura considerando os riscos que representam para si mesmos e para terceiros.

Candidatos com queixas auditivas tais como diminuição da audição, plenitude auricular ou zumbidos, devem ser submetidos a um exame audiométrico onde serão avaliados os limiares tonais aéreo e ósseos, a discriminação vocal e o limiar de reconhecimento de fala, podendo também ser solicitada uma imitância acústica com pesquisa do reflexo estapediano, se necessária. Para o trabalhador em altura, caso seja constatada alteração audiométrica, é recomendada a realização de uma avaliação otoneurológica a fim de investigar uma possível labirintopatia. Para motoristas recomendam-se as medidas propostas na resolução do CONTRAN 425 de 27/11/2012 Anexo III, avaliação otorrinolaringológica,[6] cabendo ressaltar que **exame otoneurológico** a que se refere esse item é o exame clínico otorrinolaringológico complementado pela audiometria tonal e vocal e a eletronistagmografia (ENG) ou videonistagmografia com provas calóricas e provas rotatórias.

Raramente será necessária a realização de outros exames para a aptidão ao trabalho em altura ou de condutor de veículos, entretanto, caso o trabalhador relatar no exame admissional ou de mudança de função exposição anterior a ruído, solventes e metais pesados poderá, na dependência dos dados obtidos na anamnese e no exame físico, a critério do médico do trabalho, ser submetido à avaliação otoneurológica por um especialista e, se necessário, a um exame de ENG ou VNG, antes de se concluir pela sua aptidão para o trabalho.

Em 2012 a Associação Brasileira de Otorrinolaringologia e Cirurgia Cérvico-Facial publicou a padronização para provas calóricas a ar, considerando como parâmetros de normalidade para o exame ENG ou VNG: ausência de nistagmo espontâneo ou de fixação, calibração ou sacadas sem alterações, rastreio tipos I ou II, ausência de nistagmo de posicionamento ou posicional. As provas calóricas se realizadas com ar, serão consideradas normais quando a preponderância direcional do nistagmo for inferior ou igual a 17% e predomínio labiríntico for inferior ou igual a 19%. Nas respostas obtidas na estimulação de cada ouvido a soma dos valores da prova fria e quente deverá estar entre 5°/s e 62°/s; valores abaixo de 5°/s indicam hiporreflexia e acima de 62°/s hiper-reflexia.[7]

Se considerarmos os valores normais da somatória das provas quentes e frias em ambos os ouvidos, os mesmos deverão estar entre 12°/s e 122°/s. Entretanto, na conclusão, os autores alertam que **a prova calórica sem anormalidades não exclui disfunção vestibular e os achados nesta prova devem ser interpretados em conjunto com os dados da avaliação clínica do paciente**.[7]

Devemos ressaltar que se num exame uma prova calórica normal não exclui a possibilidade de disfunção vestibular, a prova calórica alterada também não indica incapacidade para o trabalho. Portanto os exames de ENG ou VNG se restringem a candidatos sintomáticos, com alterações no exame clínico, ou com histórico que possa indicar risco para a execução da função pretendida, não se prestando para exame de rotina na admissão ou para triagem.

Muitas drogas de uso rotineiro como anti-inflamatórios, diuréticos de alça, anti-histamínicos principalmente os de primeira geração, descongestionantes nasais tópicos ou sistêmicos, podem provocar sonolência, alteração do estado de consciência ou manifestações vestibulares, motivo pelo qual é prudente que indivíduos em uso desses medicamentos sejam orientados a suspender seu uso por um período que varia de acordo com a droga que o colaborador estiver utilizando, antes da realização de trabalho em altura ou da condução de veículos.

RETORNO AO TRABALHO

As doenças vestibulares apresentam diferentes formas de evolução, não sendo possível estabelecer um critério único para considerar o trabalhador apto ao trabalho, após ter sido acometido de uma vestibulopatia. Como cada indivíduo tem uma reação diferente da doença em relação a outro, sugere-se que nesses casos o médico do trabalho encaminhe o colaborador para um especialista para que as avaliações sejam feitas de uma forma individualizada. Cabe lembrar ainda que várias drogas utilizadas no tratamento de doenças labirínticas, podem provocar sonolência, alterações cognitivas, retardar reações motoras, o que também aumenta os riscos de acidentes no exercício da função.

Outra consideração que deve ser feita é que embora não se recomende aos trabalhadores realizar trabalhos em altura e de condução de veículos, geralmente após 15 dias do início da doença já se encontram aptos para outras atividades que não envolvam essas funções.

A seguir apresentamos algumas sugestões de conduta para diferentes doenças vestibulares.

NEURITE VESTIBULAR (NV)

A neurite vestibular se caracteriza por um episódio único de início abrupto de tonturas, com náuseas e vômitos, instabilidade corporal sem alterações auditivas, com duração de horas a dias, habitualmente incapacitante nos primeiros dias, podendo evoluir para remissão espontaneamente ou com o uso de medicações. São raros os casos relatados de indivíduos que apresentam mais de um episódio de neurite vestibular.[5]

A recuperação do equilíbrio e a ausência das tonturas pode ocorrer por restauração da funcionalidade do labirinto ou, na maioria das vezes, a lesão labiríntica é permanente e a melhora do paciente se dá em função da neuroplasticidade, seja pela substituição sensorial ou pela adaptação.[8,9]

Indivíduos com neurite vestibular que exerçam atividade em altura ou motoristas deverão ser considerados inaptos temporariamente para essas funções, o que não os impedirá de realizar outras atividades enquanto aguardam a liberação para a ocupação que exerciam.

Decorridos 3 meses do início do quadro caso não apresentem queixas e os exames clínicos de equilíbrio se mostrarem normais, podem retornar para as atividades que exerciam anteriormente. Se por outro lado, persistirem queixas ou alteração do exame físico, devemos manter o afastamento do trabalho em altura ou de motorista e repetir a avaliação no sexto mês. Caso nesse período ainda persistirem alterações serão reavaliados em 1 ano. Se nesta avaliação o indivíduo ainda apresentar sintomas ou alterações no exame físico, sugere-se considerá-lo inapto ao trabalho em altura e condução profissional de veículos, indicando a mudança de função.[10]

Indivíduos sem queixas e que apresentem exame clínico alterado, também deverão ser considerados inaptos para a função,[10] podendo exercer outras atividades que não envolvam risco de queda ou de acidente com veículo.

Uma proposta interessante quanto à aptidão após neurite vestibular é a de um modelo utilizado para o retorno de atividades de voo de pilotos de caça,[10] que tenho adaptado para os trabalhadores em altura e motoristas:

A) Caso o trabalhador apresente queixas ou exame físico alterado não poderá voltar a função que exercia, mesmo que as provas calóricas estejam normais, podendo realizar outras funções que não envolvam risco de queda;

B) Os indivíduos sem queixas e com exame físico normal deverão ser submetidos à ENG ou VNG com provas calóricas e rotatórias; se em ambos os exames resultem normais considera-se o indivíduo apto;

C) Caso apresente nistagmo espontâneo ou de fixação, nistagmo posicional ou de posicionamento, que são sinais de vestibulopatia descompensada à ENG, ou apresente a prova rotatória alterada deverá ser encaminhado para tratamento e retornar para nova avaliação. Considerar inapto temporariamente;

D) Caso apresente ENG sem a presença de nistagmo, mas com provas calóricas alteradas e provas rotatórias sem assimetria, poderá retornar às atividades de trabalho em altura ou condução profissional de veículos.

VERTIGEM POSICIONAL PAROXÍSTICA BENIGNA (VPPB)

A VPPB é uma doença vestibular causada pela presença de otólitos ou partículas dos mesmos, desprendidos da mácula utricular, em um ou mais canais semicirculares. É uma doença de fácil diagnóstico e tratamento, que pode ter múltiplas causas como o trauma, repouso prolongado e outras doenças do labirinto como a neurite vestibular.

Os sintomas indicativos são ataques de tonturas provocadas por variação da posição da cabeça, com duração geralmente menor que 1 minuto, que podem ser provocadas pela manobra de Dix e Halpike ou pela manobra de girar a cabeça com o paciente em posição supina, com nistagmo característico para cada canal envolvido. Eventualmente o nistagmo ou a tontura podem ter uma duração superior a 1 minuto nos casos de cupulolitíase, em que os otólitos estejam aderidos à cúpula dos canais.[11]

Habitualmente a resolução se faz por manobras de reposição canalicular, sem necessidade de restrição cervical e o trabalhador poderá retornar ao trabalho quando após o tratamento não apresentar mais queixas e na avaliação clínica não apresentar nistagmo posicional.[12,13]

Permanecendo sintomático ou com exame físico alterado, o trabalhador deverá ser considerado temporariamente inapto, até a resolução do quadro.

É importante que o indivíduo que apresentou um quadro de VPPB seja submetido à avaliação otoneurológica, para estabelecer se há doença vestibular de base que poderia ter provocado o seu aparecimento.

DOENÇA DE MÉNIÈRE (DM)

A doença de Ménière é caracterizada por tonturas episódicas espontâneas, com surtos que duram de 20 minutos a 24 horas, geralmente precedido de sintomas auditivos como plenitude auricular, zumbidos e hipoacusia.[14] A maioria dos pacientes, principalmente nas fases iniciais da doença, apresentam os sintomas auditivos precedendo as tonturas, o que lhes permite prever que ficarão tontos, buscando atitudes preventivas, como por exemplo estacionar o veículo, sentar-se no chão, que os protegem da queda e de outros acidentes. Com a evolução da doença alguns vão perdendo os sinais premonitórios podendo apresentar queda no trabalho em altura ou tonturas durante a direção veicular, o que representa perigo para o indivíduo e para terceiros.

Segundo as leis de trânsito do Reino Unido[15] e da Alemanha[13,16] os motoristas profissionais não poderão exercer atividade enquanto apresentarem crises de tonturas. Após tratamento poderão retornar às suas atividades caso tenham permanecido assintomáticos, por 1 ano no Reino Unido e por 4 anos na Alemanha. Existem controvérsias quanto à rigidez das normas alemãs, principalmente pelo longo período sem sintomas que requerem para considerar o indivíduo apto ao retorno à função.[17] Até que tenhamos trabalhos conclusivos sobre a evolução da DM e tratamentos mais eficazes que os atuais, parece mais prudente que indivíduos com DM não devam exercer trabalho em altura. Alguns autores postulam que a condução profissional de veículos, pode ser realizada por aqueles que apresentam a DM com sinais premonitórios, que permitem que o condutor estacione o veículo em local apropriado até que a crise passe.[17,18]

Trabalhadores com síndrome de Tumarkin,[18] que são quedas inesperadas causadas por alteração súbita da função dos órgãos otolíticos, presente na DM de longa evolução, não devem realizar trabalhos em altura nem condução de veículos.

HIPOFUNÇÃO VESTIBULAR BILATERAL (HFVB)

As principais queixas de uma HFVB são oscilopsia, desequilíbrio principalmente ao caminhar no escuro, em superfícies irregulares, desorientação espacial, dificuldade para enxergar quando dirigem em situações de pouca iluminação ou em leitos carroçáveis com pavimento irregular.[19,20] Portadores de HFVB não deverão exercer atividades em altura ou na condução remunerada de veículos automotores.[10]

Entre as causas da HFVB vale lembrar a evolução de doenças vestibulares que podem afetar ambos os labirintos ao mesmo tempo ou em momentos diferentes, como a DM, a NV e as labirintites virais ou bacterianas, além de traumas e drogas, principalmente antibióticos aminoglicosídeos e agentes antineoplásicos.

Os trabalhadores que retornam para suas atividades após quimioterapia, tratamento para tuberculose e pós-traumatismo cranioencefálico, deverão ser avaliados quanto ao seu equilíbrio corporal.

MIGRÂNEA VESTIBULAR (MV)

A MV é uma doença frequente[21] caracterizada por vertigem episódica espontânea. Estima-se que afete aproximadamente 1% da população geral, 10% dos pacientes vertiginosos e 9% dos portadores de enxaqueca.[22,23]

A frequência, a duração e a intensidade das crises são muito variáveis, geralmente o início das crises se faz de forma lenta e gradual, permitindo que o indivíduo consiga interromper a atividade que está realizando.

Há vários tratamentos propostos para a MV, sendo que o medicamentoso se faz principalmente com o uso de betabloqueadores, antidepressivos tricíclicos ou inibidores da recaptação de serotonina e anticonvulsivantes. Esses medicamentos podem causar sonolência, déficit cognitivo e desatenção, consequentemente influindo na capacidade laboral do trabalhador, o que deve ser considerado quando da avaliação desses pacientes.

De acordo com as normas alemãs de tráfego o portador de migrânea vestibular que apresente sinais premonitórios (aura) poderá exercer atividade de transporte remunerada após 2 anos de observação; os indivíduos que não apresentem estes sinais deverão ser considerados inaptos. Em relação ao trabalho em altura não se encontra na literatura critérios para a aptidão em relação a essa patologia. Até que tenhamos uma melhor evidência, a sugestão seria manter as observações gerais em que pacientes que refiram tonturas ou apresentem sinais clínicos de disfunção vestibular não devem exercer esse tipo de atividade.

Os critérios diagnósticos dessa enfermidade encontram-se no Quadro 19-5.

Quadro 19-5. Critérios diagnósticos para migrânea vestibular

A) No mínimo cinco episódios de sintomas vestibulares com duração de 5 minutos a 72 horas, de intensidade moderada ou severa

B) Histórico de migrânea com ou sem aura de acordo com a classificação internacional de cefaleia, atual ou prévio

C) Uma ou mais características de migrânea em pelo menos 50% dos episódios de tontura
Cefaleia com pelo menos uma das seguintes características
Unilateral, pulsátil, de moderada ou severa intensidade, com piora às atividades físicas do dia a dia
Fono ou fotofobia
Aura visual

D) Excluídos outros diagnósticos de cefaleia ou vestibular

TUMORES BENIGNOS DO ÂNGULO PONTOCEREBELAR (TBAPC)

Schwannomas, lipomas, teratomas e meningiomas são tumores benignos que têm crescimento lento, o que resulta em compensação central eficaz, apresentando quadros caracterizados por perda auditiva unilateral lentamente progressiva sem queixas de tonturas.[24-27] Entretanto alguns pacientes apresentam queixas de tonturas persistentes ou com evolução em crise.[28]

Na maioria dos indivíduos a presença de TBAPC, em sua fase inicial, não implica em alteração da capacidade laboral. Entretanto os mesmos devem ser monitorados de acordo com as instruções do médico assistente pois essas patologias podem apresentar mudança no seu comportamento, apresentando crescimento mais rápido, levando a sintomas vestibulares e, consequentemente, representando risco para a execução de certas funções.[28]

Quando o tratamento cirúrgico está indicado recomenda-se o afastamento do trabalhador de suas atividades, seguindo os critérios observados na neurite vestibular para o seu retorno ao trabalho.

Trabalhadores assintomáticos e com exame físico sem alterações poderão ser considerados aptos, desde que monitorados com maior frequência.

O ângulo pontocerebelar pode ser sede de tumores malignos e metástases[26] cujo crescimento rápido geralmente não permite compensação central. Nesses casos, os trabalhadores devem ser afastados definitivamente de suas funções.[29]

SÍNDROME DA TERCEIRA JANELA

A síndrome da terceira janela é caracterizada por tonturas que são causadas por alteração da pressão intracraniana ou da orelha média, como por exemplo após tosse, esforço físico ou exposição a estímulos sonoros intensos.[30,31]

Pode ser originada por uma fístula perilinfática de etiologia traumática ou espontânea, ou por uma deiscência de canal semicircular.

O tratamento pode ser clínico ou cirúrgico e a aptidão ao trabalho será definida pela ausência de sintomas e de alterações ao exame físico, após tratamento adequado.[13]

PAROXISMIA VESTIBULAR

A paroxismia vestibular é uma doença rara, caracterizada por ataques frequentes de tontura, com duração de poucos segundos, podendo ser espontâneos ou provocados pela rotação da cabeça, podendo ou não ser acompanhados de sintomas auditivos. O tratamento com carbamazepina ou oxicarbamazepina apresenta resultados positivos em grande parte dos afetados.[32]

Embora muitos autores aceitem a alça vascular com compressão do VIII par craniano como a possível etiologia, vários aspectos da doença ainda estão em investigação, inclusive a sua evolução, os critérios diagnósticos e o papel da melhora com o uso da carbamazepina como indicador diagnóstico.[32]

Dessa forma é opinião do autor desse capítulo que atividades com risco de queda e a condução de veículos em caráter profissional não devem ser realizadas pelos portadores de paroxismia vestibular, sem restrições para outras atividades.

CONCLUSÃO

As doenças da orelha interna apresentam etiologia, quadro clínico, tratamento e evolução diferenciada, o que implica numa avaliação personalizada para cada indivíduo e cada caso para conclusão sobre a aptidão ao trabalho como motorista ou trabalhador em altura.

A presença de sintomas vestibulares ou a presença de alterações ao exame clínico otoneurológico implica na inaptidão do indivíduo para o exercício de tais funções, podendo ser definitiva ou temporária, sendo o período de afastamento determinado pela doença e pelos resultados de exames clínicos e complementares indicados para cada caso.

REFERÊNCIAS BIBLIOGRÁFICAS

1. SEPREV-MF, DATAPREV I. Anuário estatístico de acidentes do trabalho. 2017.
2. Brasil.Quedas com Diferença de Nível São a Segunda Principal Causa de Acidentes Fatais no Trabalho.Ministério do Trab e Emprego; [Internet]. 2018.
3. Secretaria de Vigilância em Saúde | Ministério da Saúde. Acidentes de transporte relacionados ao trabalho no Brasil, 2007-2016; [Internet]. 2018.
4. Ministério do Trabalho e Emprego. Norma regulamentadora 35. 2016;(35).
5. Associação Nacional de Medicina do Trabalho. 4-1 Sugestão 6 Atestado de Saude Ocupacional (ASO) [Internet]. 2011.
6. Conselho Nacional de Trânsito. Resolução CONTRAN N 425 DE 27_11_2012 – Federal – LegisWeb.
7. Albertino S, Bittar RSM, Bottino MA, et al. Air caloric test reference values. Braz J Otorhinolaryngol. 2012;78(3).
8. Mandalà M, Santoro GP, Awrey J, Nuti D. Vestibular neuritis: recurrence and incidence of secondary benign paroxysmal positional vertigo. Acta Otolaryngol [Internet]. 2010.
9. Kammerlind ASC, Ledin TEA, Ödkvist LM, Skargren EIB. Recovery after acute unilateral vestibular loss and predictors for remaining symptoms. Am J Otolaryngol – Head Neck Med Surg [Internet]. 2011;32(5):366-75.
10. Shupak A, Nachum Z, Stern Y, et al. Vestibular neuronitis in pilots: Follow-up results and implications for flight safety. Laryngoscope. 2003;113(2):316-21.
11. Toker D. Benign paroxysmal positional vertigo: Diagnostic criteria. Journal of Vestibular Research. 2015;25:105-117.
12. Simoceli L, Moreira Bittar RS, Greters ME. Postural restrictions do not improve the results of the canalith repositioning maneuver. Rev Bras Otorrinolaringol. 2005;71(1).
13. von Brevern M, von Stuckrad-Barre S, Fetter M. Fahreignungsbeurteilung bei Schwindel aus neurologischer Sicht. Assessment of driving in patients with vertigo and dizziness. Nervenarzt. 2014;85(7):841-6.
14. Lopez-Escamez JA, Carey J, Chung W-H, et al. Diagnostic criteria for Menière's disease. J Vestib Res [Internet]. 2015.
15. Assessing fitness to drive-a guide for medical professionals [Internet]. 2016.
16. Waldfahrer F, Iro H, v. Brevern M, et al. Verkehrsmedizinische Begutachtung in der HNO-HeilkundeTraffic medicine expert opinions in otorhinolaryngology. HNO. 2010;58(2):110-6.

17. Huppert D, Straumann D, Magnusson M, et al. Dizziness in Europe: from licensed fitness to drive to licence without fitness to drive. J Neurol [Internet]. 2018;265(s1):9-17.
18. Turmakin A. The Otolithic Catastrophe a New Syndrome; [Internet]. 1936:175-7.
19. Hain TC, Cherchi M, Yacovino DA. Bilateral Vestibular Weakness. Front Neurol [Internet]. 2018;9:344.
20. Strupp M, Kim JS, Murofushi T, et al. Bilateral vestibulopathy: Diagnostic criteria consensus document of the classification committee of the barany society. J Vestib Res Equilib Orientat [Internet]. 2017;27(4):177-89.
21. Dieterich M, Obermann M, Celebisoy N. Vestibular migraine: the most frequent entity of episodic vertigo. J Neurol. 2016;263(1):82-9.
22. Lempert T, Neuhauser H. Epidemiology of vertigo, migraine and vestibular migraine. J Neurol. 2009;256(3):333-8.
23. Lempert T, Olesen J, Furman J, et al. Vestibular migraine: Diagnostic criteria. J Vestib Res [Internet]. 2012;22:167-72.
24. Pinna M, Bento R, Neto R. Vestibular schwannoma: 825 cases from a 25-year experience. Int Arch Otorhinolaryngol. 2012;16(04):466-75.
25. Figueiredo RR, de Azevedo AA, Figueiredo JAMR, Penido NO. Cerebellopontine angle lipoma in asymptomatic patients: case report. Braz J Otorhinolaryngol. 2015;82(6):741-2.
26. Coffey N, Torres C, Glikstein R, et al. Imaging Findings in Sensorineural Hearing Loss: A Pictorial Essay. Can Assoc Radiol J [Internet]. 2017;68(2):106-15.
27. Bertot B, Steele WJ, Boghani Z, Britz G. Diagnostic Dilemma: Cerebellopontine Angle Lipoma Versus Dermoid Cyst. Cureus. 2017;9(11).
28. Kentala E, Pyykkö I. Clinical picture of vestibular schwannoma. Auris Nasus Larynx. 2001;28(1):15-22.
29. Zhang M, Wang Z, Zhang J, et al. Metastases in cerebellopontine angle from the tumors of central nerve system. J Clin Neurosci [Internet]. 2017;42:84-90.
30. Ferreira S da C, Lima MAMT. Síndrome de Deiscência de Canal Semicircular Superior. Rev Bras Otorrinolaringol. 2006;72(3):414-8.
31. Minor LB. Labyrinthine fistulae: pathobiology and management. Curr Opin Otolaryngol Head Neck Surg [Internet]. 2003;11(5):340-6.
32. Strupp M, Lopez-Escamez JA, Kim J-S, et all. Vestibular Paroxysmia: Diagnostic Criteria. Journal of Vestibular Research. 2016;26:409-415.

SEÇÃO III

REPERCUSSÃO JUDICIAL TRABALHISTA, PREVIDENCIÁRIA E CÍVIL

Jose Jarjura Jorge Junior
Roberto Augusto de Carvalho Campos

INTRODUÇÃO

Com o crescente número de ações trabalhistas, cíveis e criminais, ou mesmo para simplesmente justificar ausências no trabalho, frequentemente como médicos assistentes, somos solicitados a emitir relatórios ou atestados para nossos pacientes. Estamos obrigados a isto pelo código de ética médica. Nem sempre estamos à vontade para fazê-lo, mesmo porque nem sempre estamos seguros dos diagnósticos feitos ou que estão ainda em pesquisa e também porque não queremos, muitas vezes nos comprometer. Já o perito médico tem, por dever, a obrigação de emitir relatórios ou laudos a respeito do que lhe é solicitado.

Para tal, é necessário ter-se a convicção além de provas clínicas e laboratoriais que comprovem os sintomas e sinais que ao paciente está apresentando, o que às vezes não é tão fácil assim.

A legislação trabalhista estabelece a obrigatoriedade ao exame médico ocupacional, por conta do empregador, nas seguintes situações:

A) Admissão;
B) Periodicamente;
C) Demissão.

Determina ainda que será obrigatória a notificação das doenças profissionais e das produzidas em virtude de condições especiais de trabalho, comprovadas ou objeto de suspeita, de conformidade com as instruções expedidas pelo Ministério do Trabalho. Portanto, a atuação do médico responsável é constante e decisiva na vida laboral de qualquer trabalhador, principalmente aqueles que estão sujeitos a exposições de risco, como é o caso do ruído ocupacional.

Portanto, o respeito incondicional das normas éticas da profissão médica é imprescindível no sentido de garantir a saúde do trabalhador e estabelecer estratégias de prevenção de dano. A própria legislação trabalhista, que evidencia especial preocupação em relação aos riscos otológicos no ambiente de trabalho, determina que, para a proteção do trabalhador exposto a ruídos no ambiente de trabalho, estabeleçam-se: especificação das medidas cabíveis para eliminação ou atenuação desses efeitos; limites máximos quanto ao tempo de exposição; intensidade da ação ou de seus efeitos sobre o organismo do trabalhador; exames médicos obrigatórios; limites de idade; controle permanente dos locais de trabalho e das demais exigências que se façam necessárias (Lei nº 6.514/77).

Nesse contexto, o Código de Ética, publicado pela Resolução CFM Nº 2.217/2018, dispõe de diversas normas que se aplicam diretamente aos médicos do trabalho, mas também aos peritos, assistentes técnicos auditores e todos aqueles que podem, no ato médico, promover ou contribuir na ocorrência de danos e prejuízos ao trabalhador.

A norma fundamental que deve nortear os médicos nessas situações de trabalho é a de que o alvo de toda a atenção do médico é a saúde do ser humano, em benefício da qual deverá agir com o máximo de zelo e o melhor de sua capacidade profissional. Portanto, ao examinar um trabalhador sujeito a exposições de risco para sua saúde, o médico deve estar atento à ocorrência do dano e também propor iniciativas para a adaptação e prevenção.

Apesar dessa relevante atuação no ambiente de trabalho, o médico não deve negligenciar o respeito ao sigilo, que expressamente é destacado no código ético que sinaliza que é vedado ao médico revelar informações confidenciais obtidas quando do exame médico de trabalhadores, inclusive por exigência dos dirigentes de empresas ou de instituições, salvo se o silêncio puser em risco a saúde dos empregados ou da comunidade. Também em relação aos colegas, o médico não pode intervir, quando em função de auditor, assistente técnico ou perito, nos atos profissionais de outro médico, ou fazer qualquer apreciação em presença do examinado, reservando suas observações para o relatório. Não pode, ainda, autorizar, bem como modificar, quando na função de auditor ou de perito, procedimentos propedêuticos terapêuticos instituídos, salvo, no último caso, em situações de urgência, emergência ou iminente perigo de morte do paciente, comunicando, por escrito, o fato ao médico assistente.

As tonturas, referidas pelos pacientes com queixa auditiva ou não, também são sintomas incapacitantes para o trabalho ou para suas ocupações habituais. São queixas extremamente subjetivas em que muitas vezes não é possível comprová-las. O profissional deve então usar de toda sua experiência e principalmente do bom senso para conduzir o caso e principalmente emitir um parecer escrito.

A complexidade do sistema vestibular periférico e central e suas relações com as emoções, torna ainda mais complexo o diagnóstico preciso em muitos casos.

As doenças da orelha interna envolvem os órgãos do equilíbrio e da audição. Frequentemente, mas não necessariamente, quadros de tonturas podem ser acompanhados de alterações auditivas neurossensoriais. Consequentemente, torna-se obrigatória a avaliação completa, com todos os recursos de exames complementares que hoje possuímos, tanto da audição como do equilíbrio.

É uma avaliação demorada que às vezes não termina em uma única consulta. A anamnese deve ser detalhada quanto aos sintomas de vertigem em relação à data de início, frequência, duração, intensidade, qualidade (flutuação, balanço, rotação etc.:), sintomas vegetativos e emocionais; quanto a audição, avaliação de deficiência ou não presença de zumbidos e pesquisa clínica de recrutamento. É muitíssimo importante o interrogatório complementar sobre os demais órgãos e doenças que apresenta, além da medicação que está tomando. Os exames complementares abrangem a avaliação laboratorial e exames específicos como audiometria tonal, impedanciometria, audiometria de tronco cerebral, emissões otoacústicas, a vecto-eletronistagmografia, posturografia,e a VEMP (potencial evocado miogênico vestibular), além dos exames radiológicos: tomografia e ressonância magnética da orelha interna e crânio.

As afecções que envolvem o sistema vestibular e que geram vertigem podem trazer prejuízos pessoais, sociais e econômicos. Nestes casos há interesse médico-legal, pois podem envolver também aspectos jurídicos e o médico, como já referimos, pode estar envolvido tanto como especialista, e assim exercendo responsabilidades, como médico assistente, ou como perito na área administrativa, previdenciária ou jurídica.

Inúmeras são as etiologias que resultam em alterações labirínticas ou labirintopatias. As doenças metabólicas, como a hipoglicemia, o diabetes, as alterações do metabolismo dos lipídios (colesterol, triglicérides) estão entre as afecções mais frequentes. Alterações hormonais, vasculares, infecciosas (virais ou bacterianas), disfunções próprias do labirinto como a doença de Ménière, a cupulolitíase e outras doenças devem ser do conhecimento do médico especialista ou não, que lida com este tipo de paciente.

Os traumatismos cranianos, notadamente os que atingem o osso temporal podem resultar, em maior ou menor grau, em traumas labirínticos que podem ser decorrentes de agressões pessoais ou acidentes e que podem levar a vertigens agudas, passageiras ou deixar como sequelas uma instabilidade crônica.

O mesmo acontece em relação a acidentes principalmente se ocorrem no ambiente de trabalho onde o queixoso poderá acionar a empresa pelo ocorrido no caso de apresentar sintomas labirínticos. Cabe ao perito definir se é um simulador ou se há uma doença de base envolvida ou, ainda, se realmente os sintomas apresentados são devidos ao acidente ocorrido.

Podemos citar como agente potencial, além dos traumatismos cranianos, o barotrauma que frequentemente acomete os profissionais da aviação e nos mergulhadores e que, devido às alterações pressóricas do meio ambiente, pode lesar parcial ou totalmente o labirinto de maneira reversível ou não. É verdade que o órgão que mais frequentemente sofre nestes casos é a orelha média. Mas quando envolve a orelha interna o quadro é em geral mais dramático com consequências mais importantes, como a ocorrência da chamada vertigem alternobárica, da surdez súbita e até mesmo de uma paralisia facial.

Ainda em relação a doenças profissionais o especialista deve estar familiarizado com as substâncias cujo contato, na indústria, pode causar alterações auditivas e/ou labirínticas como o chumbo, o mercúrio, o arsênico, o tricloroetileno e o dissulfeto de carbono e, como acima referido, especialista pode vir a ser consultado se os sintomas de determinado trabalhador é resultado da exposição a estes elementos ou se há outra doença envolvida no caso.

Os riscos do trabalho em altura podem ser problemáticos para quem sofre de labirintopatia ou por indivíduos que sofrem de acrofobia (medo das alturas) e pode estar relacionada a um alto grau de vertigem na altura, causado pela dependência visual na manutenção do equilíbrio. Assim como na agorafobia, anormalidades vestibulares são comuns nestes trabalhadores. A disfunção vestibular esta associada a desconforto no espaço e no movimento.

Uma teoria é apresentada apoiando uma explicação geométrica para a vertigem da estatura fisiológica, sendo uma vertigem à distância através da desestabilização visual do equilíbrio postural quando a distância entre os olhos e os contrastes estacionários visíveis se torna criticamente grande.

Estes trabalhadores devem receber tratamento específico para cura da vertigem assim como apoio psiquiátrico.

Por fim, a responsabilidade do médico assistente, especialista ou não, vai desde o diagnóstico até o tratamento. Como consequência de seus atos pode ocorrer a iatrogenia e assim, nestes casos, existe a possibilidade de o profissional ser responsabilizado por **erro** médico. Nos últimos anos o trabalho do médico vem sendo atentamente fiscalizado, controlado e regulamentado pela sociedade. É crescente o número de queixas contra atos médicos, que são, na maioria das vezes, denominados **erros médicos**, o que tem se tornado uma indústria de reclamações em busca de, muitas vezes, obter-se vantagens por parte de pacientes mal intencionados e seus defensores. Sabemos que a maioria das queixas apresentadas à justiça não passam de infortúnio decorrente da própria evolução da doença ou de complicações esperadas em consequência do ato médico, o chamado erro escusável.

No sentido de se aprimorar a complexa relação médico-paciente, deve ser valorizado o instrumento denominado consentimento informado que tem a importante função de esclarecer o paciente respeito, não só da moléstia que o acomete, como também das modalidades de tratamentos ou condutas disponíveis e complicações inerentes ao tratamento.

O direito à informação não deve ser um mero documento impessoal e desprovido de envolvimento do médico. Precisa representar o efetivo exercício do princípio bioético da autonomia, que se expressa no momento da opção livre e esclarecida com consequente manifestação de vontade do paciente.

A indicação de uma cirurgia otológica deve ser extremamente cuidadosa como aliás qualquer ato médico, principalmente os de caráter invasivo, pois sequelas, como todos sabemos, podem naturalmente ocorrer e o médico pode ser posteriormente responsabilizado por elas. Exige-se do médico todo o cuidado desde o primeiro contato com o paciente até o seu tratamento. O prontuário ou ficha clínica deve ser o mais detalhado possível, bem escrito e claro para que o médico não ocorra em negligência, que é a preguiça ou desleixo, deixando de anotar os detalhes clínicos e principalmente cuidados com sua letra, pois inúmeros casos são perdidos simplesmente porque os julgadores não entendem o texto. O prontuário médico pode ser o melhor amigo ou o pior inimigo na hora de uma avaliação judicial. O diagnóstico deve, portanto, ser o mais preciso possível utilizando-se das técnicas disponíveis. Nesse sentido, é de se esperar do médico, na sua obrigação de meio, que atue com prudência, diligência, esforço competente e com o melhor de sua arte reconhecida por seus pares.

A não observância desses princípios podem gerar conflitos que, em tese, encontram sustentação jurídica na Constituição Federal e nos Códigos Civil, Penal e de Defesa do Consumidor.

As falhas médicas puníveis podem ser, fundamentalmente, relativas:

A) Ao **dever** humanitário;
B) De natureza técnica, incidindo o profissional, juridicamente, em três modalidades de culpa: imperícia, negligência e imprudência.

As falhas de natureza humanitária consistem em não socorrer um doente em perigo, abandonar o doente, não instruir o próprio ou a família sobre sua doença ou estado, salvaguardar segredo sobre sua doença ou realizar procedimento sem seu consentimento. Nas falhas técnicas estão os erros de diagnóstico e erros de tratamento clínico ou cirúrgico.

Em caso de julgamento de ato médico ou de **erro** médico é, sem dúvida, levada em conta a opinião de especialistas renomados e dados de literatura local e mundial. No caso de ser responsabilizado judicialmente, o médico deve estar alerta, embasar-se em sua estatística e também na da literatura. Escrever, anotar, não fugir de sua responsabilidade e principalmente dar assistência ao doente e à família, explicando suas condutas e possíveis complicações através de informes consentidos.

BIBLIOGRAFIA

Brandt T, Bles W, Arnold F, Kapteyn TS. Height vertigo and human posture. Adv Otorhinolaryngol. 1979;25:88-92.

Doyal L. Informed consent: moral necessity or illusion? Qual Health Care. 2001;10(1):129-223.

Ganança MM. Vertigem tem cura? São Paulo, Lemos Ed. 1988.

Ganança MM, Caovilla HH, Fukuda Y, Munhoz MSL. Afecções e síndromes otoneurológicas. In: Tratado de otorrinolaringologia, Otacilio e Campos, São Paulo, Ed. Roca. 1999;835-843.

Glasziou P, Chalmers I, Rawlins M, McCulloch P. When are randomized trials unnecessary? Picking signal from noise. Brit Med J. 2007;334:349-351.

Goems JCM. Erro Médico: reflexões (Simpósio: Erro Médico). Rev Bioética. 1994;2(2):15-22.

Gurgel JDC, Costa KVT, Cutini FN, et al. Dizziness associated with panic disorder and agoraphobia: case report and literature review. Rev Bras Otorrinolaringol. 2007;73.

Hungria H. Otorrinolaringologia. Rio de Janeiro, Ed Guanabara Koogan. 2000.

Leal JJ. Exercício da medicina e Responsabilidade Criminal (Simpósio: Erro Médico) – Rev Bioética. 1994;2(2):23-33.

Masterson EA, Tak S, Themann CL, et al. Prevalence of hearing loss in the United States by industry. Am. J. Ind. Med. 2013;56:670-681.

Mazur DJ. What should patients be told prior to a medical procedure? Ethical and legal perspectives on medical informed consent. Am J Med. 1986;81(6):1051-1054.

Moreno O. Patient autonomy- Neurologia. 2004;19(4):30-36.

Sargos P, David G. Law,medicine and society. Presse Méd. 2002;22;31(22):1041-1048.

Tikka C, Verbeek JH, Kateman E, et al. Interventions to prevent occupational noise-induced hearing loss. Cochrane Database Syst. Rev. 2017.

Whitney SL, Jacob RG, Sparto PJ, et al. Acrophobia and pathological height vertigo: indications for vestibular physical therapy? Phys Ther. 2005;85(5):443-58.

Parte III NARIZ

BASES DE ANATOMIA E FISIOLOGIA NASOSSINUSAL

CAPÍTULO 20

Isabelle Pereira Soares Mariz

INTRODUÇÃO

O nariz e os seios paranasais são cavidades que se intercomunicam, preenchidas por ar e servindo como caixa de ressonância para a voz. São limitadas por paredes ósseas bastante delgadas, constituídas pelos ossos próprios nasais, osso frontal, etmoide, esfenoide e maxilar. Sua estrutura, ricamente vascularizada, apresenta condições anatômicas especiais para aquecer, umidificar e filtrar o ar que respiramos, além de proporcionar a percepção dos odores.

A região anterior do nariz, o vestíbulo nasal, apresenta epitélio pavimentoso estratificado, sendo queratinizado na porção anterior, semelhante ao epitélio contíguo da face, onde se observa a presença de pelos e glândulas sebáceas. Nas demais áreas verifica-se a preponderância de epitélio típico do sistema respiratório, ou seja, pseudoestratificado cilíndrico ciliado com células caliciformes e a ocorrência de epitélio olfatório na porção superior.

O muco produzido pelo epitélio respiratório nasal é composto por células inflamatórias como macrófagos, basófilos, mastócitos e eosinófilos, cujas concentrações variam nos diferentes estados patológicos, contendo ainda proteínas como a albumina, lactoferrina, glicoproteínas (mucinas de alto peso molecular), lisozimas e todas as principais imunoglobulinas. A IgA secretora e IgG correspondem a 50% do total das proteínas do muco nasal. Outras substâncias como eletrólitos, citocinas, interferons, leucotrienos, histamina, substância P e bradicinina também fazem parte da composição desta secreção, que retém partículas inaladas e é deslocada pelo batimento dos cílios através das coanas para a faringe, onde pode ser deglutida ou expectorada. O muco dos seios paranasais é drenado para a cavidade nasal pela atividade ciliar.

A drenagem e a ventilação são fundamentais na manutenção da homeostase dos seios paranasais. A ventilação requer um óstio pérvio que faça a ligação entre nariz e *sinus*. A drenagem, por sua vez, depende da patência dos óstios, quantidade e natureza do muco produzido, além do adequado batimento ciliar, associado à reabsorção mucosa.

A cavidade nasal é dividida em duas partes pela estrutura do septo. No sentido anteroposterior pela cartilagem septal, lâmina perpendicular do etmoide e pelo vômer.

Na parede lateral de cada narina, encontramos protuberâncias ósseas envolvidas por mucosa especializada chamadas de conchas ou cornetos: superior, médio e inferior. O corneto inferior, o maior deles, é um órgão erétil com revestimento de mucosa do tipo respiratório, que se projeta para o interior da cavidade nasal, já o corneto superior é revestido principalmente por mucosa do tipo olfatório. O médio, forrado por mucosa respiratória, pode estar aerado em diferentes graus e, neste caso, denomina-se concha bolhosa.

Abaixo de cada um destes cornetos (ou conchas) existem espaços denominados meatos (supremo, superior, médio e inferior). Meato supremo recebe os óstios do seio esfenoidal. No meato superior estão as comunicações do grupo posterior de células etmoidais (seio etmoidal). Meato médio recebe as aberturas dos seios maxilar, frontal e do grupo anterior de células etmoidais enquanto o inferior recebe a abertura do ducto nasolacrimal.

O nariz é vascularizado por ramos das artérias carótidas externas e internas. A artéria carótida externa emite as artérias esfenopalatina, palatina maior, labial superior e nasal lateral, que suprem principalmente as porções vestibular e respiratória da cavidade nasal, bem como o ápice e o dorso.

A artéria carótida interna emite as artérias etmoidais anterior e posterior, que suprem principalmente o teto da cavidade nasal e a pirâmide nasal. Muitos dos ramos das artérias carótidas externa e interna se anastomosam na parte anterior da parede septal. Este local em particular é onde a maioria dos sangramentos nasais ocorrem, denominado área de Kiesselbach.

A inervação sensitiva do nariz ocorre por meio de ramos do nervo oftálmico (etmoidal anterior) e na porção posterior por ramos do nervo maxilar que passam pelo gânglio pterigopalatino (GP) (palatinos maior e menor, o nervo faríngeo recorrente, os nervos nasais posteriores superiores, o nervo nasopalatino e o nervo alveolar superior) enquanto a inervação motora do nariz apresenta-se de dois tipos: parassimpática através de fibras do nervo facial, que fazem sinapse no GP e são vasodilatadoras e secretoras; e as fibras simpáticas do gânglio cervical superior, que vêm pelo plexo carótico interno, passam pelo GP e são vasoconstritoras. Características de grande importância na compreensão dos mecanismos fisiopatológicos das rinossinusopatias.

O teto da cavidade nasal é curvo e estreito, apresentando três partes: frontonasal, etmoidal e esfenoidal. Na área olfatória, formada pela concha nasal superior e o terço superior do septo nasal, a mucosa apresenta epitélio pseudoestratificado-colunar entremeado com o neuroepitélio olfatório, o qual é constituído por cerca de 25 milhões de quimiorreceptores olfatórios em cada cavidade nasal dos adultos jovens. A região olfatória, normalmente ocupa uma área de 1 cm^2 em cada narina.

As células olfatórias, que são neurônios bipolares, cujos dendritos vão para a superfície dando origem a processos pilosos e seus axônios, amielínicos, perfuram a lâmina crivoide do etmoide, atingindo o bulbo olfatório, constituem o primeiro nervo craniano, o nervo olfatório que segue para o sistema nervoso central onde ocorrem reconhecimento e distinção da fragrância, além de interações com áreas responsáveis pela memória e emoções, como o hipotálamo lateral e o hipocampo.

BIBLIOGRAFIA

http://www.otorrinousp.org.br/imageBank/seminarios/seminario_73.pdf
http://www.otorrinousp.org.br/imagebank/seminarios/seminario_75.pdf

RINITES, RINOSSINUSITES, DISTÚRBIOS DO OLFATO, PERFURAÇÃO DO SEPTO NASAL, SÍNDROME DO EDIFÍCIO DOENTE E CONSIDERAÇÕES PERICIAIS

CAPÍTULO 21

Isabelle Pereira Soares Mariz

INTRODUÇÃO

Ainda pouco valorizada e estudada nas especialidades de otorrinolaringologia e medicina do trabalho, a rinite relacionada com a inalação de agentes alergênicos e/ou irritantes presentes no ambiente de trabalho deve ser sempre considerada como diagnóstico diferencial, especialmente nos quadros de rinopatias pouco responsivas às terapêuticas habituais e nas rinites de desencadeamento tardio.[1,2]

A literatura disponível sobre o assunto ainda é escassa e autores consultados alertam para a probabilidade de asma ocupacional em todos os trabalhadores com rinite relacionada com o trabalho, os quais devem ser investigados e acompanhados. Grande parte dos estudos mostra que a rinite precede a asma e, alguns autores revelam que a prevalência da asma tende a cair quando a rinite se mantém controlada.[2,3] Mais de 90% dos asmáticos sofrem de rinite, o que se deve a existência de uma "via aérea única", e um terço dos pacientes com rinite vem a sofrer de asma.[1,3-5]

A rinite é uma enfermidade de baixo impacto quanto ao absenteísmo, estimado em 1-4%,[2,3] no entanto tem implicações na produtividade, o que é atribuído aos sintomas específicos da doença, derivados da inflamação na mucosa nasal e nos seios paranasais, espirros, prurido, obstrução nasal, cefaleia, sono não reparador e ao uso de medicamentos anti-histamínicos. Há consequências, portanto, de impacto social e econômico, em especial pelo que se denomina "presenteísmo", situação em que o trabalhador se encontra presente, porém sonolento e improdutivo.[2,6]

A vida moderna, nos grandes aglomerados urbanos, com poluição advinda de indústrias e veículos automotores, por si só, constitui fator causador ou agravante de rinite. Os principais determinantes destes quadros são os denominados poluentes extradomiciliares: monóxido e dióxido de carbono, compostos de enxofre, de nitrogênio, compostos orgânicos, compostos halogenados, material particulado e ozônio. Partículas de óleo diesel levam a reação inflamatória crônica. Irritantes de toda a mucosa respiratória agravam doenças das vias aéreas, contribuem para o aparecimento de novos problemas (se houver predisposição), por seu efeito cancerígeno ou mesmo potencializador alergênico. Tais poluentes podem causar danos à mucosa respiratória, mesmo quando seus níveis em suspensão no ar estiverem dentro do que se considera aceitável.[7-9]

Há estudos mostrando a associação entre emissões industriais e veiculares com o aumento no risco de rinite alérgica. Entre os poluentes mais importantes para o risco de doenças alérgicas estão o óxido de nitrogênio (NOx), o dióxido sulfúrico (SO_2), o ozônio (O_3), além dos materiais particulados com diâmetros < 10 μm (PM10).[10]

Na rotina diária, não ocupacional, encontramos, além das partículas poluentes, fumaça do tabaco e de aquecimento, impurezas provenientes da cocção e queimadas de vegetação, agentes orgânicos e inorgânicos presentes em aparelhos de ar condicionado, poeiras diversas, insetos, irritantes químicos, como perfumes, desodorantes, aerossóis, produtos de limpeza, inseticidas, modificações de temperatura e extremos de umidade, entre outros agentes, os mais diversos, que podem ser extremamente danosos às vias aéreas superiores e implicados na piora da alergia.[9,10]

Devido à inflamação crônica, os pacientes com rinite podem apresentar uma resposta exagerada a estímulos inespecíficos físicos ou químicos: a hiper-reatividade das vias aéreas![1,2,4,11,12]

As mudanças bruscas de temperatura podem induzir sintomas nasais em pacientes com rinite alérgica, pelo estímulo de fibras C (não adrenérgico e não colinérgico) e do sistema nervoso parassimpático.[9,10]

RINITE/RINOSSINUSITE

Diante da irritação da mucosa, ocorre uma série de eventos que resultam em produção de muco e espessamento do epitélio das fossas nasais. Por contiguidade, sobrevém espessamento e edema do revestimento mucoso dos seios paranasais. A obstrução nasal é queixa frequente, podendo ser intermitente ou persistente, bilateral ou unilateral, alternando com o ciclo nasal e mais acentuada à noite. A congestão nasal intensa pode interferir com a aeração e drenagem dos seios paranasais e tuba auditiva, resultar em cefaleia ou otalgia, respiração oral, roncos, voz anasalada e alterações olfatórias, com consequente irritabilidade e diminuição da concentração. Há diminuição da frequência do batimento ciliar, retenção de secreção com as impurezas nela contidas e culmina em uma condição de inflamação basal persistente, a qual aumenta a predisposição às rinossinusopatias recorrentes, disfunção de tuba, otite média com efusão, hiper-reatividade das vias aéreas, tosse crônica, pigarro, conjuntivite, hipertrofia adenoidiana, apneia/hipopneia obstrutiva do sono, além de lacrimejamento, fotofobia e irritação ocular.[1,4,9,11,12]

Ressalte-se que as infecções de vias aéreas superiores, de maioria viral, têm papel importante na etiologia da rinossinusite aguda, pela inflamação local, diminuição do transporte mucociliar, edema de mucosa e obstrução de óstios dos seios paranasais. Este quadro também pode ter influência importante do clima, principalmente do frio e de variações significativas da temperatura e da umidade, devendo ser considerada como diagnóstico diferencial em quadros agudos.[12]

ALÉRGENOS E IRRITANTES NO AMBIENTE DE TRABALHO

No ambiente laboral, além dos aeroalérgenos comuns, são encontrados diversos contaminantes relacionados com o processo produtivo específico. São poeiras, fumos metálicos, névoas de ácidos minerais, gases e vapores irritantes que, dependendo da intensidade da exposição, características, associações de substâncias e propriedades físico-químicas, podem ocasionar irritações, lesões por corrosão e/ou sensibilização da mucosa respiratória.[2,3,7,10]

A exposição ocorre nas mais diversas atividades laborais, como trabalhos em hospitais, indústria química, de calçados, siderúrgica, alimentícia, de plásticos e borrachas, de tintas e tecidos, de epóxi, de resinas, trabalho em salões de beleza, garagens subterrâneas, galvanoplastia, lavanderias, funilaria e pintura de automóveis, *pet shops*, laboratórios, construção civil, marmoraria e mineração. Também ocorre na fabricação, comercialização e aplicação de pesticidas, além das funções em contato com os poluentes de vias urbanas, decorrentes da combustão de derivados do petróleo, como policiais, fiscais de trânsito, vendedores, entre outros.[5,10,11,12]

Os sintomas irão ocorrer de acordo com cada substância inalada, sua concentração no ambiente e seu respectivo peso molecular, podendo haver degranulação de mastócitos por mecanismo imunológico bem estabelecido, a partir dos agentes de alto peso molecular, acima de 5 kDa (p. ex., proteínas animais e plantas), liberando histamina, triptase e leucotrienos, assim, em maior ou menor grau, ocasionando obstrução nasal, rinorreia aquosa e espirros.[3,6,9]

Ao abordar tais quadros, ressalta-se que as medidas de controle devem ser mantidas pelo menos por 3 a 6 meses para que algum benefício clínico gradual possa ser observado do ponto de vista terapêutico.[13]

Os agentes irritantes de baixo peso molecular, abaixo de 5 kDa, (p. ex., cloro e amônia) atuam diretamente sobre as terminações nervosas da mucosa, provocando mecanismos reflexos, ou também vasodilatação intensa com transudação de líquido, decorrente do sistema nervoso autônomo parassimpático.[9,12]

Os agentes ocupacionais de baixo peso molecular são não imunogênicos em seu estado nativo, no entanto alguns destes são capazes de agir como haptenos, formando conjugados com proteínas, como queratina ou albumina. Estes complexos "hapteno-proteína" são reconhecidos pelas células dendríticas de modo semelhante aos agentes de alto peso molecular, desencadeando a resposta imune, envolvendo os mecanismos de citocinas TH1 e TH2. Portanto, haverá uma inflamação caracterizada pela presença de eosinófilos, linfócitos, neutrófilos, mastócitos e consequente processo de remodelação.[3]

CLASSIFICAÇÃO DAS RINITES

Etiologia

Existem quatro subgrupos, de acordo com a etiologia:

1. *Rinites infecciosas*: As rinites não alérgicas podem ser de caráter infeccioso. São as gripes, resfriados, sinusites, e subdividem-se em agudas e crônicas. As agudas são as mais frequentes e na maioria dos casos de origem viral. É esperado que adultos hígidos apresentem de 2 a 5 episódios/ano, enquanto crianças podem atingir cifras entre 7 e 10 episódios anuais. Os rinovírus são responsáveis por 30% a 50% dos casos; 35% não são identificáveis; 20% a 50% são coronavírus, vírus da parainfluenza, adenovírus, enterovírus, vírus da influenza e o vírus sincicial respiratório. A maioria provoca exclusivamente uma rinite aguda, e, raramente, a inflamação da mucosa nasal constitui apenas uma parte das suas manifestações;[1,2,4,12-14]
2. *Rinite alérgica*: quando há presença de IgE específica. Os indivíduos atópicos podem desencadear reação de sensibilização a alérgenos e, uma vez sensibilizados, passam a apresentar inflamação na mucosa nasal ao inalar partículas comumente presentes no ar. O mecanismo de reação é do tipo mediado por IgE quando desencadeado por aeroalérgenos;[1,2,4,12-14]
3. *Rinites não alérgicas e não infecciosas*: hormonal, gustativa, ocupacional, do idoso, relacionada com drogas, idiopática. Estas rinites crônicas são de grande relevância ao considerarmos que tratamentos empíricos com anti-histamínicos serão infrutíferos, pela baixa resposta terapêutica e presença de efeitos colaterais dos medicamentos que ocasionam perda de tempo, ausência ao trabalho para consultas médicas, frustração, custos, noites mal dormidas, redução da *performance* no trabalho e

qualidade de vida, além da possibilidade do aumento de comorbidades.[14] Estima-se que até 50% dos pacientes com rinite não alérgica não têm etiologia clara e conhecida como causadora dos sintomas nasais. Este tipo de rinite é chamado de rinite idiopática. O mecanismo-chave envolvido na rinite idiopática é a hiper-reatividade nasal. Foi recentemente demonstrado que a substância P relacionada com neurônios nociceptivos está aumentada em pacientes com rinite idiopática e envolvida na sua fisiopatologia.[12,15] Os testes cutâneos são negativos, com níveis normais de IgE sérica e muco nasal sem eosinófilos, ou seja, a causa não é esclarecida, tratando-se da rinite não eosinofílica não alérgica. Os estrógenos podem causar congestão nasal, portanto alterações hormonais durante o ciclo menstrual, puberdade, gravidez, menopausa, assim como alterações endócrinas específicas, como hipotireoidismo e acromegalia, estão frequentemente associadas à rinite não alérgica, bem como a rinite do idoso, gustativa, irritativa, de origem neurogênica, medicamentosa por drogas anti-hipertensivas, vasodilatadores, entre outras, que tiveram aumento de sua prevalência com o processo de envelhecimento populacional. Rinite gustativa ou associada à alimentação é caracterizada por rinorreia aquosa que acontece após a ingestão de alimentos quentes ou condimentados/apimentados, e acredita-se que seja induzida pelo reflexo gustatório associado ao sistema neural parassimpático peptidérgico hiperativo, não colinérgico, não adrenérgico. Quanto à rinite emocional, é um quadro desencadeado por estimulação autonômica parassimpática em indivíduos susceptíveis, quando em situações de estresse: sobrecargas psíquica, física, intelectual e emocional. O sintoma predominante deste subgrupo é a obstrução nasal em decorrência de congestão da mucosa, podendo trazer os demais sintomas do cortejo da rinite. A rinite eosinofílica não alérgica (RENA) acomete indivíduos acima dos 20 a 30 anos de idade, que apresentam sintomas perenes de rinite e não tem causa estabelecida. Há evidências de que 30% dos pacientes com RENA têm pólipos e seu quadro caracteriza-se pela presença de eosinofilia nasal e sintomas por irritantes inespecíficos, associados a testes cutâneos negativos e níveis normais de IgE sérica;[14]

4. *Rinites mistas*: quando há concomitância de agentes etiológicos, por exemplo, rinite medicamentosa e hormonal associadas ou concomitância de rinite alérgica e infecciosa, o que torna um pouco mais complexa a abordagem e o tratamento.[14]

OUTRAS CLASSIFICAÇÕES

Endótipos

Mais modernamente, buscando-se a medicina de precisão nas abordagens terapêuticas, tem sido utilizada a classificação por endótipos, que leva em consideração o mecanismo subjacente da enfermidade, dividindo-se em:

- Tipo 1, com resposta relacionada a IL7 com influxo de neutrófilos e linfócitos T CD41, produtores de interferon gama;
- Tipo 2, quando há resposta alérgica imediata com IgE específica, influxo celular e sintomas agudos;
- Neurogênica, relacionada com substância P e gene da calcitonina, associada à hiperexpressão dos canais receptores nos nervos trigeminais;
- Disfunção epitelial de barreira ou ciliar.

Fenótipos

A categorização mediante fenótipos vem a considerar o quadro clínico, as manifestações de sintomas, a intensidade, a gravidade destes, a presença de comorbidades, a resposta ao tratamento e seu respectivo controle, de acordo com a melhoria da qualidade de vida e ausência de sintomas no dia a dia. Assim a rinite é dita "controlada" ou "não controlada", assemelhando-se a abordagem para classificação da asma. Tal avaliação pode ser realizada e documentada por meio da escala visual analógica (EVA) e questionários/escores de avaliação, indagando ao paciente sobre a necessidade da suplência de respiração bucal, utilização de anti-histamínico ou outra medicação de resgate nos últimos 30 dias, entre outros. Estes parâmetros auxiliam a definir o grau de controle da enfermidade e podem orientar no "passo a passo" do seguimento clínico, possibilitando, na melhora do quadro, a redução da dosagem e do número de drogas utilizadas, o step-down, e, em caso de piora clínica, o step up, ajustando-se a medicação para mais, até que se obtenha controle novamente.[12,14]

RINITE ALÉRGICA E SEU IMPACTO NA ASMA (ARIA)

A iniciativa ARIA propôs a classificação entre quadro intermitente ou persistente, com sintomatologia leve ou moderada/grave, que já vem sendo correntemente utilizada na prática clínica e nos fluxogramas de tratamento.[12]

RINITE RELACIONADA COM O TRABALHO

A rinite é dita "relacionada com o trabalho" quando induzida pela exposição a um ambiente de trabalho específico onde os estímulos não estão presentes fora deste ambiente, distinta da rinite "exacerbada pelo trabalho", quadro preexistente ou concorrente que pode ser exacerbado pelos agentes inalatórios laborais.[2,6,16-18] Estes conceitos são extremamente importantes quando se trata de avaliação pericial para definição de nexo de causa ou concausa.[6]

Os alérgenos ocupacionais estão potencialmente presentes na poeira do trigo, poeiras vegetais provenientes do trabalho em madeira e de produtos detergentes. A alergia ao látex em trabalhadores da área de saúde também pode se manifestar por sintomas de rinite. Nos casos de exposição ocupacional, os sintomas estão presentes especialmente nos dias de trabalho, ocorrendo melhora clínica nos períodos de afastamento, férias, feriados e nos finais de semana.[8,18]

RINITE ALÉRGICA LOCAL

Distinta das demais, é caracterizada por alta celularidade local composta por neutrófilos e eosinófilos. A rinite alérgica local (RAL), inicialmente classificada como idiopática ou rinite não alérgica, é um fenótipo de rinite definido por quadro clínico similar ao da rinite clássica, com resposta alérgica nasal em pacientes com teste cutâneo de hipersensibilidade imediata (TCHI) negativo e IgE sérica específica indetectável. Estudos têm demonstrado que os pacientes com RAL desenvolvem sintomas de uma alergia local após exposição natural a alérgenos aos quais estejam sensibilizados, com produção local de IgE específica e liberação de mediadores inflamatórios e ausência de atopia sistêmica (clínica e laboratorial). Os Testes de Provocação Nasal são fundamentais para o diagnóstico da RAL e podem ser realizados com um ou vários alérgenos. Ocorre modificação dos níveis de triptase no muco nasal, mensurados após 15 minutos, 1 hora, 2 horas, e 24 horas. Os níveis de IgE específica e da proteína catiônica eosinofílica encontram-se aumentados em 24 horas.[19-21]

DIAGNÓSTICO

O diagnóstico é feito primordialmente por uma cuidadosa e detalhada história médica, incluindo as condições de seu ambiente residencial e de trabalho, e, ainda assim, há casos de difícil confirmação ou até mesmo de suspeição do agente causal.

É imperioso um exame completo da cavidade nasal, com a realização de uma endoscopia nasal diagnóstica, em que se verifica o aspecto de congestão ou palidez da mucosa, possíveis lesões suspeitas de atipias, como áreas de erosões, sangramentos, lesões verrucosas ou vegetantes, integridade da mucosa do septo nasal, hipertrofia ou atrofia das conchas, pólipos, tumores, desvios de septo, presença de secreções patológicas, entre outros parâmetros.[7,22]

Os testes para alérgenos mais utilizados e recomendados pela literatura são o skin prick test (SPT), que consiste em teste cutâneo, em que se vê reação tipo pápula hiperemiada e pruriginosa causada pela puntura e introdução do extrato padronizado na pele, devendo ser aplicado por profissional capaz de discernir as situações de falso-positivos e falso-negativos, e a avaliação dos níveis séricos de IgE alérgeno-específica, lembrando que a presença de IgE sérica específica a um determinado alérgeno é forte indicador de sensibilização alérgica, mas não deve ser valorizada na ausência de sintomas alérgicos.[9,12,14]

A pesquisa de eosinófilos na mucosa do nariz, por meio de swab, quando positiva, diante de IgE normal, é classificada como rinite eosinofílica não alérgica. Esta, em geral, é associada à ocorrência de pólipos nasais.[12]

Os testes de provocação nasal (TPN) são mais empregados na área de pesquisa, porém podem auxiliar no diagnóstico diferencial da rinite alérgica, rinite alérgica local e rinite não alérgica.[12,14] São úteis no diagnóstico da rinite ocupacional, identificando e quantificando alérgenos inaláveis ou irritantes ocupacionais. TPN devem ser feitos em locais que tenham suporte clínico para controle das reações, os extratos alergênicos devem ser padronizados e é mandatório que os médicos examinadores tenham especialização na área de alergia.[12]

Na avaliação por imagem da rinossinusopatia alérgica há possibilidade de achados de alterações sinusais indistinguíveis das enfermidades infecciosas.[4,10]

DISTÚRBIOS DO OLFATO

No teto da cavidade nasal, nas porções superiores do septo e da parede lateral situa-se uma mucosa especializada, chamada mucosa olfatória. Ela contém ramos terminais do nervo olfatório, que passam através da lâmina crivosa do etmoide, para alcançar o bulbo olfatório. Os impulsos nervosos que passam pela cavidade nasal são enviados ao córtex cerebral provenientes do bulbo olfatório e com conexões no tálamo inter-relacionadas com os estímulos gustativos. Por este motivo, obstruções, edemas, deformidades nasosseptais, polipose nasal e congestão nasal crônica decorrente de rinites alérgicas e não alérgicas podem ocasionar alterações do olfato e do paladar.[16,22]

Testes de Avaliação do Olfato

São testes pouco utilizados na rotina clínica, com baixa disponibilidade em nosso meio pelo alto custo. O teste de identificação do olfato da Universidade da Pensilvânia (SIT) é o exame olfatório mais citado na literatura devido a sua fácil aplicação e alta confiabilidade teste-reteste. Consagra-se como um dos métodos universais de avaliação do olfato, possibilitando que os centros de pesquisa em qualquer ponto do planeta possam comparar seus dados, tendo fatores de correção por sexo e faixa etária.[16,17] Em tese de doutoramento, o teste de identificação do olfato da Universidade da Pensilvânia (UPSIT) foi adaptado e validado para a população brasileira, em 2014. Consiste em um teste de 4 cartelas com 10 odores em cada uma, onde o paciente deverá raspar a faixa marrom presente em cada página. Dessa maneira, será liberado um odor que deve ser identificado indicando qual das alternativas presentes corresponde ao cheiro sentido.[17]

A influência do tabagismo no decréscimo da função olfatória é bem conhecida, bem como a dos poluentes atmosféricos, incluindo os metais pesados.[10,23,24]

PERFURAÇÃO SEPTAL

Corresponde à comunicação entre as duas cavidades nasais resultado da necrose da cartilagem e/ou tecido ósseo e do seu mucopericôndrio/mucoperiósteo suprajacente. Como o mucopericôndrio septal nutre e reveste bilateralmente uma cartilagem relativamente avascular, qualquer agressão química ou física neste ponto pode originar uma necrose, por isquemia, da cartilagem septal.[8,18,22]

A principal causa da perfuração septal é a iatrogênica, como a complicação de cirurgia nasal e, menos frequentemente, a cauterização da mucosa para tratamento de epistaxe, intubação nasotraqueal e criocirurgia dos cornetos. Entre as doenças relacionadas com a perfuração septal podemos citar: abscesso nasal, sífilis, tuberculose, febre tifoide, difteria, granulomatose de Wegener, lúpus eritematoso, sarcoidose, hanseníase, leishmaniose, neoplasias e carcinomas. Irritantes inaláveis também podem levar à perfuração do septo nasal, como nos casos de aspiração nasal de cocaína, que determina isquemia por vaso constrição, formação de granuloma por adulterantes, além de perfurações relatadas após inalação de poeiras químicas e industriais (vapores de cromo, cobre, ácido sulfúrico e clorídrico, pó de cimento, limalha de ferro, carbonato de sódio, poeira de limo, piche, alcatrão, sal, poeira de vidro, nitrato de cálcio, cianeto de cálcio, óxido de cálcio, arsenicais, mercuriais, fósforo e benzeno) e aerossóis usados na agricultura.[7,8,18]

EXPOSIÇÃO OCUPACIONAL E ATIPIA

Em trabalhadores expostos a produtos químicos há evidência de maior risco para o desenvolvimento de atipias da mucosa do nariz. Verifica-se, inclusive, uma relação dose-resposta nos operadores de anodização, expostos ao ácido sulfúrico como principal contaminante no ar, que não faziam uso efetivo de proteção respiratória adequada. Lesões médias e avançadas nas fossas nasais são vistas mesmo quando o controle ambiental e biológico se encontra nos limites de tolerância estabelecidos pela legislação brasileira que, desta forma, mostram-se como parâmetros não seguros para proteger a saúde do trabalhador.[7,8]

Medidas de Controle

A equipe de segurança, incluindo médico do trabalho, engenheiros e técnicos de segurança, deve estar atenta, de modo especial e prioritário, aos aspectos de proteção coletiva no local de trabalho, como ventilação natural, exaustão em todos os ambientes, iluminação, pé-direito, bem como certificar-se de que todos os colaboradores detêm conhecimento do processo produtivo industrial e seus riscos. A sinalização deve ser clara!

É imprescindível verificar a disposição dos equipamentos industriais nas instalações, reduzir a exposição dos indivíduos por meio da adoção de tecnologias de acionamento remoto, e máquinas misturadoras sem necessidade da intervenção humana. Deve-se proceder a substituição de produtos perigosos por outros menos lesivos ou atóxicos, bem como o modo de tratar os efluentes e o seu destino, o que inclui reciclagem, venda de subprodutos e limpeza dos resíduos.

A proteção respiratória individual também é de importância fundamental, devendo ser cuidadosamente estudada, caso a caso, para implantação de medidas adequadas ao risco e com a maior eficácia possível, considerando que a proteção coletiva não é suficientemente segura.[8]

As máscaras devem ser de qualidade e adequadas às exposições, com filtros químicos ou de poeiras, específicos para cada substância manipulada ou para grupos de substâncias passíveis de serem retidas pelo mesmo filtro. Os filtros devem ser rigorosamente trocados conforme as recomendações do fabricante. A Instrução Normativa/MTb nº 1/1994 estabelece regulamento técnico sobre o uso de equipamentos para proteção respiratória. Recomenda-se a verificação da adequação e do cumprimento, pelo empregador, das medidas de controle dos fatores de risco ocupacionais e de promoção da saúde identificadas no Programa de Gerenciamento de Risco (PGR) e PCMSO (NR7), além de outros regulamentos – sanitários e ambientais – existentes nos estados e municípios.

SÍNDROME DO EDIFÍCIO DOENTE E O TRABALHO EM AMBIENTES CLIMATIZADOS

O progresso, com a verticalização e aglomerações urbanas, e as inovações tecnológicas da sociedade moderna mudaram necessidades, conceitos e definiram novos padrões de conforto térmico, acústico e ergonômico, trazendo para a realidade atual ambientes de trabalho vedados, prédios selados, com microclima artificial, onde poluentes do ar, associados a fungos e bactérias, são fonte de vários problemas para os trabalhadores.[25,26]

A denominada "Síndrome do Edifício Doente" pode causar fadiga e cefaleia ao final da jornada, pela inalação do dióxido de carbono, bem como sintomas de congestão nasal, irritação das mucosas, desconforto faríngeo, tonturas, náuseas e fadiga que não podem ser atribuíveis a sensibilidade individual ou alguma enfermidade, ficando evidente sua relação com as condições ambientais e conforme o tempo de permanência no recinto.[25,26] Esse tipo de síndrome ocorre principalmente em edifícios selados, embora também tenha sido observada em edifícios que são ventilados naturalmente,[26] sendo de vital importância para as empresas observar os parâmetros da qualidade do ar, pois a doença do trabalhador acarreta queda da produtividade e absenteísmo.[25]

Estudos mostram que a qualidade do ar interior pode ser afetada por quatro grandes grupos responsáveis:

1. Contaminação interior, que se dá pela concentração de formaldeído liberado por forração, revestimentos, mobiliário, divisórias, carpetes, compostos orgânicos voláteis, agentes de limpeza, tabagismo, plantas, ozônio resultante de motores elétricos, copiadoras, e ainda a contaminação transportada pelas pessoas que adentram o ambiente, em suas roupas ou objetos;[26,27]
2. Contaminação exterior, que é trazida ao ambiente pela captação do ar que pode apresentar-se com teores significativos de: CO – monóxido de carbono, CO_2 – dióxido de carbono, ozônio, NO_2 – dióxido de nitrogênio, Pb – chumbo, fumaças em geral e particulados (menores que 10 micra).[25-27] Outra contaminação citada é a contaminação pelo radônio, que aparece no interior de edifícios, através da infiltração por fissuras ou rachaduras de paredes e pisos;[26,27]
3. Contaminação no sistema de ar-condicionado propriamente dito através das unidades de tratamento de ar, serpentinas de resfriamento e condensação, bandejas e dutos, onde se podem localizar algas, fungos e poeiras;[27]

4. Deficiências de um sistema global incorreto, seja pela insuficiência de ar exterior (projeto deficiente), controle deficiente de temperatura (má localização dos sensores) ou pela localização inadequada de tomada de ar exterior (ao nível da rua, onde a concentração de CO é elevada, em posição que receba ventos dominantes, poluídos de terceiros ou da própria edificação/empresa, ou captações junto ao solo que podem carrear grandes quantidades de bactérias, fungos, folhas, dejetos de pássaros, entre outros).[27]

O sistema de ar-condicionado opera suprindo o ambiente com determinada vazão de ar, tendo temperatura e umidade calculados, e, para o funcionamento da máquina, é necessária a presença do fluido refrigerante, que é um componente inserido no aparelho com a função de alterar um estado físico (gasoso ou líquido) para outro, no ciclo de refrigeração, o que propicia a climatização do ambiente.[25]

São vários os fluidos refrigerantes, como, por exemplo, os halogenados, dióxido de enxofre, amônia, dióxido de carbono, hidrocarbonetos não halogenados, entre outros, sendo os gases mais comumente utilizados no ambiente residencial e escritórios os R-22, R-410A e R-407C. Este último está inserido na categoria dos ecológicos, em que os fluidos refrigerantes não emitem clorofluorcarbono (CFC), substância com conhecida toxicidade para o meio ambiente e para os seres humanos, sendo proibida em vários países. É bastante usado em ar-condicionado *split*, com boa eficiência e maior economia de energia, sem que o meio ambiente seja agredido.[25]

Para prover uma boa qualidade de vida e saúde do trabalhador, laborando em um edifício sadio, é de vital importância monitorar e controlar a qualidade do ar interno utilizando equipamentos que meçam o CO_2, ozônio, temperatura, umidade e particulados. Inspeções periódicas devem ser feitas nos ambientes para verificar a presença de mofo e controlar a umidade internamente para que fique entre 40% e 60%. Deve-se ter certeza de que o sistema adotado tem renovação do ar que atenda a densidade de pessoas do escritório (Norma ASHRAE 62-2004).[25,27] A entrada de ar externo não pode ser instalada em local onde há passagem de veículos, perto de fontes contaminantes e deve-se certificar de que ele não esteja obstruído. As áreas de fumantes devem estar longe de aberturas, como portas e janelas, além das tomadas de ar externo do sistema de ar-condicionado. Quando for fazer reformas ou reparos em locais fechados, é prudente utilizar produtos, como tintas, colas, adesivos e selantes, que tenham baixo teor de COV – Composto Orgânico Volátil.[25]

A climatização de ambientes é regulamentada pela Portaria 3523/MS de 28 de agosto de 1994 e pela Lei nº 13.589, de 4 de janeiro de 2018, que dispõe sobre a manutenção de instalações e equipamentos destes sistemas, sendo obrigatória a limpeza periódica dos dutos, instalando filtros finos no sistema de ar-condicionado para reter os particulados, no mínimo, uma vez por ano.

Assim sendo, o gestor da empresa deve viabilizar a execução do programa de controle de qualidade ambiental por profissional especializado, com domínio e conhecimento da ciência, cumprindo as normas técnicas e exigências legais.[25]

CONSIDERAÇÕES DO PONTO DE VISTA PERICIAL

Nexo de Causa e Concausa

O *expert* em perícia médica deve ter conhecimento técnico da área a ser periciada, a qual deve ser minuciosamente avaliada.

Na história clínica, durante o ato pericial, pesquisar a presença de atopia na infância ou adolescência, bem como familiares alérgicos. Buscar sinais de hiper-reatividade de vias aéreas e indagar se há melhora do quadro aos finais de semana e férias. Pesquisar sobre os demais ambientes extralaborais aos quais é submetido em sua rotina: clubes, igrejas, estúdios musicais, *pubs*, bibliotecas, sítios ou casas de praia, por exemplo.

Faz-se necessário um amplo exame médico pericial, verificando a textura e uniformidade da pele e das mucosas, em especial as áreas que podem fazer contato direto com os produtos relatados, manchas, sinais de atopia ou urticária e lesões de arranhadura pelo ato de coçar a pele. Segue-se com avaliação otorrinolaringológica cuidadosa, examinando a face e seus possíveis sinais de alergia, marcas nasais pelo ato de esfregar ou assoar o nariz, irritação ocular, descamação em orelhas, face e região do couro cabeludo. É imprescindível o exame por oroscopia, otoscopia e rinoscopia, complementado pela endoscopia nasal para melhor caracterização dos achados.

Exames laboratoriais e testes imunológicos específicos podem ser solicitados.

Em casos mais complexos, de matéria específica, o perito pode valer-se de parecer auxiliar de um colega para respaldar o seu laudo pericial. Por exemplo, um alergologista pode ser requisitado a participar do ato médico-pericial, presencialmente, ou por meio de seu exame em separado, apresentando o parecer técnico auxiliar ao otorrinolaringologista.

Se necessário dirimir dúvidas, é possível marcar um segundo momento de avaliação pericial, particularmente após o fim de semana, antes do início da jornada na segunda feira, com o objetivo de ver possíveis diferenças ao exame do periciando, proporcionadas pelo afastamento dos agressores laborais e pela exposição a possíveis alérgenos em seus momentos de lazer.

É indispensável o estudo do local de trabalho, conforme recomenda o Conselho Federal de Medicina, em sua Resolução nº 2.183, de 21 de junho de 2018, para avaliar ambiente, exaustão, ventilação, pé-direito e dispersão de poluentes do ar.

Na visita técnica, é possível verificar se os trabalhadores estão fazendo uso dos EPIs (equipamentos de proteção individual), conversar sobre os paradigmas e pedir que expliquem o processo produtivo, demonstrando seu trabalho. Assim, pode-se observar a naturalidade (ou não) de utilização dos dispositivos de segurança e eventuais esquecimentos, como "máscara no pescoço" ou manuseio de produtos sem luvas, além de acionamento de máquinas de modo inseguro, demonstrando de modo inequívoco que a segurança do trabalho não se trata de um hábito, sendo apenas uma encenação para o ato da vistoria pericial.

Recomenda-se proceder avaliação documental com consulta às FISPQ (fichas dos produtos químicos a que os trabalhadores daquele setor estão expostos). Ver se há avaliação ambiental e consultar as fichas de EPI, com assinatura, data de entrega, reposição e seus respectivos CA – certificados de aprovação pelo INMETRO, ressaltando que, com este número do CA, pode-se pesquisar as especificações do referido equipamento de proteção individual e compará-las ao risco detectado no local da perícia, verificando sua adequação, e se ocorre uma real proteção do trabalhador.

O fato de se encontrar no ambiente de trabalho um tipo de alérgeno ou irritante, que não exista na vida cotidiana, remete o nosso raciocínio a um possível nexo causal. Por outro lado, se for um alérgeno usual, a demanda pode vir a ser considerada como agravamento de doença preexistente – o nexo concausal.[6]

A avaliação pericial descrita resultará em um laudo, em que a medicina se encontra em sintonia com a legislação, e o perito representa um elo imprescindível entre a ciência médica e o poder judiciário.

Um laudo pericial conclusivo, cristalino e objetivo, com respaldo científico na literatura, é consequência desta "soma de saberes", possibilitando ao magistrado "enxergar" através dos olhos do perito, para conclusão mais segura e tranquila das demandas judiciais.

REFERÊNCIAS BIBLIOGRÁFICAS

1. Bousquet J, Khaltaev N, Cruz AA, et al. Allergic Rhinitis and its Impact on Asthma (ARIA) 2008 update (in collaboration with the World Health Organization, GA(2)LEN and AllerGen). Allergy. 2008;63(86):8-160.
2. Moscato G, Siracusa A. Rhinitis guidelines and implications for occupational rhinitis. Current Opinion in Allergy and Clinical Immunology. 2009;9(2):110-5.
3. Hox V, Steelant B, Fokkens W, et al. Occupational upper airway disease: how work affects the nose. Allergy. 2014;69(3):282-91.
4. Fokkens WJ, Lund VJ, Mullol J, et al. European position paper on rhinosinusitis and nasal polyps. Rhinol Suppl. 2012.
5. Lemiére CMD, Cartier AMD, Boulet LFMD, Bernstein DMD. Occupational asthma: Clinical features, evaluation, and diagnosis; [Internet]. 2021.
6. Penteado JM. Curso de imersão em perícias médicas de doenças ocupacionais; [Internet]. 2017.
7. Grasel SS, Almeida ER. Efeitos do ácido sulfúrico sobre a mucosa nasal humana: estudo clínico, histopatológico e imuno-histoquímica em trabalhadores expostos a névoas de ácido sulfúrico. São Paulo: Universidade de São Paulo; 1998.
8. Silva CS. Um estudo crítico sobre a saúde dos trabalhadores de galvânicas, por meio das relações entre as avaliações ambientais, biológicas e otorrinolaringológicas. 2. ed. São Paulo: Fundacentro; 2010.
9. Solé D, Sakano E, Cruz AA, et al. III Consenso Brasileiro sobre Rinites – 2012. Braz J Otorrhino. 2012;75(6):1-51.
10. Bo Teng, Xuelei Zhang, Chunhui Yi, et al. The association between ambient air pollution and allergic rhinitis: Further epidemiological evidence from Chang-chun, Northeastern China. Int J. Environ Res Public Health. 2017;14:226-44.
11. Associação Brasileira de Alergia e Imunopatologia e Associação Brasileira de Otorrinolaringologia e Cirurgia Cérvico-Facial. II Consenso Brasileiro sobre Rinites – 2006. Rev Bras Alerg Imunopatol. 2006;75:29-59.
12. Sakano E, Sarinho ES, Cruz AA, et al. IV Brazilian Consensus on Rhinitis – an update on allergic rhinitis. Braz J Otorhinolaryngol. 2018;84:3-14.
13. Cox L, Wallace D. Specific allergy immunotherapy for allergic rhinitis: subcutaneous and sublingual. Immunol Clin N Am. 2011;31:561-99.
14. Tran Nguyen P, Vickery J, Blaiss MS. Management of rhinitis: Allergic and non-allergic. Allergy Asthma Immunol Res. 2011;3(3):148-56.
15. Van Gerven L, Alpizar YA, Wouters MM, et al. Capsaicin treatment reduces nasal hyperreactivity and transient receptor potential cation channel subfamily V, receptor 1 (TRPV1) overexpression in patients with idiopathic rhinitis. J Allergy Clin Immunol. 2014;133:1332-9.
16. Hummel T. Olfaction and olfactory disorders. HNO. 2014;62:845.
17. Fornazieri MA. Validação do teste de identificação do olfato da Universidade da Pensilvânia (UPSIT) para Brasileiros. Doctoral Thesis, Faculdade de Medicina, University of São Paulo, São Paulo; [Internet]. 2013.
18. Neto EEM, Dolci LEL, Murta AA, Zanini D. Septum nasal perforation: Treatments and literature' review. Int Arch Otorhinolaryngol. 2010;14(1):107-12.
19. Campo P, et al. Local allergic rhinitis. Immunology and allergy clinics. 2019;36(2):321-32.
20. Rondón C, Doña I, López S, et al. Seasonal idiopathic rhinitis with local inflammatory response and specific IgE in absence of systemic response. Allergy. 2008;63:1352-8.
21. Rondon C, Romero J, Lopez S, et al. Local IgE production and positive nasal provocation test in patients with persistent nonallergic rhinitis. J Allergy Clin Immunol. 2007;119:899-905.

22. Voegels RL, Lessa MM. Rinologia e cirurgia endoscópica dos seios paranasais; fisiologia do nariz e seios paranasais. Ed. Revinter. 2006;1:29-34.
23. Castano R, Trudeau C, Ghezzo H. Correlation between acoustic rhinometry and subjective nasal patency during nasal challenge test in subjects with suspected occupational rhinitis; a prospective controlled study. Clin Otolaryngol. 2010;35:462.
24. Van Gerven L, Boeckxstaens G, Jorissen M, et al. Short-time cold dry air exposure: a useful diagnostic tool for nasal hyperresponsiveness. Laryngoscope. 2012;122:2615-2620.
25. Teixeira DB, Brionizio JD, Pereira LJR, Mainier FB. Síndrome dos edifícios doentes em recintos com ventilação e climatização artificiais: revisão de literatura. In: Congresso Brasileiro de Defesa do Meio Ambiente. Rio de Janeiro. Anais... Rio de Janeiro: CREA-RJ. 2005.
26. Brickus LSR, Aquino Neto FR. A qualidade do ar de interiores e a química. Quím Nova [online]. 1999;22(1):65-74.
27. Alexandre CCS. A qualidade do ar e a contribuição do sistema de ar-condicionado. Publicação no site da Brasindoor – Sociedade brasileira de meio ambiente e controle de qualidade do ar de interiores. 2022.

Parte IV DISTÚRBIOS DO SONO

INTRODUÇÃO AOS DISTÚRBIOS DO SONO

CAPÍTULO 22

Josemar dos Santos Soares

INTRODUÇÃO

O sono é condição periódica fisiológica vital e específica para reparação, reorganização e hemostasia de funções cardiorrespiratória e hormonais do nosso organismo, responsável por cerca de 1/3 do tempo das nossas vidas. É essencial para o bom funcionamento do organismo, por meio de modulações neuronais e hormonais. É uma necessidade e sua privação ou excesso podem ocasionar transtornos na saúde, comprometendo o bem-estar mental e físico.[1] Apresenta características individuais de acordo com idade e gênero, ocorrendo declínio da qualidade e quantidade conforme o envelhecimento, sendo agravadas nos indivíduos que possuem hábitos irregulares de sono.[2]

O tempo médio de sono necessário para um adulto são 7-8 h por noite, podendo variar de ≤ 6 h/noite (dormidor curto) a ≥ 10 h/noite (dormidor longo). Cada indivíduo tem características próprias, determinadas pelo seu ritmo biológico (cronobiologia), podendo ser classificados em matutinos, vespertinos ou indeterminados/indiferenciados.[3]

A periodicidade do estado de sono-vigília é definida pelo equilíbrio entre dois processos: o homeostático (S), envolvido na indução do sono, com liberação de substâncias oriundas do metabolismo energético das células cerebrais, pela degradação de trifosfato de adenosina (ATP), em que a adenosina é liberada e acumula-se durante a vigília, em especial no prosencéfalo basal, e que regula o sono de forma cumulativa, com ação na área pré-óptica ventrolateral, induzindo ao sono, inibindo os receptores colinérgicos e ativando os receptores gabaérgicos (estes são inibitórios); e o circadiano (C), que promove o estado de vigília e alerta, é regulado pelo núcleo supraquiasmático, no sistema nervoso central (SNC), por meio da atuação da melatonina, submetida à influência do ciclo claro-escuro de 24 h –influência de sincronizadores de tempo fóticos (luz) e não fóticos (horários das refeições, interação social, temperatura ambiental).[4]

A melatonina é hormônio indutor natural produzido pela glândula pineal do cérebro, mediante estímulo noradrenérgico simpático, sem mecanismo de controle por retroalimentação. Sua secreção ocorre entre 20 horas e 22 horas, cerca de 1 hora a 3 horas antes do sono habitual, e no período de menor temperatura central corporal. O pico de secreção acontece no meio da noite, decaindo pouco antes do despertar. O sono é estritamente controlado pelo sistema de temporização circadiano de tal forma que a produção diária de melatonina obedece a uma ritmicidade sincronizada ao ciclo de iluminação ambiental característico do dia e da noite.[5]

A luminosidade no ambiente durante a noite influencia a secreção de melatonina, podendo ser bloqueada dependendo de sua intensidade e comprimento de onda (principalmente a luz azul de 480 nm). Indivíduos que apresentam redução da produção de melatonina podem desenvolver resistência e distúrbios na secreção de insulina, intolerância a glicose, dislipidemia, distúrbios do balanço energético e obesidade.[6]

Durante o sono, ainda ocorrem secreções de diversos hormônios, como: a somatotropina (GH) e a prolactina (ambos dependentes do sono), o adrenocorticotrófico (ACTH), o cortisol e o hormônio tireoestimulante (TSH). A irregularidade aguda e/ou crônica do sono pode resultar no desequilíbrio de diversos hormônios, como redução da secreção de leptina, responsável pela saciedade, e aumento da grelina, favorecendo aumento do apetite e consequentemente ganho ponderal.[7] Trabalhadores de turno apresentam risco aumentado de sobrepeso e obesidade, de 25% e 17%, respectivamente.[8,9]

O sono é composto por dois estágios eletroencefalográficos denominados REM (*Rapid Eye Movement*) e não REM (NREM). Ocorrem habitualmente 4-5 ciclos por noite, com aproximadamente 90-110 min de duração cada ciclo, dividido em vigília (W), N1, N2, N3 e REM. O início do sono em adultos é NREM, tipicamente N1 (sono superficial), sendo o estágio REM mais concentrado no terço final da noite. O sono NREM tem caráter anabólico, com restauração do glicogênio cerebral, aumento da atividade hormonal e descanso cerebral-corporal. O estágio REM, período catabólico, promove desenvolvimento cerebral e plasticidade, além de estar relacionado com a consolidação da memória.[4]

Distúrbios do sono estão estritamente correlacionados a diversas patologias. Tempo de sono inferior a 6 h é fator independente para diabetes tipo 2 (DM2). A hipertensão arterial sistêmica (HAS), o distúrbio metabólico, a doença cardíaca e a síndrome da apneia obstrutiva do sono (SAOS) sofrem maior impacto quando associadas a algum distúrbio do sono.[10-13]

A HAS resistente ao tratamento clínico é fator de risco para SAOS na população brasileira, com sensibilidade de 44% e especificidade de 91%. O risco de HAS pode estar aumentado em 4 vezes quando associado a insônia.[14-16]

A organização dos horários de turnos de acordo com os critérios ergonômicos pode evitar possíveis problemas de saúde. A dessincronização dos ritmos biológicos resulta em alteração na quantidade e qualidade do sono, além de comprometer o sistema imunológico, sistema simpático e endocrinológico. Aproximadamente 21% da população que trabalha em turnos está exposta a irregularidades no sono, com redução do sono REM, favorecendo a sonolência diurna ou mesmo insônia, além dos distúrbios metabólicos que estão frequentemente correlacionados a ganho ponderal e a SAOS, assim como os acidentes laborais.[17,18]

A identificação dos cronótipos (Quadro 22-1) é importante para a indicação adequada de algumas funções para setores específicos das empresas. Esta informação é importante para o gerenciamento de risco no trabalho e um melhor desempenho profissional.[19,20]

A qualidade do sono está diretamente relacionada com o ambiente, tanto nos trabalhadores de turnos, assim como nos noturnos. A interferência de iluminação, o conforto e o ruído podem resultar em aumento significativo na sensibilidade perceptiva, associada a dificuldade para dormir e comprometimento na qualidade do sono, inclusive com mudanças comportamentais de enfrentamento, com o aumento no consumo de medicações indutoras do sono, álcool, televisão, música para mascarar o distúrbio do sono – uma demonstração da influência no comportamento humano pelas inadequações do sono, como nos casos das moradias próximas aos aeroportos.[21]

O alinhamento circadiano em trabalhadores de turnos está associado a um melhor desempenho nas decisões que envolvem erros e riscos de acidentes.[22]

Quadro 22-1. Classificação dos Cronotipos

(matutinos, vespertinos ou indiferentes

1. Considerando apenas o seu bem-estar pessoal e com liberdade total de planejar seu dia, a que horas você se levantaria?

[5] 05:00-06:30 h; [4] 6:30-07:45 h; [3] 07:45-09:45 h; [2] 09:45-11:00 h; [1] 11:00-12:00 h

2. Considerando apenas o seu bem-estar pessoal e com liberdade total de planejar seu dia, a que horas você se deitaria?

[5] 20:00-21:00 h; [4] 21:00-22:15 h; [3] 22:15-00:30 h; [2] 00:30-01:45 h; [1] 1:45 – 03:00 h

3. Até que ponto você depende do despertador para acordar de manhã?

[4] Nada dependente; [3] Não muito dependente; [2] Razoavelmente dependente; [1] Muito dependente

4. Você acha fácil acordar de manhã?

[1] Nada fácil [2] Não muito difícil; [3] Razoavelmente fácil; [4] Muito fácil

5. Você se sente alerta durante a primeira meia hora depois de acordar?

[1] Nem um pouco alerta; [2] Um pouco alerta; [3] Razoavelmente alerta; [4] Muito alerta

6. Como é seu apetite durante a primeira meia hora depois de acordar?

[1] Muito ruim; [2] Não muito ruim; [3] Razoavelmente bom; [4] Muito bom

7. Durante a primeira meia hora depois de acordar, você se sente cansado?

[1] Muito cansado; [2] Não muito cansado; [3] Razoavelmente em forma; [4] Em plena forma

8. Se você não tem compromisso no dia seguinte e comparando com sua hora habitual, a que horas você gostaria de ir deitar?

[4] nunca mais tarde; [3] menos que uma hora mais tarde; [2] entre uma e duas horas mais tarde [1] mais do que duas horas mais tarde

9. Você decidiu fazer exercícios físicos de manhã. Um amigo sugeriu o horário das entre 07:00 às 08:00 horas da manhã, duas vezes por semana. Considerando apenas seu bem-estar pessoal o que acha de fazer exercícios nesse horário?

[4] Estaria em boa forma; [3] Estaria em forma razoável; [2] Acharia isso difícil; [1] Acharia muito difícil

10. A que horas da noite você se sente cansado e com vontade de dormir?

[5] 20:00-21:00 h; [4] 21:00-22:15 h; [3] 22:15-00:45 h; [2] 00:45-02:00 h; [1] 02:00- 03:00 h

11. Você quer estar no máximo de sua forma para fazer um teste que dura duas horas e que você sabe que é mentalmente cansativo. Considerando apenas o seu bem-estar pessoal, qual desses horários você escolheria para fazer esse teste?

[6] 08:00-10:00 h; [4] 11:00-13:00 h; [2] 15:00-17:00 h; [0] 19:00-21:00 h

12. Se você fosse deitar às 23:00 horas, em que nível de cansaço você se sentiria?

[0] Nada cansado; [2] Um pouco cansado; [3] Razoavelmente cansado; [5] Muito cansado

Quadro 22-1. *(Cont.)* Classificação dos Cronotipos

13. Por alguma razão você foi dormir várias horas mais tarde do que é seu costume. Se no dia seguinte você não tiver hora certa para acordar, o que aconteceria com você?

[4] Acordaria na hora normal, sem sono; [3] Acordaria na hora normal, com sono; [2] Acordaria na hora normal e dormiria novamente; [1] Acordaria mais tarde do que seu costume.

14. Se você tiver que ficar acordado das 04:00 às 06:00 horas para realizar uma tarefa e não tiver compromisso no dia seguinte, o que você faria?

[1] Só dormiria depois de fazer a tarefa; [2] Tiraria uma soneca antes da tarefa e dormiria depois; [3] Dormiria um bom sono antes e uma soneca depois; [4] Só dormiria antes de fazer a tarefa.

15. Se você tiver que fazer duas horas de exercício físico pesado e considerando apenas seu bem-estar pessoal, qual desses horários você escolheria?

[4] 08:00-10:00 h; [3] 11:00-13:00 h; [2] 15:00-17:00 h; [1] 19:00-21:00 h

16. Você decidiu fazer exercícios físicos. Um amigo sugeriu o horário de 22:00 às 23:00 horas, duas vezes por semana. Considerando apenas o seu bem-estar pessoal o que você acha de fazer exercícios nesse horário?

[4] Estaria em boa forma; [3] Estaria razoavelmente em forma; [2] Acharia isso difícil; [1] Acharia isso muito difícil.

17. Suponha que você possa escolher o seu próprio horário de trabalho e que deva trabalhar cinco horas seguidas por dia. Imagine que seja um serviço interessante e que você ganhe por produção. Qual o horário que você escolheria?

[5] entre 05:00-08:00 h; [4] entre 08:00-09:00 h; [3] entre 09:00-14:00 h; [2] entre 14:00-17; [1] entre 17:00-04:00 h

18. A que hora do dia você atinge seu melhor momento de bem-estar?

[5] 05:00-08:00 h; [4] 08:00-10:00 h; [3] 10:00-17:00 h; [2] 17:00-22:00 h; [1] 22:00-05:00 h

19. Fala-se em pessoas matutinas e vespertinas (as primeiras gostam de acordar cedo e dormir cedo, as segundas de acordar tarde e dormir tarde). Com qual desses tipos você se identifica?

[6] Tipo matutino; [4] Mais matutino do que vespertino; [2] Mais vespertino do que matutino; [1] Tipo vespertino.

TOTAL DE PONTOS: _______

matutino (59-86 pontos) intermediário (42-58 pontos) vespertino (16-41 pontos)

A Classificação Internacional de Distúrbios do Sono[23] contempla as seguintes divisões citadas no Quadro 22-2. A importância do conhecimento e da avaliação de insônia, sonolência excessiva e SAOS deve-se à alta prevalência, com repercussões que podem estar associadas ao setor e à função exercida pelo trabalhador na avaliação da otorrinolaringologia ocupacional. O detalhamento dessas patologias e os critérios diagnósticos encontram-se também no capítulo Apneia obstrutiva do sono, sonolência excessiva e insônia – conceitos e diagnóstico.

Em dezembro de 2019, surgiu uma pneumonia decorrente de um novo tipo de coronavírus (2019-nCoV). O novo vírus, oriundo de um mercado de frutos do mar em Wuhan, província de Hubei, na China, causava pneumonias, sendo então denominado de Covid-19. Em 30 de Janeiro de 2020, a Organização Mundial de Saúde (OMS) declarou o surto da Covid-19 emergência de saúde global e, em 11 de março de 2020, uma pandemia.[24-26]

Quadro 22-2. Classificação Internacional de Distúrbios do Sono segundo a Academia Americana de Medicina do Sono

Insônias
- Distúrbios respiratórios relacionados com o sono
- Transtornos de hipersonolência central
- Transtorno do ritmo circadiano
- Parassonias
- Transtornos do movimento relacionados com o sono
- Outros distúrbios do sono:
  - Apêndice A: associados a problemas médicos e neurológicos
  - Apêndice B: CID 10 – drogas que induzem distúrbios do sono

Em revisão de 44 estudos, observou-se que fatores individuais e organizacionais do trabalho em período de surtos epidêmicos/pandemias exacerbam ou recrudescem problemas de saúde mental. Estratégias de enfrentamento ajudam na prevenção dos distúrbios do sono, como na insônia que foi constatada em aproximadamente 34-36,1% dos profissionais de saúde na linha de frente.[27] Na pandemia, com a necessidade do isolamento social, houve o incremento do uso da mídia digital em cerca de 2 h para algumas profissões estudadas, assim como atraso do sono em aproximadamente 41 min, com piora no índice de qualidade de Pittisburg.[28] Apoio social, práticas de diminuição da ansiedade e estresse no trabalho, como treinamento de atenção plena, rigorosa adesão à atividade física, rotinas diárias e boa higiene do sono, são importantes para melhorar o sono.[29] A Pandemia de Covid-19 tem efeito agravante nos portadores de SAOS, no que diz respeito às complicações da saúde.[30]

REFERÊNCIAS BIBLIOGRÁFICAS

1. Sichieri R, Nascimento S, Coutinho W. Importância e custo das hospitalizações associadas ao sobrepeso e obesidade no Brasil. Cad Saúde Pública. 2007;23(7):1721-7.
2. Gadie A, Shafto M, Leng Y, et al. How are age-related differences in sleep quality associated with health outcomes? An epidemiological investigation in a UK co-hort of 2406 adults. BMJ Open. 2017;7(7).
3. Júnior LRP, Rego AFB. Sono – do diagnóstico ao tratamento – Série Sono. Rio de Janeiro: Atheneu; 2020.
4. Kryger M, Roth T, Dement WC. Principles and practice of sleep medicine. 6th ed. Elsevier; 2017.
5. Gruwez A, Bruyneel AV, Bruyneel M. The validity of two commercially-available sleep trackers and actigraphy for assessment of sleep parameters in obstructive sleep apnea patients. PLoS One. 2019;14(1):1-11.
6. https://www.endocrino.org.br/media/uploads/PDFs/posicionamento_sobre_melatonina_sbem.pdf. 2016.
7. Bae SM, Jeong J, Jeon HJ, et al. Effects of melatonin-rich milk on mild insomnia symptoms. Sleep Med Res. 2016;7(2):60-7.
8. Duarte LL. Cronotipos humanos. Editora UFRB; 2018.
9. Liu Q, Shi J, Duan P, et al. Is shift work associated with a higher risk of overweight or obesity? A systematic review of observational studies with meta-analysis. Int J Epidemiol. 2018;47(6):1956-71.
10. Antunes LC, Levandovski R, Dantas G, et al. Obesity and shift work: chronobiological aspects. Nutr Res Rev. 2010;23(1):155-68.
11. Maia FC, Goulart AC, Drager LF, et al. Impact of high risk for obstructive sleep apnea on survival after acute coronary syndrome: Insights from the ERICO Registry. Arq Bras Cardiol. 2016:31-7.

12. Chao CY, Wu JS, Yang YC, et al. Sleep duration is a potential risk factor for newly diagnosed type 2 diabetes melito. Metabolism. 2011;60(6):799-804.
13. Ferrie JE, Kivimaki M, Akbaraly TN, et al. Change in sleep duration and type 2 diabetes: The whitehall II study. Diabetes Care. 2015;38(8):1467-72.
14. Yong L, Croft JB, Wheaton AG, et al. Association between perceived insufficient sleep, frequent mental distress, obesity and chronic diseases among US adults, 2009 behavioral risk factor surveillance system. BMC Public Health. 2013;13:84.
15. Tufik S, Santos-Silva R, Taddei JA, Dittencourt LRA. Obstructive sleep apnea syndrome in the Sao Paulo epidemiologic sleep study. Sleep Med. 2010;11(5):441-6.
16. Neves GSML, Macedo P, Gomes MM. Transtornos do sono: atualização (2/2). Rev Bras Neurol. 2018;53(3):19-30.
17. Eurofound. Sixth European working conditions survey—overview report, 2017 update. Publications Office of the European Union, Luxembourg. 2017.
18. Vanttola P, Härmä M, Viitasalo K, et al. Sleep and alertness in shift work disorder: findings of a field study. International Archives of Occupational and Environmental Health. 2019;92:523-33.
19. Andrew M, Gregory D, Charli S. The effect of total sleep deprivation on cognitive performance during the first night-shift for early and late chronotypes [Interne5te]. Sleep Medicine. 2019;64:S317-S318.
20. Facer-Childs ER, Boiling S, Balanos GM. The effects of time of day and chronotype on cognitive and physical performance in healthy volunteers. Sports Medicine – Open. 2018.
21. Rocha S, Smith MG, Witte M, Basner M. Survey results of a pilot sleep study near Atlanta International Airport. Int J Environ Res Public Health. 2019;16:4321.
22. Cheng PC, Cuamatzi-Castelan A, Drake C. Risk-taking and circadian misalignment in night shift workers. Sleep Science. 2019;12:7-8.
23. American Academy of Sleep Medicine (AASM) AA of SM. International classification of sleep disorders. 3rd ed.2014.
24. Lu H, Stratton CW, Tang YW. Outbreak of pneumonia of unknown etiology in Wuhan, China: The mystery and the miracle. Journal of Medical Virology. 2020.
25. https://wwwwhoint/newsroom/detail/30-01-2020-statement-on-the-second-meeting-of-the-international-health-regulations-(2005)-emergency-committee-regarding-the-outbreak-of-novel-coronavirus-(2019-ncov). 2020.
26. World Health Organization. Statement on the second meeting of the International Health Regulations (2005) Emergency Committee regarding the outbreak of novel coronavirus-nCoV. 2019.
27. Preti E, Di Mattei V, Perego G, et al. The psychological impact of epidemic and pandemic outbreaks on healthcare workers: Rapid review of the evidence. Current Psychiatry Reports; [Internet]. 2020;22:43.
28. Cellini N, Canale N, Mioni G, Costa S. Changes in sleep pattern, sense of time and digital media use during COVID-19 lockdown in Italy. J Sleep Res. 2020;00:e13074.
29. Miller MA, Cappuccio FP. A systematic review of COVID-19 and obstructive sleep apnoea. Sleep Medicine Reviews. 2021;55:101382.
30. Sheratona M, Deob N, Duttc T, et al. Psychological effects of the COVID 19 pandemic on healthcare workers globally: A systematic review. Psychiatry Research. 2020;292:113360.

CAPÍTULO 23

APNEIA OBSTRUTIVA DO SONO, SONOLÊNCIA EXCESSIVA E INSÔNIA

Michel Burihan Cahali
Danielle Yuka Kobayashi

SÍNDROME DA APNEIA OBSTRUTIVA DO SONO

A apneia obstrutiva do sono (AOS) é caracterizada pela redução do fluxo aéreo devida ao colapso intermitente da via aérea superior durante o sono. Dentro de um contexto evolutivo, inicia-se por ronco primário, síndrome da resistência da via aérea superior (SRVAS), síndrome da apneia obstrutiva do sono (SAOS) leve, moderada e grave.[1] Impacta na oxigenação do sangue gerando hipoxemia, hipercapnia e ativação do sistema simpático, sendo associada a significativa morbidade e mortalidade.[2] A importância da suspeita clínica, diagnóstico e tratamento da SAOS no trabalhador deve-se à sua alta prevalência, à variedade de sintomatologia associada (nem sempre tão aparente), ao grande prejuízo que causa à saúde e ao rendimento das atividades, e, fundamentalmente, ao tratamento existente e eficaz.

Epidemiologia

Sua prevalência na literatura é variável e muito se deve à heterogeneidade do ponto de corte do índice de apneia e hipopneia (IAH) utilizado nos estudos. Acomete 2%-26% da população geral, sendo estimado que até 93% das mulheres e 82% dos homens com SAOS de grau moderado a grave encontram-se sem diagnóstico.[3] Estudo populacional realizado na cidade de São Paulo em 2008 identificou que um a cada três moradores adultos (32,8%) apresenta diagnóstico de SAOS. Neste estudo, a prevalência da SAOS foi de 40% nos homens e de 26% nas mulheres. Sua prevalência aumenta com o envelhecimento em ambos os sexos. Em trabalhadores de turnos, a prevalência da AOS pode variar de 14%-38% segundo revisão sistemática publicada em 2018.[4]

Fisiopatologia

A fisiopatologia da SAOS é multifatorial e pode apresentar grande variabilidade dentre os indivíduos acometidos. Discute-se atualmente sobre os diferentes fenótipos etiológicos da síndrome, os quais abrangem alterações anatômicas que estreitam a via aérea superior (VAS), e alterações neuromusculares que prejudiquem a estabilidade da VAS e do sono, como: ineficiência da resposta muscular dilatadora da região, baixo limiar para o despertar cortical e instabilidade do controle ventilatório (conhecido por *loop gain* elevado). A identificação adequada dos fatores contribuintes pode guiar o melhor planejamento terapêutico.[5]

Sintomatologia

É o distúrbio respiratório mais comum relacionado com o sono e, combinado à sua fragmentação, contribui para a má qualidade do mesmo, frequentemente se manifestando como sonolência excessiva diurna. Além disso, está relacionado com alterações cognitivas,[6] obesidade,[7] diabetes melito tipo 2 (DM2),[8] hipertensão arterial sistêmica (HAS),[9] exacerbação de doença pulmonar obstrutiva crônica,[10] aumento do risco de acidentes laborais e de trânsito[11] e comprometimento da qualidade de vida.[12] É considerado fator de risco independente para doenças cardiovasculares e acidente vascular cerebral isquêmico.[13]

A manifestação da SAOS pode ser dividida em sintomas diurnos e noturnos, que estão listados no Quadro 23-1. Ronco é o sintoma noturno mais frequente, que pode estar presente por anos, com aumento progressivo de intensidade e exacerbado por posição supina, consumo de bebida alcoólica, ganho ponderal e medicações sedativas. É um pobre preditor de SAOS, pois está presente em até 45% dos homens e 28% das mulheres da população geral. Se ausente, torna pouco provável o diagnóstico, pois apenas 6% dos apneicos negam ronco. Apneia testemunhada é o segundo sintoma noturno mais frequente, sendo relatada por 75% dos(as) parceiros(as) de quarto.[14]

A sonolência excessiva diurna é o sintoma diurno mais comum, porém pouco específico, sendo relatado por 30-50% da população geral. Ocorre devida à fragmentação do sono que acontece na SAOS e caracteriza-se pela recorrente vontade de cochilar em situações impróprias, como reuniões, aulas, refeições e conversas, mesmo na ausência de privação de sono. Deve ser diferenciada de fadiga, que é sensação subjetiva de cansaço. Cefaleia é relatada por 10-30% dos apneicos, sendo holocraniana ou frontal, com 1 a 2 horas de duração, inespecífica. Prejuízos neurocognitivos, estratificados em vigilância, função executiva e coordenação motora, são impactantes e não apresentam método prático para serem quantificados. O mais afetado é a vigilância, com redução de concentração e memória devida à fragmentação do sono.

Alterações de humor, personalidade e qualidade de vida estão relacionadas com a SAOS, podendo ser confundidas com sintomas de depressão.[12] Distúrbios sexuais, como redução da libido e disfunção erétil, também são associados. Essas alterações possuem potencial de melhora com o tratamento da SAOS.

Quadro 23-1. Sintomas noturnos e diurnos da SAOS[15]

Sintomas noturnos	Sintomas diurnos
▪ Ronco* ▪ Apneia ▪ Sufocamento ▪ Salivação/boca seca ▪ Bruxismo ▪ Diaforese ▪ Refluxo gastroesofágico ▪ Noctúria/enurese noturna* ▪ Cefaleia ▪ Despertares ▪ Sonambulismo*/sonilóquio*	▪ Sonolência excessiva diurna* ▪ Sono não reparador ▪ Cefaleia ▪ Distúrbio neurocognitivo* ▪ Alteração da qualidade de vida ▪ Alteração de humor e personalidade ▪ Hiperatividade* ▪ Déficit de atenção* ▪ Agressividade* ▪ Alteração do crescimento*

Anamnese

A anamnese acompanhada do(a) parceiro(a) de quarto pode ter grande valor. Quantidade de horas dormidas e qualidade e hábitos de sono devem ser interrogados. Comorbidades associadas devem ser questionadas, sendo HAS, infarto do miocárdio, acidente vascular cerebral (AVC), insuficiência cardíaca congestiva, fibrilação atrial e outras arritmias, doença pulmonar obstrutiva crônica e DM2 muito frequentes.[15] O Quadro 23-2, apresenta um guia sucinto da anamnese dirigida à SAOS.

Questionários de sono são ferramentas disponíveis para rastreamento da SAOS (como Berlim e STOP-Bang) e quantificação objetiva de sintomas (Escala de Sonolência de Epworth). A maior utilidade do questionário de Berlim na assistência primária é pelo seu valor preditivo negativo (que é a capacidade de identificar os não doentes).[16] Ele apresenta sensibilidade (69%-86%) e especificidade (56%-95%) variáveis. O questionário (Quadro 23-3) é dividido em três categorias, sendo que cada resposta pontua de maneira diferente. As categorias 1 e 2 são positivas se somarem individualmente dois ou mais pontos e a categoria 3 é positiva se houver presença de HAS ou índice de massa corpórea (IMC) > 30 kg/m².

Neste questionário, as respostas positivas para cada questão estão grafadas. Categoria 1 é considerada positiva quando duas ou mais respostas são positivas para as questões de 1 a 5. Categoria 2 é positiva com duas ou mais respostas positivas para as questões de 6 a 8. Categoria 3 é positiva se a resposta para a questão 9 for positiva ou se o IMC for maior do que 30 kg/m². Duas ou mais categorias positivas significam um alto risco para SAOS.

O questionário STOP-Bang foi desenvolvido inicialmente para rastreamento de SAOS em pacientes em pré-operatório para cirurgias eletivas.[17] Ganhou espaço na identificação de pacientes com alto risco para SAOS devida à fácil aplicação. Contempla oito perguntas englobadas no próprio nome do questionário (Quadro 23-4).[18] Um escore menor que 3 representa baixa probabilidade de doença. Escore maior ou igual a 3 apresenta sensibilidade de 93% e especificidade de 47% para SAOS moderada e 100% e 37%, respectivamente, para SAOS grave.

A Escala de Sonolência de Epworth é uma ferramenta de fácil aplicação para quantificação da sonolência excessiva diurna.[19] Pode auxiliar no rastreamento de SAOS quando utilizada em conjunto com parâmetros clínicos, mas sua maior aplicação está na quantificação do sintoma sonolência para monitorização terapêutica.[19] Contempla 8 situações com pontuação de 0 a 3 em relação à possibilidade de cochilar (Quadro 23-5). A escala é considerada positiva para sonolência excessiva quando soma de 11 a 24 pontos. Ela apresenta sensibilidade de 48% e especificidade de 67% na detecção da SAOS.

Quadro 23-2. Anamnese dirigida à SAOS

Anamnese direcionada a distúrbios do sono
■ Presença do(a) parceiro(a) de quarto, se possível ■ Quantidade de horas e qualidade do sono ■ Comorbidades associadas ■ Medicações em uso (sedativos hipnóticos, antidepressivos, anti-histamínicos, relaxantes musculares) ■ Consumo de bebida alcoólica, tabagismo ■ Horários de prática de exercício físico ■ Ganho ponderal ■ Sintomas nasais ■ Cirurgias prévias ■ Despertares • Noctúria • Insônia • Doença do refluxo gastroesofágico, refluxo faringolaríngeo Movimentação durante o sono (movimento de pernas, sonhos vívidos)

Quadro 23-3. Questionário de Berlim

Categoria 1	Categoria 2
1. Você ronca? (__) Sim (__) Não (__) Não sei	6. Quantas vezes você se sente cansado ou com fadiga depois de acordar? Praticamente todos os dias 3-4 vezes por semana 1-2 vezes por semana Nunca ou praticamente nunca
2. Seu ronco é: Pouco mais alto que sua respiração? Tão mais alto que sua respiração? Mais alto do que falando? Muito alto que pode ser ouvido nos quartos próximos	7.Quando você está acordado você se sente cansado, fatigado ou não sente bem? Praticamente todos os dias 3-4 vezes por semana 1-2 vezes por semana Nunca ou praticamente nunca
3. Com que frequência você ronca? Praticamente todos os dias 3-4 vezes por semana 1-2 vezes por semana Nunca ou praticamente nunca	8. Algumas vezes você cochilou ou caiu no sono enquanto dirigia? (__) Sim (__) Não
4. O seu ronco incomoda alguém? (__) Sim (__) Não	
5. Alguém notou que você para de respirar enquanto dorme? Praticamente todos os dias 3-4 vezes por semana 1-2 vezes por semana Nunca ou praticamente nunca	
Categoria 3	
9. Você tem pressão alta? (__) Sim (__) Não (__) Não sei IMC=	

Quadro 23-4. Questionário STOP-Bang[18]

- Roncos?

Você ronca altos (alto o bastante para ser ouvido através de portas fechadas ou seu parceiro cutuca você por roncar à noite?

(__) Sim (__) Não

- Fatigado?

Você frequentemente sente-se cansado, fatigado ou sonolento durante o dia (por exemplo, adormecendo enquanto dirige)?

(__) Sim (__) Não

- Observado?

Alguém já observou você parar de respirar ou engasgando/sufocando durante o sono?

(__) Sim (__) Não

- Pressão?

Você tem ou está sendo tratado por pressão alta?

(__) Sim (__) Não

- Obesidade com índice da massa corporal (IMC) maior que 35 kg/m^2?

Índice da massa corporal (IMC) maior que 35 kg/m^2?

(__) Sim (__) Não

- Idade?

Idade maior que 50 anos?

(__) Sim (__) Não

- Circunferência do pescoço (medida em volta do pomo de adão)?

Para homens: Circunferência cervical, maior ou igual a 43 cm.

(__) Sim (__) Não

Para mulheres: Circunferência cervical, maior ou igual a 41 cm.

(__) Sim (__) Não

- Gênero?

Sexo masculino?

(__) Sim (__) Não

Critérios de pontuação para população geral

- Baixo risco de apneia obstrutiva do sono (AOS): sim para 0-2 questões
- Intermediário risco de AOS: sim para 3-4 questões
- Alto risco de AOS: sim para 5-8 questões

Ou **sim** para 2 ou mais das 4 questões iniciais (STOP) + gênero masculino
Ou **sim** para 2 ou mais das 4 questões iniciais (STOP) + IMC > que 35 kg/m^2
Ou **sim** para 2 ou mais das 4 questões iniciais (STOP) + circunferência cervical, ≥ 43 cm para homens ou ≥ 41 cm para mulheres

Quadro 23-5. Escala de sonolência de Epworth (normal de 0 a 10 pontos)

Qual a probabilidade de você cochilar ou dormir, e não apenas se sentir cansado, nas seguintes opções?				
Considere o modo de vida que você tem levado recentemente. Mesmo que você não tenha feito algumas dessas coisas recentemente, tente imaginar como elas o afetariam. Escolha o número mais apropriado para responder cada questão. 0 = nunca cochilaria 1 = pequena probabilidade para cochilar 2 = probabilidade média de cochilar 3 = grande probabilidade de cochilar				
Situação	**Probabilidade de cochilar**			
Sentado e lendo	0	1	2	3
Assistindo TV	0	1	2	3
Sentado quieto, em um lugar público (por exemplo, em um teatro, reunião ou palestra)	0	1	2	3
Andando de carro, por uma hora sem parar, como passageiro	0	1	2	3
Ao deitar-se à tarde para descansar quando possível	0	1	2	3
Sentado conversando com alguém	0	1	2	3
Sentado quieto após o almoço sem bebida de álcool	0	1	2	3
Em um carro parado no trânsito por alguns minutos	0	1	2	3

Exame Físico e Exames Complementares

O exame físico direcionado à AOS deve incluir o exame completo da cabeça e do pescoço. Medidas antropométricas, como circunferência cervical, peso, altura, IMC e circunferência abdominal, além da aferição da pressão arterial sistêmica, devem ser consideradas. Os achados mais relevantes em pacientes apneicos são obesidade, alteração do esqueleto craniofacial e alterações anatômicas da VAS.[20]

A circunferência cervical objetiva quantificar a adiposidade da VAS. Deve ser medida com paciente ereto (sentado ou de pé), posição neutra da cabeça (plano horizontal de Frankfort) e fita métrica logo acima da proeminência laríngea. Medidas maiores que 40 cm para ambos os gêneros possuem sensibilidade de 61% e especificidade de 93% para SAOS. IMC maior que 30 kg/m^2 aumenta a suspeita para SAOS.

Na avaliação craniofacial, pode ser medida a distância tireomentoniana, que reduz à medida que o pescoço aumenta em tecido adiposo. Maloclusão dentária[21] é frequentemente associada a retrognatia (posteriorização da mandíbula). A análise de possíveis alterações esqueléticas é relevante para guiar a melhor escolha terapêutica.[22]

A avaliação da orofaringe visa a identificar possíveis fatores obstrutivos. Tamanho das tonsilas palatinas (Fig. 23-1) e relação da língua na cavidade oral (Mallampati modificado, com a língua dentro da cavidade oral – Fig. 23-2) devem ser avaliados. Macroglossia, edema e alongamento da úvula podem ser observados.[22]

A endoscopia com fibronasofaringolaringoscopia flexível complementa o exame físico. Avaliam-se possíveis alterações da anatomia nasal, como rinopatia, hipertrofia de cornetos inferiores e médios, desvios septais, polipose nasal, hipertrofia de tonsila faríngea (adenoide), hipertrofia de tonsila lingual e outras possíveis causas de obstruções (tumorações).

A sonoendoscopia é avaliação dinâmica que possibilita observação direta de diferentes topografias da VAS, sendo realizada durante sono natural ou, mais comumente, induzido (DISE: *Drug-induced Sleep Endoscopy*). O nível de sedação deve ser cuidadosamente monitorizado para que simule um relaxamento muscular fidedigno ao do sono natural, sem causar relaxamento excessivo. Não é realizada como rotina, podendo auxiliar no entendimento da mecânica do colapso faríngeo e na escolha do tratamento primário ou em avaliações de falhas terapêuticas.[23]

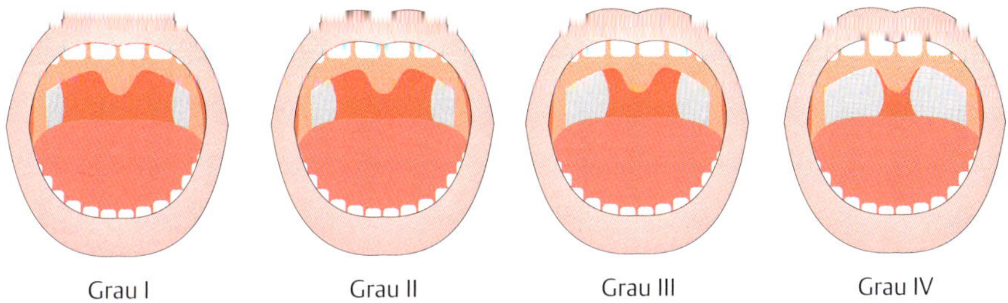

I	Amígdalas dentro dos pilares, escondidas por eles, ocupam menos de 25% da oroforinge
II	Amígdalas evidentes, mas até o limite dos pilares, ocupam 25-50% da orofaringe
III	Amígdalas além dos pilares, sem se tocarem na linha média, ocupam 50-75% da orofaringe
IV	Amígdalas que se tocam na linha média ocupam mais de 75% da orofaringe

Fig. 23-1. Classificação de hipertrofia das tonsilas palatinas.

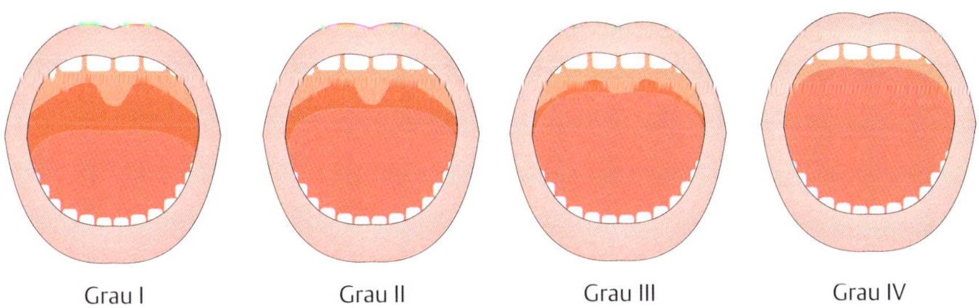

I	Observação de palato mole, úvula, pilares amigdalianos e amígdalas
II	Observação apenas da úvula
III	Observação apenas do palato mole
IV	Observação apenas do palato duro

Fig. 23-2. Classificação de Mallampati modificada.

A cefalometria avalia estruturas ósseas e de partes moles por meio da radiografia de perfil. Podem ser avaliados espaço aéreo, extensão do palato mole e língua, deslocamento inferior do osso hioide em relação ao plano mandibular e alterações esqueléticas da maxila e da mandíbula.[15] A tomografia computadorizada acrescenta dados adicionais à cefalometria e pode auxiliar no diagnóstico e tratamento de patologias nasossinusais associadas. Ressonância magnética fornece imagem mais detalhada de tecidos moles. Não são exames realizados como rotina para avaliação do paciente apneico.

Diagnóstico

A polissonografia basal (polissonografia tipo 1 – PSG1) realizada em laboratório do sono é o exame padrão-ouro para diagnóstico da SAOS. Existem outras modalidades mais simplificadas de monitorização do sono.

A PSG1 tem como vantagem a menor perda de dados, já que é assistida por técnico treinado, disponível a ajustar qualquer sensor que possa se deslocar no decorrer do exame. Também é indicada para investigação de outras doenças que possam estar associadas à SAOS. Deve conter obrigatoriamente eletroencefalograma (EEG), eletro-oculograma (EOG), eletromiograma (EMG), termistor e sensor de fluxo aéreo, sensor de esforço respiratório, saturação de oxigênio ($SatO_2$) e eletrocardiograma (ECG), podendo também conter o sensor de posição corporal e de ronco. É um exame complexo, com duração mínima de 6 horas, que necessita análise posterior por especialista habilitado. A PSG1 não é de fácil acesso e, neste contexto, outras modalidades de monitorização do sono têm ganhado espaço.

A polissonografia tipo 2 (PSG2) apresenta características semelhantes à PSG1, com diferença de não ser assistida por um técnico, sendo realizada fora do laboratório de sono (hospital, domicílio). Apresenta grande utilidade em pacientes impossibilitados de realizar o exame no laboratório devido qualquer motivo (imobilidade, doença grave). Como desvantagem, necessita deslocamento do técnico ou do paciente para montagem dos sensores e apresenta maior perda de dados.[24]

A polissonografia tipo 3 (PSG3), diferente da PSG1 e PSG2, não apresenta monitorização das fases do sono. Classificada como monitorização portátil cardiorrespiratória, pode facilmente ser instalada pelo próprio paciente. A quantidade de eventos respiratórios por hora de sono pode ser subestimada, pois os eventos respiratórios são divididos pelo tempo de uso do aparelho durante a noite e não pelo tempo de sono real. Pode ser utilizada para diagnóstico em pacientes com alta probabilidade de SAOS, sem comorbidades graves, com a ressalva de serem avaliados por médico especialista do sono. Não é recomendada para rastreio na população geral, em pacientes com comorbidades significativas ou com suspeita de outras doenças do sono associadas.[24] Apresenta boa sensibilidade e especificidade para diagnóstico de SAOS moderada e grave.[25]

A Figura 23-3 sumariza, num fluxograma, as indicações para PSG1 (em laboratório) ou PSG3 (portátil) para paciente com suspeita de SAOS.[24]

A monitorização tipo 4 avalia basicamente a oximetria durante a noite. É aplicada em pacientes de alto risco, podendo indicar a presença e a gravidade da doença. Pode ser útil na monitorização do tratamento.

A tonometria arterial periférica é uma tecnologia recentemente empregada para diagnóstico de SAOS. Com algoritmo próprio para estadiamento e não classificada dentre os tipos de monitorização do sono citadas previamente, identifica alterações do tônus arterial desencadeado por apneia e hipopneia pela atividade do sistema nervoso simpático. Abruptos despertares após eventos obstrutivos são associados a descargas simpáticas que causam vasoconstricção variando o tônus arterial, seguida de alteração na frequência cardíaca e oximetria. Monitora também ronco e posição corporal. É de fácil utilização e validada em diversos estudos, gerando uma conclusão automática, sem permitir acesso a todos os parâmetros registrados no exame, o que é um motivo de críticas deste método.[24]

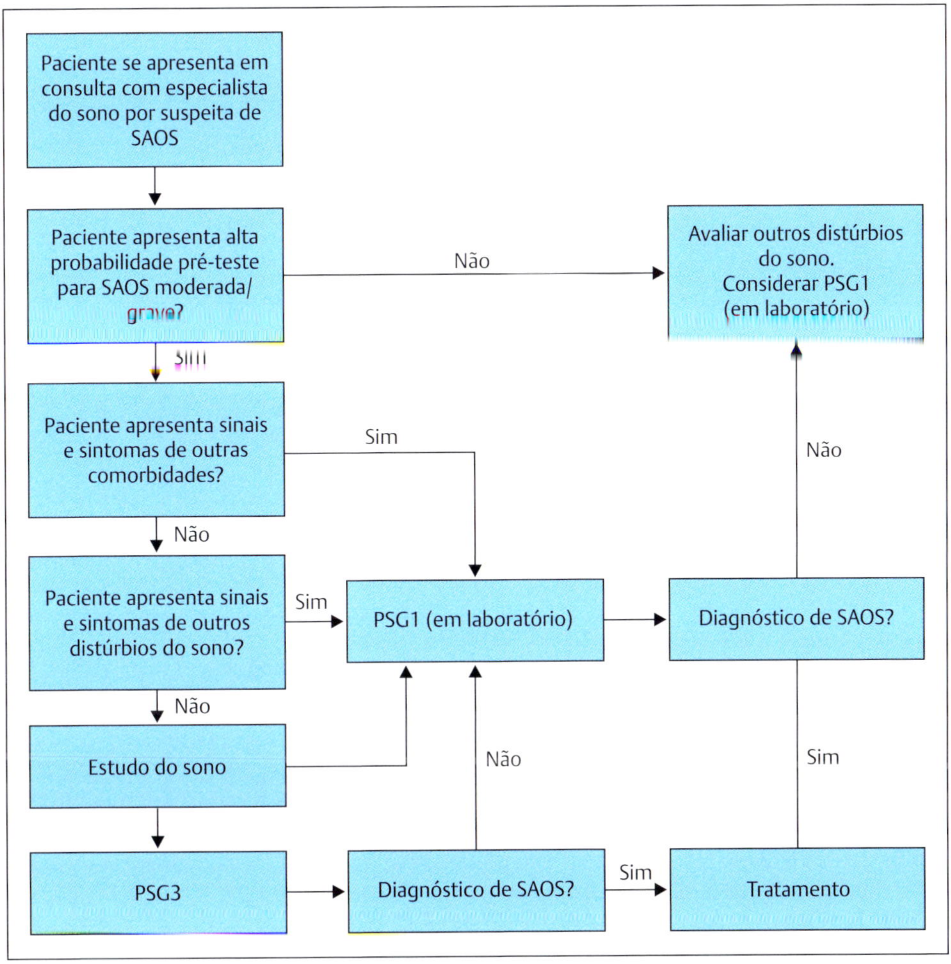

Fig. 23-3. Fluxograma para utilização de monitorização portátil (PSG3) para diagnóstico de SAOS.

Critérios Diagnósticos

A definição dos eventos respiratórios é realizada de acordo com os critérios de estadiamento do Manual da Academia Americana de Medicina do Sono.[26] Apneia é definida como redução maior que 90% da linha de base do termistor (sensor de temperatura). Hipopneia é a redução maior ou igual a 30% da linha de base do fluxo aéreo da cânula nasal, associada a dessaturação de oxigênio ≥ 3% e/ou despertar. RERA (*Respiratory Effort-Related Arousal*) é esforço respiratório relacionado com o despertar, marcação opcional, sem critério para classificar apneia ou hipopneia. Todos os eventos respiratórios citados devem apresentar duração maior ou igual a 10 segundos. São considerados obstrutivos, quando houver esforço respiratório/ronco; centrais, quando há ausência de esforço; e mistos, quando apresentam ausência de esforço respiratório no início do evento e presença deste no final do evento.

Quadro 23-6. Critérios diagnósticos para SAOS em adultos segundo a ICSD-3, 2014[27]

Critérios diagnósticos de SAOS (A+B ou C)
A) Presença de um ou mais dos seguintes: Sonolência diurna; sono não reparador; cansaço; sintomas de insônia ▪ Despertares com sufocamento ou engasgos ▪ Roncos habituais e/ou apneias presenciadas por terceiros ▪ Hipertensão, distúrbio de humor, distúrbio cognitivo, insuficiência coronariana, AVC, ICC, fibrilação atrial ou diabetes melito tipo II
B) Polissonografias tipo I, II ou III mostram: ▪ Cinco ou mais eventos respiratórios predominantemente obstrutivos (apneias obstrutivas e mistas, hipopneia e RERAs) por hora
C) Polissonografias tipo I, II ou III mostram: ▪ Quinze ou mais eventos respiratórios predominantemente obstrutivos (apneias obstrutivas e mistas, hipopneia e RERAs) por hora

Os critérios diagnósticos para a SAOS incluem sintomas e/ou comorbidades associados a exame polissonográfico segundo a terceira edição da Classificação Internacional de Distúrbios do Sono (ICSD-3),[27] que se encontra no Quadro 23-6. Ronco primário é definido quando índice de apneia e hipopneia (IAH) < 5, SAOS leve IAH entre 5-15, SAOS moderada IAH entre 15-30 e SAOS grave IAH > 30. As definições de eventos respiratórios e estadiamento descritos nesse capítulo são para adultos. Vale ressaltar que para o diagnóstico é possível a utilização das polissonografias 1, 2 ou 3.

Conclusão

A síndrome da apneia obstrutiva do sono tem apresentação variável e pode muitas vezes ser assintomática. Suas consequências, quando não tratadas, variam de afecções cardiovasculares a prejuízos cognitivos e de rendimento funcional até acidentes de trabalho e de trânsito. Considerando sua alta prevalência na população geral, sua suspeita deve ser levantada, diagnosticada e tratada. Atualmente, existem diversos tratamentos disponíveis, de fácil acesso e alta resolubilidade, como uso de equipamentos geradores de fluxo (PAP – *Positive Airway Pressure*), aparelhos reposicionadores mandibulares, cirurgias de partes moles da VAS e cirurgias esqueléticas, além de medidas para redução de peso.

SONOLÊNCIA EXCESSIVA

Sonolência excessiva é uma queixa comum na população geral e pode ser causada por sono insuficiente em pessoas saudáveis, fragmentação do sono associada a distúrbios primários do sono, drogas sedativas e outras condições médicas e neurológicas. É uma necessidade fisiológica evidenciada por rápidos e não intencionais adormecimentos e está estritamente relacionada com condições médicas e sociais que podem ameaçar a vida.

A prevalência nos estudos é variável devida a diferentes definições de sonolência e de populações estudadas. Pode ser definida como sensação de estar sonolento, fadigado ou cansado, presença de cochilos não intencionais ou esforço extremo para se manter acordado. Acomete 10% a 25% da população e é mais frequente em adultos jovens e idosos.

Sua quantificação subjetiva pode ser realizada por questionários de sono, como a escala de sonolência de Epworth (ESE) e escala de sonolência de Stanford, e objetivamente por meio do teste de latências múltiplas do sono (TLMS). A ESE foi validada em população clínica num questionário, em língua portuguesa, simples, autoaplicável, com oito situações que podem predispor cochilos. Encontra-se mais detalhada nesse capítulo na avaliação da SAOS. A escala de sonolência de Stanford[28] é a que apresenta melhor validação considerando as inúmeras avaliações subjetivas. Entretanto, ainda é possível que pacientes extremamente sonolentos se classifiquem como alertas. Isso se deve principalmente ao estado em que o paciente se encontra no momento da avaliação, tornando importante orientar ao paciente a contextualização em diversas situações em longo período retrógrado. Sabe-se que a cronicidade da sonolência causa o efeito de adaptação, que é evidenciada na grande diferença entre medidas subjetivas e objetivas em pacientes muito sonolentos.

O Teste de Latências Múltiplas do Sono (TLMS) é o exame padrão para quantificar a sonolência de maneira objetiva, seja a hipersonolência de origem central ou idiopática, pela mensuração em cinco etapas da latência para o sono em intervalos de 20 min. Deve ser realizado durante o dia, algumas horas após uma noite de polissonografia, em ambiente propício e exposto a cinco possibilidades de cochilo. Média das latências para início do sono ≤ 5 min sugerem sonolência patológica e ≥ 10 min é considerada normal. Caso ocorra latência de sono < 5 min e ≥ 2 sonos REM precoces, é considerado o diagnóstico de narcolepsia.[29]

Fatores de risco para sonolência excessiva incluem horas de sono durante o dia, vínculo empregatício, trabalhadores de turnos ou noturnos, adulto jovem, idoso saudável, estado civil solteiro, ronco e depressão moderada a grave. A quantidade e qualidade do sono estão diretamente relacionadas com a queixa. Acúmulo de noites de privação de sono ou sono descontínuo e fragmentado aumenta progressivamente a sonolência e piora o desempenho. Estabelecimento de sono adequado reverte esses sintomas, como é verificado em pacientes apneicos tratados.[15]

Sonolência possui ritmo circadiano paralelo à variação circadiana da temperatura corporal e é associada ao ciclo claro-escuro. O desalinhamento desse ritmo intensifica o sintoma, como em trabalhadores em turnos e no *jet lag*. Drogas, como benzodiazepínicos, anticonvulsivantes de segunda geração, antagonistas de receptores de histamina 1, agonistas dopaminérgicos, bloqueadores de receptor beta-adrenérgico e álcool, apresentam efeitos sedativos e podem causar sonolência. Patologias do sistema nervoso central, como doença de Parkinson, distrofia miotônica tipo 1, narcolepsia e hipersonia idiopática, são associadas a sonolência excessiva diurna (SED). Narcolepsia e hipersonia idiopática estão descritas no Capítulo 24: Riscos no Trabalho e Capacidade Laborativa.

Estudos relacionando SED e rendimento funcional avaliam atenção e comportamento psicomotor por meio de lapsos de atenção e lentificação. Essas alterações podem ser atribuídas ao processamento mais lento das informações e a episódios de microssono (intrusão de padrões eletroencefalográficos típicos do sono na vigília). Função cognitiva e memória sofrem prejuízo, mas são reversíveis com o tratamento da sonolência. Metade dos pacientes com SED relatam acidentes automobilísticos e acidentes de trabalho e muitos relatam perda do emprego devida à sonolência. Ainda há muito prejuízo social e familiar. Redução de respostas fisiológicas, como atividade da musculatura dilatadora da VAS, redução da resposta à hipercapnia e hipóxia e aumento do limiar da dor também estão associados e pioram o contexto clínico de pacientes com SAOS, por exemplo.[15]

Quadro 23-7. Higiene do sono

- Limitar o consumo de álcool e cafeinados (café, chás, refrigerantes e chocolate). Evitar refeições volumosas próximas da hora do sono
- Exercício moderado regular, como caminhadas, natação ou bicicleta, no final da tarde ou início da manhã
- Limitar exposição à luz próximo da hora do sono: luminosidade do ambiente, celular, televisão, computador
- Ambiente de sono adequado: silencioso, escuro, temperatura agradável. Horários regulares para dormir e acordar

A suspeita diagnóstica deve ser levantada e o tratamento direcionado. Higiene do sono deve ser sempre recomendada (Quadro 23-7). Medicações promotoras de vigília podem ser utilizadas em situações específicas. Anfetamina e metilfenidato bloqueiam a recepção de dopamina e aumentam a liberação de norepinefrina, dopamina e serotonina. Modafinila e armodafinila não têm mecanismos de ação exatos conhecidos. Promovem alerta e vigília e podem ser utilizadas no tratamento da sonolência relacionada com narcolepsia, SED residual em paciente apneico adequadamente tratado e em situações específicas de privação de sono, como operações militares. Cafeína é antagonista de receptor de adenosina, neurotransmissor inibitório no sistema nervoso central (SNC), cuja função tem sido relacionada com pressão de sono e redução de energia cerebral. Em doses equivalentes a 1 a 3 xícaras, reduz a sonolência no TLMS em pessoas saudáveis com privação de sono em noite anterior ao exame.

INSÔNIA

Insônia é o transtorno do sono mais comum em adultos, caracterizada por dificuldade em adormecer ou manter o sono. É relacionada à insatisfação com a qualidade do sono, gerando sintomas físicos e emocionais durante o dia que impactam no desempenho social e cognitivo. É fator de risco para diversos distúrbios psiquiátricos, psicológicos e médicos como depressão, abuso de substâncias e HAS.

A prevalência da insônia crônica clinicamente relevante é em torno de 10%-25%, porém há dificuldade de estimativa devida inconsistências metodológicas nos estudos. Sintomas moderados e frequentes de insônia afetam um percentual muito maior de pessoas. Estudo realizado na cidade de São Paulo identificou prevalência de 32% de insônia objetivamente mensurada, 45% de sintomas de insônia referidos e 15% de prevalência subjetiva por meio dos critérios do Manual Diagnóstico e Estatístico de Transtornos Mentais (DSM-IV).[30]

Insônia causada secundariamente por outros distúrbios se torna muitas vezes o problema principal ou parcialmente dependente da condição predisponente inicial. Estudos mostram prevalência de 70%-90% de insônia secundária nos insones na população geral. Distúrbios psiquiátricos são as comorbidades mais associadas à insônia incluindo ansiedade, depressão, transtorno do pânico, transtorno de ajustamento, transtornos somatoformes e transtornos de personalidade. Pessoas com insônia apresentam risco 10 vezes maior para depressão e 17 vezes maior para ansiedade em comparação a indivíduos sem alterações no sono.[31]

Comorbidades médicas associadas são bastante prevalentes. O risco de apresentar qualquer doença crônica é 5 vezes maior em insones em relação a não insones. Estudo evidenciou que 44% dos hipertensos e 66% daqueles com doenças neurológicas apresentavam o diagnóstico de insônia. Latência de sono aumentada e sintomas persistentes de insônia são relacionados com o risco de HAS, assim como a gravidade da insônia, evidenciada pela frequência dos sintomas, correlaciona-se com o maior risco de doença cardiovascular e morte.[15]

Envelhecimento, gênero feminino e baixo *status* socioeconômico são fatores de risco. Trabalhos com alta demanda aumentam a chance de insônia, sendo frequentemente relatado por insones: autoestima baixa, menor satisfação e eficiência reduzida no trabalho em comparação a bons dormidores. É fator de risco para absenteísmo, queda da produtividade e afastamentos por incapacidade. Traços de personalidade como neuroticismo (maior a tendência a estado emocional negativo), internalização e perfeccionismo são também associados. História familiar está presente em 38%-73% dos insones comparados a 23%-29% em controles normais. Estudos genéticos encontram-se em andamento.[15]

O diagnóstico de insônia é clínico e o Quadro 23-8 apresenta os critérios de insônia crônica segundo a Classificação Internacional de Distúrbios do Sono (ICSD-3).[27] Exames como a polissonografia e a actigrafia podem ser instrumentos adjuvantes para diagnóstico de outros distúrbios associados além de monitorização terapêutica. Actígrafos são pequenos sensores de movimento (acelerômetros) em equipamentos semelhantes a relógios de pulso, que podem ser utilizados por dias a meses. A actigrafia mensura atividade que se correlaciona fortemente com sono. Por meio de programação específica de cada fabricante, pode avaliar padrão de sono-vigília e parâmetros de ritmo circadiano.[32] Não é recomendada para diagnóstico de rotina, mas utilizada em associação com diários de sono e fornece dados mais objetivos. É mais custo-efetiva em relação à PSG, menos invasiva e mais confortável, podendo aferir dados de vários dias no ambiente familiar ao paciente.[15]

Quadro 23-8. Critérios diagnósticos de insônia crônica[27]

Critérios diagnósticos de insônia crônica segundo a Classificação Internacional de Distúrbios do Sono (ICSD-3)

- Critérios A: um ou mais
  - Dificuldade de iniciar o sono
  - Dificuldade de manter o sono
  - Despertar antes do horário programado/desejado
  - Resistência em ir para cama em horário apropriado
  - Dificuldade em dormir sem intervenção dos pais ou cuidadores
- Critérios B: um ou mais relacionados com a dificuldade de dormir à noite
  - Fadiga
  - Comprometimento de atenção, concentração ou memória
  - Comprometimento do desempenho social, familiar, ocupacional ou acadêmico
  - Distúrbio de humor/irritabilidade
  - Sonolência diurna
  - Alterações de comportamento (hiperatividade, impulsividade, agressão)
  - Redução da motivação/energia/iniciativa
  - Tendência a erros/acidentes
  - Preocupação ou insatisfação com sono
- Critério C: queixas de sono-vigília não podem ser explicadas puramente por oportunidade ou circunstância inadequada ao sono
- Critério D: o distúrbio do sono e os sintomas diurnos ocorrem pelo menos 3 vezes por semana
- Critério E: o distúrbio do sono e os sintomas diurnos estão presentes por pelo menos 3 meses
- Critério F: a dificuldade de sono-vigília não é explicada por outro distúrbio do sono

Quadro 23-9. Classificação da insônia segundo a Classificação Internacional de Distúrbios do Sono (ICSD-3)

A) *Insônia aguda:* curta duração, usualmente menos de um mês e associada a fator desencadeante identificável
B) *Insônia associada a transtornos mentais:* diagnosticada apenas quando clinicamente relevante. Os mais frequentes associados são transtornos de humor e de ansiedade
C) *Insônia associada a doenças médicas:* diagnosticada apenas quando clinicamente relevante. Os mais frequentes associados são asma, hipertireoidismo, insuficiência cardíaca, síndromes dolorosas crônicas, menopausa, gravidez e doenças do SNC
D) *Insônia associada à má higiene do sono*
E) *Insônia associada ao uso de medicamento e substâncias:* secundária ao uso ou interrupção de antidepressivos, benzodiazepínicos, cafeína, teofilina, pseudoefedrina, álcool, corticoides e medicações antiepilépticas
F) *Insônia psicofisiológica:* somatória do estado de hiperalerta e associações aprendidas ("ruminação", ansiedade associada ao sono, excesso de preocupação com as repercussões da noite sem sono e condicionamento inadequado)
G) *Insônia paradoxal:* ausência de comprometimento diurno ou comprometimento desproporcional à queixa
H) *Insônia idiopática:* início na infância, com longo período de evolução, impacto nas atividades diárias e ausência de fator precipitante
I) *Insônia comportamental da infância:* decorrente de uma disfunção comportamental específica, como falta de limites ou associações inadequadas

Questionários de sono, como Escala de Sonolência de Epworth e Escala de Severidade da Fadiga, podem ser ferramentas para objetivar dados iniciais e monitorizar o tratamento.[33]

A insônia pode ser classificada segundo o tempo de duração: aguda, quando presente por menos de 3 meses; crônica, por mais de 3 meses; episódica, quando no intervalo de 1 a 3 meses; e recorrente, quando dois ou mais episódios em um ano. Ainda é classificada por etiologias, resumidas no Quadro 23-9.[34]

O tratamento deve ser direcionado a possíveis etiologias identificadas. Higiene do sono também faz parte da abordagem inicial, assim como as medicações possíveis utilizadas no tratamento da insônia, descritas no Capítulo 24: Riscos no Trabalho e Capacidade Laborativa. Terapia cognitivo-comportamental para insônia (TCC-I) é tratamento de escolha, gerando resultados duradouros com baixo risco de efeitos colaterais em relação à terapia farmacológica. Outras técnicas comportamentais e cognitivas, como meditação tradicional, técnicas de plena atenção (*mindfulness*) e acupuntura, têm evidências questionáveis na literatura e devem ser associadas à técnica convencional de TCC-I.

CONCLUSÃO

Os distúrbios do sono são diversos e impactam em diferentes âmbitos da vida do trabalhador. Sua suspeita, diagnóstico e tratamento corroboram para melhor qualidade de vida, saúde e trabalho.

REFERÊNCIAS BIBLIOGRÁFICAS

1. Zancanella E, Haddad FM, Oliveira LAMP, et al. Obstructive sleep apnea and primary snoring : diagnosis. Apneia obstrutiva do sono e ronco primário: tratamento. Elsevier. 2014;80:1-16.
2. Jones S. Sleep disordered breathing and mortality: Eighteen-year follow-up of the Wisconsin Sleep Cohort. Yearb Pulm Dis. 2009;2009:291-2.

3. Abrishami A, Khajehdehi A, Chung F. A systematic review of screening questionnaires for obstructive sleep apnea. Une revue méthodique des questionnaires de dépistage de l'apnée obstructive du sommeil. Can J Anesth Can d'anesthésie. 2010;57(5):423-38.
4. Sakamoto YS, Porto-Sousa F, Salles C. Prevalência da apneia obstrutiva do sono em trabalhadores de turno: uma revisão sistemática. Cien Saude Colet. 2018;23(10):3381-92.
5. Eckert DJ, Malhotra A. Pathophysiology of adult obstructive sleep apnea. Proc Am Thorac Soc. 2008;5(2):144-53.
6. Sforza E, Roche F, Thomas-Anterion C, et al. Cognitive function and sleep related breathing disorders in a healthy elderly population: The synapse study. Sleep. 2010;33(4):515-21.
7. Trombetta IC, Somers VK, Maki-Nunes C, et al. Consequences of comorbid sleep apnea in the metabolic syndrome – Implications for cardiovascular risk. Sleep. 2010;33(9):1193-9.
8. Botros N, Concato J, Mohsenin V, et al. Obstructive sleep apnea as a risk factor for type 2 diabetes. Am J Med. 2009;122(12):1122-7.
9. Nieto FJ, Young TB, Lind BK, et al. In a Large Community-Based Study for the Sleep Heart Health Study. October. 2000;283(14):1829-37.
10. Marin JM, Soriano JB, Carrizo SJ, et al. Outcomes in patients with chronic obstructive pulmonary disease and obstructive sleep apnea: The overlap syndrome. Am J Respir Crit Care Med. 2010;182(3):325-31.
11. Tregear S, Reston J, Schoelles K, Phillips B. CPAP reduces risk of MVA among drivers with OSA. PDF; [Internete]. 2010.
12. Richardson P, Hirshkowitz M, Young T, et al. Association of Psychiatric Disorders and Sleep Apnea in a Large Cohort. Sleep. 2005;28(11):1405-11.
13. Marshall NS, Wong KKH, Liu PY, et al. Sleep apnea as an independent risk factor for all-cause mortality: the Busselton Health Study. Sleep. 2008;31(8):1079-85.
14. Friedman M. Sleep apnea and snoring – Surgical and non-surgical therapy. Chapter 2: Signs and symptoms of obstructive sleep apnea and upper airway resistance syndrome. 2009.
15. Kryger M, Roth T, Dement WC. Principles and practice of sleep medicine. 6th ed. Elsevier; 2017.
16. Vaz AP, Drummond M, Mota PC, et al. Tradução do Questionário de Berlim para língua Portuguesa e sua aplicação na identificação da SAOS numa consulta de patologia respiratória do sono. Rev Port Pneumol. 2011;17(2):59-65.
17. Chung F, Yegneswaran B, Liao P, et al. STOP Questionnaire. 2017;(5):812-21.
18. Fonseca LBDM, Silveira EA, Lima NM, Rabahi MF. Tradução e adaptação transcultural do questionário STOP-Bang para a língua portuguesa falada no Brasil. J Bras Pneumol. 2016;42(4):266-72.
19. Bertolazi AN, Fagondes SC, Hoff LS, et al. Portuguese-language version of the Epworth sleepiness scale: validation for use in Brazil. J Bras Pneumol. 2010;35(9):877-83.
20. Zonato A, Bittencourt L, et al. Association of systematic head and neck physical examination with severity of obstructive sleep apnea-hypopnea syndrome. Laryngoscope. 2003;113(6):973-80.
21. Angle EH. Classification of malocclusion.pdf. Dent Cosm. 1899;41(3):248-264.
22. Zancanella E, Haddad FM, Oliveira LAMP, et al. Obstructive sleep apnea and primary snoring : diagnosis. 2014;80(1):1-16.
23. Yegïn Y, Çelik M, Kaya KH, et al. Comparison of drug-induced sleep endoscopy and Müller's maneuver in diagnosing obstructive sleep apnea using the VOTE classification system. Braz J Otorhinolaryngol. 2016;83(4):445-50.
24. Collop NA, Anderson WM, Boehlecke B, et al. Clinical guidelines for the use of unattended portable monitors in the diagnosis of obstructive sleep apnea in adult patients. J Clin Sleep Med. 2007;3(7):737-47.
25. Shayeb M, Topfer L, Stafinski T, et al. Diagnostic accuracy of level 3 portable sleep tests versus level 1 polysomnography for sleep disordered breathing.pdf. 2014;186(1):25-52.
26. Berry RB, Brooks B, Gamaldo CE, et al. The American Academy of Sleep Medicine Manual for the scoring of sleep and associated events 2.3. 2016;56(1).

27. American Academy of Sleep Medicine (AASM) AA of SM. International Classification of Sleep Disorders. 3rd ed. 2014.
28. Hoddes E, Zarcone VSHPRDW. Quantification of sleepiness: A new approach. Psychophysiology. 1973;10(4):431-6.
29. Neves GSML, Macedo P, Gomes MM. Transtornos do sono: atualização (1/2). Rev Bras Neurol. 2017;53(3):19-30.
30. Castro LS, Poyares D, Leger D, et al. Objective prevalence of insomnia in the São Paulo, Brazil epidemiologic sleep study. Ann Neurol. 2013;74(4):537-46.
31. Taylor DJ, Lichstein KL, Durrence HH. Insomnia as a health risk factor. 2010;1(4):227-47.
32. Gruwez A, Bruyneel AV, Bruyneel M. The validity of two commercially-available sleep trackers and actigraphy for assessment of sleep parameters in obstructive sleep apnea patients. PLoS One. 2019;14(1):1-11.
33. Bertolazi AN, Fagondes SC, Hoff LS, et al. Validation of the Brazilian Portuguese version of the Pittsburgh Sleep Quality Index. Sleep Med. 2011;12(1):70-5.
34. Bacelar A, Ribeiro Pinto Jr L. Insônia: Do diagnóstico ao tratamento – III Consenso Brasileiro de Insônia. 2013.

CAPÍTULO 24

RISCOS NO TRABALHO E CAPACIDADE LABORATIVA

Josemar dos Santos Soares

INTRODUÇÃO

Os distúrbios do sono trazem impactos econômicos importantes na saúde, correlacionando-se com riscos para acidentes, aumento do absenteísmo e redução da produtividade no trabalho. Para uma atividade laboral segura, a triagem médica especializada com a utilização de questionários é necessária para o diagnóstico e a determinação da melhor conduta educativa e terapêutica.[1-3]

Estima-se na comunidade europeia que de 2-5% dos trabalhadores adultos apresentem algum distúrbio do sono. Cerca de 15-30% de trabalhadores estão envolvidos em trabalhos de turnos, dos quais 19% da população trabalha por cerca de 2 horas entre 22 h-5 h. O trabalho em turnos atípicos, além de se mostrar associado positivamente ao risco de sobrepeso, aumenta o risco de acidentes e acarreta impactos socioeconômicos.[4,5] Os distúrbios do sono associados aos quadros de sobrepeso e obesidade são fatores de risco para as alterações cardiovasculares que necessitam a devida atenção para o diagnóstico e tratamento.[6] Acidentes associados a fadiga crônica e sonolência nas estradas de baixa velocidade têm características semelhantes aos das rodovias de alta velocidade com jovens (16 a 24 anos) do sexo masculino.[7]

Estima-se que a fadiga do motorista seja um fator contribuinte em 15 a 20% dos acidentes graves.[8,9] Trabalhadores em turnos maiores que 60 horas semanais estão mais sujeitos a fadiga e acidentes.[10]

APNEIA OBSTRUTIVA DO SONO

A apneia obstrutiva do sono (SAOS) é o distúrbio médico mais comum que causa sonolência diurna excessiva. O motorista de risco é definido como aquele que tem sonolência diurna de grau moderado a severo e histórico de acidente não intencional com veículo ou atribuível à sonolência, fadiga ou desatenção. O tratamento da SAOS melhora o desempenho em simuladores de direção e pode reduzir o risco de direção sonolenta e acidentes de condução. Todos os pacientes que estão sendo avaliados inicialmente por suspeita ou confirmação de SAOS devem ser questionados sobre sonolência diurna.[11]

A sonolência ao volante já é um sintoma preocupante em si, e pode ser considerada como um potencial indicador de SAOS quando combinada com Índice de Massa Corporal (IMC) maior do que 30 kg/m², pontuação da Escala de Sonolência de Epworth (ESE) maior do que 11 dos 24 pontos, ronco alto frequente e pausas na respiração testemunhadas durante o sono.[12]

Nos portadores de SAOS, com seus principais fatores de risco (idade, índice de massa corporal, circunferência do pescoço), comparados às mulheres, os escores no índice de apneia-hipopneia são cerca de três vezes mais altos nos homens na categoria de idade mais jovem (≥ 40 a < 60 anos) e duas vezes mais incidentes nos mais velhos (≥ 60 anos).[13]

O acidente de trânsito é, atualmente, uma das principais causas de morbimortalidade no mundo. A Organização Mundial de Saúde (OMS), em março de 2010, definiu o período de 2011 a 2020 como a "Década de Ações para a Segurança no Trânsito". Estimativas mundiais sugerem que acidentes automobilísticos são fortemente associados a portadores de apneia grave, decorrentes da obesidade, sonolência e falta de atenção.[14-16]

Trabalhadores submetidos ao questionário STOP-BANG e polissonografia basal com identificação de apneia obstrutiva do sono apresentaram correlação maior com sonolência e acidentes no trabalho, relacionando a necessidade da identificação por meio da triagem médica.[17]

A constatação do diagnóstico da apneia obstrutiva do sono tem um impacto negativo nos pacientes, que se apresentam com menor capacidade de se concentrar, gerenciar seu tempo, aprender novas tarefas e executar trabalhos monótonos em comparação com indivíduos saudáveis.[18]

A SAOS acarreta o maior risco para a segurança pública. Nesse contexto, são necessárias uma abordagem criteriosa e uma campanha detalhada para educar pacientes, empregadores e outras partes interessadas sobre a relevância deste tópico, em especial no que diz respeito a liberação da licença para dirigir aos motoristas portadores da apneia obstrutiva do sono.[19]

Programas educacionais com benefícios e de promoção à saúde com base em incentivos são úteis na melhora do comportamento, da saúde e da qualidade do sono, com redução da fadiga e dos acidentes.[20]

SONOLÊNCIA EXCESSIVA DIURNA

A sonolência excessiva diurna (SED) no trabalhador noturno, decorrente da privação do sono e sua fragmentação, pode estar correlacionada a acidentes na inadequação das trocas de turnos.

Estudos mostram que 23% da população adulta americana presenta sintomas da SED associados a outros distúrbios mentais.[21]

Estudo realizado na cidade de Rio Grande – RS evidenciou SED em 35,2% dos professores universitários participantes com associação significativa com menor escore de qualidade de vida.[22] Em estudos populacionais para SED, em ambos os sexos e maiores de 18 anos, identificou-se prevalência de 21,5% no Estado da Bahia[23] e 18,9% na capital do Estado do Mato Grosso do Sul.[24]

A qualidade do sono nos trabalhadores em turnos é reduzida, resultante do conflito imposto entre o trabalho e seu sistema circadiano. Cerca de 20 a 30% destes apresentam sintomas de insônia e sonolência diurna excessiva.[25]

Os indivíduos trabalhadores de turnos ou vespertinos estão expostos a um maior risco de transtornos de humor do tipo ansiedade e depressão, em comparação com os matutinos ou intermediários.[26] Indivíduos que dormem menos de 7 h de sono, associados a sintomas de insônia, necessitam maior cuidado nas alterações cardiovasculares e neuropsiquiátricas.[27]

Controladores de tráfego aéreo com escala rotativa de uma folga a cada 3 dias apresentaram SED em 25% dos casos. Destes, 84,6% que eram pertencentes ao período laboral de atividade adicional das 00:00 às 06:00 h apresentaram características da dessincronização circadiana devida ao trabalho noturno e alternado, mesmo não excedendo 36 h semanais de carga trabalhada. Porém, fatores externos são coadjuvantes e necessitam ser avaliados como contributivos para a sonolência.[28]

Pilotos da aviação apresentam dificuldade na adaptação de trabalho quando as atividades iniciam antes das 5 h e finalizam após as 22 h, ao longo de 7 dias e 5 noites consecutivas, com tempo de voo > 66 h/mês, complicando a recuperação adequada da má qualidade do sono gerada, com fadiga e sonolência.[29]

Dentre alguns itens da Resolução nº 507, de 13 de março de 2019, da Agência Nacional da Aviação Civil (ANAC), a fadiga, em seu item "f", significa um estado fisiológico de redução de capacidade de desempenho físico e/ou mental resultante do débito do sono, vigília estendida, desajustes dos ritmos circadianos, alterações do ciclo vigília-sono e/ou carga de trabalho (física e/ou mental) que podem prejudicar o nível de alerta e a habilidade de uma pessoa executar atividades relacionadas com segurança operacional.[30] A sonolência pode ocorrer devida ao inadequado gerenciamento de risco para a fadiga em pilotos da aviação civil. No Brasil, foi aprovada em agosto de 2017 uma nova lei federal de gerenciamento de fadiga da tripulação.[31] A partir de março de 2020, novas condutas foram adotadas, dentre elas o objetivo de evitar a fadiga: o serviço de voo noturno ocorrerá das 18:00 h às 06:00 h – não do pôr do sol ao nascer do sol; operações noturnas são definidas entre 00:00 h e 06:00 h e limitadas a quatro em uma semana; as tarefas consecutivas noturnas são limitadas a duas; o tempo de serviço semanal acumulado será de 44 horas, atingindo 60 horas com Sistema de Gerenciamento de Risco para Fadiga.[32]

INSÔNIA

A insônia afeta cerca de 10-25% da população em alguma época da vida na maioria dos países. Estima-se que 15% da população mundial e cerca de 32% no Estado de São Paulo sofram desse distúrbio.[33] Em análise populacional realizada na cidade de São Paulo, observou-se que em três décadas consecutivas houve aumento da dificuldade em iniciar e manter o sono, além dos despertares antes da hora prevista.[34]

A privação crônica do sono está relacionada com elevações do cortisol noturno e da atividade simpática, tolerância à glicose diminuída e obesidade, aumento dos riscos cardiovasculares e diminuição da imunidade.[35]

Observou-se associação significativa entre os efeitos prejudiciais na execução de tarefas e a privação do sono, com crescentes erros em indivíduos que foram mantidos acordados além do horário de dormir habitual.[36]

A avaliação da sonolência pelo teste de vigilância psicomotora demonstrou comprometimento, durante a vigília sustentada de 40 h, associado à alteração da frequência cardíaca.[37]

O setor da saúde ocupacional cresce nos Estados Unidos devido às alterações do sono em trabalhadores da alta rotatividade de turno e susceptíveis aos distúrbios do sono. O controle da rotatividade melhora a duração e a satisfação do sono, com menos sintomas de insônia.[38]

Indivíduos que sofrem da privação do sono percebem que as tarefas de trabalho são mais difíceis, com menor percepção da capacidade de executar aquelas que necessitam de atenção e melhor desempenho, influenciando nas decisões críticas e são mais susceptíveis a erros.[39]

Aqueles sob estresse crônico no trabalho, associado a quadros clínicos de Burnout, apresentam mais frequentemente problemas de insônia.[40]

A insônia relacionada com o turno da noite é mais predominante no esquema rotativo em curtos períodos em vez dos turnos permanentes. As disposições dos trabalhadores devem ser ajustadas de acordo com as características individuais.[41]

O Diário do Sono para avaliar a quantidade de horas de sono e sua distribuição, assim como sua qualidade ajudam a definir o diagnóstico de insônia, sonolência excessiva diurna ou distúrbio do ritmo circadiano (Anexos 24-1 e 24-2). A higiene do sono deve ser sempre orientada aos portadores de distúrbios do sono.

Nos distúrbios do ritmo circadiano, que podem estar correlacionados com a insônia, sonolência excessiva diurna, assim como a apnéia do sono, a actigrafia é a técnica que utiliza equipamento que registra o movimento por longos períodos, sendo utilizado para o diagnóstico de distúrbios do ciclo circadiano, atuando como sensor preso ao pulso do paciente, registrando a atividade muscular do antebraço (movimentos), apresentando por meio de gráficos os períodos de vigília (movimentos) e períodos de sono (ausência de movimentos), colaborando na identificação do tempo de sono, da latência e da eficiência do sono.

A dessincronização entre o ritmo biológico e o ciclo sono-vigília podem resultar nos transtornos do sono do tipo:

- Atraso de fase
- Avanço de fase
- dessincronização temporária (trabalhos de turno e jet lag)
- Sono irregular
- Sono de livre curso

O actígrafo é um dispositivo em forma de relógio que são geralmente colocados no pulso não dominante e contêm detectores de movimento (acelerômetros). No actograma podemos identificar no ciclo sono tanto a ausência como a presença dos movimentos ao longo de no mínimo 7 dias. Nos distúrbios da ritmicidade circadiana, a actigrafia pode ser útil para avaliar a atividade diária do indivíduo, possível diagnóstico e norteamento do tratamento ou mudança comportamental e/ou administrativa adequadas.[42,43,44,45,46,48]

REFERÊNCIAS BIBLIOGRÁFICAS

1. Dwarakanath A, Elliott MW. Assessment of sleepiness in drivers. Current methodology and future possibilities. Sleep Med Clin. 2019;14:441-51.
2. McNicholas WT, Rodenstein D. Sleep apnoea and driving risk: the need for regulation. Review sleep apnoea and driving risk. Eur Respir Ver. 2015;24:602-6.
3. Skaer TL. Sleep deprivation and economic burden. Ed Springer; 2014.
4. Liu Q, Shi J, Duan P, et al. Is shift work associated with a higher risk of overweight or obesity? A systematic review of observational studies with meta-analysis. International Journal of Epidemiology. 2018:1-16.
5. Boivin DB, Boudreau P. Impacts of shift work on sleep and circadian rhythms. Pathologie Biologie. 2014;62(5):292-301.
6. 1º Posicionamento Brasileiro sobre o Impacto dos Distúrbios de Sono nas Doenças Cardiovasculares da Sociedade Brasileira de Cardiologia. Arq Bras Cardiol. 2018;111(2):290-340.
7. Filtness AJ, Armstrong KA, Watson A, Smith SS. Sleep-related vehicle crashes on low speed roads. Accident Analysis & Prevention. 2017;99:279-86.
8. Stern HS, Blowerb D, Cohenc ML, et al. Data and methods for studying commercial motor vehicle driver fatigue, highway safety and long-term driver health. Accident Analysis and Prevention. 2019;126:37-42.

9. European Commission. Road safety. Statistics accidents; [Internet]. 2019.
10. Dembe AE, Delbos R, Erickson JB. Estimates of injury risks for healthcare personnel working night shifts and long hours. Qual Saf Health Care. 2009;18(5):336-40.
11. Strohl KP, Brown DB, Collop N, et al. An oficial American Thoracic Society clinical practice guideline: sleep apnea, sleepiness, and driving risk in noncommercial drivers. Am J Respir Crit Care Med. 2013;187(11):1259-66.
12. Heinzer R, Vat S, Marques-Vidal P, et al. Prevalence of sleep-disordered breathing in the general population: the HypnoLaus study. Lancet Respir Med. 2015;3(4):310-18.
13. Kryger M, Roth T, Dement WC. Principles and practice of sleep medicine. 6th ed. Elsevier; 2017.
14. Organização Mundial da Saúde – OMS. Relatório global sobre o estado da segurança viária 2015 [Internet]. Genebra: Organização Mundial da Saúde; 2018
15. Gottlieb DJ, Ellenbogen JM, Bianchi MT, Czeisler CA. Sleep deficiency and motor vehicle crash risk in the general population: a prospective co-hort study. BMC Medicine. 2018;16:44.
16. Medeiros CM, Nakashima E, Feijó E, et al. Preditores de síndrome da apneia obstrutiva do sono em caminhoneiros. Ética & Justiça. 2016;21(1):28-37.
17. Celikhisar H, Ilkhan GD. The association of obstructive sleep apnea syndrome and accident risk in heavy equipment operators. Medicina. 2019;55:599.
18. Guglielmi O, Jurado-Gámez B, Gude F, Buela-Casal G. Occupational health of patients with obstructive sleep apnea syndrome: a systematic review. Sleep Breath. 2015;19:35-44.
19. Bonsignore MR, Randerath W, Riha R, et al. New rules on driver licensing for patients with obstructive sleep apnea: European Union Directive 2014/85/EU. J Sleep Res. 2016;25(1):3-4.
20. Bener A, Yildirim E, Ozkan T, Lajunen T. Driver sleepiness, fatigue, careless behavior and risk of motor vehicle crash and injury: Population based case and control study. Journal of Traffic and Transportation Engineering. 2017;4(5):496-502.
21. Kolla BP, He JP, Mansukhani MP, et al. Excessive sleepiness and associated symptoms in the U.S. adult population: prevalence, correlates, and comorbidity. Sleep Health. 2020;6(1):79-87.
22. Amaro JMRS, Dumith SC. Sonolência diurna excessiva e qualidade de vida relacionada à saúde dos professores universitários. J Bras Psiquiatr. 2018;67(2):94-100.
23. Souza JC, Magna LA, Aiache S, Magna NS. Excessive daytime sleepiness in the general population of a Brazilian city. J Bras Psiquiatr. 2008;57:34-7.
24. Souza JC, Magna LA, Reimão R. Excessive daytime sleepiness in the Campo Grande general population, Brazil. Arq Neuropsiquiatr. 2002;60:558-62.
25. Booker LA, Magee M, Rajaratnam SMW, et al. Individual vulnerability to insomnia, excessive sleepiness and shift work disorder amongst healthcare shift workers. A systematic review. Sleep Med Rev. 2018;41:220-33.
26. Kalmbach DA, Pillai V, Drake CL. Nocturnal insomnia symptoms and stress-induced cognitive intrusions in risk for depression: A 2 year prospective study. PLoS One. 2018;13(2):1-13.
27. Macêdo PJOM, Neves GSML, Poyares DLR, et al. Insomnia current diagnosis: an appraisal. Rev Bras Neurol. 2015;51(3):62-8.
28. Freitas AM, Portuguez MW, Russomano T, et al. Effects of an alternating work shift on air traffic controllers and the relationship with. excessive daytime sleepiness and stress. Arq Neuropsiquiatr. 2017;75(10):711-17.
29. Pellegrino P, Moreno CR, Marqueze EC. Aspects of work organization and reduced Sleep quality of airline pilots. Sleep Sci. 2019;12(1):43-8.
30. Brazil. Lei N°. 14.475, de 28 de agosto de 2017. Dispõe sobre o Código Brasileiro de Aeronáutica. Brasília; [Internet]. 2017.
31. Thirteenth Air Navigation Conference. International Civil Aviation Organization – Commitee B. Montréal, Canada. AN-Conf/13-WP/131. 2018.
32. Resolução n° 507, de 13 de março de 2019. Regulamento Brasileiro da Aviação Civil (RBAC n° 117 EMENDA n° 00) – Agência Nacional de Aviação Civil (ANAC). 2019.
33. Castro LS, Poyares D, Leger D, et al. Objective prevalence of insomnia in the São Paulo, Brazil epidemiologic sleep study. Ann Neurol. 2013;74(4):537-546.

34. Santos-Silva R, Bittencourt LRA, Pires MLN, et al. Increasing trends of sleep complaints in the city of São Paulo, Brazil. Sleep Med. 2010;11(6):520-4.
35. Khan MS, Aouad R. The effects of insomnia and sleep loss on cardiovascular disease. Sleep Med Clin. 2017;12(2):167-77.
36. Chua Chern-Pin E, Fang E, Gooley JJ. Effects of total sleep deprivation on divided attention performance. PLOS ONE. 2017.
37. Chua EC, Tan W, Yeo S, et al. Heart rate variability can be used to estimate sleepiness-related decrements in psychomotor vigilance during total sleep deprivation. Sleep. 2012;35(3).
38. Brossoit RM, Crain TL, Hammer LB, et al. Associations among patient care workers' schedule control, sleep, job satisfaction and turnover intentions. Stress and Health. 2020.
39. Engle-Friedman M, Mathew GM, Martinova A, et al. The role of sleep deprivation and fatigue in the perception of task difficulty and use of heuristics. Sleep Sci. 2018;11(2):74-84.
40. Metlaine A, Sauvet F, Gomez-Merino D, et al. Sleep and biological parameters in professional burnout: A psychophysiological characterization. PLOS ONE. 2018.
41. Flo E, Pallesen S, Åkerstedt T, et al. Shift-related sleep problems vary according to work schedule. Occup Environ Med. 2013;70:238-45.
42. 42. Smith M.T., McCrae C.S., Cheung J., Martin J.L., Harrod C.G., Heald J.L., Carden K.A. Use of Actigraphy for the Evaluation of Sleep Disorders and Circadian Rhythm Sleep-Wake Disorders: An American Academy of Sleep Medicine. Clinical Practice Guideline Journal of Clinical Sleep Medicine, J Clin Sleep Med. 2018;14(7):1231–1237. http://dx.doi.org/10.5664/jcsm.7230.
43. Kryger, M.H., Avidan, A.Y., Berry, R.B. Atlas clínico de medicina do sono. Ed Elsevier, 2ª edição, 2015.
44. Junior. L.R.P. Rego. A.F.R. Sono – do diagnóstico ao tratamento. Série Sono. Associação Brasileira do Sono. Ed Atheneu. 2019.
45. Modeling Energy Expenditure Estimation in Occupational Context by Actigraphy: A Multi Regression Mixed-Effects Model. Lucena A., Guedes J., Vaz M., Silva L., Bustos D., Souza E. Int. J. Environ. Res. Public Health 2021, 18, 10419. https://doi.org/10.3390/ijerph181910419.
46. Fekedulegn D., Andrew M. E., Shi M., Violanti J.M., Knox S., Innes K.E. Actigraphy-Based Assessment of Sleep Parameters. Annals of Work Exposures and Health, 2020, Vol. 64, No. 4 351.
47. Marino M., Li Y., Rueschman M.N., Winkelman J.W., Ellenbogen J.M., Solet J.M., Dulin H., Berkman L.F., Buxton O.M. Measuring sleep: accuracy, sensitivity, and specificity of wrist actigraphy compared to polysomnography. Sleep 2013;36(11):1747-1755.
48. Soares. J.S. Efeito do óleo essencial da citrus reticulata em portadores do distúrbio do sono do tipo insônia. estudo de casos. um ensaio experimental. Orientadora: Liana Clébia de Morais Pordeus. 2021, 149 folhas. Dissertação (Mestrado) - Programa de Pós-Graduação em Neurociência Cognitiva e Comportamento da Universidade Federal da Paraíba, na linha de pesquisa: neurociência cognitiva pré-clínica e clínica. Disponível em:
49. https://repositorio.ufpb.br/jspui/bitstream/123456789/23046/1/JosemarDosSantosSoares_Disserta%C3%A7%C3%A3o.pdf

Anexo 24-1

Diário do Sono																								
X Deitou-se					**□ Acordado**					**■ Sono**					**✓ Levantou-se**									
Horário →	20	21	22	23	24	1	2	3	4	5	6	7	8	9	10	11	12	13	14	15	16	17	18	19
Data ↓																								

Anexo 24-2

Diário do Sono (2 semanas)	
A	Quantas horas devo ter dormido? ___________ h
B	Acordei: (1) Péssimo (2) Mal (3) Mais ou menos (4) Bem (5) Muito bem
C	Meu sono foi: (1) Péssimo (2) Ruim (3) Regular (4) Bom (5) Ótimo
D	Ontem durante o dia, eu passei: (1) Péssimo (2) Mal (3) Mais ou menos (4) Bem (5) Muito bem
E	Ontem eu: Não cochilei (00) ou cochilei _________ vezes

Nº do dia (data)	A	B	C	D	E
1º dia					
2º dia					
3º dia					
4º dia					
5º dia					
6º dia					
7º dia					
8º dia					
9º dia					
10º dia					
11º dia					
12º dia					
13º dia					
14º dia					

CAPÍTULO 25

LEGISLAÇÃO E JUSTIÇA DO TRABALHO, PREVIDENCIÁRIA E CÍVIL

Josemar dos Santos Soares

INTRODUÇÃO

Visando a reduzir os riscos à saúde individual e coletiva no que diz respeito aos distúrbios do sono, como a apneia obstrutiva do sono, sonolência excessiva e insônia, gestões públicas e privadas realizam atualizações nas Leis, Normas e Diretrizes objetivando mitigar índices de acidentes e mortes.

O Conselho Nacional de Trânsito – CONTRAN (Anexo 25-1) dispõe sobre o exame de aptidão física e mental, a avaliação psicológica e o credenciamento das entidades públicas e privadas para o Código de Trânsito Brasileiro e nos critérios de enquadramento, nos processos de aquisição ou renovação da Carteira Nacional de Habilitação (CNH), para as categorias C, D e E, e a avaliação para identificação de candidatos com possibilidade de serem portadores do distúrbio do sono (CID 10 – G47) avaliados no anexo X, XI e XII.[1,2]

A Lei Nº 13.103, de Março de 2015, dispõe sobre o exercício da profissão de motorista, em que estes terão direito a um intervalo de 30 minutos de descanso a cada 5 horas e meia de tempo ininterrupto de direção em viagens de transporte de carga e, para transporte de passageiros, a cada 4 horas. Considera-se viagem de longa distância aquelas em que o motorista permanecerá fora da base da empresa, matriz ou filial e de sua residência por mais de 24 horas.[2] Em países como os Estados Unidos da América, assim como em alguns países europeus, a liberação das habilitações ocorrem após a triagem para distúrbios do sono. Uma vez identificado, a permissão estará condicionada ao tratamento.[3,4] A própria recomendação do CONTRAN possibilita a aprovação temporária ou encaminhamento para especialista para exame de polissonografia para possível diagnóstico de apneia do sono. Porém, o médico especialista responsável pelo setor ou empresa para o diagnóstico dos distúrbios do sono deverá definir a situação do trabalhador, se apto, inapto ou apto com recomendações – este último caso indica acompanhamento, tratamento ou direcionamento para outros especialistas, visando ao cuidado para com a saúde e a segurança.[5]

A Agência Nacional de Aviação Civil (ANAC) dispõe sobre o exercício da profissão de tripulante de aeronave, denominado aeronauta, no que diz respeito ao Gerenciamento de Risco de Fadiga Humana, em que a jornada de trabalho é regulamentada pela duração de trabalho, computando o tempo de voo, de serviço em terra durante a viagem, de reserva e do sobreaviso, assim como o tempo de deslocamento como tripulante extra, para assumir voo ou retornar à base após o voo e o tempo de adestramento em simulador.[6,7]

Na área jurídica, a Justiça do Trabalho, a Justiça Comum, a Justiça Federal, além do Instituto Nacional do Seguro Social – INSS (administrativamente) fazem uso dos conhecimentos dos especialistas médicos em suas análises periciais no intuito de colaborar em suas decisões de acordo com os laudos fornecidos. Os laudos devem ser o mais coerente possível na conclusão, partindo do princípio da isonomia, imparcialidade e da veracidade, pois fornecerão nas conclusões a existência de uma patologia sem associação ao setor e/ou função ou o contrário, associada à função e setor de trabalho – o chamado nexo (causa e efeito).

Na associação entre a possibilidade de acidente de trabalho e doença ocupacional, a Lei de Benefícios da Previdência Social nº 8.213 de julho de 1991 e a Lei Complementar nº 150 de julho de 2015 subsidiam as orientações de análise entre os nexos trabalhistas, previdenciário e cível.[8]

Na avaliação da doença do trabalhador, no distúrbio do sono, assim como em qualquer outra patologia, deve-se estar atento aos aspectos essenciais da análise: o ambiente/setor/função, o diagnóstico e a relação entre ambos (Anexos 25-2 e 25-3). O critério técnico-legal médico para a determinação da causalidade deverá ser realizado baseado e norteado por Leis, Normas Regulamentadoras, Portarias, Decretos, Resoluções, Instruções Normativas, em associação com as informações obtidas do Gerenciamento de Riscos Ocupacionais de cada profissão.[9]

Na otorrinolaringologia ocupacional, devemos ficar atentos para o Programa de Controle Médico e Saúde Ocupacional (PCMSO), Programas de Gerenciamento de Risco (PGR) em vigor a partir de janeiro de 2022, o Programa de Prevenção de Riscos Ambientais (PPRA) em vigor até janeiro de 2022, o Laudo Técnico das Condições do Ambiente de Trabalho (LTCAT), o Perfil Profissiográfico Profissional (PPP), as Instruções Normativas (IN), as Leis, as Portarias, o Código Internacional de Doenças (CID), bem como a Classificação Internacional das Doenças do Sono, para subsidiar os grupos de risco de comprometimento da saúde do tipo distúrbios do sono (DS) que associado ao setor/função possa incorrer em maior risco de acidentes. Uma vez identificado o distúrbio do sono no trabalhador, o devido cuidado deve ser executado no intuito de favorecer orientações ao tratamento, salvaguardando sua saúde, assim como a dos outros.

Na realização da avaliação otorrinolaringológica do trabalhador ou em uma diligência pericial na área da otorrinolaringologia ocupacional, o profissional poderá ser questionado sobre o art. 2º da Resolução CFM 1488/98, atualizada pela Resolução CFM nº 2.183/2018, em que para o estabelecimento do nexo causal entre os transtornos de saúde e as atividades do trabalhador, além do exame clínico (físico e mental) e exames complementares, quando necessários, deve o médico considerar:

A) A história clínica e a ocupacional, decisivas em qualquer diagnóstico e/ou investigação de nexo causal;
B) O estudo do local de trabalho;
C) O estudo da organização do trabalho;
D) Os dados epidemiológicos;
E) A literatura atualizada;
F) A ocorrência de quadro clínico ou subclínico em trabalhador exposto a condições agressivas;
G) A identificação de riscos físicos, químicos, biológicos, mecânicos, estressantes e outros;
H) O depoimento e a experiência dos trabalhadores; item IX – os conhecimentos e as práticas de outras disciplinas e de seus profissionais sejam ou não da área da saúde.[10]

Na avaliação do Fator Acidentário de Prevenção (FAP) e do Nexo Técnico Epidemiológico Previdenciário (NTEP), no regulamento da previdência social, aprovado pelo decreto nº 3.048, de 6 de maio de 1999, na avaliação de doença e agentes etiológicos ou fatores de risco de natureza ocupacional, transtornos mentais e comportamento relacionados com o trabalho (grupo V da CID-10), o item XI contempla a possibilidade do Transtorno do Ciclo Vigília-Sono devido a fatores Não Orgânicos (F51.2) e seus agentes:

1. Problemas relacionados com o emprego e com o desemprego: má adaptação à organização do horário de trabalho (trabalho em turnos ou trabalho noturno) (Z56.6);
2. Circunstância relativa às condições de trabalho (Y96).

E, nas doenças do sistema nervoso relacionadas com o trabalho (grupo VI da CID-10), o item V ressalta a possibilidade dos distúrbios do ciclo vigília-sono (G47.2) e seus agentes: subitem 1, problemas relacionados com o emprego e com o desemprego: má adaptação à organização do horário de trabalho (trabalho em turnos ou trabalho noturno) (Z56.6). O NTEP, a partir do cruzamento das informações de código da Classificação Internacional de Doenças (CID-10) e do código da Classificação Nacional de Atividade Econômica (CNAE), aponta a existência de uma relação entre a lesão ou agravo e a atividade desenvolvida pelo trabalhador. A indicação de NTEP está embasada em estudos científicos alinhados com os fundamentos da estatística e epidemiologia.[11-13]

O valor da avaliação médica em otorrinolaringologia/medicina do sono ou na perícia ocupacional consiste na busca e armazenamento de dados/fatos encontrados nos autos e em outras fontes, e integração das informações de forma consistente, contribuindo na veracidade almejada e elaborando o histórico ocupacional (sequenciamento mês/ano dos fatos ocorridos) do trabalhador. Na perícia, o profissional deverá se atentar aos pontos-chave das informações que lhe darão subsídios para que possa atribuir o dano causado ao trabalhador decorrente do desequilíbrio do sono em consequência do ambiente e função exercida, o nexo causal, ou mesmo de outros fatores extralaborais, sem nexo causal.[10]

Elaborar um sequenciamento de perguntas inerentes a sua indicação como perito profissional será útil para que os detalhes possam ser coletados e colocados no laudo pericial. Realizar fotos de documentos, do local de trabalho, do periciando ou paradigma, pois, na confecção do laudo, o perito terá a prova da imagem documentada anexada. Por isso, em relação aos questionamentos periciais, procure ater-se ao que se pede, para se respaldar nas análises solicitadas, assim como nas respostas aos quesitos emanados pelas partes ou pelo juízo (Tribunal Regional do Trabalho ou Justiça Federal ou outros órgãos/instituições).

Na avaliação específica para os distúrbios do sono (DS), orienta-se a elaboração de um roteiro de questionamentos tanto para a empresa como para o trabalhador. A organização do profissional, a associação dos conhecimentos científicos, a objetividade e a clareza nas conclusões definirão o maior êxito na conclusão da atividade proposta na otorrinolaringologia ocupacional.

CONCLUSÃO

A otorrinolaringologia e a medicina do sono têm atuado de forma importante nas áreas da prevenção e manutenção da saúde frente aos distúrbios e privação do sono, assim como na identificação dos agravos decorrentes de ambientes com fatores desencadeantes da ergonomia do bem estar laboral. Os distúrbios do sono do tipo apneia do sono, insônia e sonolência excessiva diurna são os mais frequentes, com comprometimento individual, social e econômico. A atualização profissional, a avaliação do ambiente de trabalho, da saúde do trabalhador e seus possíveis distúrbios do sono, associadas ao conhecimento científico norteado pelas diretrizes legais, serão cruciais no desempenho da avaliação médica e/ou pericial e seu êxito.

REFERÊNCIAS BIBLIOGRÁFICAS

1. https://www.gov.br/infraestrutura/pt-br/assuntos/transito/conteudo-Senatran/resolucoes-contran.
2. http://www.planalto.gov.br/ccivil_03/_ato2015-2018/2015/lei/l13103.htm.
3. Medeiros CM, Nakashima E, Feijó E, et al. Preditores de síndrome da apneia obstrutiva do sono em caminhoneiros. Saúde, Ética & Justiça. 2016;21(1):28-37.
4. Kales SN, Straubel MG. Obstructive sleep apnea in North American commercial drivers. Industrial Health. 2014;52:13-24.
5. Mendanha MH. Medicina do trabalho e perícias médicas. 4ª ed. Editora LTr; 2015.
6. http://www.anac.gov.br/assuntos/legislacao/legislacao-1/leis/lei-no-13-475-de-28-08-2017.
7. https://www.anac.gov.br/assuntos/legislacao/legislacao-1/boletim-de-pessoal/2019/49/anexo-x-manual-de-referencia-de-gestao-de-riscos.
8. http://www.planalto.gov.br/ccivil_03/leis/l8213cons.htm.
9. https://www.gov.br/trabalho-e-previdencia/pt-br/composicao/orgaos-especificos/ secretaria-de-trabalho/inspecao/seguranca-e-saude-no-trabalho/normas-regulamentadoras/nr-01-atualizada-2020.
10. Conselho Federal de Medicina, Resolução CFM nº 1.488/1998 (publicada no D.O.U. de 06 março de 1998, Seção I, p.150), modificada pela Resolução CFM nº 1.810/2006, modificada pela Resolução CFM nº 1.940/2010, dispõe de normas específicas para médicos que atendam o trabalhador; [online]. 2006.
11. Secretaria de Previdência, Ministério da Economia, Nexo Técnico Epidemiológico Previdenciário – NTEP; [online]. 2019.
12. https://www.gov.br/inss/pt-br/saiba-mais/seus-direitos-e-deveres/nexos-tecnicos-previdenciarios
13. Junior EAB. Direito previdenciário médico. 2. ed. Editora Atlas; 2012.
14. Júnior JBO. Medicina do trabalho e perícia médica. Visão cível, criminal, trabalhista e previdenciária. 2. ed. Editora Santos; 2011.

ANEXOS

Anexo 25-1

CONTRAN
Anexo X. Avaliação dos distúrbios de sono

1. Da avaliação dos distúrbios de sono (CID 10 - G47):
1.1. Os condutores de veículos automotores quando da renovação, adição e mudança para as categorias C, D e E deverão ser avaliados quanto à Síndrome de Apneia Obstrutiva do Sono (SAOS) de [illegible] parâmetros:
1.1.1. parâmetros objetivos: hipertensão arterial sistemica, índice de massa corpórea, perímetro cervical, classificação de Malampatti modificado;
1.1.2. parâmetros subjetivos: sonolência excessiva medida por meio da Escala de Sonolência de Epworth (Anexo XI).
1.2. Serão considerados indícios de distúrbios de sono, de acordo com os parâmetros acima, os seguintes resultados:
1.2.1. Hipertensão Arterial Sistêmica: pressão sistólica > 130mmHg e diastólica > 85mmHg;
1.2.2. Índice de Massa Corpórea (IMC): > 30kg/m2;
1.2.3. Perímetro Cervical (medido na altura da cartilagem cricóide): homens >45cm e mulheres >38cm;
1.2.4. Classificação de Malampatti modificado: classe 3 ou 4 (Anexo XII)
1.2.5. Escala de Sonolência Epworth: > 12.
1.3. O candidato que apresentar escore na escala de sonolência de Epworth ≥ 12 e/ou que apresentar dois ou mais indícios objetivos de distúrbios de sono, a critério médico, poderá ser aprovado temporariamente ou ser encaminhado para avaliação médica específica e realização de polissonografia (PSG).

Anexo 25-2

Roteiro de avaliação das empresas

- Existe plano de gerenciamento de risco/LTCAT/PCMSO/PPRA/ASO/SESMT/CIPA/PPP, médico do trabalho/enfermagem na empresa (ficha médica)?
- Na empresa é realizada avaliação da qualidade do sono nos trabalhadores?
- Existe(m) trabalhador(es) no grupo de risco para Distúrbio do Sono (DS)?
- Em relação à qualidade do sono, algum questionário é aplicado (Cronotipo, Escala de Sonolência do Sono de Epworth, Berlim, Stop-Bang)?
- É realizada orientação/prevenção, diagnóstico e/ou indicação de encaminhamento ou tratamento do distúrbio do sono, quando identificado?
- Alguma CAT já foi emitida (setor/função)?

Anexo 25-3

Roteiro de avaliação dos trabalhadores: função/setor/qualificação, avaliação médica

- Há quanto tempo trabalha na empresa/setor/função?
- Qual sua escala de trabalho?
- Tem habilitação/formação técnica? Qual o grau de escolaridade?
- Necessita de tecnologia assistida ou adaptada ao trabalho?
- Forma de deslocamento para o domicílio/trabalho/domicílio? E o qual o tempo gasto no deslocamento?
- Já recebeu alguma advertência na empresa (por escrito e notificada)? Qual?
- Qual o peso, a altura, o IMC, a circunferência cervical e o ganho ponderal nos últimos 3, 6, 12 meses? Qual o histórico de gravidez/gestações?
- Qual a sua escala de trabalho? Desde quando? Qual o intervalo de repouso entre as escalas? Quanto de horas dormiu no último período de sono? Existe rodízio entre as escalas?
- Já sofreu algum acidente no trabalho ou no trajeto (setor/função, hora, último intervalo de repouso, carga vazia/cheia)? Já houve alguma emissão de CAT (qual o motivo)?
- Já houve algum afastamento pelo INSS? Por qual motivo e por quanto tempo?
- Tem histórico de tabagismo ou alcoolismo? Faz uso de substâncias psicoativas?
- Faz acompanhamento médico (data da última consulta)? É portador ou já teve algum dos seguintes antecedentes patológicos: insônia, sonolência excessiva, apneia do sono, diabetes, hipertensão, noctúria, dislipidemia, doença do refluxo laringofaríngeo/gastrite, hipo ou hipertireoidismo, doenças renais, doenças pulmonares, doenças neurológicas, distúrbio psiquiátrico? Outros?
- Quais medicações em uso atualmente?
- Antecedentes cirúrgicos? Qual o histórico de antecedentes familiares?
- Já fez exame toxicológico?

Roteiro de avaliação dos trabalhadores: função/setor/qualificação, avaliação médica

- Tem alguma queixa em relação ao seu sono? Se sim, há quanto tempo?
- Tem percepção de sufocamento enquanto dorme?
- Tem histórico de desatenção ou distúrbio no humor?
- Relata paradas respiratórias durante o seu sono?
- Já se acidentou devido à sonolência?
- Relata roncos ou paradas respiratórias enquanto dorme?
- Qual a sua qualidade subjetiva do sono (péssima, ruim, boa, excelente)?
- Tem dificuldade para iniciar o sono ou mantê-lo? Ou sonolência diurna?
- Há que horas vai para a cama dormir?
- Desperta quantas vezes durante o tempo de dormida? Logo volta a dormir?
- A que horas acorda e se levanta?

Parte V

DOENÇAS DE CABEÇA E PESCOÇO

CAPÍTULO 26

NEOPLASIAS DE CABEÇA E PESCOÇO RELACIONADAS COM O TRABALHO

Márcio Abrahão
Rogério Borghi Bühler
Augusto Riedel Abrahao
Clayson Alan dos Santos

INTRODUÇÃO

O carcinoma da cabeça e pescoço compreende o grupo de neoplasias malignas com origem na boca, nariz, faringe, laringe, seios paranasais e glândulas salivares.[1] O estudo pela melhor compreensão dos carcinomas de cabeça e pescoço teve início há séculos, passando por diferentes fases de aprendizado.

A história da medicina nos faz compreender que inicialmente buscávamos a solução para casos avançados que necessitavam de procedimento de urgência. Há relatos na história de cirurgias na laringe e faringe de médicos egípcios, gregos e hindus. A referência mais antiga encontrada da prática da laringologia é um desenho de uma traqueostomia encontrado nas tumbas médicas na planície de Saqqara, Egito, de aproximadamente 3600 anos a.C.

Com o passar dos anos, percebeu-se que o tratamento de tumores avançados tornava o quadro muito mais severo e a tendência da área médica foi ressecar o tumor primário na sua totalidade, porém ainda não se tinha uma maior preocupação com os tipos histológicos e com os fatores de risco para cada tipo de carcinoma.

Atualmente os estudos passaram a ter mais enfoque em encontrar os fatores de risco para cada tipo histológico e assim orientar a população e prevenir a doença. Estudos por todo o mundo foram a exaustão, publicando fatores de risco para carcinoma em cabeça e pescoço. Com os estudos, os agentes foram sendo identificados: o tabaco e o álcool para o carcinoma espinocelular de boca e laringe, o pó de madeira para o adenocarcinoma de seios paranasais, radioterapia prévia para o carcinoma de glândulas salivares e tireoide e a exposição ao vírus do HPV e seu potencial risco de malignização.

O avanço dos direitos trabalhistas e a intensa busca pela proteção do trabalhador levaram o meio científico a voltar suas atenções para correlacionar o câncer com seu meio de trabalho. Durante o século XX, inúmeras substâncias cancerígenas presentes em diferentes ambientes de trabalho foram identificadas. A International Agency for Research on Cancer (IARC)[2] promove inúmeros estudos a respeito da carcinogenicidade de substâncias químicas e de processos industriais, classificando-os em quatro categorias no que se refere ao potencial carcinogênico:

- *Grupo 1*: quando a substância ou mistura é carcinogênica para o homem;
- *Grupo 2a*: quando a substância ou mistura é provavelmente carcinogênica para o homem;

- *Grupo 2b*: quando a substância ou mistura é possivelmente carcinogênica para o homem;
- *Grupo 3*: quando a substância não é classificável como carcinogênica para o homem;
- *Grupo 4*: quando a substância ou mistura provavelmente não é carcinogênica para o homem

O câncer é uma doença multifatorial devida a um efeito combinado de fatores genéticos e externos que agem simultaneamente e sequencialmente. A combinação de exposição ambiental com alguns polimorfismos do gene pode ser sinérgica e contribuir para uma proporção substancial do fardo do câncer na população em geral. Anualmente, cerca de 19% de todos os cânceres são estimados como atribuídos ao meio ambiente, inclusive em ambientes de trabalho, resultando em 1,3 milhões de mortes.[3,4]

De acordo com a Organização Mundial da Saúde (OMS), a exposição ocupacional é a principal forma de exposição a produtos cancerígenos para os seres humanos. Os tumores associados ao trabalho frequentemente são observados nos órgãos em contato direto (portas de entrada e/ou eliminação) com diversos agentes carcinogênicos, por sua vez veiculados sobretudo por meio do ar e da dieta. São eles: pele, pulmão e trato respiratório, cavidades nasais, bexiga, rim e tubo digestivo.[5]

A IARC classificou um total de 29 agentes e misturas relacionados com o trabalho e 12 circunstâncias de exposição como potencialmente cancerígenas aos seres humanos. No entanto, muitos outros agentes aos quais os trabalhadores estão expostos em seu ambiente de trabalho permanecem desconhecidos. A epidemiologia tem avançado no entendimento e análise das relações causais entre câncer e exposição a substâncias presentes no ambiente de trabalho, porém muitas lacunas ainda precisam ser preenchidas.[6]

Os carcinomas da cavidade oral e orofaringe são em sua maioria os carcinomas espinocelulares, sendo que estes possuem uma grande relação com tabaco e o etilismo. Ao longo dos anos podemos observar uma alteração na epidemiologia da patologia passando a acometer também pessoas mais jovens, de ambos os sexos, não tabagistas e não etilistas. Tal mudança de comportamento se dá pelo aumento das infecções do vírus HPV e seu potencial já conhecido de malignização. Em uma revisão sistemática[7] publicada em 2018, foram analisados quatorze artigos originais e os resultados mostraram uma associação significativa entre formaldeído, pó de madeira, pó de carvão, amianto, fumaça de solda e o risco de desenvolvimento de câncer de cavidade oral e orofaringe, enquanto uma associação marginal foi observada com pó de metal e couro. Nenhum risco associado foi observado para fibras têxteis.

O carcinoma da cavidade nasal e seios paranasais não tem qualquer relação comprovada com tabaco e etilismo e tem entre os tipos histológicos mais comuns: carcinoma epidermoide, carcinoma indiferenciado, estesioneuroblastoma, carcinoma neuroendócrino e carcinoma adenoide cístico. O carcinoma epidermoide é o mais comum e seu local de apresentação mais incidente é no seio maxilar seguido do etmoide. Os carcinomas de cavidade nasal e seios paranasais têm sido associados com exposição ocupacional ao formaldeído, ao pó da madeira, ao pó de couro e ao óleo mineral.

O carcinoma de laringe sabidamente possui como fator de risco principal o tabaco e álcool, e seu alto potencial sinérgico. Alguns estudos têm apontado para uma associação positiva entre câncer de laringe e exposição ocupacional ao pó de madeira em carpintarias e na fabricação de móveis. Outros estudos têm observado associação entre exposição ao asbesto e câncer de laringe. O carcinoma de laringe possui um alto impacto na vida do doente e sua reabilitação é algo fundamental para manutenção das atividades laborativas e para a qualidade de vida, logo dedicaremos um espaço específico do capítulo para tratar do assunto.

A neoplasia maligna das glândulas salivares maiores é uma patologia rara sendo mais comum seu aparecimento nas glândulas salivares menores. O carcinoma mais frequente das glândulas salivares maiores é o carcinoma mucoepidermoide. Um trabalho[8] realizado na França estudou 271 casos de carcinoma de glândulas salivares maiores em que foi possível constatar que o fator de risco mais importante para desenvolvimento da neoplasia maligna foi a exposição à radioterapia na região da cabeça e pescoço, no entanto, quando se trata de exposição ocupacional, podemos citar exposição a materiais radioativos, compostos de níquel e substâncias empregadas na indústria de borracha. Outro estudo,[9] também publicado em 1997, revelou uma maior incidência de carcinoma de glândulas salivares em mulheres que trabalham como cabeleireiras ou em salão de beleza. Em 2018 a ICARE Study Group publicou na revista Oral Oncology um estudo[10] de caso controle. Foram agrupados 73 casos de carcinoma de glândulas salivares e 3.555 controles sendo aplicado questionário de hábitos de vida e ocupação laboral, que chegou ao resultado dos trabalhos mais associados a neoplasia maligna: garçom, montador de equipamentos elétricos e eletrônicos, encanador, soldador, chapeiro e pintor de construção.

ANATOMIA DIRIGIDA

A região da cabeça e pescoço, tanto do ponto de vista anatômico quanto histológico, é umas das mais complexas regiões do corpo humano sediando uma infinidade de lesões neoplásicas com diferentes comportamentos e desfechos.[11] Vamos discorrer a seguir sobre as estruturas que compõe determinadas áreas e órgãos da região.

Pescoço

A anatomia cervical devida à variedade de estruturas neurais, vasculares, glandulares e do trato aerodigestivo é peculiar e bastante complexa.

Os limites anatômicos do pescoço são determinados: inferiormente pela fúrcula esternal e pela clavícula; posteriormente pelo processo espinhoso da sétima vértebra cervical; superiormente por uma linha iniciada na borda inferior da mandíbula, a partir do mento até o ápice do processo mastóide e da protuberância occipital externa; lateralmente pelo músculo trapézio.

Uma forma didática e prática para entender quais estruturas estão em determinada porção do pescoço é a sua divisão em áreas de formato triangular (Fig. 26-1). São triângulos tridimensionais, circundados por músculos e ossos e com camadas fasciais distintas formando seus ápices e bases, cada qual contendo um conjunto de artérias, veias, vasos, linfáticos, nervos e linfonodos.[12]

O esternocleidomastóideo é principal músculo do pescoço e seu trajeto oblíquo separa duas grandes áreas em cada metade cervical (separadas pela linha média). São os chamados triângulos anterior e posterior (ou lateral) do pescoço. Além desta divisão maior outras subdivisões vão separando o pescoço em regiões menores para facilitar a descrição das estruturas que o compõe, bem como simplificar e uniformizar a descrição de eventuais alterações nestes locais.

Os principais vasos sanguíneos da região cervical são: artéria carótida comum com seus ramos externo e interno; veia jugular externa e veia jugular interna; artéria subclávia esquerda (ramo do arco da aorta), artéria subclávia direita (ramo do tronco braquiocefálico) e veia subclávia.

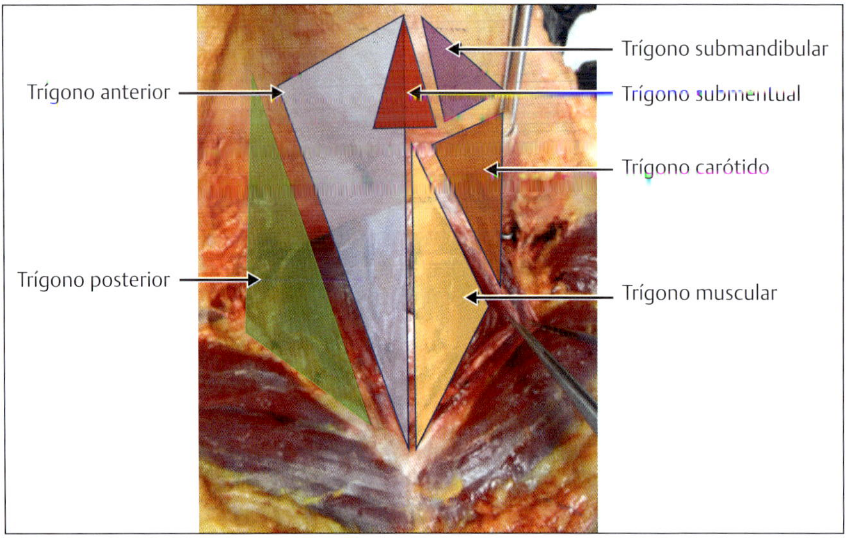

Fig. 26-1. Trígonos cervicais.

Os principais nervos do pescoço podem ser divididos em nervos cranianos: n. facial, n. glossofaríngeo (IX), n. vago (X) e seu importante ramo laríngeo recorrente que inerva motoramente os músculos laríngeos, n. acessório (XI) e n. hipoglosso (XII); nervo frênico; plexo cervical superficial e profundo; plexo braquial; cadeia simpática cervical.

Em relação aos linfonodos cervicais, uma classificação bastante utilizada e que facilita a comunicação entre as especialidades médicas envolvidas no tratamento de um paciente com neoplasia de cabeça e pescoço é a do Memorial Sloan-Kettering Cancer Center.[13] Desta forma, o pescoço está dividido em seis níveis de cadeias linfáticas, limitadas por reparos anatômicos, sendo elas:

- *Nível 1*: subdividido em IA (submentoniano) e IB (submandibular) – localizados entre mandíbula, m. digástrico e osso hioide;
- *Nível 2*: correspondendo ao terço superior da região jugulocarotídea, limitando-se entre o m. estilo-hioide e a bifurcação da a. carótida (que corresponde à projeção do osso hioide);
- *Nível 3*: situado abaixo da bifurcação carotídea (clinicamente a projeção do hioide) e separado inferiormente no ponto onde o m. omo-hióideo cruza a veia jugular interna (externamente visualizado como a borda inferior da cricoide);
- *Nível 4*: compreende os linfonodos situados abaixo do terço inferior do m. esternocleidomastóideo até a clavícula;
- *Nível 5*: são os linfonodos localizados no triângulo cervical posterior e seguem junto ao n. acessório e a a. cervical transversa;
- *Nível 6*: corresponde ao espaço central do pescoço limitado pelas duas carótidas lateralmente, osso hioide superiormente e fúrcula inferiormente.

Traqueia

Ocupa a porção inferior do pescoço sendo um tubo cartilaginoso que se estende da laringe (ao nível de C6) até o nível de T5, onde se divide em dois brônquios-fonte. É recoberta anteriormente pelo istmo da glândula tireoide (2º, 3º e 4º anéis), pelas veias tireóideas inferiores, artéria tireóidea ima, arco venoso jugular e músculos infra-hióideos.

Glândula Tireoide

Situa-se no pescoço entre a quinta e a sétima vértebra cervical. Apresenta a forma de H ou V sendo formada por dois lobos unidos por um istmo. A superfície lateral é coberta pelos mm. infra-hióideos; a medial está relacionada com a faringe, a laringe, a traqueia, o esôfago e os nn. recorrente e laríngeo superiores; a superfície posterior está relacionada com a bainha carotídea e as glândulas paratireoides (estas são geralmente extracapsulares, sendo em número de 2 a 6) (Fig. 26-2). A glândula é suprida pela a. tireóidea superior (ramo da carótida externa) que entra no polo superior da glândula e pela a. tireóidea inferior (ramo [illegible]) que entra no polo inferior da glândula em íntima relação com os nn. laríngeos recorrentes.

Glândulas Salivares

As glândulas salivares dividem-se em dois grupos: três pares de glândulas salivares maiores – parótidas, submandibulares e sublinguais – e as glândulas salivares menores.

As glândulas salivares menores variam entre 600 e 1.000. São pequenas, independentes e encontradas em todo trato respiratório, concentrando-se no revestimento da cavidade oral, no polo superior e nos pilares das tonsilas faríngeas. A incidência de lesões malignas é maior quando comparada às glândulas salivares maiores.[14]

A maior glândula é a parótida. Situa-se entre o ramo da mandíbula e o processo estiloide do osso temporal. Encontra-se envolvida pela fáscia massetérica, derivada da fáscia cervical profunda. O nervo facial passa através da glândula parótida e a divide na porção superficial e profunda, mas não a inerva.

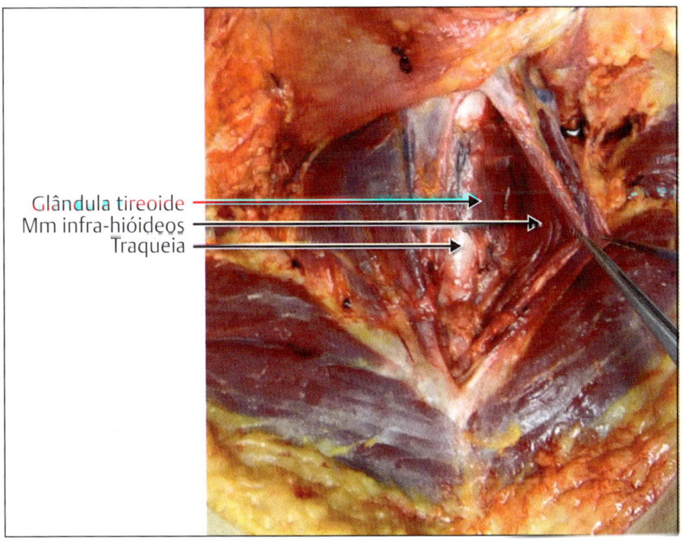

Fig. 26-2. Glândula tireoide e suas relações.

As glândulas submandibulares localizam-se ao longo do corpo da mandíbula. Posicionam-se dobradas ao redor da borda posterior livre do m. milo-hióideo, semelhante a uma letra U, separando, desta forma, uma porção superficial e uma profunda da glândula. Assim, a parte profunda da submandibular e a sublingual encontram-se no tecido conectivo frouxo superior ao m. milo-hióideo (espaço sublingual), e a parte anterior da glândula localiza-se no espaço submandibular. Ainda no tecido conectivo frouxo, encontramos o ducto submandibular e os nervos lingual e hipoglosso. Os linfonodos submandibulares situam-se sobre a glândula submandibular e parcialmente entre ela e a mandíbula.

A glândula sublingual localiza-se no assoalho da cavidade da boca entre a mandíbula e o músculo genioglosso. As glândulas pares unem-se para formar uma massa glandular, em forma de ferradura, ao redor do frênulo da língua. Numerosos pequenos ductos abrem-se no assoalho da boca.

A saliva produzida pelas glândulas salivares tem função digestiva, bactericida e imunológica. O fluxo de saliva é variável, com redução pela manhã e aumento à tarde, e é quase nula durante o sono, sendo de 4 mL por minuto quando muito estimulada. A produção diária varia em torno de 1.000 mL. Aproximadamente 93% da saliva é produzida pelas parótidas, submandibulares e sublinguais. A viscosidade é diferente entre as três maiores glândulas: a saliva da glândula parótida é menos viscosa, a da sublingual é intermediária e a mais viscosa é a da submandibular.

Cavidade Oral e Orofaringe

A cavidade oral estende-se superiormente dos lábios à junção entre o palato duro e o palato mole. Inferiormente, vai dos lábios à linha das papilas circunvaladas no terço posterior da língua. O revestimento histológico é feito de mucosa malpighiana com pequenas variações histológicas de acordo com a topografia.

A orofaringe limita-se superiormente no palato duro e inferiormente no osso hioide. Anteriormente, vai até o V lingual, pilar anterior da tonsila faríngea; lateralmente, limita-se na própria tonsila faríngea e no seu pilar posterior; posteriormente, seu limite é a parede posterior da faringe.

Interessante comentar sobre a importância de um espaço anatômico denominado espaço parafaríngeo por onde os tumores da orofaringe podem se disseminar. Este espaço apresenta-se na forma de um cone invertido cuja base é formada pela base do crânio e cujo ápice é no osso hioide. Anteriormente, limita-se com a rafe pterigomandibular; posteriormente, com a fáscia pré-vertebral; medialmente, com a parede lateral da faringe e, lateralmente, com a camada superficial da fáscia cervical profunda (m. pterigoide interno, mandíbula e superfície interna da parótida). Os tumores que invadem este espaço podem acometer a artéria carótida, a veia jugular interna e os pares cranianos IX, X, XI, XII.

Língua

A língua é constituída por um esqueleto osteofibroso, por um revestimento mucoso e por músculos. O terço posterior da língua é separado dos dois terços anteriores por um sulco que lembra a letra V dividindo o órgão em uma porção oral (mais anterior) e outra mais posterior que faz parte da orofaringe. A língua está fixada pelos músculos extrínsecos ao osso hioide, à mandíbula e aos processos estiloides do osso temporal.

Esses músculos estendem-se para fora da língua e são responsáveis por sua intensa mobilidade devida às fibras musculares dispostas em um complexo de fascículos em várias direções. São eles:

- Palatoglosso;
- Hioglosso;
- Genioglosso;
- Estiloglosso.

Os músculos que formam a própria língua e estão fixados nela (músculos intrínsecos) são responsáveis por sua forma (podem deixá-la, por exemplo, mais fina ou mais grossa). São eles: longitudinal superior, longitudinal inferior, [illegible]

Interessante comentarmos que as neoplasias de cabeça e pescoço podem ser tratadas, na maioria das vezes, por meio de cirurgias em que se faz a ressecção de todas as estruturas anatômicas acometidas, comprometendo por vezes parcial ou totalmente a sua função. A situação pode ser agravada pela necessidade de radioterapia complementar no pós-operatório.

Pensando nas estruturas da cavidade oral e orofaringe, principalmente da língua em si, estes tratamentos podem implicar em diversas patologias relacionadas à deglutição. A disfagia pode ser decorrente de alterações na fase oral preparatória da deglutição em que o bolo alimentar é impulsionado para a faringe e esôfago. Nesta fase, a língua tem atuação importante no sentido de deslocar o alimento (sólido) em direção à superfície mastigatória dos dentes, além de misturá-lo com a saliva. Simultaneamente e de maneira coordenada ocorre a elevação da língua em direção ao palato duro (ação: digástricos, genioglossos, gênio-hioides e milo-hióideos) e contato do palato mole contra a base da língua (ação: palatoglossos), permitindo a respiração nasal. Alterações também podem ocorrer na fase oral da deglutição, em que, de maneira voluntária, ocorre a elevação e a impulsão posterior do bolo alimentar (ação: estiloglosso) em direção aos pilares amigdalianos anteriores e à faringe, iniciando o reflexo da deglutição, cujos receptores estão espalhados pelos pilares amigdalianos, base da língua, epiglote e seios piriformes.

Seios Paranasais e Rinofaringe

Os seios paranasais são cavidades ósseas aeradas revestidas por mucosa ciliar secretora de muco. Juntamente com a cavidade nasal são responsáveis pela purificação, aquecimento e umidificação do ar inspirado, deixando-o em condições favoráveis para a troca gasosa nos alvéolos pulmonares. São estruturas bilaterais com espaços aéreos interconectados podendo ser divididos em:

- Maxilar;
- Frontal;
- Etmoidal anterior e posterior;
- Esfenoidal.

A drenagem e a ventilação sinusal são dois fatores importantes na manutenção adequada da fisiologia dos seios paranasais. A ventilação normal requer um óstio patente conectando os seios paranasais à cavidade nasal. A drenagem normal é dependente da quantidade de muco produzido, da sua composição, da eficiência do batimento ciliar, da reabsorção mucosa e da patência dos óstios e das vias de drenagem nas quais eles se abrem.

A rinofaringe ou nasofaringe é a cavidade posterior das fossas nasais. É a parte exclusivamente respiratória da faringe. Contém a tonsila palatina e os óstios das tubas auditivas bilateralmente.

Laringe e Hipofaringe

A laringe é uma estrutura fibrocartilaginosa localizada na região central do pescoço sendo responsável pela fonação, respiração e deglutição. É dividida em três regiões anatômicas: supraglote, glote e subglote. A região supraglote estende-se da ponta da epiglote ao ápice de ambos os ventrículos e inclui as falsas pregas vocais (bandas ventriculares), as superfícies lingual e laríngea da epiglote, a superfície laríngea das aritenoides e as pregas ariepiglóticas. A região glótica inclui as pregas vocais, o assoalho do ventrículo, a comissura anterior e a área interaritenoideana. A região subglótica estende-se 5 mm inferior à borda livre das pregas vocais até à borda inferior da cartilagem cricoide.

As neoplasias laríngeas podem alterar estas três funções, principalmente a função da fonação, sendo importante a compreensão das noções básicas de anatomia para entendimento das alternativas terapêuticas cirúrgicas.

EXAME FÍSICO

O exame físico em cabeça e pescoço é realizado por meio da visualização de todo o revestimento mucoso da rinofaringe até a hipofaringe, podendo ser realizado por visualização direta ou com uso de instrumental (nasofibroscópio flexível ou óticas rigídas) além da palpação manual do pescoço.

Para o médico não especialista pode ser factível a realização de uma inspeção da pele da face e couro cabeludo, palpação cervical e oroscopia.

Inspeção

Pode-se visualizar a olho nu toda a superfície epitelial da face e couro cabeludo atentando para a presença de lesões discrômicas, sangrantes ou crostosas. O afastamento do cabelo é importante na visualização do couro cabeludo principalmente nos pacientes com histórico de exposição solar laboral. Toda lesão deve ser descrita e encaminhada para avaliação com médico especialista.

Palpação Cervical

O pescoço pode ser palpado bimanualmente com o profissional posicionando-se anteriormente ou posteriormente ao paciente. As noções anatômicas dos espaços e níveis cervicais serão úteis no relato de possíveis alterações do seu conteúdo como abaulamentos, linfonodos aumentados e aumento/presença de sinais flogísticos nas glândulas salivares e na glândula tireoide.

Importante destacar que todas as lesões palpáveis devem ser descritas e encaminhadas para avaliação com médico especialista. A linfonodomegalia muitas vezes pode ser a primeira manifestação de uma neoplasia e a palpação de um especialista é primordial para uma boa condução do caso.

Oroscopia

A oroscopia pode ser realizada com o auxílio de um abaixador de língua e uma fonte de iluminação. Neste exame, devemos pedir ao paciente para retirar qualquer tipo de prótese dentária para que possamos ver todo o revestimento mucoso, incluindo a superfície completa da língua (face superior, inferior e bordas laterais), soalho da boca, parede lateral e posterior da faringe, bochecha, gengiva a procura de desvios, assimetrias e tônus do palato, musculatura mastigatória e língua.

É bastante oportuno também aproveitar este momento para visualizar e inspecionar o estado geral dos dentes. Orientações gerais podem ser repassadas sobre a importância da higiene bucal na manutenção do estado de saúde geral.

Qualquer lesão nas estruturas examinadas deve ser encaminhada para avaliação do médico especialista. Sugerimos que não se faça nenhum tipo de tratamento medicamentoso ou mesmo nenhum tipo de biópsia.

AFECÇÕES

As afecções que acometem a cabeça e o pescoço podem ser divididas de maneira didática em: congênitas, inflamatórias e neoplásicas.[11] O foco desta abordagem serão as afecções neoplásicas que habitualmente acometem a faixa etária dos adultos e idosos. Um ponto importante quando falamos de lesões neoplásicas (câncer) é enfatizarmos a importância do diagnóstico precoce destas lesões, o que tem impacto direto na sobrevida do paciente. Além disso, a abordagem de fatores de risco, como tabaco e álcool, é crucial para o abandono destes hábitos evitando desta forma maior incidência da doença.

Tireoide

O câncer da tireoide é o mais comum da região da cabeça e pescoço e afeta três vezes mais as mulheres do que os homens. Pela mais recente estimativa brasileira de 2018,[15] o câncer de tireoide é o quinto tumor mais frequente em mulheres nas regiões Sudeste e Nordeste (sem considerar o câncer de pele não melanoma).

Os carcinomas diferenciados são os tipos mais frequentes. Dentre eles estão o papilífero (entre 50% e 80% dos casos), o folicular (de 15% a 20% dos casos) e o de células de Hürthle. Existem ainda os carcinomas pouco diferenciados (cerca de 10% dos casos) e os indiferenciados (também cerca de 10%).[15]

Os carcinomas de tireoide têm como principais fatores de risco a exposição prévia à radiação e herança genética.

Glândulas Salivares

As neoplasias das glândulas salivares correspondem a aproximadamente 1% dos tumores de cabeça e pescoço, com incidência aproximada de 1,5 casos/100.000 podendo acometer tanto as glândulas maiores quanto as menores, e, quanto menor a glândula, maior a probabilidade de uma lesão ser maligna. Cerca de 25% dos tumores da parótida são malignos, enquanto, na glândula submandibular, este número sobe para 43%, chegando a 82% nas glândulas salivares menores.[14]

São dois os principais tipos de tumores malignos a serem considerados. O carcinoma mucoepidermoide é mais comum na parótida (15% dos tumores de parótida) e o segundo mais frequente na submandibular. Histologicamente, é composto por dois tipos de células, as mucosas e as epidermoides, e, a partir desta diferenciação, pode ser dividido em baixo, intermediário e alto grau com base na predominância de uma ou outra. Os tumores de alto grau assemelham-se bastante ao carcinoma de células escamosas, necessitando, em alguns casos, de avaliação patológica mais específica.[16]

O carcinoma adenoide cístico é o segundo tumor maligno mais comum das glândulas salivares correspondendo a 10% das neoplasias. Não há predominância quanto a sexo ou raça, sendo a idade média do diagnóstico ao redor de 45 anos.

Cavidade Oral e Orofaringe

As neoplasias de cavidade oral e orofaringe correspondem a 4% dos tumores malignos em homens e 2% em mulheres sendo 95% destes tumores malignos carcinomas de células escamosas. Em cerca de 95% dos casos, os pacientes têm mais de 40 anos de idade e a média etária de incidência é de 60 anos.[15] Há relação direta entre neoplasias de cavidade oral e ingestão excessiva de álcool e tabagismo. O risco é dose-dependente e a associação entre fumo e álcool tem efeito sinérgico e não apenas somatório. Outro fator predisponente importante para a neoplasia de orofaringe é a infecção pelo papilomavírus humano (HPV).

De forma geral, as neoplasias de cavidade oral são fáceis de serem avaliadas devido à facilidade de visualização do conteúdo da boca. Todavia, geralmente estas lesões são grandes quando diagnosticadas.

Seios Paranasais e Rinofaringe

O diagnóstico diferencial dos tumores que ocorrem nesta região é bastante extenso, envolvendo inúmeros tumores que podem ser classificados de acordo com seu tipo histológico em epiteliais, mesenquimais, ósseos e odontogênicos. Dentre essas neoplasias, o diagnóstico diferencial com tumores malignos é de fundamental importância, pois se apresentam clínica e radiologicamente de forma muito semelhante, pelo menos em início, mas necessitam de um tratamento oncológico específico.

Devida à pobreza de sintomas que costumam acompanhar os estágios iniciais da doença, o diagnóstico é frequentemente tardio (de norma, no momento em que a lesão ultrapassou os limites do seio para acometer estruturas adjacentes), o que piora muito o prognóstico desses pacientes. Devido à raridade destes tumores e pela ausência de sinais objetivos precoces no seu desenvolvimento, os médicos tendem a ter uma baixa suspeição destas afecções, resultando numa falha diagnóstica, com retardo no tratamento.

Laringe e Hipofaringe

A neoplasia de laringe ocorre predominantemente em homens acima de 40 anos e é uma das mais comuns entre as que atingem a região da cabeça e pescoço. Representa cerca de 25% dos tumores malignos que acometem essa área e 2% de todas as doenças malignas.

A ocorrência pode se dar em uma das três áreas em que se divide o órgão: supraglote, glote e subglote. Aproximadamente 2/3 dos tumores surgem na corda vocal verdadeira, localizada na glote, e 1/3 acomete a laringe supraglótica (acima das cordas vocais). O tipo histológico mais prevalente, em mais de 90% dos pacientes, é o carcinoma de células escamosas ou carcinoma espinocelular (CEC).

A neoplasia de hipofaringe também tem como principal tipo histológico o carcinoma espinocelular. Devido às suas características de localização e drenagem linfática habitualmente apresenta-se em estádios mais avançados, com comprometimento de estruturas adjacentes, como o esôfago, e com metástases regionais para o pescoço.

Pescoço

As lesões primárias do pescoço são infrequentes sendo mais comum o acometimento dos linfonodos cervicais por metástases de lesões primárias da cabeça e pescoço ou por metástases de outras neoplasias distantes, como pulmão, trato digestivo e outras.[13]

Linfoma ou doença de Hodgkin é um tipo de câncer que se origina no sistema linfático, conjunto composto por órgãos (linfonodos ou gânglios) e tecidos que produzem as células responsáveis pela imunidade e vasos que conduzem essas células através do corpo.

O linfoma de Hodgkin tem a característica de se espalhar de forma ordenada, de um grupo de linfonodos para outro grupo, por meio dos vasos linfáticos. Tem origem com maior frequência na região do pescoço e também no mediastino.

A doença pode ocorrer em qualquer faixa etária, porém é mais comum entre adolescentes e adultos jovens (15 a 29 anos), adultos (30 a 39 anos) e idosos (75 anos ou mais). Os homens têm maior propensão a desenvolver o linfoma de Hodgkin do que as mulheres sendo que a incidência de casos novos permaneceu estável nas últimas cinco décadas.

CIRURGIAS

As neoplasias em cabeça e pescoço podem acometer as estruturas da pele da face e couro cabeludo; lábio e cavidade oral; nariz e seios paranasais; faringe (rinofaringe, orofaringe e hipofaringe); laringe; glândulas salivares; tireoide; orelha média/interna e base do crânio. Dependendo do estadiamento da lesão em cada uma destas regiões, diversas abordagens cirúrgicas podem ser realizadas com ressecção parcial ou total do órgão implicando em alterações funcionais e estéticas variadas.[11]

Como toda abordagem do paciente oncológico, esta deve ser de caráter multidisciplinar com todas as especialidades médicas envolvidas, como cirurgia de cabeça e pescoço, otorrinolaringologia, cirurgia plástica, neurocirurgia, radioterapia, oncologia e fisiatria, bem como fisioterapia, fonoaudiologia, enfermagem, psicologia e assistência social.

Cada equipe trabalhará com sua *expertise* para proporcionar ao paciente a melhor experiência durante o seu processo de tratamento objetivando a cura ou controle da doença com uma aceitável qualidade de vida neste período.

Pele da Face e Couro Cabeludo

As cirurgias para exérese de lesões na pele da face e no couro cabeludo dependem da extensão inicial destas, bem como do acometimento das estruturas profundas nesta região anatômica. Após a retirada da lesão, o fechamento de defeito cirúrgico pode ser primário com uma sutura das bordas livres sem implicações estéticas ou funcionais. Num defeito mais amplo, a reconstrução pode ser realizada por meio de retalhos de pele locais ou regionais podendo haver limitação da rotação ou extensão do pescoço, abertura e fechamento dos olhos e da boca.

Habitualmente os processos reconstrutivos são realizados por equipe especializada da cirurgia plástica e o paciente é previamente informado das possibilidades de reconstrução e os desafios no retorno da função e também das alterações estéticas. Como toda cirurgia reconstrutiva, múltiplos procedimentos podem ser realizados até que se alcance um *status* satisfatório.

Cavidade Oral e Orofaringe

As cirurgias que envolvem a ressecção das lesões na região da cavidade oral e orofaringe podem apresentar sequelas estéticas ou funcionais mínimas em estadiamentos iniciais, bem como alterações funcionais maiores, transitórias ou definitivas, principalmente quando há necessidade de abordagem das estruturas ósseas, como a mandíbula.

Muitos pacientes evoluem com alteraçoes na deglutição, tanto na fase oral quanto faríngea, podendo ser necessária uma intervenção fonoaudiológica para adequação de volume e consistência da dieta evitando-se complicações pulmonares causadas por aspiração salivar ou alimentar. Um adequado aporte proteico calórico é essencial para manter o *status* nutricional do paciente. Estes pacientes podem utilizar uma via alternativa de alimentação por sonda nasoenteral durante um período. Este período pode ser apenas no pós-operatório até que as estruturas estejam devidamente cicatrizadas e a dieta possa ser introduzida por via oral ou mesmo durar um tempo maior até que uma reabilitação adequada possa restabelecer a funcionalidade das estruturas remanescentes. Caso não se consiga uma reabilitação satisfatória ou não seja adequado o uso de uma sonda nasoenteral por tempo tão prolongado, uma via alternativa definitiva pode ser necessária com a realização de uma gastrostomia.

Por vezes, também, estes pacientes podem necessitar de uma via alternativa de respiração com a realização de uma traqueostomia provisória para a manutenção de uma via aérea adequada até que o fluxo de ar possa ser restabelecido no local previamente manipulado. A convivência com a traqueostomia deve ocorrer da melhor forma possível estando o paciente e/ou o cuidador cientes do funcionamento dela e aptos a manipularem a cânula de traqueostomia para higienização e eventual troca da mesma.

Tireoide

As cirurgias relacionadas com as neoplasias de tireoide habitualmente envolvem a ressecção total da glândula.[17] Nesses casos há necessidade de reposição hormonal permanente já que a não existe mais tecido produtor de hormônio tireoidiano. Como complemento da cirurgia na maioria destes casos se faz a iodoterapia complementar. Estes pacientes não apresentam morbidades importantes. Há uma pequena incisão na região central inferior do pescoço com mínimo comprometimento estético. Em lesões com metástases cervicais há necessidade de proceder a um esvaziamento cervical para a retirada dos gânglios acometidos. No caso dos esvaziamentos cervicais, pode ocorrer alguma perda de função a depender das estruturas nervosas que precisarão ser retiradas, bem como há uma cicatriz mais extensa.

Glândulas Salivares

As cirurgias relacionadas com as neoplasias das glândulas salivares irão depender da localização e estadiamento da doença e da eventual invasão de estruturas nervosas ou ósseas adjacentes, como o nervo facial e a mandíbula ou maxila, por exemplo. A extensão da ressecção irá orientar qual o tipo e o tempo de reabilitação a serem utilizados, bem como a necessidade de uso de traquestomia e sonda nasoenteral ou gastrostomia.

Seios Paranasais

Da mesma forma que outras regiões da cabeça e pescoço, o tipo de cirurgia a ser realizada dependerá do estadiamento da doença e das estruturas que precisarão ser ressecadas. Devido às peculiaridades anatômicas da região, geralmente estas lesões são diagnosticadas tardiamente quando já ocorreu uma invasão óssea, por exemplo, sendo necessária a ressecção parcial ou total da maxila, do palato duro, do arco zigomático ou mesma a retirada da órbita. Tumores limitados à infraestrutura, nos quais as margens operatórias são adequadas, tendem a ter um bom prognóstico. Tumores com extensão superior ou posterior à base de crânio, assim como os que apresentam invasão vascular ou neural, necessitam de terapêutica combinada.

Os principais objetivos da reabilitação pós-cirúrgica são cicatrização adequada, preservação do contorno facial e restauração do palato, facilitando a fala e a deglutição. As considerações funcionais devem-se impor sobre as estéticas. A reabilitação após a ressecção cirúrgica pode ser feita com o uso de próteses ortodônticas confeccionadas pela equipe de odontologia ou por meio da rotação de retalhos pela equipe da cirurgia plástica.

Laringe e Hipofaringe

As cirurgias para a ressecção das neoplasias laríngeas em estádios iniciais vão desde as cirurgias endoscópicas em que não ocorre incisão cervical externa até cirurgias parciais com acesso por via externa e preservação de parte do arcabouço laríngeo.

[illegible] cessitando de reabilitação prolongada. Nas cirurgias parciais [illegible] na função fonatória, respiratória e de deglutição da laringe de forma provisória podendo ser preciso usar uma sonda nasoenteral e uma traqueostomia por um período limitado de tempo durante apenas a realização da reabilitação.

Nos estádios avançados da doença há necessidade de ressecção de toda a laringe (laringectomia total) (Fig. 26-3) com perda da função do órgão: condução do ar, e proteção das vias aéreas inferiores na deglutição e na eliminação de secreções e corpos estranhos, e produção da voz. Neste caso, há necessidade de uma traqueostomia definitiva. Em relação à alimentação, após a cicatrização da neofaringe, a dieta por via oral poderá ser reestabelecida sendo, no período de cicatrização, exclusivamente por sonda nasoenteral.

Tendo em vista as necessidades destes pacientes, o grande esforço nos últimos anos tem sido o desenvolvimento e validação de estratégias cirúrgicas e não cirúrgicas que possibilitem a maior taxa de cura associada à preservação do maior número de funções fisiológicas da laringe.

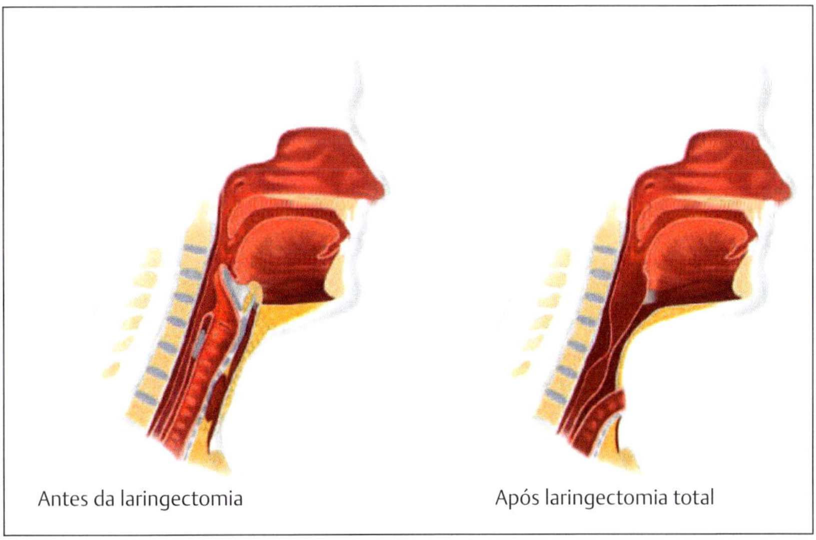

Fig. 26-3. Relações anatômicas pré e pós-laringectomia total.

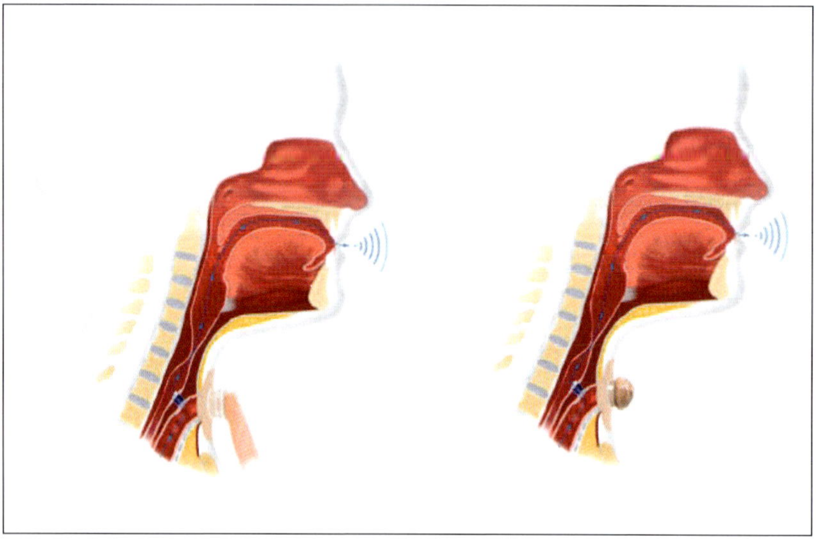

Fig. 26-4. Prótese fonatória com oclusão manual e oclusão espontânea.

Em relação à reabilitação vocal, estratégias terapêuticas podem ser adotadas com o treinamento para voz esofágica, uso da eletrolaringe e colocação de prótese fonatória (Fig. 26-4).

As neoplasias de hipofaringe geralmente se apresentam em estadiamentos mais avançados sendo necessária a realização de cirurgias maiores com a ressecção total da laringe e parcial da faringe (faringolaringectomia), o que envolve a reconstrução com retalhos locais e regionais. A reabilitação destes casos é semelhante.

Traqueostomia Provisória e Definitiva

A traqueostomia é uma cirurgia para a realização de uma abertura na porção anterior da traqueia ao nível do terceiro anel traqueal na linha média, criando assim uma via aérea alternativa. Esta via alternativa permanece pérvia devido ao uso de uma cânula de traqueostomia de material variado que comunica o meio externo com a luz da traqueia e permite, desta forma, a passagem do ar.[18] Quando não houver mais necessidade desta via alternativa, esta cânula pode ser retirada e a abertura fecha-se naturalmente.

Por outro lado, a traqueostomia também é realizada como parte da cirurgia para retirada da laringe no caso de uma laringectomia total, por exemplo. Neste caso, a traqueia como um todo é suturada na pele da região cervical anterior formando uma abertura definitiva que chamamos de estoma.[19] Nestes casos, usa-se uma cânula de traqueostomia apenas enquanto esta abertura cicatriza, depois o estoma faz a comunicação direta entre o meio externo e a luz da traqueia. Habitualmente usa-se alguma proteção de tecido permeável para evitar a entrada de algum corpo estranho pelo orifício.

REABILITAÇÃO APÓS CIRURGIA ONCOLÓGICA EM CABEÇA E PESCOÇO

A cirurgia oncológica em cabeça e pescoço com o passar dos anos tornou-se menos mutiladora e vem, junto com o avanço da medicina e tecnologia, oferecendo aos doentes formas de reabilitação cada vez melhores. Dentre os carcinomas com maior impacto nas atividades laborativas e na qualidade de vida do doente estão os carcinomas de laringe, cavidade oral, orofaringe e órbita ocular.

Pacientes que foram submetidos a laringectomias parciais possuem uma boa evolução pós-operatória e a reabilitação vocal é muito favorecida por meio de retalhos miocutâneos que visam a substituir o déficit tecidual originado da ressecção de tumor.[6] Para tal, pode-se usar o músculo platisma, a reinserção da banda ventricular na altura glótica ou a realização do retalho bipediculado descrito por Bailey, que faz uso do músculo esterno-hioide/pericôndrio externo da cartilagem tireoide. Com esses pacientes, a maior preocupação deve ser com episódios de aspiração, podendo levar a pneumonias de repetição.

Pacientes submetidos à laringectomia total sofrem uma série de modificações, as quais podem incluir alterações físicas, que comprometem em maior ou menor grau a imagem corporal, além de alterações importantes na respiração, deglutição e na voz, demandando, assim, uma reabilitação intensa e que deve ser realizada por uma equipe multidisciplinar.

Em relação à fonação, o paciente terá que desenvolver uma fonte sonora diferente das pregas vocais. A opção é a vibração do segmento faringoesofágico (SFE), que se torna a nova fonte sonora para esses pacientes. Os métodos mais utilizados para recuperar a comunicação oral em pacientes laringectomizados totais são a voz esofágica, a prótese traqueoesofágica (Fig. 26-5) e a laringe eletrônica. A tendência internacional de reabilitação desses pacientes é a utilização de próteses fonatórias de implante cirúrgico.

No Brasil, por motivos sociais e econômicos, a voz esofágica é o método de comunicação mais comum. A produção da voz esofágica resulta da utilização do esôfago como reservatório temporário de ar, que será expulso e trabalhado nas cavidades superiores de ressonância e articulação. Dessa forma, a voz esofágica é aquela na qual o suprimento de ar passa do meio externo para a posição superior do esôfago, sendo armazenado no nível correspondente as vértebras cervicais de números 5, 6 e 7, abaixo do SFE. O som da voz esofágica é rouca e com frequência baixa.[20] As contrações esofágicas desencadeadas pela deglutição estão alteradas após a laringectomia total, com diminuição da amplitude da contração e aumento do número de contrações não peristálticas.[21]

Atualmente, no ambulatório de cabeça e pescoço da Escola Paulista de Medicina – UNIFESP, a partir de um cuidado multidisciplinar, possuímos pacientes que possuem reabilitação total da comunicação oral podendo manter suas atividades profissionais normalmente. É óbvio que, em profissões que envolvam uma qualidade vocal ou um uso da voz específico, o impacto é irreparável, como no caso de professores, cantores, secretárias, operadoras de *telemarketing*, dentre outras.

Um cuidado especial também deve ser dado a pacientes submetidos à laringectomia total em que o traqueostoma definitivo ficará exposto a impurezas, como em trabalhos

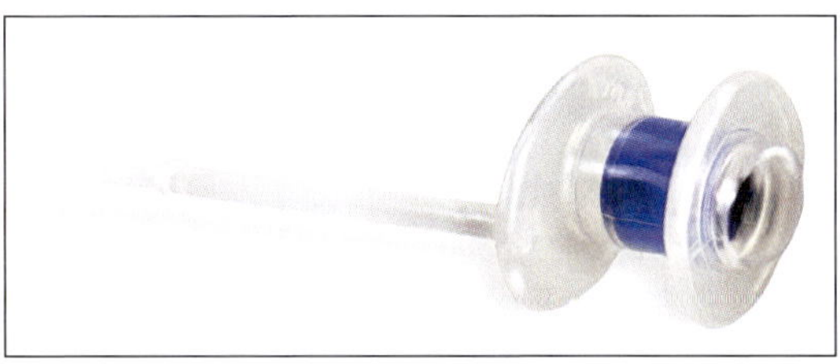

Fig. 26-5. Prótese fonatória traqueoesofágica.

de serralheiros, borracheiros, soldadores, dentre outros. Existem filtros que podem ser acoplados ao traqueostoma para minimizar o risco de impurezas entrarem e irem direto para traqueia e pulmões, por isso cada caso deve ser individualizado para avaliar se há condições do paciente manter seu trabalho ou se o mesmo deve ser remanejado, e, em alguns casos de exceção, considerado inválido para exercer a profissão.

Os carcinomas de cavidade oral e orofaringe possuem um impacto mais acentuado no pós-operatório imediato e nos primeiros meses de recuperação em que apresentam disfagia importante levando a uma perda ponderal considerável, e o acompanhamento conjunto com nutricionista e fonoaudióloga se faz necessário sendo de extrema importância para uma boa recuperação. Mesmo nos casos em que houve necessidade de mandibulotomia de acesso e até mesmo mandibulectomia com a utilização de placas e próteses é possível estabelecer uma boa recuperação da qualidade de vida, sendo os casos de recuperação mais delicados quando envolvem base da língua e palato mole. Em lesões de maior volume, a falha residual é muito significativa com a cirurgia em conjunto com a equipe de cirurgia plástica para confecção de retalhos microcirúrgicos ou rotação de retalhos, como supraclavicular, peitoral dentre muitos outros.

Outra situação delicada na reabilitação é quando a lesão maligna acomete o olho e é indicada a exenteração, pois tal procedimento tem um impacto importante tanto na qualidade de vida do paciente, pela perda visual, quanto psicologicamente. Sempre que indicado um procedimento de exenteração, é muito importante uma explanação muito clara ao paciente da importância oncológica em se realizar a cirurgia e um acompanhamento psicológico desde antes da cirurgia. O acometimento de ambos os olhos é uma contraindicação absoluta à cirurgia na cabeça e pescoço. No atual cenário, não possuímos reabilitação visual após exenteração, no entanto, as próteses confeccionadas são capazes de mimetizar o olho de forma bastante satisfatória diminuindo os impactos estéticos e consequentemente sociais para o paciente.

REFERÊNCIAS BIBLIOGRÁFICAS

1. NCI – National Cancer Institute [Head and Neck Cancers»]. 2017.
2. Loomis D, Guha N, Hall AL, Straif K. Identifying occupational carcinogens: an update from the IARC Monographs. Occup Environ Med. 2018;75(8):593-603.
3. An Overview of the Evidence on Environmental and Occupational Determinants of Cancer. Asturias, Spain: World Health Organization [WHO technical report series, p. 1]; 2011.
4. The Global Occupational Health Network: Prevention of Occupational Cancer. Geneva: World Health Organization [WHO technical report series, p. 2]; 2006.
5. Clapp RW, Howe GK, Jacobs MM. Environmental and occupational causes of cancer: a call to act on what we know. Biomed Pharmacother. 2007;61(10):631-9.
6. Ackerstaff AH, Hilgers FJ, Aaronson NK, Balm AJ. Communication, functional disorders and lifestyle changes after total laryngectomy. Clin Otolaryngol Allied Sci. 1994;19(4):295-300.
7. Awan KH, Hegde R, Cheever VJ, Carroll W, Khan S, Patil S, et al. Oral and pharyngeal cancer risk associated with occupational carcinogenic substances: Systematic review. Head Neck. 2018;40(12):2724-32.
8. Horn-Ross PL, Ljung BM, Morrow M. Environmental factors and the risk of salivary gland cancer. Epidemiology. 1997;8(4):414-9.
9. Swanson GM, Burns PB. Cancers of the salivary gland: workplace risks among women and men. Ann Epidemiol. 1997;7(6):369-74.
10. Jang M, Basa K, Levi J. Risk factors for laryngeal trauma and granuloma formation in pediatric intubations. Int J Pediatr Otorhinolaryngol. 2018;107:45-52.
11. Shah JP, Patel SG, Singh B, Wong RJ. Jatin Shah's head and neck surgery and oncology. 5th ed. New York: Elsevier; 2020.

12. Logan BM, Reinolds PA. Mcminn Atlas colorido de anatomia da cabeça e pescoço. 5. ed. Rio de Janeiro: GEN Guanabara Koogan; 2017.
13. Shah JP, Strong EW. Atlas of clinical oncology cancer of the head and neck. Memorial Sloan-Kettering Cancer Center. New York: BC Decker; 2003.
14. Ji MM. Salivary Glands Neoplasms. http://www.emedicine.com/ent/topic679.htm2007
15. INCA. Epidemiologia do câncer no Brasil www.inca.gov.br2018
16. YS O, DW E. Salivary glands neoplasms. In: BJ B, JT J, SD N, editors. Head & Neck Surgery – Otolaryngology. 4th ed. Philadelphia: Lippincott Williams & Wilkins; 2006:1516-33.
17. Townsend CM, et al. Sabiston Tratado de Cirurgia. 17ª ed. Elsevier.; 2005.
18. Freeman BD. Tracheostomy update: When and how. Crit Care Clin. 2017;33(2):311-22.
19. Lipton G, Stewart M, McDermid R, et al. Multispecialty tracheostomy experience. Ann R Coll Surg Engl. 2020;102(5):343-7.
20. Behlau M. Disfonias por câncer de cabeça e pescoço. Voz – O livro do especialista. 2 ed. 2005:221-67.
21. Takeshita-Monaretti TK, Dantas RO, Ricz H, Aguiar-Ricz LN. Correlation of maximum phonation time and vocal intensity with intraluminal esophageal and pharyngoesophageal pressure in total laryngectomees. Ann Otol Rhinol Laryngol. 2014;123(11):811-6.

INCAPACIDADES LABORAIS

CAPÍTULO 27

Marcelo Pustiglione

INTRODUÇÃO

Na abordagem deste tema, adotaremos os conceitos da "Saúde Ocupacional" por considerarmos ser o mais adequado e abrangente, visto compreender o indivíduo trabalhador no contexto de seu trabalho (onde deve ser reinserido) considerando o objeto, o processo, o método e o ambiente que devem ser analisados e redesenhados à luz da nova realidade biopsicossocial e espiritual de uma pessoa extremamente fragilizada e em franca situação de desvantagem social. Certamente o exame médico de retorno ao trabalho (EMRT) é um dos momentos mais sensíveis na prática da saúde ocupacional.

O EMRT consiste na avaliação da capacidade e da aptidão para o trabalho de um trabalhador que retorna, após afastamento para tratamento (clínico ou cirúrgico) de uma doença grave.

Considerando a complexidade da região da cabeça e pescoço (sede de inúmeros nervos, vasos sanguíneos e músculos importantes para o funcionamento do organismo), tumores das mais variadas origens e causas podem ocorrer. Em decorrência, a magnitude e o impacto dependem muito e diretamente do tipo de agravo que o Médico, seja ele o Perito ou o especialista em Medicina do Trabalho, tem pela frente. Isto quer dizer que não há uma regra pronta. A conduta sempre dependerá do contexto clínico e da individualidade de cada caso.

Assim, algumas patologias deste grupo, apesar da gravidade do diagnóstico, podem, a princípio e na dependência da precocidade do diagnóstico e do tratamento, qualidade técnica do procedimento e cuidados posteriores, ter pouco impacto no retorno ao trabalho, como, por exemplo, as neoplasias da pele do couro cabeludo, face e pescoço. Outras, como aquelas que afetam a tireoide, podem comprometer um pouco mais, enquanto neoplasias da cavidade oral, faringe, laringe e ósseas, entre outras, habitualmente comprometem muito este retorno, seja aumentando consideravelmente o tempo de afastamento das atividades laborais, seja pelas sequelas e disfuncionalidades decorrentes. Cumpre lembrar que algumas neoplasias nessas regiões do corpo podem ser devastadoras devido a transformações no rosto, área muito visível e diretamente associada à identidade de cada pessoa; além disso, muitas vezes, como parte do tratamento, é preciso remover a língua e outras partes da boca e da garganta comprometidas pelo tumor. Em decorrência, as pessoas afetadas costumam ter dificuldade para comer, falar e respirar.

COMPREENDENDO A AVALIAÇÃO DA RELAÇÃO HARMÔNICA E SAUDÁVEL ENTRE TRABALHO E TRABALHADOR NO CONTEXTO DAS NEOPLASIAS DE CABEÇA E PESCOÇO E O PAPEL DOS ATORES ENVOLVIDOS

Diante das características da neoplasia e das eventuais sequelas e disfuncionalidades decorrentes da doença e do tratamento instituído, dois valores devem ser avaliados:

- **A capacidade para o trabalho;**
- **A aptidão para o trabalho.**

De acordo com a legislação brasileira, estas variáveis são analisadas por dois atores distintos:

- **A capacidade** pelo Médico Perito da Previdência Social ou da instância municipal, estadual ou federal análoga correspondente (os Departamentos de Perícia Médica);
- **A aptidão** pelo Médico do Trabalho responsável pela realização dos exames ocupacionais da empresa ou instituição com a qual o trabalhador tem seu vínculo empregatício.

Cumpre salientar que ambos (Perito e Médico do Trabalho) dependem da informação do Médico Assistente dada pessoalmente ou por meio de relatórios éticos esclarecedores que contenham todas as informações sobre o caso, incluindo eventuais sequelas e perdas funcionais decorrentes.

Mais na prática que legalmente, incapacidade e inaptidão laboral representam duas figuras técnico-legais próximas, porém distintas. A primeira diz respeito à impossibilidade de trabalhar, enquanto a segunda está relacionada com a impossibilidade de desempenho da função ou atividade habitual do trabalhador.

Desta forma, o Perito pode considerar o trabalhador capaz para trabalhar, fazendo cessar o benefício previdenciário, fato que determina o retorno ao trabalho, enquanto o Médico do Trabalho pode considerar este mesmo trabalhador inapto para exercer as funções específicas de sua atividade ou ocupação.

Isto ocorre apesar do conceito de incapacidade adotado pelo Instituto Nacional do Seguro Social (INSS) ser o mesmo do adotado pelo Médico do Trabalho. Ambos consideram que *incapacidade laborativa é a impossibilidade de desempenho das funções específicas de uma atividade, função ou ocupação habitualmente exercida pelo segurado, em consequência de alterações morfopsicofisiológicas provocadas por doença ou acidente.*[1]

A discordância geralmente está:

- Na avaliação do grau da incapacidade laborativa;
- Na duração dessa incapacidade;
- No desempenho profissional.

Ocorre que, havendo discordância e sendo a decisão pericial irreversível de imediato, visto depender de recurso por parte do trabalhador, não raramente cabe ao Médico do Trabalho proporcionar o retorno ao trabalho apontando funções/atividades que podem ser exercidas pelo trabalhador por serem compatíveis com sua condição de saúde. Neste momento é fundamental o apoio do Médico Assistente auxiliando o Médico do Trabalho nesta decisão por meio dos relatórios já citados.

Esta discussão demonstra claramente que a avaliação do binômio "incapacidade: inaptidão" não é simples e que deve ser realizada considerando o estado clínico do trabalhador frente ao objeto, o processo, o método e o ambiente de seu trabalho.

Agrava este processo de constatação ou não da incapacidade laboral a tendência de avaliação fragmentada e atomista das pessoas, abstraindo-as da realidade em que vivem ou trabalham. Assim, apesar de serem considerados os aspectos clínicos, em suas variantes fisiológicas e anatômicas, obviamente importantes, "não são consideradas as repercussões da doença, seu tratamento ou eventuais sequelas e disfuncionalidades, nos aspectos pessoais, individuais, como as relações sociais, políticas, econômicas e ideológicas do indivíduo, seu nível de escolaridade, faixa etária e até as questões relacionadas com a competitividade do mercado de trabalho".[2]

Esta forma atomizada de avaliar a incapacidade compromete o direito ao benefício previdenciário e, não raramente, proporciona retorno ao trabalho em condições desvantajosas para o trabalhador doente ou acidentado ao não conseguir exercer sua profissão em função dos fatores psicossocioambientais citados.

Em decorrência, estes trabalhadores, além de serem excluídos e até rejeitados pelo mercado de trabalho, são igualmente renegados pela Previdência Social, que lhes nega o benefício a que fazem jus. Esta situação, conhecida como "limbo previdenciário" fere o princípio da solidariedade, na medida em que, ao contrário de revelar uma preocupação com o outro, deixa totalmente desamparado aquele que se encontra em evidente situação de vulnerabilidade social.

Delineado o cenário, passaremos a discutir as ações necessárias para amortecer o impacto sobre o trabalhador.

COMPREENDENDO O ACOLHIMENTO E A ATENÇÃO À SAÚDE DO TRABALHADOR NO CONTEXTO DAS NEOPLASIAS DE CABEÇA E PESCOÇO E O PAPEL DOS ATORES ENVOLVIDOS

Médico Assistente

Entendido como o especialista (clínico e/ou cirurgião) que dá assistência ao paciente e tem o dever ético (Art. 54, 86 e 91 do Código de Ética Médica do Conselho Federal de Medicina)[3] de fornecer ao paciente, para que este leve ao Médico Perito e ao Médico do Trabalho, relatório ou laudo contendo todas as informações necessárias para subsidiar as decisões relacionadas com o retorno ou não ao trabalho. O relatório deve conter no mínimo:

- Diagnóstico(s);
- Tratamento(s) realizado(s) e/ou indicado(s);
- Descrição de sequelas, disfuncionalidades e hipossuficiências decorrentes, explicitando se são temporárias (estimar o tempo) ou definitivas e referindo o tipo de comprometimento (cognitivo ou motor), ou seja, se há perda ou anormalidade de uma estrutura ou função psicológica, fisiológica ou anatômica que, em sua opinião de especialista, possa gerar incapacidade para o desempenho de atividade dentro do padrão considerado normal.

Previdência Social

Entendido como a instância institucional responsável pela avaliação da capacidade ou incapacidade para o trabalho na figura do Médico Perito que deve respeitar o contido no Capítulo XI do Código de Ética Médica do Conselho Federal de Medicina.[3]

Insistimos ser fundamental que a avaliação médica pericial não considere apenas os aspectos clínicos para a decisão da capacidade ou incapacidade para o trabalho, mas também suas repercussões na vida social e laboral do trabalhador periciado.

É desejável, por ser terapêutico, útil e humano que trabalhadores em situação de desvantagem que estão à margem da relação de trabalho por motivo da doença ou agravos dela decorrente sejam beneficiados com programas de reabilitação/habilitação profissional com o objetivo de prepará-los para a realidade efetiva do mercado de trabalho.

Serviço de Saúde Ocupacional

O Código de Ética para os Profissionais de Medicina do Trabalho (adotado pela Comissão Internacional de Saúde no Trabalho – ICOH e traduzido para o português pela Associação Nacional de Medicina do Trabalho – ANAMT) orienta que os Profissionais de Saúde no Trabalho devem, com base no princípio de equidade, assistir os trabalhadores na obtenção e na manutenção do emprego, apesar de suas deficiências de saúde ou de suas incapacidades ou desvantagens.[4]

Diante da complexidade do problema e a íntima e inalienável relação de vínculo entre o trabalhador e a empresa, o processo de retorno ao trabalho transcende à avaliação clínica e ocupacional e a consequente emissão do Atestado de Saúde Ocupacional (ASO).

Na realidade, ele deve ser iniciado no momento que este trabalhador doente apresenta atestado médico indicando afastamento do trabalho por período superior a 15 dias.

Nesse momento, o trabalhador deve ser acolhido em um programa terapêutico e humanizado interdisciplinar, multiprofissional e intersetorial, coordenado por um médico do trabalho. Além do coordenador, esta equipe deverá contar com enfermeira do trabalho, engenheiro do trabalho, técnicos de segurança do trabalho e assistente social, com o apoio de psicólogo e terapeuta ocupacional. O gestor ou gestores diretamente envolvidos com o trabalhador (incluindo o gestor de recursos humanos) também terão papel ativo nesse processo dando todas as condições para a reintegração do trabalhador, bem como preparando os colegas de trabalho para este momento.

Este acolhimento precoce e continuado do trabalhador afastado é muito importante na medida em que mantém ativo seu vínculo institucional e proporciona maior segurança e facilidade no enfrentamento dos procedimentos médicos, e, principalmente, da burocracia das legislações trabalhistas e previdenciárias.[5]

COMPREENDENDO O PROGRAMA DE RETORNO AO TRABALHO DO TRABALHADOR NO CONTEXTO DAS NEOPLASIAS DE CABEÇA E PESCOÇO E O PAPEL DOS ATORES ENVOLVIDOS

Alinhamos abaixo as fases desejáveis para este programa a cargo da equipe anteriormente descrita e atores gestores.

Acolhimento e Apoio

Desde o primeiro dia de afastamento superior a 15 dias, buscando reduzir o estresse gerado pela situação vivida associada à burocracia e impessoalidade que ainda predomina nas relações de trabalho e no sistema de previdência social.

Acompanhamento e Suporte

O afastamento do trabalhador de seu trabalho por motivo de doença, por si só, já é uma situação estressante. Isto se agrava muito quando se trata de uma doença grave e potencialmente incapacitante. Em decorrência, a depressão está quase sempre presente no histórico destes trabalhadores. Alguns não veem mais sentido em continuar vivendo.

Outros sentem que perderam o controle de suas próprias vidas ao terem de abandonar hábitos antigos (beber, fumar) ou passarem a depender de outros para se alimentar, por exemplo. A possibilidade de não poderem voltar ao trabalho devido a limitações e disfuncionalidades potencializa esses sentimentos de perda da autonomia. Não raramente surge um forte sentimento de culpa como se ele fosse o único responsável por sua própria doença. O câncer traz essa representação do fracasso pessoal e o doente o vê como um inimigo demoníaco e uma doença vergonhosa.[6] Fica clara a necessidade de redesenhar a vida, visando a preparar e facilitar seu retorno ao trabalho. Para tanto é indispensável o apoio psicológico.

Também é muito importante o apoio de assistente social no atendimento de demandas relativas à burocracia previdenciária, providenciar [illegible] de consultas e exames e acompanhamento das decisões previdenciárias, [illegible] necessidades.

Preparação do Retorno

Havendo sinalização da cessação do benefício previdenciário, a equipe interdisciplinar deve iniciar a preparação do retorno ao trabalho. Neste momento é fundamental a participação dos especialistas em medicina do trabalho e engenharia de segurança para que, fundamentados nas limitações do trabalhador, busquem pactuar com sua chefia e seus colegas de trabalho o melhor ambiente possível, buscando valorizar o que ele poderá fazer e não o que não poderá fazer.

Exame Médico Ocupacional de Retorno ao Trabalho (EMRT)

Certamente o pior cenário neste momento diz respeito à gestão do conflito entre a decisão da perícia e a avaliação do médico do trabalho que, ciente das especificidades da atividade laboral do trabalhador que está retornando, não o considera apto.

Deve-se ter em conta que, pela frente, tem-se uma pessoa insegura, fragilizada, portadora de cicatrizes físicas, estéticas, emocionais e espirituais que deve ser vista e avaliada de maneira integral e humana.

De qualquer maneira, concordando ou não com a decisão pericial, o princípio norteador da conduta do médico do trabalho é o da solidariedade por meio da garantia do emprego e elevação da autoestima do trabalhador.

De posse de todas as informações clínicas, limitações, disfuncionalidades e hipossuficiências, e apoiado na pactuação previamente estabelecida na fase anterior, o médico do trabalho buscará a melhor inserção do trabalhador no trabalho, preferentemente executando atividades compatíveis com seu atual nível de capacidade emocional, funcional e cognitiva, habilidades e competências.

Inclusão no Trabalho

Deve ser feita de maneira progressiva e com avaliações periódicas sistemáticas e pareadas realizadas pela equipe interdisciplinar, pela chefia e pelo próprio trabalhador. Quando for o caso, deve-se adotar política de proteção do hipossuficiente, incluindo a possibilidade de sua inclusão na cota de pessoa com deficiência (PcD).

Esta possibilidade está baseada no item III do art. 3° do Decreto 3.298/99 que considera a incapacidade como "uma redução efetiva e acentuada da capacidade de integração social, com necessidade de equipamentos, adaptações, meios ou recursos especiais para que a pessoa portadora de deficiência possa receber ou transmitir informações necessárias ao seu bem-estar pessoal e ao desempenho de função ou atividade a ser exercida".[7]

Para reconhecimento, pela fiscalização legal, da condição de PcD é necessário um laudo médico demonstrando que a deficiência atende aos critérios do Decreto. Este laudo pode ser emitido pelo médico do trabalho da própria empresa (ou outro médico) devendo especificar o tipo de deficiência e ter a autorização expressa do trabalhador. Sugere-se que o especialista assistente do caso avalie a deficiência e elabore laudo que apoie e/ou colabore com a decisão do médico do trabalho.[4]

A reforçar esta possibilidade temos o entendimento dos denominados "casos fronteiriços, a saber", aqueles que não estão claramente identificados como elegíveis pelo Decreto 3.298/1999, mas apresentam evidente comprometimento social e/ou da função para assegurar proteção não só àqueles que têm deficiência permanente, ou incapacidade física, mas também às pessoas com deficiência caracterizada pela perda ou anormalidade de uma estrutura ou função psicológica, fisiológica ou anatômica que gere incapacidade para o desempenho de atividade dentro do padrão considerado normal para a pessoa.

COMPREENDENDO AÇÕES COMPLEMENTARES PARA O TRABALHADOR NO CONTEXTO DAS NEOPLASIAS DE CABEÇA E PESCOÇO

Ações Preventivas

Devem ser focadas:

- Na capacitação do trabalhador quanto ao risco ocupacional de aquisição de câncer relacionado com o trabalho e das medidas de proteção a serem adotadas. Os principais agentes de risco ocupacional para neoplasia maligna na região da cabeça e pescoço são, entre outros:[8,9]
  - Da cavidade nasal e dos seios paranasais:
    - Álcool isopropílico – processo de produção (de ácido forte, provavelmente por exposição a alquil sulfato produzido no processo);
    - Cromo e seus compostos (provavelmente sais de cromo hexavalente);
    - Níquel – processo de refino (associado ao câncer de seios paranasais);
    - Poeiras da indústria do couro e poeiras orgânicas (na indústria têxtil e em padarias);
    - Poeiras de madeira e outras poeiras da indústria de mobiliário (responsáveis por adenocarcinoma);
    - Poeiras orgânicas (na indústria têxtil e em padarias);
    - Radiações ionizantes.
  - Da laringe:
    - Ácidos inorgânicos fortes (névoas);
    - Álcool isopropílico – processo de produção;
    - Asbesto ou amianto;
    - Gás mostarda;
    - Níquel;
    - Óleos minerais (solúveis ou de corte).
  - De outras localizações:
    - Herbicidas derivados do ácido fenoxiacético (causadores de linfoma tipo Hodgkin e não Hodgkin e sarcoma de partes moles);
    - Radiação ionizante (câncer de tireoide);
    - Radiação ultravioleta (particularmente a radiação solar associada ao câncer de pele)
- Na implantação de medidas de controle da exposição dos trabalhadores a estes agentes com potencial carcinogênico. Estas medidas são de natureza administrativa (como, por

exemplo, a capacitação anteriormente referida), ambientais ou de engenharia (como, por exemplo, o sistema de ventilação do ambiente de trabalho) e de proteção coletiva e individual (como, respectivamente, a sinalização de perigo e máscara de proteção respiratória, por exemplo).

- Na informação dos trabalhadores sobre as principais causas não ocupacionais destes tumores, a saber, o uso concomitante do álcool e do tabaco (fator de risco mais importante), má higiene oral e pouco acesso a dentistas, além de infecção pelo papilomavírus humano (HPV) associada ao câncer na região da orofaringe e infecção pelo vírus Epstein-Barr (EBV) relacionada com o câncer de nasofaringe. As principais medidas de prevenção destes tumores consiste em parar com o fumo e [illegible] alcoólicas, além [illegible] de risco.

Emissão de Comunicação de Acidente do Trabalho (CAT)

Deve ser providenciada sempre que houver nexo ocupacional entre a neoplasia e o trabalho caracterizando-se como doença ocupacional, seja:

- *A caracterizada como* ***profissional*** *ou tecnopatia*: entidade mórbida desencadeada pelo exercício do trabalho peculiar a determinada atividade, como, por exemplo, a neoplasia de tiroide que pode acometer trabalhadores expostos à radiação ionizante devida a sua ocupação;
- *A caracterizada como* ***do trabalho*** *ou mesopatia*: adquirida em função de condições especiais em que o trabalho é realizado, como, por exemplo, as neoplasias de pele causadas principalmente pela exposição solar prolongada que ocorrem em trabalhadores que exercem suas atividades a céu aberto (agricultor, conservação de estradas, limpeza de vias públicas, carteiros etc.).[10]

Notificações ao Sistema de Informação de Agravos de Notificação (SINAN)

De acordo com a Portaria de Consolidação nº 5/2017 que trata da "Consolidação das normas sobre as ações e os serviços de saúde do Sistema Único de Saúde" definindo "a lista nacional de doenças e agravos,..., a serem monitorados por meio da estratégia de vigilância em unidades sentinelas..." no Cap. XIII, Seção I, Anexo XLIII – da Lista Nacional de Doenças e Agravos a serem monitorados por meio da Estratégia de Vigilância em Unidades Sentinelas (Origem: PRT MS/GM 205/2016, Anexo 1), no caso em questão considerando o item I. 1, Vigilância em Saúde do Trabalhador – Câncer relacionado com o trabalho.[11]

Este sistema de informação do Ministério da Saúde configura-se como uma importante ferramenta epidemiológica de abrangência nacional. Para compreender melhor esta questão é preciso relembrar que a epidemiologia é o ramo da Medicina que estuda os diferentes fatores que intervêm na difusão e propagação de doenças, sua frequência, seu modo de distribuição, sua evolução e a colocação dos meios necessários para a sua prevenção.

Portanto, a utilização efetiva do SINAN por meio de notificações completa e adequadamente preenchidas permite a realização do diagnóstico dinâmico (no tempo e no espaço) da ocorrência de um evento na população: no caso em questão o câncer ocupacional. Este recurso de vigilância epidemiológica pode fornecer subsídios para explicações causais dos agravos de notificação compulsória, além de vir a indicar riscos aos quais as pessoas estão sujeitas, contribuindo, assim, para a identificação da realidade epidemiológica de determinada área geográfica, setor ou segmento. O seu uso sistemático, de forma descentralizada, contribui para a democratização da informação, permitindo que todos os profissionais de saúde tenham acesso à informação e as tornem disponíveis para a comunidade. Trata-se, portanto, de um instrumento relevante para auxiliar o planejamento da saúde, definir prioridades de intervenção, além de permitir que seja avaliado o impacto das intervenções.

REFERÊNCIAS BIBLIOGRÁFICAS

1. Brasil. Instituto Nacional do Seguro Social – INSS. Diretoria de Saúde do Trabalhador – DIRSAT Manual Técnico de Perícia Médica Previdenciária. Brasília. 2018.
2. Silveira JAC. O conceito de incapacidade no âmbito do benefício previdenciário da aposentadoria por invalidez. Rev Direito e Liberdade-RDL-ESMARIN. 2015;17(1):91-130.
3. Brasil. Conselho Federal de Medicina. Resolução CFM nº 2.217/2018, de 27 de setembro de 2018. Código de Ética Médica. Diário Oficial da União 2018.
4. Brasil. Associação Nacional de Medicina do Trabalho – ANAMT. A inclusão de pessoas com deficiência [livro eletrônico]: o papel de médicos do trabalho e outros profissionais de saúde e segurança/Daniela Bortman...[et al.] ; [organização Marcia Bandini]. Curitiba, PR. 2015.
5. Vieira GS, Glina DMR, Pustiglione M, et al. Programa de retorno ao trabalho em um hospital de São Paulo: resultados iniciais, fatores facilitadores e obstáculos de uma perspectiva administrativa. Rev Bras Med do Trab. 2010;8:105.
6. Sontag S. A doença como metáfora. Ed. Cia de Bolso. 2007.
7. Brasil. Decreto nº 3.298 de 20 de dezembro de 1999 que dispõe sobre a política nacional para a Integração da Pessoa Portadora de Deficiência. Diário Oficial da União 21 dezembro 1999.
8. Brasil. Ministério da Saúde. Organização Pan-Americana de Saúde-Brasil. Doenças relacionadas ao trabalho - Manual de procedimentos para os serviços de saúde. Brasília/DF. 2001.
9. Brasil. Ministério da Saúde. Instituto Nacional de Câncer – INCA. Vigilância do câncer relacionado ao trabalho e ao ambiente. 2. ed. Revista e atualizada. Rio de Janeiro: INCA; 2010.
10. Brasil. Instituto Nacional do Seguro Social – INSS. Manual de Acidente de Trabalho. Brasília. 2016.
11. Brasil. Ministério da Saúde. Portaria de Consolidação nº 5 de 28 de setembro de 2017. Diário Oficial da União 3 outubro de 2017.

Parte VI OTORRINO-LARINGOLOGIA AEROESPACIAL

HISTÓRIA E EVOLUÇÃO DA MEDICINA DE AVIAÇÃO NO BRASIL

CAPÍTULO 28

Kleber Falcão Rebêlo

INTRODUÇÃO

Ao longo dos tempos, alguns marcos históricos impuseram uma nova realidade aos profissionais de saúde, levando-os ao estudo dos efeitos da atividade aeronáutica na fisiologia humana.

Nos idos de 1709, um brasileiro de Santos-SP, o jesuíta Bartolomeu Lourenço de Gusmão, em Lisboa, impressionou o rei D. João VI com uma petição de privilégio para o seu invento do "instrumento de andar pelo ar", empregando ar quente nos balões.

Em 1886, Paul Bert na França estabeleceu os exames médicos a serem feitos nos tripulantes dos balões, evento que é reconhecido como o início da medicina aplicada a aviação.

Em 1906, na cidade do Rio de Janeiro, o médico militar Dr. Pinheiro Guimarães fez a primeira ascensão a bordo de um balão. Neste mesmo ano, em 23 de outubro, Alberto Santos Dumont (1873-1906) realizou o primeiro voo de Aeroplano, o famoso 14-BIS, inaugurando uma nova era para a humanidade, constituindo um dos principais fatos que marcaram o século passado (Fig. 28-1). Voou a uma altitude de 70 metros a 30 km/hora. Com sua frase famosa: "as ascensões em aparelhos mais pesados do que o ar", foi o ponto de partida para que os homens das ciências médicas despertassem grandes interesses pelo estudo do comportamento do corpo humano nas altitudes elevadas, no deslocamento rápido, nas grandes acelerações e em condições climáticas adversas.

Em 22 de outubro de 1911, Edmond Plauchut fez o primeiro voo em aeronave civil. Em 17 de junho de 1922, os portugueses Gago Coutinho e Sacadura Cabral chegaram ao Brasil concluindo seu voo pioneiro e, em 1927, os aviadores brasileiros João Ribeiro de Barros e Newton Braga terminaram com êxito a travessia do Atlântico.

Em 1914, foi deflagrada a Primeira Guerra Mundial e os balões já foram usados como veículos de observação. Em seguida foram desenvolvidas normas de aptidão física para ingresso na aviação militar, como a que se seguiu em junho de 1919, quando foi publicado pelo Exército Brasileiro o primeiro documento oficial de seleção médica da medicina de aviação (Fig. 28-2).

Em 1921, Emygdio Joaquim Pereira Caldas apresentou sua tese de doutorado sobre o "Mal dos Aviadores", atestando a necessidade de estudos mais sólidos sobre a origem deste distúrbio.

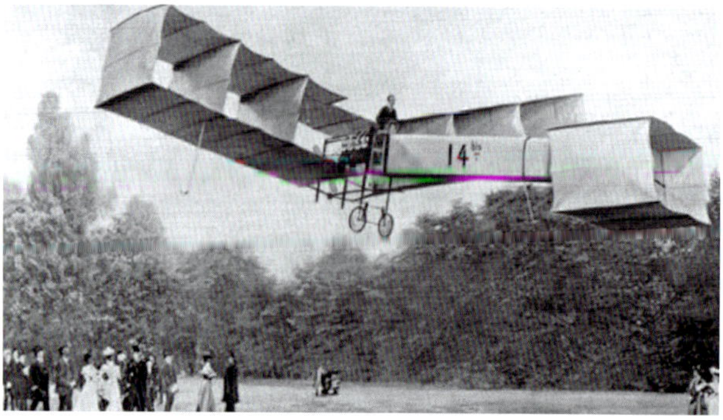

Fig. 28-1. Alberto Santos Dumont no primeiro voo do 14BIS.

Estes dados fazem parte do acervo histórico, com acesso ao público, no Centro de Medicina Aeroespacial do **Museu Histórico da Aeronáutica.**

Após a 1ª Guerra Mundial e com o avanço da aviação militar no Brasil, tornou-se imperativo preparar o homem para enfrentar as inúmeras alterações ou modificações no organismo humano em voo. Fez-se necessário selecionar elementos aptos a resistir aos agressores dinâmicos, impondo medidas adequadas no preparo do pessoal técnico, a fim de dotar a aviação de profissionais capacitados a cumprir suas missões na nova arma bélica. Neste contexto, coube então o pioneirismo à Marinha de Guerra ao iniciar o aprofundamento nesta nova ciência médica com um novo tipo de especialista médico, o "médico de aviação". Em 1923, enviou o Tenente Médico Márcio Pontes de Miranda para especializar-se em Medicina de Aviação, cursando a *School of Aviation Medicine* nos EUA, onde foi diplomado como *Flight Surgeon* (Médico de Aviação). Em seguida, em 1927, instituiu a primeira Junta de Saúde para aviadores navais. Ainda neste ano, o Exército Brasileiro estabelece o teste psicológico para candidatos à Aviação Militar.

Em 20 de janeiro de 1941, durante a 2ª Guerra Mundial, foi criado o Ministério da Aeronáutica e, no mesmo ano, a Força Aérea Brasileira (FAB) e em 28 de abril de 1943, foi realizado o primeiro Curso para o Corpo de Saúde da Aeronáutica para médicos militares. Dentre os 34 formandos, três tiveram destaque como Otorrinolaringologistas: Antônio **Bertino** Filho, **Antônio** Rezende de Castro **Monteiro e Marcial** Armando **Salaverry**.

Outro marco histórico de avanço tecnológico ocorreu em outubro de 1947, quando a chamada "barreira do som" foi quebrada pela primeira vez na história da aviação, deslocar-se acima do nível do mar em condições normais de temperatura e pressão a 1.226 km/hora. A partir deste evento, tal tecnologia também foi estendida aos aviões comerciais. Esta rápida evolução da aviação civil e militar trouxe grandes desafios para a medicina aplicada à atividade aérea, não apenas para os profissionais da saúde, mas também a necessidade de grandes investimentos na infraestrutura assistenciais e de pesquisa.

No Brasil, merece destaque o Major-Brigadeiro Médico Roberto Carvalho da Motta Teixeira (Fig. 28-3). que impulsionou a Medicina de Aviação. Ele se especializou no Brasil e nos EUA em Medicina Aeroespacial e Treinamento Fisiológico. Seu grande legado foram sua dedicação e os escritos sobre este tema.

PRIMEIRAS NORMAS DE APTIDÃO FÍSICA PARA INGRESSO NA AVIAÇÃO MILITAR NO BRASIL

"L'absence de tout trouble mental et de toute tare morale ou physique, dans la mesure ou cela intéresse la sécurité de la navigation".

(Código do Ar da Conferência da Paz - 1909)
A.R. de Castro Monteiro - Cel Médico R/R.

Ao terminar a Primeira Guerra Mundial ficou comprovada a ação eficiente da aviação nos combates, despertando o interesse das nações para seu emprego em futuros conflitos bélicos. Isto levou o problema a ser discutido na Conferência da Paz, em Versailles, resultando daí "as bases do Congresso Médico Internacional de Roma sobre aptidão para aviadores".

Como o Brasil participou das operações bélicas enviando a chamada Divisão Naval em Operações de Guerra, um corpo de aviação e uma divisão [illegible] Vice-Presidente Delfim Moreira, através do seu Ministro da Guerra General [illegible] de Aguiar, tendo como Diretor de Saúde o General-Médico Sebastião Ivo Soares, houve por bem estabelecer as primeiras instruções sobre aptidão física para aviação publicada no Boletim [illegible], de 5 de junho de 1919, número 249, página 212, as quais transcrevemos abaixo, respeitando a ortografia original, surgindo então o primeiro documento oficial de seleção médica da Medicina Aeronáutica no Brasil.

"Approvando as instrucções relativas ao reconhecimento da aptidão physica para o serviço de aviação militar:

O Ministro de Estado dos Negocios da Guerra, em nome do Sr. Vice-Presidente da Republica, resolve approvar as instrucções que a esta acompanham, relativas ao reconhecimento da aptidão physica para o serviço de aviação militar.

Rio de Janeiro, 2 de julho de 1919 - Alberto Cardoso de Aguiar.

Instrucções relativas ao reconhecimento da aptidão physica para o serviço de aviação militar, a que se refere a portaria desta data.

Art 1º Além das condições geraes constantes das instrucções em vigor, para o reconhecimento da aptidão physica para o serviço militar, a aptidão particular para a aviação exige ainda:

a) uma acuidade normal para os dous olhos e para cada um delles "de per si";
b) não ser admitida nenhuma correcção visual por vidros;
c) um campo binocular normal;
d) aptidão para distinguir, nitidamente, e a grande distancia, o verde do vermelho;
e) facilidade de reconhecer as côres principais;
f) uma acuidade auditiva normal, com perfeita integridade dos conductos auriculares médio e interno e, especialmente, do apparelho de equilibração;
g) integridade dos orgãos respiratorios;
h) integridade dos orgãos da circulação;
i) integridade das funções psycho-nervosas;
j) peso maximo de 75 kilogrammos.

Art 2º Os Candidatos serão pesados, vestidos com seus uniformes communs, sem armas, equipamento e vestuarios outros usados a bordo dos apparelhos de aeronautica.

Art 3º As condições desta aptidão physica especial para aviação deverão ser ratificadas, pelo menos, uma vez por anno.

Art 4º É conveniente que nas juntas militares de saude, destinadas a estas inspecções, figurem medicos especialistas, principalmente um ophtalmologista.

Rio de Janeiro, 2 de junho de 1919 - *Alberto Cardoso de Aguiar."*

Estabelecidas as normas regulamentares do Serviço Médico da Aviação, o então Departamento Médico da Aviação Militar passou a funcionar com o Bol. nº.1, de 11/02/1935, feito pelo então soldado Gentil Baptista Tenorio, sob a chefia do então Maj. Med do Exército Ângelo Godinho dos Santos, tendo como Fiscal Administrativo o então Cap. Méd. do Exército Hildo Sá de Miranda e Horta; membro por 3 meses Dr. Waldemar Basgal - 1º. Ten. Méd.; Almoxarife pagador: Aristóteles Corrêa de Faria Castro - Cap. de Administração.

A primeira chefia do Departamento recém criado tinha para suas instalações um magnífico edifício de cimento armado de 3 pavimentos, de construção recente, bem arejado, com boas instalações, bem dividido e confortável, com a finalidade de prestar serviços para assistência médico-hospitalar à Escola de Aeronáutica.

No 3º. pavimento, funcionava a chefia, todos os gabinetes e uma sala de aulas.

1.5-4 Centro de Medicina Aeroespacial

Fig. 28-2. **Primeiras normas de aptidão física para ingresso na aviação militar.**

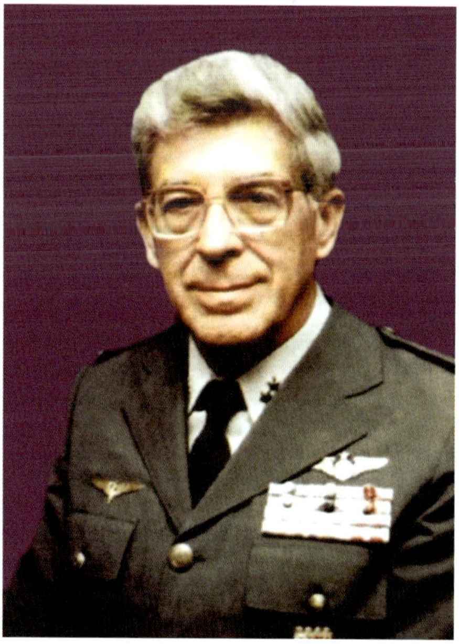

Fig. 28-3. Tenente-brigadeiro Médico Roberto da Moeta Teixeira.

Para acompanhar todas estas evoluções, várias outras especialidades foram chamadas para compor o trabalho de tratar, elaborar normas, criar programas educacionais, prevenir e motivar os mais jovens. Merecem destaque: Roberto Machado Neves Pinto – Tenente-Coronel Médico, um ícone da Rinologia no Brasil e no mundo, Zuma Maia, Flávio José Morici de Paula Xavier, Luiz Eduardo Neves Pannain, Waldo Fonseca Temporal, Luiz Beethoven Gomes de Alcântara e Celso de Bona, responsáveis pela evolução do nosso principal órgão pericial, o CEMAL.

O **CEMAL** (Centro de Medicina Aeroespacial) é o órgão do Comando da Aeronáutica voltado ao campo médico-pericial que tem por missão dar apoio à indústria aeronáutica brasileira, em estudo e pesquisa no campo da ***higidez psicofísica humana***, entre outras funções.

O **IMAE** (Instituto de Medicina Aeroespacial Brigadeiro Médico Roberto Teixeira), situado no Campus da Universidade da Força Aérea, Campo dos Afonsos, Rio de Janeiro, tem como missão desenvolver o ensino, a pesquisa, o aperfeiçoamento, o treinamento e a instrução da Medicina Aeroespacial (ROCA 21-11, aprovado pela Portaria 233/GC3, de 14 de abril de 2010).

Também cabe ao IMAE executar ações de atendimento médico pré-hospitalar e missões de EVAM DQBRN, bem como descontaminação de aeronaves e pessoal envolvidos em eventos QBRN, conforme DCA 1-6 – Doutrina de Preparo e Emprego da FAB em Missões de Transporte na Defesa Química, Biológica, Radiológica e Nuclear, de 2014.

A Coronel Médica Kátia Mello Alvim foi a primeira Médica de Aviação e Instrutora de Treinamento Fisiológico (Fig. 28-4).

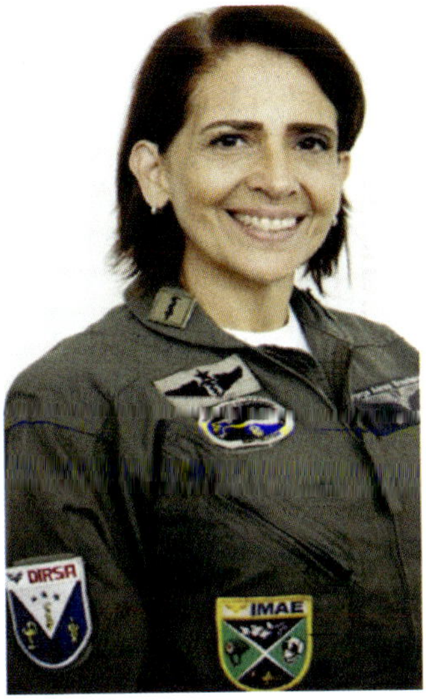

Fig. 28-4. Coronel Médica Kátia Mello Alvim.

A Capitão Médica Elga Gomes – Otorrinolaringologista – chefe da Divisão de Fisiologia Aeroespacial, com formação de Médica do Trabalho e curso de prevenção de acidentes aeronáuticos no CENIPA (Centro de Investigação e Prevenção de Acidentes), teve oportunidade como Médica de Esquadrão de lidar com vários tipos de acidentes relacionados com a atividade aérea e na investigação do **fator humano**.

Ao longo destes anos, a Medicina Hipobárica, em *lato sensu*, a Aeroespacial, deu subsídios a voos, no início, em meio elástico gasoso e, por último, no espaço sidérico (sideral) até pousar em planeta.

Há países que dicotomizam a Medicina Aeroespacial nos seus termos constitutivos:

1. *A Medicina Aérea*: em que as presenças de Força da Gravidade e de Atmosfera Terrestre se fizeram sentir;
2. *A Medicina Espacial*: voltada ao ambiente interestrelar.

Em nosso meio, elas se mantêm unidas, tendo em vista a não operacionalidade desta última.

O Comando da Aeronáutica, por meio do nosso Sistema de Saúde, dá especial atenção à higidez psicofísica de seu pessoal, razão pela qual as inspeções de saúde do tipo *Admissional e Demissional* têm pesos específicos.

Concomitantemente, destaca-se o Professor Carlos Gerk Filho que iniciou sua carreira na Aeronáutica em 1983 e encantou-se pela Medicina de Aviação. Em 2001 foi tranferido, para o DAC (Departamento de Aviação Civil), hoje, na ANAC (Agência Nacional de Aviação Civil), tornou-se responsável pela criação do Curso de Especialização em Medicina Aeroespacial para *médicos civis*, em 2002, dentro da Universidade Gama Filho. Em 2003, foi eleito 2º Vice-Presidente da SBMA (Sociedade Brasileira de Medicina de Aviação) com a única incumbência de regulamentar a Medicina Aeroespacial nos órgãos que regulam a medicina no Brasil.

Como Cardiologista de formação, percebeu que a fisiologia da altitude entre os pilotos militares e os civis era completamente diferente. Isto o estimulou a escrever o livro "Fisiologia Aeronáutica e da Altitude" tornando-se uma referência para quem tem interesse no assunto (Fig. 28-5).

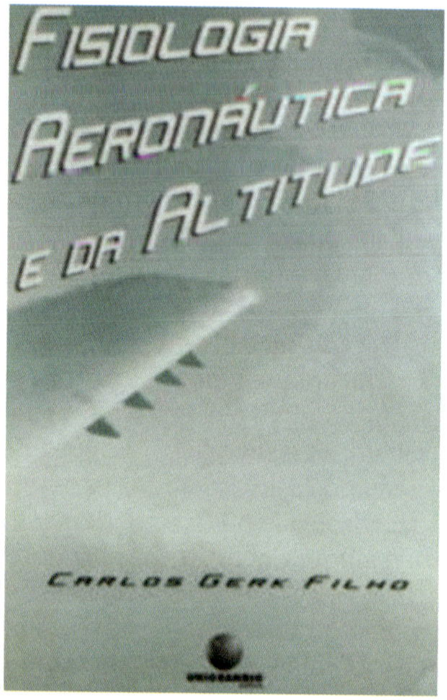

Fig. 28-5. Capa do livro "Fisiologia Aeronáutica e da Altitude".

Nesta mesma linha, a Capitão de Fragata Denise Fernanda Correa Vieira, médica otorrinolaringologista da Marinha do Brasil, tornou-se professora desta especialidade no meio acadêmico (Fig. 28-6). Em 5 de abril de 1999, consagrou-se como a primeira mulher a realizar um voo solo em Aeronave Militar (Helicóptero IH-6B). Participou do capítulo no Tratado de Otologia (ABORL-CCF) – "Vertigem em Aeronavegação".

É muito importante chamar a atenção para toda evolução da aviação no mundo. Os Aeronavegantes, pilotos, tripulação e profissionais de apoio, têm ido cada vez mais rápido e mais alto. Porém, as leis físicas não mudam! Aprendemos que as alterações otorrinolaringológicas são as primeiras que surgem diante das agressões durante o deslocamento aéreo, a saber *velocidade*, *aceleração*, altitude, vibração, falta de referências visuais e transposição de fusos horários. As doenças próprias do ouvido, nariz, faringe e laringe tornaram **incapacitantes**, temporária ou definitivamente, o exercício da atividade aérea na razão direta da evolução da aviação moderna. As **questões auditivas** e aquelas ligadas a **orientação espacial** caminham juntas na prática desta atividade. Podem estar presentes com relativa frequência nos **Acidentes Aeronáuticos**!

Desta forma, os serviços de Otorrinolaringologia de todo Brasil tornaram-se muito importantes na prevenção destes acidentes, seja no nível assistencial hospitalar, científico com residência médica, bem como nos órgãos periciais e de pesquisa aeronáutica (CEMAL e IMAE).

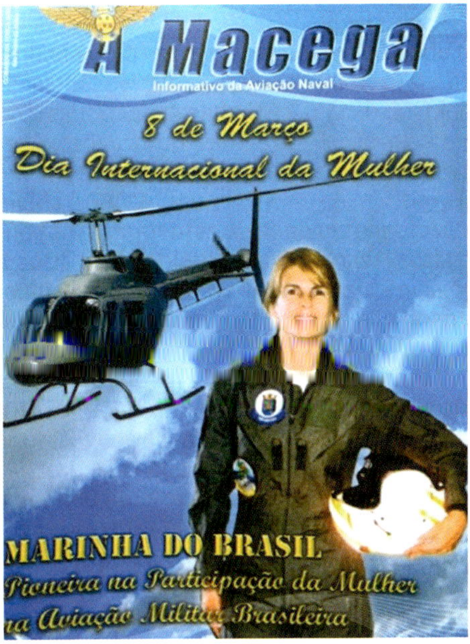

Fig. 28-6. Capitão-de-Fragata Denise Fernanda Correa Vieira médica otorrinolaringologista da Marinha do Brasil.

AGRADECIMENTOS

Agradeço a minha família pela paciência e ajuda na coletânea de dados.

*Agradeço a toda Equipe de Otorrinos do HCA (***Staff** *e Residentes), e a chefia através do Tenente-Coronel Helius Vinicius Fonseca. Em especial ao Major Médico Augusto Junqueira e a Capitão-Médica Juliana Caldeira – autores. À Capitão Médica Elga por estar sempre presente a todos os nossos Projetos Acadêmicos ligados à atividade aérea – IMAE (Instituto de Medicina de Aviação) e pelo grande incentivo para a realização deste resumo histórico.*

Agradeço à Diretoria de Saúde da Aeronáutica na pessoa do nosso Diretor de Saúde Major-Brigadeiro Médico José Luiz Ribeiro Miguel. À Direção do Hospital da Aeronáutica através do nosso Diretor Brigadeiro Médico Walter Kischinhevsky e do nosso Vice-Diretor Coronel Médico Cláudio Colares Lessa pelo apoio irrestrito a toda atividade científica.

BIBLIOGRAFIA

Centro de Instrução Especializado da Aeronáutica – Material Didático do Curso de Medicina Aeroespacial da Universidade da Força Aérea.
Centro de Medicina Aeroespacial – CEMAL.
Gerk Filho C. Fisiologia aeronáutica e da altitude. 2004.
Instituto de Medicina Aeroespacial – IMAE.
Temporal WF. Medicina aeroespacial. 1997.

CAPÍTULO 29

PERDA AUDITIVA EM PILOTOS

Juliana Caldeira

INTRODUÇÃO

A aviação civil vem apresentando crescente aumento no Brasil e no mundo. No Brasil, segundo a Agência Nacional de Aviação Civil (ANAC), houve crescimento de 194% na última década.[1] Diante de tal importância, esse setor é regulamentado por organismos internacionais, organizações nacionais e civis que estipulam regras de modo a favorecer a segurança, a eficiência, a economia e o desenvolvimento dos serviços aéreos.

A razão técnica existe pelo fato de que as operações aéreas devem cumprir requisitos rigorosos de segurança e treinamento dos recursos humanos. Dentre as regulamentações encontram-se os requisitos para concessão do certificado médico aeronáutico (CMA). O CMA é um documento emitido por médicos ou clínicas credenciadas após realização de exames de saúde periciais nos profissionais da aviação civil. O objetivo do CMA é de certificar a aptidão física e mental desses profissionais para exercer funções a bordo buscando reduzir o risco à segurança do voo decorrente de problemas de saúde.

A avaliação da audição faz parte dos critérios exigidos para emissão do CMA, pois a inteligibilidade da fala e a comunicação são elementos fundamentais para a segurança da aviação civil. Existem muitos estudos que descrevem uma alta prevalência de perda auditiva em pilotos e, portanto, deve existir uma avaliação adequada dos candidatos à certificação médica, por meio de testes de fala em condições de silêncio, bem como no ruído da aviação.[2-4] As regras básicas de saúde que determinam se um aeronavegante está apto constam no manual da Organização Internacional da Aviação Civil (ICAO), porém as autoridades reguladoras de aviação de cada pais têm autonomia na elaboração de seus próprios requisitos.[5]

PERDA AUDITIVA EM PILOTOS

A perda auditiva neurossensorial é aquela que ocorre por lesão na cóclea, no nervo auditivo, nas vias auditivas centrais ou no córtex cerebral.[6] O trauma acústico e a perda auditiva induzida pelo ruído (PAIR) são caracterizados como alterações auditivas neurossensoriais no nível da cóclea decorrentes da exposição ao ruído. O trauma acústico caracteriza-se pela exposição única no nível de pressão sonora muito elevado, resultando em uma lesão permanente e imediata, podendo ser unilateral ou bilateral. Já a PAIR é definida como a perda de audição permanente procedida pela exposição prolongada e repetida nos níveis de ruído intensos.[7]

As alterações ou efeitos que o ruído acarreta à audição e à saúde, em geral, são influenciados pelos níveis de pressão sonora, pelo tipo de ruído, pela frequência, pelo tempo total de exposição e ainda pela suscetibilidade individual. Desse modo, o ruído pode afetar os sujeitos expostos de formas diferentes pelo mesmo período.[8]

Dentre os exames complementares para avaliação da perda auditiva, encontram-se a audiometria tonal e a logoaudiometria. Na audiometria tonal são utilizados tons puros através de um aparelho chamado audiômetro, sendo os limites mínimos de percepção sonora auditiva obtidos por meio de respostas dadas pelo indivíduo. Os resultados audiométricos são expressos em um gráfico denominado audiograma em que uma série de frequências de 125 Hz a 8.000 Hz são testadas, sendo determinado o nível do limiar auditivo expresso em decibel (dB) para cada frequência testada. Já a logoaudiometria, por meio do índice de reconhecimento da fala, analisa a discriminação auditiva, ou seja, a habilidade do indivíduo entender e repetir corretamente uma lista de palavras em nível confortável de intensidade sonora. É útil para confirmação dos resultados audiométricos tonais e consideram-se acertos acima de 90% como limite para normalidade.[6]

O ouvido humano intacto pode detectar sons de 20 Hz a 20.000 Hz. Certas frequências são mais importantes do que outras na interpretação da fala. As mais importantes frequências são 500, 1.000, 2.000 e 3.000 Hz. O discurso é essencialmente comprimido nesse intervalo, o que é suficiente para compreensão bastante completa, e, portanto, os requisitos de audição das legislações estão confinados para esta gama de frequências. A discriminação, isto é, a compreensão da fala é geralmente ruim quando a surdez atinge estas frequências, causando ainda mais dificuldade quando se ouve contra um ruído de fundo.[5]

Os profissionais da aviação civil são expostos a diversas fontes de ruído, tanto em terra quanto no ar. O ruído é produzido pelos equipamentos de força da aeronave, sistemas de transmissão, hélices, rotores, atuadores hidráulicos e elétricos, ar-condicionado da cabine e sistemas de pressurização, sistema de alertas e equipamentos de comunicações. O ruído pode também ser gerado pela interação aerodinâmica entre o ar e a superfície da aeronave, como fuselagem, asas, superfície de controle e trem de pouso. O Quadro 29-1 apresenta os níveis de ruído em dB dentro do *cockpit* de diferentes aeronaves. Estes sons podem ao longo do tempo causar alterações auditivas.[5]

Pilotos experientes evoluem não raramente com perda auditiva no decorrer da carreira. Em estudo envolvendo pilotos de aviões de pequeno porte e ultraleves de um aeroclube, os achados demonstraram que 30% dos aviadores possuíam alteração auditiva sugestiva de PAIR.[9] Outro estudo refere que, em casos extremos, um tempo de exposição ao ruído no *cockpit* de um planador por apenas 20 segundos pode causar perda permanente da audição.[4] Já Buckey *et al.* (2001) detectaram que perdas auditivas após missões russas espaciais de longa duração ocorriam principalmente nas médias e altas frequências e não necessariamente tinham relação causal com ruído.[3] Nas organizações militares da Força Aérea Brasileira, observa-se ocorrência de perda auditiva induzida pelo ruído em número significativo de militares expostos ao barulho do helicóptero H-1H operado, entre outros esquadrões, pelo Primeiro Esquadrão do Oitavo Grupo de Aviação (1°/8° G Av), localizado na Base Aérea de Belém.[10] Wagstaff e Arva, em 2009, coletaram dados audiométricos nas frequências de 3, 4 e 6 kHz de 182 pilotos e detectaram possível perda induzida pelo ruído na frequência de 4 kHz. Além disso, encontraram perda auditiva similar entre pilotos de helicópteros e demais pilotos demonstrando que a proteção auditiva utilizada nos helicópteros é realmente eficaz, uma vez que esses pilotos são expostos a ruído de maior intensidade.[11] Este resultado também foi encontrado num estudo realizado com 150 pilotos militares da Força Aérea da Arábia Saudita em que a prevalência de perda auditiva induzida pelo ruído foi de 18,4%, com incidência maior entre os pilotos de asa fixa (42%) em relação aos pilotos de asa rotativa (23%), com justificativa também atribuída à maior proteção dos *headsets* utilizados por pilotos de helicópteros.[12]

Quadro 29-1. Intensidade sonora em dB no *cockpit* de aeronaves antigas e atuais no voo de cruzeiro e em alta velocidade

Aeronave	Voo de cruzeiro	Alta velocidade de descida
DC-6	78	85
F-27J	78	78
B-707	80	82
B-720	74	74
B-727	78	82
DC-9	74	74
DC-10-30	67	
MD-80	68	
B-747-300	70	
B-737-500	72	
B-737-600/800	77	
A-320	74	
B-737-436	74	76
B-757-236	71	73
B-767-336	70	72
BAe ATP (*advanced turboprop*)	72	74
Concorde	74	78

Fonte: ICAO – International Civil Aviation Organization. Manual of Civil Aviation Medicine. 3rd ed. Quebec, Canada; 2012.

Para avaliar a eficácia de um sistema antirruído e sua influência sobre a inteligibilidade da fala, foi realizada audiometria vocal com um teste padronizado alemão durante condições simuladas de voo com pilotos de helicóptero. Os resultados demonstraram efeito útil na compreensão da fala, especialmente para os pilotos com perda auditiva induzida pelo ruído.[13] Hoje em dia, o cancelamento ativo de ruído fornece uma proteção eficaz contra a perda auditiva induzida pelo alto nível de pressão sonora.[14] Segundo Matschke, em 1994, isso pode ajudar a evitar aposentadoria precoce por invalidez neste tipo de profissional.[13]

Em *cockpits* de aviões militares, medições de ruído mostraram níveis de ruído ambiente acima de 90 dBNA durante o serviço de voo regular em quase todo o tempo. Para ser capaz de compreender a comunicação pelo rádio, devido ao ambiente ruidoso, o volume do rádio deve ser elevado acima do ruído dos motores. Considerando que a inteligibilidade da fala de pilotos com audição normal é afetada somente a um grau menor, os pilotos com perdas auditivas preexistentes nas altas frequências mostram deficiências substanciais de inteligibilidade da fala que variam em proporção ao déficit de audição presente.[13] Todavia, é possível indicar que há uma pobre relação entre os testes de discriminação da fala de rotina na cabine de audiometria e da inteligibilidade de fala em situação do voo. Em estudo com pilotos com média de 14.360 horas de voo e com perda auditiva de leve a moderada, a discriminação de monossílabos foneticamente balanceados variou entre 65% e 100%. No entanto, nenhum destes pilotos referia dificuldade de inteligibilidade para comunicação no *cockpit*. Foi então desenvolvido um teste de inteligibilidade com base no jargão da aviação utilizado em comunicações de radiofonia que resultou em discriminação auditiva excelente (99% a 100%), mesmo para as orelhas com uma discriminação máxima de 65% a 70% no teste de fala audiométrico convencional. Sem dúvida, esta experiência de pilotos com muitas horas de voo é de grande importância na inteligibilidade por radiofonia.[14]

A maior sensibilidade da audiometria de altas frequências (AAF) em relação à audiometria convencional (AC) para identificar alterações precoces na audição principalmente em sujeitos expostos ao ruído ocupacional é bem discutida.[15,16] Todavia existem poucas referências com relação à sua aplicação em pilotos da aviação civil. Em estudo comparativo entre 134 pilotos da aviação civil e 101 indivíduos não expostos ao ruído, as duas ferramentas audiométricas (convencional e de alta frequência) mostraram limiares auditivos significativamente maiores no grupo de pilotos para a maioria das frequências testadas, mas as diferenças foram mais óbvias na AAF (9 – 20 kHz). Havia 74,6% dos pilotos com perda auditiva em pelo menos uma frequência e em uma das orelhas na AC e 94,8% na AAF. Diferenças significativas na AAF também foram observadas entre os pilotos e seus controles com limiares auditivos normais na AC.[17] Desta forma, a AAF mostra-se uma boa ferramenta para detectar alterações precoces na audição dos pilotos.

O piloto está suscetível a outros fatores causais de perda auditiva, como a presbiacusia, já que a idade também avança à medida que se aumentam as horas de voo e, consequentemente, a exposição ao ruído. Estudo recente realizado com pilotos da Força Aérea Israelense comparou a audição dos pilotos ao longo de cerca de 20 anos de exposição ao ruído com um grupo de controladores de voo (não expostos ao ruído) da mesma faixa etária. Embora a comparação dos limiares auditivos entre os dois grupos não tenha diferido significativamente, os autores concluíram que a piora dos limiares auditivos não pode ser atribuída apenas ao envelhecimento, uma vez que foi observado início de perda auditiva, com entalhe em 4 kHz, em uma idade relativamente jovem no grupo de pilotos (30 anos). Justificaram ainda que o uso da proteção auditiva em pilotos tenha sido responsável pelos limiares auditivos semelhantes entre pilotos e controladores.[18]

CRITÉRIOS AUDITIVOS PARA PILOTOS DA AVIAÇÃO CIVIL

Critérios Sugeridos pela Organização Internacional da Aviação Civil – ICAO

O manual da Organização Internacional da Aviação Civil (ICAO) foi criado com a finalidade de orientação médica envolvendo os fatores humanos da aviação. Não possui caráter regulatório, mas sim de orientação aos médicos examinadores. Os critérios são estabelecidos de acordo com a classe à qual pertence o piloto (Quadro 29-2): 1ª classe – piloto de linha área, piloto comercial e piloto privado com uso de instrumento – e 2ª classe – piloto privado, piloto de planador e piloto de balão livre.[5]

Os requisitos auditivos para os pilotos de 1ª classe quando testados em um audiômetro de tom puro são: não devem ter uma perda de audição, em qualquer um dos ouvidos separadamente, de mais de 35 dBNA, em qualquer das frequências de 500, 1.000 ou 2.000 Hz; ou mais de 50 dBNA em 3.000 Hz. Um candidato com perda auditiva maior poderá ser aprovado, desde que tenha desempenho da audição normal em teste de discriminação com ruído de fundo, que simule as propriedades da cabine de voo (representante do ruído da cabine do tipo de aeronave para a qual a licença está sendo validada). No material de fala para o teste de discriminação, tanto frases relevantes para a aviação quanto palavras foneticamente equilibradas são normalmente utilizadas.[5]

Os pilotos de 2ª classe também devem preencher os requisitos audiométricos citados anteriormente para pilotos de 1ª classe. Também poderão ser aprovados se forem capazes de ouvir uma conversação, na intensidade média da voz, usando as duas orelhas e de costas a 2 metros do examinador em uma sala silenciosa (Fig. 29-1). A sala silenciosa é aquela onde a intensidade do ruído de fundo é inferior a 35 dBNA; a voz de conversação média é aquela com intensidade de 60 dBNA a 1 metro da fonte locutora. No exame a 2 metros de distância, a intensidade sonora deve ser acrescida de 6 dBNA. Se o candidato a piloto de 2ª classe não preencher esses requisitos, poderá ainda ser aprovado no teste de inteligibilidade da fala no ruído da aeronave.[5]

Quadro 29-2. Critérios auditivos para pilotos da aviação civil

1ª CLASSE	2ª CLASSE
Limiar até 35 dBNA em 500 Hz a 2.000 Hz e 50 dBNA em 3.000 Hz ou	Limiar até 35 dBNA em 500 Hz a 2.000 Hz e 50 dBNA em 3.000 Hz ou
Teste de discriminação com ruído de fundo do *cockpit*	Teste de costas a 2 metros com ambas as orelhas ou
	Teste de discriminação com ruído de fundo do *cockpit*

Fonte: ICAO – International Civil Aviation Organization. Manual of Civil Aviation Medicine. 3rd ed. Quebec, Canada; 2012.

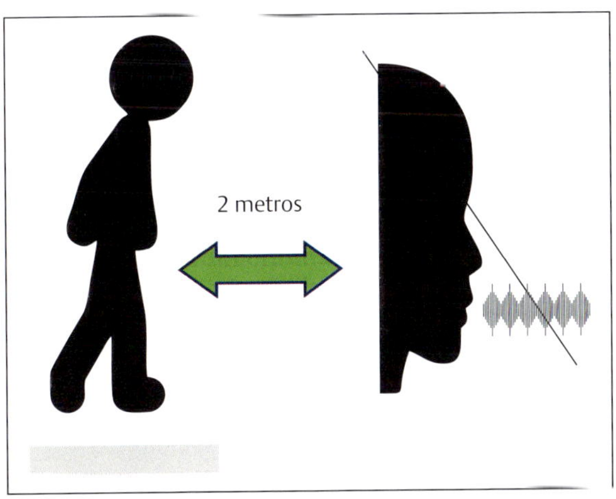

Fig. 29-1. Teste de inteligibilidade de costas a 2 metros do examinador.

Certificação Médica na Aviação Civil nos Estados Unidos

Os critérios auditivos são os mesmos para todas as classes de pilotos (Quadro 29-3), que deverão ter audição aceitável em pelo menos um dos seguintes testes:

A) Demonstrar a capacidade de ouvir uma voz de conversação média em uma sala silenciosa, usando ambas as orelhas, com as costas voltadas a uma distância de 2 metros do examinador;
B) Demonstrar entendimento, em pelo menos uma orelha, de 70% em teste de discriminação da fala em ambiente com ruído de fundo;
C) Apresentar limiares em teste audiométrico nas frequências de 500 Hz, 1.000 Hz, 2.000 Hz e 3.000 Hz, na melhor orelha, de 35, 30, 30 e 40 (dBNA) e, na pior orelha, de 35, 50, 50 e 60 (dBNA), respectivamente.

A legislação americana também permite a possibilidade de candidatos com surdez bilateral receberem autorização como piloto, após aprovação em voo teste para piloto privado, para a atuação restrita às áreas em que a comunicação via rádio não seja necessária.[19]

Certificação Médica na Aviação Civil no Brasil

A seguir estão transcritos os critérios auditivos da legislação brasileira[20] para pilotos de 1ª classe – Piloto de Linha Aérea (PLA); Piloto Comercial (PC) e Piloto Privado com habilitação para voo por instrumentos (PP-IFR) e 2ª classe – no Brasil, Piloto Privado (PP) e Piloto de Balão Livre (PBL), (Quadro 29-4):

A) À exceção do exposto pelo parágrafo (B), o candidato submetido a uma prova com audiômetro de tom puro não deve ter uma deficiência de percepção auditiva, em cada ouvido separadamente, maior do que 35 dBNA em nenhuma das três frequências de 500, 1.000 e 2.000 Hz, nem maior do que 50 dBNA na frequência de 3.000 Hz;
B) O candidato que não atender ao requisito do parágrafo (A) desta seção, ainda pode ser considerado apto se:
   - Tiver uma capacidade de discriminação auditiva normal da linguagem verbal (linguajar técnico aeronáutico), com um ruído de fundo que reproduza ou simule as mesmas características de mascaramento do ruído do posto de pilotagem durante o voo, com respeito à voz humana (direta ou transmitida pelos meios aeronáuticos habituais), aos sinais de radiocomunicação e aos sinais de radiofaróis. Como alternativa, este exame pode ser realizado no próprio posto de pilotagem, caso seja viável;
   - Puder ouvir uma voz de intensidade normal (85 a 95 dBNA), em um quarto silencioso (aquele em que a intensidade do ruído de fundo não chega a 50 dBNA, medida na resposta "lenta" de um medidor de nível sonoro com ponderação "A"), com ambos os ouvidos, a uma distância de 2 metros do examinador e de costas para ele.
C) Nos processos estabelecidos no parágrafo (B) desta seção, na escolha do que falar não se deve usar, exclusivamente, textos do tipo aeronáuticos. As listas de palavras equilibradas foneticamente devem ser utilizadas (logoaudiometria);
D) Nos exames de saúde periciais iniciais pós-acidente ou incidente grave e nos exames de saúde periciais de revalidação, os requisitos desta seção podem ser atendidos por apenas um ouvido.[20]

Quadro 29-3. Critérios auditivos para pilotos da aviação civil nos EUA

Todas as Classes
Teste a 2 metros de costas com ambas as orelhas ou
Discriminação de no mínimo 70% com ruído de fundo ou
Limiar até 35 dBNA em 500 Hz, 30 dBNA em 1.000 e 2.000 Hz e 40 dBNA em 3.000 Hz na melhor orelha e Limiar até 35 dBNA em 500 Hz, 50 dBNA em 1.000 e 2.000 Hz e 60 dBNA em 3.000 Hz na pior orelha

Fonte: Federal Aviation Administration. Guide for Aviation Medical Examiners, 2016.

Quadro 29-4. Critérios auditivos para pilotos da aviação civil no Brasil

1ª Classe	2ª Classe
Limiar até 35 dBNA em 500 a 2.000 Hz e 50 dBNA em 3.000 Hz ou	Teste de costas a 2 metros com ambas as orelhas ou
Teste de costas a 2 metros com ambas as orelhas ou	Teste de discriminação com ruído de fundo do *cockpit*
Teste de discriminação com ruído de fundo do *cockpit*	

Fonte: Regulamento Brasileiro da Aviação Civil – RBAC nº 67 Emenda nº 00; 2011.

Em 2015, foi publicada uma instrução suplementar (IS nº 67-004) à legislação brasileira excluindo a necessidade do enquadramento aos limiares audiométricos tonais para todos os pilotos de 2ª classe, desde que comprovem audição satisfatória de uma voz de intensidade normal (85 a 95 dBNA), em um quarto silencioso (com ruído de fundo em torno de 50 dBNA), com ambos os ouvidos, a uma distância de 2 metros do examinador e de costas para ele.[21]

TESTE DE INTELIGIBILIDADE NO RUÍDO

Segundo Kuchar e Junqueira, quando uma conversação acontece em lugares ruidosos, é necessária uma atenção dobrada, pois a habilidade em compreender a fala nesta situação é reduzida: ocorre a diminuição das pistas acústicas da mensagem, levando o ouvinte a utilizar-se de outras pistas para compreensão da mesma.[22] Assim sendo, é importante que a avaliação audiológica disponha de métodos para se avaliar a real desvantagem do indivíduo na situação da escuta desfavorável.

Portanto, os testes para pilotos devem visar a uma avaliação das funções estritamente auditivas e não da capacidade de compreender códigos e frases desconhecidas com risco de haver interpretação incorreta.[5] A ICAO, em 2012, recomenda listas em ordem crescente de dificuldade para testes de inteligibilidade de fala no ruído:

- *Sentenças curtas*: listas com sentenças simples com sujeito, verbo e objeto, correspondendo à fala coloquial e às mensagens radiofônicas. Elas podem ser acrescidas de listas de números de dois dígitos. Uma pessoa com audição normal acerta 100% deste material;
- *Palavras foneticamente balanceadas*: listas de monossílabos, às vezes dissílabos, são estabelecidas em várias línguas. Embora pareça haver grau satisfatório de equivalência

para o teste de inteligibilidade com palavras foneticamente balanceadas entre os diversos idiomas, deve haver melhor uniformidade de procedimentos do teste ao nível internacional, principalmente à aplicação do ruído de fundo. A pontuação da discriminação inferior a 80% não deve ser aceita nesta situação.[5]

A importância dos testes de fala no ruído baseia-se na constatação de que pilotos da aviação civil com perda auditiva, geralmente causada pela exposição ao ruído durante muitos anos de serviço, possam estabelecer a comunicação apesar do ruído de fundo do *cockpit*. A segurança de voo nestas condições não é prejudicada desde que se tenha certeza, em cada caso, de que a inteligibilidade da fala e a percepção dos sinais na cabine de voo, bem como a audição na pista onde é feita a instrução e os procedimentos de *checklist*, estejam satisfatórias. O teste de fala no ruído visa a garantir que os pilotos possam confiantemente perceber as comunicações de rádio, sinais acústicos (balizas e sinais de alerta, por exemplo), além de sons associados ao desempenho de sistemas e ao motor das aeronaves. Tal teste pode ser realizado em diferentes condições de se reproduzir o ruído do convés: ruído branco, gravações em voo, simuladores de voo ou os próprios testes em voo. O ruído de fundo, regulado nos níveis de intensidade desejados, pode ser apresentado em cada orelha, separadamente, ou por meio de alto-falantes. Assim, o teste de fala no ruído é relevante para a avaliação final de aptidão auditiva para candidatos que não cumprem os requisitos da audiometria tonal. Estes testes devem ser realizados de modo a produzir resultados confiáveis ao nível internacional, considerando sua importância para a segurança de voo.[5]

USO DE APARELHO DE AMPLIFICAÇÃO SONORA INDIVIDUAL NA AVIAÇÃO CIVIL

O uso de aparelhos de amplificação sonora individual geralmente não é aceito para pilotos. Argumentos contra o seu uso para fins de licenciamento se baseiam na sua relativa baixa confiabilidade e seu desempenho acústico abaixo do ideal. No entanto, os aparelhos auditivos não são normalmente necessários devida à possibilidade de amplificação pelo equipamento de rádio da aeronave.[5]

Já a legislação americana descreve a possibilidade do uso de aparelho de amplificação sonora individual (AASI) para que se alcance o perfil auditivo mínimo, liberando a licença com a seguinte restrição: "válida apenas com uso de aparelho auditivo". Alguns pilotos que normalmente utilizam aparelhos para auxiliar na comunicação podem optar por não os usar durante o voo, utilizando a amplificação do sistema de radiocomunicação. Alguns usam o fone de ouvido em uma orelha para a comunicação pelo rádio e o aparelho auditivo na outra para comunicações no *cockpit*.[19]

A legislação brasileira não permite o uso das próteses auditivas, com exceção para pilotos de planador que, no Brasil, representam a 4ª classe.[21]

AUDIÇÃO MONOAURAL NA AVIAÇÃO CIVIL

A legislação brasileira permite audição monoaural nos exames de revalidação do CMA para os pilotos de 1ª e 2ª classe, desde que o ouvido bom atenda aos requisitos auditivos da respectiva classe. Já o piloto de planador, quando portador de surdez unilateral, pode ser julgado apto já no exame inicial, desde que o ouvido bom atenda aos requisitos auditivos de 2ª classe.[20]

A ICAO define que a audição em apenas uma das orelhas em pilotos deve sempre ser investigada e avaliada de acordo com a melhor prática médica. Além disso, nos casos de surdez unilateral, o efeito sombra da cabeça, provocado em certas posições no *cockpit*, deve ser levado em conta já que pode afetar a comunicação entre os membros da tripulação. Assim, a questão em saber se o indivíduo afetado pela surdez unilateral é piloto ou copiloto pode ser relevante por causa da disposição dos assentos. Todavia, os equipamentos de intercomunicação de rádio, exigidos na maioria das aeronaves, compensam essas deficiências e são eficazmente utilizados nestes casos.[5]

Para os indivíduos com perda unilateral com incapacidade de localizar o som ou com dificuldade na compreensão da fala em ambientes ruidosos, ou ainda nas situações da fala dirigida ao lado anacúsico, há possibilidade de adaptação do Contralateral Routing of the Signal (CROS). Assim, os sinais auditivos são captados por um microfone colocado no lado da orelha anacúsica e desviados eletricamente para o lado bom. Um molde não oclusivo é usado na orelha normoacúsica permitindo também a recepção direta dos estimulos auditivos.[5]

IMPLANTE COCLEAR NA AVIAÇÃO

O implante coclear (IC) é atualmente o equipamento de reabilitação auditiva padrão para perda auditiva neurossensorial de grau profundo bilateral (Fig. 29-2).[23-25] Esse dispositivo eletrônico transforma a estimulação sonora em sinais elétricos que excitam diretamente as fibras nervosas remanescentes da cóclea e que, via nervo auditivo, são conduzidos para ser decodificados pelo córtex cerebral. Nos últimos anos, as indicações de implante têm-se ampliado e pacientes com surdez unilateral também têm sido implantados.[26-31]

Dessa forma, pilotos com perda auditiva também podem ser reabilitados com o implante coclear. Porém, ainda não existe regulamentação que determine a possibilidade de continuarem atuando na aviação civil. A primeira limitação para um implantado atuar no posto de pilotagem seria a possibilidade de interferência entre o implante e os instrumentos de voo e segurança da aeronave, e vice-versa. Isto porque no implante a transmissão do estímulo sonoro envolve radiofrequência, e a fixação do componente externo do IC é feita por um dispositivo magnético.[32] O informativo da Federal Aviation Administration, órgão que regula a aviação nos Estados Unidos, esclarece que, diante da popularidade do IC, seu uso é permitido para os passageiros durante todas as operações do voo.[33] Entretanto, ainda não existem referências que normatizem seu uso nas cabines das aeronaves.

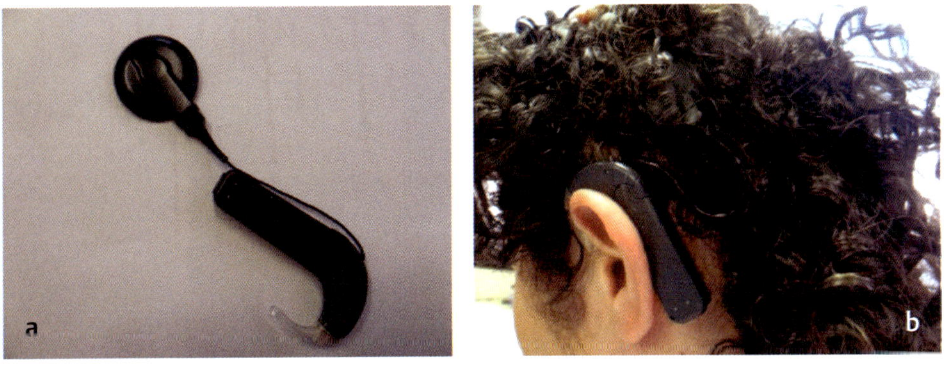

Fig. 29-2. Implante coclear (**a**) e usuária de implante coclear (**b**).

Uma vez demonstrado que não houve interferência no estudo realizado para se avaliar a compatibilidade eletromagnética entre um usuário de IC bilateral no posto de pilotagem e os instrumentos de voo da aeronave Brasília – C-97 FAB 2014, a presença de um implantado na cabine de voo passa a ser considerada viável.[34]

Todavia, apesar do usuário de IC alcançar limiares audiométricos compatíveis com os critérios exigidos para pilotos, a inteligibilidade por meio da radiofonia no ambiente de ruído da aeronave pode não ser suficiente para uma boa comunicação. A inteligibilidade da fala ainda é um desafio a ser superado por usuários de implante coclear, principalmente quando expostos ao ruído.[35-37] Entretanto, estudos têm demonstrado um aumento considerável na percepção da fala desde que a aprovação do implante coclear pela agência americana Food and Drug Administration (FDA) foi concedida em 1984. O melhor desempenho se deve a uma série de fatores, incluindo a evolução da tecnologia do IC, das estratégias de codificação da fala e pelo fato de que indivíduos com resíduos de audição cada vez maiores estão recebendo o implante coclear.[38]

A *performance* auditiva de 12 usuários de IC foi avaliada em teste de inteligibilidade por meio da radiofonia na situação real de ruído do voo. Neste estudo, os usuários de IC que preenchiam os critérios audiométricos da ICAO em pelo menos uma das orelhas não alcançaram níveis de inteligibilidade de fala compatíveis com os requisitos auditivos para pilotos da aviação civil nos testes realizados em helicóptero. Todavia resultados diferentes podem advir de mais estudos envolvendo cabines de voo silenciosas, com o ajuste na programação do implante e com treinamento auditivo para a comunicação por radiofonia.[39]

REFERÊNCIAS BIBLIOGRÁFICAS

1. Santos IA, Foroni PAN, Lima PCD, et al. Planejamento estratégico no setor aeronáutico – Embraer. Instituto Federal de Educação, Ciência e Tecnologia de São Paulo [online]. 2012.
2. Kozin OV. Specific features of professional hypoacusis in airline pilots. Vestn Otorinolaringol. 2005;5:16-9.
3. Buckey JCJ, Musiek FE, Schoder RK, et al. Hearing loss in space. Aviat Space Environ Med. 2001;72:1121-4.
4. Stueben U. Hearing loss from cockpit noise in motor gliders. Aviat Space Environ Med. 2001;72:827-30.
5. ICAO – International Civil Aviation Organization. Manual of Civil Aviation Medicine. 3rd ed. Quebec, Canada [online], 2012.
6. Bento RF. Tratado de Otologia. 2a ed. São Paulo: Atheneu. 2013:296-302.
7. Gonçalves CGO. Saúde do trabalhador: da estruturação à avaliação de programas de preservação auditiva. São Paulo: Roca; 2009.
8. Linden MB. Os conteúdos da consciência do trabalhador exposto ao ruído. [dissertação mestrado]. São Paulo: Pontifícia Universidade Católica de São Paulo; 1996.
9. Gerostergiou E, Tsitiridis I, Batzakakis D, et al. Sensorineural hearing loss of noise in members of aviation club of Larissa (Greece). Hippokratia. 2008;12(1):50-63.
10. Mesquita ALA, Fernandes RME, Brasil GLR. Análise do tempo de exposição ao ruído gerado por helicóptero. Revista de Engenharia e Tecnologia. 2013;5(2):36-43.
11. Wagstaff AS, Arva P. Hearing loss in civilian airline and helicopter pilots compared to air traffic control personnel. Aviat Space Environ Med. 2009;80(10):857-61.
12. Al-Omari AS, Al-Khalaf HM, Hussien NFM. Association of flying time with hearing loss in military pilots. Saudi J Med Med Sci. 2018;6(3):1559.
13. Matschke RG. Communication and noise. Speech intelligibility of airplane pilots with and without active noise compensation. HNO. 1994;42(8):499-504.
14. Deelen GW, Blom JH. Hearing loss and radiotelephony intelligibility in civilian airline pilots. Aviat Space Environ Med. 1990;61(1):52-5.

15. Korres GS, Balatsouras DG, Tzagaroulakis A, et al. Estended high-frequency audiometry in subjects exposed to occupational noise. B-ENT. 2008;4(3):147-55.
16. Klagenberg KF, Oliva FC, Gonçalves CGO, et al. Audiometria de altas frequências no diagnóstico complementar em audiologia: uma revisão da literatura nacional. Rev Soc Bras Fonoaudiol. 2011;16(1):109-14.
17. Ma F, Gong S, Liu S, et al. Estended high-frequency audiometry (9-20 kHz) in civilian pilots. Aerosp Med Hum Perform. 2018;89(7):593-600.
18. Kampel-Furman L, Joachims Z, Bar-Cohen H, et al. Hearing threshold shifts among military pilots of the Israeli Air Force. J R Army Med Corps. 2018;164(1):46-51.
19. FAA – Federal Aviation Administration. Guide for Aviation Medical Examiners [online]. 2016.
20. Brasil. Anac. Regulamento Brasileiro da Aviação Civil nº 67 Emenda nº 00 [online]. 2011.
21. Brasil. Anac. Instrução Suplementar nº 67.004 Revisão A [online]. 2015.
22. Kuchar J, Junqueira CMC. Inteligibilidade de fala com e sem ruído em indivíduos expostos a música eletrônica. Brazilian Journal of Otorhinolaryngology. 2010;[illegible].
23. Bento RF, Neto RB, Castilho AM, et al. Resultados auditivos com o implante coclear multicanal em pacientes submetidos a cirurgia no Hospital das Clínicas da Faculdade de Medicina da Universidade de São Paulo. Rev Bras Otorrinolaringol. 2004;70(5):632-7.
24. Yamaguchi CT, Gomez MVSG. Cochlear implant user's audiological profile and individual sound amplification apparatus in the contralateral ear: Preliminary results. Rev CEFAC. 2009;11(3):494-8.
25. Wimmer W, Weder S, Caversaccio M, Kompis M. Speech intelligibility in noise with a pinna effect imitating cochlear implant processor. Otol Neurotol. 2016;37(1):19-23.
26. Sampaio ALL, Araújo MFS, Oliveira CACP. New criteria of indication and selection of patients to cochlear implant. Int J Otolaryngol. 2011(2);39-47.
27. Arndt S, Aschendorff A, Laszig R, et al. Comparison of pseudobinaural hearing to real binaural hearing rehabilitation after cochlear implantation in patients with unilateral deafness and tinnitus. Otol Neurotol. 2011;32(1):39-47.
28. Mertens G, Kleine Punte A, De Bodt M, Van de Heyning P. Binaural auditory outcomes in patients with postlingual profound unilateral hearing loss: 3 years after cochlear implantation. Audiol Neuro-otol. 2015;20(1):67-72.
29. Grossmann W, Brill S, Moeltner A, et al. Cochlear implantation improves spatial release from masking and restores localization abilities in single-sided deaf patients. Otol Neurotol. 2016;37(6):658-64.
30. Hoth S, Rösli-Khabas M, Herisanu I, et al. Cochlear implantation in recipients with single-sided deafness: Audiological performance. Cochlear Implants Int. 2016;17(4):190-9.
31. Sladen DP, Frisch CD, Carlson ML, et al. Cochlear implantation for single-sided deafness: a multicenter study. Laryngoscope. 2017;127 (1):223-8.
32. Albernaz PLM. Implante coclear. Parte 2. Rev Bras Med Otorrinolaringol. 1996;3(2):119-22.
33. U.S. Department of Transportation, Federal Aviation Administration. Cochlear Implants Exempt from Rules Regarding Portable Electronic Devices. Information for Operators. Info 07022 Date 12/18/07.
34. Caldeira JMA, Almeida FA, Ribeiro MA, et al. Electromagnetic compatibility of cochlear implant with an aircraft cockpit. Audiology Neurotology Extra. 2014;4(2):56-61.
35. Müller J, Schön F, Helms J. Speech understanding in quiet and noise in bilateral users of the MED-EL COMBI 40/40 + cochlear implant system. Ear Hear. 2002;23(3):198-206.
36. Santos KTP, Fernandes JC, Amorim RB, Bevilacqua MC. Evaluation of speech perception in noise in different positions in adults with cochlear implant. International Archives of Otorhinolaryngology. 2009;13(1):16-23.
37. Wolfe J, Morais M, Schafer E, et al. Evaluation of speech recognition of cochlear implant recipients using adaptive, digital remote microphone technology and a speech enhancement sound processing algorithm. J Am Acad Audiol. 2015;26(5):502-8.
38. Gifford RH, Shallop JK, Peterson AM. Speech recognition materials and ceiling effects: considerations for cochlear implant programs. Audiology Neurotology. 2008;13(3):193-205.
39. Caldeira JMA, Goffi-Gomez MVS, Imamura R, Bento RF. Speech recognition of cochlear implant users inside a noisy helicopter environment. Audiology Neurotology. 2019;24:32-7.

SÍNDROME DA APNEIA E HIPOPNEIA OBSTRUTIVA DO SONO (SAHOS) EM PILOTOS

CAPÍTULO 30

Antonio Augusto Junqueira

INTRODUÇÃO

Em 1997 relatou-se o primeiro acidente aéreo associado à Síndrome da Apneia Obstrutiva do Sono (SAOS).[1] Desde então, pesquisadores dedicam-se a avaliar se há ou não impacto desta doença sobre a atividade aérea e subsidiar condutas das variadas autoridades sobre o controle da atividade aérea ao redor do mundo, quanto a sua real importância sobre a aviação.

Esta condição passou a ser considerada como parte dos distúrbios do sono nos aeronautas, além dos distúrbios que podem ser proporcionados pelas peculiaridades da atividade de transportes aéreos. Estes distúrbios são os Distúrbios Específicos de Sono-Vigília do Ritmo Circadiano, a Privação Crônica do Sono, a Fadiga de Voo, a Privação Total de Sono, a Restrição de Sono, a Fragmentação do Sono, a Privação Seletiva de Estágio de Sono e a SAOS.[2] Existem outras condições que também geram a Sonolência Excessiva (SE), como desordens de movimento durante o sono, desordens do ritmo circadiano, uso de drogas ilícitas ou de medicações crônicas, narcolepsia, hipersonia idiopática, bruxismo, sonambulismo, insônia e distúrbios respiratórios do sono (DRS).[3,4] Estas condições têm como consequência SE, lapsos de atenção, dificuldade de concentração, lentificação do tempo de reação, entre outras. A SE eleva a probabilidade de adormecer, cochilar ou ter ataques de sono súbito[3] e acomete de 2% a 5% da população.[4] Nela são frequentes as alterações cognitivas, afetivas e neurológicas que, quando presentes, podem aumentar a possibilidade de acidentes de trabalho e tráfego.[5] É, por isso, citada como comprometedora de atividades profissionais, em especial as de controle de tráfego aéreo, de pilotos de aeronaves, de motoristas profissionais, condutores de barcos e em pessoal militar,[6] porque modifica a resposta a estímulos exteriores.[7] Sobre o impacto da privação crônica do sono nos aeronautas, Lopez e colaboradores[8] por meio da utilização de questionários para avaliação cognitiva, compararam as respostas dos pilotos em simuladores de pilotagem de aeronave, após privação crônica do sono. Este estudo, observou uma queda no desempenho dos pilotos no simulador de voo, em torno de 58%, durante a segunda metade da simulação de voo.

A SAOS é um DRS diagnosticado em cerca de 2% a 4% da população geral adulta. Um estudo epidemiológico de alto impacto realizado na cidade de São Paulo demonstrou que a prevalência da SAOS é de 32,8% na população adulta daquela cidade.[9] Seus sinais, apneia, hipopneia, índice de apneia/hipopneia (IAH) e microdespertares, são medidos pela Polissonografia (PSG), preferencialmente a do tipo 1. Porém, este é um exame longo, tem custo elevado e é pouco acessível na assistência primária da saúde devido a fatores econômicos e a baixa disponibilidade de laboratórios de sono com este exame na rede de assistência à saúde. É assim indicado somente para indivíduos que apresentem sinais e sintomas que sugiram a existência de SAOS. Com isto, o número de artigos científicos visando a definir um método de rastreamento populacional simples, acessível e de fácil aplicação, que identifique os indivíduos com maior potencial de risco para SAOS, tem aumentado nos últimos anos.[4]

A Sonolência Excessiva Diurna ou, reducionalmente, Sonolência Excessiva (SE), especialmente aquela ligada a SAOS, tem sido alvo da atenção de órgãos públicos para regulamentação de profissionais que necessitam estar despertos para realização de suas atividades. Destaca-se a Resolução 425 de 27/11/2012 do Conselho Nacional de Trânsito (CONTRAN), que determina que condutores das classes C, D e E, no momento do exame médico para habilitação ou renovação da Carteira Nacional de Habilitação, sejam avaliados por meio de anamnese dirigida, exame físico e aplicação da Escala de Sonolência de Epworth (ESE).[10,11]

No âmbito da medicina de aviação brasileira não há recomendação de uso de metodologia de triagem para detecção de fatores preditivos para SAOS nos exames periódicos dos pilotos civis (PC) e demais aeronautas. Também não há na Aeronáutica Brasileira nenhuma legislação similar à do CONTRAN com a finalidade de detecção precoce de SAOS com possível SE associada. Tais investigações não fazem parte dos quesitos das avaliações iniciais nem de revalidação de licença dos PC, diferentemente de outros países que já incluíram a atenção à SAOS em pilotos comerciais nos seus exames médicos periódicos.[12,13] Levando-se em consideração que há outros fatores ligados a este tipo de trabalho que podem levar a SE, a SAOS pode ser um fator a mais neste contexto e deve ser investigada.[1] Entretanto, esta tem sido pouco valorizada e pouco investigada neste grupo de profissionais. E, como todas as outras causas de SE, pode contribuir para aumento do risco para a atividade aérea e a segurança de voo.

O questionamento sobre roncos, pausas respiratórias e SE na avaliação dos aeronautas, em especial de pilotos, pode ser pouco eficaz, pois estes profissionais podem omitir tais informações com receio de serem reprovados em seus exames para licença inicial ou de revalidação para pilotar aeronaves. A realização de PSG em todos os aeronavegantes também é inviável. Porém, a pesquisa de fatores predisponentes para SAOS pode selecionar um grupo de profissionais que estaria em condição de risco para desenvolver esta doença ou mesmo já ser seu portador.

Desta forma, considera-se adequada e viável a realização de um meio de triagem para esta classe de trabalhadores, visto que necessitam de atenção e cognição em alto nível para desempenho de sua função de modo seguro.

No Brasil, uma pesquisa pioneira realizada entre 2015 e 2016 propôs testar instrumentos de triagem para SAOS em Pilotos Civis Brasileiros (PCB) a fim de averiguar a possibilidade de serem portadores desta doença. A pesquisa também verificou se, por meio daqueles instrumentos, existe uma prevalência de condições que justifiquem a investigação de SAOS entre eles.[14]

São considerados profissionais aeronavegantes, além dos pilotos, o comissário de bordo, o mecânico de voo e o operador de equipamentos especiais.

O perfil das condições de trabalho e a saúde propriamente dita de cada aeronauta implicam diretamente na segurança da atividade aérea, pois, quando comprometida, traz consigo danos fatais, além da questão de alto custo nos sinistros desta natureza.

Neste livro, restringe-se a atenção à SAOS como o fator causador de SE a ser considerado neste grupo de profissionais, porque pode se apresentar de formas subclínicas ou mesmo imperceptíveis e até mesmo ser superposta com outras causas de privação do sono.

REVISÃO DA LITERATURA

Distúrbios Respiratórios do Sono

A fisiologia respiratória é diferente nos estados de vigília e sono. Durante a vigília a respiração é controlada pelo córtex cerebral e involuntariamente por respostas a hipoxemia, hipercapnia e acidose.[4] Durante o sono, ocorre a perda do controle voluntário e a diminuição da resposta ventilatória ao controle metabólico, além de hipotonia dos músculos respiratórios, levando a hipoventilação fisiológica. Este conceito é importante, pois a fisiopatologia dos DRS relaciona-se diretamente com alterações no funcionamento muscular da via aérea. Esta fisiopatologia é caracterizada por eventos recorrentes de obstrução da via aérea superior durante o sono, devida a seu colapso. Este é resultante de um desequilíbrio entre a atividade dos músculos dilatadores da faringe e a pressão intraluminal negativa durante a inspiração. Tal colapso é associado a apneia, hipopneia, dessaturações da oxiemoglobina, microdespertares e despertares corticais, com um consequente estado de SE.[9] Durante o período de obstrução respiratória na SAOS ocorre queda da saturação de oxigênio arterial e outras desordens sistêmicas, que propiciam o desenvolvimento de doenças cardiovasculares, como arritmias, hipertensão arterial sistêmica (HAS), acidente vascular cerebral, síndromes isquêmicas miocárdicas e outras como diabetes melito e síndrome metabólica.[15] A SAOS também pode cursar com alterações cognitivas, com repercussão na atenção e na vigília, no aprendizado e na memória.[4,16,17] Destaca-se que esta condição também pode ocorrer mesmo sem os despertares corticais,[18] eventos denominados microdespertares. Estes também levam a fragmentação do sono, tornando-o não reparador e resultando em SE.

A SAOS é o DRS mais prevalente – 2% a 26% da população geral[19] – sendo conhecido que geralmente é associada a SE, ronco de alta intensidade, HAS e consequente comprometimento da qualidade de vida. Além disso, a SAOS aumenta o risco de acidentes de tráfego e o risco cardiovascular.[18,19]

Destaca-se que alterações morfométricas e antropométricas têm sido implicadas em fatores predisponentes para SAOS e utilizadas na análise de risco da sua existência, principalmente a obesidade (avaliada pelo índice de massa corporal – IMC) e a circunferência cervical.

A obesidade avaliada pelo IMC tem sido frequentemente associada à SAOS, isto é, existe uma correlação positiva entre o IAH e o IMC,[20] especialmente naqueles pacientes com IMC > 35 kg/m^2.[21,22] Convém destacar que pacientes com SAOS são mais obesos, porém a relação entre o grau de obesidade e a gravidade da SAOS ainda é controversa.[23,24] É citado também que a SE está associada com vários perfis antropométricos ligados a adiposidade, independente do estilo de vida e fatores de saúde.[25]

Privação Crônica do Sono

Várias funções são atribuídas ao sono. A hipótese mais simples é a de que o sono se destina à recuperação de um possível débito energético estabelecido durante a vigília. Além dessa hipótese, outras funções lhe são atribuídas, como: manutenção da homeostase e dos neurotransmissores envolvidos no ciclo vigília-sono, consolidação da memória e termorregulação.[26] Embora se conheça a neurobiologia dos mecanismos hipotalâmicos envolvendo a regulação sono-vigília, pouco ainda se sabe sobre como esses sistemas interagem e como alteram as funções neurocognitivas quando comprometidos.[18] Quando o sono não exerce sua função, seja qualitativa ou quantitativamente, caracteriza-se a sua privação, que pode ser aguda ou crônica.

A privação de sono está associada a considerável impacto negativo social, financeiro e na relação custo-saúde, porque reduz o desempenho cognitivo e eleva a propensão a dormir inadvertidamente, gerando instabilidade para desempenhar funções que dependam da atenção, raciocínio e pronta resposta.[7] Alguns estudos mostram que a fragmentação do sono tem o mesmo efeito que a privação do sono sobre o comportamento.[18]

Estudos com restrição crônica de sono observando indivíduos que tem fragmentação do sono e outros com interrupção precoce do sono, devidas a doenças ou estilo de vida, demonstram que os déficits cognitivos são acumulados em níveis graves ao longo do tempo, sem a plena consciência ou percepção por parte do indivíduo afetado.[18] Este autor também cita que a privação do sono apresenta riscos para atividades em todos os modos de transporte e para o desempenho de outras atividades.

Três características são mais comumente observadas em estudos de privação do sono: desempenho cognitivo, desempenho motor e humor. Nelas, observa-se que todas as formas de privação de sono resultam em aumento dos estados de humor negativos, especialmente sensações de fadiga, perda de vigor, sonolência e confusão.[18] Estes comprometimentos impactam negativamente na qualidade de atividades ou funções que demandem atenção e raciocínio lógico e rápido, como, por exemplo, na atividade aérea dos pilotos.[8]

Considera-se que a SAOS é também um fator etiológico de privação crônica de sono por desorganizar sua fisiologia e, consequentemente, causar a SE.[3,4] Segundo Hublin,[27] a prevalência de sono insuficiente em adultos é de aproximadamente 20%. A avaliação objetiva da SE é feita pelo Teste de Múltiplas Latências (MSLT), mas não é o exame de prática rotineira.[3,4]

Fadiga de Voo

A Fadiga de Voo (FV) é definida como um estado determinado pela atividade aérea que deteriora a condição psicofisiológica, ocasionando diminuição progressiva do desempenho cognitivo e reacional mental.[28] Pode ser desencadeada por questões operacionais da própria atividade aérea e por condições individuais. Não é um fenômeno unidimensional, mas o produto de vários fatores relacionados com asnecessidades fisiológicas de sono e os ritmos biológicos internos.[29] Sua presença já foi descrita em 4% a 8% dos acidentes aeronáuticos.[1] A FV pode estar relacionada com privação aguda ou crônica do sono, mas também pelo comprometimento do ritmo circadiano. Neste caso, pode ser influenciada quando o aeronavegante é submetido a voos com diferenças de fuso horário. Consequentemente, é também um fator etiológico para SE.

A FV é difícil de ser mensurada, apesar de existirem alguns meios para tal, seja na forma de *softwares* ou em questionários aplicados momentos antes da missão aérea.[28,30,31] Entretanto, não são de fácil aplicabilidade ou utilidade para triagem com fim de atividade prática no controle de sua prevenção.[32]

Dentre os fatores que contribuem para a FV está o excesso das jornadas de trabalho e/ou a falta do descanso ou folga, conforme previsto e regulamentado na Lei Federal 7.183 de abril de 1984, substituída pela Lei 13.475, de 28 de agosto de 2017.[33] Desta forma, entende-se que os aeronavegantes estão sujeitos a fatores diversos em sua carreira e função, associados ou não a condições individuais de saúde e biótipo, que podem gerar SE.

Segurança de Voo e SAOS

Segurança de Voo é o conjunto de procedimentos e processos que visam a minimizar a ocorrência de um acidente aéreo. Um dos aspectos envolvidos é o chamado fator humano, conceituado como área de abordagem da segurança de voo que se refere ao complexo biológico do ser humano, nos seus aspectos psicológicos e fisiológicos.[31]

Mais de 70% dos acidentes de aviação podem ser atribuídos a fatores humanos.[31] Vários estudos demonstram que fadiga, privação crônica do sono e perturbações do ritmo circadiano devidas às operações de voo podem afetar o desempenho da tripulação e, consequentemente, a segurança. A fadiga de voo pode ser um contribuinte importante para muitos acidentes de voo, [illegible] difícil, com os processos de investigação de acidentes atuais, identificar objetivamente se a fadiga ou sonolência excessiva sejam a causa exclusiva do acidente. Da mesma forma, a qualidade do sono tem sido reconhecida como um fator importante para atividade aérea, pois, quando comprometida, aumenta o nível de fadiga das tripulações de longo curso. Logo, fadiga e privação crônica do sono podem ocorrer associadamente e muitas vezes serem indissociáveis.[34]

Questionários de Triagem para SAOS

Assim, a fim de avaliar indivíduos aeronavegantes com maior probabilidade de SAOS, modelos clínicos diferentes foram desenvolvidos utilizando variáveis clínicas como sintomas (ronco, apneias observadas ou engasgos durante o sono) e medições de exame físico (IMC, circunferência cervical, HAS) consideradas sugestivas de SAOS. Além disso, vários questionários foram concebidos para identificar pacientes em risco para SAOS. Entretanto, alguns pacientes podem ser mal diagnosticados devido ao grau de heterogeneidade existente entre os questionários e os modelos de predição clínica.[35]

A avaliação subjetiva da sonolência é o modo mais antigo e comum de aferição dos DRS, sendo realizada classicamente por meio da Escala de Sonolência de Epworth (ESE). Ela mostrou-se capaz de distinguir indivíduos e grupos com amplo espectro de SE[4,36,37] e tem a função de avaliar o nível subjetivo de sonolência daquele indivíduo entrevistado.[38] Tornou-se o meio padrão subjetivo para medir SE e tem sido útil como triagem para os distúrbios do sono a fim de indicar ou não a necessidade de realização da PSG.[16] A escala apresenta sensibilidade de 48%, especificidade de 67%, fornecendo razão de verossimilhança positiva (RV+) de apenas 1,45 (IC 95% 1,03-2,06) quando comparada com Teste de Múltipla Latência para o Sono e sintomas psicológicos relacionados com a SED.[39] Entretanto, cabe lembrar que a sonolência não é sintoma exclusivo de SAOS.

O Questionário de Berlim (QB),[40] resultado da conferência sobre doenças respiratória do sono em cuidados de saúde primários, realizada em abril de 1996, em Berlim, é um dos mais reconhecidos instrumentos de rastreio utilizados neste contexto de triagem de SAOS. Ele inclui 10 itens, distribuídos em 3 categorias referentes a roncopatia e apneias presenciadas (5 itens), sonolência excessiva diurna (4 itens) e hipertensão arterial e obesidade (1 item). Encontrou-se assim valores de sensibilidade e especificidade elevados para a identificação da SAOS: 86% e 77% para um IAH > 5; 54% e 97% para um IAH > 15 e 17% e 97% para um IAH > 30.[40] Validado, com tradução para língua portuguesa,[41] é instrumento de fácil aplicação e bastante difundido. Entretanto, neste mesmo trabalho, concluíram que o QB, quando aplicado a uma população referenciada a uma consulta de doença respiratória do sono, não é um bom teste indicativo de SAOS ou de gravidade da doença, apresentando para os diferentes cortes de IAH uma sensibilidade de moderada a elevada (72,1% a 88,4%), uma especificidade baixa (39,1% a 50%) e uma baixa RV+. Outros autores descrevem que o QB tem sensibilidade de 69% a 86% e especificidade de 56% a 95% (VPP de 77% a 96%).[22]

O Questionário STOP BANG (QSB), criado inicialmente para ser ferramenta de fácil utilização para detectar SAOS em pacientes em avaliação de risco no pré-operatório, tornou-se útil na prática clínica ao associar fatores preditivos para SAOS mensuráveis e percepção de sonolência ou cansaço.[19] Em termos de parâmetros de previsão, o QSB demonstrou um alto nível de sensibilidade e especificidade em pacientes cirúrgicos, e foi mais sensível para detectar os pacientes com SAOS moderada a grave. Inicialmente a autora aplicou apenas as questões STOP, isto é, ronco (*Snoring*), cansaço (*Tiredness*), apneias observadas (*Observed*) e HAS (*Pressure*). Posteriormente incorporou a pontuação complementar BANG: IMC (*BMI*), idade (*Age*), pescoço (*Neck*) e gênero (*Gender*). Nestes, identificou-se sensibilidade e especificidade, respectivamente, do Questionário STOP para IAH ≥ 5 de 65,6% e 60%; IAH ≥ 15, 74,3% e 53,3% e IAH ≥ 30, 79,5% e 48,6%. Ao incluir os demais itens, denominados BANG, os resultados mudaram, com aumento da sensibilidade e queda da especificidade: IAH ≥ 5, 83,6% e 56,4%; IAH ≥ 15, 92,9% e 43,0% e IAH ≥ 30, 100% e 37,0%. Demonstrou assim que o Questionário STOP é conciso e de fácil manejo, principalmente se associado ao BANG, tendo uma alta sensibilidade e baixa especificidade, especialmente para SAOS moderada e severa. O QSB foi aplicado e analisado também em população geral não cirúrgica, em que se conclui que um elevado valor de sua pontuação tem alta sensibilidade e baixa especificidade para detecção de SAOS, e, quanto maior a sua pontuação, maior a probabilidade de SAOS severa.[35] Outros estudos validam o QSB para população não cirúrgica.[42]

O QB, por outro lado, é mais utilizado internacionalmente até o momento, apresenta parâmetros preditivos que variam largamente entre as populações estudadas e mostra sensibilidade de 86% em pacientes de cuidados primários, 62,5% em pacientes com reabilitação pulmonar e 57% a 68% nos pacientes de laboratório de sono.[43] Porém, o QB não é tão includente quanto o QSB.

CONDUTA EM RELAÇÃO À SAOS NA AVIAÇÃO MUNDIAL

Com base nestes conceitos, órgãos de controle da atividade aérea internacionais têm-se voltado para o controle da saúde dos aeronavegantes, em especial dos pilotos civis, no que diz respeito à possibilidade de ocorrência de SAOS e consequente comprometimento do desempenho deles e da segurança da atividade aérea.[44] Assim, merece destaque a regulamentação vigente atualmente nos Estados Unidos da América (pela Federal Aviation Administration - FAA), nos Emirados Árabes Unidos e na própria recomendação da International Civil Aviation Organization (ICAO). Este último é o órgão regulamentador internacional que visa à coordenação da atividade aérea, seu funcionamento adequado e sua segurança, órgão do qual o Brasil é signatário e que publicou uma revisão recente sobre a triagem de pilotos com possibilidade de serem portadores de SAOS e como proceder diante desta ocorrência.[45] Como fundamento científico relevante, consideram-se também as diretrizes sugeridas pela Aerospace Medical Association (ASMA).

A Federal Aviation Administration (FAA), órgão público federal que regula a atividade aérea estadunidense voltada para segurança do voo, prevê, desde 2014, que, nos seus exames periódicos de saúde para emissão de certificado de licença para pilotagem de aeronaves, os candidatos sejam avaliados quanto à possibilidade de serem portadores de SAOS e ainda não diagnosticados.[12] Utilizam o algoritimo fornecido pela Academia Americana de Medicina do Sono,[12,46] como meio de triagem. Identificando risco para SAOS, encaminham o indivíduo para realizar PSG. Seguem-se orientações e tratamento, sendo os indivíduos identificados com SAOS obrigados a apresentar comprovações de tratamento e acompanhamento por médico assistente a fim de conseguirem sua licença para voo.[12]

A Aerospace Medical Association (ASMA) valoriza muito a obesidade como elemento de elevado impacto sobre a SAOS e por ser um fator de risco modificável com tratamento. Ela preconiza a triagem para SAOS nos aeronautas da seguinte forma: história geral e exame físico; questionamentos sobre a presença de roncos altos, sono revigorante e sonolência diurna; coleta de medidas objetivas, como índice de massa corporal (IMC), considerando o índice > 30 kg/m² como problemático; e questionários breves, como STOP-BANG. Os indivíduos de alto risco enquadrados naqueles critérios requerem avaliação especializada adicional com PSG e tratamento médico para serem considerados aptos para atividade aeronáutica. A ASMA também postula que, devido à alta prevalência da SAOS na população geral e por estar quase universalmente presente em indivíduos com um IMC superior a 10 kg/m², sejam encorajadas quaisquer iniciativas que melhorem a conscientização e levem ao tratamento da SAOS, uma vez que isso afeta a segurança de voo e o desempenho do piloto.[47]

A General Civil Aviation Authority (GCAA), órgão público federal que regula a atividade aérea nos Emirados Árabes Unidos, com a mesma função da FAA, também já incluiu medidas preditoras de SAOS em pilotos civis desde 2014. Realiza anamnese direcionada, aplica a Escala de Sonolência de Epworth e o Questionário STOP-BANG. Caso sejam identificados indivíduos propensos a SAOS, são encaminhados à PSG. Os portadores da síndrome têm de comprovar tratamento e controle da SAOS para que possam receber sua licença de pilotos.[13]

Por último, a ICAO, no seu documento número 8.984 atualizado em 2012, incluiu capítulo específico quanto a SAOS e seu impacto na atividade aérea. Orienta que os médicos que emitem certificados para que os pilotos exerçam sua atividade façam anamnese dirigida levantando a possibilidade de o piloto adormecer espontaneamente em situações fortuitas ou se alguma pessoa relata que ele ronca. O médico avaliador também deve observar se o indivíduo apresenta IMC > 30 kg/m² e circunferência cervical > 43 cm. Caso positivo para alguma destas situações, o candidato é submetido a Escala de Sonolência de Epworth e daí encaminhado à PSG, na eventualidade de sua pontuação ser > 10.[45]

No Brasil, não há ainda legislação que normatize esta atuação na atividade dos aeronautas. Entretanto, a possibilidade de ocorrência de SAOS tem sido alvo da atenção de órgãos públicos para regulamentação de profissionais motoristas que necessitam estar despertos para realização de suas atividades. Na Resolução 425 de 27/11/2012 do CONTRAN, mencionada na introdução, os casos selecionados são encaminhados à PSG.[11] Dessa forma, pretende-se antecipar o agravamento da doença e o aumento do risco de acidentes automobilísticos. O referido artigo parte do princípio do risco iminente de acidentes com motoristas profissionais e seus passageiros, bem como sobre a dificuldade de realizar a PSG. Por ter critérios de inclusão muito abrangentes para tentar minimizar os danos causados por acidentes com transportes terrestres, foi aceito e subsidia a recomendação do exame padronizado por um órgão público.

Atendendo a esta demanda, é proposto um modelo de triagem por meio da utilização da Escala de Sonolência de Epworth, do Questionário de Berlim e do Questionário STOP-Bang.[14] Pode-se inferir que os questionários QB e QSB de modo isolado, quando aplicados em triagem em pilotos civis brasileiros, apresentaram resultados que indicam a possibilidade de ocorrência de SAOS em certo número daquela população em questão; logo, seguindo os critérios da finalidade da existência deles, haveria indicação de se realizar a PSG naqueles indivíduos ditos como em risco de SAOS.

Os resultados, que mostram uma prevalência elevada de suspeita de SAOS, quando aplicados associadamente o QB e QSB, indicam a incorporação desta triagem nos exames periódicos de saúde dos pilotos e demais aeronautas para aumentar a segurança de voo, para incremento da saúde dos pilotos e da sua qualidade de vida.[14]

CONCLUSÃO

Diante da hipótese de que a Síndrome da Apneia Obstrutiva do Sono possa ser subdiagnosticada nos aeronautas, prejudicando seu nível de atenção e consequentemente a segurança da atividade aérea, órgãos reguladores da área têm-se mobilizado e legislado a respeito deste assunto a fim de cooperar com a segurança. Entretanto, ainda há poucos trabalhos relacionando a SAOS com a atividade aérea, principalmente nos pilotos, que possam subsidiar firmemente as condutas, sendo todas elas baseadas na ampla margem de segurança para a saúde dos aeronautas e dos voos.

Em relação a indicação de PSG neste grupo de trabalhadores com triagem para SAOS, sabe-se que é o exame complementar considerado padrão ouro para o diagnóstico, classificação e seguimento clínico da SAOS. Porém não é viável realizá-lo como meio de triagem, sendo indicada sua realização em inidivíduos com suspeita clínica de SAOS e diante da presença de roncos associados ou não à SED avaliada por ESE, circunferência cervical > 40 cm, obesidade e hipertensão arterial, principalmente diante do quadro de hipertensão de difícil controle. Cabe ressaltar que a PSG pode não confirmar diagnóstico de SAOS sozinha quando o IAH variar entre 5-15, sendo necessária a associação de seu resultado com achados da história clínica e exame físico do paciente. Associar a impressão subjetiva, que inclui a história clínica com exame físico, com o resultado polissonográfico de IAH > 10 permite aumento de certeza diagnóstica de SAOS.

Há elevada probabilidade de existência de pilotos civis portadores da SAOS quando avaliados por diferentes questionários de triagem para SAOS.

Seguindo a tendência mundial para realizar *screening* para SAOS e que as variáveis antropométricas são itens relevantes na triagem para SAOS, sugere-se como medida padrão nos exames periódicos de saúde a inclusão de algum dos questionários, QSB ou QB, ou ambos, como forma de triagem para SAOS, visando à segurança de voo e saúde dos aeronautas em geral, em especial os pilotos.

Recomenda-se ainda que, da mesma forma que há legislação própria e cuidados já estabelecidos para os aeronautas e em especial os pilotos, com relação à fadiga de voo, indivíduos com alto risco para SAOS detectados na triagem sejam submetidos à PSG.

REFERÊNCIAS BIBLIOGRÁFICAS

1. Panton S, Norup PW, Rand V. Case report: obstructive sleep apnea- an air safety risk. Aviat Space Environ Med., [S.l.]. 1997;68(12):1139-43.
2. Costa Filho PSS, Missone E. Influence of sleep disorders and fatigue over aircrew. SF J Aviation Aeronaut Sci. 2018;1(1):1004.
3. Bittencourt LRA, Silva RS, Santos RF, et al. Excessive daytime sleepiness. Rev Bras Psiquiatr., [S.l.]. 2007;27(1).
4. Musman S. Avaliação de modelo de predição para apneia do sono em pacientes submetidos a polissonografia. 2008. [Dissertação (Mestrado)] – Faculdade de Medicina, Universidade Federal de Minas Gerais, Belo Horizonte. 2008.
5. Karimi M, Hedner J, Lombardi C, et al. Driving habits and risk factors for traffic accidents among sleep apnea patients – a European multicentre cohort study. J Sleep Res., [S.l.]. 2014;23(6):689-99.

6. National Transportation Safety Board. Washington, DC Safety Recommendation; [Internet]. 2009:09-61.
7. Helm E, Gujar N, Walker MP. Sleep deprivation impairs the accurate recognition of human emotions. Sleep, [S.l.]. 2010;33:335-42.
8. Lopez N, Previcb FH, Fischerc J, et al. Effects of sleep deprivation on cognitive performance by United States Air Force pilots. Journal of Applied Research in Memory and Cognition, [S.l.]. 2012;1(1):27-33.
9. Tufik S, Santos-Silva R, Taddei JA, et al. Obstructive sleep apnea syndrome in the Sao Paulo Epidemiologic Sleep Study. Sleep Med. 2010;11(5):441-6.
10. Brasil. Conselho Nacional de Trânsito, resolução 425 de 27/11/2012; [Internet]. 2012.
11. De Mello MT, Bittencourt LRAM, Cunha RCF, et al. Sleep and transit in Brazil: New legislation. J Clin Sleep Med. 2009;5:164-6.
12. Federal Aviation Administration. Guide for aviation medical examiners; [Internet]. 2019.
13. United Arab Emirates General Civil Aviation Authority. Information and policy regarding General Civil Aviation Authority (GCAA) Aeromedical Examiner System and Aeromedical Certification. Abu Dhabi; [Internet]. 2012.
14. Junqueira AAFJ. Prevalência de risco para Síndrome da Apneia Obstrutiva do Sono em pilotos civis brasileiros. [dissertação]. Rio de Janeiro: Escola de Medicina e Cirurgia, Universidade Federal do Estado do Rio de Janeiro; 2016.
15. Bonsignore MR, Borel A, Machan E, Grunstein R. Sleep apnoea and metabolic dysfunction. Eur Respir Rev., [S.l.]. 2013;22:353-64.
16. Boari L, Cavalcanti CM, Bannwart SMRFD, et al. Avaliação da escala de Epworth em pacientes com Síndrome da apneia e hipopneia obstrutiva do sono. Rev Bras Otorrinolaringol., [S.l.]. 2004;70(6).
17. Rodrigues MM, Dibbern RS, Goulart CWK. Obstrução nasal e alto escore de Mallampati como fatores de risco associados para Apneia Obstrutiva do Sono. Braz J Otorhinolaryngol., [S.l.]. 2010;76(5).
18. Goel N, Rao H, Durmer JS, Dinges DF. Neurocognitive consequences of sleep deprivation. Seminars in Neurology, [S.l.]. 2009;29(4):320-39.
19. Chung F, Yegneswaran B, Liao P, et al. Validation of the Berlin Questionnaire and American Society of Anesthesiologists Checklist as screening tools for obstructive sleep apnea in surgical patients. Anesthesiology. 2008a;108:822-30.
20. Morris LG, Kleinberger A, Lee KC, et al. Rapid risk stratification for obstructive sleep apnea, based on snoring severity and body mass index. Otol Head Neck Surg, [S.l.]. 2008;139:615-8.
21. Dixon JB, Schachter LM, O'brien PE. Predicting sleep apnea and excessive day sleppiness in the severe obese: Indicators for polysomnography. Chest, [S.l.]. 2003;123:1134-41.
22. Zancanella E, Haddad FM, Oliveira LAMP, et al. Apneia obstrutiva do sono e ronco primário:diagnóstico e tratamento – Diretrizes. Braz J Otorhinolaryngol (Portuguese). 2014;80:S1-16.
23. Fogel RB, Malhotra A, Dalagiorgou G, et al. Anatomic and physiologic predictors of apnea severity in morbidly obese subjects. Sleep, [S.l.]. 2003;26:150-5.
24. Martinho FL, Tangerina RP, Moura SMGT, et al. Systematic head and neck physical examination as a predictor of obstructive sleep apnea in class III obese patients. Braz J Med Biol Res., [S.l.]. 2008;41:1093-7.
25. Hayley AC, Williams LJ, Kennedy GA, et al. Excessive daytime sleepiness and body composition: a population-based study of adults. Plos One. 2014;9:e112238.
26. Berry RB. Fundamentals of sleep medicine. 1ª ed. Flórida, USA: Elsevier; 2011.
27. Hublin C, Kaprio J, Partinen M, Koskenvuo M. Insuficient sleep; a population-based study in adults. Sleep Journal of Sleep Disorders Research, [S.l.]. 2001;24(4):392-400.
28. Kanashiro R. Jornada de voo na aviação de transporte e a prevenção da fadiga. R Conex SIPAER, [S.l.]. 2013;4(2).
29. Caldwell JA, Mallis MM, Caldwell JL, et al. Fatigue countermeasures in aviation – Position paper aviation. Space and Environmental Medicine, [S.l.]. 2009;80:29-59.

30. Caldwell J. Fatigue in aviation. Travel Medicine and Infectious Disease, [S.l.]. 2005;3(2):85-96.
31. Licati PR, De Brito LMT, Costa FL, et al. Ferramenta de apoio ao gerenciamento de risco da fadiga para pilotos da aviação comercial brasileira. R Conex SIPAER, [S.l.]. 2010;1(2).
32. Goode J. Are pilots at risk of accidents due to fatigue? Journal of Safety Research, [S.l.]. 2003;34(3):309-13.
33. Brasil. Lei número 13.475, de 28 de agosto de 2017; [Internet]. 2017.
34. Yen JR, Hsua CC, Yang H, Ho H. An investigation of fatigue issues on different flight operations. Journal of Air Transport Management, [S.l.]. 2009;15(5):236-40.
35. Pataka A, Daskalopoulou E, Kalamaras G. et al. Evaluation of five different questionnaires for assessing sleep apnea syndrome in a sleep clinic. Sleep Medicine, [S.l.]. 2014;15(7):776-81.
36. Gus M, Gonçalves SC, Martinez D, et al. Risk for obstructive sleep apnea by Berlin Questionnaire, but not daytime sleepiness, is associated with resistant hypertension: a case-control study. Am J Hypertens., [S.l.]. 2008;21:832-5.
37. Johns MW. A new method for measuring daytime sleepiness: The Epworth Sleepines Scale. Sleep. 1991;14:540-5.
38. Flemons WW, Nicholas WT. Clinical prediction of the sleep apnea syndrome. Sleep Medicine Reviews, [S.l.]. 1997;1(1):19-32.
39. Olson LG, Cole MF, Ambrogetti A. Correlations among Epworth Sleepiness Scale scores, multiple sleep latency tests and psychological symptoms. J Sleep Res., [S.l.]. 1998;7:248-53.
40. Netzer NC, Stoohs RA, Netzer CM, et al. Using the Berlin questionnaire to identify patients at risk for the sleep apnea syndrome. Ann Intern Med. 1999;131:485-8.
41. Vaz A, Drummond M, Mota PC, et al. Tradução do Questionário de Berlim para língua portuguesa e sua aplicação na identificação da SAOS numa consulta de patologia respiratória do sono. Rev Port Pneumol (Portuguese). 2011;17 (2):59-65.
42. Reis R, Teixeira F, Martins V, et al. Validation of a Portuguese version of the STOP-Bang questionnaire as a screening tool for obstructive sleep apnea: Analysis in a sleep clinic. Rev Port Pneumol. 2015;21:61-8.
43. Abrishami A, Khajehdehi A, Chung F. A systematic review of screening questionnaires for obstructive sleep apnea. Canadian Journal of Anaesthesia. 2010;57:423-38.
44. Ikede A. You're the flight surgeon: obstructive sleep apnea. Aviation, Space and Environmental Medicine, [S.l.]. 2014;85(10):1063-4.
45. International Civil Aviation Organization. Safety Management Mannual; [Internet]. 2013.
46. Epstein L, Kristo D, Strollo Jr. PJ, et al. Clinical guideline for the evaluation, management and long-term care of obstructive sleep apnea in adults. Journal of Clinical Sleep Medicine. 2009;5:263-76.
47. Ruskin KJ, Caldwell JA, Caldwell JL, Boudreau EA. Screening for sleep apnea in morbidly obese pilots. Aerosp Med Hum Perform. 2015;86(9):835-41.

CAPÍTULO 31

VERTIGEM EM PILOTOS

Caroline Perin
Juliana Maria Araújo Caldeira

INTRODUÇÃO

A segurança é o principal fator a ser considerado quando se atende a um piloto relacionado com voos militares, comerciais ou privados, e pode ser avaliada pelo número de vidas humanas consumidas na realização desta atividade. Ela deve ser preocupação constante de todos os envolvidos na aviação.[1]

Acidentes aéreos trazem consequências catastróficas aos passageiros e ao público, com possibilidade de alto número de vítimas. Segundo dados do Centro de Investigação e Prevenção de Acidentes Aeronáuticos, o CENIPA, entre os anos de 2008 e 2017 ocorreram 1.187 acidentes aeronáuticos no Brasil, envolvendo aeronaves de asas fixas, com média de 119 acidentes por ano.[2] Com helicópteros, neste mesmo período, ocorreram 216 acidentes, com média de 21 ao ano.[3] De acordo com o Relatório Anual de Segurança Operacional (RASO) da Agência Nacional de Aviação Civil - ANAC, um em cada cinco acidentes aeronáuticos registrados no Brasil entre 2013 e 2017 apresentou ao menos uma vítima fatal.[4]

Nos dias de hoje, as aeronaves são extremamente seguras, dispondo de aparato tecnológico para manter segurança operacional em níveis elevados. Porém, acidentes aeronáuticos ainda ocorrem e, entre os fatores contribuintes, o fator humano é o mais o mais frequente. Este compreende o homem em seu aspecto biológico, fisiológico e psicológico.[5]

O estudo das consequências do ambiente do voo no organismo humano é extremamente importante para a segurança, já que certas reações podem implicar na capacidade de julgamento dos aviadores. A atividade aérea desenvolve-se em um ambiente hostil ao organismo humano por inúmeros fatores, como hipóxia, variações de pressão do ambiente, ruído, acelerações em proporções incomuns e radiações. Estes agressores já demandam sobrecarga e fadiga mesmo para aeronavegantes em plena higidez. Quando deparados com organismos já afetados por patologias, as consequências podem ser ainda mais importantes e algumas vezes imprevisíveis.[1] É fundamental a manutenção de um estilo de vida saudável pelos tripulantes de aeronave, e da periódica verificação de estado de saúde, exigida pelas organizações civis e militares que regulamentam as atividades aeronáuticas.

Na aviação civil, a periodicidade da verificação do estado de saúde varia de acordo com a categoria do Certificado Médico Aeronáutico - CMA expedida, variando de 6 meses, para pilotos de linha aéreas e pilotos comerciais com mais de 60 anos, até 48 meses para piloto remoto de veículo aéreo não tripulável. Os exames clínicos ou complementares a serem realizados variam também de acordo com a classe do CMA e idade do aeronavegante.[6] Os aeronavegantes militares são submetidos à inspeção periódica de saúde entre

6 meses, para pilotos de caça, voos acrobáticos e instrutores de voos, a anualmente para outros aeronavegantes.[7]

CRITÉRIOS OTONEUROLÓGICOS PARA ATIVIDADE AÉREA

Dentro dos documentos que regulamentam as avaliações de saúde dos sujeitos envolvidos na atividade aérea, existem critérios que devem ser preenchidos para que os mesmos possam exercer esta atividade. Incluem critérios em várias especialidades médicas, dentre elas, a otorrinolaringologia. Os documentos são diferentes para atividades civis e militares, definidos inclusive por instituições diferentes. Os critérios também variam de acordo com a atividade a ser desempenhada e a idade do avaliado.

No Brasil, segundo o Regulamento Brasileiro da Aviação Civil - RBAC nº 67, dentro dos requisitos otorrinolaringológicos para concessão de CMA de primeira, segunda e terceira classes, o candidato a piloto civil não pode ser portador de transtornos permanentes dos aparelhos vestibulares; em casos de transtornos passageiros, deve ser considerado não apto até a condição ser reestabelecida.[6]

Na Instrução do Comando da Aeronáutica 160-6, de 2016, o exame otoneurológico está descrito nos critérios otorrinolaringológicos das inspeções de saúde dos militares, sejam elas iniciais ou periódicas, dentro dos exames complementares. O documento cita que o exame otoneurológico será realizado em casos de manifestações clínicas relacionadas com o sistema vestibular, e deve incluir exame dos pares cranianos, audiometria tonal e eletronistagmografia - ENG com pesquisa de nistagmo espontâneo, semiespontâneo, de posição, optocinético, rastreio pendular e provas calóricas. Determina que diferenças superiores a 33% para provas calóricas e 20% para o nistagmo optocinético, somadas à sintomatologia clínica, deverão ser consideradas características patológicas e incapacitantes. Cita ainda que distúrbios acentuados da função labiríntica são causas de incapacidade.[8]

A Federal Aviation Administration – FAA, do United State Department of Transportation, determina como critérios para aviadores de primeira, segunda e terceira classes a ausência de doença ou condições que se manifestem por vertigem e distúrbios do equilíbrio.[9]

A tontura é a quinta causa de incapacidade apresentada por aviadores e, ao atendê-los com tal queixa, o mais importante é determinar o que exatamente o piloto sentiu, se foi realmente vertigem, se apresentou quadro de desorientação ou instabilidade, ou síncope. Quadros em que não é evidenciada vertigem ou desorientação persistente, a etiologia não deve estar no aparato vestibular. Diante de vertigem em situações não relacionadas com o voo ou desorientação persistente, doenças vestibulares devem ser investigadas. O afastamento do voo é essencial diante desta queixa, até completa investigação e decisão de tratamento.[10]

Segundo o Manual de Medicina da Aviação Civil da ICAO – Internacional Civil Aviation Organization, nos casos em que este sintoma está presente, o exame físico completo deve ser realizado e transcrito cuidadosamente em prontuário. Testes clínicos podem indicar doença vestibular e são indicadores sensíveis e facilmente realizados pelo examinador. Os casos que apresentarem alteração nos testes vestibulares deverão ser referenciados para avaliação completa, com testes diagnósticos mais sofisticados, como vectoeletronistagmografia ou videoeletronistagmografia, potencial evocado miogênico muscular e posturografia.[10]

Todos os examinados com história ou evidência de vertigem devem ser submetidos às provas calóricas realizadas de modo padrão com de fluido quente e frio, nas temperaturas de 30°C e 44°C. Hipoatividade menor que 20% e preponderância direcional menor que 25% estão dentro dos limites de normalidade. O teste de autorrotação cefálica pode substituir a prova calórica.[10]

Em todos os manuais é preconizada avaliação otoneurológica apenas se presente quadro clínico compatível com alteração da função vestibular. Não ficam determinados os critérios para retorno às atividades, o que pode dificultar a avaliação e decisão médica, já que a atividade de voo é peculiar. Não há também protocolos de readaptação para a atividade, porém retorno cauteloso é necessário em vista da proporção dos danos que podem ser causados. Simuladores podem ser utilizados neste sentido, porém são incapazes de reproduzir completamente o ambiente de voo e podem não expor o sistema labiríntico aos mesmos desafios.[11]

Klokker e colaboradores propuseram, ao avaliar [illegible] candidatos a pilotos militares da Força Aérea Real Dinamarquesa por meio dos resultados de testes de autorrotação cefálica, que este teste pode ser uma ferramenta para seleção de candidatos levando a maior segurança e economia de custos,[12] porém não podemos afirmar que o mesmo teste pode servir isoladamente para considerar o piloto apto ao voo após episódio de alteração da função labiríntica, já que avalia apenas algumas funções do mesmo.

DESORIENTAÇÃO ESPACIAL

Pela peculiaridade do ambiente do voo, é essencial o funcionamento normal de todas as estruturas e sistemas relacionados com o equilíbrio e a orientação espacial: visão, propriocepção e sistema vestibular. Durante o voo, o corpo humano é submetido a movimentos e acelerações em proporções incomuns e referências visuais podem ser distorcidas, os sistemas sensoriais podem transmitir informações discordantes, podendo causar ilusões e desorientação.[13]

A desorientação espacial é definida pela incapacidade do piloto em reconhecer posição, movimento ou manobra da aeronave ou dele mesmo em relação à orientação fornecida pelo centro de gravidade da Terra, tratando-se de uma ilusão e não de vertigem patológica. Isso ocorre porque os sistemas a ela relacionados são inadequados para as condições de voo, principalmente o sistema vestibular.[14]

Representa uma das causas mais frequentes dos acidentes aeronáuticos, correspondendo a 23% dos acidentes por falha humana na aviação militar norte-americana. Entre 1993 e 2013, na United Air Force, ocorreram 72 acidentes em decorrência de desorientação espacial de um total de 601, perda de 101 vidas e 65 aeronaves, com custos de mais de 2 bilhões de dólares.[15] Na aviação civil dos Estados Unidos, 15,6% dos acidentes fatais envolvem desorientação espacial.[16]

Justifica-se assim a preocupação com o bom funcionamento labiríntico, já que, mesmo em situação de normalidade, o ambiente não fisiológico do voo pode acarretar alterações não previsíveis. Qualquer doença que afete o sistema vestibular aumenta o risco de desorientação espacial. Este quadro deve ser prontamente reconhecido pelo piloto, que deve ser treinado a confiar nos instrumentos de voo e não no seu próprio instinto, para evitar consequências desastrosas.[13]

RECOMENDAÇÕES

Quadros vertiginosos agudos merecem uma investigação completa. Deve ser realizada avaliação otorrinolaringológica e neurológica completa, a fim de descartar outras possibilidades diagnósticas e determinação da causa. A possibilidade de recorrência e sequelas deve ser levada em consideração quando se deve decidir pela aptidão à atividade aérea ou retorno das atividades laborais a ela relacionadas. Enquanto em tratamento, o piloto deve ser afastado de suas atividades. Nenhuma medicação é aceitável para uso diário no tratamento de vertigem enquanto no desempenho das funções.[9]

O retorno à atividade aérea era recomendado após regressão dos sintomas e compensação central do quadro.[17] Porém, sabe-se que quando os estímulos vestibulares estão distorcidos, apesar de não gerarem mais sintomas, tem-se uma diminuição da capacidade de contrariar os estímulos visuais desorientadores.[18]

Após avaliação e seguimento de pilotos com neurite vestibular, atendidos e acompanhados no Instituto Médico Naval Israelense, Shupack e colaboradores evidenciaram que pilotos com deficiência vestibular residual têm respostas de equilíbrio e orientação inadequadas aos estímulos visuais de movimento, o que irá contribuir para a desorientação. Propuseram, portanto, novo algoritmo de tomada de decisão para o retorno do paciente às atividades de voo, que não leva em consideração apenas os sintomas, compensação central e prova calórica. Introduz critérios de provas rotatórias. Para liberação do voo solo, o piloto deve estar assintomático e a recuperação deve ser confirmada por exame físico, ENG normal (ausência de nistagmo espontâneo ou de posição e prova calórica normal) e aceleração harmônica sinusoidal normal (ganho normal, sem condução de fase e ausência de assimetria). Para voos não solo, aceita-se deficiência vestibular residual compensada, desde que apresente exame físico normal e ausência de nistagmos patológicos na ENG (provas calóricas anormais de origem periférica apenas) ou ausência de assimetria nas provas rotatórias (condução de fase, baixo ganho, mas sem assimetria). Anormalidade no exame físico ou alterações em exames complementares diferentes das citadas, como nistagmo espontâneo ou de posicionamento na ENG e assimetria na aceleração harmônica sinusoidal, são contraindicações ao voo.[19]

Apesar destas recomendações, os testes vestibulares não conseguem simular as acelerações, a privação sensorial e a experiência de conflito sensorial de se voar uma aeronave. Mesmo o uso de simuladores para avaliar o retorno às atividades não é considerado ideal, já que os mesmos são incapazes de reproduzir completamente um ambiente de voo. O retorno às atividades deve ser ponderado pelo médico e, mesmo com ENG e provas rotatórias dentro da normalidade, ele pode se valer de outros exames para avaliação da função vestibular. Apesar de não haver descrição de procedimentos para readaptação ao voo, sugere-se retorno gradual às atividades, inclusive com voo tripulados por mais de um aviador.

REFERÊNCIAS BIBLIOGRÁFICAS

1. Davis JF, Johson R, Stepanek J, Fogarty JA. Fundamentals of aerospace medicine. 4th ed. Baltimore: Williams & Wilkins; 2008.
2. Santos LCB, et al. Aviões: sumário estatístico 2008-2017. Centro de Investigação e Prevenção de Acidentes Aeronáuticos (CENIPA). Brasília; 2018.
3. Santos LCB, et al. Helicópteros: sumário estatístico 2008 -2017. Brasília; 2018.
4. Agência Nacional de Aviação Civil. Relatório anual de segurança operacional 2017 [Internet], Brasília, DF. 2018.
5. Kalazan D. Acidentes aeronáuticos: conheça os bastidores das investigações de acidentes aeronáuticos. São Paulo: Bianch; 2003.
6. Agência Nacional de Aviação Civil. Regulamento Brasileiro da Aviação Civil – RBAC nº 67. Requisitos para concessão de certificados médicos aeronáuticos, para o credenciamento de médicos e clínicas e para o convênio com entidades públicas. Brasília, DF. 2017.
7. Brasil. Ministério da Defesa. Comando da Aeronáutica. Diretoria de Saúde. Instrução do Comando da Aeronáutica 160-1. Instruções reguladoras das inspeções de saúde. 2002.

8. Brasil. Ministério da Defesa. Comando da Aeronáutica. Diretoria de Saúde. Instrução do Comando da Aeronáutica 160-6. Instruções técnicas das inspeções de saúde na Aeronáutica. 2016.
9. United States Department of Transportation. Federal Aviation Administration. Guide for aviation medical examiners. 2019.
10. Internacional Civil Aviation Organization. Manual of civil aviation medicine. 3rd ed. Montreal; 2012.
11. Stott JRR. Orientation and disorientation in aviation. Extreme Physiology & Medicine. 2013;2.
12. Klokker M, Brock-Nannested l, Mikines P, et al. Vestibular autorotation test in primary selection of military student pilots using neural networks. Aviat Space Environ Med. 1999;70.
13. Temporal W. Medicina aeroespacial. Rio de Janeiro: Comunicação, Arte e Cultura; 2005.
14. Australian Government. Australian Transport Safety Bureau. An overview of spatial disorientation as a factor in aviation accidents and incidents. 2007.
15. Poisson RJ, Miller EM. Spatial disorientation mishap trends in the United States Air Force 1993 – 2013. Aviat Space Environ Med. 2014;85.
16. Kirkham WR, et al. Spatial disorientation in general aviation accidents. Aviat Space Environ Med. 1978;49.
17. Rayman RB. Clinical aviation medicine. Philadelphia: Lea & Febiger; 1990.
18. Guerraz M, et al. Visual vertigo: symptom assessment, spatial orientation and postural control. Brain. 2001;124.
19. Shupack A, et al. Vestibular neuronitis in pilots: Follow-up results and implications for flight safety. Laryngoscope. 2003;113.

CAPÍTULO 32

MEDICAÇÕES PERMITIDAS PARA PILOTOS

Guilherme Webster
Iuliana Maria Araújo Caldeira

INTRODUÇÃO

O ambiente aéreo é um local hostil, para o qual o homem não está prontamente adaptado. A medida que atinge regiões de maior altitude, o corpo humano precisa iniciar uma série de adaptações fisiológicas compensatórias para tentar manter a homeostase, contudo – por vezes – estes mecanismos não são suficientes.

A partir do momento em que os humanos começaram a desafiar seus limites, procurando formas e mecanismos para conseguir voar igual aos pássaros, começaram a aparecer as dificuldades adaptativas decorrentes do alcance de grandes altitudes, pois a diminuição da força gravitacional gera uma série de consequências, como diminuição da temperatura, da pressão parcial dos gases, da pressão atmosférica, dentre outras alterações ambientais.

As viagens aéreas, principalmente as de longa distância, acabam expondo os passageiros e tripulantes a vários fatores que podem afetar adversamente sua saúde e bem-estar. Os passageiros/tripulantes com problemas de saúde preexistentes são ainda mais suscetíveis a esses fatores. Os riscos para a saúde associados às viagens aéreas podem ser minimizados se o viajante planejar cuidadosamente e tomar algumas precauções antes, durante e depois do voo.[1]

Embora as cabines dos aviões sejam pressurizadas, o interior delas não replica exatamente as mesmas condições ambientais a que o ser humano está ambientado. Isso posto, pode-se levar em consideração alguns fatores:

- A pressão do ar da cabine na altitude de cruzeiro é menor do que a pressão do ar ao nível do mar, tendo como consequência a diminuição do oxigênio disponível;
- Uma vez que ocorre a diminuição da pressão atmosférica no interior da cabine, o ar tende a se expandir em todas as cavidades do corpo, levando a desconforto abdominal ou mesmo nos seios da face e orelha, o que pode ser ainda pior em caso de alguma enfermidade nestas regiões.

Outro ponto importante a ser julgado antes de administrar quaisquer medicações e dar condições de aptidão para os tripulantes de voo é o fato de saber se a doença que está acometendo o paciente não é uma doença geradora de incapacidade transitória, ou mesmo permanente. Logo, a condição médica deve ser a principal preocupação, e uma avaliação clínica ampla, contemplando o maior número possível de variáveis, é que determinará o período de inaptidão.[2]

Pilotar uma aeronave ou controlar aeronaves no solo são tarefas cognitivas e psicomotoras altamente exigentes, executadas em um ambiente muitas vezes inóspito, com exposição a várias fontes de estresse. É importante que o pessoal da aviação, por exemplo, médicos, pilotos, tripulação de cabine e controladores de tráfego aéreo, considere os efeitos que o medicamento ou medicamentos podem ter no desempenho dos aeronavegantes.[3]

Dessa forma, a clássica pergunta: "Há uma lista de medicações que são aprovadas para uso durante o voo?" possui como resposta o não, haja vista que se deve olhar de forma mais abrangente e ver a totalidade da condição a que o tripulante está submetido e não somente o remédio prescrito.[4] Outro ponto muito importante a ser citado é que uma medicação que é permitida no Brasil não necessariamente é permitida em outro país, citando como exemplo a dipirona sódica que é proibida em diversos países, como os Estados Unidos da América.

Até o momento, não existe um consenso sobre as medicações permitidas para voo no Brasil, mas diversos departamentos de medicina da aviação sugerem duas condições para que a medicação seja permitida neste seleto grupo de pessoas:[2-9]

- Caso seja a primeira vez que o paciente vá ingerir a medicação, solicita-se que o tripulante não voe durante os seguintes períodos: 5 vezes a máxima meia-vida farmacológica do medicamento ou 5 vezes o intervalo máximo de dose horária se a informação de meia-vida farmacológica não estiver disponível. Por exemplo, há um tempo de espera de 30 horas para uma medicação que é tomada a cada 4 a 6 horas (5 vezes 6);[9]
- Qualquer medicação que cause sedação e prejudique a função cognitiva é proibida, pois pode levar ao comprometimento do desempenho do piloto.

Apesar de toda esta recomendação, o National Transportation Safety Board, órgão que controla a segurança dos transportes nos Estados Unidos, verificou que, em 40% dos acidentes aéreos fatais naquele país, o piloto da aeronave teve o teste toxicológico positivo para medicamentos legais que potencialmente alteram o sensório. Um dos tópicos ainda mais impactante é que a classe de medicamento mais comum (7,5% dos casos) foi a dos anti-histamínicos de primeira geração, os quais sabidamente possuem alto potencial de sedação, sendo a difenidramina o principal medicamento.[10]

Como forma de um roteiro prático para a tomada de decisões, sugere-se o fluxograma da Figura 32-1.

Caso as respostas para todos os questionamentos tenham sido positivas, não se verifica algum impeditivo para a medicação. O Quadro 32-1 engloba as principais medicações utilizadas na otorrinolaringologia com suas respectivas orientações.[1-9]

O ideal é que nenhuma medicação esteja sendo utilizada pela tripulação em virtude dos riscos e efeitos colaterais inerentes ao uso destes medicamentos, mas, quando esses remédios foram necessários, é imprescindível que o médico esteja apto para poder prescrever. Assim, é ímpar a necessidade de cuidar corretamente do que irá ser recomendado, pois as consequências de uma falha na segurança de voo podem ser fatais.

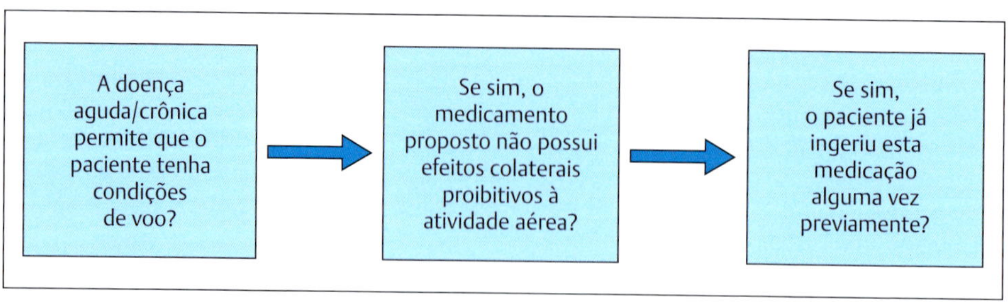

Fig. 32-1. Roteiro prático.

Quadro 32-1. Principais medicações utilizadas na otorrinolaringologia com suas respectivas orientações[1]

Para sintomas vertiginosos:		
Substância	**Permissão**	**Comentários**
Betaistina	Não	Devida à doença de base
Dimenidrinato	Não	A tontura é impeditiva de voo; caso o motivo seja *motion sickness*, deve-se aguardar 36 horas após a ingesta do medicamento
Meclizina	Não	A tontura é impeditiva de voo

Para sintomas alérgicos e obstrutivos nasais:		
Substância	**Permissão**	**Comentários**
Acetato de triancinolona	Sim	
Azelastina nasal	Sim	
Bronfeniramina	Não	Aguardar 7 dias após última dose para retornar ao voo
Budesonida	Sim	
Cetirizina	Não	Aguardar 2 dias após última dose para retornar ao voo
Ciclesonida	Sim	
Clorfeniramina	Não	Aguardar 5 dias após última dose para retornar ao voo
Cromoglicato de sódio	Sim	
Desloratadina	Sim	
Dexbronfeniramina	Não	Aguardar 1 dia após última dose para retornar ao voo
Dextrometorfano	Não	Aguardar 2 dias após última dose para retornar ao voo
Difenidramina	Não	Aguardar pelo menos 60 horas da última dose para retornar ao voo
Fenilefrina	Sim	
Fexofenadina	Sim	
Fluticasona nasal	Sim	
Furoato de mometasona	Sim	
Levocetirizina	Não	

Para sintomas alérgicos e obstrutivos nasais:		
Substância	**Permissão**	**Comentários**
Loratadina	Sim	
Montelucaste	Sim	Contudo, se for para controle de asma, deve-se aguardar 2 dias para que a doença seja tratada
Oximetazolina	Sim/Não*	* Sem consenso, pois dependendo do país há divergência
Pseudoefedrina	Sim	
Para transtornos do sono:		
Substância	**Permissão**	**Comentários**
Clonazepam	Não	
Diazepam	Sim*	* A dose única de 5 mg requer 48 horas de espera antes de voar; dose única de 10 mg requer 96 horas; 2 doses requerem 10 dias de espera e mais de 2 doses requerem 20 dias antes de voar
Hemitartarato de zolpidem	Sim	Apenas se o uso for menor que 2×/semana. Aguardar 24 horas para poder voar
Melatonina	Sim	Mas recomenda-se iniciar antes para evitar possíveis efeitos colaterais
Modafinila	Não	
Para sintomas álgicos:		
Substância	**Permissão**	**Comentários**
Acetaminofeno	Sim	
Ácido acetilsalicílico	Sim	
Amitriptilina	Não	
Carbamazepina	Não	
Celecoxibe	Sim	Sugerido aguardar 2 dias para voar
Cetoprofeno	Sim	
Cetorolaco de trometamina	Não	Aguardar 2 dias após última dose para retornar ao voo
Diclofenaco	Sim	
Dipirona	Sim	
Etodolaco	Sim	
Ibuprofeno	Sim	

Para sintomas álgicos:		
Substância	**Permissão**	**Comentários**
Meloxicam		
Meperidina	Não	Aguardar 6 dias após última dose para retornar ao voo
Morfina	Não	
[illegible]	Sim	
Oxicodona	Não	Aguardar [illegible] dias após última dose para retornar ao voo
Piroxicam	Sim	
Pregabalina	Não	
Prednisona	Sim	Desde que a dose máxima seja o equivalente a 20 mg de prednisona/dia (mas isso não é consenso entre todas as entidades).
Topiramato	Não	
Tramadol	Não	Aguardar 2 dias após última dose para retornar ao voo

Para antibióticos/antifúngicos/antivirais:		
Substância	**Permissão**	**Comentários**
Amoxacilina	Sim	Recomenda-se aguardar 48 horas após a primeira dose antes de voar
Amoxacilina + clavulanato	Sim	Recomenda-se aguardar 48 horas após a primeira dose antes de voar
Azitromicina	Sim	Recomenda-se aguardar 48 horas após a primeira dose antes de voar
Cefalexina	Sim	Recomenda-se aguardar 48 horas após a primeira dose antes de voar
Cetoconazol	Sim	Recomenda-se aguardar 48 horas após a primeira dose antes de voar
Ciprofloxacino	Sim	Recomenda-se aguardar 48 horas após a primeira dose antes de voar
Claritromicina	Sim	Recomenda-se aguardar 48 horas após a primeira dose antes de voar
Doxiciclina	Sim	Recomenda-se aguardar 48 horas após a primeira dose antes de voar
Fanciclovir	Sim	Recomenda-se aguardar 48 horas após a primeira dose antes de voar

Para antibióticos/antifúngicos/antivirais:		
Substância	**Permissão**	**Comentários**
Fluconazol	Sim	Recomenda-se aguardar 48 horas após a primeira dose antes de voar
Levofloxacino	Sim	Recomenda-se aguardar 48 horas após a primeira dose antes de voar
Metronidazol	Sim	Recomenda-se aguardar 48 horas após a primeira dose antes de voar
Nistatina	Sim	Recomenda-se aguardar 48 horas após a primeira dose antes de voar
Ofloxacino	Sim	Recomenda-se aguardar 48 horas após a primeira dose antes de voar
Oseltamivir	Sim	Recomenda-se aguardar 48 horas após a primeira dose antes de voar
Sulfametoxazol com trimetroprim	Sim	Recomenda-se aguardar 48 horas após a primeira dose antes de voar
Valaciclovir	Sim	Recomenda-se aguardar 48 horas após a primeira dose antes de voar
Voriconazol	Não	

Para antieméticos e medicações gástricas:		
Substância	**Permissão**	**Comentários**
Cimetidina	Sim	
Dexlansoprazol	Sim	
Domperidona	Não	
Esomeprazol	Sim	Recomenda-se aguardar 48 horas após a primeira dose antes de voar
Hidróxido de alumínio	Sim	
Hidróxido de magnésio	Sim	
Lansoprazol	Sim	
Metoclopramida	Não	
Omeprazol	Sim	
Pantoprazol	Sim	
Ranitidina	Sim	

REFERÊNCIAS BIBLIOGRÁFICAS

1. http://www.caa.co.za/Pages/Aviation%20Medicine/About_AvMed.aspx. (acesso em 27 de abril de 2018).
2. http://www.caa.co.za/Documents/Aviation%20Medicine/Dames%20Guide.pdf (acesso em 27 de abril de 2018).
3. Muntingh GL. Drugs in aviation—A review. South African Family Practice. 2007;49(9):44-9.
4. https://www.flyingmedicine.uk/pilot-allowed-caa-list-medications (acesso em 27 de abril de 2018).
5. https://www.aviationmedicine.com/medication-database/ (acesso em 27 de abril de 2018).
6. https://www.leftseat.com/faa-accepted-medications/ (acesso em 27 de abril de 2018).
7. https://www.caa.co.uk/Aeromedical-Examiners/Medical-standards/Pilots-(EASA)/Conditions/Otorhinolaryngology/Otorhinolaryngology-guidance-material-GM/ (acesso em 27 de abril de 2018).
8. https://www.casa.europa.eu/sites/default/files/dfu/USE%20OF%20MEDICATION.pdf (acesso em 27 de abril de 2018).
9. https://www.faa.gov/about/office_org/headquarters_offices/avs/offices/aam/ame/guide/pharm/dni_dnf/ (acesso em 27 de abril de 2018).
10. National Transportation Safety Board. Drug use trends in aviation: Assessing the risk of pilot impairment. Safety Study NTSB/SS-14/01. Washington, DC; 2014.

CAPÍTULO 33

ACOMETIMENTOS OTORRINOLARINGOLÓGICOS RELACIONADOS COM O MERGULHO

Christiane Spitz
Juliana Wolp Diniz
Marcus Vinicius Freitas Ferreira
Augusto César da Cruz

INTRODUÇÃO

O mergulho expõe os seres humanos à imersão e às pressões ambientais anormais, que originam uma série de efeitos fisiológicos e possibilidades de efeitos lesivos ao organismo, denominados disbarismos (*Baros*, do grego, significa pressão). Esses, por sua vez, podem ocasionar lesões em diversas partes do corpo humano, podendo resultar em doenças disbáricas com ou sem sequelas, além do risco de afogamento (Fig. 33-1).[1,2]

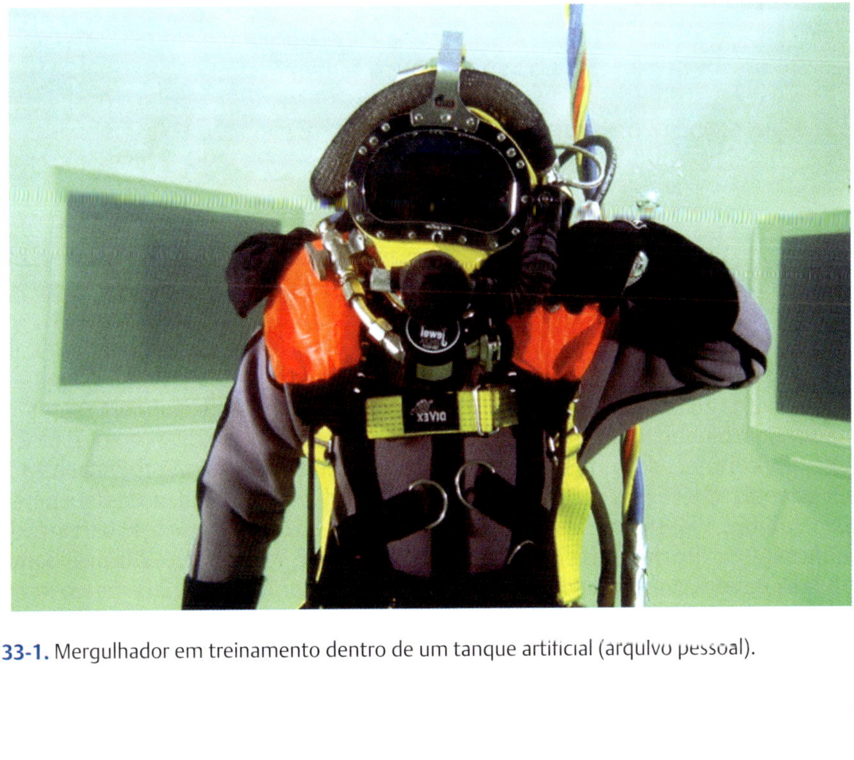

Fig. 33-1. Mergulhador em treinamento dentro de um tanque artificial (arquivo pessoal).

A atividade do mergulho apresenta riscos que podem ser minimizados por algumas práticas, inclusive com auxílio de médicos devidamente qualificados por meio de orientações sobre tais riscos, e pela capacitação dos mergulhadores para tomada de decisões durante o mergulho.

As estimativas atuais mostram um grande aumento do número de mergulhadores autônomos em todo mundo, principalmente recreacionais. Embora os equipamentos modernos e treinamentos mais eficientes tenham tornado a prática relativamente segura, uma média de 100 mortes relacionadas com o mergulho e 1.100 casos de doença da descompressão (DD) são relatados anualmente somente nos EUA.[1,2] Além das funções recreativas, a atividade do mergulho é também realizada para fins científicos, construção, manutenção, filmagem, por militares forenses e de resgate. Atualmente, o mergulho ocupacional relacionado com a exploração de petróleo *offshore* e construção/manutenção de plataformas para esse fim vem ganhando um considerável e crescente espaço no mercado produtivo.

A maioria dos desafios advindos do ambiente subaquático para a saúde dos mergulhadores relaciona-se com a física da imersão e da pressão, associadas ao aumento da profundidade e ao tempo de permanência. Por se tratar de um meio em que o ser humano é pouco adaptado, é fundamental que haja inteira compreensão da fisiologia do mergulho e fisiopatologia das lesões. Além disso, o mergulhador experimenta mudanças de pressão em seu organismo ao subir e descer que, uma vez realizadas de forma muito rápida ou não obedecendo aos protocolos existentes, podem ocasionar patologias diversas, necessitando de diagnóstico e tratamento precoces.

A descompressão é o procedimento por meio do qual um mergulhador elimina do seu organismo o gás metabolicamente inerte absorvido durante exposição à condições hiperbáricas, sendo absolutamente necessário antes do seu retorno à pressão atmosférica da superfície, objetivando a preservação da sua integridade física.

Disbarismo é o termo utilizado para identificar todas as enfermidades desencadeadas pela incapacidade do organismo humano em compensar ou se adaptar com segurança às alterações da pressão ambiental.

Existem basicamente dois tipos de disbarismo (Fig. 33-2):

1. Os **barotraumas** (BT), acidentes disbáricos decorridos da incapacidade de equilibrar a pressão das cavidades pneumáticas do organismo ou relacionadas a este com a pressão ambiental em variação, entre os quais se encontra a grave Síndrome de Hiperdistensão Pulmonar (SHP), são causados pelo **efeito direto** da pressão sobre o organismo e possuem uma sintomatologia de início súbito ou praticamente imediata;
2. A Doença Descompressiva (DD), causada pelo **efeito indireto** da pressão sobre o organismo (lei física da solubilidade gasosa), produz normalmente uma sintomatologia mais tardia e benigna, passiva de tratamento com menor risco de sequelas importantes. As **intoxicações gasosas** também são decorrentes do efeito indireto da pressão sobre o organismo humano, lei física das pressões parciais dos gases, e sua gravidade relaciona-se a intensidade e tempo de exposição, ou, em terminologia de mergulho, profundidade e tempo de fundo. As embolias gasosas arteriais (EGA) ou embolias traumáticas gasosas (ETG) estão relacionadas normalmente com a **síndrome de hiperdistensão pulmonar**, que pode ocasionar também pneumotórax, enfisema mediastinal e enfisema subcutâneo. Esses quadros podem ocorrer de modo isolado ou associado e são de gravidade variável.

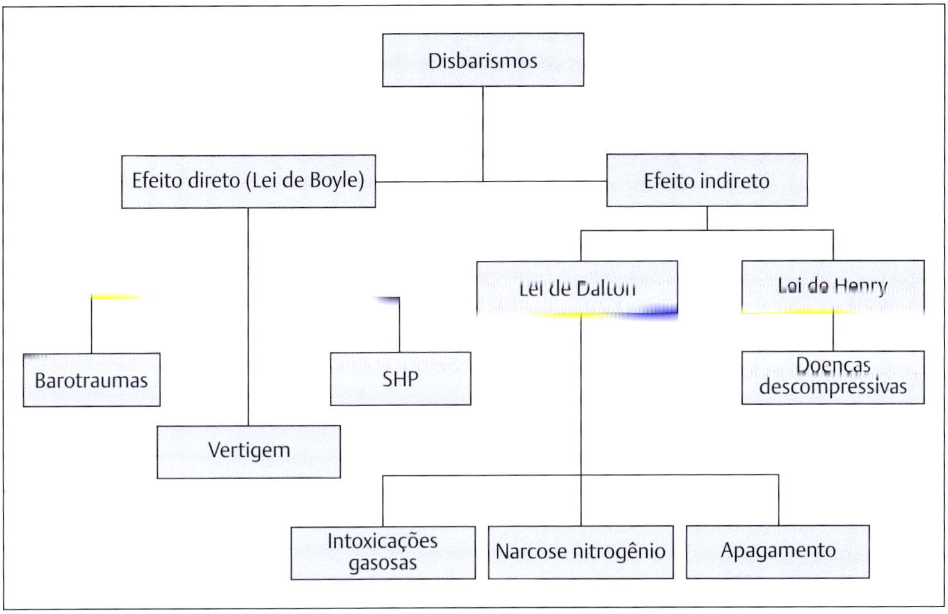

Fig. 33-2. Efeitos dos disbarismos (elaborado pelos autores).

O barotrauma pode afetar qualquer espaço não ventilado ou cavidade do corpo humano contendo gás, cujas paredes ou limites sejam rígidos ou semirrígidos, provocando danos durante a compressão gasosa na descida ou devido à expansão gasosa na descompressão da subida. Designa qualquer lesão tecidual provocada pela dificuldade do organismo em equalizar a pressão entre o meio externo e tal espaço ou cavidade. Sendo assim, podemos dizer que, para que ocorra um barotrauma, algumas situações devem obrigatoriamente existir e ocorrer de modo simultâneo:

- Cavidades pneumáticas;
- Paredes rígidas ou semirrígidas;
- Variação da pressão ambiental;
- Ausência de comunicação da cavidade com o meio externo em variação.

A Doença Descompressiva (DD) é um quadro sindrômico consequente a uma descompressão inadequada ou omitida, decorrente de um mergulho utilizando gás comprimido, em que ocorre formação e expansão de núcleos de gás metabolicamente inerte nos diversos sítios do organismo, sendo proporcional a duração e profundidade do mergulho ou da atividade hiperbárica. Ou seja, é causada pela formação de um excesso de núcleos gasosos nos tecidos corporais, além da capacidade fisiológica do organismo de eliminá-los, após uma exposição aos gases respiratórios em uma pressão mais elevada (compressão), seguida por uma redução na pressão ambiente (descompressão).

Durante um mergulho, utiliza-se uma mistura de gases respiratórios, podendo ser: ar comprimido, ar comprimido enriquecido de oxigênio (EAN/NITROX), oxigênio e hélio (HELIOX) e oxigênio, nitrogênio e hélio (TRIMIX), que se dissolvem nos tecidos em função do tempo e da profundidade. Depois de um determinado tempo, um estado de equilíbrio pode ser alcançado entre a pressão parcial dos gases e os tecidos, conhecido como saturação. À medida que os mergulhadores sobem à superfície, o nitrogênio ou o hélio, gases diluentes do oxigênio na mistura e metabolicamente inertes, difundem-se dos tecidos para o sangue e do sangue para os pulmões. Quando a pressão parcial do gás metabolicamente inerte no sangue e nos tecidos excede a pressão do ambiente, ocorre a formação de núcleos gasosos, que podem coalescer em bolhas com potencial lesivo aos tecidos e vasos sanguíneos, originando a síndrome da Doença Descompressiva (DD).

Suas manifestações clínicas estão relacionadas com os efeitos da formação de bolhas em diversas localizações anatômicas. Vários sistemas podem estar envolvidos e os sintomas costumam ocorrer pouco depois de se chegar à superfície ou demorar em torno de 48 horas ou mais.

O diagnóstico de disbarismo, geralmente, pode ser realizado com base apenas na história e no exame físico. Qualquer tecido corporal pode ser afetado, resultando em uma ampla variedade de quadros clínicos. Deve-se presumir que a presença de um novo sintoma com relação temporal próxima à atividade de mergulho se deva ao disbarismo, até que se prove o contrário.

A imprevisibilidade do desfecho requer que cada caso seja tratado como uma emergência médica. A recompressão constitui-se na base do tratamento das **doenças descompressivas** e a administração de oxigênio desempenha um papel fundamental em todos os casos, tanto como tratamento de emergência quanto durante a recompressão.

As alterações disbáricas dos mergulhadores podem comprometer, de modo isolado ou em conjunto, vários tecidos orgânicos (trato gastrointestinal, sistema nervoso central e periférico, sistema osteomuscular, sistema cardiocirculatório, sistema respiratório, pele etc.), porém os barotraumas, que correspondem a quase 80% dos acidentes disbáricos, produzem complicações que ocorrem, principalmente, na região da cabeça e pescoço, sendo as orelhas externa, média e interna, além dos seios paranasais, as regiões mais acometidas, tendo, assim, o otorrinolaringologista papel importante no manejo dos casos.[3]

ASPECTOS FISIOPATOGÊNICOS

As células do corpo humano são compostas por fluido não compressível e, portanto, variações pressóricas não geram lesões nos tecidos humanos. Porém, o nosso corpo apresenta espaços e cavidades preenchidas por ar, que contém gases compressíveis sujeitos às mudanças de pressão.

É importante que se conheça como ocorre a variação de pressão no meio subaquático para melhor compressão da fisiopatologia dos disbarismos em mergulhadores. À medida que a profundidade aumenta, a pressão atmosférica também aumenta, sendo ao nível do mar equivalente a 1 ATM ou 760 mm Hg. A cada variação de cerca de 10 m de profundidade em água salgada, a pressão varia em 1 ATM (Fig. 33-3).[4]

Algumas leis regem o comportamento dos gases e auxiliam a compreensão do mecanismo de desenvolvimento dos disbarismos no mergulho, dentre elas, a Lei de Boyle, a Lei de Dalton e a Lei de Henry (Fig. 33-2).

A lei de Boyle define que, em um ambiente isotérmico, o volume de um gás varia de maneira inversa à pressão a qual esse gás está submetido.[4]

Correlacionando a lei de Boyle ao barotrauma, à medida que um mergulhador desce e a pressão externa aumenta, o volume do gás nos espaços que são preenchidos por ar diminui, podendo gerar pressão negativa nas cavidades do corpo humano que possuem paredes rígidas ou semirrígidas, como a orelha e os seios paranasais. Edema e hemorragia nesses espaços são algumas das complicações possíveis resultantes da pressão negativa, caso a equalização com o meio externo não seja bem-sucedida.[3]

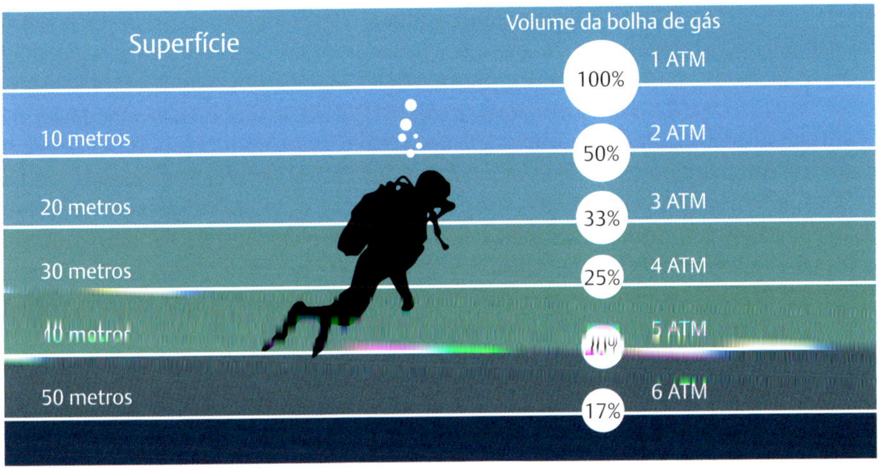

Fig. 33-3. Proporção entre volume gasoso e profundidade.

No momento da subida ocorre a diminuição da pressão ambiente, gerando aumento do volume de gás dentro dos espaços do corpo preenchidos por ar. Caso não haja equilíbrio entre a pressão interna e externa, o volume do gás expandido pode resultar em uma série de alterações na região da cabeça e pescoço, como, por exemplo, perfuração da membrana timpânica.[3]

A lei de Dalton, ou lei das pressões parciais gasosas, um dos efeitos indiretos da pressão sobre o organismo, rege todas as intoxicações gasosas. Ela postula que a pressão total de uma mistura gasosa corresponde a soma das pressões parciais de cada um dos diferentes gases que compõem a mistura. Isso significa que, ao respirar uma mistura gasosa na superfície, a pressão parcial de um dos gases componentes da mistura pode ser inócua, porém, se respirada a maiores profundidades, a pressão parcial desse mesmo componente gasoso pode se tornar tóxica ou letal ao organismo humano.

Outra lei de interesse utilizada é a lei de Henry,[3] definida como: a quantidade de gás que se dissolve em um líquido é proporcional à pressão parcial que o referido gás exerce contra a superfície do líquido, mantida constante a temperatura ambiente. Ampliando-se um pouco mais esse efeito, nota-se que a solubilidade gasosa aumenta em proporção direta à área de exposição desse líquido ou fluido de tecido orgânico ao gás e a quanto mais baixa for a temperatura ambiental.

Utilizando-se da lei de Henry[3] na prática do mergulho, durante a descida, quanto mais profundo e de maior tempo for o mergulho, maior será a pressão parcial do gás e maior será a quantidade desse a ser dissolvido no fluido dos tecidos. Quando o mergulhador ascende, o gás inerte sai da solução e é exalado ao nível dos alvéolos. Se a taxa de ascensão exceder a taxa de troca gasosa alveolar, o gás irá formar bolhas na circulação sanguínea ou nos tecidos. A gravidade e a natureza das lesões decorrentes da DD podem variar de discretas manifestações sistêmicas, musculoesqueléticas ou cutâneas até alterações severas do sistema nervoso central e cardiorrespiratório, podendo, inclusive, levar à morte.[5-7]

A Lei de Boyle rege todos os **barotraumas** sendo responsável pelo efeito direto da pressão sobre o organismo. A Lei de Henry, ou das solubilidades gasosas, rege as **doenças descompressivas**, estando relacionada com o efeito indireto da pressão sobre o organismo (Fig. 33-2).

ACOMETIMENTO DOS SEIOS PARANASAIS

O primeiro caso documentado na literatura de barotrauma de seios paranasais ocorreu na Segunda Guerra Mundial, no campo da aviação, tendo sua fisiopatologia descrita por Campbell, em 1942. Posteriormente, em 1965, Flottes foi o responsável pelo primeiro caso relatado de barotrauma sinusal no mergulho.[8,9]

O barotrauma dos seios paranasais resulta de uma alteração da pressão ambiente que não foi adequadamente compensada, levando ao surgimento de lesões ou inflamação da mucosa das cavidades aeradas do nariz e da face.

Corresponde ao segundo tipo mais frequente de barotrauma de origem otorrinolaringológica, podendo ocorrer durante a descida ou a subida do mergulho.[8] Não há uma estimativa precisa da sua prevalência ou incidência, porém há relatos de cerca de 26% de incidência em mergulhadores.[8] Durante os cursos de mergulho nacionais utilizando ar comprimido, sejam profissionalizantes ou recreacionais, são observadas nos alunos queixas condizentes com um índice acima de 50% de barotraumas, de leve a moderada intensidade, de caráter otológico ou envolvendo os seios paranasais.

Os seios paranasais são cavidades de paredes ósseas, preenchidas por ar, localizadas ao lado das fossas nasais que se comunicam com elas através de canais e de óstios. Os óstios tem por função, dentre outras, permitir que mudanças na pressão ambiente possam ser compensadas naturalmente com pequenas alterações no volume do ar dentro dos seios.

Encontram-se distribuídos em número de quatro de cada lado: maxilar, frontal, etmoidal e esfenoidal. Os seios frontal, maxilar e etmoide anterior desembocam ao nível do meato médio, enquanto o etmoide posterior e o esfenoide desembocam no meato superior.

São revestidos internamente por uma mucosa respiratória, recoberta por epitélio pseudoestratificado colunar ciliado, com células caliciformes e glândulas secretoras, responsáveis pela produção constante de muco, que é transportado, pelo batimento ciliar, através dos óstios patentes, para a cavidade nasal e rinofaringe.

Utilizando-se da lei de Boyle, durante a ascensão de uma aeronave ou de um mergulho, a pressão ambiente diminui, com a diminuição da gravidade, gerando aumento ou expansão do gás dentro das cavidades paranasais, constituídas por paredes externas ósseas e rígidas, aumentando a pressão intracavitária. O óstio de drenagem no seio normal, exerce a função de válvula, equilibrando a pressão entre o seio, a cavidade nasal e o meio externo (Fig. 33-4). Na presença de um processo inflamatório ou de obstrução parcial do óstio de drenagem, há dificuldade da liberação da pressão que se encontra aumentada dentro do seio, podendo levar à lesão por compressão da mucosa contra suas paredes (Fig. 33-5). Este fato é mais comumente observado em mergulhadores durante o procedimento de ascensão. História de rinossinusite prévia, infecções do trato respiratório superior, rinite alérgica, polipose nasal e hipertrofia de cornetos favorecem a ocorrência de episódios de barotrauma dos seios paranasais.[4,9]

No procedimento de descida, há o aumento da pressão do ar, gerado pelo aumento da gravidade e da massa de água, resultando na diminuição do volume gasoso no interior das cavidades paranasais e fossas nasais, resultando em um efeito interno de descompressão, pela ação da força centrípeta. O comprometimento da função do óstio, tornando-o incapaz de equalizar as pressões, resulta em lesões que podem variar de um leve edema da mucosa, passando pela avulsão da mucosa da parede do seio, até a formação de hematoma intracavitário, a depender da velocidade e do grau em que se deu a mudança da pressão (Fig. 33-5).[4,9]

Os barotraumas dos seios paranasais, resultantes da descompressão ocorrida durante o procedimento de descida, parecem ser mais comuns do que aqueles ocorridos durante os procedimentos de subida.[4,9]

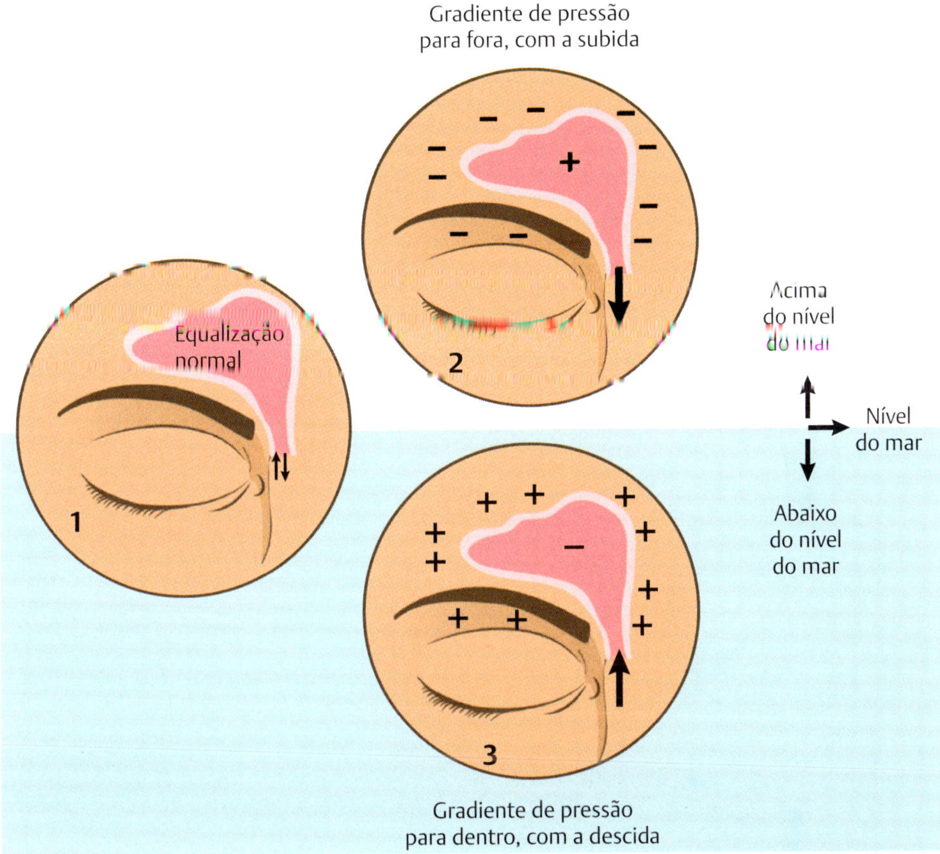

Fig. 33-4. Equalização da pressão das cavidades paranasais em situações de normalidade: 1. Seio frontal saudável com óstio permeável - equalização sinusal normal ao nível do mar. 2. Equalização sinusal normal durante o voo: a pressão ambiente diminui com a diminuição da gravidade, resultando em expansão gasosa contra as paredes externas rígidas da cavidade e aumento da pressão intrassinusal, compensadas pelo óstio patente (fluxo para fora). 3. Equalização sinusal durante o mergulho: a pressão ambiente aumenta pelo efeito da gravidade e/ou da massa de água, resultando na diminuição do volume gasoso dentro do seio e consequente descompressão intrassinusal. Em um seio normal, essa mudança é normalmente compensada pelo equilíbrio da pressão entre o óstio e a cavidade nasal (fluxo para dentro).

O seio frontal, localizado no osso frontal, liga-se à cavidade nasal através de um ducto longo, fino, morfologicamente variável, e, por vezes, sinuoso, chamado ducto nasofrontal. As características anatômicas descritas acima explicam o fato desse seio ser o mais acometido, seguido pelos seios maxilares e esfenoidais.[8]

Não existe uma classificação formal para o barotrauma dos seios paranasais. Nesse trabalho, adotaremos a classificação de gravidade do barotrauma de seios paranasais dividida em três graus, sugerida por Lachkar et al:[8]

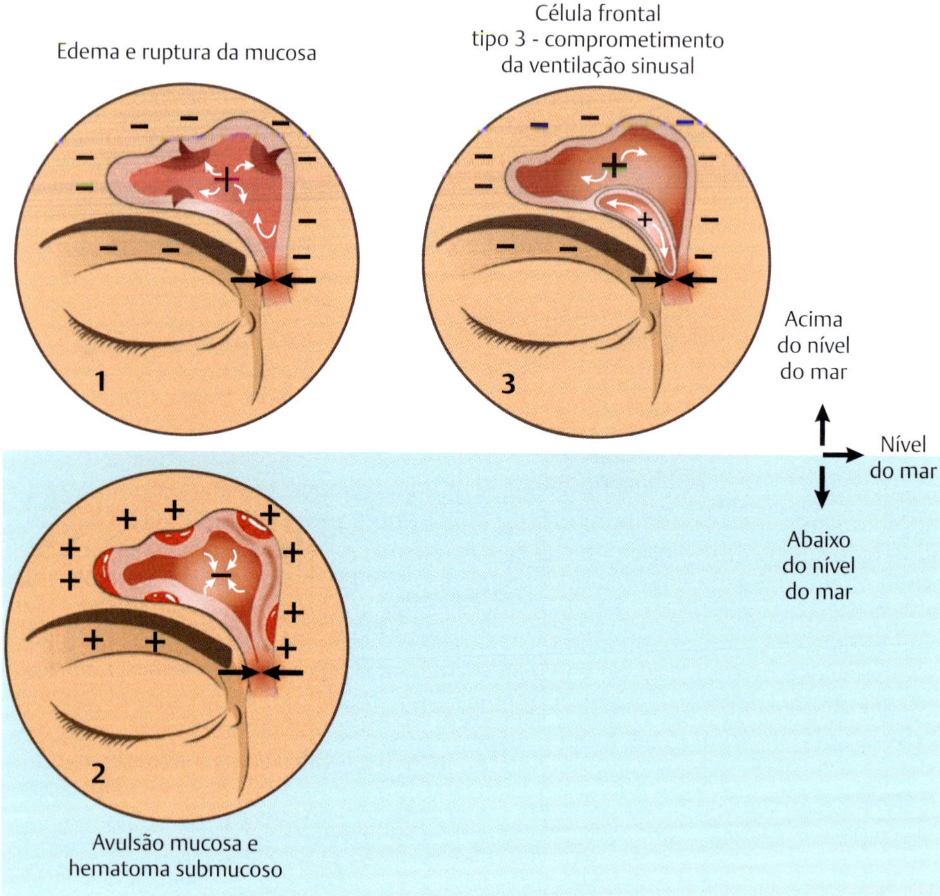

Fig. 33-5. Cenários de barotrauma dos seios paranasais: 1. Lesão por compressão em um seio com a mucosa inflamada ou com o óstio parcialmente obstruído: durante a subida a pressão atmosférica diminui, resultando na expansão do ar e na elevação da pressão intrassinusal, que, sem a adequada compensação, provocam compressão da mucosa contra as paredes externas do seio, resultando em edema e/ou gerando uma lesão por ruptura da mucosa. 2. Lesão por descompressão em um seio inflamado ou parcialmente obstruído: durante a descida, a pressão atmosférica e/ou a massa de água aumentam provocando a diminuição do volume de gás dentro do seio, que cria uma descompressão intrassinusal, resultando em edema, avulsão da superfície da mucosa do osso ou hematoma, a depender do grau e da rapidez em que se deu a alteração da pressão. 3. A presença de célula frontal tipo 3 compromete a patência do óstio de drenagem do seio. Com o fluxo de entrada e saída parcialmente obstruídos uma lesão por compressão pode ocorrer tanto no interior do seio como no interior da própria célula, produzindo sintomas focais.

- 1º grau: edema e hiperemia exsudativa da mucosa pelo ingurgitamento capilar;
- 2º grau: presença dentro do seio de exsudato seroso ou serossanguinolento;
- 3º grau: hematoma submucoso, ruptura da mucosa e hemorragia intracavitária.

O quadro clínico do paciente varia de acordo com o grau do barotrauma. O sintoma mais frequente é a dor, de início súbito, na topografia do seio acometido, com duração e intensidade variáveis. Devido ao maior acometimento do seio frontal, a dor normalmente se localiza no ângulo superior interno da órbita, com irradiação orbital, tornando-se, por vezes, sincopal.

A epistaxe recorrente acomete cerca de 3% dos mergulhadores e costuma evoluir com resolução espontânea, estando, normalmente, associada à irritação da mucosa. Porém, quadros mais graves de barotrauma dos seios paranasais também podem ocasionar epistaxe.

Lacrimejamento, secreção nasal purulenta e parestesia da região inervada pelo ramo do V par craniano acometido são sintomas possíveis, embora raros.

Ainda não há um consenso sobre o tratamento mais adequado para o barotrauma dos seios paranasais, devendo variar de acordo com a duração do quadro, a intensidade dos sintomas, a presença ou não de recorrência e a associação a quadros crônicos ou alterações anatômicas preexistentes.

Diante de um quadro agudo isolado, o uso de analgésicos e descongestionantes nasais tópicos pode ser a primeira escolha. Antibióticos e corticoides devem ser indicados para quadros que persistam por mais de 24 horas.

Em caso de barotrauma recorrente ou na suspeita de quadro agudo com complicações ou em casos de associação a quadros crônicos, torna-se importante, além do tratamento medicamentoso, a realização de exame de imagem, como a tomografia computadorizada ou ressonância nuclear magnética dos seios paranasais.[9]

O procedimento cirúrgico está indicado em casos de falha do tratamento conservador, na presença de complicações (abscesso septal, sequelas orbitárias, pneumoencéfalo), em casos recorrentes e/ou crônicos e para correção das alterações anatômicas. A cirurgia deve ser programada de acordo com cada paciente, objetivando a correção das causas anatômicas responsáveis pelo barotrauma (desvio de septo, *concha bullosa*, redução do óstio de drenagem do seio, presença de célula frontal tipo 3, entre outras).

ACOMETIMENTO DA ORELHA EXTERNA

Otite Externa

A otite externa é a alteração otológica mais comum entre os mergulhadores, acometendo cerca de 50% deles ao menos uma vez, sendo a *Pseudomonas aeruginosa* o microrganismo mais frequentemente encontrado.[3,10]

O tratamento não difere daquele realizado para a otite externa não relacionada ao mergulho. Recomenda-se manter a orelha seca, sem molhar, e a utilização de gotas otológicas por um período de 7 dias, aproximadamente. Nos casos mais complicados está indicada a utilização de antibiótico via oral associado às gotas otológicas (7 a 10 dias).

Exostose

É a terminologia utilizada para indicar o crescimento ósseo no conduto auditivo externo (CAE), geralmente bilateral, prevalente em 40% dos casos de mergulhadores profissionais.[3,10]

Pode favorecer o aparecimento de otite externa e otorreia recorrentes, de cerume impactado e de perda auditiva de natureza condutiva, pela obstrução do CAE. Nos casos em que esse se encontre completamente obstruído, um estímulo calórico assimétrico, acompanhado de vertigem, pode ocorrer durante o mergulho.

Em mergulhadores portadores de exostoses sintomáticas, a remoção cirúrgica deve ser avaliada por um otorrinolaringologista, ressaltando-se que a possibilidade de recidiva sempre existe, em razão da constância de exposição à água fria.

Barotrauma do Conduto Auditivo Externo

Ocorre por ocasião da oclusão do CAE por uma rolha de cerume impactada, pela presença de corpo estranho ou pelo capuz muito apertado da roupa de mergulho. Com isso, durante o procedimento de descida, há a criação de um **vácuo** no interior do conduto provocando edema e o surgimento de vesículas hemorrágicas em sua parede.

O tratamento baseia-se na identificação e resolução do agente provocador do barotrauma, na utilização de gotas otológicas contendo corticoides e/ou antibióticos, pelo tempo necessário, e abstenção do mergulho até a completa resolução do quadro.

ACOMETIMENTO DA ORELHA MÉDIA

Barotrauma de Orelha Média (BTOM)

Os mergulhadores estão sujeitos a pressões ambientais relativamente altas durante a descida, sendo necessária a adoção de manobras, como a de Valsalva, Frenzel e Toynbee, que provocam a abertura da tuba auditiva (TA) e permitem a entrada de ar na cavidade da orelha média (OM), equalizando a pressão interna.[11] A abertura insuficiente da TA pode levar ao barotrauma da OM, presente em 46% dos casos das patologias otorrinolaringológicas relacionadas com o mergulho.[3,10,11]

A equalização da pressão no interior da OM é um procedimento ativo durante a descida e passivo na subida. O melhor funcionamento da TA durante a descida se dá com a posição da cabeça para cima. Mergulhadores com dificuldade na equalização devem adotar um procedimento de descida mais lento e tentar equalizar a pressão a cada respiração.[3,10,11]

Quando o mergulhador não é capaz de equalizar a pressão interna da orelha média adequadamente e continua a descer a profundidades superiores a 1,4 m, um gradiente de pressão diferencial maior que 90 mm Hg é criado bloqueando, irreversivelmente, a TA.[3,10,11] A pressão negativa persistente no interior da OM acarreta o extravasamento de fluido e hemorragia dentro da cavidade (hemotímpano), podendo causar a ruptura da membrana timpânica (MT). Nessa circunstância, pode ocorrer uma estimulação calórica do labirinto, consequente à entrada de água, provocando vertigem e desorientação, traduzindo-se em um cenário potencialmente perigoso para o mergulhador, dado o risco de afogamento.

Os fatores de risco para o barotrauma de orelha média estão relacionados com a TA hipofuncionante e a aeração deficiente da mastoide.

Na vigência do BTOM, o tratamento indicado dependerá do grau de acometimento das estruturas da orelha média. Nos processos serosos, o uso de descongestionantes orais e/ou corticoides está indicado. Em casos de hemotímpano, deve-se cogitar a associação com antibióticos e, até mesmo, em alguns casos, a possibilidade de timpanotomia para alívio da pressão gerada pelo volume de sangue presente na cavidade timpânica. O tratamento da perfuração traumática da membrana timpânica, resultante de um BTOM, deve ser, a princípio, expectante, podendo-se utilizar antibioticoterapia para a prevenção de infecções secundárias. A timpanoplastia está indicada nos casos em que a MT não se regenerou espontaneamente.

Recomendações a serem consideradas pelos mergulhadores: evitar a posição da cabeça para baixo ao descer; não descer caso não consiga equalizar as pressões (neste caso, evitar a manobra da Valsalva forçada); otimizar técnicas que melhorem a sua capacidade de equalização.[3,10,11]

Vertigem Alternobárica (VA)

Resulta de uma equalização assimétrica da pressão da OM transmitida pelas janelas oval e redonda à orelha interna, sendo a causa mais frequente de vertigem transitória durante o procedimento de subida. O episódio vertiginoso pode durar vários minutos e ser acompanhado por náuseas, vômitos e desorientação.[10,11]

Os fatores de risco associados à vertigem alternobárica são: disfunção da TA, barotrauma prévio, mergulho em águas frias, antecedentes de otite média, história prévia de VA e exposição ao ruído durante o mergulho.[12] A VA é quatro vezes mais prevalente em mulheres.[10,11,12]

O mergulhador deve ser orientado sobre a natureza da VA e de seus potenciais riscos, incluindo aspiração de líquido e morte por afogamento. Caso ele seja capaz de tolerar a vertigem transitória e conseguir controlar a subida ou a descida até que os sintomas melhorem, [illegible]

ACOMETIMENTO DA ORELHA INTERNA

Barotrauma de Orelha Interna (BTOI) e Fístula Perilinfática (FPL)

Acontece quando as mudanças de pressão da orelha média são transmitidas para a orelha interna, via janela oval e janela redonda, por meio de mecanismos implosivos e explosivos. De certa forma, a janela oval torna-se um pouco mais resistente às mudanças de pressão, se comparada à janela redonda, uma vez que se encontra coberta pela platina do estribo e seus respectivos ligamentos.

O mecanismo implosivo acontece no procedimento de descida. Durante a manobra de Valsalva forçada, na tentativa de equalização pressórica, o ar em alta pressão é projetado para dentro do espaço da orelha média, causando rápido deslocamento para fora do estribo e deslocamento para dentro, seguido de implosão da membrana da janela redonda e consequente fístula perilinfática (Fig. 33-6). Esse mecanismo gera uma onda pressórica nos líquidos do ouvido interno, provocando hemorragia coclear com ruptura da membrana de Reissner e da membrana basilar.[3,10,11]

A fístula perilinfática também pode ocorrer devido ao rompimento da membrana da janela redonda por meio de um mecanismo explosivo.[3,10,11] Uma falha na tentativa de executar a manobra Valsalva, no cenário de disfunção da TA, pode elevar a pressão liquórica causando a ruptura da membrana da janela redonda (Fig. 33-7). O mecanismo gerador é explicado da seguinte forma: flutuações rápidas na pressão do liquor podem ser comunicadas ao espaço perilinfático através do aqueduto coclear ou da lâmina crivosa, alterando sua pressão e provocando a explosão de dentro para fora.

Os fatores de risco descritos são a presença de aqueduto vestibular alargado e *fissula ante fenestrum*.

Em 50% dos casos, as lesões são cocleares e vestibulares, das quais 40% são cocleares isoladas e somente 10% dos casos são vestibulares isoladas.[3,10,11]

O diagnóstico do barotrauma da orelha interna pode ser difícil, com início de sintomas vagos e variáveis. A disfunção vestibular e/ou a deficiência auditiva podem ocorrer durante a descida, devida à equalização prejudicada; durante a subida pela expansão do pneumolabirinto ou mesmo em dias sem mergulho, em situações de esforço.

A sintomatologia está relacionada com a região anatômica acometida. Comumente, o paciente apresenta uma combinação de déficit vestibular e auditivo, podendo queixar-se de plenitude auricular e zumbido.[3,10,11] Rupturas da membrana basilar isoladas podem resultar em perda auditiva sensório-neural. É importante ressaltar que o barotrauma da orelha interna pode ocorrer na ausência de achados otoscópicos. A ocorrência de atraso entre o aparecimento dos sintomas e a data do mergulho não exclui o diagnóstico de barotrauma.

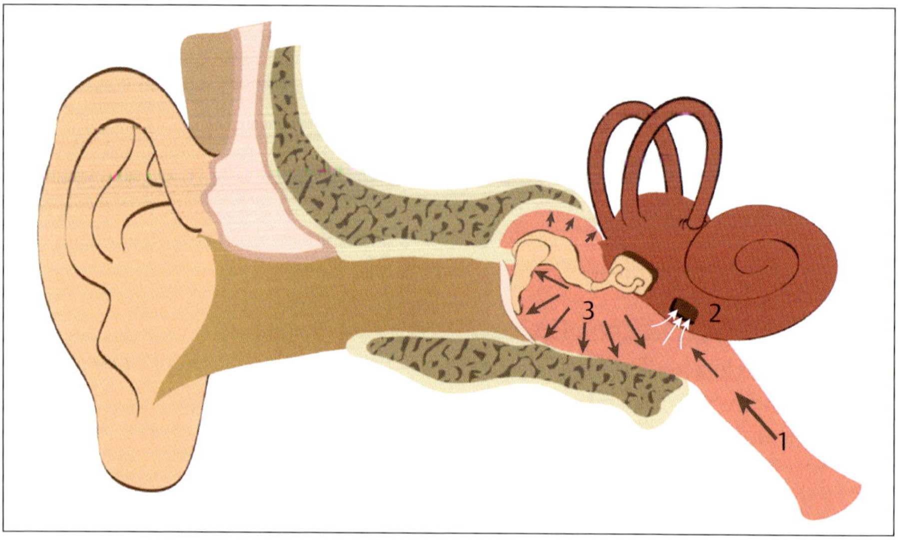

Fig. 33-6. Mecanismo explosivo do barotrauma do ouvido interno e fístula perilinfática. Falha da execução da manobra de Valsalva devida a uma tuba auditiva obstruída: 1. Na vigência de um vácuo relativo na cavidade timpânica. 2. Causa elevação da pressão liquórica. 3. Este aumento da pressão é transmitido à orelha interna resultando na ruptura da janela redonda. 4. E hemorragia intracoclear.

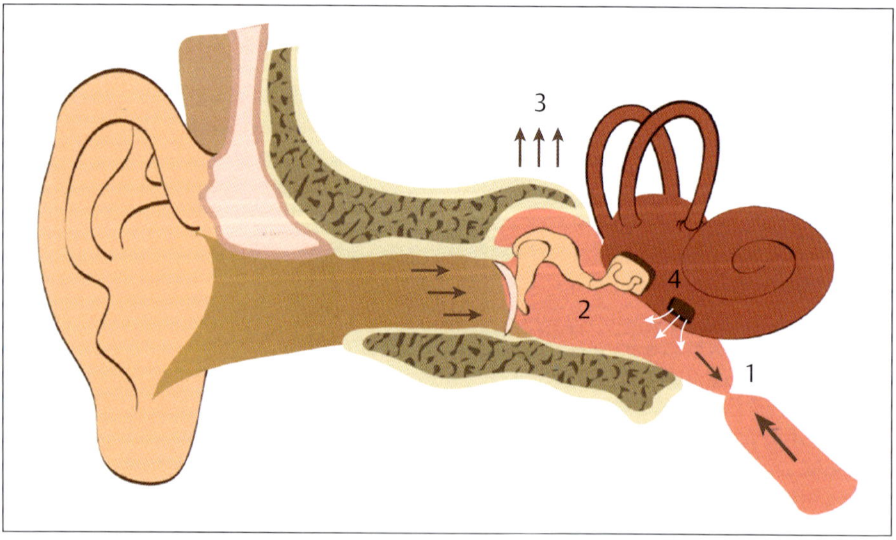

Fig. 33-7. Mecanismo explosivo do barotrauma do ouvido interno e fístula perilinfática. Falha da execução da manobra de Valsalva devida a uma tuba auditiva obstruída: 1. Na vigência de um vácuo relativo na cavidade timpânica. 2. Causa elevação da pressão liquórica. 3. Este aumento da pressão é transmitido à orelha interna resultando na ruptura da janela redonda. 4. E hemorragia intracoclear.

O tratamento deve-se basear em observação, terapia com corticoides, repouso no leito com a cabeceira elevada a 45° e uso de emolientes fecais para evitar qualquer tipo de esforço durante a evacuação. A timpanotomia exploradora com a oclusão das janelas labirínticas deve ser considerada em casos de piora da audição ou de suspeita de FPL.[3,10,11]

A tomografia computadorizada de alta resolução dos ossos temporais deve ser feita para investigação de fatores de risco de origem anatômica.

O mergulhador que sofreu um barotrauma da orelha interna deve ser aconselhado a evitar o mergulho até que os sintomas auditivos estabilizem, que os sintomas vestibulares (vertigem e/ou desequilíbrio) desapareçam, que os distúrbios da orelha média e da função tubária estejam resolvidos e nenhuma intervenção cirúrgica adicional seja necessária.

Doença Descompressiva da Orelha Interna

A doença descompressiva da orelha interna (DDOI) ocorre em consonância com os princípios descritos anteriormente em relação à lei de Henry. A porção vestibular do labirinto parece ser mais propensa a danos do que a cóclea, muito provavelmente pelo maior volume de tecido em relação a taxa de suprimento sanguíneo e um tempo de eliminação do gás mais lento.[3,10,11]

Manifesta-se com vertigem, geralmente iniciada cerca de duas horas após o retorno à superfície. Pode ocorrer isoladamente ou em combinação com outras manifestações da DD do sistema nervoso central. O mergulho profundo parece conferir um risco maior para DD da orelha interna, sendo mais comum a apresentação unilateral.[3,10,11]

O tratamento do mergulhador com DDOI deve acontecer o mais rapidamente possível, utilizando-se a recompressão e a terapia com oxigênio hiperbárico.[3,10,11] Caso essas medidas não sejam imediatamente possíveis, a administração de oxigênio a 100% deve ser iniciada até que se possa chegar a um local onde a terapia possa ser realizada. A corticoterapia oral pode ser utilizada visando a diminuição do edema das estruturas da orelha interna. Na suspeita de associação com o barotrauma de orelha interna, deve ser considerada a possibilidade de miringotomia bilateral com colocação de tubos de ventilação.[3,10,11]

Após o tratamento, recomenda-se a realização de ultrassonografia com *doppler* para investigar a presença de *shunt* cardíaco ou pulmonar direito/esquerdo, presente em 82% dos pacientes com DDOI.[3,10,11]

ACOMETIMENTO DO NERVO FACIAL

A paralisia do nervo facial apresenta-se como uma complicação relativamente rara do mergulho, muito provavelmente, em pessoas portadoras de deiscência do seu canal no segmento timpânico. O surgimento de pressão negativa na orelha média, após uma equalização inadequada, pode levar ao edema da bainha do nervo e consequente compressão axonal, acompanhada da diminuição da irrigação local. Em casos de hemotímpano, a compressão do nervo facial, em seu segmento timpânico exposto, ocorre pela própria presença de sangue na cavidade da orelha média.[10]

A terapia com corticosteroides por via oral está indicada visando a redução do edema. A miringotomia está indicada, em casos de hemotímpano, para aliviar a pressão da orelha média e consequente descompressão do nervo facial.[10]

ASPECTOS LEGAIS

A regulamentação da atividade hiperbárica no Brasil é feita por duas instituições:

1. A Secretaria de Trabalho (Ministério da Economia) via Normas Regulamentadoras nº 7 (Programa de Controle Médico de Saúde Ocupacional – PCMSO), anexo IV e nº 15 (Atividades e Operações Insalubres), anexo 6 (Trabalho Sob Condições Hiperbáricas)[13]
2. Marinha do Brasil por meio das Normas da Autoridade Marítima para Atividades Subaquáticas nº 15 (NORMAM 15/DPC – 2ª Revisão).[14]

Segundo a NR-15,[13] a profissão de mergulhador é considerada como insalubre, sendo exercida em ambientes confinados, com pouco conforto e dificuldade de comunicação com o mundo exterior.

Terminologia

De acordo com a NORMAM 15/DPC – 2ª Revisão:[14]

- *Condição Hiperbárica:* qualquer condição em que a pressão ambiente seja maior que a atmosférica.
- *Médico Qualificado:* é o médico do trabalho com conhecimentos comprovados em Medicina Hiperbárica, responsável pela supervisão e pelo programa médico.
- *Médico Hiperbárico:* médico com curso de medicina hiperbárica com currículo aprovado pela SSMT/MTb e pela Marinha do Brasil, responsável pela realização dos exames psicofísicos admissional, periódico, de verificação de deficiência funcional e demissional de conformidade com os Anexos A e B (NR-15) e a NR-7.
- *Mergulhador:* o profissional qualificado e legalmente habilitado para utilização de equipamentos de mergulho submersos.
- *Trabalho Submerso:* qualquer trabalho realizado ou conduzido por um mergulhador em meio líquido.
- *Livro de Registro do Mergulhador (LRM):* documento pessoal e indispensável para o exercício da atividade de mergulhador. Deverá conter: os dados pessoais, a classificação de nível, o registro dos exames médicos periódicos, os registros dos treinamentos realizados.
- *DPC:* Diretoria de Portos e Costas
- *CP/DL/AG:* Capitania dos Portos/Delegacias/Agências.

Exames Médicos

Cabe ao Médico Hiperbárico ou Médico Qualificado a elaboração dos exames psicofísicos, admissionais, periódicos, complementares e demissionais, conforme anexos IV da NR-7; A e B constantes no Anexo 6 da NR-15,[13] além da condução dos testes de pressão e de tolerância ao oxigênio.

Os exames médicos dos mergulhadores são realizados nas seguintes condições:[13]

A) Por ocasião da admissão;
B) A cada 6 seis meses, para todo o pessoal em efetiva atividade de mergulho;
C) Após acidente ocorrido no desempenho de atividade de mergulho ou moléstia grave;
D) Em situações especiais, por solicitação do mergulhador ao empregador.

De acordo com a legislação,[13] são padrões psicofísicos para controle do pessoal em atividade de mergulho:

A) Idade: de 18 (dezoito) anos no mínimo;
B) Anamnese: inabilita o candidato à atividade de mergulho a ocorrência ou constatação de patologias referentes a epilepsia, meningite, tuberculose, asma e qualquer doença pulmonar crônica; sinusites crônicas ou repetidas; otite média e otite externa crônica; doença incapacitante do aparelho locomotor; distúrbios gastrointestinais crônicos ou repetidos; alcoolismo crônico e sífilis (salvo quando convenientemente tratada e sem a persistência de nenhum sintoma consequente); outras a critério médico;
C) Exame Médico: biometria; aparelho circulatório; aparelho respiratório; aparelho digestivo; aparelho geniturinário; sistema endócrino;
D) Exame Oftalmo-Otorrinolaringológico:

- Deve ser verificada a ausência de doenças agudas ou crônicas em ambos os olhos;
- Acuidade visual: é exigido 20/40 de visão em ambos os olhos corrigível para 20/20;
- Senso cromático: são incapacitantes as discromatopsias de grau acentuado;
- A audição deve ser normal em ambos os ouvidos;
- Doenças agudas ou crônicas do conduto auditivo externo, da membrana timpânica, do ouvido médio ou interno inabilitam o candidato;
- Ambas as TA deverão estar, obrigatoriamente, permeáveis e livres para equilíbrio da pressão, durante as variações barométricas nos mergulhos;
- As obstruções à respiração e as sinusites crônicas são causas de inabilitação. As amígdalas com inflamações crônicas, bem como todos os obstáculos nasofaringianos que dificultam a ventilação adequada, devem inabilitar os candidatos.

E) Exame neuropsiquiátrico
F) Exames Complementares:

- Radiografia do tórax (AP): admissional e anual;
- Eletrocardiograma: anual; teste ergométrico de esforço: admissional; ecocardiograma: admissional;
- Eletroencefalograma: admissional;
- Acuidade visual: admissional e anual;
- Espirometria: admissional e bienal;
- Sangue: dosagem de glicose (admissional e anual), hemograma completo (admissional e anual), grupo sanguíneo e fator Rh (admissional);
- Radiografia das articulações escapuloumerais, coxofemorais e dos joelhos (AP): admissional e bienal;
- Audiometria: admissional, seis meses após início da atividade e anual.

G) Testes de Pressão: todos os candidatos devem ser submetidos à pressão de 6 ATA na câmara de recompressão para verificar a capacidade de equilibrar a pressão no ouvido médio e seios da face. Qualquer sinal de claustrofobia, bem como apresentação de suscetibilidade individual à narcose pelo nitrogênio, inabilitará o candidato;
H) Teste de Tolerância ao Oxigênio: consiste em fazer o candidato respirar oxigênio puro sob pressão (2,8 ATA) por um período de 30 (trinta) minutos na câmara de recompressão. Qualquer sinal ou sintoma de intoxicação pelo oxigênio será motivo de inabilitação;
I) Teste de Aptidão Física.

O médico emitirá o Atestado de Saúde Ocupacional (ASO) e concluirá os seus laudos por uma das seguintes formas:

- Apto para mergulho (integridade física e psíquica);
- Incapaz temporariamente para mergulho (patologia transitória);
- Incapaz definitivamente para mergulho (patologia permanente e/ou progressiva).[13]

O ASO deve ser mantido no local de trabalho ou na sede da empresa. Entretanto, a comprovação da realização do exame médico, quando inspecionado o LRM no local de trabalho, supre a verificação *in loco* do Atestado de Saúde Ocupacional.[15]

Comunicação de Acidente de Mergulho

Todo acidente de mergulho que provoque lesão corporal ou perturbação funcional que cause a perda ou redução (permanente ou temporária) da capacidade para o trabalho ou, em último caso, a morte, cuja causa esteja relacionada com o sistema de mergulho e/ou ao procedimento utilizado durante o mergulho, deverá ser comunicado imediatamente pela empresa de mergulho responsável pelo serviço a Capitania dos Portos/Delegacias/Agências da área de jurisdição onde se encontra a frente de trabalho, com cópia para a caixa postal: mergulho@dpc.mar.mil.br, para que sejam tomadas as providências descritas na alínea f do item 0807 das presentes Normas (NORMAM 15/DPC – 3ª Revisão[14]).

Perícia em Acidente de Mergulho (PAM)

Descrita na NORMAM 15/DPC – 3ª Revisão.[14]

Conduzida pela Diretoria de Portos e Costas sempre que ocorrer um acidente em empresa/escola de mergulho profissional, cuja circunstância esteja relacionada com o sistema de mergulho e/ou ao procedimento utilizado durante o mergulho, visando ao estabelecimento da causa determinante do acidente e a verificação do cumprimento das normas citadas.

APTIDÃO PARA O MERGULHO

A análise dos critérios de aptidão para o mergulho pode variar de acordo com o tipo de mergulho no que tange, principalmente, à inserção no mercado de trabalho ou não. Em se tratando de mergulhadores de prática esportiva, a avaliação do risco-benefício envolve, além das questões relacionadas abaixo, uma conversa com o paciente no sentido de limitar ou não a prática do esporte, segundo critérios de tolerância individual.

Ao se considerar o mergulho profissional, os critérios ocupacionais para aptidão encontram-se descritos na NRs[13] assim como na NORMAM 15,[14] já mencionados no item anterior: exames médicos.

Mallen & Roberts[16] relacionam os critérios clínicos de aptidão, como descritos a seguir.

Seios Paranasais

Os problemas nasossinusais decorrem, como explicado no início do capítulo, de situações que levem à obstrução do óstio de drenagem ou disfunção tubária. Episódios de infecção aguda das vias aéreas superiores e sinusites agudas constituem contraindicação absoluta para o mergulhar até a resolução do quadro. Da mesma forma, rinossinusites crônicas não controladas, com ou sem pólipos, são impeditivas para o mergulho.[16] Nos casos de falha do tratamento conservador, septoplastia e cirurgia dos seios da face podem ser consideradas.

Tuba Auditiva

Uma tuba auditiva funcionante é crucial para a prevenção dos acidentes disbáricos do ouvido. Sendo assim, os processos que envolvem uma disfunção tubária resultando em otite média serosa/secretora, otite média crônica persistente, otite média aguda ou retração de membrana timpânica são considerados incapacitantes para o mergulho até que a função da TA seja recuperada. A disfunção tubária crônica deve ser considerada como uma contraindicação relativa, devendo ser levado em conta a extensão dos sintomas, os achados clínicos e exames complementares.[11,16]

Segundo Mallen & Roberts,[16] a medição da pressão do ouvido médio em repouso e a [illegible] insuflação/desinflação tubária podem ser úteis para delimitar o risco de barotrauma, embora ainda não estejam validadas em grande escala.

Conduto Auditivo Externo

As lesões do conduto auditivo externo são consideradas incapacitantes quando passíveis de formar um vácuo no CAE.

A presença de cerume, exostose, atresia e estenose de canal moderadas, contanto que a membrana timpânica possa ser visualizada e o mergulhador seja assintomático, não impede o mergulho.

São contraindicações absolutas, até que possam ser tratadas, a estenose completa do CAE e otite externa severa, por poderem levar ao surgimento de um sistema fechado cheio de ar, dificultando a equalização da pressão, predispondo ao barotrauma da orelha externa ou da membrana timpânica.[16]

Membrana Timpânica

Qualquer perfuração da membrana timpânica constitui-se uma contraindicação absoluta para o mergulho, tanto pela estimulação calórica assimétrica do labirinto como pela introdução de patógenos provenientes da água. Já a atrofia da MT deve ser avaliada com cuidado, uma vez que pode sofrer perfuração quando submetida ao aumento dos níveis de pressão atmosférica.[16]

A presença de timpanoesclerose não contraindica a prática do mergulho.

Ouvidos Médio e Interno

Pessoas portadoras de otosclerose podem ter a sua aptidão para o mergulho diminuída à proporção que a doença progride.

Casos de otite média crônica colesteatomatosa constituem uma contraindicação para o mergulho, devendo ser avaliados novamente após a cirurgia. A neuronite vestibular e a labirintite curadas não são consideradas contraindicações ao mergulho, desde que haja ausência de sintomas vestibulares.[16] Recomenda-se que seja realizada uma videonistagmografia, mesmo na vigência de casos assintomáticos, para confirmar a ausência de lesão labiríntica residual.

Perda Auditiva e Zumbidos

A prática do mergulho não tem sido associada à piora da audição, embora alguns autores sugiram que o mergulho profissional possa precipitar uma perda auditiva.[16-21]

A surdez unilateral constitui uma contraindicação relativa em casos de mergulho profissional. Entretanto, deve ser considerado o risco de uma potencial perda auditiva bilateral, por ocasião de um acidente de mergulho.[16-21]

Distúrbios do Equilíbrio

O ambiente subaquático pode ser desafiador para o senso de equilíbrio e orientação já que, por vezes, apresenta visibilidade diminuída, requer posições corporais atípicas e a propriocepção encontra-se alterada.

As condições que apresentam risco de provocar vertigem ou desequilíbrio severos podem colocar o mergulhador em risco de vida, principalmente ao se considerar a questão do vômito, que pode ser fatal, dado que, na maioria das vezes, é obrigado a fazer uso da respiração bucal. Tais situações estão presentes nas síndromes periféricas (vertigem posicional paroxística benigna – VPPB, doença de Ménière, vertigens de origem vertebrobasilar) assim como nas centrais.[16-21]

Alterações Laríngeas

Embora a laringe não seja diretamente afetada pelos efeitos do aumento da pressão ambiente, as desordens comuns a todas as pessoas podem interferir na prática do mergulho.

Qualquer situação que provoque alteração significativa da capacidade de ventilação e/ou da oxigenação (paralisia bilateral das cordas vocais, papilomatose laríngea, estenose traqueal, dentre outras), presença de laringectomia ou traqueostomia contraindicam o mergulho. As laringoceles, depois de corrigidas, devem ser avaliadas no tocante à recorrência decorrente do aumento da pressão intralaríngea e manobras de Valsalva repetidas.[16]

Cavidade Oral

O mergulhador deve ser capaz de manter a vedação oral do regulador bucal (ou válvula de demanda), que pode estar prejudicado em casos de paralisia facial periférica, tornando-se uma situação impeditiva.[16]

Há um certo risco de lesões provocadas pela expansão do ar afetarem as obturações ou o canal radicular, entretanto não são consideradas contraindicações absolutas. Barotraumas dentários podem acometer dentes não saudáveis ou com restaurações deficientes e que contenham espaços aéreos em seu interior.

RETORNO AO MERGULHO APÓS LESÃO

O retorno ao mergulho após um episódio de barotrauma dos seios paranasais é aconselhado somente depois de confirmada a resolução do quadro e sanados seus fatores desencadeantes.

O paciente com BTOM geralmente evolui bem. Entretanto, de forma semelhante ao barotrauma dos seios paranasais, deve-se considerar a causa inicial da lesão, para evitar que novos episódios aconteçam. Uma vez resolvidos os fatores desencadeantes e não havendo lesões residuais, não há contraindicação para novos mergulhos, após um período de dias ou semanas. Isto se aplica também ao BTOI.[16,17]

Em relação às perfurações traumáticas da membrana timpânica, o prazo estimado para a recuperação seria de 1 a 2 meses a depender da extensão do dano.

As lesões cocleares podem ser permanentes em 40% a 50% dos casos, principalmente nas altas frequências.[16-21]

Os zumbidos podem ser permanentes ou temporários. Nestes, o tempo de recuperação pode ser de 6 meses a 1 ano.[16-21]

As vertigens periféricas, independentemente da causa, tendem a melhorar com o passar do tempo, secundariamente à compensação central do sistema labiríntico, subestimando, de certa forma, o real acometimento periférico. Uma avaliação com videonistagmografia deve ser considerada para determinar a aptidão para o mergulho.[16-21]

RETORNO AO MERGULHO APÓS CIRURGIA

Cirurgias sinusais prévias não representam uma contraindicação de fato, principalmente na ausência de defeitos na base do crânio.[16-21]

- *Timpanoplastia:* 3 meses se houver cicatrização completa.[16-21]
- *Timpanoplastia acompanhada de reposiçao de prótese ossicular parcial (PORP):* 3 meses após constatação de completa cicatrização.[16-21]
- *Timpanoplastia acompanhada de colocação de prótese ossicular total (TORP):* a maioria dos autores não recomenda o retorno às práticas de mergulho,[16-21] embora alguns propõem o retorno ao mergulho após teste de provocação negativo durante a timpanometria, em que o paciente é monitorado para sintomas labirínticos.[16-21]

Segundo Mallen e Roberts,[16] existem poucos dados a respeito da aptidão para o mergulho após o procedimento de reparo de fístula perilinfática, dado o risco potencial de lesão cocleovestibular.

Não se recomenda o mergulho após estapedectomia pelo elevado risco de deslocamento da prótese da platina do estribo, proporcionando o surgimento de fístula perilinfática, pelo efeito explosivo, já descrito anteriormente. Da mesma forma, o efeito implosivo pode irritar o sáculo e o utrículo, provocando sintomas labirínticos.[16-21]

O risco primário existente após a mastoidectomia, com preservação da parede posterior do canal, está relacionado com a causa básica que levou ao procedimento cirúrgico. Já na mastoidectomia radical, com rebaixamento da parede posterior do canal, o risco consiste no preenchimento da cavidade cirúrgica por água gelada, com consequente estimulação labiríntica, provocando o aparecimento de vertigem.

CLASSIFICAÇÃO ESTATÍSTICA INTERNACIONAL DE DOENÇAS E PROBLEMAS RELACIONADOS COM A SAÚDE (CID)

A CID foi conceituada para padronizar e catalogar as doenças e problemas relacionados com a saúde, tendo como referência a Nomenclatura Internacional de Doenças, estabelecida pela Organização Mundial da Saúde.

Permite que programas e sistemas possam referenciar, de forma padronizada, as classificações e auxilia a busca de informação diagnóstica para finalidades gerais, independentemente do idioma utilizado.

Encontra-se em sua décima versão, publicada em 1992. A sigla CID é utilizada seguida do número dez (CID-10) para se referir a essa classificação.

As patologias descritas nesse capítulo são classificadas, segundo a CID-10, conforme descrito a seguir:[22]

- T70 Efeitos da pressão atmosférica e da pressão da água;
  - T70.0 Otite barotraumática.
    - Aerotite média
    - Efeitos da alteração na pressão atmosférica ou da água no ambiente.
  - T70.1 Sinusite barotraumática.
    - Aerossinusite
    - Efeitos da alteração na pressão atmosférica ambiente.
  - T70.2 Outros efeitos das grandes altitudes e os não especificados
    - Anoxia devida à alta altitude
    - Barotrauma SOE
    - Hipobaropatia
    - Doença das Montanhas
    - Doença de Monge
    - Doença dos Alpes

    Exclui:
    - Policitemia devida à alta altitude (**D75.1**).
  - T70.3 Mal dos caixões [doença de descompressão].
    - Doença do ar comprimido;
    - Paralisia dos mergulhadores.
  - T70.4 Efeito dos fluidos em alta pressão:
    - Injeção traumática industrial de fluido em alta pressão.
  - T70.8 Outros efeitos da pressão atmosférica ou da pressão da água:
    - Síndrome devida ao deslocamento de ar de uma explosão.
  - T70.9 Efeitos não especificados da pressão atmosférica ou da pressão da água.

A Organização Mundial da Saúde (OMS) lançou, em 18 de junho de 2018, a 11ª versão da Classificação Estatística Internacional de Doenças e Problemas Relacionados com a Saúde (CID11). A CID-11 foi apresentada para adoção dos Estados Membros em maio de 2019, durante a Assembleia Mundial da Saúde, e entrou em vigor em 1º de janeiro de 2022, no âmbito global. A implementação da CID-11 no Brasil será um grande desafio. O aspecto desfavorável inicial é o idioma. O português não é língua oficial para a OMS, e o processo de tradução, adaptação, revisão e implementação na nova língua é um dificultador importante, que demandará tempo.[23]

Abaixo está descrita a nomenclatura a ser utilizada:

- *NF04*: Effects of air pressure or water pressure;
- *NF04.0*: Otitic barotrauma;
- *NF04.1*: Sinus barotrauma;
- *NF04.2*: Caisson disease;
- *NF04.3*: Effects of high-pressure fluids;
- *NF04.Y*: Other specified effects of air pressure or water pressure;
- *NF04.Z*: Effects of air pressure or water pressure, unspecified.

CONCLUSÃO

O mergulho autônomo tem um potencial significativo para complicações na região da cabeça e pescoço, sendo as orelhas externa, média e interna, além dos seios paranasais, as regiões mais acometidas.

Medidas preventivas incluem o aconselhamento dos mergulhadores no sentido de evitar o mergulho em situação de infecção das vias aéreas superiores e episódios de rinite alérgica, por exemplo, além de iniciarem tratamento médico profilático para os fatores de risco individuais.[24,25]

Os otorrinolaringologistas e clínicos com interesse em medicina hiperbárica devem ter conhecimento das implicações fisiopatológicas, do tratamento e da adequação ao mergulho dos distúrbios relacionados com a cabeça e o pescoço.

As recomendações contidas no presente capítulo pretendem ser complementares a uma boa análise clínica e devem ser aplicadas dentro do contexto das circunstâncias de cada paciente.

Os autores acreditam que mais pesquisas sobre as patologias da cabeça e pescoço, relacionadas com o mergulho, são necessárias no intuito de aprimorar as informações sobre a fisiopatologia do barotrauma e da DD, de contribuir para a melhoria do atendimento ao paciente e de diminuir a morbidade relacionada com o mergulho.

REFERÊNCIAS BIBLIOGRÁFICAS

1. Melamed Y, Shupak A, Bitterman H. Medical problems associated with underwater diving. N Engl J Med [Internet]. 1992;326:30-5.
2. Levett DZH, Millar IL. Bubble trouble: a review of diving physiology and disease. Postgraduate Medical Journal [Internet]. 2008;84:571-8.
3. Livingstone SKA, Lange B. Scuba diving and otology: a systematic review with recommendations on diagnosis, treatment and post-operative care. Diving Hyperb Med [Internet]. 2017;47(2):97-109.
4. Lynch JH, Deaton TG. Barotrauma with extreme pressures in sport: from scuba to skydiving. Curr Sports Med Rep [Internet]. 2014;13(2):107-12.
5. Glazer TA, Telian SA. Otologic hazards related to scuba diving. Sports Health [Internet]. 2016;8(2):140-4.
6. Sohn JH, Cho KR. Middle ear barotrauma in student pilots. Aerosp Med Hum Perform [Internet]. 2017;88(4):406-12.
7. Hungria H. Otorrinolaringologia. 8. ed. Rio de Janeiro: Guanabara Koogan. 2000:593.
8. Lachkar A, Aabach A, Elayoubi F, Ghailan R. Barotraumatisme du sinus frontal à propos d'un cas et revue de la littérature [Frontal sinus barotrauma: about a case and review of the literature]. Pan Afr Med J [Internet]. 2016;24:272.
9. Vaezeafshar R, Psaltis AJ, Rao VK, et al. Barosinusitis: comprehensive review and proposed new classification system. Allergy Rhinol (Providence) [Internet]. 201;8(3):109-17.
10. Mallen JR, Roberts DS. Scuba medicine for otolaryngologists: part I. Diving into scuba physiology and injury prevention. Laryngoscope [Internet]. 2019;9999:1-7.
11. Cyran AM, Kosla A, Kantor I, Szczepanski MJ. Tympanometric evaluation of Eustachian tube function in Polish scuba divers. UHM J [Internet]. 2018;45(4):437-43.
12. Klingmann C, Knauth M, Praetorius M, Plinkert PK. Alternobaric vertigo – really a hazard? Otol & Neurotol [Internet]. 2006;7(8):1120-5.
13. Brasil. Ministério da Economia. Secretaria de Trabalho. Norma regulamentadora nº 15 – atividades e operações insalubres [Internet]. 2022. [acesso em 2022 Outubro 03]. Disponível em: https://www.gov.br/trabalho-e-previdencia/pt-br/composicao/orgaos-especificos/secretaria-de-trabalho/inspecao/seguranca-e-saude-no-trabalho/ctpp-nrs/normas-regulamentadoras-nrs
14. Marinha do Brasil. Diretoria de Portos e Costas. Normas da autoridade marítima para atividades subaquáticas. NORMAM 15/DPC, 3ª Revisão [Internet]. 2021. [acesso em 2022 Outubro 03]. Disponível em: chrome-extension://efaidnbmnnnibpcajpcglclefindmkaj/https://www.marinha.mil.br/dpc/sites/www.marinha.mil.br.dpc/files/NORMAM-15%20Rev%203-Mod2.pdf

15. Borges CN. Manual do trabalho submerso - normativa produzida pelo grupo técnico do Ministério do Trabalho e Emprego [Internet]. 2003.
16. Mallen JR, Roberts DS. SCUBA Medicine for otolaryngologists: part II. Diagnostic, treatment, and dive fitness recommendations. Laryngoscope [Internet]. 2019.
17. UHMS best practice guidelines: prevention and treatment of decompression sickness and arterial gas embolism. UHSM [Internet]. 2011.
18. Bender-Heine A, Dillard ZW, Zdilla MJ. Alternobaric vertigo and facial baroparesis caused by scuba diving and relieved by chewing pineapple: a case report. Undersea and Hyperbaric Medicine [Internet]. 2011;44(6):607-10.
19. International consensus standards for commercial diving and underwater operations. Association of Diving Contractors International. 6.2 ed. [Internet]. 2016.
20. U.S. Navy diving manual. Direction of commander, Naval Sea Systems Command. Rev. 7 [Internet]. 2016.
21. Skogstad M, Eriksen T, Skare O. A twelve-year longitudinal study of hearing thresholds among professional divers. Undersea Hyperb Med [Internet]. 2009.
22. Classificação Estatística Internacional de Doenças e Problemas Relacionados à Saúde - CID-10. [Internet]. 2008.
23. ICD-11 for Mortality and Morbidity Statistics. [Internet]. 2018.
24. Lindfors OH, Räisänen-Sokolowski AK, Suvilehto J, Sinkkonen ST. Middle ear barotrauma in diving. Diving Hyperb Med. 2021;51(1):44-52.
25. Battisti AS, Lofgren DH, Lark JD. Barosinusitis. [Updated 2021 Dec 15]. In: StatPearls [Internet]. Treasure Island (FL): StatPearls Publishing; 2022.

PESSOAS COM DEFICIÊNCIA EM OTORRINOLARINGOLOGIA E ÍNDICE DE FUNCIONALIDADE BRASILEIRO – TABELA CIF

Paulo Rebelo
Daniela Bortman

INTRODUÇÃO

Nas últimas décadas ocorreram grandes mudanças sociais, que levaram à adoção de novos padrões de comportamento e a alterações na legislação, para garantia de direitos e respeito às diferenças, contribuindo na luta contra a discriminação e pela inclusão social das pessoas com deficiência (PcD). A inclusão passou a ser compreendida como direito fundamental do ser humano e requisito legal de nosso ordenamento jurídico.

Pessoas com deficiência antes eram consideradas incapazes e alvo da piedade e caridade humana, sendo comumente segregadas no interior das residências, abandonadas em instituições de caridade ou internadas em instituições especializadas, cuja inclusão social era rara e quase sempre condicionada exclusivamente a atitudes de busca de oportunidades com base em esforços individuais e familiares. Agora temos maiores demandas da sociedade pela existência de políticas públicas.[1]

Como exemplo desta atuação individual, podemos destacar o professor francês Édouard Huet, que era surdo e que apresentou ao imperador D. Pedro II a proposta de uma escola especializada no ensino de pessoas surdas, no que foi aceito, tendo o governo imperial designado o Marquês de Abrantes para acompanhar o processo de criação da primeira escola para surdos no país, instalada em 26 de setembro de 1857, com o nome de Instituto Imperial de Surdos-Mudos, no Rio de Janeiro. Depois passaria a se chamar Instituto Nacional de Educação de Surdos (INES), atualmente ligado à estrutura organizacional do Ministério da Educação. Ali foi usada inicialmente a Língua de Sinais Francesa devida à nacionalidade de Huet, que teve forte influência na elaboração da Língua Brasileira de Sinais – LIBRAS. Hoje o INES tem como missão: "promover a produção, desenvolvimento e divulgação nacional de conhecimento tecnológicos e científicos sobre a surdez. Além disso, tem também como objetivo garantir o completo desenvolvimento da pessoa surda, o respeito aos seus direitos e sua plena socialização".[2]

Estas mudanças sociais chegam aos profissionais de saúde por diferentes demandas, entre elas: a caracterização das deficiências e a necessidade de se adequarem às determinações legais de prioridade de atendimento, para orientação a seus pacientes na indicação de tratamentos, no uso de órteses e próteses auditivas, ou ainda o direito ao apoio escolar ou ao acesso a cotas empregatícias.[3]

No campo da Otorrinolaringologia, é importante conhecer os aspectos legais e os direitos das pessoas com deficiência associados a comprometimento, primário ou secundário, de estruturas e da funcionalidade do aparelho fonador, olfativo e auditivo, que, em graus variados, pode causar prejuízo à vida de relação interpessoal e ao desenvolvimento pessoal. Além disso, comprometimentos múltiplos acontecem, entre outras afecções, na surdo-cegueira e nos acometimentos do sistema nervoso central.

O presente capítulo tem por objetivo ressaltar pontos de atenção para o médico, para que ele possa auxiliar os seus pacientes, seja na indicação e realização de tratamentos ou na orientação de seus direitos como cidadãos.

Também vale ressaltar que foi feito um recorte com destaque para os aspectos relacionados com os aparelhos auditivo e fonativo em função do público-alvo desta publicação, mas a interação profissional e social com as pessoas com deficiência felizmente está sendo cada dia mais frequente e respeitosa em nossa sociedade.

Assim, uma atuação técnica e precoce do médico ao estabelecer o diagnóstico de perda auditiva, seu prognóstico e possibilidades de tratamento permite que sejam adotadas medidas de estímulo e indicação no uso de próteses, que podem mudar a vida da pessoa, ajudando positivamente no seu dia a dia e nos relacionamentos interpessoais. Por isso é mandatório o "teste da orelhinha" nos recém-nascidos, que objetiva detectar comprometimento da audição. Quando indicado, crianças e adultos podem ser submetidos à audiometria tonal e vocal, e outros testes e exames complementares em casos de suspeita ou evidências de perda auditiva, o que permite identificar a presença, o tipo e a intensidade do comprometimento da audição.

Leis, Decretos e Portarias foram promulgados, proporcionando o arcabouço legal que dá sustentação à inclusão das Pessoas com Deficiência (PcD), determinando critérios médicos e legais de enquadramento das pessoas com deficiência para que possam usufruir dos benefícios a elas assegurados.[4] Porém, nem todos os comprometimentos orgânicos e funcionais dão direito a preenchimento de cotas empregatícias, acesso a mediadores na educação ou a dispensa de pagamento de impostos na compra de veículo, para dar alguns exemplos.

Privilégios foram consolidados, em 2008, com a promulgação pelo governo brasileiro da Convenção da Organização das Nações Unidas – ONU e seu protocolo facultativo sobre os Direitos da Pessoa com Deficiência.[5] Foi esta convenção que adotou o conceito social de deficiente ao definir pessoa com deficiência como "aquela que tem impedimento de longo prazo de natureza física, mental, intelectual ou sensorial, o qual, em interação com uma ou mais barreiras, pode obstruir sua participação plena e efetiva na sociedade em igualdade de condições com as demais pessoas".

O conceito foi adotado pela Lei 13.146 de 2015, a Lei Brasileira de Inclusão da Pessoa com Deficiência (LBI),[6] também conhecida como Estatuto da Pessoa com Deficiência, cuja finalidade é "assegurar e promover, em condições de igualdade, o exercício dos direitos e das liberdades fundamentais por pessoa com deficiência, visando à sua inclusão social e cidadania".

Este novo conceito muda substancialmente os parâmetros para a avaliação das pessoas com deficiência, substituindo o modelo anterior, com base exclusivamente em critérios médicos, pela avaliação de caráter biopsicossocial, que tem como núcleo para caracterização da deficiência "a interação dos impedimentos de longo prazo de natureza física, mental, intelectual ou sensorial com as diversas barreiras".[7]

Como este é um conceito em evolução, é possível que pessoas que até então eram consideradas PcD deixem de ser assim enquadradas, para fins específicos, enquanto outras, para as quais não havia previsão legal, passem a ser contempladas.

Tal cessação não implica um retrocesso na proteção das pessoas com deficiência, mas, ao contrário, confere uma maior proteção, pois garante que as políticas públicas afirmativas sejam, de fato, destinadas àqueles que realmente precisam.[7]

Esta multiplicidade de instrumentos legais e suas *nuances* trazem dificuldades aos médicos – em especial aqueles que estão envolvidos na prática clínica das unidades de saúde e consultórios – para assegurar sua aplicação correta com celeridade, equidade e justiça social, e garantir o exercício dos direitos das PcD.

DENOMINAÇÕES E CONCEITOS

Durante séculos, ressaltou-se a deficiência em detrimento do indivíduo, que era chamado de mudinho, surdo, môco ou até mesmo por apelidos depreciativos, muitas vezes, desconhecendo-se durante toda a vida seu nome próprio. Depois, com a predominância de postura do "politicamente correto", passou-se a utilizar termos imprecisos e eufemismos, como pessoas com comprometimento da audição ou pessoas com necessidades especiais.[3] Porém, termos considerados "politicamente corretos", muitas vezes, podem reforçar a segregação e a exclusão social dessas pessoas.

Também deve ser evitado o termo portador – apesar de ter sido usado pela ONU na Declaração dos Direitos das Pessoas Portadoras de Deficiência de 1975 – pois implica algo que se transporta ou ao qual se está momentaneamente associado. Esta terminologia apesar de agora ser considerada inadequada, foi incorporada a muitos dos instrumentos legais brasileiros da época, e que ainda estão vigentes.[8]

Em 1981, a Organização das Nações Unidas declara o Ano Internacional das Pessoas Deficientes. Outro termo inadequado, pois transmite a ideia de uma pessoa com desempenho inferior.[4]

Mesmo entre os profissionais de saúde, ainda existe muita dúvida sobre a maneira mais adequada a ser usada para fazer referência ou dirigir-se às pessoas com deficiência.

Devemos estar cientes que deficiência faz parte das características do indivíduo, trata-se de algo permanente, que não deve se sobrepor a sua condição humana, assim como seu gênero, etnia e cor da pele. Portanto, a inclusão social das pessoas com deficiência também perpassa pela linguagem e atitudes, pois nelas devem estar expressos o respeito à dignidade e o não à discriminação. Dessa forma, recomenda-se usar a terminologia pessoa com deficiência (PcD), evidenciando-se mais a condição de pessoa que sua deficiência, termo que foi utilizado pela Convenção sobre os Direitos da Pessoa com Deficiência, da Organização das Nações Unidas, que o Brasil ratificou com valor de emenda constitucional em 2008.[4]

A mudança do conceito de deficiência, de atributo biológico para situação e restrição participativa, levou à necessidade de avaliação, segundo o modelo social, mais integral e mais complexa, envolvendo aspectos biopsicossociais e o saber de equipes multiprofissionais e interdisciplinares[9] das quais faz parte o médico.

Vale ressaltar que, para os indivíduos surdos e mudos, assim como para pessoas com outros tipos de deficiência, a surdez e a mudez não são por eles tidas como doença ou fonte de incapacidade, eles as consideram como uma característica individual que lhes proporciona uma maneira diferente de vivenciar o mundo. Para muitas pessoas, os surdos também têm mudez, uma vez que os surdos de nascença, por nunca terem ouvido, dificilmente aprendem a falar, a não ser que sejam oralizados. Assim, é comum chamarem de surdo-mudo ou mesmo de mudo alguém que é apenas surdo.

Ao tratar do tipo e grau da deficiência, não se deve usar eufemismos. Recomenda-se usar o termo técnico correto. Deve-se chamar de surdas as pessoas com perda moderada ou severa da audição, mesmo reconhecendo que estes termos técnicos podem ainda ser genéricos, sendo usados para definir a perda auditiva que pode se apresentar em graus diferenciados de comprometimento da capacidade de audição e ter causas variadas, congênitas ou adquiridas, transitórias ou permanentes.

As pessoas que fazem parte da comunidade se identificam como surdas, os que tem perda moderada são chamadas de pessoas com deficiência auditiva e os que não tem perda auditiva ou apresentam perda leve são denominados ouvintes. Sob essa perspectiva, a profundidade da perda auditiva passa a não ter importância, já que a identidade surda é o que define a questão.[2]

Na preparação da PcD para a vida (que também inclui o trabalho), o apoio da família e da escola são fundamentais e determinantes no futuro do indivíduo. Também são muito úteis, em especial quando indicados precocemente, as próteses auditivas convencionais que são os aparelhos de amplificação sonora individual, as próteses implantáveis de condução óssea (BAHA e PONTO) ou o implante coclear (o popular ouvido biônico) indicado para pessoas com surdez severa e profunda. A oralização – que é a habilidade da pessoa surda de se expressar oralmente, o que ocorre por meio do aprendizado da articulação das palavras e das distinções físicas entre os movimentos articulatórios labiais[10] – e o domínio da escrita e leitura na língua portuguesa fazem com que a pessoa com surdez chegue mais próximo do padrão de convívio social dos ouvintes, o que aumenta significativamente suas oportunidades de inclusão. Contudo, não são processos naturais, apesar de serem bem aceitos por parte dos pesquisadores e profissionais da área da educação de surdos, pois a oralidade diz respeito à habilidade da pessoa surda de se expressar oralmente.[10]

As pessoas com surdez profunda, geralmente, utilizam a Língua Brasileira de Sinais (LIBRAS) para se comunicar, ou constroem ao longo do tempo uma comunicação de sinais com as pessoas que lhe são mais próximas. A LIBRAS é legalmente reconhecida como meio de comunicação e expressão, e vale ressaltar que não é uma linguagem, é uma língua visuoespacial,[2,10] pois possui estrutura e gramática próprias. Por ser uma língua, é mais fácil de ser aprendida pelos surdos e, por isso, é o principal idioma da comunidade surda, constituindo-se em aspecto cultural que diferencia os surdos das pessoas com deficiência auditiva. Como os surdos dependem da língua de sinais para se comunicar, é essencial que haja acessibilidade em LIBRAS em todos os lugares, o que é garantido pela LBI.[6]

LIBRAS não é tradução do português por mímica, é outra língua, com regras e estrutura diferenciadas das do português, pois não emprega tempos verbais e artigos e usa número reduzido de palavras por frase, para dar dinamismo à comunicação. Portanto, o papel do intérprete é mais que simplesmente traduzir, ele também contextualiza e adapta o que se está comunicando, e, na velocidade e intensidade dos movimentos, transmite ênfase e emoção à conversação. À semelhança das demais línguas, também existem os estágios inicial, intermediário e avançado do domínio da língua, e faz muita diferença em situações nas quais é importante que se tenha a segurança que o surdo está entendendo o que realmente acontece, como nas consultas médicas, processos judiciais ou ocasiões de tomada de decisão, que ele tenha o apoio do intérprete. A lei garante este direito, que pode ser solicitado por intermédio das secretarias estaduais e municipais de inclusão ou similares, ou do Ministério Público, preferencialmente e sempre que possível com antecedência.

No Brasil, cerca de 90% das crianças surdas nascem em famílias de ouvintes, portanto a língua materna não lhes é transmitida de forma natural, como acontece com os ouvintes na aquisição das línguas orais. Por outro lado, a maioria dos pais ouvintes desconhece LIBRAS, o que dificulta o aprendizado da língua de sinais, e grande parte dos alunos surdos chega às escolas sem domínio de nenhuma das duas línguas.[10] Assim, é da máxima relevância que se estabeleça o diagnóstico precoce da surdez e que as famílias sejam orientadas da necessidade de uma abordagem específica, com base na LIBRAS, e também sejam capacitadas na língua de sinais.

Quando a LIBRAS é a primeira língua da pessoa com surdez, é necessário que, pelo menos, a família e as pessoas mais próximas (incluindo a escola) também dominem a LIBRAS.

Pouco se tem discutido como as propostas educacionais são concebidas e implantadas nas escolas inclusivas, em especial em respeito ao direito do aluno surdo de ser educado em LIBRAS como língua principal (L1) e português escrito como segunda língua (L2), pois o bilinguismo coexiste com outras estratégias de ensino antagônicas, como a abordagem oralista (focada apenas na linguagem oral), os métodos bimodais de ensino (uso da língua de sinais e da oralidade simultaneamente), e ainda o uso de múltiplos recursos, como oralidade, leitura orofacial, gestos, sinais e alfabeto manual.[3,10] Nas escolas em que os professores ouvintes ministram as aulas em português e utilizam intérpretes como mediadores, eles utilizam a língua portuguesa como língua principal de instrução e não a LIBRAS, o que traz sérias implicações tanto para o aprendizado da língua de sinais quanto da língua portuguesa.[10]

Outro aspecto importante a ser considerado refere-se à criteriosa avaliação da necessidade de contar, no processo de inclusão ao trabalho, com o auxílio, mesmo que temporário, de intérprete de LIBRAS, que é especialmente útil na gestão de mudanças, nas etapas de treinamento e adaptação, e sempre que a informação de procedimentos operacionais ou de segurança seja transmitida, para garantir que tenha sido compreendida e assimilada.

Também é de grande auxílio o uso das tecnologias assistivas disponíveis, principalmente aquelas usadas em comunicação, como as janelas com intérpretes de LIBRAS em produções audiovisuais, a colocação de legendas com descrição adaptadas para surdos e a disponibilização de textos escritos em português. Para aqueles que interagem com surdos, e que não dominam LIBRAS, existem programas como *Hand Talk*, disponibilizado gratuitamente, e que pode ser instalado em computadores, *tablets* e *smartphones*. O aplicativo utiliza um boneco (avatar) para fazer a tradução de textos e mensagens orais para a LIBRAS.[3]

PESSOA COM DEFICIÊNCIA (PCD)

Segundo a Organização Mundial da Saúde (OMS) e o Banco Mundial: deficiência é parte da condição humana – quase todos nós estaremos temporária ou permanentemente incapacitados em algum momento da vida, e aqueles que alcançarem uma idade mais avançada experimentarão crescentes dificuldades em sua funcionalidade. A deficiência é complexa, e as intervenções para superar as desvantagens associadas à deficiência são múltiplas e sistêmicas – variando de acordo com o contexto.[11]

Portanto, o conceito de deficiência é muito amplo e deve ser contextualizado ao escopo deste capítulo, que trata da deficiência do ponto de vista do médico, seja especialista ou não em otorrinolaringologia.

Na prática, existem três critérios amplamente usados para caracterizar as pessoas com deficiência.[4]

- Autodeclaração

Conceito usado pelo Instituto Brasileiro de Geografia e Estatística (IBGE), em seus levantamentos, nos quais é o próprio indivíduo ou seu representante legal que declara a condição de pessoa com deficiência, tendo por base parâmetros individuais, nem sempre concordantes com a avaliação dos especialistas.

- Avaliação Médico-Pericial

  Usa como base a história clínica, o exame físico e, se necessário, exames complementares. Com base nestas informações, o médico pode evidenciar comprometimento de estrutura ou função no organismo, quantificar e estabelecer alguma restrição ou limitação de desempenho e ainda, se necessário, algum tipo de tratamento, acompanhamento e suporte.

- Enquadramento Legal

  Avaliação com base em requisitos legais para subsidiar: a solicitação de benefícios; a liberação de impostos; o preenchimento de dois a cinco por cento dos postos de trabalho nas empresas com 100 ou mais empregados.

Assim, é importante que se conheça o exato propósito da avaliação, para que sejam empregados os parâmetros correspondes e que seja emitido laudo específico.

Segundo o Decreto 5.296/2004,[12] consideram-se os seguintes tipos de deficiência: física; auditiva; visual; mental e múltipla (duas ou mais das anteriores).

Na avaliação otorrinolaringológica que tenha como base os critérios legais deste decreto, a deficiência está associada à determinação da perda auditiva, cujos critérios legais estão muito bem definidos, a saber:

A) Perda bilateral, parcial ou total de quarenta e um decibéis (dB) ou mais, aferida por audiograma nas frequências de 500 Hz, 1.000 Hz, 2.000 Hz e 3.000 Hz;
B) Comprometimento da comunicação nas pessoas com deficiência mental cujas manifestações se estabeleceram antes dos dezoito anos de idade;
C) Nos comprometimentos múltiplos, nos quais o aparelho auditivo e o fonador estejam comprometidos.

Antes da promulgação do Decreto 5.296/04,[12] vigorava o Decreto 3.298/99,[8] que tinha outros parâmetros para avalição auditiva. Deste modo, para fins trabalhistas, as pessoas que foram enquadradas por estes critérios e admitidas na vigência do Decreto 3.298 serão consideradas pessoas com deficiência pela fiscalização do Ministério do Trabalho até a rescisão deste seu contrato de trabalho (IN SIT/MTE Nº98/2012).[13]

À semelhança de outras situações nas quais não existem critérios objetivos, nem jurisprudência firmada, a alternativa adotada pelos médicos tem sido usar os parâmetros do Decreto 3.048/99[14] – Regulamento da Previdência Social, que traz nos seus anexos, a relação das situações que dão direito ao auxílio-acidente, e que são bastante específicos, seja no quadro 2 que trata do aparelho auditivo, no quadro 3 que se refere ao aparelho da fonação e no quadro 4, dos prejuízos estéticos.

- **Quadro Nº 2**: aparelho auditivo, que trata do trauma acústico e avalia a perda da audição considerando a capacidade auditiva em cada ouvido, determinada mediante audiometria apenas aérea, nas frequências de 500, 1.000, 2.000 e 3.000 Hertz. A redução da audição é considerada em grau médio ou superior em ambos os ouvidos, quando os dois tiverem sido acidentados, e, em grau médio ou superior, no ouvido acidentado, quando a audição do outro estiver também reduzida em grau médio ou superior, avaliada pela média aritmética dos valores, em decibéis, encontrados nas frequências de 500, 1.000, 2.000 e 3.000 Hertz, segundo adaptação da classificação de Davis & Silvermann, 1970, que considera: audição normal – até 25 decibéis; redução em grau mínimo – 26 a 40 decibéis; redução em grau médio – 41 a 60 decibéis; redução em grau máximo – 71 a 90; e perda de audição – mais de 90 decibéis.[15]

- **Quadro Nº 3**: aparelho da fonação, em que é considerada a perturbação da palavra em grau médio ou máximo, desde que comprovada por métodos clínicos objetivos.[14]
- **Quadro Nº 4**: prejuízo estético, considerado como tal, em grau médio ou máximo, quando atingidos crânios e/ou face e/ou pescoço, ou perda de dentes quando há também deformação da arcada dentária que impede o uso de prótese. Também se ressalta que só é considerada como prejuízo estético a lesão que determina apreciável modificação estética do segmento corpóreo atingido, acarretando aspecto desagradável, tendo-se em conta sexo, idade e profissão do acidentado.[15]

Outra situação legal, que pode parecer incoerente, diz respeito à visão monocular e à audição unilateral. Em consulta feita ao Superior Tribunal de Justiça – STJ sobre o direito de inscrever-se em concurso público para vaga destinada à cota para pessoa com deficiência, o tribunal manifestou-se favoravelmente, pela Súmula STJ 377/2009:[16] "O portador de visão monocular tem direito de concorrer, em concurso público, às vagas reservadas aos deficientes". Contudo, ao ser instado a se posicionar em relação à surdez unilateral, posicionou-se em contrário, na Súmula STJ 552/2015:[17] "O portador de surdez unilateral não se qualifica como pessoa com deficiência para o fim de disputar as vagas reservadas em concursos públicos".

Por outro lado, a Lei 13.146/2015 – LBI[6] que adotou o conceito da interação do indivíduo com barreiras que podem obstruir sua participação plena e efetiva na sociedade em igualdade de condições com as demais pessoas, no seu Art. 2º § 1º, estabelece que a avaliação da deficiência, quando necessária, será biopsicossocial, realizada por equipe multiprofissional e interdisciplinar e considerará: I – os impedimentos nas funções e nas estruturas do corpo; II – os fatores socioambientais, psicológicos e pessoais; III – a limitação no desempenho de atividades; e IV – a restrição de participação. Isto resultou numa ampliação do conceito legal de deficiência.

Desse modo, outras situações que não estão explicitadas no Decreto 5.296,[12] como os casos de alterações permanentes do aparelho fonatório com importante prejuízo na comunicação, as disfonias e afasias como sequelas de doenças, cirurgias traumáticas ou aquelas advindas das fendas palatinas graus III e IV, a gagueira grave (tartamudez), o lábio leporino, entre outras situações, devem ser analisadas, considerando que possam ser geradoras de limitações funcionais, garantindo aos avaliados pleitearem a inclusão em cotas empregatícias, já que a LBI ampliou o conceito legal de deficiência. Nestes casos, o laudo caracterizador deverá explicitar estas condições agravantes e adjacentes.

SITUAÇÕES QUE DEMANDAM AVALIAÇÃO MÉDICA PARA CARACTERIZAÇÃO DA CONDIÇÃO DE PcD

O médico otorrinolaringologista e outros profissionais que atuam no ambiente hospitalar e de consultórios, geralmente, não possuem conhecimento aprofundado sobre questões legais que fazem parte do dia a dia de peritos e médicos do trabalho. Deste modo, a interação com estes profissionais muitas vezes é necessária para esclarecer o motivo e o que se espera da avaliação e do laudo do especialista demandado.

Conforme o artigo 93 da Lei nº 8.213/1991,[18] as empresas com 100 ou mais empregados devem contratar pessoas com deficiência ou reabilitados. Esta é uma política pública afirmativa, que proporcionou o acesso ao trabalho a muitas pessoas com deficiência e que, sem a tutela do estado, não teriam acesso ao emprego.

É importante também conhecer o que são os conceitos de pessoas com deficiência habilitadas e as reabilitadas, usados na referida Lei. As pessoas com deficiência habilitadas são aquelas que concluíram curso de educação profissional, com certificação ou diplomação expedida por instituição pública ou privada, legalmente credenciada pelo Ministério da Educação ou órgão equivalente, ou ainda aquelas com certificado de conclusão de processo de habilitação ou reabilitação profissional fornecido pelo INSS. No entanto, as pessoas reabilitadas não necessitam ser pessoas com deficiência, elas passaram por processo de reabilitação profissional orientado para possibilitar que adquiram, a partir da identificação de suas potencialidades laborativas, o nível suficiente de desenvolvimento profissional para reingresso no mercado de trabalho e participação na vida comunitária (Decreto nº 3.298/99, art. 8)[19] após um acidente ou doença. As pessoas que possuem estes certificados estão dispensadas de ser submetidas a avaliação médica com objetivo de caracterizar sua deficiência para admissão por cota. No caso dos reabilitados, eles podem não ter nenhum comprometimento orgânico e funcional que se enquadre como deficiência, mas o enquadramento para uso de vagas de cota tem por base a legislação que confere este amparo.

As demais pessoas com deficiência necessitam ser avaliadas por equipe multiprofissional com fins de caracterização da condição e PcD para uso das vagas destinadas à cota específica, cujos parâmetros foram anteriormente apresentados.

Outras situações que levam as PcD a procurarem avaliação médica incluem aquelas com deficiência que são condutoras de veículos ou que necessitem de transporte para seus deslocamentos, com o objetivo de obterem laudos para pleitear a isenção de impostos (IPI, IOF, ICMS, IPVA)[20] na compra de veículos e para liberação da exigência de adotar rodízio municipal.

A legislação isenta do pagamento de impostos as pessoas com deficiências física (que inclui a deficiência auditiva severa, os laringectomizados e com traqueostomia definitiva), visual, mental severa ou profunda, ou autistas,[12] comprovadas por meio de laudo cujo modelo está disponível no site da Receita Federal, assinado por dois médicos credenciados ao SUS (Sistema Único de Saúde) ou avaliação da perícia médica do DETRAN. Caso a pessoa tenha deficiência mental, o exame precisa ser feito por um psiquiatra e um psicólogo. Em caso de deficiência física, o exame deve ser atestado por um especialista da área correspondente à deficiência e que preste serviço para a Unidade Emissora do Laudo (UEL).

Médicos também podem ser procurados por pacientes na busca de enquadramento de suas patologias na lista de doenças graves que isentam seus portadores do Imposto sobre a Renda da Pessoa Física (IRPF) de acordo com a **Lei Nº 7.713/88**.[21] Contudo, exceto casos de **neoplasia maligna,** não há outras patologias dos ouvidos, nariz e garganta que constem da referida lista, o que resulta na maior procura por esta caracterização em outras especialidades médicas.

A avaliação também pode ser indicada para a concessão do benefício previdenciário de prestação continuada (BPC-LOAS) à PcD.

Finalmente, estudantes ou seus responsáveis podem buscar seu enquadramento como pessoas com deficiência, para solicitar a garantia de matrícula e adaptações necessárias nas instalações de uso comum e nas salas de aula; o acesso da pessoa com deficiência, em igualdade de condições, a jogos e a atividades recreativas, esportivas e de lazer, no sistema escolar; a presença de profissional de apoio escolar (pessoa que exerce atividades de alimentação, higiene e locomoção do estudante com deficiência e atua em todas as atividades escolares nas quais se fizer necessária), em todos os níveis e modalidades de ensino, em instituições públicas e privadas, excluídas as técnicas ou os procedimentos identificados com profissões legalmente estabelecida; e ainda para ingresso em universidades que possuem cotas destinadas às pessoas com deficiência. Para as pessoas surdas também é garantido pela LBI a oferta de educação bilíngue, em LIBRAS como primeira língua e na modalidade escrita da língua portuguesa como segunda língua, em escolas e classes bilíngues (especializadas) e em escolas inclusivas (escolas em geral).

Vale mais uma vez enfatizar que, para fins de trabalho, a deficiência não representa necessariamente a presença de doença, incapacidade ou invalidez. Portanto, *a priori*, não há contraindicação para o trabalho associado à deficiência, nem trabalho preferencial a ser desenvolvido em função da deficiência, pois há componentes individuais que devem ser considerados. Devemos entender o significado social e financeiro do trabalho para o indivíduo e sua família. Temos o dever e a obrigação de aceitar e conviver com as diferenças e reconhecer as potencialidades e habilidades das pessoas com deficiência, seja para o trabalho ou para a vida, e oferecer-lhes oportunidades dignas, procurando mais incluí-los que desnecessariamente excluí-los do mundo do trabalho.

Outro ponto que merece atenção é não confundir deficiência com incapacidade, o que é fundamental, porque pessoas com deficiência, *a priori*, não são incapazes para o trabalho. Incapacidade e deficiência podem até ser relacionadas ou concomitantes, mas uma não resulta necessariamente na outra. A incapacidade é definida, em termos previdenciários, como a impossibilidade total (temporária ou definitiva) no desempenho das funções específicas de determinada atividade ou ocupação, em consequência de alterações fisiomorfopsicológicas, decorrentes de doença ou acidente (sejam relacionados ao trabalho, ou não) para o qual o trabalhador estava previamente habilitado e em exercício.

As deficiências correspondem a um desvio em relação àquilo que é considerado como o estado biomédico normal do corpo e das suas funções. Do ponto de vista médico, deve-se ter em mente que as deficiências não são equivalentes às patologias subjacentes, mas sim a manifestações dessas patologias e que não representam necessariamente incapacidade. Uma deficiência implica necessariamente numa causa, no entanto a causa pode não ser suficiente para explicar a deficiência resultante, pois há outros fatores sociais e ambientais que devem ser considerados (as barreiras). Assim, as órteses, próteses e dispositivos assistivos e a assistência pessoal não eliminam as deficiências, apesar de poderem remover as limitações da funcionalidade em domínios específicos.

Quando se está avaliando a capacidade da pessoa com deficiência para o trabalho, pode-se indicar as adaptações, sejam pela incorporação de tecnologias assistivas, por modificações no espaço físico ou a necessidade de recomendar o uso de próteses. Deve-se garantir as condições para o adequado treinamento das pessoas surdas, o que inclui, além dos aspectos referentes à execução do trabalho, as informações e os procedimentos referentes à segurança e proteção à saúde e o conjunto de orientações, de caráter geral, que são oferecidos aos demais trabalhadores.

É importante frisar que as pessoas com surdez mantêm a capacidade de percepção do som por vibração, o que possibilita que elas percebam ruídos mais intensos e determinadas frequências, que podem lhes causar desconforto. Por este motivo, pessoas com comprometimento da audição não devem ser colocadas em ambientes ruidosos, sem proteção, sob a justificativa que já são surdas.

Há pessoas com deficiência auditiva que foram perdendo gradativamente a audição, e são, portanto, mais relacionadas ao mundo dos ouvintes. Muitas delas não utilizam a LIBRAS, pois fazem leitura labial e utilizam outros recursos assistivos, como as legendas.[2]

Todavia, circunstâncias de trabalho, como o uso de máscara, impedem que se faça leitura labial. É o que ocorre, por exemplo, nos centros cirúrgicos.

Ressalte-se a obrigatoriedade (Lei 8.160/91) da colocação, de forma visível, do Símbolo Internacional de Surdez em todos os locais que possibilitem acesso, circulação e utilização por pessoas portadoras de deficiência auditiva, e em todos os serviços que forem postos à sua disposição ou que possibilitem o seu uso, incluindo a identificação de veículos conduzidos por pessoas com surdez.[22]

Pessoas com deficiência podem participar de processo seletivo competitivo, desistindo de concorrer às vagas destinadas as cotas empregatícias a que tem direito, por lei, e participando da ampla concorrência em igualdade de condições com os demais candidatos. Nestes casos, a LBI garante manutenção do direito à acessibilidade, tecnologias assistivas e trabalho adaptado. Contudo, estes indivíduos e aqueles admitidos antes da Lei nº 8.213/1991 – **Lei das Cotas**[18] podem, a qualquer momento, solicitar, quer seja por iniciativa própria ou por concordar por demanda do empregador, a fazer parte das cotas das pessoas que ocupam vagas destinadas a PcD, desde que preencham os critérios de caracterização da condição de PcD e que assinem os termos de concordância.

Se a empresa não atingiu ainda o número de cotista determinado pela lei, o empregado cotista só pode ser demitido se substituído por outro cotista, não necessariamente com o mesmo tipo e grau de deficiência.

COMPROMETIMENTO ORGÂNICO E FUNCIONAL DO OUVIDO, DO NARIZ E DA GARGANTA

Como as funções de ouvidos, nariz e da boca estão diretamente relacionadas aos sentidos, qualquer comprometimento destes sistemas traz repercussão na vida de relação. Portanto, além de conhecer e avaliar o comprometimento orgânico e funcional de cada indivíduo, é importante conhecer a origem e as circunstâncias nas quais o dano ocorreu, e se está estabilizado. Para os surdos, saber se o início do processo se deu antes ou depois do desenvolvimento da linguagem oral vai ser importante no desenvolvimento de leitura labial e da oralização, e na sua capacidade de comunicação com os ouvintes. Também é importante saber se a capacidade de falar está presente, uma vez que muitos surdos, apesar de não possuírem alteração do aparelho fonador, por falta de estimulação, não falam.

Por isso, estabelecer o diagnóstico precoce permite a adoção de medidas de estímulo e uso de próteses que podem ajudar muito a comunicação.

Deve ser considerado como deficiência, o comprometimento orgânico ou funcional de longa duração que ocorreu ou se estabilizou durante um período suficiente para não permitir recuperação ou ter probabilidade de que se altere, apesar de novos tratamentos disponíveis que venham a ser administrados.[6] Portanto, é importante ressaltar que, para obtenção de alguns benefícios, estão excluídos os comprometimentos transitórios e aqueles passíveis de recuperação por intervenções terapêuticas.

O comprometimento da audição tem grande influência na vida de relação, na interação com o entorno e nas recomendações de adoção de medidas de proteção, na indicação de tratamentos, e no uso de próteses auditivas.

Tanto a surdez quanto a mudez podem ser congênitas ou adquiridas, sendo a surdez associada ao comprometimento da orelha e a mudez, à boca e à garganta (aparelho fonador). Dois sistemas relacionados, mas independentes.

A mudez também pode ocorrer em decorrência de doenças neurológicas ou intervenções cirúrgicas. Processos de reeducação da voz, uso de amplificadores e sintetizadores podem ser usados para comunicação. Simuladores de voz podem ser usados para leitura de textos ou para comunicação utilizando interfaces como teclados ou sensores que captam o movimento dos olhos.

A surdez de origem neurossensorial (também denominada surdez de percepção) tem origem nas estruturas do ouvido interno, geralmente associada à lesão das células ciliadas ou do nervo auditivo e pode ter causa genética ou adquirida, caracterizando-se por ser irreversível. Até pode ser estagnada em sua evolução, mas não se consegue recuperar o dano existente.

A chamada surdez de transmissão é decorrente de alterações no ouvido externo e médio, podendo ter como a causa as obstruções do canal auditivo e as lesões nos ossículos que são responsáveis pela transmissão do som do ouvido médio para o interno. Dependendo de sua causa, pode ser tratada e resultar em recuperação total ou parcial da audição.

Outras causas de perda auditiva são a exposição aguda a trauma sonoro (devido a explosões e outros ruídos de impacto, por exemplo) ou a exposição crônica a níveis elevados de pressão sonora (o que pode ser ocupacional ou devido a hábitos e estilo de vida), as infecções (meningite e otológica são as mais comuns) e o uso de medicamentos tóxicos ao aparelho auditivo (entre eles antibióticos ototóxicos).

A perda auditiva pode se dar em graus diferenciados de comprometimento, em função da estrutura orgânica, da frequência e da intensidade do som. Não devemos confundir este processo com a perda progressiva da audição nos idosos, a presbiacusia.

Pode ser transitória ou definitiva, afetando apenas um ou os dois ouvidos. Nos casos bilaterais, o comprometimento dos ouvidos pode ser assimétrico. Em alguns casos, a perda pode ser mista (neurossensorial e de condução) e estar associada a outros tipos de deficiência, como nos casos de surdo-cegueira, na qual há comprometimentos da visão e da audição, cujos inícios podem ser simultâneos ou sequencial.

Diferentemente das pessoas com surdez total, aquelas que apresentam perda parcial têm relação com o mundo ouvinte. Geralmente essas pessoas tiveram perdas progressivas ou sofreram acidentes, e não utilizam a LIBRAS. Muitas delas se comunicam em português, fazendo leitura labial e dependendo de outros recursos assistivos, como as legendas. Também é comum encontrar pessoas com deficiência auditiva que utilizam próteses auditivas ou implantes cocleares, justamente por também quererem fazer parte do mundo oralizado.[3]

Um dado importante para a adaptação da linguagem oral é saber se o início do processo de perda auditiva se deu antes ou depois do desenvolvimento da linguagem oral, pois isto facilita o ensino do português e a oralização do surdo. Naturalmente, nenhum indivíduo com surdez profunda aprenderia a ler. Isso sugere que o surdo emprega estratégias alternativas no processamento da leitura diferentes daquelas utilizadas pelos ouvintes.[10]

Talvez o maior desafio na inclusão de pessoas com deficiência seja o daquelas com surdez e cegueira concomitante, pois não é raro encontrar pessoas com deficiência dupla ou múltipla. Pessoas com surdez também podem apresentar sequela de paralisia cerebral e AVC, malformações congênitas e síndrome de Down, por exemplo. Estas pessoas podem apresentar o comprometimento concomitante ou sequencial, de origem congênita ou de aparecimento tardio, de caráter total ou parcial, com intenso comprometimento na comunicação e mobilidade. Dependendo da causa, da época do diagnóstico e da gravidade do acometimento, vão apresentar graus variados de limitações, que podem ser minimizados em função do acesso à educação, da assistência à saúde, da condição socioeconômica, e da disponibilidade de serviços e pessoas para auxiliá-las.[3] Quando o aparecimento da perda auditiva se faz de modo assíncrono com outros comprometimentos, a adaptação se dá de modo mais facilitado.

As viroses na gestação e síndromes genéticas são as principais causas congênitas da surdez, mas também pode ocorrer após o nascimento em decorrência de infecções, traumatismos e alterações neurológicas.

Dois aspectos são determinantes na abordagem da pessoa com surdez e cegueira, o comprometimento sensorial (se parcial ou total da visão e da audição) e a idade ao início do quadro (se é congênito ou se instalou posterior à aquisição da fala e percepção do mundo exterior). Os graus podem ser variáveis: pessoas surdas ou com hipoacusia e cegas ou com baixa visão, e suas combinações, pois pessoas com audição e visão residual também são classificadas como surdas, cegas e não apenas aquelas com cegueira e surdez total.

Os casos mais graves são os de surdez e cegueira total e congênita, situação na qual a comunicação só é estabelecida por meio de pessoas que interpretem e respondam a suas formas muito especiais de comunicação.

Se o acometimento foi inicialmente da visão ou da audição e posteriormente do outro sentido, há possibilidade de serem preparadas para relação à nova condição. Os surdos que utilizam LIBRAS podem se adaptar à LIBRAS Tátil para leitura e continuar a se expressar pelo uso da LIBRAS. Os que faziam leitura labial podem desenvolver a Tadoma, modalidade na qual a captação da voz dos outros se faz pela colocação de uma das mãos no pescoço para captar a vibração vocal e os dedos da outra mão são posicionados no canto da boca e na asa do nariz para perceber o movimento labial. Também podem ser usados os recursos do uso da máquina de escrever em braille, da reglete para escrita manual de braille e do sorobã para cálculos matemáticos. O relacionamento com o mundo exterior passa a ser feito pelo tato.[3]

Aqueles que preservaram a capacidade auditiva podem fazer uso de computador adaptado para leitura de tela. Os com baixa visão podem-se beneficiar das lupas incluindo aquelas dos computadores. Também existe o recurso de impressões em letras graúdas.

Os que foram oralizados podem continuar se comunicando pela fala ou usando como alternativas a escrita, a reprodução das letras na palma das mãos dos interlocutores, o desenho das letras em superfícies ou o uso de moldes de letras, por exemplo.

Cada pessoa adotará as ferramentas que lhe sejam mais adequadas e acessíveis.

Também existe equipamento de informática com programas educacionais para alunos com dificuldade de comunicação oral.

A anosmia (ou anosfrasia) e a hiposmia são a perda total ou a diminuição do olfato em decorrência de lesão no nervo olfativo, irritação ou destruição das membranas mucosas que revestem o interior do nariz, obstrução das fossas nasais ou outras doenças, podendo ser transitória ou permanente, comprometendo o sistema olfativo, a vida de relação e até a capacidade respiratória e o desempenho de atividade profissional.

DEFICIÊNCIA E OTORRINOLARINGOLOGIA

Pessoas com comprometimento orgânico e funcional de ouvidos, nariz e garganta possuem restrições diretamente relacionadas com a percepção, que é muito importante na interação interpessoal e com seu entorno, podendo ter reflexos no desenvolvimento e na segurança pessoal. Isto pode ser agravado em comprometimento simultâneo de dois ou mais sentidos.

Apesar destes comprometimentos, as pessoas continuam com seus sentimentos, emoções, capacidade de raciocínio e habilidade de aprender, que devem ser levados em consideração.

O foco da questão da deficiência na sociedade deve estar dirigido às medidas que considerem a luta contra o preconceito e a discriminação, a diversidade humana e a integração social e em oposição à exclusão e à pseudoinclusão camuflada na segregação e inclusão.[7,9]

Para que exista a real e completa inclusão das pessoas com deficiência ao trabalho, é imprescindível a mudança de atitude, e que se leve em consideração o indivíduo, as condições e as circunstâncias nas quais é realizado o trabalho.

Temos de assumir como premissa que, na inclusão de pessoas com deficiência ao trabalho, deve-se considerar o tipo e grau da deficiência; o nível de escolaridade; as experiências prévias; o apoio familiar recebido; a condição financeira; a disponibilidade de tecnologias assistivas, o ambiente; os recursos públicos e comunitários, a disponibilidade de atendente pessoal, de tradutores/intérpretes da LIBRAS; o número de pessoas presentes no ambiente; e, principalmente, a disposição de todos para o preparo e adequação das rotinas, processos e atividades (incluído as de trabalho) para acolher e integrar a PcD.[4]

A inclusão depende da atuação multidisciplinar, com seus diferentes saberes, do cuidado, de atitudes e principalmente de ouvir as pessoas com deficiência, cujo lema é: "Nada para nós sem nós".[4]

A família assim como a escola têm papel determinante na formação e capacitação das pessoas, na preparação do indivíduo para o trabalho, ampliando significativamente suas possibilidades.[3]

Compete ao médico especialista em otorrinolaringologia o diagnóstico etiológico, a indicação do tratamento clínico ou cirúrgico, estabelecer o prognóstico e a indicação da protetização, promovendo o restabelecimento total ou parcial da capacidade auditiva.

Apesar de parecer estranho para os ouvintes, a surdez pode ser considerada como potencialidade pelos membros da comunidade dos surdos, por abrir as portas para uma cultura própria, que não se identifica pelo que se ouve ou deixa de ouvir. Assim, levar em conta só a perspectiva clínica não é suficiente, já que, na diferença do modo de viver e de se relacionar, a "LIBRAS é um componente cultural importante".[3]

O especialista em otorrinolaringologia pode ser demandado a participar de avaliações de PcD, nos exames médicos de admissão a emprego para caracterização do comprometimento orgânico e funcional da audição e da fala e sua magnitude. Também podem apontar a necessidade de terapêuticas, incluindo modalidades cirúrgicas e a recomendação do uso de próteses, para a adaptação no trabalho. Durante o período de vigência do contrato de trabalho, podem ser indicadas novas avaliações especializadas para acompanhar a evolução do trabalhador, os impactos de modificações no trabalho, e reconhecer e avaliar a incapacidade do indivíduo para o trabalho.

Neste processo, a interação do médico do trabalho com o especialista é de grande valia para que o otorrino tenha as informações sobre o tipo e as circunstâncias nas quais o trabalho será realizado, assim como as demandas específicas da função em relação à audição e à fala nas atividades que vai exercer, uma vez que o otorrino, em geral, desconhece o local e as peculiaridades do trabalho.

AVALIAÇÃO DA PESSOA COM DEFICIÊNCIA E ADAPTAÇÕES NO LOCAL DE TRABALHO

No contexto da LBI, as pessoas com deficiência devem ser avaliadas não só em relação a seus comprometimentos orgânicos e funcionais, mas também em relação ao ambiente no qual estão inseridas, pois muitas vezes a limitação é determinada ou agravada pelas barreiras, representadas por inexistência ou dificuldade de acesso a recursos de saúde e comunitário e as atitudes preconceituosas e discriminatórias.

Os trabalhadores com surdez que tiverem necessidade de se deslocar, inclusive por motivo de trabalho, devem ser previamente orientados sobre o trajeto e meios de transportes a serem usados e, se possível, receberem informações por escrito ou via *smartphones*, para que possam consultar em caso de dúvida e apresentar a quem venham a solicitar informações ou auxílio.

Diferentemente dos indivíduos com deficiência visual, com comprometimento intelectual e cadeirantes, as pessoas com comprometimento da fala e audição adaptam-se facilmente ao uso de transporte público e, em geral, não encontram dificuldade em se locomover, exceto quando necessitam de informações ou indicar seu destino, situações em que podem recorrer à linguagem escrita ou ao uso de mapas, que também estão disponíveis e são muito usados nos *smartphones*. Nos metrôs e trens urbanos já estão disponíveis composições que, além das indicações sonoras, apresentam indicações visuais do destino e das próximas paradas.[3] Os surdos-cegos usam bengalas brancas (como os cegos) com faixas vermelhas (indicando também a surdez) apesar de que isto é pouco conhecido pela população.

Ao chegarem aos locais de trabalho, o acesso, os ambientes e os postos de trabalho devem ser adequadamente adaptados as pessoas com deficiência auditiva, em especial os sistemas de alarme de emergência, e os sistemas de comunicação, que geralmente são sonoros, também devem dotados de indicações visuais.

É importante que se adote algum modo de indicar para os ouvintes, a presença de pessoas com surdez/baixa audição, principalmente nas áreas em que circulam veículos e equipamentos móveis. Isto pode ser feito com o uso de coletes ou outro tipo de identificação que permita aos motoristas, aos operadores e às demais pessoas da área identificá-las, mesmo à distância. Para os mudos deve haver campainhas ou outros modos de comunicação não falada.

Tanto as pessoas com deficiência como os colegas de trabalho devem ser orientados sobre as mudanças implantadas no trabalho, sua indicação, justificativa e significado, para que também possam interpretar e adaptar-se às mudanças.

Infelizmente, na população geral, ainda é predominante a informação errada de que pessoas com surdez e mudez têm baixa escolaridade, e que não possuem capacitação profissional para trabalhos mais complexos. Deste modo, na avaliação da aptidão para o trabalho, devem ser considerados conhecimentos, habilidades e experiências do trabalhador, as demandas e as exigências do trabalho a ser realizado e as instalações, o regime e as circunstâncias nas quais o trabalho será executado. Deve, ainda, ser considerada a possibilidade de deficiência múltipla.

Com base na avaliação, os ambientes e o trabalho devem ser criteriosamente adaptados. As orientações e procedimentos necessitam ser transmitidos em linguagem acessível às pessoas com deficiência, verificado se os trabalhadores efetivamente entenderam as recomendações e se são capazes de segui-las.[3]

Pessoas com anosmia não devem ser demandadas em relação a odores no ambiente ou colocadas em atividade nas quais a identificação de odor seja importante como instrumento de trabalho ou por questão de segurança.

Pessoas com gagueira intensa (tartamudez) ou distúrbio evidente da fala devem ser preservadas de atendimentos telefônicos e contato com o público externo.

Para os trabalhadores com surdez e baixa audição que utilizarão recursos de informática, estão disponíveis programas, inclusive de acesso livre, que podem ser incorporados aos postos de trabalho.

Outras situações permanentes que sejam avaliadas como geradoras de limitações funcionais podem ser consideradas, como as deficiências múltiplas, a falta de acesso a recursos de adaptação razoável, baixa escolaridade e adequação do trabalho.

A avaliação médica ocupacional da PcD deve contemplar o contexto social no qual ela está inserida. Embora esta prática seja recomendada para todos, independentemente de apresentar ou não alguma deficiência, para a PcD este tema é mais sensível, requer maior atenção por parte dos médicos do trabalho, uma vez que a deficiência pode não impactar na atividade laboral em si, mas pode comprometer outras questões que afetam o trabalho indiretamente, como trajeto/mobilidade, cuidados pessoais ou alimentação, por exemplo.

Mesmo pessoas com grandes limitações, como as com surdez e cegueira, com o apoio de profissionais especializados, do empregador, da família e dos colegas, podem ter a chance – apesar de todas as suas limitações – de integração à sociedade e ao trabalho.

As pessoas com deficiência necessitam ser avaliadas por equipe multiprofissional com fins de caracterização da condição de PcD nos processos seletivos para vagas destinadas à cota empregatícia (Decreto nº 3.298, de 1999).[8] Esta avaliação deve ser realizada antes da admissão, para caracterização da deficiência e identificação da capacidade laborativa em relação às demandas para a função/atividade. É importante que a equipe receba as informações sobre o candidato e o trabalho a ser realizado. Se necessário, a equipe deve solicitar avaliações com especialistas e a realização de exames complementares, como a audiometria, para caracterizar a perda auditiva.

O laudo da equipe multiprofissional de avaliação, contendo recomendações e orientações específicas em relação a restrições e necessidades de adaptação, será utilizado pelo médico do trabalho como subsídio ao exame médico ocupacional de admissão ao trabalho.

Ao final do exame admissional, além da emissão do Atestado de Saúde Ocupacional – ASO[23] podem ser feitas novas recomendações, restrições e orientações, em complementação àquelas que constam do laudo da equipe multidisciplinar. Também é importante que o candidato e o gestor da área em que vai trabalhar e até mesmo os colegas de trabalho, quando necessário, sejam orientados em relação a compartilhamento e adaptação do trabalho.

Após a admissão, nos exames periódicos, é importante acompanhar o empregado com deficiência, para identificar a necessidade de novas adaptações e adequações e a evolução nos casos de pessoas com doenças degenerativas.

ROTEIRO DE AVALIAÇÃO CLÍNICA E FUNCIONAL

A Comissão de Inclusão e Diversidade da Associação Nacional de Medicina do Trabalho – ANAMT elaborou para os médicos um procedimento de avaliação clínica e funcional da pessoa com deficiência (PcD) para o trabalho, no qual consta um roteiro de avaliação clínica e funcional das pessoas com deficiência, que foi apresentado e aprovado pela Associação Médica Brasileira para ser usado como roteiro de avaliação das diversas especialidades e que está disponível no site da ANAMT[24]

O roteiro é constituído por quatro grupos de dados, sendo o primeiro deles dedicado à identificação do avaliado e da equipe avaliadora, à anamnese dirigida e ao histórico ocupacional (em que está informado se a pessoa examinada necessita de tecnologia assistiva, trabalho adaptado, atendente pessoal e se apresentou algum problema de saúde). Caso venha a necessitar algum destes recursos no novo cargo, tendo usado ou não anteriormente, isto também deverá ser detalhado.

No segundo conjunto é feita a identificação do tipo de deficiência nas seguintes categorias: física, auditiva, visual, visão monocular, deficiência intelectual, deficiência mental (inclui espectro autista) e deficiência múltipla.

No terceiro grupo são identificados os comprometimentos funcionais e a necessidade de auxílio para cuidados pessoais, necessidade de assistente pessoal durante o trabalho, locomoção, transporte, alimentação, necessidades fisiológicas e atividades manuais. A ausência de autonomia deve ser analisada pelo profissional avaliador no contexto das atividades a serem realizadas e seus impactos no trabalho e na saúde do candidato/trabalhador.

No quarto grupo estão as informações para identificação das potencialidades para a função, assinalando-se as exigências da função/atividade que é ou serão exercidas pela PcD. Em caso afirmativo, devem ser especificadas as atividades envolvidas: demanda cognitiva, esforço físico (peso, rotação de tronco), força em membros superiores, movimentos finos, necessidade de comunicação verbal, necessidade de trabalho em local isolado, necessidade de utilização da visão, relacionamento interpessoal e outras.

Caso seja necessário, devem ser solicitados avaliações e exames complementares, como a audiometria, para caracterizar a perda auditiva.

Ao final, deve ser elaborado laudo descritivo, no qual, além das informações anteriores, devem constar as conclusões da avaliação clínica e de funcionalidade da PcD para o trabalho e deve conter, minimamente, as seguintes informações: o código da CID que determina a limitação funcional responsável pela deficiência e, no caso de existir mais de uma, cita-se a principal; a origem da deficiência (acidente de trabalho, congênita, adquirida, acidente não relacionado ao trabalho e doença); descrição detalhada das alterações causadas pela deficiência; descrição das limitações funcionais para as atividades do cotidiano e de apoios que auxiliam a pessoa; registro do tipo de deficiência; carimbo com a identificação do profissional de saúde avaliador, com seu respectivo número de inscrição no conselho e assinatura, data, assinatura de ciência da pessoa avaliada, autorizando sua inclusão na cota ou benefício solicitado e a divulgação do laudo ao Ministério do Trabalho, quando solicitado por este.

AVALIAÇÃO DA APTIDÃO PARA O TRABALHO

O processo de avaliação da capacidade para realização do trabalho é conduzido pelo médico do trabalho, que pode solicitar o apoio e a participação do médico especialista, na avaliação mais completa e detalhada de sistemas específicos. A avaliação é definida para o indivíduo em relação às exigências de uma dada função (ou atividade) e a habilidade do mesmo para realizá-las.

Esta avaliação não implica ausência de doença ou comprometimento orgânico e funcional, mas a capacidade de realizar o trabalho sem prejuízo para sua saúde, considerando as prováveis repercussões da doença ou comprometimento no desempenho das atividades laborais e na evolução ou agravamento do comprometimento orgânico ou funcional a curto e longo prazo.

Portanto, a avaliação da aptidão e da incapacidade é sempre personalizada e específica para aquele trabalhador que está sendo avaliado naquela atividade, e referente às condições e ao momento da avaliação. Assim, não há contraindicação *a priori* nem tampouco aptidão específica associadas a um determinado tipo de deficiência, pois as barreiras, habilidades individuais e adaptações podem ser definidoras da (in)capacidade.

Pessoas com deficiência podem desenvolver atividades laborais desde que tenham condições e apoios adequados às suas características, lembrando que o uso de cotas não dispensa as exigências de formação e titulação do cargo, assim como as obrigações trabalhistas que devem ser contempladas.

Também é importante saber que o uso de órteses e próteses não descaracterizam a condição da pessoa ser deficiente, e que os exames de caracterização devem ter por base a condição sem o uso da prótese (para determinar a capacidade residual) e com a prótese, para estabelecer a necessidade de adaptação no trabalho, uma vez que o uso da prótese pode apresentar ganho de desempenho e até mesmo dispensar a necessidade de adaptação, a exemplo dos implantes cocleares e do uso de outras próteses auditivas.

CARACTERIZAÇÃO PARA A FISCALIZAÇÃO DO TRABALHO

Especificamente em relação a PcD, na conclusão do exame médico ocupacional, deve o médico do trabalho examinador emitir três documentos, que servirão de comprovação para a liberação para o trabalho, para a fiscalização da Secretaria de Inspeção do Trabalho, para o Ministério Público do Trabalho e para o INSS. São eles:

- *O Atestado de Saúde Ocupacional*: documento médico da legislação trabalhista (NR-7) no qual é definida a aptidão ou inaptidão para o trabalho,[23] atentando para a preservação do sigilo médico das informaçãoes do trabalhador (modelo no Anexo 34-1).
- *Laudo Caracterizador*: o antigo Ministério do Trabalho – MTb, por meio da Secretaria de Inspeção do Trabalho – SIT, emitiu a Instrução Normativa – IN nº 98 de 15.08.2012[25] na qual orienta que a condição de pessoa com deficiência pode ser comprovada por meio de laudo médico, emitido por médico do trabalho da empresa ou outro médico, atestando o enquadramento legal do(a) empregado(a) para integrar a cota, de acordo o Decreto nº 5.296/04.[12] O laudo deve especificar o tipo de deficiência. A outra modalidade de comprovação seria pela apresentação do Certificado de Reabilitação Profissional emitido pelo Instituto Nacional do Seguro Social – INSS (modelo no Anexo 34-2).
- *Autorização do Trabalhador*: autorização expressa do trabalhador para que a empresa possa incluí-lo na cota, portanto tornando pública sua condição de PcD (modelo no Anexo 34-3) que será informada ao RH, ao INSS e à fiscalização do Ministério da Economia (previdência e trabalho).[26]

ÍNDICE DE FUNCIONALIDADE BRASILEIRO (IFBR)

Classificação Internacional de Funcionalidade (CIF)

No sistema de saúde, são utilizadas com frequência as classificações e codificações para uniformizar as informações e permitir comparação e estatísticas. Para dar consistência ao uso das classificações de saúde, a Organização Mundial da Saúde (OMS) desenvolveu a Família de Classificações Internacionais da OMS (WHO-FIC),[27] da qual fazem parte a Classificação Internacional de Doenças, frequentemente designada pela sigla CID-11[28] (passando a vigorar em 1º de janeiro de 2022, ainda sem tradução para o português), que classifica as doenças e outros problemas de saúde relacionados, como os sintomas e lesões, e a Classificação Internacional de Funcionalidade, Incapacidade e Saúde (CIF) de 2018.[29]

O sistema de códigos alfanuméricos permite que, em função da necessidade do usuário, a informação seja apresentada com maior ou menor nível de agregação e especificidade.

Algumas especialidades possuem detalhamentos da CID, como a oncologia (CID-O) e a saúde mental, e também são utilizadas outras classificações para fins específicos ou auxiliares, como a avaliação de dor, o estadiamento de doenças, a resposta terapêutica ou as escalas de avaliação de desempenho, complementando a CID.

A CID e a CIF guardam correlação, pois são complementares. Enquanto a CID classifica a etiologia dos estados de saúde (doenças, perturbações, lesões etc.), a CIF classifica a funcionalidade e a incapacidade associadas a estes estados de saúde. Dois indivíduos com a mesma doença (CID) podem apresentar diferentes níveis de comprometimento funcional, enquanto dois outros, com o mesmo nível e funcionalidade, podem não ter o mesmo comprometimento de saúde.

Contudo, por serem complementares, uma classificação não substitui nem dispensa o uso da outra, em especial para uso específico. Portanto, as duas classificações devem ser utilizadas em função da necessidade, proporcionando ganho na qualidade da informação.

Apesar de ser uma atividade acessória da prática clínica, e de não fazer parte da formação e do dia a dia de muitos especialista, o conhecimento destas classificações é importante para interpretar dados, elaboração de laudos e emissão de pareceres, caracterização de doenças e especificação do comprometimento orgânico e funcional. Os primeiros contatos com as classificações trazem sempre estranheza e dificuldade, e apenas a repetição do uso nos habilita a usá-las com segurança e obtendo o máximo rendimento de sua utilização. O escopo deste capítulo não nos permite um aprofundamento detalhado das classifcações citadas, apenas uma abordagem geral para que tenhamos o minimo de conhecimento para seu uso. Os que desejarem ou necessitarem poderão buscar mais informações.

Na CID-10, as malformações congênitas, deformidades e anomalias cromossômicas estão nos códigos Q00 a Q99, e os sintomas, sinais e achados anormais de exames clínicos e de laboratório são classificados em outra parte nos códigos R00 a R99. Também podem ser usados códigos complementares, como os iniciados com a letra Z, que se referem ao exame médico geral e podem ser usados para informar, por exemplo, a ocorrência de história familiar de surdez e perda de audição (Z82.2) ou a presença de aparelho externo de surdez (Z97.4).[28] Estes códigos podem ser usados isolados ou em associação para transcrever diagnósticos médicos. Na CID-11, os códigos são alfanuméricos com duas letras e dois números. Os códigos referentes ao aparelho auditivo estão no grupo AB.

O médico que participa da equipe multidisciplinar de avaliação e caracterização da Pessoa com Deficiência fará uso da CID para codificar o diagnóstico médico e a atividade que lhe é privativa, usando, por exemplo: "H90 – Perda de Audição por Transtorno de Condução e ou Neurossensorial e H91 – Outras Perdas de Audição".

Contudo, o médico deve ter em mente que as deficiências não são equivalentes às patologias subjacentes, elas são a expressão das manifestações dessas patologias e não representam, necessariamente, incapacidade. Uma deficiência decorre de uma causa, no entanto a causa pode não ser suficiente para explicar a deficiência resultante, pois também devem ser considerados o meio e as circunstâncias. Um surdo com implante coclear é diferente de um surdo com prótese auricular e de um terceiro sem nenhum recurso tecnológico, mesmo que os três tenham acometimentos similares.

A mudança do conceito de deficiência de atributo biológico para situação e restrição participativa levou à necessidade de avaliação, segundo o modelo social, mais integral e mais complexa, envolvendo os aspectos biopsicossociais e o saber de equipes multiprofissionais e interdisciplinares.[30]

A Classificação Internacional de Funcionalidade (CIF)[29] surgiu como evolução da Classificação Internacional de Deficiências, Incapacidades e Desvantagens (ICIDH), de 1980. Tem como objetivo proporcionar uma linguagem unificada e padronizada para descrição da saúde e de estados a ela relacionados, definindo os componentes da saúde e alguns componentes do bem-estar, numa perspectiva positiva, substituindo os termos "deficiência, incapacidade e limitação (desvantagem)" por funcionalidade.

A descrição destes domínios, como as funções relacionadas com a fisiologia, as estruturas anatômicas, as ações, as tarefas ou as áreas da vida, foi feita tendo por base as perspectivas do corpo, do indivíduo e da sociedade, adotando duas listas básicas: a primeira relaciona as funções e as estruturas do corpo, e a segunda, as atividades e a participação do indivíduo.

Vale destacar que a CIF é circunscrita ao contexto da saúde e, portanto, não cobre circunstâncias que não estão relacionadas com a saúde, como as que resultam de fatores socioeconômicos. Sua versão completa tem quatro níveis de detalhamento. A versão simplificada só vai até o segundo nível, cabendo ao usuário definir o nível de detalhamento que adotará, fazendo uso de maior ou menor número de caracteres, o que permite maior ou menor nível de detalhamento da informação.

A CIF avalia os impedimentos (estruturas e função do corpo), a limitação nas atividades (execução e tarefas) e a restrição à participação social (situações da vida diária) sob a concepção biopsicossocial,[9] e é utilizada para organizar esta informação em duas partes:

1. Funcionalidade e incapacidade;
2. Fatores contextuais, cada um com dois componentes.[29]

Quanto a **funcionalidade** e a **incapacidade**, uma é usada para as funções dos sistemas orgânicos e a outra para as estruturas do corpo (Fig. 34-1).

O diagrama apresenta a interação dinâmica e a funcionalidade de um determinado indivíduo num domínio específico. É o resultado da interação ou das relações complexas entre a condição de saúde e os fatores contextuais.

Assim, se a intenção for de descrever a experiência de saúde, no seu todo, os diversos componentes apresentados serão úteis. Por exemplo, uma pessoa pode:

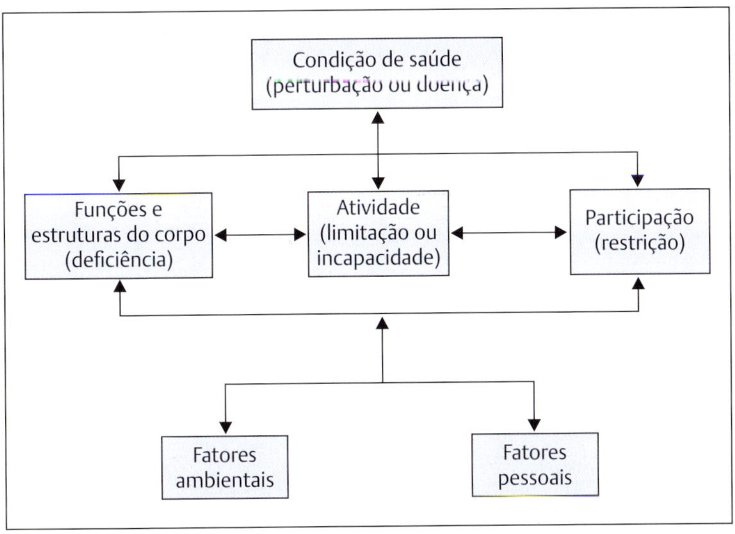

Fig. 34-1. Interações entre os componentes da CIF.

- Ter deficiências sem limitações de sua capacidade ou restrição na participação;
- Ter comprometimento de desempenho e limitações de participação sem ter deficiências evidentes;
- Ter problemas de participação sem deficiências ou limitações de capacidade;
- Ter limitações de capacidade se não tiver assistência e nenhum problema de desempenho no seu ambiente habitual;

Esses fatores interagem com um indivíduo, que tem sua condição de saúde, e determinam o nível e a extensão das funções deste indivíduo.

Contudo, na versão atual da CIF, os "fatores pessoais" não são considerados.

O resultado da avaliação produz um qualificador para cada um dos três componentes, expresso em cinco níveis, sendo eles: nenhuma, leve, moderada, grave ou completa.

Na CIF, são utilizadas terminologias cujo correto entendimento é muito importante para sua interpretação, a saber:[29]

- *Funções do corpo*: as funções fisiológicas dos sistemas orgânicos (incluindo as funções psicológicas);
- *Estruturas do corpo*: as partes anatómicas do corpo, como, órgãos, membros e seus componentes;
- *Deficiências*: problemas nas funções ou nas estruturas do corpo;
- *Atividade*: execução pelo indivíduo de tarefa ou ação;
- *Participação*: envolvimento do indivíduo numa situação da vida real;
- *Limitações da atividade*: dificuldades que o indivíduo pode ter na execução de atividades;
- *Restrições na participação*: problemas que um indivíduo pode experimentar quando envolvido em situações reais da vida;
- *Fatores ambientais*: constituem o ambiente físico, social e atitudinal no qual o indivíduo vive e conduz sua vida. Estes fatores interagem com os componentes das "funções e estruturas do corpo e as atividades e a participação".
- *Fatores pessoais*: histórico pessoal da vida e do estilo de vida do indivíduo.

Ressalte-se que as pessoas podem ter limitação na capacidade de executar uma tarefa no ambiente em que vivem por causa de raça, sexo, religião ou outras características socioeconômicas, mas essas restrições na participação não estão relacionadas com a saúde no sentido que lhes é atribuído na CIF.

Também é importante ressaltar que a avaliação só poderá ser solicitada com a concordância do avaliado, considerando sua situação de vulnerabilidade e a garantia de direitos, que ensejem equidade e justiça social.

No Quadro 34-1, está apresentado um sumário representativo da Classificação Internacional de Funcionalidade.

Devida à complexidade na aplicação do instrumento, foi constituído um grupo de trabalho pela Secretaria Nacional de Promoção dos Direitos da Pessoa com Deficiência, com o objetivo de estimar os modelos de avaliação e propor um instrumento simplificado, o Instrumento de Classificação do Grau de Funcionalidade de Pessoas com Deficiência para Cidadãos Brasileiros: Índice de Funcionalidade Brasileiro (IFBr).[9] A avaliação das pessoas com deficiência, em geral, destina-se a verificação da elegibilidade para o acesso a políticas públicas específicas para indivíduos que experimentam barreiras e desigualdades de oportunidades em função de sua deficiência.[9]

Segundo Izabel Maior,[9] "até que se encontre esse equilíbrio, os instrumentos de avaliação exigirão contínuo aperfeiçoamento, para que o enunciado da Convenção seja respeitado nas avaliações e implementado nas políticas para a participação das pessoas com deficiência".

Quadro 34-1. Visão geral da CIF[28]

	Parte I – Funcionalidade e Incapacidade		**Parte II – Fatores Contextuais**	
Componentes	**Funções e estruturas do corpo**	**Atividades e participação**	**Fatores ambientais**	**Fatores pessoais**
Domínios	Funções do corpo Estruturas do corpo	Áreas vitais (tarefas e ações)	Influências externas sobre a funcionalidade e a incapacidade	Influências internas sobre a funcionalidade e a incapacidade
Constructos	Mudanças nas funções do corpo (fisiológicas) Mudanças nas estruturas do corpo (anatômicas)	Capacidade Execução de tarefas num ambiente padrão Desempenho/execução de tarefas no ambiente habitual	Impacto facilitador ou limitador das características do mundo físico, social e atitudinal	Impacto dos atributos de uma pessoa
Aspectos positivos	Integridade funcional e estrutural Funcionalidade	Atividade Participação	Facilitadores	Não aplicável
Aspectos negativos	Deficiência Incapacidade	Limitação da atividade Restrição da participação	Barreiras	Não aplicável

Em 2018, entrou em vigor a avaliação biopsicossocial da deficiência e o Comitê propôs uma nova versão do IFBr, denominada IFBrM (Modificado), cujo processo está em andamento e em fase final de teste para validação da sua acurácia, apesar da extinção do Comitê, em 2019, pelo Decreto nº 9.759/2019.

O Índice é uma simplificação da CIF, composto por 57 atividades para os adultos e uma versão reduzida, cujo quantitativo de atividades foi ajustado por idade.[9]

Na estruturação do IFBr, a primeira parte do instrumento é destinada à identificação do avaliador e do avaliado.

A seguir, apresenta a avaliação mais específica, com o diagnóstico médico, em que é informada pelo Código Internacional de Doenças (CID) a causa principal que acarreta as alterações das funções e estruturas corporais (p. ex.: meningite, demência vascular, autismo, insuficiência cardíaca congestiva, acidente vascular cerebral, glaucoma). Lembrando que a comprovação da deficiência por laudo médico com base na CID, no Decreto 3.298/1999 e na Lei 12.764/2012 continua em vigor, sendo atribuição específica do médico.

Também é informado o tipo de deficiência (auditiva, intelectual/cognitiva, motora, visual e mental, sendo que esta última engloba os transtornos do humor, psicoses, fobias e o autismo) e as funções corporais acometidas (surdez, amnésia, alteração da marcha, hemiplegia, amaurose).

Depois, levantam-se as informações relacionadas com a dimensão socioeconômica, que têm como objetivo conhecer as características de trabalho, educação e renda, além das condições de acesso a serviços públicos e infraestrutura básica pela pessoa com deficiência.

O próximo bloco de informações está relacionado com **atividades e participações**, no qual são avaliados os níveis de independência, as barreiras externas e calculado o **escore dos domínios e da pontuação total,** usando escalas específicas para adultos e infanto-juvenil/infantil. Essa parte do questionário identifica quais fatores agem como barreira, impedindo a execução de uma atividade ou participação.

Até este ponto, o questionário tem aplicação geral. O próximo conjunto de questionamento está mais próximo da atividade do médico otorrinolaringologista, pois aborda o **modelo linguístico**, que varia em função do tipo de deficiência.[29]

Para avaliação de pessoas com deficiência auditiva é importante saber da pontuação nas atividades dos domínios de comunicação e socialização e se, nos casos de surdez, esta ocorreu antes dos 6 anos.

No domínio de comunicação, avalia-se se recebe e produz mensagens, se consegue estabelecer comunicação, se discute e utiliza-se dispositivos de comunicação à distância.

No domínio da socialização e vida comunitária, considera-se o comportamento nas interações de acordo com as regras sociais, o relacionamento com estranhos, com familiares e com pessoas que lhe são familiares.

No IFBr optou-se por condensar os itens referentes a **atividades e participações**, obedecendo aos seguintes critérios:[9]

- Foram retiradas as atividades consideradas como componentes de outras atividades: por exemplo, a atividade **calcular** (d172) não foi considerada por estar embutida na atividade **administração de recursos econômicos pessoais** (d8700);
- Foram retiradas as subdivisões das tarefas, mantendo a tarefa principal: por exemplo, foram retiradas as atividades **pegar** (d440), **agarrar** (d4401), **manipular** (d4402), **soltar** (d4403), mantendo-se somente a tarefa principal **movimentos finos da mão** (d440);
- Algumas **atividades** foram agrupadas: por exemplo, mudar a posição básica do corpo (d410), manter a posição do corpo (d415) e **transferir** a própria posição (d420) foram agrupadas em **mudar e manter** a posição do corpo.

Esse processo resultou em 41 **atividades** que foram agrupadas em sete **domínios**: Sensorial, Comunicação, Mobilidade, Cuidados Pessoais, Vida Doméstica, Educação, Trabalho e Vida Econômica, Socialização e Vida Comunitária. As atividades selecionadas para o IFBr estão apresentadas no Quadro 34-2, que é uma reprodução da ficha de avaliação.[26]

A pontuação de cada atividade teve por base o modelo de pontuação da Medida de Independência Funcional (MIF) que tem sete níveis de graduação. Visando facilitar o emprego do instrumento IFBr, optou-se por agrupar os níveis de dependência de terceiros, passando então a quatro níveis de graduação (Quadro 34-3).[26]

Quadro 34-2. Atividades selecionadas para o IFBr

	Domínio sensorial
1.1	Observar
1.2	Ouvir
2	Domínio comunicação
2.1	Comunicar-se/recepção de mensagens
2.2	Comunicar-se/produção de mensagens
2.3	Conversar
2.4	Discutir
2.5	Utilização de dispositivos de comunicação a distância
3	Domínio mobilidade
3.1	Mudar e manter a posição do corpo
3.2	Alcançar, transportar e mover objetos
3.3	Movimentos finos das mãos
3.4	Deslocar-se dentro de casa
3.5	Deslocar-se dentro de edifícios que não a própria casa
3.6	Deslocar-se fora de casa e de outros edifícios
3.7	Utilizar transporte coletivo
3.8	Utilizar transporte individual como passageiro
4	Domínio cuidados pessoais
4.1	Lavar-se
4.2	Cuidar das partes do corpo

Para atribuir a pontuação, existe uma escala que é a seguinte:

- **25 Totalmente dependente**: não consegue realizar a atividade ou é totalmente dependente de terceiros para realizá-la;
- **50 Realiza a atividade com o auxílio de terceiros**: sempre necessita de auxílio de outra pessoa para realizar a atividade. Esta ajuda pode ser de supervisão (necessita da presença de terceiros para orientação, incentivo ou por medida de segurança, sem a necessidade de contato físico) ou no preparo prévio para a atividade ser realizada (p. ex., a colocação da pasta na escova de dente);
- **75 Realiza a atividade, no entanto, necessita de alguma forma de adaptação, modificação, diferente da forma habitual ou mais lentamente**. O indivíduo deve ser independente para colocar a adaptação necessária para realizar a atividade, não dependendo de terceiros;
- **100 Independência total de terceiros** para realizar a atividade.

Quadro 34-3. Correlação da Pontuação da MIF e do IFBr

Pontuação MIF	Descrição	Pontuação IFBr	Descrição
7	Independência completa	100	Independência total
6	Independência modificada	75	Independência modificada
5	Supervisão, orientação ou preparo	50	Dependência parcial de terceiros
4	Ajuda mínima		
3	Ajuda moderada		
2	Ajuda máxima		
1	Ajuda total	25	Dependência total de terceiros

São apresentados alguns parâmetros de avaliação de atividades relacionadas com os aparelhos auditivo e fonador.

Ouvir (perceber, discriminar, reconhecer e interpretar sons). Por exemplo, reconhecer e interpretar sons ambientais e vozes, ouvir rádio, música ou aula. Necessidade de mediadores ou alguém para ajudá-lo a utilizar as adaptações. Necessita de alteração de volume, distância ou direção para ouvir o som, aparelho de amplificação sonora.

Domínio Comunicação

Compreender Mensagens

Compreender as mensagens – significados literais e implícitos. **Exemplos**: compreender mensagens transmitidas por fala, escrita, gestos, sinais, símbolos, desenhos, fotografias, LIBRAS e comunicação tátil. Necessita de intérpretes e professores guia-intérpretes. Necessita de modificações da linguagem, como linguagem concreta ou repetições.

Produção de Mensagens

Exemplos: Não realiza a atividade. Necessita do auxílio de terceiros para realizar a atividade. Faz a atividade de forma e em tempo diferente do habitual. Necessita de intérprete, guia-intérprete ou mediador. Usa gestos. Usa computador, teclado adaptado, *softwares* específicos, amplificadores de som.

Conversar

Iniciar, manter e finalizar uma troca de pensamentos e ideias, realizada por meio da linguagem oral e ou de sinais. **Exemplos**: Necessidade de mediador para fazer perguntas, iniciar o diálogo, dar continuidade a uma troca de ideias. Necessita de sintetizadores de voz, escrita ou gestos, ou só conversa com pessoas conhecidas ou em ambientes informais.

Discutir

Iniciar, manter e terminar a análise de um assunto, com argumentos a favor ou contra, ou um debate por meio de linguagem oral e ou de sinais. **Exemplos**: Não realiza a atividade. Realiza a atividade de forma independente e segura. Necessita de um mediador para iniciar a discussão, fazer perguntas, dar continuidade a uma troca de ideias, esclarecer o tema ou para interromper a discussão.

O avaliador deverá conhecer a descrição, as opções de resposta e a respectiva pontuação de cada atividade. As perguntas também devem ser adaptadas ao nível de compreensão do entrevistado ou de seu informante (quando for o caso).

Identificação das Barreiras Externas

De acordo com a CIF[30] os fatores ambientais são definidos como aspectos externos ao indivíduo que podem ter impacto sobre sua funcionalidade. Para o IFBr, foi estabelecido que fatores externos são aqueles que agem como barreira no desempenho das atividades e deverão ser sinalizados ao lado da atividade em avaliação, quando forem o motivo da não realização da tarefa (pontuação 25). Assim, ao avaliar um indivíduo que não utiliza o transporte público porque necessita de um transporte adaptado que não existe no seu município, o avaliador deve assinalar que o indivíduo não realiza a atividade (pontuação 25) e ao lado da mesma deve indicar que a barreira neste caso são os Serviços, os Sistemas e as Políticas.

Também foi identificada a necessidade de que o instrumento diferenciasse a avaliação para crianças e jovens em relação aos adultos, considerando a aplicabilidade de cada uma das atividades para cada faixa etária, que foram estabelecidas como: 3 anos, 4 anos, 5 anos, 6 anos, 7 anos, 8 anos, 9 a 12 anos, 13 a 15 anos. A adaptação está descrita no Capítulo 2 do Inventário de Avaliação Pediátrica de Incapacidade (PEDI) do manual da versão brasileira adaptada.

Foram excluídas as atividades que não se aplicavam à faixa etária em questão e estabelecida a faixa de pontuação para cada idade.

A avaliação dos aspectos socioeconômicos deve refletir o contexto no qual o indivíduo vive, e inclui os fatores pessoais (aquelas características que individualizam uma pessoa tornando-a diferente das demais, sejam elas antropométricas, raciais e religiosas, tendo sido destacadas as dimensões: Demografia, Educação, Mercado de Trabalho, Renda e Infraestrutura).

O questionário usa como referência as perguntas da Pesquisa Nacional por Amostra de Domicílios (PNAD) do IBGE e da Pesquisa Mensal de Emprego (PME), com adaptação de algumas perguntas.

Pontuação Final

Para se obter a pontuação total, cada domínio é pontuado separadamente, sendo a pontuação obtida pelo resultado da média das atividades de cada domínio e a pontuação total do IFBr a média do resultado dos sete domínios.

Assim, a pontuação total do IFBr pode variar entre 25 (pior resultado) e 100 (melhor resultado) para adultos.

Para as crianças, é considerada a dependência de cuidados de adultos em função da faixa etária, o que é normal para realização das atividades. Assim, a pontuação máxima para algumas tarefas não alcança o valor 100. Os detalhes para a determinação dessa pontuação estão no Manual para Aplicação do IFBr.

DICAS PARA RELACIONAMENTO COM PcD[3,4]

Muitas vezes, por falta de experiência ou insegurança, sentimos vontade de nos aproximar e oferecer ajuda a uma pessoa com deficiência e não sabemos como fazê lo. Trate a pessoa preferencialmente pelo seu nome.

A principal e mais básica das regras é perguntar se pode ajudar e, caso a resposta seja afirmativa, como fazê-lo. Se a resposta for negativa, não se deve ficar chateado, pois a ajuda que estamos oferecendo nem sempre se faz necessária.

Quanto mais pessoas conviverem com diferentes tipos de deficiência, mais fácil será esse relacionamento e a interação.

Também é importante não usar eufemismos para tratar da condição de pessoa com deficiência, nem ficar questionando sobre as causas e consequências da deficiência, a não ser por necessidade de ofício (no caso da anamnese médica).

Não tenha receio de orientá-las, quando perceber situação de risco ou inadequada.

É importante que os ouvintes saibam que a pessoa com surdez, principalmente aquelas de nascença, jamais teve a possibilidade de conhecer os sons, havendo uma percepção diferenciada do mundo. Sua principal via de percepção é a visual, motivo pelo qual prefere estar sempre observando, e razão pela qual os interlocutores devem estar sempre no campo de visão da PcD, em especial se ela faz leitura labial. Caso contrário, pode haver desinteresse dela em manter a interação.

Temos de compreender que somos diferentes e ao dar-lhe atenção, devemos nos voltar para ela, mesmo que esteja acompanhada de intérprete de LIBRAS. Se alguém a estiver acompanhado e for quem está fornecendo as informações, mesmo assim, dirija-se sempre a própria pessoa.

Se necessário, comunique-se por meio da escrita, ou faça mímicas e gestos que possam identificar o que você quer dizer.

Com os colegas de trabalho com deficiência auditiva posicione-se corretamente nos casos de leitura labial, de frente, falando devagar, se possível reduza o ruído de fundo, e, quando necessário, aumente a iluminação e evite ofuscamento, para proporcionar melhor visão dos lábios e da expressão facial.

Evite falar nas costas de alguém que tenha implante coclear, pois o microfone de captação está direcionado para a frente, e pode não captar sua fala.

Informe ao deficiente auditivo se ele não percebeu que alguém o chamou ou está se dirigindo a ele.

Ao iniciar uma conversa, em especial se ele não estiver olhando, dê um pequeno toque no ombro, para chamar a atenção dele.

Ao falar, mantenha o tom de voz normal, a não ser que seja solicitado a falar mais alto. Não fale excessivamente rápido, pois isto pode dificultar o entendimento, em especial se estiver sendo usada a LIBRAS.

Se formos nos ausentar temporariamente, ou em definitivo, devemos informá-los para que não fiquem aguardando.

A pessoa com paralisia cerebral ou outros distúrbios da fala pode apresentar alguma dificuldade na comunicação, no entanto, na maioria das vezes, o raciocínio dela está intacto. Caso não compreenda o que ela diz, solicite que repita ou escreva, mas respeite o ritmo de sua fala e não a trate de maneira infantilizada.

CONSIDERAÇÕES FINAIS

A capacidade de identificar e classificar as pessoas com deficiência é ainda um dos principais desafios do panorama nacional das políticas públicas, posto que a avaliação da deficiência tem sido associada com doenças ou suas consequências e agravos.[32,33]

Isso ocorre não apenas porque as pessoas com deficiência formam um grupo heterogêneo, por apresentarem deficiência com tipos e graus variados e diferenças na funcionalidade, mas também porque variam em termos sociais, já que as condições de vida dessas pessoas podem ser extremamente distintas. Pessoas com as mesmas alterações orgânicas podem ter níveis diferentes de dificuldade ou limitação no desempenho de suas atividades, em função do contexto no qual vivem ou se encontram. Desse modo, um instrumento que tenha a capacidade de identificar essas pessoas com diferentes características e condições socioeconômicas é de fundamental importância.[11]

O processo avaliativo não deve criar rótulos que levem a marginalização, preconceito e discriminação que possam atentar contra a dignidade e os direitos humanos das pessoas com deficiência.[9]

REFERÊNCIAS BIBLIOGRÁFICAS

1. Rebelo P. A pessoa com deficiência e o trabalho. In: Mahomed SR, editor. Rio de Janeiro: Qualitymark Editora. 2008:114.
2. Instituto Nacional De Educação De Surdos – Ines. Libras. Libras.Com.Br. [Online]. 2018.
3. Bortman D, et al. Equipes integradas para inclusão, acompanhamento e permanência das pessoas com deficiência no trabalho. Curitiba: Anamt. 2016:176.
4. Bortman D, et al. A inclusão de pessoas com deficiência no trabalho – O papel de médicos do trabalho e outros profissionais de saúde e segurança. 2. ed. – revisada e ampliada. Curitiba: Anamt. 2016:90.
5. Brasil. Presidência da República. Decreto nº 6.949, de 25/08/2009 que promulga a convenção sobre os direitos das pessoas com deficiência, 2006. [Ed.] Casa Civil. Brasilia, Df, Brasil: S.N., 25/08/2009. 2009. Promulga a Convenção Internacional sobre os Direitos da Pessoa com Deficiência e Seus Protocolos Facultativos, assinado em Nova York em 30/03/2007.
6. Brasil, Presidência da República. Lei 13.146/15 que institui a Lei Brasileira de inclusão da pessoa com deficiência (Estatuto da pessoa com deficiência). [Eletrônica] [Ed.] Casa Civil da Presidência da República. Brasilia, Df, Brasil: S.N., 07/06/2015.
7. Maia M. Novo conceito de pessoa com deficiência e proibição do retrocesso. Revista da Agu, Brasilia. 2013;37(12):289-305.
8. Brasil, Presidência da República. Decreto nº 3.298 de 20 de dezembro de 1999. [Ed.] Casa Civil Da Presidência Da República. Brasília, Df, Brasil: S.N., 20 do12 de 1999.
9. Maior, IMM L. Avaliação da deficiência. [A. do Livro] In: Gugel MA. Diálogos aprofundados sobre os direitos das pessoas com deficiência. Rio De Janeiro: Rtm. 2019;1:77-104.
10. Toffolo ACR, Bernardino ELA, Vilhena DA, Pinheiro ÂMV. Os benefícios da oralização e da leitura labial no desempenho de leitura de surdos profundos usuários da Libras. Revista Brasileira de Educação. 2017;22(71):1-24.
11. Organização Mundial da Saúde – OMS. Relatório mundial sobre a deficiência. www.Pessoacomdeficiencia.Sp.Gov.Br. [Online] 2012.
12. Brasil, Presidência da República. Decreto nº 5.296 de 2 de dezembro de 2004. [Ed.] Casa Civil da Presidência da República. Brasília, Df, Brasil: S.N., 02/12/2004. Regulamenta a Lei nº 10.048, de 8 de novembro de 2000, que dá prioridade de atendimento às pessoas que especifica, e a Lei nº 10.098, de 19 de dezembro de 2000, que estabelece normas gerais e critérios básicos para a promoção da acessibilidade.
13. Brasil, Ministério do Trabalho e Emprego. Instrução Normativa Mte/Sit nº 98, de 15 de agosto de 2012. Portal da Anamt. [Online]. 2017.
14. Brasil, Casa Civil. Decreto nº 3.048 de 6 de maio de 1999. [Online]. 1999.

15. Decreto nº 3.048, de 6 de maio de 1999. Http://www.Planalto.Gov.Br. [Online]. 1999.
16. Brasil, STJ – Superior Tribunal de Justiça. Súmulas 377 do STJ – Visão Monocular, de 22 de abril de 2009. Brasília, DF, Brasil: S.N., 22/04/2009. STJ, Súmula 377: O portador de visão monocular tem direito de concorrer, em concurso público, às vagas reservadas aos deficientes.
17. Brasil, STJ – Superior Tribunal de Justiça. Súmula 552/STJ de 11 de julho de 2017. Brasília, DF, Brasil: S.N., 11/07/2017. O portador de surdez unilateral não se qualifica como pessoa com deficiência para o fim de disputar as vagas reservadas em concursos públicos.
18. Brasil, Presidência da República. Lei 8.213 de 24/07/1991. [Ed.] Casa Civil da Presidência da República. Brasília, DF, Brasil: S.N., 24/07/1991. Dispõe sobre os planos de benefícios da Previdência Social e dá outras providências.
19. Lei nº 12.764 de 27 de dezembro de 2012. [Ed.] Casa Civil da Presidência da República. Brasília, DF, Brasil: S.N., 27 do 12 de 2012. Institui a política nacional de proteção dos direitos da pessoa com Transtorno do Espectro Autista.
20. Brasil, Presidência da República, Casa Civil. Lei nº 8.989, de 24 de fevereiro de 1995. [Online] 24 de fev de 1995. [Citado em: 7 de abr de 2020.]
21. Brasil, Casa Civil. Lei nº 7.713, de 22 de dezembro de 1988. Http://www.Planalto.Gov.Br. [Online]. 1988.
22. Lei 8.160/91. Http://www.Planalto.Gov.Br. [Online] 1991.
23. Brasil, Ministério do Trabalho e Previdência. Nº 7 – Programa de Controle Médico de Saúde Ocupacional. Http://www.Gov.Br/Trabalho. [Online] A Portaria SEPRT nº 6.734. 2020.
24. AMB e ANAMT. Avaliação clínica e funcional da pessoa com deficiência para o trabalho. www.Anamt.Org.Br/Portal/; [Online]. 2018.
25. Brasil, Secretaria de Inspeção do Trabalho do Ministério do Trabalho. Instrução Normativa da Secretaria de Inspeção do Trabalho – SIT nº 98. 2012.
26. Franzoi AC, et all. Etapas da elaboração do instrumento de classificação do grau de funcionalidade de pessoas com deficiência para cidadãos brasileiros: Índice de Funcionalidade Brasileiro – If-Br. 2013;20(3)164-78.
27. World Health Organization. World Health Organization Family of International Classifications: Definition, scope and purpose. World Health Organization. Geneve: S.N. 2007:26.
28. World Health Organization – WHO. ICD-11 – International Classification of Diseases 11th Revision. ICD-11. [Online] World Health Organization – WHO; [Online]. 2022.
29. Organização Mundial de Saúde – OMS. Classificação Internacional de Funcionalidade, Incapacidade e Saúde – CIF. [Trad.] Amélia Leitão. Lisboa: Direcção-Geral da Saúde. 2004;1:238.
30. Organização Mundial da Saúde. Http://Biblioteca.Cofen.Gov.Br/Wp-Content/Uploads/2014/11/Classificacao-Internacional-De-Funcionalidade-Cif-Oms.Pdf. Lisboa: Direcção-Geral de Saúde. 2004;1(1):238.
31. Brasil, Presidência da República. Lei nº 10.690, de 16 de junho de 2003. Brasília, DF, Brasil: S.N., 16/06/2003. Reabre o prazo para que os municípios que refinanciaram suas dívidas junto à União possam contratar empréstimos ou financiamentos, dá nova redação à Lei no 8.989. E dá outras providências. 1995.
32. Perícia Médica Federal. Probad – Protocolo Brasileiro de Avaliação da Deficiência. Https://www2.Camara.Leg.Br/Atividade-Legislativa/Comissoes/Comissoes-Permanentes/Cpd/Audiencias-Publicas; [Online]. 2019.
33. Brasil, Presidência da República. Http://www.Planalto.Gov.Br/. Http://www.Planalto.Gov.Br/Ccivil_03/_Ato2015-2018/2015/Lei/L13146.Htm. [Online] 06 de jul de 2015. [Citado em: 2 de jan de 2020.] Http://www.Planalto.Gov.Br/Ccivil_03/_Ato2015-2018/2015/Lei/L13146.Htm.

ANEXOS

Anexo 1

ATESTADO DE SAÚDE OCUPACIONAL – ASO

[ ] ADMISSIONAL [ ] PERÍODICO [ ] DEMISSIONAL [ ] MUDANÇA DE RISCO
[ ] RETORNO AO TRABALHO
EMPRESA: ______________________________
Atesto que ______________________________
Função ______________ setor ______________
Carteira de Identidade ______________, CPF ______________
Foi submetido (a) a exame médico, sendo considerado(a):
[ ] APTO(A) para as atividades da função
[ ] INAPTO(A) para as atividades da função

____

____

Realizou os seguintes exames complementares e/ou avaliações médicas:
EXAME CLÍNICO em ___/___/___ ______________ em ___/___/___
______________ ___/___/___ ______________ em ___/___/___
______________ ___/___/___ ______________ em ___/___/___
RISCOS OCUPACIONAIS
[ ] Não há risco ocupacional específico para a atividade
[ ] Perigos ou Fatores de Risco identificados e classificados no PGR

____

OBSERVAÇÕES ______________________________

____

____

____

MÉDICO(A) COORDENADO(A) DO PCMSO
[ ] A empresa está dispensada de manter médico(a) coordenador(a) do PCMSO
[ ] Médico(a) coordenado(a) do PCMSO
Nome CRM
Estou ciente do resultado do presente exame médico e recebi uma cópia deste ASO. Fui orientado pelo médico examinador sobre as formas de me proteger dos riscos presentes.
Assinatura do(a) examinado(a) Rio de Janeiro, ___/___/___
Médico(a) que realizou o exame ocupacional Rio de Janeiro, ___/___/___
Nome: CRM RQE

Anexo 2

LAUDO CARACTERIZADOR DE DEFICIÊNCIA

De acordo com os dispositivos da Convenção sobre os Direitos das Pessoas com deficiência, Lei Brasileira de Inclusão – Estatuto da Pessoa com Deficiência - Lei 13.146/2015, Lei 12764/12, Decreto 3.298/1999 e da Instrução Normativa SIT/ MTE n.º 98 de 15/08/2012.

Nome: | **CPF:**

CID: **Origem da deficiência:**

☐ Congênita ☐ Acid./Doença do. trabalho ☐ Acid. comum ☐ Doença comum ☐ Adquirida pós operatório

Descrição detalhada dos impedimentos (alterações) nas funções e estruturas do corpo (física, auditiva, visual, intelectual e mental - psicossocial). Utilizar folhas adicionais, se necessário. Adicionar as informações e exames complementares solicitados abaixo para cada tipo de deficiência.

Descrição das limitações no desempenho de atividades da vida diária e restrições de participação social, (informar se necessita de apoios – órteses, próteses, softwares, ajudas técnicas, cuidador etc.). Utilizar folhas adicionais, se necessário.

☐ **I- Deficiência Física** - alteração completa ou parcial de um ou mais segmentos do corpo humano, acarretando o comprometimento da função física, apresentando-se sob a forma de:

☐ paraplegia ☐ paraparesia
☐ monoplegia ☐ monoparesia
☐ tetraplegia ☐ tetraparesia
☐ triplegia ☐ triparesia
☐ hemiplegia ☐ hemiparesia
☐ ostomia ☐ amputação ou ausência de membro
☐ paralisia cerebral
☐ membros com deformidade congênita ou adquirida
☐ nanismo (altura: _______)
☐ outras - especificar: ______________________________

☐ **II- Deficiência Auditiva** - perda bilateral, parcial ou total, de 41 decibéis (dB) ou mais, aferida por audiograma nas frequências de 500HZ, 1.000HZ, 2.000Hz e 3.000Hz
Obs: Anexar audiograma

☐ **III- Deficiência Visual**
( ) cegueira - acuidade visual ≤ 0,05 (20/400) no melhor olho, com a melhor correção óptica;
( ) baixa visão - acuidade visual entre 0,3 (20/60) e 0,05 (20/400) no melhor olho, com a melhor correção óptica;
( ) somatória da medida do campo visual em ambos os olhos igual ou menor que 60°
Obs: Anexar laudo oftalmológico, com acuidade visual, pela tabela de Snellen, com a melhor correção óptica ou somatório do campo visual em graus.

☐ **III a- Visão Monocular-** conforme parecer CONJUR/MTE 444/11: cegueira legal em um olho, na qual a acuidade visual com a melhor correção óptica é igual ou menor que 0,05 (20/400) (ou cegueira declarada por oftalmologista).
Obs: Anexar laudo oftalmológico

☐ **IV- Deficiência Intelectual**- funcionamento intelectual significativamente inferior à média e limitações associadas a duas ou mais habilidades adaptativas, tais como:
☐ a) - Comunicação;
☐ b) - Cuidado pessoal;
☐ c) - Habilidades sociais;
☐ d) - Utilização de recursos da comunidade;
☐ e) - Saúde e segurança;
☐ f) - Habilidades acadêmicas;
☐ g) - Lazer;
☐ h) - Trabalho.
Obs: Anexar laudo do especialista.

IV a- Deficiência Mental – Psicossocial – conforme Convenção ONU – Esquizofrenia, Transtornos psicóticos e outras limitações psicossociais que impedem a plena e efetiva participação na sociedade em igualdade de oportunidades com as demais pessoas. (Informar no campo descritivo se há outras doenças, data de início das manifestações e citar as limitações para habilidades adaptativas).
Obs: Anexar laudo do especialista

☐ **IV b- Deficiência Mental** – Lei 12764/2012 – Espectro Autista **Obs: Anexar laudo do especialista.**

☐ **V- Deficiência Múltipla** - associação de duas ou mais deficiências. (Assinalar cada uma acima)

Conclusão: A pessoa está enquadrada nas definições do artigo 2º, da Lei nº 13.146/2015-Lei Brasileira de Inclusão-Estatuto da Pessoa com Deficiência; dos artigos 3º e 4º do Decreto nº 3.298/1999, com as alterações do Dec. 5296/2004; do artigo 1º, §2º, da Lei nº 12.764/2012, Parecer CONJUR 444/11, das recomendações da IN 98/SIT/2012, de acordo com dispositivos da Convenção sobre os Direitos das Pessoas com Deficiência e seu protocolo facultativo, promulgada pelo Decreto n°. 6.949/2009.

Assinatura e carimbo do Profissional de nível superior da área da saúde/Especialidade | Data:

Estou ciente de que estou sendo enquadrado na cota de pessoas com Deficiência /reabilitados da empresa. Autorizo a apresentação deste Laudo e exames ao Ministério do Trabalho.

Assinatura do empregado

Anexo 3

Autorização para enquadramento como Pessoa com Deficiência

Eu, ____CPF________________________,

identidade Nº ________________, fui informado e estou de acordo com meu enquadramento como Pessoa com Deficiência/Reabilitado para preenchimento de cota pela empresa: ____, e autorizo a apresentação do laudo caracterizador e, se necessário, os exames que comprovam a deficiência, para atendimento de exigência legal, ao Departamento de Recursos Humanos da Empresa, ao Ministério da Economia, ao Ministério Público do Trabalho, à Previdência Social e aos agentes de fiscalização.

____

Local e Data

____

Assinatura

CAPÍTULO 35

DOCUMENTOS MÉDICOS E RESPONSABILIDADE CIVIL E ÉTICA DO MÉDICO

Vania Rosa Moraes
Renato Goetten
Tatiana Bragança de Azevedo Della Giustina

INTRODUÇÃO

Os documentos médicos materializam-se no ordenamento jurídico a partir da relação médico-paciente com o objetivo de registrar condutas e atendimentos, de informar, de esclarecer, de atestar e podem ser utilizados para adequada assistência ao paciente e para comprovar a ação ou omissão do médico na sua defesa, seja no âmbito administrativo ou no judicial.

No exercício da medicina, o médico depara-se com um rol de documentos médicos, como, por exemplo, atestado médico, prontuário do paciente, termo de consentimento livre esclarecido, laudo médico, relatório médico, entre outros, os quais devem ser elaborados e preenchidos com zelo e de forma adequada para que efetivamente produzam seus efeitos ético-legais.

Nota-se que, de acordo com o ordenamento ético-jurídico, é o médico o profissional com habilitação legal para elaborar os documentos médicos relacionados com o atendimento, ou seja, o ato médico prestado ao paciente.

Para contextualizar e exemplificar, destaque para dois documentos médicos mais presentes no dia a dia do exercício da medicina: o atestado médico e o prontuário do paciente.

O **atestado médico** é regulamentado pela Resolução CFM nº 1.658/2002, alterada pela 1.851/2008, a qual reitera que o médico é o profissional habilitado legalmente para emissão do atestado médico que tem por finalidade justificar a ausência do paciente ao trabalho ou compromissos de estudo. A Resolução CFM 2.297/2021 é específica para o Médico do Trabalho:

O documento descreve as principais tarefas desses especialistas, que são:

- Assistir ao trabalhador, elaborar seu prontuário médico e fazer todos os encaminhamentos devidos;
- Fornecer atestados e pareceres para o trabalhador sempre que necessário, considerando que o repouso, o acesso a terapias ou o afastamento da exposição nociva faz parte do tratamento;
- Fornecer laudos, pareceres, relatórios de exame médico e dar encaminhamento, sempre que necessário, dentro dos preceitos éticos;
- Promover, com a ciência do trabalhador, a discussão clínica com o especialista assistente do trabalhador sempre que julgar necessário e propor mudanças no contexto do trabalho, quando indicadas, com vistas ao melhor resultado do tratamento.

Além disso, também mostra o que é vedado aos médicos do trabalho e a importância da notificação de acidentes.

O **atestado médico**, de modo geral, deve representar eticamente o atendimento médico prestado ao paciente, pois goza de presunção de veracidade, devendo ser acatado por quem de direito.

É preciso também pontuar que o ato de pedir atestado médico é direito do paciente e dever do médico, sendo vedado ao médico fornecer atestado sem ter praticado o ato médico ou com a finalidade de obter vantagens. O ato de atestar contrário aos preceitos legais é punível no âmbito do Conselho Regional de Medicina e na esfera civil e criminal.

> *CRM-MT – PROCESSO CFM Nº 000340/2018 – RECURSO PEP| CÂMARA CFM – RELATOR LEONARDO SÉRVIO LUZ – PI EMENTA: PROCESSO ÉTICO-PROFISSIONAL. RECURSO DE APELAÇÃO. INFRAÇÃO AO ARTIGO 110 DO CEM (RESOLUÇÃO CFM Nº 1.246/88): É VEDADO AO MÉDICO FORNECER ATESTADO SEM TER PRATICADO O ATO PROFISSIONAL QUE O JUSTIFIQUE, OU QUE NÃO CORRESPONDA À VERDADE. MANUTENÇÃO DA PENA DE CENSURA PÚBLICA EM PUBLICAÇÃO OFICIAL. I- Comete ilícito ético o médico que expede documento médico sem ter praticado ato profissional que o justifique, que seja tendencioso ou que não corresponda à verdade. II- Recurso de apelação conhecido e negado provimento. ACORDÃO: Vistos, relatados e discutidos os presentes autos, em que são partes as acima indicadas, ACORDAM os Conselheiros membros da 4ª Câmara Extraordinária do Tribunal Superior de Ética Médica do Conselho Federal de Medicina, por unanimidade de votos, em conhecer e negar provimento ao recurso interposto pelo apelante, mantendo a decisão do Conselho de origem, que lhe aplicou a pena de CENSURA PÚBLICA EM PUBLICAÇÃO OFICIAL, prevista na letra c do artigo 22 da Lei nº 3.268/57, por infração ao artigo 110 do Código de Ética Médica (Resolução CFM nº 1.246/88, DOU 26.01.1988), cujos fatos também estão previstos no artigo 80 do Código de Ética Médica (Resolução CFM nº 1.931/09, DOU 13.10.2009) e artigo 80 do Código de Ética Médica (Resolução CFM nº 2.217/18, DOU 01.11.2018), nos termos do voto do conselheiro relator. PUBLICAÇÃO: PUBLICADO NO DOU Nº 169 DE 02/09/2019, SEÇÃO 1, PÁGINA 98.*

Segundo o Código de Ética Médica, o atestado é inerente a consulta médica, sendo vedada qualquer cobrança complementar de honorários médicos para sua emissão.

No que se refere ao **prontuário do paciente** é um dos documentos médicos com previsão no CEM e na Resolução CFM nº 1.638/2002, e deve ser elaborado pelo profissional médico para cada paciente a que assiste e pelos demais profissionais que prestam atendimento àquele paciente.

> *CRM-PE – PROCESSO CFM Nº 012607/2017 – RECURSO PEP – CÂMARA CFM – RELATORA MARIA DAS GRACAS CREAO SALGADO – AP EMENTA: PROCESSO ÉTICO-PROFISSIONAL. RECURSO DE APELAÇÃO. INFRAÇÃO AOS ARTIGOS 80, 82 E 87 DO CODIGO DE ÉTICA MÉDICA (Resolução CFM nº 1.931/09): é vedado ao médico expedir documento médico sem ter praticado ato profissional que o*

> *justifique, que seja tendencioso ou que não corresponda à verdade. É vedado ao médico usar formulários de instituições públicas para prescrever ou atestar fatos verificados na clínica privada. É vedado ao médico deixar de elaborar prontuário legível para cada paciente. § 1º o prontuário deve conter os dados clínicos necessários para a boa condução do caso, sendo preenchido, em cada avaliação, em ordem cronológica com data, hora, assinatura e número de registro do médico no conselho regional de medicina. § 2º o prontuário estará sob a guarda do médico ou da instituição que assiste o paciente. Manutenção da pena de advertência confidencial em aviso reservado. I- Ao médico cabe cumprir o bom exercício da prática médica no atendimento de seu paciente, elaborando prontuário do mesmo em formulário próprio, não usando de instituições públicas e/ou privadas fora desses ambientes, sendo o atestado médico uma consequência desses atos. II- Recurso de apelação conhecido e negado provimento. ACORDÃO: Vistos, relatados e discutidos os presentes autos, em que são partes as acima indicadas, ACORDAM os Conselheiros membros da 6ª Câmara Extraordinária do Tribunal Superior de Ética Médica do Conselho Federal de Medicina, por unanimidade de votos, em conhecer e negar provimento ao recurso interposto pelo apelante, mantendo a decisão do Conselho de origem, que lhe aplicou a pena de ADVERTÊNCIA CONFIDENCIAL EM AVISO RESERVADO, prevista na letra a do artigo 22 da Lei nº 3.268/57, por infração aos artigos 80, 82 e 87 do Código de Ética Médica (Resolução CFM nº 1.931/09, DOU 13.10.2009), nos termos do voto da conselheira relatora. PUBLICAÇÃO: PUBLICADO NO DOU Nº 169 DE 31/08/2018, SEÇÃO 1, PÁGINA 169.*

Nota-se ainda que o prontuário do paciente é um dos principais documentos médicos para assistência ao paciente, para o médico, para o ensino, para o desenvolvimento de pesquisas, e, não menos importante, um dos mais valiosos instrumentos de defesa admitido em lei no âmbito administrativo, ético, civil e penal.

De acordo com o parágrafo segundo do artigo 87 da Resolução CFM nº 2.217/2018 – Código de Ética Médica, a guarda do prontuário é de responsabilidade do médico ou da instituição que assiste o paciente, sendo estabelecido 20 (vinte) anos a contar do último registro o tempo de guarda do prontuário em suporte de papel e *ad aeternum* para os prontuários digitalizados e eletrônicos.

A Resolução CFM nº 1.821/2007 versa sobre a digitalização de prontuários médicos. Já a Resolução CFM nº 2.299/2021 versa sobre a emissão de documentos médicos eletrônicos, atualizando o tema para as novas tecnologias disponibilizadas aos médicos.

Informações, fatos e demais documentos que fazem parte do prontuário estão protegidos pelo sigilo profissional e a conduta do médico em revelar fatos, independentemente da existência de dano, é considerada infração ética, conforme artigo 73 do Código de Ética Médica.

O **Termo de Consentimento Livre e Esclarecido (TCLE)** historicamente passou a existir mais formalmente após os horrores da Segunda Guerra Mundial, e, por meio do Código de Nuremberg em 1947, tornou-se indispensável nas pesquisas médicas, em respeito à dignidade humana, após os abusos cometidos em campos de concentração por médicos nazistas que foram punidos por seus crimes.

Conceitualmente, de acordo com Marques Filho J, é uma expressão prática do respeito à autonomia dos indivíduos, e de certa forma é inacreditável que este tema passou a ser discutido na década de 1940. Alguns anos depois, este referencial bioético passou a ser utilizado na atividade prática médica, e, no nosso código de ética médica, foi incorporado a partir de 1988. Em 1996, foi criada no Brasil, pelo Conselho Nacional de Saúde, a Comissão Nacional de Ética em Pesquisa (CONEP). Também foi criada, em 1996, a Resolução CNS 196/96, para regulamentar a proteção aos seres humanos envolvidos em pesquisa.

Na visão hipocrática, a atividade médica está inserida numa relação de confiança entre o médico e seu paciente e, de certa forma, paternalista. A decisão de fazer ou não um determinado procedimento desta forma versa na autonomia do paciente, desloca o poder decisório do médico por meio do seu conhecimento científico, para a decisão e escolha do paciente. A autonomia é a liberdade de pensamento para escolha e decisão do paciente.

O respeito às pessoas baseava-se, anteriormente, na filosofia de Immanuel Kant, com a base de entendimento de que o homem é um fim em si mesmo e não um meio. Assim como Espinosa, desde os séculos XVII e XVIII já ocorria este pensamento sobre os direitos humanos básicos: direito à integridade, à liberdade e à propriedade.

O consentimento pode ser informal, mas deve estar descrito em prontuário ou ser formalizado, constituindo-se no que se chama Termo de Consentimento Livre e Esclarecido, que visa a autorizar o médico a realizar um tratamento ou procedimento específico, estando consciente de seus riscos, benefícios e consequências.

A base deste termo é a certeza do esclarecimento e da correta informação. As informações devem ser simples e inteligíveis dentro de padrões acessíveis de nível cultural e social do paciente. Quando assinado por ambos, médico e paciente, passa a ter um caráter mais jurídico, formalizando um relacionamento profissional.

A jurisprudência dos tribunais brasileiros é no sentido de reconhecer o dever do médico de informar o paciente. Por outro lado, não há garantia de que esta prática evite futuras demandas judiciais, podendo alimentar um clima de desconfiança, especialmente se a relação médico paciente não é boa.

O **Laudo Médico Pericial** é um documento formal que transcreve, em termos técnicos, o resultado dos exames médicos realizados, de forma minuciosa.

Nele, o médico perito aponta a descrição dos elementos encontrados na avaliação, que podem ser normais ou alterados, de acordo com cada tipo de exame e os padrões das Especialidades Médicas.

É utilizado como prova dos fatos e elaborado com a afirmação de um juízo técnico. O perito médico pode ser nomeado por autoridade competente e deve esclarecer os fatos de natureza duradoura ou permanente.

É importante ressaltar que o perito médico deve ser pessoa formada em medicina, que tenha registro no CRM, esteja a serviço da justiça e isento de sigilo profissional, pois tem de informar ao juiz sobre fato ou ponto técnico. Há casos em que está impedido de atuar como perito: CPC (Código de Processo Civil) art. 144 – testemunha, cônjuge ou qualquer outro parente, em linha reta ou colateral até o 3º grau, e, nos casos de suspeição, art. 145 – amigo íntimo ou inimigo capital de uma das partes.

De acordo com França GV, o laudo médico pericial tem a finalidade de responder a solicitação de uma autoridade policial ou judiciária e é realizado por médico perito. Quando o exame for ditado diretamente a um escrivão recebe o nome de **Auto.**

O laudo médico pericial é composto por **um preâmbulo** (com dia, local do exame, autoridade que solicitou e que determinou a perícia, nome do perito e títulos, e a qualificação do examinado).

O **histórico** contém os dados do caso informados pelo periciado, o **exame físico** descritivo, a análise de exames e os demais documentos contidos nos autos complementares.

Parte importante do laudo pericial é a discussão com a confrontação de dados objetivos e subjetivos, e a seguir a **conclusão** do laudo pericial. Posteriormente são **respondidos os quesitos** para esclarecimento do juiz e das partes.

A perícia de modo geral está contemplada no novo CPC - Lei 13.105/2015 (16) e tem como conceito genérico ser um meio de prova feita pela atuação de técnicos ou doutos, promovido pela autoridade policial ou judiciária, com a finalidade de esclarecer à justiça sobre fato de natureza duradoura ou permanente. A perícia médico-legal é utilizada em foros civis, criminais e trabalhistas.

A Medicina Legal e as Perícias Médicas são **especialidades médicas** que têm sua Ata de Fundação em 2011. A fusão da Medicina Legal com a Perícia Médica criou a Associação Brasileira de Medicina Legal e Perícias Médicas (ABMLPM) que representa a especialidade na Associação Médica Brasileira (AMB).

Em 10 de setembro de 2015, a Presidência da República editou o decreto nº 8.516 (19) que, além de criar o Cadastro Nacional de Especialistas, integrou em seu artigo 4 a Comissão Mista de Especialidades, vinculada ao Conselho Federal de Medicina, e determina que a ela compete definir as especialidades médicas no país. É a especialidade de número 36 denominada Medicina Legal e Perícias Médicas.

PARECER DO ASSISTENTE TÉCNICO

De acordo com o novo CPC de 2015, o **assistente técnico** é o auxiliar da parte, aquele que tem por obrigação concordar, criticar ou complementar o laudo do perito oficial, por meio de seu **parecer**, cabendo ao Juiz, pelo princípio do livre convencimento, analisar seus argumentos, podendo fundamentar sua decisão neste **parecer**.

> *Art. 466. O perito cumprirá escrupulosamente o encargo que lhe foi cometido, independentemente de termo de compromisso.*
> *§1º Os assistentes técnicos são de confiança da parte e não estão sujeitos a impedimento ou suspeição.*
> *§2º O perito deve assegurar aos assistentes das partes o acesso e o acompanhamento das diligências e dos exames que realizar, com prévia comunicação, comprovada nos autos, com antecedência mínima de 5 (cinco) dias.*

Ao elaborar seu parecer técnico, deve o assistente técnico abster-se de fazer referências ao procedimento do perito do juízo, visto que lhe compete fazer críticas ao laudo resultante da prova pericial e não à pessoa do perito nomeado. O assistente técnico pode, entretanto, fazer críticas técnicas a respeito do documento gerado ao final da perícia.

LAUDO MÉDICO NÃO PERICIAL

É um laudo médico usual e um dos documentos com registros mais utilizados na medicina. Trata-se de um documento formal que transcreve, em termos técnicos, o resultado dos exames médicos que foram realizados.

Nele, o médico aponta a descrição dos elementos encontrados na avaliação, que podem ser normais ou alterados, de acordo com cada tipo de exame e os padrões das especialidades médicas.

Esse documento é o meio formal onde consta, tanto para o paciente quanto para o médico que realizou a consulta e está investigando possíveis doenças, o parecer deste profissional. Portanto, trata-se de um instrumento muito importante e com papel fundamental para se chegar a um diagnóstico.

RELATÓRIO MÉDICO

Conforme determina o Artigo 91 do Código de Ética **Médica**, o paciente tem o direito de solicitar o **relatório médico**, devendo o **médico** assistente atendê-lo, sem cobrança de honorários à parte. No documento, constará o histórico resumido do caso, sem que o **médico** emita juízo de valor.

O **relatório médico** funciona como uma espécie de resumo sobre o caso do paciente. Trata-se de um documento com validade jurídica e natureza declaratória. Ele descreve as condições de saúde do indivíduo, seus tratamentos e evolução, mas sem finalidade diagnóstica. O médico deve atestar em relatório médico as informações essenciais, como, por exemplo, diagnóstico, resultados dos exames complementares, conduta terapêutica, prognóstico, consequências à saúde do paciente, incluindo sequelas que geram limitações e deficiências. Também deve determinar o período de repouso estimado, necessário para a sua recuperação. Além disso, pode sugerir o afastamento, a readaptação ou a aposentadoria, explicando para o paciente que essa decisão caberá ao médico perito.

O **relatório médico** é um documento de fé pública e que faz parte do atendimento. Portanto, é um direito do paciente requisitá-lo quando precisar, não apenas para cumprir a exigência da apresentação de um atestado médico, como também para que possa requerer benefícios junto ao INSS. Por consequência, é um dever legal do médico repassá-lo ao paciente.

RESPONSABILIDADE MÉDICA

Deve-se entender que, no exercício da medicina, cada ato médico gera uma obrigação e responsabilidade no âmbito ético, civil e penal.

Historicamente, segundo Pereira LG, a responsabilidade ética é considerada primária e sempre teve uma importância superior à responsabilidade jurídica, inclusive porque determinadas categorias profissionais, como sacerdotes, médicos e juízes, tinham, até algum tempo, uma certa imunidade jurídica, consequente à dimensão moral de suas atividades. Atualmente, as transformações sociais, políticas e tecnológicas geraram reavaliação dos valores do homem e da sociedade. A medicina, por exemplo, como ciência e arte, sofre grande influência da tecnologia, sendo enormemente questionada quanto à responsabilidade profissional. O atual Código de Ética Médica em vigor foi elaborado pela Resolução CFM 2.217/2018, de 27 de setembro de 2018.

A Resolução CFM nº 2.306/**2022**, publicada no Diário Oficial da União em 25 de março de **2022**, é o atual Código de Processo Ético Profissional que versa sobre a condução dos processos éticos disciplinares, quando da infringência dos dispositivos contidos no Código de Ética Médica.

Ao avaliar a conduta médica, os Conselhos de Medicina utilizam a sindicância e o processo ético profissional, mantendo os direitos de ampla defesa e do contraditório, livre acesso das partes aos autos do processo, garantindo sua transparência.

A partir da conclusão de uma sindicância pode haver arquivamento ou abertura de processo ético profissional.

As sanções disciplinares aplicáveis pelos Conselhos Regional e Federal são previstas na Lei 3.268/1957:

- Advertência confidencial em aviso reservado;
- Censura confidencial em aviso reservado;
- Censura pública em publicação oficial;
- Suspensão do exercício profissional em até 30 dias;
- Cassação do exercício profissional *ad referendum* do Conselho Federal de Medicina.

As decisões dos Conselhos Regionais permitem recurso ao Conselho Federal de Medicina, e os recursos têm efeito suspensivo, podendo ocorrer agravamento de penalização se interposto recurso pela parte denunciante.

Os conselhos de fiscalização do exercício profissional são definidos como autarquias. O Conselho Federal de Medicina é uma autarquia federal, pois exerce uma função que seria, a princípio, do Estado. A Lei 3.268/1957, que instituiu o Conselho Federal e os Regionais de Medicina, define estes conselhos como autarquias, dotadas de autonomia administrativa e financeira, gozando de personalidade jurídica de direito público. Atualmente, o Decreto **nº 10.911, de 22 de dezembro de 2021**, altera o Regulamento do Conselho Federal e Conselhos Regionais de Medicina, aprovado pelo **Decreto nº 44.045, de 19 de julho de 1958.** Os Conselhos de Medicina são órgãos supervisores da ética profissional em toda a República, ao mesmo tempo julgadores e disciplinadores da categoria médica. É obrigação dos conselhos zelar pelo desempenho ético, pelo prestígio e bom conceito da profissão dos que a exercem legalmente. Entre suas atribuições está a elaboração do Código de Ética Médica para todos os médicos, lembrando que, de certa forma, o juramento de Hipócrates é uma espécie de Código de Ética Médica. Exatamente por isso, com a evolução da sociedade e da própria ciência, têm sido necessárias algumas modificações, periodicamente, nos dispositivos para cada situação da prática profissional médica, especialmente com os pacientes, entre colegas e com a própria sociedade.

No âmbito ético ao médico registrado no Conselho Profissional e no exercício da medicina, cabe, obrigatoriamente, o dever de obediência as normas, requisições, intimações e notificações emanadas pelos Conselhos Federal e Regional de Medicina, pois desobedecer e/ou desrespeitá-las é delito ético e que gera a responsabilidade ética.

A luz do art. 17 do Código de Ética Médica, é vedado ao médico deixar de cumprir, salvo por motivo justo, as normas emanadas dos conselhos federal e regionais de medicina e de atender às suas requisições administrativas, intimações ou notificações no prazo determinado.

A responsabilidade ética do médico está contemplada no Código de Ética Médica que estabelece padrões éticos de conduta a serem adotados por todos os médicos no exercício da profissão, e, sobretudo o capítulo III, no decorrer dos 21 artigos, destaca condutas que devem ser evitadas pelos médicos, pois ao contrário serão instados a responder eticamente perante o Conselho Regional de Medicina que tenha seu registro profissional.

> *CRM-RS – PROCESSO CFM Nº 000455/2018 – CÂMARA CFM – RELATOR DALVÉLIO DE PAIVA MADRUGA – EMENTA: PROCESSO ÉTICO-PROFISSIONAL. RECURSO DE APELAÇÃO. INFRAÇÃO AO ARTIGO 1º DO CEM (RESOLUÇÃO CFM Nº 1.931/09): É VEDADO AO MÉDICO: CAUSAR DANO AO PACIENTE, POR AÇÃO OU*

> *OMISSÃO, CARACTERIZÁVEL COMO IMPERÍCIA, IMPRUDÊNCIA OU NEGLIGÊNCIA. PARÁGRAFO ÚNICO. A RESPONSABILIDADE MÉDICA É SEMPRE PESSOAL E NÃO PODE SER PRESUMIDA. MANUTENÇÃO DA PENA DE CENSURA CONFIDENCIAL EM AVISO RESERVADO. I- Comete delito ético o médico que não atua com a devida atenção, presteza e compromisso a quem lhe confiou a vida. II- Recurso de apelação conhecido e negado provimento. ACORDÃO: Vistos, relatados e discutidos os presentes autos, em que são partes as acima indicadas, ACORDAM os Conselheiros membros da 7ª Câmara Extraordinária do Tribunal Superior de Ética Médica do Conselho Federal de Medicina, por unanimidade de votos, em conhecer e negar provimento ao recurso interposto pela apelante, mantendo a decisão do Conselho de origem, que lhe aplicou a pena de CENSURA CONFIDENCIAL EM AVISO RESERVADO, prevista na letra b do artigo 22 da Lei nº 3.268/57, por infração ao artigo 1º do Código de Ética Médica (Resolução CFM nº 1.931/09, DOU 13.10.2009), cujos fatos também estão previstos no artigo 1º do Código de Ética Médica (Resolução CFM nº 2.217/18, DOU 01.11.2018), nos termos do voto do conselheiro relator. PUBLICAÇÃO: PUBLICADO NO DOU Nº 191 DE 02/10/2019, SEÇÃO 1, PÁGINA 854.*

Trata-se de recomendar que se evite condutas que visem a, por exemplo:

- Causar dano por imperícia, imprudência e negligência;
- Delegar a outros profissionais de atos exclusivos da profissão médica;
- Deixar de assumir responsabilidade sobre ato médico que indicou ou do qual participou;
- Assumir ato médico que não praticou ou do qual não participou;
- Deixar de atender em urgência, mesmo em situação de greve; ausentar-se do plantão ou deixar de comparecer a plantão;
- Acumpliciar-se com os que exercem ilegalmente a Medicina;
- Receitar, atestar ou emitir laudos de forma secreta ou ilegível, bem como assinar documentos médicos em branco;
- Deixar de esclarecer o trabalhador ou o paciente;
- Praticar ou indicar atos médicos desnecessários ou proibidos pela legislação vigente;
- Descumprir legislação específica;
- Modificar o genoma humano, exceto na terapia gênica;
- Deixar de cumprir as normas e de atender solicitações do CFM e dos CRMs;
- Não assegurar direitos e condições de trabalho dos médicos;
- Deixar que interesses diversos interfiram no exercício da Medicina e deixar de colaborar com as autoridades sanitárias.

Agindo em observância as normas é possível reduzir infrações de natureza ética, cível ou penal. Em contrário havendo resultado adverso, o que será analisado é a conduta do médico, seja por meio da sindicância e processo ético profissional e/ou na esfera judicial buscando apurar responsabilidades e reparar eventuais danos suportados pelo paciente.

A responsabilidade civil é um dos principais institutos do Direito Civil e presente no Direito Médico quando se busca determinar se o médico é responsável pelo dano decorrente do ato médico praticado e a obrigação de repará-lo.

Nota-se que passamos a discutir com maior ênfase a responsabilidade civil do médico a partir do momento em que ocorreu a mudança de paradigma na relação médico-paciente e, com isso, o paciente manteve sua convicção de que o médico é o profissional especialista para melhorar a sua condição de saúde, mas que também pode suportar situações ou intercorrências que levam ao comprometimento do ato profissional e, como consequência, a provocar danos ao paciente e, com isso, devendo responder pelos atos praticados e indenizá-lo pelo dano moral, material e estético suportado.

O fato da mudança de paradigma não significa dizer que o ordenamento jurídico foi flexibilizado, havendo a necessidade da comprovação dos pressupostos que caracterizam a responsabilidade civil do médico, sobretudo a de comprovar a conduta culposa do profissional médico, para que tenha o dever de reparar e indenizar o paciente, pois a doutrina da responsabilidade civil é construída com base na teoria da culpa.

A responsabilidade civil está consagrada no Código Civil Brasileiro e coexistem duas formas: a **subjetiva** e a **objetiva** em razão da culpa.

Na responsabilidade civil **subjetiva**, além da ação ou omissão, dano e nexo de causalidade, é necessário comprovar a culpa no agir do agente, pois o dever de indenizar está ancorado na teoria da culpa. Na responsabilidade **objetiva**, o dever de indenizar está insculpido na teoria do risco e independe da comprovação de culpa.

A responsabilidade civil do profissional de medicina ganha destaque devido ao grande risco que tal atividade representa.

Nesse teor e nas palavras de Sergio Cavallieri Filho:

> *Algumas profissões, pelos riscos que representam para a sociedade, estão sujeitas a disciplina especial. O erro profissional, em certos casos, pode ser fatal, razão pela qual é preciso preencher requisitos legais para o exercício de determinadas atividades laborativas, que vão desde a diplomação em curso universitário, destinado a dar ao profissional habilitação técnica específica, até a inscrição em órgão especial. Estão nesse elenco os médicos, dentistas, farmacêuticos, engenheiros etc.*

Diante de tal especificidade, em regra geral, a responsabilidade civil do médico é **subjetiva**, aquela em que é preciso identificar:

- Ação: que é a conduta exigível;
- Omissão: ausência da conduta exigível;
- Dano: ofensa ao bem jurídico tutelado;
- Nexo de causalidade: que é a ligação entre o ato praticado e dano;
- Culpa que subdivide em dolo e culpa *stricto sensu*.

Em sendo assim, o artigo 14, §4º, do CDC – Código de Defesa do Consumidor, determina que a responsabilidade dos profissionais liberais (**médicos**) é subjetiva, uma vez que se apura mediante a verificação da culpa, ou seja, o dever de indenizar está obrigatoriamente condicionado à prova de culpa, sem a qual não há o que se falar em reponsabilidade civil do médico e o dever de indenizar.

Nesse sentido:

> *CIVIL. PROCESSUAL CIVIL. CONSUMIDOR. AÇÃO REPARATÓRIA POR DANOS MORAIS. CIRURGIA. HÉRNIA DE DISCO. ERRO MÉDICO. PERÍCIA MÉDICA. AUSÊNCIA DE CULPA. AUSÊNCIA DE PROVA DE ATO ILÍCITO. RESPONSABILIDADE SUBJETIVA. OBRIGAÇÃO DE MEIO. DEVER DE INDENIZAR. AUSÊNCIA. CONDENAÇÃO INDEVIDA. RECURSO DESPROVIDO. 1. A responsabilidade civil do*

> *médico é subjetiva e, portanto, para que suposto erro médico seja indenizado, deve ser demonstrada a atuação mediante negligência, imprudência ou imperícia. Ademais, não se tratando de cirurgia estética embelezadora, a obrigação é de meio, e não de resultado. 2. A prova pericial foi peremptória ao concluir que o médico não praticou erro, nem agiu com imperícia ou negligência, o que afasta sua responsabilidade civil. 3. Em que pese o julgador não estar adstrito ao esclarecimento pericial, a prova técnica, por atuar nos pontos que serão objeto da valoração jurídica da realidade, em cujo núcleo repousa o estudo de conhecimentos médico-legais, possui a qualificação necessária para a decisão do litígio. 3.1. Se a perícia se assenta, com convicção, que não foi constatada a ocorrência de erro médico culposo, não há como responsabilizar o profissional, pois tal solução pressupõe o estabelecimento do nexo causal entre causa e efeito da alegada falta médica. 3.2. O fato de ter sido necessária uma segunda intervenção cirúrgica não caracteriza, necessariamente, a ocorrência de erro médico ou de imperícia na primeira cirurgia realizada. Conforme ressaltou o perito, há possibilidades de recidiva da afecção ou doença no mesmo local tratado. 4. A ausência de comprovação da falha na prestação do serviço médico acaba por afastar o nexo de causalidade entre o serviço prestado e o dano sofrido pela autora, não gerando o dever de indenizar. 5. Recurso de apelação desprovido.*
> *(TJ-DF 20140111219388 DF 0029067-50.2014.8.07.0001, Relator: ALFEU MACHADO, Data de Julgamento: 05/12/2018, 6ª TURMA CÍVEL, Data de Publicação: Publicado no DJE: 11/12/2018. Pág.: 371/386)*

E ainda:

> *APELAÇÃO CÍVEL. AÇÃO DE INDENIZAÇÃO POR DANOS MORAIS. RESPONSABILIDADE CIVIL. VIOLÊNCIA OBSTÉTRICA E NEGLIGÊNCIA MÉDICA. ATIVIDADE MÉDICA. RESPONSABILIDADE SUBJETIVA. AUSÊNCIA DE COMPROVAÇÃO DE CULPA. 1. A responsabilidade do médico é apurada mediante a verificação da culpa, nas modalidades de negligência, imperícia e imprudência, devendo o autor demonstrar a presença dos requisitos da responsabilidade civil (conduta culposa, dano e nexo causal entre a conduta e o dano). 2. A análise das provas constantes nos autos evidencia a inexistência de culpa em quaisquer de suas modalidades. 3. Recurso conhecido e não provido.*
> *(TJ-AM – AC: 06208865820158040001 AM 0620886-58.2015.8.04.0001, Relator: Airton Luís Corrêa Gentil, Data de Julgamento: 29/04/2019, Terceira Câmara Cível, Data de Publicação: 29/04/2019)*

Percebe se, então, que o ônus de demonstrar a culpa do profissional médico, em regra, é atribuído ao paciente, ou seja, aquele que suportou o dano alegado.

A luz do Código Civil é o artigo 186 que estabelece a base legal da responsabilidade civil subjetiva, em que o médico somente poderá ser responsabilizado mediante a comprovação da conduta culposa, sendo ainda necessária a presença dos pressupostos: ato omissivo ou comissivo, dano, nexo causal.

> *Art. 186. Aquele que, por ação ou omissão voluntária, negligência ou imprudência, violar direito e causar dano a outrem, ainda que exclusivamente moral, comete ato ilícito.*

No que toca à obrigação do profissional médico, a regra geral é a **obrigação de meio** em que o médico deve utilizar os meios técnico e científico reconhecidos e o melhor do seu conhecimento em prol da saúde do paciente, não havendo promessa de cura, e, como exceção, a **obrigação de resultado** em que o médico assume a obrigação de alcançar resultado específico, sem o qual a sua obrigação não será adimplida.

O fato de o ato médico praticado ser classificado como de resultado não altera a responsabilidade civil do profissional médico, que permanece subjetiva, condicionada à comprovação da conduta culposa. Contudo, nestes casos, o que ocorre é uma presunção de culpa, sendo o ônus de provar que o insucesso do ato médico praticado decorreu de fatores externos à conduta profissional do médico.

Confere-se:

> *EMENTA: APELAÇÃO CÍVEL – AÇÃO DE INDENIZAÇÃO – PROCEDIMENTO COMUM – ERRO MÉDICO – CIRURGIA PLÁSTICA – OBRIGAÇÃO DE RESULTADO – ÔNUS DA PROVA – REQUISITOS DA RESPONSABILIDADE CIVIL. Nas obrigações de resultado basta que a vítima demonstre o dano (que o médico não alcançou o resultado prometido e contratado) para que a culpa se presuma, havendo, destarte, a inversão do ônus da prova. Tendo a cirurgia estética a natureza de obrigação de resultado cuja responsabilidade do médico é presumida, não cabe ao paciente a demonstração da sua culpa, negligência ou imperícia pelo procedimento insatisfatório causador dos danos, mas ao médico, que deve demonstrar existir alguma excludente de sua responsabilização, apta a afastar o direito ao ressarcimento do paciente. (AgRg no REsp 1468756/DF). (TJ-MG – AC: 10384170039851001 Leopoldina, Relator: José Flávio de Almeida, Data de Julgamento: 16/10/2019, Câmaras Cíveis/12ª CÂMARA CÍVEL, Data de Publicação: 22/10/2019)*

Nota-se que o ordenamento brasileiro estabelece que o médico deve atuar com diligência, valendo-se do melhor do seu conhecimento técnico especializado e que a obrigação de resultado não afasta a responsabilidade civil **subjetiva** do médico, sobretudo cabendo obrigatoriamente a comprovação da conduta culposa do médico na modalidade negligência, imperícia ou imprudência, as quais também se aplicam na responsabilidade do médico no âmbito ético.

BIBLIOGRAFIA

Brasil. Lei nº 10.406, de 10 de janeiro de 2002. Código Civil. Diário Oficial da União 1 jan de 2002, pág. nº 1.

Brasil. Lei nº 13.105 de 16 de março de 2015. DAS NORMAS FUNDAMENTAIS E DA APLICAÇÃO DAS NORMAS PROCESSUAIS.

Brasil. Lei nº 3.268/1957 de 30 de setembro de 1957. Dispõe sôbre os Conselhos de Medicina, e dá outras providências.

Brasil. Lei nº 8.078, de 11 de setembro de 1990. Código de Defesa do Consumidor. Diário Oficial da União 12 set 1990; 128(176 supl):1.

Brasil Decreto 10.911 de 22 de dezembro de 2021. Altera o Regulamento do Conselho Federal e Conselhos Regionais de Medicina, aprovado pelo Decreto nº 44.045, de 19 de julho de 1958

Brasil Decreto 44.045 de 19 de julho de 1958. Aprova o Regulamento do Conselho Federal e Conselhos regionais de Medicina a que se refere a Lei nº 3.268, de 30 de setembro de 1957.

Brasil Decreto 8.516 de 10 de setembro de 2015. Regulamenta a formação do Cadastro Nacional de Especialistas de que tratam o § 4º e § 5º do art. 1º da Lei nº 6.932, de 7 de julho de 1981, e o art. 35 da Lei nº 12.871, de 22 de outubro de 2013. Diário Oficial da União 11 set de 2015.

Cavalieri Filho S. Programa de responsabilidade civil. São Paulo: Editora Atlas; 2015.

Conselho Federal e Medicina (Brasil). Resolução CFM 1.821/2007. Aprova as normas técnicas concernentes à digitalização e uso dos sistemas informatizados para a guarda e manuseio dos documentos dos prontuários dos pacientes, autorizando a eliminação do papel e a troca de informação identificada em saúde. Diário Oficial da União 23 nov de 2007.

Conselho Federal e Medicina (Brasil). Resolução CFM 2.297/2021 de 5 de agosto de 2021. Dispõe de normas específicas para médicos que atendem o trabalhador. Diário Oficial da União 18 ago de 2021.

Conselho Federal e Medicina (Brasil). Resolução CFM 2.299/2021 de 26 de outubro de 2021. Regulamenta, disciplina e normatiza a emissão de documentos médicos eletrônicos. Diário Oficial da União 26 out de 2021.

Conselho Federal e Medicina (Brasil). Resolução CFM 2.306/2022 de 25 de março de 2022. Aprova o Código de Processo Ético-Profissional (CPEP) no âmbito do Conselho Federal de Medicina (CFM) e Conselhos Regionais de Medicina (CRMs).

Conselho Federal e Medicina (Brasil). Resolução CFM nº 1.658/2002 de 20 de dezembro de 2002. Normatiza a emissão de atestados médicos e dá outras providências. Diário Oficial da União 20 dez de 2002.

Conselho Federal e Medicina (Brasil). Resolução CFM nº 1.851/2008. Altera o art. 3º da Resolução CFM nº 1.658, de 13 de fevereiro de 2002, que normatiza a emissão de atestados médicos e dá outras providências. Diário Oficial da União 18 ago 2008.

Conselho Federal e Medicina (Brasil). Resolução CFM nº 1638/2002 de 18 de agosto de 2008.Define prontuário médico e torna obrigatória a criação da Comissão de Revisão de Prontuários nas instituições de saúde. Diário Oficial da União 09 de ago de 2002.

Conselho Federal e Medicina (Brasil). Resolução CFM nº 2.217/2018 de 27 de setembro de 2018. Aprova o Código de Ética Médica. Diário Oficial da União 01 nov 2018.

Dantas E, Coltri M. Comentários ao código de ética médica. 3. ed. Editora *Jus*PODIVM – G/Z Editora; 2022.

Dantas E. Direito médico. 4. ed. Editora *Jus*PODIVM – G/Z Editora; 2009.

França GV. 10ª ed. Rio de Janeiro: Guanabara Koogan. 2015:32-3.

http://cep.ufsc.br/files/2010/06/TCLE.pdf acesso em 30/05/2022.

Marques Filho J. Termo de consentimento livre e esclarecido na prática reumatológica. Revista Bras Reumatologia. 2011;51(2):175-83.

Pereira LA. Processo ético profissional no Brasil. J Vasc Br. 2003;2(3):237-40.

VALORAÇÃO DO DANO EM OTORRINO

CAPÍTULO 36

José Marcelo Penteado

INTRODUÇÃO

Um dos grandes dilemas da indenização tem sido a graduação do dano. Conforme artigo 950 do Novo CPC, se da ofensa resultar defeito pelo qual o ofendido não possa exercer o seu ofício ou profissão, ou se lhe diminua a capacidade de trabalho, a indenização, além das despesas do tratamento e lucros cessantes até ao fim da convalescença, incluirá pensão correspondente à importância do trabalho para que se inabilitou, ou da depreciação que ele sofreu. Ocorre que, na valoração do dano, alguns conceitos devem ser bem compreendidos pelos peritos, bem como pelos operadores do direito, pois deles dependem em grande parte o valor indenizável.

É plenamente possível a utilização de tabelas especificas nessas avaliações, que podem ser encontradas tanto na literatura nacional como na internacional. Alguns advogados erroneamente criticam a utilização de tabelas internacionais por não estarem previstas na legislação nacional. Obviamente não estão certos e nunca estarão, pois trata-se matéria de conhecimento da área médica e não do direito. Os peritos utilizam-se dos estudos e conhecimentos médicos nacionais e internacionais para diagnóstico da doença, para análise do nexo causal e para informações sobre prognósticos, e então eu pergunto: por que não poderiam utilizar essa mesma literatura para a valoração do dano?

Tabelas de valoração do dano são também chamadas de baremos. A origem dessa palavra se deu em homenagem a François Barreme, o autor de obras de tabelas matemáticas práticas, para evitar cálculos tediosos em matéria de dinheiro. Sua obra literária foi extremamente vasta, sendo uma das mais famosas o Universo da Tabela de Taxas, que, de tal maneira consolidada, deu origem a deu a palavra francesa "escala".

No Brasil, encontramos como tabelas oficiais as mais conhecidas como Tabelas da SUSEP e do DPVAT e a menos conhecida, muito antiga, mas ainda válida denominada Tabela Fundamental de Indenizações, Portaria nº 4 de 11 de junho de 1959, do Serviço Atuarial do Ministério do Trabalho e Previdência Social

Dentre as tabelas nacionais, a SUSEP foi criada para ser utilizada para determinar o valor da indenização a ser paga pelas seguradoras ao segurado que possua algum grau de deficiência permanente devido ao acidente, após conclusão do tratamento (ou esgotados os recursos terapêuticos para recuperação). Já a tabela da DPVAT foi criada para promover indenização pela cobertura de invalidez permanente por pessoa vitimada no Seguro Obrigatório de Danos Pessoais Causados por Veículos Automotores de Vias Terrestres.

Existem ainda tabelas mais complexas e completas, e dentre elas destacam-se a *Valoración de las discapacidades y del daño* corporal de Louis Mélennec, os Baremos propostos pela comunidade europeia, em especial o português e espanhol, a Tabela Francesa, o Baremo Argentino, os *Guides to the evaluation of permanent impairment* da *American Medical Association*, entre muitas outras.

CONCEITOS DE DEFICIÊNCIA FUNCIONAL, INCAPACIDADE E DESEMPENHO

Deficiência (ou Déficit)

Segundo a OMS, em 1980, a deficiência era caracterizada como toda perda ou anormalidade de uma estrutura ou função psicológica, fisiológica ou anatômica, podendo ser temporária ou permanente, alterando o estado de saúde de um indivíduo.

Criado Del Rio, 2010, descreve entre outros que o déficit funcional é um declínio, quando comparado a uma pessoa totalmente hígida, e como característica tem o mesmo valor para todas as pessoas, independente da sua idade, sexo, posição social ou profissão. A valoração do déficit funcional relaciona-se, portanto, com a diminuição do potencial físico, psíquico e intelectual, resultante de um dano contatável, independente da profissão do lesionado. Importante ser salientado que a existência de um déficit funcional permanente não implica necessariamente em uma incapacidade laboral específica.

Incapacidade

É a redução ou impossibilidade de realizar uma tarefa específica, seja ela no trabalho ou no nível social. O conceito de incapacidade é diferente do conceito de deficiência, sendo aplicado àquelas pessoas que, devido ao fato de possuírem alguma deficiência, apresentam limitações para o desempenho de algumas das atividades da vida diária. A incapacidade ou redução da capacidade laboral é uma limitação para uma tarefa laboral específica em consequência a uma deficiência.

Desempenho

O conceito de desempenho é de extrema importância. De acordo com o Manual de Interpretação da CIF, consiste na interação entre a pessoa e o contexto ao qual está sendo avaliado, e esse desempenho pode mudar em diferentes ambientes. Trata-se da análise do envolvimento do indivíduo com determinada deficiência ou incapacidade em um contexto específico. Desta forma, os fatores externos ao indivíduo (chamados de fatores ambientais na CIF) podem ter influência positiva ou negativa sobre a sua participação, tanto no ambiente social como no laboral.

Desta forma, neste capítulo, iremos trazer dados específicos de análise para valoração do dano corporal com uma visão voltada às deficiências funcionais. Caberá ao perito, em sua análise específica para cada caso, analisar a capacidade laborativa e o desempenho.

Conforme os ensinos de Mélennec L em sua clássica obra *Valoración de las discapacidades y del daño* corporal, no seu capítulo 5, em sua missão de perito, o otorrinolaringologista deve fixar seus objetivos em estabelecer a relação de causa e efeito (nexo causal) que são objetos da perícia, avaliar a importância do déficit funcional, fixando a sua porcentagem, e por fim apreciar se existe prejuízo profissional.

VALORANDO AS DEFICIÊNCIAS FUNCIONAIS

As tabelas internacionais, em especial as europeias, não trabalham com sistema de porcentagem, mas com sistema de pontos, que vai de 0 a 100 pontos no máximo, pois em geral definem o valor indenizatório por valor do ponto. Outras trazem representação numérica e não em percentual. Para fins didáticos, nesse capítulo, transformaremos todos em porcentagem.

Pela grande complexidade, não traremos as tabelas em sua totalidade, mas os danos mais comuns da prática pericial.

Patologias Nasais

A única respiração fisiológica é a nasal, e danos são encontrados nas obstruções nasais que resultam da própria alteração da pirâmide nasal ou do estreitamento das fossas nasais, podendo ser unilaterais ou bilaterais.

Os transtornos do olfato também podem ser encontrados, em especial como resultados de fraturas, e podem ser distinguidos em anosmia, que seria ausência de percepção dos odores, que pode ser parcial (para alguns odores, o que é muito raro) ou total (para todos os odores), podendo ser uni ou bilateral. Temos também a hiposmia (diminuição da percepção olfativa).

Podem ser encontrados também os transtornos qualitativos do olfato denominados de parosmia, ou sensações olfativas errôneas, falsas ou inexatas. Enquadram-se a cacosmia (percepção desagradável de odores) e alucinações olfativas (percepção de um odor que não existe).

Guia Baremo Europeu (2006):

1. Anosmia: 8%;
2. Hiposmia: até 3%.

Tabela Portuguesa (Decreto-Lei nº 352/2007):

1. Anosmia: 4-8%;
2. Hiposmia: 1-3%;
3. Perturbação respiratória por alteração estrutural (deformação ou sinéquia):
   a) Até 50% do calibre da narina ou da fossa nasal: 10-20%;
   b) Mais de 50% até 75% da narina ou da fossa nasal: 21-30%;
   c) Estenose total unilateral da narina ou da fossa nasal: 31-35%;
   d) Estenose total bilateral da narina ou da fossa nasal: 36-40%.
4. Por edema ou disfunção vascular:
   a) Unilateral, até 50% da permeabilidade: 5-8%;
   b) Unilateral, mais de 50% até 75% da impermeabilidade: 9-10%;
   c) Unilateral, total da impermeabilidade: 11-15%;
   d) Bilateral, até 50% da impermeabilidade: 11-15%;
   e) Bilateral, mais de 50% até 75% da impermeabilidade: 16-18%;
   f) Bilateral, total da impermeabilidade: 19-20%.
4. Perfuração nasal:
   a) Perfuração septal simples: 3-5%;
   b) Perfuração septal com remoinho ou ruído: 6-10%;
   c) Perfuração septal com epistaxe de repetição: 11-20%.

5. Rinites:
   a) Rinites hipertróficas:
      I) Com redução de calibre a 50%: 5-8%;
      II) Com redução do calibre, mais de 50% até 75%: 9-10%.
   b) Rinites destrutivas:
      I) Unilateral: 5-10%;
      II) Bilateral: 11-15%;
      III)Ozena: 16-20%.
6. Pirâmide nasal (estética):
   a) Cifoses:
      I) Pequena a moderada cifose: 1-5%;
      II) Cifose pronunciada: 6-10%.
   b) Escolioses:
      I) Escoliose ligeira: 6-10%;
      II) Escoliose pronunciada: 11-15%.
   c) Cifoescoliose com alteração da fisionomia: 16-20%.
7. Perdas da pirâmide:
   a) Perda parcial, inferior a 50%: 1-5%;
   b) Perda de mais de 50% até 75%: 6-15%;
   c) Perda total da pirâmide: 16-25%;
   d) Perda total da pirâmide nasal com perda do maxilar superior: 41-50%.
8. Rinorraquia traumática: 20-30%.

Baremo Argentino (Decreto 49/2014):

1. Anosmia: 10%;
2. Hiposmia: 5%;
3. Obstrução Nasal:
   a) Unilateral:
      I) Parcial: 0-5%;
      II) Total: 5-10%.
   b) Bilateral:
      I) Parcial: 5-10%;
      II) Total: 10-15%.
3. Fratura de ossos do nariz:
   a) sem desvio: 0%;
   b) com desvio: até 6%.
4) Amputação nasal: 30%;
5) Deformidade nasal:
   a) Unilateral: até 8%;
   b) Bilateral: até 15%.
6) Fratura do septo cartilaginoso:
   a) sem desvio: 0%;
   b) com desvio: até 6%;
   c) Perfuração: 0-5%.

***Guides* da AMA (6ª Edição)**:

1. Não há queixas respiratórias em repouso e pouca ou nenhuma interferência: 0%;
2. Não há queixas respiratórias em repouso, porém pode interferir em atividades que exigem esforço intensivo ou ainda exigem restrição profilática de uma atividade, ou também requer uso de medicação para manter a função ideal: 1-9%;

4. Não há queixas respiratórias em repouso, porém ocorrem pelo estresse ou prática de exercícios prolongados ou por atividades recreativas similares, com exceção das sedentárias: 11-27%;
5. Não há queixas respiratórias em repouso, porém ocorrem após caminhar por 1 a 2 quarteirões ou subir um lance de escadas, mesmo com períodos de descanso, ou ainda prejudicando o desempenho de outras atividades da vida diária: 30-42%;
6. Queixas respiratórias ocorrem em repouso ou ainda por atividades da vida diária, como lavar-se, vestir-se e manter a higiene 45-58%.

Baremo Espanhol (Ley 35/2015):

1. Anosmia: 7-10%;
2. Hiposmia: 1-5%;
3. Perda do Nariz:
   a) Parcial: 5-24%;
   b) Total: 25%.
4. Sinusite crônica pós-traumática: 5-12%;
5. Alteração da respiração nasal devida à deformidade óssea ou cartilaginosa:
   a) Unilateral: 1-3%;
   b) Bilateral: 4-8%.

SUSEP:
Não se enquadra.

DPVAT:
Segue como residual de lesões de estruturas craniofaciais: 10%.

Patologias do Ouvido

Trata-se de patologias relacionadas com a audição e o equilíbrio. Podem ser resultados de traumatismos diretos com ou sem fratura de ossos do crânio, exposição a níveis elevados de ruído ou queimaduras.

Hipoacusia refere-se a diminuição da capacidade auditiva e pode ser uni ou bilateral. Os **acufenos**, também designados por *tinnitus* ou zumbidos, correspondem à percepção de um som sem que haja a existência de um estímulo externo e podem ser uni ou bilaterais, sendo os de origem no ouvido interno de tom agudo e os no ouvido médio em tom mais graves.

As vertigens são sensações de movimento quando este não está ocorrendo. Podem ser divididas em dois tipos, a denominada de rotatória em que existe a sensação de movimento giratório do meio em relação ao indivíduo ou deste em relação ao meio, e a oscilatória, com sensação de desequilíbrio, dificuldade para ficar em pé, com movimentos multidirecionais, como se estivesse em um barco.

Guia Baremo Europeu (2006):

1. Acufenos até 3%;
2. Comprometimento vestibular com perturbações objetivas:
   a) Unilateral: 4-10%;
   b) Bilateral: 10-20%.
3. Afecção vestibular: até 3%;
4. Vertigem paroxística benigna: até 4%;
5. Surdez Total:
   a) Unilateral: 14%;
   b) Bilateral: 60%.

6.Surdez parcial.

Calculada por meio dos valores encontrados na via área de 500 Hz, 1.000 Hz, 2.000 Hz e 4.000 Hz, aplica-se o coeficiente de ponderação 2, 4, 3 e 1 respectivamente, e a soma é dividida por 10, fazendo a busca na tabela a seguir:

Por exemplo, em uma audiometria podemos ter:

	250	500	1.000	2.000	3.000	4.000	6.000	8.000
OD	25	30	30	40	30	35	25	20
OE	10	10	15	20	20	20	25	20

Orelha direita	Orelha esquerda
500: 30 × 2 = 60 1.000: 30 × 4 = 120 2.000: 40 × 3 = 120 4.000: 35 × 1 = 35 Valor total = 335 dividido por 10 = 35	500: 10 × 2 = 20 1.000: 15 × 4 = 60 2.000: 20 × 3 = 60 4.000: 20 × 1 = 25 Valor total= 165 dividido por 10 = 16,5

Perda auditiva média em dB	0 – 19	20 – 29	30 -39	40 – 49	50 – 59	60 – 69	70 – 79	80 +
0 – 19	0	2	4	6	8	10	12	14
20 – 29	2	4	6	8	10	12	14	18
30 – 39	4	6	8	10	12	15	20	25
40 – 49	6	8	10	12	15	20	25	30
50 – 59	8	10	12	15	20	25	30	35
60 – 69	10	12	15	20	25	30	40	45
70 – 79	12	14	20	25	30	40	50	55
80 +	14	18	25	30	35	45	55	60

No exemplo citado, portanto, cruzando os valores de 35 com 16,5 teríamos o valor encontrado de déficit funcional de 4%.

Tabela Portuguesa (Decreto-Lei nº 352/2007):

1. Acufenos até 5%;
2. Vertigem:
   a) ligeira: 1-5%;
   b) Moderada com alteração eletrofisiológica: 6-15%;
   c) Severa com alteração eletrofisiológica e com queda ao solo: 16-25%.
3. Pavilhão auricular:
   a) Deformação acentuada de um só pavilhão: 1 a 3%;
   b) Idem dos dois pavilhões: 4-6%;
   c) Perda de menos de 50% de um pavilhão: 1-3%;
   d) Perda de mais de 50% de um pavilhão: 4-9%;
   e) Perda dos dois pavilhões em mais de 50%: 10-12%.
4. Estenoses do canal auditivo externo:
   a) Estenoses do conduto a 50%, sem hipoacusia: 0%;
   b) Idem com hipoacusia (a incapacidade será a que for atribuída à surdez);

c) Estenose de um conduto a 100%, com hipoacusia (unilateral): 3-5%;
d) Estenose dos dois condutos a 100%, com hipoacusia (bilateral):6-10%;
e) Estenose com infecção crónica: 1-5%.

5. Surdez Total:
   a) Unilateral: 20%;
   b) Bilateral: 60%.
6. Surdez parcial.

Mesma metodologia do Guia Europeu, apenas diferenciando alguns valores da tabela.

Calculada por meio dos valores encontrados na via área de 500 Hz, 1.000 Hz, 2.000 Hz e 4.000 Hz, aplicando-se o coeficiente de ponderação 2, 4, 3 e 1, respectivamente, e a soma é dividida por 10, fazendo a busca na tabela a seguir.

				Orelha esquerda:					
dB	0 – 14	15 – 24	25 – 34	35 – 44	45 – 54	55 – 64	65 – 74	75-79	>80
				Orelha direita:					
0 – 14	0	5	7	9	11	13	15	17	20
15 – 24	5	7	9	11	13	15	17	20	23
25 – 34	7	9	11	13	15	17	20	23	26
35 – 44	9	11	13	15	17	20	23	26	30
45 – 54	11	13	15	17	20	23	26	30	35
55 – 64	13	15	17	20	23	26	30	35	40
65 – 74	15	17	20	23	26	30	35	40	45
75-79	17	20	23	26	30	35	40	45	52
>80	20	23	26	30	35	40	45	52	60

Baremo Argentino (Decreto 49/2014):

1. Acufenos:
   a) Unilateral: 3-4%;
   b) Bilateral: 4-6%.
2. Otite:
   a) Aguda: 0%;
   b) Crônica sem hipoacusia: 5-10%;
   c) Crônica com hipoacusia: adiciona 5-10% ao cálculo da hipoacusia.
3. Oto-hematoma:
   a) Organizado sem complicações: 3-8%;
   b) Organizado com complicações: avalia-se pela complicação.
4. Otorreia:
   a) Aguda: avalia-se segundo a sequela;
   b) Crônica: 10-20%.
5. Perfuração da membrana timpânica:
   a) Unilateral: adiciona 2-6% da hipoacusia;

b) Bilateral: adiciona 3-7% da hipoacusia.

6. Surdez Total:
   a) Unilateral: 7%;
   b) Bilateral: 42%.
7. Surdez parcial:
   a) Unilateral:
   Calcula-se realizando a soma da perda em decibéis da via área nas frequências de 500, 1.000, 2.000 e 4.000 Hz. A soma obtida é convertida em porcentagem na tabela a seguir. Obtida a porcentagem é multiplicada por 7% (surdez total unilateral):
   b) Bilateral:
   A soma da perda em decibéis da via área nas frequências de 200, 1.000, 2.000 e 4.000 Hz de cada ouvido é translada para a tabela de AMA. Entretanto, a tabela da AMA é por demais extensa e não abordaremos nesse capítulo.

O Baremo argentino orienta então que pode seguir a seguinte fórmula:
(% melhor ouvido × 5) + (% pior ouvido × 1) × 0,42% da perda

Guides da AMA (6ª Edição):

1. Distúrbios do equilíbrio:
   a) Sintomas de síndrome vestibular sem achados objetivos: 0%;
   b) Sintomas ou sinais de síndrome vestibular são consistentes com achados objetivos. Requerem assistência em algumas atividades da vida diária, como andar de bicicleta etc.: 1-9%;
   c) Sintomas ou sinais de síndrome vestibular são consistentes com achados objetivos. Atividades da vida diária não podem ser executadas, com exceção de tarefas simples. Algumas atividades, como caminhadas, somente podem ser feitas sob vigilância, e dirigir somente realizado por terceiros: 11-27%;
   d) Sintomas ou sinais de síndrome vestibular são consistentes com achados objetivos. Atividades da vida diária não podem ser executadas sem auxílio de terceiros, com exceção do autocuidado: 30-42%;
   e) Sintomas ou sinais de síndrome vestibular são consistentes com achados objetivos. As atividades da vida diária não podem ser realizadas sem assistência, exceto para o autocuidado que não requer deambulação. O confinamento domiciliar é necessário: 45-58%.
2. Surdez Total:
   a) Unilateral: 7%;
   b) Bilateral: 42%.
3. Surdez parcial.

Idem Baremo Argentino (que seguiu a AMA).

Baremo Espanhol (Ley 35/2015):

1. Perda total ou parcial do pavilhão auditivo:
   a) Unilateral: 1-4%;
   b) Bilateral: 5-8%.

2. Acufenos: 1-3%;
3. Afecção vestibular:
   a) Unilateral: 4-10%;
   b) Bilateral: 11-30%.
4. Vertigem paroxística benigna: 1-3%;
5. Surdez total ou parcial: segue o Baremo Europeu.

SUSEP:

1. Surdez total:
   a) Unilateral: 20%;
   b) Bilateral: 40%.
2. Surdez parcial.

Costuma-se utilizar com analogia o disposto no Anexo III do Regulamento da Previdência Social, do Decreto 3.048, de 6/5/99 em que a redução da audição, em cada ouvido, é avaliada pela média aritmética dos valores, em decibéis, encontrados nas frequências de 500, 1.000, 2.000 e 3.000 Hertz. Dessa média, pode-se concluir que:

- Audição normal: até 25 decibéis;
- Redução em grau mínimo: 26 a 40 decibéis;
- Redução em grau médio: 41 a 70 decibéis;
- Redução em grau máximo: 71 a 90 dB;
- Perda da audição: mais de 90 dB.

A definição em grau mínimo corresponderá a 25% do valor para perda unilateral ou bilateral.

A definição em grau médio corresponderá a 50% do valor para perda unilateral ou bilateral.

A definição em grau máximo corresponderá a 75% do valor para perda unilateral ou bilateral.

Perda de audição será considerada surdez total.

Desta forma teremos em resumo:

	TOTAL 100%	Máximo 75%	Médio 50%	Mínimo 25%
Surdez total incurável de ambos os ouvidos	40	30	20	10
Surdez total incurável de um dos ouvidos	20	15	10	5

DPVAT:

1. Surdez total bilateral: 50%;
2. Demais seguir a mesma metodologia do DPVAT e classificar dentro da tabela:

	TOTAL 100%	Máximo 75%	Médio 50%	Mínimo 25%	Residual 10%
Perda auditiva total	50%	37,5%	25%	12,5%	5%

Patologias da Garganta

Guia Baremo Europeu (2006):

1. Afonia: 30%;
2. Disfonia isolada: 10%;
3. Amputação da parte móvel da laringe (em virtude das repercussões na fala, mastigação e deglutição, dependendo da extensão do distúrbio): 3-30%.

Tabela Portuguesa (Decreto-Lei nº 352/2007):

1. Estenose simples da hipofaringe: 2-10%;
2. Estenoses com disfagia:
   a) Permitindo apenas passagem de alimentos moles: 11-20%;
   b) Permitindo apenas passagem de alimentos líquidos: 21-30%;
   c) Exigindo intubação ou gastrostomia permanente: 31-50%.
3. Laringe:
   a) Estenose parcial simples: 5-20%;
   b) Estenose parcial com disfonia marcada: 21-30%;
   c) Estenose parcial com disfonia e dispneia: 31-40%;
   d) Estenose total (traqueostomia): 50-80%;
   e) Laringectomia ou cânula permanente de traqueostomia: 85%.

Baremo Argentino (Decreto 49/2014):

1. Disfonia funcional irreversível: 15%;
2. Nódulos de cordas vocais operados com sequelas irreversíveis: 20%;
3. Laringite crônica irreversível: 20%;
4. Paralisia de cordas vocais:
   a) Unilateral: 5%;
   b) Bilateral: 10%.
5. Estreitamento laríngeo:
   a) Sem dispneia: 5%;
   b) Com dispneia: valora-se de acordo com a incapacidade respiratória:
   - aos grandes esforços, espirometria em grau leve: até 30%;
   - aos médios esforços, espirometria em grau moderado: 35-50%;
   - aos pequenos esforços, espirometria em grau severo: 55-70%.
6. Laringectomia:
   a) Parcial: 35%;
   b) Total: 50-70%.
7. Traqueostomia definitiva: 50%.

***Guides* da AMA (6ª Edição):**

1. Deficiência na passagem de ar:
   a) Não há queixa de dispneia em repouso bem como mínima ou nenhuma interferência com qualquer atividade: 0%;
   b) Não há queixa de dispneia em repouso. Atividades que requeiram esforço intensivo podem ser afetadas ou exigir restrição profilática da atividade ou ainda necessidade de uso de medicação para manter a atividade ideal: 1-9%;

c) Não há queixa de dispneia em repouso. A dispneia é produzida por estresse, esforço prolongado, corrida, subida ou atividades recreativas similares: 11-27%;
d) Não há queixa de dispneia em repouso. A dispneia é produzida andando mais de 1 ou 2 quarteirões, subindo 1 metro de escada, mesmo com períodos de descanso, ou alterando o desempenho de outras atividades habituais da vida diária: 30-42%;
e) Dispneia ocorre em repouso, mas não precisando o indivíduo estar necessariamente acamado. A dispneia é agravada pelo desempenho de qualquer uma das atividades habituais da vida diária: 45-58%.

2. Deficiência na voz e fala.

a) 0%:

- *Audibilidade*: Capaz de produzir voz de intensidade suficiente para a maioria das necessidades, embora isso às vezes possa exigir um esforço maior;
- *Inteligibilidade*: Capaz de articular a maioria das palavras da fala cotidiana, mas pode ocasionalmente ser solicitado a repetir ou ainda pode achar difícil ou impossível produzir algumas unidades fonéticas;
- *Eficiência funcional:* Capaz de atender a maioria das demandas de articulação e fonação para a fala cotidiana, apresentando fala adequada e fácil, mas ocasionalmente pode hesitar ou falar lentamente.

b) 2 a 10% (2 6 10):

- *Audibilidade:* Capaz de produzir voz de intensidade suficiente para a maioria das necessidades, embora, talvez, tenha dificuldade em ser ouvido em lugares barulhentos, como restaurantes, estações de trens etc.;
- *Inteligibilidade:* Capaz de articular a maioria das palavras da fala cotidiana e ser entendido por um estranho, mas pode ter inúmeras imprecisões e algumas vezes demonstrar dificuldade em articular;
- *Eficiência funcional*: Capaz de atender muitas demandas de articulação e fonação para a fala cotidiana, mas às vezes fala com dificuldade e pode descontinuar ou interromper a fala, bem como ter fala hesitante ou lenta.

c) 12 a 18% (12 15 18):

- *Audibilidade:* Capaz de produzir voz de intensidade suficiente para algumas necessidades da fala cotidiana, como uma conversa próxima. No entanto, é bastante difícil à distância ou em locais com ruídos, como restaurantes, estações de trens etc.;
- *Inteligibilidade:* Capaz de articular a maioria das palavras da fala cotidiana e pode conversar com a maioria das pessoas da família e amigos, mas já terá dificuldade de ser entendido por estranhos, que frequentemente irão pedir para repetir;
- *Eficiência funcional*: Capaz de atender algumas demandas de articulação e fonação para a fala cotidiana, mas consegue sustentar a fala consecutiva apenas por breves momentos e pode dar a impressão de ficar facilmente fatigada.

d) 20 a 28% (20 24 28):

- *Audibilidade:* Capaz de produzir voz de intensidade suficiente para alguns minutos das necessidades da fala cotidiana, mas com dificuldade de ser ouvida em conversa mais próxima ou por telefone. Pode ser capaz de sussurrar audivelmente;
- *Inteligibilidade:* Capaz de articular algumas das palavras da fala cotidiana e pode conversar com algumas pessoas mais próximas, utilizando palavras aproximadas, que serão inteligíveis fora do contexto;

- *Eficiência funcional*: Capaz de atender a algumas demandas de articulação e fonação para a fala cotidiana com velocidade e facilidade adequadas (como palavras isoladas ou frases curtas), mas não consegue manter um fluxo de fala ininterrupto; o discurso é trabalhoso e lento

e) 30 a 35% (30 33 35):

- *Audibilidade:* Não é capaz de produzir fala de intensidade suficiente para as necessidades cotidianas de fala;
- *Inteligibilidade:* Não é capaz de articular palavras para as necessidades cotidianas de fala;
- *Eficiência funcional*: Não é capaz atender a algumas demandas de articulação e fonação para a fala cotidiana com velocidade e facilidade adequadas.

Baremo Espanhol (Ley 35/2015):

1. Estenose da faringe com obstáculo na deglutição: 12-25%;
2. Estenose na laringe com disfonia: 5-12%;
3. Estenose na laringe com dispneia: 15-30%;
4. Paralisia de corda vocal:
   a) Unilateral (disfonia): 5-15%;
   b) Bilateral (afonia): 30%.

SUSEP:

1. Mudez incurável: 50%;
2. Por analogia, deficiência da fala sem mudez:
   a) Grau leve: 12,5%;
   b) Grau moderado: 25%;
   c) Grau acentuado: 37,5%.

DPVAT:
Seguir a mesma metodologia do DPVAT e classificar dentro da tabela:

	TOTAL 100%	Máximo 75%	Médio 50%	Mínimo 25%	Residual 10%
Mudez total	50%	37,5%	25%	12,5%	5%

VALORANDO A CAPACIDADE LABORATIVA

Incapacidade é a redução ou impossibilidade de realizar uma tarefa específica (laboral ou social) e pode-se classificar em diferentes graus. A incapacidade afeta tanto ao nível funcional ou situacional do dano. O conceito de incapacidade ou discapacidade é diferente do conceito de deficiência e é aplicado àquelas pessoas que, devido ao fato de possuírem alguma deficiência, apresentam limitações para o desempenho de algumas das atividades da vida diária.

Nas indenizações cíveis, deve-se ter em conta o artigo 950 do Código Civil.

> ***Art. 950.*** *Se da ofensa* ***resultar*** *defeito pelo qual o ofendido* ***não possa exercer o seu ofício*** *ou profissão, ou se lhe* ***diminua a capacidade de trabalho****, a indenização, além das despesas do tratamento e lucros cessantes*

até ao fim da convalescença, incluirá pensão correspondente à importância do trabalho para que se inabilitou ou da depreciação que sofreu.

Desta forma a incapacidade ou redução da capacidade laboral é uma limitação para uma tarefa específica em consequência a uma deficiência. Não existem tabelas ou baremos capazes de informar a porcentagem de redução da capacidade laboral para uma profissão específica. Informar incapacidade laboral tomando por conta exclusivamente uma tabela como a SUSEP é um erro imperdoável e sem uma justificativa plausível. Como dissemos, estas tabelas são importantes para análise da deficiência funcional, mas para utilizá-las na capacidade laboral são necessários alguns ajustes importantes.

A nossa proposta é a utilização pelo magistrado e pelos peritos das duas informações em conjunto. A primeira informação que o perito deve dar ao magistrado é qual o déficit funcional existente para aquela doença ou sequela de acidente, quando comparado a um indivíduo 100% hígido. Para isso pode o perito lançar mão das tabelas anteriormente mencionadas.

Em seguida, o perito deve informar ao magistrado qual a relação existente entre a deficiência e a incapacidade para a profissão específica. Para tanto propomos seguinte classificação:

Classificação de Incapacidade Laboral Proposta por Penteado	
Tipo 0	**Não há incapacidade laboral**
	0a: Não identificada deficiência funcional e, por consequência, não há tão pouca incapacidade laboral **0b**:Identificada deficiência funcional, que porém não traz repercussão para o exercício do ofício/profissão **0c**: Identificada deficiência funcional, que porém não causará redução da capacidade laborativa, desde que realizado o trabalho em condições ambientais e ergonômicas adequadas.
Tipo 1:	**Existe restrição parcial da capacidade laboral**
	1a: Implica em necessidade de esforços suplementares ou acrescidos para realização da mesma atividade, ou ainda necessita de ajuda técnica para realizá-la. Tal situação enquadra a redução da capacidade laboral em valor equivalente ao déficit funcional identificado.
	1b: Pode ser reabilitado para uma atividade do mesmo nível de complexidade ou em funções compatíveis com sua formação profissional. Tal situação enquadra a redução da capacidade laboral em valor equivalente ao déficit funcional identificado.
Tipo 2:	**Existe restrição total da capacidade laboral**
	2a: As sequelas são impeditivas do exercício da atividade profissional, podendo ser reabilitadas para uma atividade de menor nível de complexidade. Tal situação enquadra a redução da capacidade laboral em 100% para o ofício/profissão.
	2b: As sequelas são totalmente impeditivas do exercício de qualquer atividade profissional. Tal situação enquadra a redução da capacidade laboral em 100% para o ofício/profissão.

Observamos com esta classificação que conseguiremos indenizar mais adequadamente cada caso especifico.

Se tivermos uma sequela, mas sem levar a incapacidade ou redução da capacidade laboral específica (tipo 0), a parte autora poderá ser indenizada pelos danos materiais, estéticos e dano moral pelo acidente/doença, mas não terá direito à pensão mensal conforme determina o artigo 950 do código civil. Em contrapartida se a parte autora tiver um déficit funcional que leva à incapacidade laboral total para sua profissão específica (Tipo 2a ou 2b), não deve ter uma pensão mensal pelo valor do déficit, mas, sim, deve receber 100% da pensão mensal. Apenas os casos intermediários com redução da capacidade laboral em que são necessários esforços suplementares ou pode ser reabilitado para uma profissão do mesmo nível de complexidade é que o pensionamento passa a ser indenizado pelo valor do déficit funcional.

Teremos resumidamente então:

Déficit Funcional	Incapacidade laboral	Indenização	Exemplos
Não	Não (Tipo 0)	Não gera pensionamento	Acidentes ou doenças que se curaram sem sequelas
Sim	Não (Tipo 0)	Não gera pensionamento Pode ser indenizado, conforme o caso, pelos danos estéticos, morais etc.	Perda de falange distal do 5º dedo em um auxiliar de produção. Lesão de joelho em funcionário administrativo. Perda auditiva leve em operador de máquinas
Sim	Sim (Tipo 1a ou 1b)	Tem direito a pensionamento pela porcentagem do déficit funcional, além das demais indenizações.	Perda de dois dedos da mão não dominante em pedreiros Tendinopatias em caixas de banco que podem ser reabilitados em qualquer outra função, mas ainda como bancários.
Sim	Sim (Tipo 2a ou 2b)	Tem direito à pensionamento total (100%) desde a data do acidente ou afastamento, além das demais indenizações.	Operador de máquinas com grave acidente que foi reabilitado para a portaria ou almoxarifado Fraturas de coluna com paraplegia grave e impossibilidade de retorno ao trabalho.

Exemplo do pedreiro e do pianista

- Perda de parte do dedo mínimo da mão esquerda (falange distal):

O pedreiro terá um déficit funcional fisiológico de aproximadamente 4%, mas estará totalmente apto para o trabalho, sem restrições, apesar do déficit funcional fisiológico encontrado (Tipo 0b). Desta forma receberá indenização por dano estético, sofrimento padecido etc., mas não terá direito a pensionamento como determina o CC, pois não restou claramente incapacidade laborativa.

O pianista terá o mesmo déficit funcional fisiológico de aproximadamente 4%, mas as sequelas são compatíveis com a atividade profissional, porém implicam em esforços acrescidos (Grau 1a). Verifica-se então que além dos demais danos, o pianista receberá um valor de pensionamento proporcional ao déficit funcional identificado de 4%.

- Perda de 3 dedos da mão esquerda (5º, 4º e 3º dedo):

O pedreiro terá um déficit funcional fisiológico de aproximadamente 30-33%, entretanto a sequela com certeza implica em redução parcial da capacidade laborativa (Grau 1a) e, portanto, gerando direito a recebimento de valor equivalente (33%) de pensionamento mensal.

O pianista novamente terá o mesmo déficit funcional fisiológico de aproximadamente 30-33%, porém as sequelas são totalmente impeditivas do exercício da atividade profissional (Tipo 2a), implicando em recebimento de indenização de 100% em sua pensão mensal.

BIBLIOGRAFIA

Borobia C. Valoración del dano corporal, pares craniales, medula espinal, sistema nervoso periférico. Editora Elsevier Masson; 2012.

CEREDOC. Guide Baréme Européen d´évaluation médicale des atteintes à l,intégrité physique et psychique. Atthemis; 2003.

Chávez VH. Nuevo baremo y nuevas enfermedades del trabajo. Decreto 49/2014, Garcia Alonso. 2014.

Criado del Rio MT. Valoración médico legal del daño a la persona. Editora S.A. Colex. Editorial Constitucion y Leyes. 2010.

de Oliveira SG. Indenizações por acidente de trabalho ou doença ocupacional, LRT. 3ª ed. 2007.

Decreto-Lei nº 352/2007 de 23 de outubro de 2007. Avaliação médico-legal do dano corporal. Portugal: Ministério do Trabalho e da Solidariedade Social; 2007. Fonseca RH. Valoración médica del daño a la persona. Metodología y aplicación clínica. Editora MAD; 2008.

Ley 35/2015, de 22 de septiembre, de reforma del sistema para la valoración de los daños y perjuicios causados a las personas en accidentes de circulación. Boletin Oficial Del Estado. Espanha; 2015.

Mélennec L. Valoración de las discapacidades y del daño corporal. Editora Masson; 1997.

Navarrete CM. Nueva indenización por daño professional: Mejoras y límites del nuevo Baremo. Editorial Bonarzo; 2016.

Pérez B, Gracia M, Cristina Mara Garcia CM. Nuevo manual de valoración y baremación del daño corporal. Granada; 2012.

Rondinelli RD. Guides to the evaluation of permanent impairment. 6th ed. American Medical Association; 2009.

Santos JA. Critérios de valoración del daño corporal. Situación actual. Fundación Mapfre; 2009.

Vanrell JP, Melo RB. Avaliação das discapacidades e do dano corporal. Editora Mizuno; 2007.

Vieira DN, Quintero JÁ. Aspectos práticos da avaliação do dano corporal em Direito Civil. Biblioteca Seguros; 2008.

CAPÍTULO 37

VISÃO DO MINISTÉRIO PÚBLICO SOBRE AS DOENÇAS ORL RELACIONADAS COM O TRABALHO

Xisto Tiago de Medeiros Neto
[illegible]

PROMOÇÃO DO DIREITO À SAÚDE E SEGURANÇA NO TRABALHO E ATUAÇÃO DO MINISTÉRIO PÚBLICO DO TRABALHO.

O Ministério Público do Trabalho (MPT) é Instituição cuja estrutura e atribuições estão previstas na Constituição Federal, possuindo a incumbência de promover os direitos sociais nas relações de trabalho, com realce para o direito ao meio ambiente laboral saudável e seguro.

As funções institucionais são exercidas no âmbito do processo judicial, mediante o ingresso de ações, a interposição de recursos, a emissão de pareceres, manifestações e requerimentos de diligências, e, também, na esfera extrajudicial, por meio da instauração de procedimentos de investigação, a exemplo dos inquéritos civis, e de procedimentos administrativos objetivando a promoção do diálogo social e a adoção ou aperfeiçoamento de políticas públicas voltadas para a garantia e efetividade de direitos sociais fundamentais.

Essa atuação extrajudicial tem se mostrado cada vez mais relevante, diante da compreensão de que os direitos relacionados com a segurança e a saúde no trabalho, a igualdade e o trabalho decente e protegido exigem interlocução social e a implementação de programas governamentais adequados e eficazes para a sua concretização.

Assim, os membros do Ministério Público do Trabalho, em sua atuação na área da proteção a saúde e segurança, investigam condutas ilícitas violadoras das normas jurídicas e igualmente promovem o diálogo social e a interação com os Poderes Públicos, visando a criação, fiscalização e aprimoramento das políticas públicas imprescindíveis para a realização dos direitos.

Nesse campo, a atuação do MPT desenvolve-se em sintonia com os Conselhos Nacionais, Estaduais e Municipais de Saúde, com os órgãos de fiscalização das profissões, a exemplo dos Conselhos Federais de Medicina, Enfermagem, Odontologia, Arquitetura e Engenharia, com as Universidades e os Centros de Pesquisa, e com o Sistema Único de Saúde (SUS), especialmente os órgãos das Vigilâncias em Saúde do Trabalhador, Epidemiológica, Ambiental e Sanitária, somando esforços para assegurar a criação e implementação, pelo Estado brasileiro, de uma política nacional de saúde e segurança do trabalho, buscando a redução dos altíssimos índices de acidentalidade, adoecimento e morte.

Por outro lado, o diálogo com órgãos e instituições também resulta no estímulo e direcionamento à realização de fiscalizações, possibilitando atuações conjuntas e a troca de informações, com foco no aprimoramento da legislação e da atividade administrativa, e, ainda, o compartilhamento de dados e conhecimento técnico, como ocorre quando as entidades e os setores especializados em pesquisa, promoção e assistência à saúde participam de audiências públicas convocadas para esse fim.

Com efeito, o Ministério Público do Trabalho, no espaço da interlocução social, atua como catalisador das ações de vários entes públicos e organizações da sociedade civil, com vistas à obtenção de resultados práticos, na área da saúde e segurança do trabalho, para a diminuição dos acidentes e doenças.

Desde os anos 2000, o MPT participa da criação de Fóruns Estaduais e Municipais de Saúde e Segurança, juntamente com órgãos públicos, sindicatos de trabalhadores e de empresas, universidades e entidades do sistema **S** (SESI, SENAI, SESC, SENAC, SENAR, SEST, SENAT, SEBRAE), buscando obter, coletivamente, resultados em prol da saúde e segurança no trabalho, que possibilitem a correção de falhas e fragilidades da política nacional.

Na esfera previdenciária, por exemplo, a Associação Nacional dos Procuradores do Trabalho atuou como *amicus curiae*[1], perante o Supremo Tribunal Federal, no processo correspondente à Ação Direta de Inconstitucionalidade nº 3.391/DF, em favor da lei previdenciária que, em 2005, instituiu o denominado **Nexo Técnico Epidemiológico Previdenciário (NTEP)**, com a introdução do art. 21-A na Lei nº 8.213/91, concernente à identificação prévia de doenças e acidentes relacionados com o desenvolvimento de determinada atividade profissional[2].

A Previdência Social dependia, até então, para verificar a ocorrência de nexo causal entre o acidente ou a doença e as atividades laborais, exclusivamente do exame médico-pericial do trabalhador para identificar a sua incapacidade laborativa.

Com a instituição do NTEP foi possível, a partir dos registros de benefícios por incapacidade concedidos pelo INSS, demonstrar que determinadas atividades, pela sua natureza e forma de execução, apresentam riscos para o trabalho, geradores do surgimento de doenças específicas, de maneira a se presumir a existência de tal liame pelo critério epidemiológico.

Desse modo, diante do caso concreto, tanto o analista médico-pericial da Previdência Social quanto o magistrado, os médicos do trabalho e os peritos judiciais poderão verificar no quadro pertinente ao NTEP a relação causal de determinada doença com a atividade econômica.

---

[1] Termo em latim, com uso consagrado inicialmente nos EUA, que significa **amigo da corte**. É o instituto que permite que terceira pessoa, entidade ou órgão interessado no resultado do processo integre a ação judicial, com o intuito de participar da discussão, de forma objetiva, sobre as teses jurídicas que estão sendo julgadas, emitindo opiniões, destacadamente de caráter técnico, a respeito de sua área de atuação. Exemplo disso se deu na participação de entidades médicas, auxiliando o STF, na questão que apreciou a possibilidade legal do aborto de fetos anencéfalos, objeto da Arguição de Descumprimento de Preceito Fundamental nº 54.

[2] Lei nº 8.213/91. Art. 21-A: A perícia médica do Instituto Nacional do Seguro Social (INSS) considerará caracterizada a natureza acidentária da incapacidade quando constatar ocorrência de nexo técnico epidemiológico entre o trabalho e o agravo, decorrente da relação entre a atividade da empresa ou do empregado doméstico e a entidade mórbida motivadora da incapacidade elencada na Classificação Internacional de Doenças (CID), em conformidade com o que dispuser o regulamento.

§ 1o A perícia médica do INSS deixará de aplicar o disposto neste artigo quando demonstrada a inexistência do nexo de que trata o *caput* deste artigo.

§ 2o A empresa ou o empregador doméstico poderão requerer a não aplicação do nexo técnico epidemiológico, de cuja decisão caberá recurso, com efeito suspensivo, da empresa, do empregador doméstico ou do segurado ao Conselho de Recursos da Previdência Social.

Mas, além da metodologia que gerou a aprovação do NTEP, pode-se afirmar que a epidemiologia é o fundamento da inclusão do Anexo II do Decreto nº 3.048/99, que traz os agentes etiológicos ou fatores de riscos relacionados com o trabalho, no que é pertinente às doenças profissionais e laborais.

Sob o título **Doenças do Ouvido Relacionadas com o Trabalho**, o referido Anexo II enumera os agentes etiológicos ou fatores de risco de natureza ocupacional causadores das enfermidades auditivas. Nesse caso, embora não haja NTEP, há o critério epidemiológico que ensejou a classificação como doença profissional ou do trabalho. Não se estabeleceu o NTEP por uma lamentável razão: a Previdência Social tem exigido a perda auditiva total para a concessão dos benefícios. No entanto, conquanto produza incapacidade parcial, essa doença muitas vezes avança progressivamente, ou seja, nem sempre é causa imediata de incapacidade total. Em decorrência dessa visão restritiva da Previdência Social, o NTEP, que é observado a partir da base de dados dos benefícios por incapacidade concedidos, não foi detectado nas primeiras análises para a sua formação, por falta de afastamento do trabalhador das suas atividades e de percepção de benefícios por incapacidade.

No entanto, na Lista de Doenças Relacionadas ao Trabalho (LDRT) do Ministério da Saúde, as perdas auditivas são reconhecidas como doenças do trabalho, como a perda de audição ototóxica, nas atividades com uso de agrotóxicos, arsênico, chumbo, dissulfeto de carbono, mercúrio, monóxido de carbono, solventes orgânicos, tolueno, tricloroetileno, xileno e seus compostos. E, na Portaria de Consolidação nº 2 do SUS, registra-se que **o ruído, principalmente no ambiente de trabalho, é apontado como a segunda principal causa de perda auditiva neurossensorial entre os adultos**.

Sem embargo de não haver NTEP estabelecido para doenças auditivas, a lista da Previdência Social enuncia a **exposição ocupacional ao ruído** e outras exposições constantes do quadro da lista A no Anexo II: perdas auditivas em razão de ar comprimido, pressão atmosférica inferior à pressão padrão, contato com cloreto de metileno e outros solventes halógenos tóxicos, solventes orgânicos otoneurotóxicos, entre outros[3].

O fato é que há dados epidemiológicos e reconhecimento das doenças do ouvido como enfermidades do trabalho em duas listas – a da Previdência Social e a do Ministério da Saúde. Portanto, há base técnica e estatística suficiente para orientar a conclusão médico-pericial e as decisões judiciais.

As doenças do sistema respiratório relacionadas com o trabalho são outras espécies de agravos que estão previstos no Anexo II, Lista A do Decreto nº 3.048/99, tendo como agentes etiológicos diversos tipos de agentes químicos, como fumos, vapores e substâncias químicas, a causar doenças, como faringites aguda e crônica, laringotraqueítes aguda e crônica, rinites alérgica e crônica, sinusites, perfuração, ulceração ou necrose do septo nasal e asma.

Novamente, observa-se a ausência de formação do NTEP, pois muitos trabalhadores fazem tratamento e recuperam-se antes de 15 (quinze) e, de acordo com a lei previdenciária, somente no 16º dia de afastamento do trabalho, as empresas devem encaminhar os empregados adoecidos para a Previdência Social. No entanto, a obrigação de emitir Comunicação de Acidente de Trabalho (CAT) independe do afastamento do trabalho, regra de cumprimento escasso pelas empresas, aumentando a subnotificação de casos. Por isso, o combate às subnotificações é uma das áreas prioritárias de atuação do MPT.

---

[3] As intoxicações exógenas por substâncias químicas são de notificação compulsória, por determinação da Portaria nº 1.102/2022 do Ministério da Saúde.

Percebe-se, assim, que a Previdência Social reconhece a doença do trabalho e o seu agente etiológico, ora pelo nexo individual aferido no caso concreto, ora pelo nexo técnico epidemiológico. O fato das doenças otorrinolaringológicas figurarem na lista de enfermidades relacionadas com o trabalho revela que, estatisticamente, há uma grande associação entre essas doenças e o labor, ou seja, a epidemiologia em geral verifica a associação entre o agente etiológico (situações ou produtos utilizados no trabalho) e o adoecimento dos trabalhadores.

É também a epidemiologia que conduz à inclusão das enfermidades na Lista de Doenças Relacionadas ao Trabalho (LDRT) do Ministério da Saúde. Nessa lista, faz-se a associação entre as rinites alérgicas e crônicas, as faringites crônicas, a asma, por exemplo, com a atividade laboral em contato com acrilatos, aldeído fórmico e aminas aromáticas, amônia, anidrido ftálico e sulforoso, arsênico, azodicarbomina, carbonetos metálicos, cloreto de vinila, cromo e agentes imunoalérgicos de origem animal e vegetal. Verifica-se que a lista mais recente do Ministério da Saúde relaciona a poeira de algodão com rinites alérgicas, enquanto esse agente ainda não é considerado insalubre pela NR-15.

Tais observações conduzem à primeira conclusão: na atuação do Ministério Público do Trabalho com o objetivo de prevenir doenças de natureza otorrinolaringológica, é necessária uma visão integrativa do ordenamento jurídico e das listas de doenças relacionadas com o trabalho emanadas dos Ministérios da Previdência e da Saúde, priorizando-se sempre o reconhecimento da enfermidade como doença do trabalho, mesmo na situação em que houver a sua inclusão em uma lista e a ausência de menção em outra, devendo prevalecer a lista mais moderna, exceto se a eventual exclusão da doença não se basear em critério científico e epidemiológico.

Isso porque o trabalho é um dos determinantes do processo de adoecimento, conforme reconhecido no art. 3º da Lei nº 8.080/90[4] e há a adoção dos critérios de pesquisa epidemiológica para a inclusão das doenças em listas de doenças laborais. Com efeito, uma doença é inserida nas referidas listas após a repetição de casos com um mesmo padrão e a devida pesquisa epidemiológica.

Logo, é acertada a adoção do critério epidemiológico, sob o ponto de vista científico e de política pública de redução de acidentes e doenças do trabalho, pois se afasta a subjetividade e passa-se a identificar a necessidade de atuação prioritária em determinados setores econômicos em que ocorre maior incidência de infortúnios e enfermidades laborais, proporcionando-se direcionar fiscalizações, de forma estratégica, para áreas que apresentam maior prioridade.

A existência de NTEP aponta para a necessidade de serem realizadas campanhas de informação para esclarecimento da população, dos empregadores e dos trabalhadores, assim como para a edição de normas voltadas, por exemplo, para a fabricação de máquinas e equipamentos menos ruidosos ou para que as empresas importadoras observem o patamar de segurança necessário na importação desses produtos, ou, ainda, para que a indústria substitua produtos tóxicos por outros sem toxicidade, a fim de se priorizar a utilização de substâncias que não causem danos à saúde dos trabalhadores.

---

[4] Art. 3º Os níveis de saúde expressam a organização social e econômica do País, tendo a saúde como determinantes e condicionantes, entre outros, a alimentação, a moradia, o saneamento básico, o meio ambiente, o trabalho, a renda, a educação, a atividade física, o transporte, o lazer e o acesso aos bens e serviços essenciais.

Com efeito, observado o NTEP, o analista médico pericial do INSS deve reconhecer a natureza acidentária do agravo à saúde, conferindo ao trabalhador segurado a percepção do benefício B91 (auxílio por incapacidade temporária de natureza acidentária) e a possibilidade de ter garantido o direito à estabilidade no emprego prevista no art. 118 da Lei nº 8.213/91 e o recolhimento do seu FGTS[5].

Impõe-se, agora, a atualização do NTEP, com base nos afastamentos por incapacidade dos últimos cinco anos, conforme metodologia aprovada pelo Conselho Nacional de Previdência Social, de modo a se incorporar, também, as laringopatias relacionadas com o trabalho, compreendidas como "o conjunto de sinais, sintomas, disfunções e enfermidades do aparelho fonador, que possam ter origem no uso inadequado da voz ou outra sobrecarga ao aparelho fonador, em decorrência da atividade laborativa e/ou ambiente de trabalho, ou refletir em sua função e nas condições de uso da voz no trabalho, em termos de qualidade, estabilidade e resistência"[6].

É importante destacar que os cruzamentos do Código Internacional de Doenças (CID) e da Classificação Nacional de Atividades Econômicas (CNAE), observados no Nexo Técnico Epidemiológico Previdenciário, com os registros previdenciários, em geral, originados das Comunicações de Acidente de trabalho (CAT), constituem importante objeto de pesquisa e análise, a serem desenvolvidas principalmente em estudos produzidos na área acadêmica, a exemplo do trabalho intitulado "Tendências de Benefícios Previdenciários por Câncer Bucal e de Orofaringe", realizado por Rafael Aiello Bonfim e Andreia Morales Cascaes, das Universidades de Mato Grosso do Sul e de Pelotas[7].

Nesse trabalho científico foram analisadas as concessões de auxílios-doença previdenciários em nosso país, oriundos de câncer bucal e de orofaringe, no período de 2006 a 2013. Os pesquisadores identificaram tendência de crescimento significativo de concessão desses benefícios para outras partes da boca, nasofaringe, orofaringe, assoalho e palato, nas atividades de comércio e indústria da transformação, concluindo, ao final, que "o câncer bucal e o de orofaringe são considerados importantes problemas de saúde pública".

Apesar dos números crescentes, registram os autores da pesquisa que "em aproximadamente três quartos desses benefícios previdenciários concedidos, a informação referente à classificação da atividade econômica do trabalhador – CNAE – não foi registrada pela Previdência Social, **denotando** uma fragilidade na qualificação do dado referente a saúde e segurança ocupacional dos trabalhadores"[8].

---

[5] Lei nº 8.213/91. Art. 118: O segurado que sofreu acidente do trabalho tem garantida, pelo prazo mínimo de doze meses, a manutenção do seu contrato de trabalho na empresa, após a cessação do auxílio-doença acidentário, independentemente de percepção de auxílio-acidente.

[6] Consenso da Voz, 2014.

[7] Epidemiologia Serviços de Saúde, Brasília, 2018;27(1):e20171416, disponível em http://www.scielo.br/pdf/ress/v27n1/2237-9622-ress-27-01-e20171416.pdf.

[8] Op. cit., p. 5

Essa é uma importante área de atuação do Ministério Público do Trabalho a possibilitar o encaminhamento de recomendações[9] e a instauração de procedimentos administrativos para acompanhamento da implementação da política nacional de saúde do trabalhador – que prevê a necessidade da análise, pelos serviços de saúde, do liame causal entre o agravo à saúde e ao trabalho –, e, também, para verificar- a adequada implementação, pelos peritos do INSS, do Nexo Técnico Epidemiológico Previdenciário, cuja desconsideração somente é possível mediante justificativa médica consistente e fundamentada.

Destaque-se, aqui, que a Política Nacional de Saúde do Trabalhador e da Trabalhadora foi instituída pela Portaria nº 1.823/2012, do Ministério da Saúde, a partir das diretrizes fixadas na Lei nº 8.080/1990, estabelecendo os seguintes objetivos:

"Art. 8º São objetivos da Política Nacional de Saúde do Trabalhador e da Trabalhadora":

1. Fortalecer a Vigilância em Saúde do Trabalhador (VISAT) e a integração com os demais componentes da Vigilância em Saúde, o que pressupõe:
   a) identificação das atividades produtivas da população trabalhadora e das situações de risco à saúde dos trabalhadores no território;
   b) identificação das necessidades, demandas e problemas de saúde dos trabalhadores no território;
   c) realização da análise da situação de saúde dos trabalhadores;
   d) intervenção nos processos e ambientes de trabalho;
   e) produção de tecnologias de intervenção, de avaliação e de monitoramento das ações da VISAT;
   f) controle e avaliação da qualidade dos serviços e programas de saúde do trabalhador nas instituições e empresas públicas e privadas;
   g) produção de protocolos, de normas técnicas e regulamentares; e
   h) participação dos trabalhadores e suas organizações.
2. Promover a saúde, ambientes e processos de trabalhos saudáveis, o que pressupõe:
   a) estabelecimento e adoção de parâmetros protetores da saúde dos trabalhadores nos ambientes e processos de trabalho;
   b) fortalecimento e articulação das ações de vigilância em saúde, identificando os fatores de risco ambiental, com intervenções tanto nos ambientes e processos de trabalho como no entorno, tendo em vista a qualidade de vida dos trabalhadores e da população circunvizinha;
   c) representação do setor saúde/saúde do trabalhador nos fóruns e instâncias de formulação de políticas setoriais e intersetoriais e às relativas ao desenvolvimento econômico e social;

---

[9] A recomendação é atribuição do Ministério Público do Trabalho prevista no art. 6º, XX, da Lei nº 75/93 (Lei Orgânica do Ministério Público da União), visando à melhoria dos serviços públicos e de relevância pública, bem como ao respeito, aos interesses, direitos e bens, cuja defesa lhe cabe promover, fixando prazo razoável para a adoção das providências cabíveis. O Conselho Nacional do Ministério Público, em sua Resolução nº 164/2017, estabelece no art. 1º que "a recomendação é instrumento de atuação extrajudicial do Ministério Público por intermédio do qual este expõe, em ato formal, razões fáticas e jurídicas sobre determinada questão, com o objetivo de persuadir o destinatário a praticar ou deixar de praticar determinados atos em benefício da melhoria dos serviços públicos e de relevância pública ou do respeito aos interesses, direitos e bens defendidos pela instituição, atuando, assim, como instrumento de prevenção de responsabilidades ou correção de condutas".

d) inserção, acompanhamento e avaliação de indicadores de saúde dos trabalhadores e das populações circunvizinhas nos processos de licenciamento e nos estudos de impacto ambiental;
e) inclusão de parâmetros de proteção à saúde dos trabalhadores e de manutenção de ambientes de trabalho saudáveis nos processos de concessão de incentivos ao desenvolvimento, nos mecanismos de fomento e outros incentivos específicos;
f) contribuição na identificação e erradicação de situações análogas ao trabalho escravo;
g) contribuição na identificação e erradicação do trabalho infantil e na proteção do trabalho do adolescente; e
h) desenvolvimento de estratégias e ações de comunicação de risco e de educação ambiental e em saúde do trabalhador.

A implementação dessa política pública é uma das áreas que enseja a atuação do Ministério Público do Trabalho, notadamente diante da subnotificação de acidentes e doenças laborais, a exigir fiscalização, considerada a obrigação legal de os empregadores notificarem os acidentes e doenças do trabalho[10].

A falta de notificação pelas empresas pode vir a ser minimizada e os seus efeitos deletérios reduzidos, se o sistema previdenciário e o de saúde tiverem aptidão para identificar nas situações concretas, cotidianamente observadas em sua atuação, o nexo causal entre os agravos à saúde e ao trabalho, e, assim, procederem à notificação dessas ocorrências em tempo hábil.

Os instrumentos estão previstos na legislação, de modo que, para sua efetividade, é necessário que haja a consciência coletiva dos profissionais de saúde sobre a importância do estabelecimento e da consideração do nexo causal, para que se faça justiça ao trabalhador vitimado, e tenha-se uma adequada solução no plano macro das questões de saúde pública, objetivando a prevenção de acidentes e enfermidades laborais.

Importante assinalar que a ausência de notificação de doenças cuja informação seja compulsória, no âmbito do SUS, configura o crime previsto no art. 269 do Código Penal, correspondente à conduta de "deixar o médico de denunciar à autoridade pública doença cuja notificação é compulsória", com pena de "detenção de seis meses a dois anos e multa".

As doenças e acidentes de trabalho que ensejam notificação compulsória estão previstos na Portaria nº 204/2016, do Ministério da Saúde,[11] que assim prevê:

> *Art. 3º A notificação compulsória é obrigatória para os médicos, outros profissionais de saúde ou responsáveis pelos serviços públicos e privados de saúde, que prestam assistência ao paciente, em conformidade com o art. 8º da Lei nº 6.259, de 30 de outubro de 1975.*

---

[10] Lei nº 8.213/91 – Art. 22: "A empresa ou o empregador doméstico deverão comunicar o acidente do trabalho à Previdência Social até o primeiro dia útil seguinte ao da ocorrência e, em caso de morte, de imediato, à autoridade competente, sob pena de multa variável entre o limite mínimo e o limite máximo do salário de contribuição, sucessivamente aumentada nas reincidências, aplicada e cobrada pela Previdência Social". Há, também, obrigação de notificar os agravos à saúde da população ao Sistema Único de Saúde. No campo das relações de trabalho, infelizmente, a Portaria nº 1.102/2022 alterou o quadro da Portaria 204/2016, do Ministério da Saúde, e reduziu a poucos os acidentes de trabalho de notificação compulsória, o que enfraquece a vigilância em saúde do trabalhador no País.

[11] Disponível em: http://bvsms.saude.gov.br/bvs/saudelegis/gm/2016/prt0204_17_02_2016.html.

§ 1º A notificação compulsória será realizada diante da suspeita ou confirmação de doença ou agravo, de acordo com o estabelecido no anexo, observando-se, também, as normas técnicas estabelecidas pela SVS/MS.

§ 2º A comunicação de doença, agravo ou evento de saúde pública de notificação compulsória à autoridade de saúde competente também será realizada pelos responsáveis por estabelecimentos públicos ou privados educacionais, de cuidado coletivo, além de serviços de hemoterapia, unidades laboratoriais e instituições de pesquisa.

§ 3º A comunicação de doença, agravo ou evento de saúde pública de notificação compulsória pode ser realizada à autoridade de saúde por qualquer cidadão que deles tenha conhecimento.

Art. 4º A notificação compulsória imediata deve ser realizada pelo profissional de saúde ou responsável pelo serviço assistencial que prestar o primeiro atendimento ao paciente, em até 24 (vinte e quatro) horas desse atendimento, pelo meio mais rápido disponível.

Parágrafo único. A autoridade de saúde que receber a notificação compulsória imediata deverá informar, em até 24 (vinte e quatro) horas desse recebimento, às demais esferas de gestão do SUS, o conhecimento de qualquer uma das doenças ou agravos constantes no anexo.

A Lista Nacional de Notificação Compulsória consta do Anexo da referida Portaria, que elenca como doenças, agravos ou eventos de saúde pública de notificação compulsória, entre outros, os seguintes: acidente de trabalho com exposição a material biológico; acidente de trabalho grave, fatal e em criança e adolescente; e intoxicação exógena por substâncias químicas, incluindo agrotóxicos, gases tóxicos e metais pesados.

Destaque-se que o item 16 do mencionado Anexo prevê ainda o dever geral de ser notificado qualquer evento considerado de saúde pública, definido como a "*situação que pode constituir potencial ameaça à saúde pública, como a ocorrência de surto ou epidemia, doença ou agravo de causa desconhecida, alteração no padrão clínico-epidemiológico das doenças conhecidas, considerando o potencial de disseminação, a magnitude, a gravidade, a severidade, a transcendência e a vulnerabilidade, bem como epizootias ou agravos decorrentes de desastres ou acidentes*" (art. 2º).

Os acidentes e doenças do trabalho no Brasil, que, segundo dados do Observatório Digital de Saúde e Segurança do Trabalho (SmartLab do Trabalho Decente)[12], já ultrapas-

[12] Disponível em https://smartlabbr.org/sst. O Observatório de Segurança e Saúde no Trabalho foi desenvolvido pela iniciativa SmartLab do Trabalho Decente, promovida pelo Ministério Público do Trabalho e pela Organização Internacional do Trabalho (OIT), com a colaboração de pesquisadores da Faculdade de Saúde Pública da USP, tendo por fontes dados e informações estatísticas do INSS, da CATWEB (sistema de geração eletrônica da Comunicação de Acidente do Trabalho), do Ministério da Saúde e do SINAM (Sistema Nacional de Atendimento Médico). O objetivo essencial da ferramenta é o de melhor informar políticas públicas de prevenção de acidentes e doenças no trabalho, de modo que todas as ações, programas e iniciativas passem a ser orientadas por evidências não apenas em nível nacional, mas principalmente em cada um dos 5.570 municípios brasileiros. Com esse objetivo, a iniciativa SmartLab facilita o acesso a estatísticas que antes se encontravam perdidas em bancos de dados governamentais e anuários pouco inteligíveis, o que dificultava a pesquisa sobre o assunto e sua compreensão.

saram, no período de 2012 a 2021, a marca de 6 milhões e cem mil registros, constituem uma alteração do padrão clínico-epidemiológico das doenças conhecidas, possuindo magnitude, gravidade, severidade e transcendência para serem considerados eventos de saúde pública e conduzirem, assim, a uma atuação mais estratégica e efetiva do SUS, na implementação da política nacional de saúde do trabalhador.

Tem-se, pois, que as informações sobre acidentes e doenças laborais colhidas de diferentes bancos de dados oficiais, mesmo consideradas as deficiências de notificações, conseguem evidenciar alguns dos agravos à saúde mais frequentes no país, os quais devem ser objeto de atuação prioritária dos Poderes Públicos, para a prevenção e diminuição de infortúnios e adoecimentos.

A correta aplicação do Nexo Técnico Epidemiológico Previdenciário, assim como de outras políticas públicas instituídas, deve ser exigida pelo Ministério Público do Trabalho, inclusive judicialmente, no exercício de sua função de promotor dos direitos socais, com a finalidade de obter-se uma maior responsabilidade dos empregadores na prevenção de acidentes e doenças do trabalho, pois o reconhecimento da natureza acidentária do afastamento passa a não depender, exclusivamente, da emissão de CAT (Comunicação de Acidente de Trabalho), mas também do reconhecimento estatístico, em decorrência do método epidemiológico.

A adequada observação do Nexo Técnico Epidemiológico Previdenciário produz um importante efeito pedagógico: as empresas, para evitar o ônus e a responsabilização decorrentes dos acidentes e doenças do trabalho (a exemplo das ações regressivas acidentárias[13] e da majoração do valor do seguro de acidente de trabalho[14]) passariam a investir em saúde e segurança, adotando programas de detecção precoce e gestão de riscos[15] e de saúde ocupacional[16].

Além da política previdenciária para a redução de doenças e acidentes laborais, é necessária a implementação de ações de saúde do trabalho no Sistema Único de Saúde (SUS). Tudo se inicia no SUS, com a notificação do acidente de trabalho, pois a relevância estatística de um agravo à saúde é determinante para a política de prevenção e para auxiliar nos protocolos de assistência à saúde.

Observe-se que o art. 200 da Constituição Federal estabelece que é dever do SUS executar as ações de vigilância sanitária e epidemiológica, bem como as de saúde do trabalhador,

[13] A Advocacia da União tem a atribuição de propor as ações regressivas, objetivando o recebimento, pela Previdência Social, dos valores dos benefícios pagos aos segurados, por acidentes e doenças do trabalho, que decorrerem de conduta culposa da empresa. Essa previsão encontra-se no art. 120 da Lei nº 8.213/91. ("Nos casos de negligência quanto às normas-padrão de segurança e higiene do trabalho indicadas para a proteção individual e coletiva, a Previdência Social proporá ação regressiva contra os responsáveis".)

[14] Art. 22, II, da Lei nº 8.212/91, art. 10 da Lei nº 10.666/2003 e art. 202-A do Regulamento da Previdência Social (RPS).

[15] PGR – Programa de Gerenciamento de Riscos, instituído pela Norma Regulamentadora nº 1, do Ministério do Trabalho e Previdência, por meio da Portaria nº 6.730, de 09/03/2020, em substituição do PPRA – Programa de Prevenção de Riscos Ambientais (NR-9).

[16] PCMSO – Programa de Controle Médico de Saúde Ocupacional: Norma Regulamentadora nº 7.

além de colaborar na proteção do meio ambiente, abrangendo o do trabalho[17]. Logo, o SUS e os seus órgãos, unidades e profissionais integrantes têm o dever de identificar no atendimento dos pacientes que estão em todos os níveis da assistência (baixa, média e alta complexidade) a presença de agravos que se originam do trabalho, seja no âmbito organizacional, seja nas áreas de observação de riscos químicos, físicos e biológicos.

Assim, a identificação de agravos à saúde dos pacientes atendidos no SUS, e a sua condição de trabalhadores, impõe ao Sistema, diante da verificação dos dados estatísticos e epidemiológicos, elaborar Protocolos de Complexidade Diferenciada em Saúde do Trabalho, como, por exemplo, o protocolo sobre Perda Auditiva Induzida por Ruído (PAIR)[18].

Nessa linha, há vários documentos da série **Protocolo de Complexidade Diferenciada**, cujo objetivo é apresentar, aos médicos do SUS, recomendações e parâmetros para o diagnóstico, tratamento e prevenção de agravos à saúde relacionados com o trabalho. A edição desses protocolos é uma das estratégias para a efetivação da Atenção Integral à Saúde do Trabalhador no SUS, ao lado de outras ações, como a implementação da Rede Nacional de Atenção Integral à Saúde do Trabalhador (RENAST), cujo objetivo é integrar a rede de serviços do SUS, direcionadas à assistência e à vigilância, e efetivar a notificação de acidentes e doenças do trabalho, sendo também essas ações de capacitação destinadas a serviços privados de saúde e ao Serviço Especializado em Engenharia de Segurança e em Medicina do Trabalho (SESMT) das empresas.

Registra-se que, no volume 11 da série "Protocolos de Complexidade Diferenciada – Saúde do Trabalhador", há a sistematização de estudos e saberes para os procedimentos de atendimento, notificação e ações de vigilância em saúde em relação às Doenças de Voz Relacionadas ao Trabalho (DVRT). A série, editada em 2018, cita o documento Consenso Nacional da Voz Profissional – Voz e trabalho: uma questão de saúde e direito do trabalhador, documento assinado por representantes de entidades de Otorrinolaringologia e Medicina do Trabalho, Laringologia e Voz, de Médicos Peritos Judiciais e do Conselho Regional de Medicina do Rio de Janeiro, no ano de 2004.

Esse documento apresenta o conceito de voz profissional e propõe diversas medidas para a sua preservação e para evitar as laringopatias relacionadas com o trabalho, nomenclatura que define "o quadro de sinais e sintomas (ou síndrome) resultante do conjunto de quaisquer alterações, disfunções e/ou enfermidades laríngeas que possam repercutir na voz e na fala ou sejam causadas pelo mau uso ou abuso da voz", comuns em atividades de professores, vendedores ambulantes, cantores e locutores, promotores, juízes, entre outros.

Enquanto a visão do SUS e do referido Consenso é a de ampliar o reconhecimento das laringopatias, alguns profissionais ainda se atêm a uma visão restrita do adoecimento e suas causas, como se o fato **doença** pudesse ser compartimentalizado e ter análise diversa, segundo ocorra na empresa ou na comunidade. Assim, o Consenso da Voz propõe a nomenclatura "Laringopatia Relacionada com o Trabalho" e a exclusão do termo ocupacional,

---

[17] Constituição Federal – Art. 200: "Ao sistema único de saúde compete, além de outras atribuições, nos termos da lei: II- executar as ações de vigilância sanitária e epidemiológica, bem como as de saúde do trabalhador; VIII- colaborar na proteção do meio ambiente, nele compreendido o do trabalho".

[18] BRASIL. Ministério da Saúde. Secretaria de Atenção à Saúde. Departamento de Ações Programáticas Estratégicas. Perda auditiva induzida por ruído (PAIR). Brasília: Editora da Ministério da Saúde; 2006. 40 p.

ressaltando que "a relação entre doença clínica e doença relacionada com o trabalho depende de avaliação médica multidisciplinar e multiprofissional".

Um dos objetivos do Consenso da Voz foi alcançado, pois, no ano de 2020, a nova Lista de Doenças Relacionadas com o Trabalho incluiu as laringopatias relacionadas com o trabalho. O Ministério Público do Trabalho, por sua vez, tem atuado para que as equipes dos SESMTs sejam multiprofissionais, exigindo das empresas, como as de *call center*, a contratação de fonoaudiólogos.

A atuação do MPT também se volta à ampla adoção de normas de saúde e segurança do trabalho, não se limitando à aplicação das Normas Regulamentadoras de Saúde e Segurança do Trabalho, pois a opção nessas normas pelo sistema de medição de risco por "limites de tolerância" não é sustentável na atual quadra do desenvolvimento científico e da garantia constitucional do direito à saúde.

Em estudo intitulado "sintomas vocais e sensações laríngeas em trabalhadores de uma usina de álcool e açúcar expostos a riscos ocupacionais", as pesquisadoras[19] relataram o seguinte: "Segundo a NR-15, o limite de tolerância para a sílica é de 1 mg/m³. Os trabalhadores que participaram da presente pesquisa estavam expostos a níveis de sílica dentro do limite de tolerância. Tal limite é considerado seguro para o indivíduo não desenvolver algum tipo de câncer, como o de pulmão. Porém, provavelmente, tal limite não é seguro para o trabalhador não registrar edema nas pregas vocais que, dessa forma, pode levar aos sintomas de voz grave e rouquidão. Portanto, os sintomas vocais devem ser valorizados, pois eles podem ser indicativos de doença".

Essa pesquisa demonstra que não se deve ater a verificação médica ou a adoção de medidas de saúde e segurança do trabalho aos limites das Normas Regulamentadoras, mas deve-se buscar a amplitude da investigação epidemiológica no diagnóstico dos casos de doenças otorrinolaringológicas e demais doenças relacionadas com o trabalho.

O Ministério Público do Trabalho, portanto, reúne informações científicas, interpreta sistematicamente o ordenamento jurídico e elabora o cruzamento de bancos de dados sobre acidentalidade, para instruir os inquéritos civis e as ações civis públicas. E, verificando que há conduta negligente do empregador na prevenção de acidentes e doenças do trabalho, propõe a assinatura de Termo de Compromisso de Ajustamento de Conduta.

Isso porque, diante da ocorrência de adoecimento, evidencia-se a necessidade de adequação e melhorias processo de trabalho, eliminação ou redução de riscos no ambiente laboral. Nesse sentido, é preciso fazer mais do que o mínimo previsto nas Normas Regulamentadoras editadas pelo Ministério do Trabalho, no objetivo de alterar as dinâmicas do trabalho e eliminar produtos e substâncias tóxicas, pois o art. 200, I e VII, da Constituição Federal, remete essas atribuições ao SUS: controlar e fiscalizar procedimentos, produtos e substâncias de interesse para a saúde e participar do controle e fiscalização da produção, transporte, guarda e utilização de substâncias e produtos psicoativos, tóxicos e radioativos.

Frise-se, ainda, que o MPT igualmente busca o diálogo social, por meio de procedimentos administrativos, com a finalidade de demonstrar aos investigados, ao Poder Público e à sociedade, que a acidentalidade e o adoecimento da população brasileira têm uma relação quantitativa e qualitativa relevante com o mundo do trabalho, e podem ser evitados por

---

[10] Coutinho SB, Fiorini AC, Oliveira IB, Latorre MRDO, Ferreira LP.
Disponível em https://www.scielo.br/j/rsbf/a/Xqpdfg43YMstF6ycMC4LQXD/abstract/?lang=pt . Acesso em 18 de julho de 2022.

meio de medidas adequadas de organização laboral, suficientes para assegurar proteção coletiva e individual do trabalhador e custos para a empresa e a sociedade.

Outro aspecto de necessária consideração e cobrança é a dispersão dos dados e a falta de atuação coordenada dos órgãos públicos com atribuição de promover ações de prevenção de acidentes de trabalho (Ministério da Saúde e Ministério do Trabalho e Previdência). Nessa linha, o Ministério Público do Trabalho tem atuado juntamente com outros órgãos, como, por exemplo, a Organização Internacional do Trabalho (OIT) e Universidades, como a Faculdade de Saúde Pública da USP, expedindo recomendações e exigindo das instituições competentes a implementação de uma política nacional de saúde e segurança do trabalho.

Uma das medidas de articulação interinstitucional realizada pelo Ministério Público do Trabalho foi o desenvolvimento do anteriormente mencionado *SmartLab*, denominado Observatório Digital de Saúde e Segurança do Trabalho, ferramenta estratégica cujo objetivo fundamental "é o de melhor informar políticas públicas de prevenção de acidentes e doenças no trabalho, de modo que todas as ações, programas e iniciativas passem a ser orientados por evidências, não apenas em nível nacional, mas principalmente em cada um dos 5.570 municípios brasileiros, **facilitando** o acesso a estatísticas que antes se encontravam perdidas em bancos de dados governamentais e anuários pouco inteligíveis, o que dificultava a pesquisa sobre o assunto e sua compreensão"[20].

O Observatório Digital de Saúde e Segurança do Trabalho apresenta os dados de acidentes e doenças laborais, tomando por base as "comunicações de acidentes" emitidas pelas empresas, sindicatos e médicos responsáveis pelo atendimento dos trabalhadores, além de dados e informações registradas no SINAN (Sistema Nacional de Agravos de Notificação).[21]

Aponta-se que os dados do SINAN incluem todos os trabalhadores atendidos pelo SUS desde 2012, e esse sistema é alimentado, sobretudo, por notificações de casos de doenças e agravos da lista nacional de doenças de notificação compulsória (Portaria de Consolidação nº 4/2017, do Ministério da Saúde).

Em igual sentido, orienta as ações dos órgãos de fiscalização, no objetivo de fazer com que as empresas efetivem medidas de prevenção, por exemplo, da perda auditiva em seus trabalhadores, adotando providências de enclausuramento de máquinas para redução do ruído na fonte, diminuindo o tempo de exposição, e, como medida complementar, fornecendo equipamentos de proteção individual. Enfim, as empresas cujas atividades geram

---

[20] Disponível em https://smartlabbr.org/sst.

[21] O Sistema de Informação de Agravos de Notificação - SINAN é alimentado, principalmente, pela notificação e investigação de casos de doenças e agravos que constam da lista nacional de doenças de notificação compulsória (Portaria de Consolidação nº 4, de 28 de setembro de 2017, Anexo), mas é facultado a estados e municípios incluir outros problemas de saúde importantes em sua região. Sua utilização efetiva permite a realização do diagnóstico dinâmico da ocorrência de um evento na população, podendo fornecer subsídios para explicações causais dos agravos de notificação compulsória, além de vir a indicar riscos aos quais as pessoas estão sujeitas, contribuindo, assim, para a identificação da realidade epidemiológica de determinada área geográfica. O seu uso sistemático, de forma descentralizada, contribui para a democratização da informação, permitindo que todos os profissionais de saúde tenham acesso à informação e as tornem disponíveis para a comunidade. É, portanto, um instrumento relevante para auxiliar o planejamento da saúde, definir prioridades de intervenção, além de permitir que seja avaliado o impacto das intervenções.

alto grau de ruído devem ser obrigadas a manter Programa de Conservação Auditiva (PCA) para os seus empregados.

Em alguns municípios brasileiros, todavia, pode ocorrer que os dados do SINAN, por falha das unidades de saúde, não registrem a acidentalidade real e os eventos previdenciários ocorridos. Nesses casos, incumbe ao Ministério Público do Trabalho investigar se as empresas instaladas nesses municípios estão efetuando o controle dos riscos laborais ou se há deliberada ausência de notificação de Comunicações de Acidentes de Trabalho (CAT) para a Previdência Social, ou, ainda, se o SUS não está cumprindo o seu papel de notificar as doenças relacionadas com o trabalho.

Em tais situações, expede-se "recomendação" para que os Centros de Referências Especializados em Saúde do Trabalhador (CEREST) promovam a capacitação e o treinamento dos profissionais do SUS, principalmente dos médicos, a fim de que realizem devidamente as notificações ao SINAN.

Os CEREST são Centros de Referências Especializados em Saúde do Trabalhador cuja finalidade é ampliar a Rede Nacional de Atenção à Saúde dos Trabalhadores (RENAST). Integram os serviços de assistência e vigilância sanitária, ambiental e epidemiológica do Sistema Único de Saúde (SUS) com a vigilância em saúde do trabalhador, objetivando atuar conjuntamente na prevenção, controle e enfrentamento dos problemas de saúde coletiva, como as mortes, acidentes e doenças relacionadas com o trabalho[22].

O Ministério Público do Trabalho, no cumprimento de suas atribuições legais, ainda pode emitir também notificação aos gestores públicos para que cumpram o dever constitucional de desenvolver ações de saúde do trabalhador, no âmbito do SUS, sob pena de responsabilização.

Esclareça-se que o braço coordenador das ações de saúde do trabalho no SUS é o CEREST, considerando-se ser da sua incumbência:

A) organizar e capacitar a Atenção Básica do SUS para a inclusão das Ações de Saúde do Trabalhador;
B) indicar e estruturar serviços especializados (média e alta complexidade) na atenção à Saúde dos Trabalhadores;
C) organizar o Sistema de Notificação de Agravos (SINAN), a fim de elaborar um diagnóstico para subsidiar e orientar a elaboração de políticas públicas para à Saúde dos Trabalhadores;
D) capacitar os profissionais da Vigilância Sanitária de forma a identificar, planejar e atuar na saúde coletiva, intervindo sobre os fatores de riscos relacionados com a Saúde dos Trabalhadores;
E) desenvolver estudos e pesquisas definidos por meio de critérios e prioridades locais;
F) desenvolver parcerias com empresas, trabalhadores e sindicatos, para buscar conjuntamente condições saudáveis no ambiente de trabalho[23].

Além dos dados públicos que constam dos Observatórios Digitais,[24] o Ministério Público do Trabalho, em suas investigações, pode requisitar e obter acesso a quaisquer bancos de dados públicos e privados, e, por exemplo, colher prova sobre quais trabalhadores de

---

[22] Disponível em: http://www.saude.pr.gov.br/modules/conteudo/conteudo.php?conteudo=331.

[23] Portaria nº 2.437/2005 do Ministério da Saúde.

[24] Além do Observatório Digital de Saúde e Segurança do Trabalho, o MPT mantém, a partir de bancos de dados públicos, outros Observatórios, como o do Trabalho Escravo e o do Trabalho Infantil.

uma empresa estão sendo afastados e recebendo benefícios por incapacidade temporária, em razão de problemas respiratórios e/ou auditivos.

Essa filtragem de dados é determinada pelo tipo de denúncia encaminhada e pela necessidade de sua averiguação com a finalidade da correção da conduta da empresa investigada. Essa solução pode ocorrer voluntariamente, mediante a assinatura de Termo de Compromisso de Ajustamento de Conduta, ou por determinação judicial proveniente de ação civil pública proposta pelo MPT.

A seguir, destacam-se dois casos específicos da atuação extrajudicial do Ministério Público do Trabalho, que tiveram como resultado a redução de acidentes e doenças do trabalho.

EXEMPLOS DA POSSIBILIDADE DA REDUÇÃO DE RISCOS INERENTES AO TRABALHO POR MEIO DO COMPROMISSO DE AJUSTAMENTO DE CONDUTA.

Trabalho em *Call Centers*

Estudos realizados pelo Grupo de Pesquisa e Extensão sobre Gênero, Étnico-Racial, Geracional, Mulheres e Feminismos (GERAMUS) da Universidade Federal do Maranhão revelam que cerca de 70% da força de trabalho no setor de teleatendimento é do sexo feminino. Quarenta e cinco por cento delas são jovens e estão em seu primeiro emprego, cursam o ensino médio em escola pública e trabalham em jornada de seis horas, em turnos variáveis, permitindo conciliar a vida profissional com o trabalho doméstico[25].

As pesquisas apontam também as péssimas condições de trabalho no setor, em decorrência da postura e vigilância existente, da repetição de tarefas, da automatização, da má iluminação do ambiente e da exigência do cumprimento de metas. Esses fatores são confirmados como geradores de adoecimentos, ao se examinar os dados do SISBEN (Sistema de Benefícios da Previdência), com o registro das enfermidades de maior incidência em mulheres na mencionada atividade de teleatendimento: doenças do sistema osteomuscular e do tecido conjuntivo, com prevalência de sinovites e tenossinovites, dorsalgias, lesões de ombro, dores articulares, transtornos mentais e comportamentais, doenças do aparelho digestivo, do aparelho geniturinário e do aparelho respiratório, entre outras enfermidades.

As perdas auditivas induzidas por ruído e as disfonias identificadas no trabalho de teleatendimento, que é executado com intenso uso da voz e da capacidade de escuta, não se apresentam como prevalentes, segundo os dados da Previdência Social. Esse fato revela, porém, a ocorrência de subnotificação, o que é confirmado por pesquisadores da área da saúde da Universidade Federal da Bahia, ao observarem que as "patologias prevalentes no setor de telemarketing dispõem de consensos clínicos, epidemiológicos e previdenciários que necessitam aprofundamentos"[26].

Os autores referem a incidência de DORTs (Distúrbios Osteomusculares Relacionados ao Trabalho), patologias de voz (e laringopatias em geral), disfonias com lesões das cordas vocais; distúrbios psíquicos e manifestações neuróticas diversas, com alterações psicorgânicas

---

[25] Disponível em: www.geramus.ufma.br/index.php/projetos-de-pesquisa.html.

[26] Pena PGLopes, Cardim A, Araújo MPN. Taylorismo cibernético e lesões por esforços repetitivos em operadores de telemarketing em Salvador-Bahia. In: Caderno CRH, vol. 24, Revista quadrimestral de Ciências Sociais, Centro de Recursos Humanos da Universidade Federal da Bahia 2011. Disponível em http://www.scielo.br/scielo.php?script=sci_arttext&pid=S0103-49792011000400010.

relacionadas com o estresse; alterações gastrointestinais diversas, distúrbios miccionais e vesiculares; fadiga psíquica, alterações psicoendócrinas de ciclos menstruais; ergoftalmia, mudanças de hábitos alimentares e outros distúrbios, que necessitam ser avaliados além do modelo biomédico, a partir da análise da organização laboral.

Sugerem, ainda, a reestruturação sanitária das empresas por meio de mudanças regulatórias e modificação das práticas do SESMT (Serviço Especializado em Engenharia de Segurança e em Medicina do Trabalho), além do envolvimento de instituições como a ANATEL (Agência Nacional de Telecomunicações), que, segundo registram, ao supervisionarem o trabalho de empresas de *telemarketing*, "consideram apenas a legislação de defesa do consumidor e desconsideram a legislação de defesa da saúde do trabalhador".

Com efeito, a ANATEL, ao pressionar as empresas para cumprirem as normas de defesa do consumidor, não faz exigências, por exemplo, sobre dimensionamento do número adequado de trabalhadores em relação à demanda de atendimento nos *call centers* e *contact centers*, o que seria fundamental para melhorar a organização do trabalho e prevenir perdas auditivas induzidas por ruído e doenças das cordas vocais.

Faz-se necessário, pois, na construção de uma política nacional de saúde e segurança do trabalho, que a organização do trabalho seja objeto de estudos e propostas de modificações, conforme as doenças do trabalho detectadas, e arrostem-se "as estratégias médicas de negação técnica da enfermidade e de produção de ambientes de trabalho livres de doentes, por meio de diversas modalidades de expurgo". Essas condutas indevidas e irregulares correspondem à demissão das trabalhadoras que apresentam atestados médicos, à prática de assédio moral àquelas adoecidas no trabalho e à impregnação de uma imagem negativa das trabalhadoras doentes perante o grupo, implicando-as como desinteressadas e responsáveis pelo não atingimento das metas de produtividade e remuneratórias dos demais integrantes do grupo.

Por isso, ao obter provas nos inquéritos civis da ocorrência de casos de perdas auditivas e disfonias em trabalhadores da empresa – informações em geral obtidas por meio dos dados da Previdência Social, do SINAN e de depoimentos de testemunhas –, o Ministério Público do Trabalho procede ao chamamento da empresa para audiência extrajudicial, na qual apresenta os elementos probatórios e propõe a assinatura de Termo de Compromisso de Ajustamento de Conduta (TAC), contendo cláusulas com obrigações específicas voltadas para a prevenção dos agravos à saúde verificados.

Pode-se citar, dentre as cláusulas constantes do TAC proposto às empresas do setor de teleatendimento, as seguintes obrigações:

Contratar, para acrescer à composição do Serviço Especializado em Segurança e Medicina do Trabalho – SESMT, uma fonoaudióloga.

Implantar programa de prevenção de LER/DORT como parte integrante do PCMSO e como medida de vigilância epidemiológica, definindo de maneira clara e objetiva as medidas implementadas para prevenção de LER/DORTs, e também para a readaptação dos empregados que retornam de benefícios por acidentes e doenças do trabalho.

Implantar programa de prevenção de perda auditiva induzida por ruído ocupacional – PAIRO como parte integrante do PCMSO e como medida de vigilância epidemiológica, definindo de maneira clara e objetiva as medidas implementadas para prevenção da PAIRO e também a readaptação dos empregados que retornam de benefícios por acidentes e doenças do trabalho.

Implantar programa de prevenção de doenças das cordas vocais como parte integrante do PCMSO e como medida de vigilância epidemiológica, definindo de maneira clara e objetiva as medidas implementadas para prevenção das doenças das cordas vocais e também a readaptação dos empregados que retornam de benefícios por acidentes e doenças do trabalho.

Fornecer, gratuitamente, conjuntos de microfone e fone de ouvido (*headsets*) individuais, que permitam ao operador a alternância do uso das orelhas ao longo da jornada de trabalho, devendo ser substituídos sempre que apresentarem defeitos ou desgaste devido ao uso.

Manter, nos locais de trabalho, condições acústicas adequadas à comunicação telefônica, adotando medidas como o arranjo físico geral e dos postos de trabalho, pisos e paredes, isolamento acústico do ruído externo, tamanho, forma, revestimento e distribuição das divisórias entre os postos, com o fim de atender ao disposto no item 17.5.2, alínea **a** da NR-17, do Ministério do Trabalho e Emprego[27].

Promover a avaliação de ruído ocupacional gerado pelo *headset* e outros tipos de transmissores e receptores de sons acoplados ao ouvido e boca, por meio da metodologia consubstanciada nas normas ISO 11904-1 e 11904-2

Implementar projetos adequados de climatização dos ambientes de trabalho, que permitam distribuição homogênea das temperaturas e fluxos de ar, utilizando, se necessário, controles locais e/ou setorizados da temperatura, velocidade e direção dos fluxos.

Instalar equipamentos necessários – higrômetros ou outros – que permitam ao trabalhador acompanhar a temperatura efetiva e a umidade do ar do ambiente de trabalho.

Implementar programa de vigilância epidemiológica para detecção precoce de casos de doenças relacionadas com o trabalho comprovadas ou objeto de suspeita, que inclua procedimentos de vigilância passiva (processando a demanda espontânea de trabalhadores que procurem serviços médicos) e procedimentos de vigilância ativa, por intermédio de exames médicos dirigidos que incluam, além dos exames obrigatórios por norma, coleta de dados sobre sintomas referentes aos aparelhos psíquico, osteomuscular, vocal, visual e auditivo, analisados e apresentados com a utilização de ferramentas estatísticas e epidemiológicas.

Implementar, para promover a saúde vocal dos trabalhadores, entre outras medidas: modelos de diálogos que favoreçam micropausas e evitem carga vocal intensiva do operador; redução do ruído de fundo; estímulo à ingestão frequente de água potável, fornecida gratuitamente aos operadores.

Especificamente quanto ao trabalho em atividades como as de *call center*, as laringopatias de origem ocupacional não podem deixar de ser reconhecidas, e a proposta de reconhecimento, apresentada no referido **Consenso Nacional**, atualmente já é uma realidade, pois a Lista de Doenças Relacionadas ao Trabalho (LDRT) do Ministério da Saúde, atualizada em agosto de 2020, aponta a eclosão de laringotraqueíte aguda e crônica, doenças das cordas vocais e da laringe, nódulos nas cordas vocais e distúrbios de voz como consequência de trabalho com sobrecarga vocal associada e/ou agravada por:

A) *Fatores psicossociais relacionados com a característica e a organização do trabalho*: jornada de trabalho prolongada, sobrecarga, acúmulo de atividades ou de funções, ausência de pausas e de locais de descanso durante a jornada, falta de autonomia, ritmo de trabalho acelerado para o cumprimento de metas, trabalho sob forte pressão, insatisfação com o trabalho ou com a remuneração, postura e equipamentos

[27] item da NR-17 vigente à época da assinatura do TAC.

inadequados, dificuldade de acesso à hidratação e aos sanitários, dentre outros itens não especificados;

B) *Fatores relacionados com o ambiente de trabalho*: pressão sonora acima dos níveis de conforto, acústica desfavorável, mobiliário e recursos materiais inadequados ou insuficientes, desconforto e choque térmico, má qualidade do ar, ventilação inadequada do ambiente, baixa umidade, exposição a produtos químicos irritativos de vias aéreas superiores (solventes, vapores metálicos, gases asfixiantes) e presença de poeira ou fumaça no local de trabalho, dentre outros itens não especificados.

Como se vê, dados técnicos e científicos não faltam, e são fundamentais para que o Ministério Público possa propor Termo de Compromisso de Ajustamento de Conduta com obrigações efetivas para a diminuição da acidentalidade na empresa. Isso perpassa, não raro, por mudanças na própria organização do trabalho, de modo a evitar jornadas exaustivas e outros riscos psicossociais, além de promover a contratação de profissionais especializados, como fonoaudiólogos e otorrinolaringologistas, para compor as equipes do Serviço Especializado em Engenharia de Segurança e em Medicina do Trabalho (SESMT), juntamente com os médicos do trabalho.

O Termo de Compromisso de Ajustamento de Conduta assinado perante o Ministério Público é instrumento de composição voluntária, na esfera extrajudicial, que objetiva cessar as situações irregulares, mediante o cumprimento de obrigações baseadas em estudos científicos e epidemiológicos e nas provas carreadas ao inquérito civil sobre a acidentalidade na empresa investigada.

TRABALHO COM EXPOSIÇÃO A PRODUTOS QUÍMICOS

A tabela do Anexo I do Decreto nº 3.048/99, modificado pelo Decreto nº 6.042/2007, como já visto, retrata que os produtos químicos são agentes etiológicos de diversas doenças respiratórias e auditivas. No entanto, nem sempre é estabelecido pelos serviços médicos das empresas o devido nexo causal, porque os profissionais do SESMT (Serviço Especializado em Engenharia de Segurança e em Medicina do Trabalho) se atêm a previsões restritas e desatualizadas de algumas Normas Regulamentadoras, olvidando da aplicação dos princípios da prevenção e da precaução.

Em matéria ambiental trabalhista, porém, há de se reconhecer o grave problema da falta de atualização de algumas Normas Regulamentadoras do Ministério do Trabalho, como a de nº 15 (NR 15), que trata das atividades e operações insalubres.

Essa NR foi editada em 1977 e o rol de produtos químicos nela previsto no anexo 11 foi copiado da American Conference of Governmental Industrial Hygienists (ACGIH)[28]. O problema é que, desde aquela época, não houve, em nosso país, a atualização da lista de agentes químicos e dos limites de tolerância, enquanto, nos Estados Unidos, o rol de

---

[28] A Conferência Americana de Higienistas Industriais (ACGIH) é uma instituição privada, sem fins lucrativos, formada por membros que ocupam cargos de higienistas ocupacionais e outros profissionais da área de saúde e segurança do trabalho, sendo mantida por instituições governamentais e educacionais dos EUA. A ACGIH, reconhecida e respeitada em todo o mundo, pela sua autoridade em higiene ocupacional, desenvolve atividades de pesquisa e análise de questões relevantes e atuais sobre saúde e segurança do trabalho, produzindo publicações que auxiliam e servem de parâmetro para os profissionais que lidam com substâncias químicas, e também para a criação e atualização de normas, notadamente na área da indústria.

produtos químicos, cujo risco é reconhecido, aumentou consideravelmente. Ademais, os limites de tolerância dos agentes químicos relacionados no mencionado Anexo 11 da NR-15 estão ultrapassados há mais de quarenta anos.

Verifica-se, assim, que, nos Estados Unidos, na Europa e no Japão, a tabela de produtos químicos com o risco reconhecido contém mais de 6.000 indicações, e, no Brasil, apenas cerca de trezentas dessas substâncias estão previstas na norma. A ACGIH classificou, para se ter uma ideia, mais de 30 índices de exposição biológica (BEIs) para produtos químicos importantes na indústria[29].

Além disso, os Valores-Limites para Exposição (TLVs) e os Índices de Exposição Biológica (BEIs) nos EUA são desenvolvidos como diretrizes para ajudar no controle de riscos à saúde. Conferem efetividade ao princípio da prevenção, uma vez que contêm recomendações e orientações destinadas à prática de higiene industrial nos ambientes de trabalho, durante as jornadas de trabalho, que devem ser interpretadas e aplicadas apenas por pessoa treinada nesta disciplina[30].

Em nossa realidade, contudo, empresas têm-se valido da ausência de enunciação de novos produtos químicos na NR-15, com o intuito de, ao elaborarem programas de prevenção de riscos, não considerar os riscos inerentes a determinados produtos não contemplados na norma, e, assim, não implementar as medidas adequadas de proteção coletiva, de organização do trabalho e de proteção individual do trabalhador.

Tal situação tem ensejado a atuação do Ministério Público do Trabalho, na busca de fazer com que o órgão responsável pela fiscalização promova a atualização da NR-15, mediante a inserção, no elenco do Anexo 11, dos produtos químicos atualmente reconhecidos como de risco, em razão dos prejuízos que essa defasagem tem gerado, seja quanto a não possibilitar o pagamento do adicional de insalubridade aos trabalhadores, seja diante da falta de prevenção de riscos laborais e da ausência de acompanhamento da saúde ocupacional de trabalhadores sujeitos a risco químico. Deixa-se de estabelecer, por exemplo, o nexo causal entre os produtos químicos e poeiras vegetais existentes na indústria têxtil e as rinites e outras enfermidades do aparelho respiratório.

Assim, o Ministério Público do Trabalho, em suas investigações, requisita informações às empresas[31], no intuito de verificar quais produtos químicos são utilizados e as suas características e efeitos à saúde do trabalhador. Os empregadores, que no seu processo de trabalho utilizam produtos químicos, obrigam-se a manter sob sua guarda o documento denominado Ficha de Informações de Segurança de Produtos Químicos (FISPQ), em cumprimento do Decreto nº 2.657/98, que ratificou a Convenção 170 da Organização Internacional do Trabalho – OIT, e da Norma Regulamentadora nº 26 (item 26.2.3) do Ministério do Trabalho e Previdência Social.

É também obrigatório o fornecimento de cópia da FISPQ ao trabalhador, para que tenha conhecimento dos possíveis efeitos adversos e possa entregá-la ao seu médico assistente.

---

[29] https://ppraonline.wordpress.com/2015/02/10/acgih-a-nr-15-e-os-limites-de-tolerancia/ acesso em 28/07/2018.

[30] Idem

[31] A requisição é uma função instrumental do Ministério Público, constituindo uma ordem legal a ser cumprida pelo destinatário, cujo desatendimento pode tipificar o crime de desobediência ou prevaricação, ou, ainda, o delito previsto no art. 10 da Lei nº 7.347/85, que caracteriza crime contra a administração pública. O objeto da requisição pode ser, por exemplo, a apresentação de informações, documentos, certidões, exames, inspeções e perícias.

Faz-se importante também que os médicos que assistem aos trabalhadores saibam da obrigatoriedade da FISPQ e possam consultá-la quando estiverem analisando o caso clínico, na busca por um diagnóstico.

O engenheiro de segurança do trabalho da empresa deve incluir a FISPQ no inventário de riscos da empresa e o médico do trabalho conhecê-la, para fins do reconhecimento dos riscos em todo o processo de acompanhamento de saúde do trabalhador, inclusive na definição dos exames médicos específicos que devem ser realizados.

A investigação epidemiológica e clínica, portanto, deve partir das características do produto químico e do que a ciência já conhece sobre possíveis efeitos adversos para a saúde humana. Por exemplo, na indústria têxtil, são manejados os chamados corantes branqueadores para o clareamento das fibras têxteis, que originalmente possuem uma aparência amarelada. Esses corantes (ópticos e fluorescentes) apresentam grupos carboxílicos, azometinos ou etilênicos aliados a sistemas benzênicos, naftalênicos, pirênicos e anéis aromáticos, que dispersam aerossóis prejudiciais ao organismo humano[32].

Por isso, em tais casos, a investigação deve-se desenvolver, ainda que não haja previsão no Anexo 11 da NR-15 do produto químico cujo risco venha a ser detectado, independentemente de constar ou não no rol de produtos elencados pela norma. No caso, é cabível a requisição de pareceres técnicos da Vigilância Sanitária e/ou de laboratórios públicos e privados, a fim de se obter subsídios técnico-legais necessários para uma conclusão segura, definição em que o diagnóstico e a pesquisa médica são essenciais.

O argumento a prevalecer é de que a falta de previsão do agente químico na NR-15 não é óbice ao reconhecimento do risco. Ao contrário, não se pode partir do pressuposto de que, por não haver previsão na NR-15, não há perigo nem risco, pois o princípio da precaução conduz a que, havendo fundamento científico razoável, os perigos e os riscos devem ser reconhecidos no Programa de Gerenciamento de Risco (PGR) e adotadas as medidas adequadas de prevenção de danos. Esclareça-se, aqui, que o art. 7º, XXII, da Constituição Federal, estabelece que é direito dos empregados a redução dos riscos decorrentes do trabalho, dando ênfase ao referido princípio.

Acentua-se, novamente, que as próprias fichas técnicas dos produtos químicos (FISPQ) já evidenciam os seus riscos, de modo a se ter a certeza científica a respeito dessa condição. A omissão do legislador não constitui, portanto, óbice para que os profissionais médicos reconheçam o nexo causal entre o manuseio de produtos químicos e o adoecimento ou acidente de trabalho, com as afecções auditivas neurotóxicas.

Além disso, há a Lista de Doenças Relacionadas com o Trabalho atualizada, em 2020, pela Portaria nº 2.308/2020, do Ministério da Saúde, na qual consta que agentes químicos cáusticos e/ou tóxicos, bromo, iodo em atividades de trabalho podem causar faringite aguda não especificada, laringotraqueíte aguda e crônica. Também podem causar neoplasia maligna de laringe os produtos químicos utilizados na produção de borracha, incluindo o processo de vulcanização, o beneficiamento de tecidos com uso de agentes químicos, o asbesto ou amianto, gás mostarda, névoas ácidas em situações de trabalho e papilomavírus humano tipo 18.

Portanto, devida à desatualização da NR-15, o médico do trabalho e os operadores do Direito devem examinar a lista de doenças relacionadas com o trabalho da Previdência Social e do Ministério da Saúde para estabelecer o nexo entre os fatores de riscos ocupacionais e as doenças de laringe.

---

[32] Conferir em http://www.scielo.br/pdf/qn/v23n1/2146.pdf.

A atuação do MPT avança além do mínimo previsto nas Normas Regulamentadoras, na busca de diminuir o adoecimento laboral e eliminar as suas causas. Nesse passo, interpretando o Anexo II da NR-7, onde estão estabelecidas diretrizes para **avaliação e controle médico ocupacional da audição de empregados expostos a níveis de pressão sonora elevados**.

A Constituição Federal estabelece o direito dos trabalhadores à redução dos riscos no ambiente de trabalho, mediante adoção de normas de saúde, higiene e segurança (art. 7º, XXII). Tais normas não são apenas as NRs, mas abrangem todo o plexo de regras sanitárias e legislação do SUS, que impõem a atenção integral à saúde.

A atuação do Ministério Público do Trabalho tem-se pautado pelo diálogo com as empresas e associações médicas para que a percepção dos perigos e dos riscos nos ambientes de trabalho seja a mais ampla possível, pois ao se prenderem a limites de tolerância, o que se está dizendo é que existe risco aceitável, sem considerar as suscetibilidades individuais do trabalhador e sem realização de vigilância ativa, que é dever das empresas na implementação do Programa de Controle Médico de Saúde Ocupacional (PCMSO).

Por isso, nas indústrias em que há ruído e utilização dos produtos químicos, o Ministério Público do Trabalho, para concretizar os princípios da precaução e da prevenção, após concluir o inquérito civil e apurar a existência de trabalhadores com doenças otorrinolaringológicas relacionadas ao trabalho, causadas por ruído e produtos químicos presentes nas atividades desenvolvidas, propõe às empresas a assinatura de Termo de Ajustamento de Conduta. Há obrigações pertinentes à medição do ruído e exames periódicos, sem consideração aos defasados limites de tolerância, à mudança e à adequação de equipamentos e produtos químicos utilizados no processo industrial, se no atual estado da ciência existirem formas alternativas de produção, sem danos à saúde dos empregados, a exemplo do que aconteceu com o amianto, cuja substituição é possível por outras fibras não cancerígenas.

CONCLUSÃO

O nexo causal entre o trabalho e os acidentes, agravos à saúde e eventos de saúde pública não tem sido corretamente observado no âmbito da Previdência Social e do Sistema Único de Saúde, havendo a necessidade de ampliar e aperfeiçoar os seus sistemas de registro e notificação e a própria legislação.

O quadro evidenciado a partir dos dados e informações reais fornecidos pelo Observatório Digital de Saúde e Segurança do Trabalho (https://smartlabbr.org/sst) demonstra um gravíssimo índice de acidentalidade e adoecimento, de maneira a determinar uma atuação prioritária do Poder Público, sindicatos, federações e confederações das categorias econômicas e profissionais, associações médicas e de engenharia e segurança do trabalho, para debelar essa lamentável e onerosa realidade.

O Ministério Público do Trabalho tem buscado o diálogo social com a sociedade civil (fóruns, organismos, instituições e conselhos de direitos), em inter-relacionamento constante com a Previdência Social e com o Sistema Único de Saúde, para demonstrar à coletividade e às empresas a necessidade da prevenção de acidentes e doenças do trabalho. Essa atuação é pautada pela parceria com os Poderes Públicos, direcionada ao fomento de políticas previdenciárias e de saúde do trabalho adequadas e eficazes, com enfoque nos princípios da informação, participação, precaução e prevenção.

Nessa linha, o MPT recomenda aos órgãos públicos e entes privados que promovam a contínua capacitação dos profissionais de saúde para a adequada identificação dos agravos relacionados com o trabalho e sua notificação por meio da CAT e do SINAN. Objetiva-se propiciar a informação mais fidedigna possível aos profissionais de saúde, trabalhadores e empresas, para fins de compilação e análise dos dados disponibilizados, possibilitando a identificação do nexo causal dos agravos com o trabalho, e, como consequência, a instauração de inquéritos civis, a celebração de termos de compromisso de ajustamento de conduta, o ajuizamento de ações civis públicas e a proposição de ações regressivas, iniciativas que visam à correção das condutas no meio ambiente laboral e a sua melhoria.

No que se refere ao princípio da participação, essencial em um Estado Democrático de Direito, previsto nas leis previdenciárias e do SUS, o Ministério Público do Trabalho fomenta o engajamento social, por meio da atuação nos conselhos e fóruns e promove a cobrança de soluções para diminuir e prevenir a acidentalidade do trabalho, assim como exige das empresas a obrigação de que, existindo dúvida científica que determinado produto cause danos à saúde (princípio da precaução), haja a sua substituição.

Cita-se o exemplo da atuação desenvolvida pelo Ministério Público do Trabalho para a cessação da produção industrial de amianto e sílica crisotila no Brasil, diante da possibilidade e viabilidade de sua substituição por outras fibras que não causam danos à saúde do trabalhador e da população em geral (Ação Civil Pública nº 2106-72.2013.5.02.0009). E, ainda, a atuação promovida para a ampliação da lista de produtos químicos que têm impacto negativo na saúde dos trabalhadores (NR-15, Anexo 11), com realce para aqueles que podem gerar doenças otorrinolaringológicas.

Verifica-se, também, a significativa carência de identificação da relação entre as doenças do ouvido, nariz e garganta e as atividades econômicas. Por isso, a atuação do MPT não se realiza somente em face das empresas, mas em constante interlocução com os profissionais de saúde para o cumprimento das normas legais, para a atualização do Nexo Técnico Epidemiológico Previdenciário (NTEP) e da Lista de Doenças Relacionadas ao Trabalho (LDRT), do Ministério da Saúde, com inclusão contínua e atualizada de associações entre doenças e atividades econômicas, e para a implantação da política de saúde do trabalhador e da trabalhadora no Sistema Único de Saúde e participação na comissão de atualização das Normas Regulamentadoras de Saúde e Segurança do Trabalho.

Por derradeiro, registra-se a pertinência da iniciativa do Ministério Público do Trabalho em expedir recomendações e instaurar procedimentos administrativos, próprios da sua atuação como agente do diálogo social, para a promoção do direito à saúde, no âmbito das relações laborais, considerando o objetivo tríplice da assistência, promoção e prevenção.

BIBLIOGRAFIA

Associação Brasileira de Otorrinolaringologia e Cirurgia Cérvico-Facial. Consenso Nacional de Voz Profissional [Online]. 2004.

Bonfim RA, Cascaes AM. Tendências de benefícios previdenciários por câncer bucal e de orofaringe. In: Epidemiologia Serviços de Saúde, Brasília; [Online]. 2018;27(1):e20171416.

Brasil. Ministério da Saúde. Secretaria de Atenção à Saúde. Departamento de Ações Programáticas Estratégicas. Perda auditiva induzida por ruído (PAIR). Brasília: Editora da Ministério da Saúde. 2006:40.

Brasil. Ministério da Saúde. Secretaria de Vigilância em Saúde. Departamento de Vigilância Ambiental e em Saúde do Trabalhador. Protocolos de Complexidade Diferenciada – Saúde do Trabalhador – Distúrbios de Voz Relacionados ao Trabalho (DVRT/Ministério da Saúde, Secretaria de Vigilância em Saúde, Departamento de Vigilância em Saúde Ambiental e Saúde do Trabalhador. Brasília: Ministério da Saúde (Saúde do Trabalhador; 11. Protocolos de Complexidade Diferenciada). 2018:42.

Coutinho SB, et al. Sintomas vocais e sensações laríngeas em trabalhadores de uma usina de álcool e açúcar expostos a riscos ocupacionais, [Online]. 2011.

Pena PGL, Cardim A, Araújo MPN. Taylorismo cibernético e lesões por esforços repetitivos em operadores de telemarketing em Salvador-Bahia. In: Caderno CRH, Revista quadrimestral de Ciências Sociais, Centro de Recursos Humanos da Universidade Federal da Bahia; [Online]. 2011;24.

Soto JMOG, Saad IFSD, Giampaoli E, Fantazzini ML. Norma Regulamentadora (NR)-15, da Portaria nº 3.214, de 08.06.1978, do Ministério do Trabalho e Emprego: Um pouco de sua história e considerações do grupo que a elaborou. Revista ABHO de Higiene Ocupacional, São Paulo/SP. 2010;9(21).

ÍNDICE REMISSIVO

[illegible] um f ou q itálico indicam figuras e quadros respectivamente

Q

R

S

T

V